TRILHOS ANATÔMICOS

TRILHOS ANATÔMICOS

Meridianos Miofasciais
para terapeutas manuais e profissionais do movimento

Thomas W. Myers
Licensed Massage Therapist (LMT)
Nationally Certified in Therapeutic
Massage and Bodywork (NCTMB)
Certified Rolfer® (ARP)
Practitioner and Lecturer
Director, Anatomy Trains LLC
Maine, USA

Ilustrações de
Graeme Chambers
Debbie Maizels
Philip Wilson

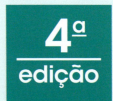

4ª edição

Título original em inglês: *Anatomy Trains – Myofascial Meridians for Manual Therapists & Movement Professionals, 4th edition*
(ISBN do original: 978-0-7020-7813-2)
© 2021, Elsevier Limited. All rights reserved.
This edition of **Anatomy Trains, 4e** by *Thomas W. Myers* is published by arrangement with Elsevier Ltd.
Esta edição de **Anatomy Trains 4 ed.**, de *Thomas W. Myers*, foi publicada mediante acordo com Elsevier Ltd.

Copyright © 2001, 2009, 2014, 2021 Elsevier Ltd. Todos os direitos reservados.
V.S. Elbrønd e R.M. Schultz detêm os direitos autorais das figuras do Apêndice 5.

Produção editorial: Retroflexo Serviços Editoriais
Tradução da 3ª edição: Maria Idalina Ferreira Lopes
Tradução das atualizações da 4ª edição: Fernando Gomes do Nascimento
Revisão científica da 3ª edição: Prof. Dr. Daniel Camargo Pimentel

Médico pela Faculdade de Medicina da Universidade de São Paulo (FMUSP)
Especialista em Medicina Física e Reabilitação pela FMUSP
Doutor pela FMUSP
Pós-Doutor pela Universidade de Harvard (EUA)
Professor Colaborador da FMUSP
Diretor do Spine Center (SP)

Revisão científica das atualizações da 4ª edição: Maiza Ritomy Ide

Fisioterapeuta pela Universidade Estadual de Londrina (UEL)
Mestre em Ciências pela Faculdade de Medicina da Universidade de São Paulo (FMUSP)
Doutora em Reumatologia pela FMUSP
Pós-doutora em Reumatologia pela Universidade de Cantabria (Espanha)

Revisão de tradução e revisão de prova: Depto. editorial da Editora Manole
Projeto gráfico: Depto. editorial da Editora Manole
Diagramação: Elisabeth Miyuki Fucuda
Capa do original: Stacy Gilliland, Studio_RSG
Adaptação da capa para a edição brasileira: Depto. de arte da Editora Manole

CIP-BRASIL. CATALOGAÇÃO NA PUBLICAÇÃO
SINDICATO NACIONAL DOS EDITORES DE LIVROS, RJ

M995t
4. ed.

Myers, Thomas W.

Trilhos anatômicos : meridianos miofasciais para terapeutas manuais e profissionais do movimento / Thomas W. Myers ; ilustração Graeme Chambers, Debbie Maizels, Philip Wilson ; [tradução Fernando Gomes do Nascimento]. - 4. ed. - Santana de Parnaíba [SP] : Manole, 2022.

Tradução de: Anatomy trains : myofascial meridians for manual therapists & movement professionals
ISBN 9786555769784

1. Fáscia (Anatomia). 2. Anatomia cirúrgica e topográfica. 3. Cinesiologia. 4. Manipulação (Tratamento). I. Chambers, Graeme. II. Maizels, Debbie. III. Wilson, Philip. IV. Nascimento, Fernando Gomes do. V. Título.

21-74249	CDD: 612.75
	CDU: 612.75

Camila Donis Hartmann - Bibliotecária - CRB-7/6472

Todos os direitos reservados.
Nenhuma parte desta obra poderá ser reproduzida, por qualquer processo, sem a permissão expressa dos editores.
É proibida a reprodução por fotocópia.

A Editora Manole é filiada à ABDR – Associação Brasileira de Direitos Reprográficos.

4ª edição brasileira – 2022

Direitos em língua portuguesa adquiridos pela:
Editora Manole Ltda.
Alameda América, 876
Tamboré – Santana de Parnaíba – SP – Brasil
CEP: 06543-315
Fone: (11) 4196-6000
www.manole.com.br | https://atendimento.manole.com.br/

Impresso no Brasil
Printed in Brazil

Para Edward, pelo dom da linguagem.

Para Julia, pela persistência em concretizar.

"Todo ato do corpo é um ato da alma."
William Alfred (*The curse of an aching heart*)

"Eu não sei nada, mas sei que tudo é interessante
se você se aprofunda o suficiente."
Richard Feynman (*Six easy pieces*)

Durante o processo de edição desta obra, foram tomados todos os cuidados para assegurar a publicação de informações técnicas, precisas e atualizadas conforme lei, normas e regras de órgãos de classe aplicáveis à matéria, incluindo códigos de ética, bem como sobre práticas geralmente aceitas pela comunidade acadêmica e/ou técnica, segundo a experiência do autor da obra, pesquisa científica e dados existentes até a data da publicação. As linhas de pesquisa ou de argumentação do autor, assim como suas opiniões, não são necessariamente as da Editora, de modo que esta não pode ser responsabilizada por quaisquer erros ou omissões desta obra que sirvam de apoio à prática profissional do leitor.

Do mesmo modo, foram empregados todos os esforços para garantir a proteção dos direitos de autor envolvidos na obra, inclusive quanto às obras de terceiros, imagens e ilustrações aqui reproduzidas. Caso algum autor se sinta prejudicado, favor entrar em contato com a Editora.

Finalmente, cabe orientar o leitor que a citação de passagens da obra com o objetivo de debate ou exemplificação ou ainda a reprodução de pequenos trechos da obra para uso privado, sem intuito comercial e desde que não prejudique a normal exploração da obra, são, por um lado, permitidas pela Lei de Direitos Autorais, art. 46, incisos II e III. Por outro, a mesma Lei de Direitos Autorais, no art. 29, incisos I, VI e VII, proíbe a reprodução parcial ou integral desta obra, sem prévia autorização, para uso coletivo, bem como o compartilhamento indiscriminado de cópias não autorizadas, inclusive em grupos de grande audiência em redes sociais e aplicativos de mensagens instantâneas. Essa prática prejudica a normal exploração da obra pelo seu autor, ameaçando a edição técnica e universitária de livros científicos e didáticos e a produção de novas obras de qualquer autor.

Editora Manole

Sumário

Prefácio ix

Prefácio à primeira edição xi

Agradecimentos xiii

Como usar este livro xv

Conteúdo complementar *on-line* xvi

Lista do material complementar xvii

■ 1	Criando a base para os trilhos	1
■ 2	As regras do jogo	21
■ 3	Linha Superficial Posterior	30
■ 4	Linha Superficial Anterior	58
■ 5	Linha Lateral	80
■ 6	Linha Espiral	100
■ 7	Linhas do Braço	122
■ 8	Linhas Funcionais	148
■ 9	Linha Profunda Anterior	158
■ 10	Trilhos Anatômicos no movimento	188

Com a colaboração de James Earls e Karin Gurtner

■ 11	BodyReading® – Análise estrutural	238

■ Apêndice 1	Uma revisão da fáscia	269
■ Apêndice 2	Uma observação sobre os meridianos de latitude:	
	o trabalho do Dr. Louis Schultz (1927-2007)	360
■ Apêndice 3	Integração estrutural	363

viii Trilhos Anatômicos

■ Apêndice 4   Meridianos miofasciais e medicina asiática 374

■ Apêndice 5   Trilhos Anatômicos em quadrúpedes – investigações iniciais 383
Rikke Schultz, Tove Due e Vibeke Elbrønd

Terminologia dos Trilhos Anatômicos 392

Bibliografia. 394

Índice remissivo 399

Prefácio

Desde a primeira edição em 2001, o alcance e a aplicação das ideias enunciadas neste livro ultrapassaram em muito as expectativas do autor. Nós e nossa equipe fomos convidados a apresentar essas ideias e sua aplicação em todos os continentes, com exceção da Antártida, para diferentes profissionais, incluindo ortopedistas, fisiatras, cirurgiões orofaciais, fisioterapeutas, podiatras, quiropraxistas, osteopatas, psicólogos, preparadores físicos, treinadores, professores de ioga, praticantes de artes marciais, massoterapeutas, bailarinos e educadores somáticos de todas as linhas. O livro já está disponível em 15 idiomas. Uma simples busca por *Trilhos anatômicos* no Google retorna acima de 13 milhões de resultados, e os terapeutas e educadores vêm descobrindo aplicações úteis muito além da nossa concepção original.

Esta quarta edição inclui várias atualizações e correções que foram surgindo em consequência do nosso ensino e da prática contínua, bem como das evidências preliminares mostradas pelas dissecações da fáscia e pelos poucos estudos disponíveis sobre transmissão de força miofascial, além da origem e inserção dos músculos. Desde a terceira edição, tivemos a oportunidade de incluir algumas descobertas recentes feitas no universo da fáscia e da miofáscia, bem como de abordar as áreas em que a nossa ignorância inicial sobre um mundo mais vasto foi retificada.

Para facilitar a assimilação, o entendimento atual da fáscia foi resumido nesta edição como um apêndice substancial no final do livro. Os leitores que buscam uma imagem detalhada do funcionamento do sistema fascial podem perambular alegremente por essa reformulação organizada do que era o Capítulo 1 nas edições anteriores. Em grande parte, esse apêndice se destina àqueles que querem se aprofundar mais além do que tínhamos espaço para fornecer.

Além disso, temos o prazer de incluir nesta edição uma exploração das continuidades miofasciais na forma quadrúpede – especificamente cavalos e cães – desenvolvida por veterinários dinamarqueses.

O apêndice que descreve nosso protocolo principal – as 12 séries de integração estrutural dos Trilhos Anatômicos – foi expandido com o objetivo de refletir nossa crescente experiência com o ensino dessa progressão transcultural.

Esta edição se beneficia das ilustrações atualizadas e corrigidas por Graeme Chambers, Debbie Maizels e Philip Wilson. Também temos o prazer de incluir algumas fotografias preliminares do novo *Fascial Net Plastination Project*, que vem aplicando as técnicas pioneiras de Gunther von Hagens em *BodyWorlds* para a produção de imagens que transmitem a beleza, a complexidade e a onipresença do sistema fascial. Estamos ansiosos para revelar ainda mais imagens e modelos com essa abordagem.

O objetivo do livro é não só permitir uma compreensão rápida dos conceitos relevantes para um leitor casual como também uma análise detalhada para os leitores mais minuciosos. Folheie o livro para obter o conceito geral. Siga as ilustrações e leia suas legendas para, com isso, ser conduzido ao longo dessa história em um nível facilmente compreensível. Mergulhe no texto – que está codificado com ícones para os interesses variados dos leitores – para ter acesso a uma história mais completa.

Como a maioria dos livros didáticos nos dias de hoje, esta edição faz um uso cada vez maior dos meios eletrônicos. A obra está repleta de endereços de *sites* (em inglês) para um estudo mais aprofundado, e o próprio *site* www.anatomytrains.com é constantemente atualizado. Há também referências que conduzem aos vídeos que produzimos para apoiar a aplicação profissional dos conceitos dos Trilhos Anatômicos.

Tanto a compreensão do papel da fáscia como as implicações e aplicações dos Trilhos Anatômicos estão se desenvolvendo rapidamente. Esta quarta edição e suas conexões ampliadas com a rede garantem um ponto de vista atual sobre a fáscia, um elemento praticamente inexistente no estudo do movimento.

Thomas W. Myers
Clarks Cove, Maine, 2020

Prefácio à primeira edição

Fico absolutamente extasiado diante do milagre da vida. Minha admiração e curiosidade só aumentaram ao longo de mais de trinta anos de imersão no estudo do movimento humano. Se nosso corpo em constante evolução foi moldado por um Criador onisciente ou por um gene puramente egoísta lutando cegamente para escalar o Monte Improvável,[1-3] a engenhosa variedade e flexibilidade mostradas na concepção e no desenvolvimento somáticos fazem com que o observador balance a cabeça e exiba um piedoso sorriso de espanto.

Procuramos em vão dentro do óvulo fecundado o feto de trilhões de células que ele se tornará. Mesmo o exame mais superficial das complexidades da embriologia nos deixa maravilhados de que isso funcione com tanta frequência para produzir um bebê saudável. Ao segurar no colo um bebê indefeso e que está chorando, parece quase inacreditável que tantos escapem de todas as possíveis armadilhas devastadoras encontradas no caminho para uma vida adulta saudável e produtiva.

Apesar de seu sucesso biológico, a experiência humana como um todo está mostrando alguns sinais de tensão. Quando leio os jornais, confesso que meus sentimentos são ambivalentes quanto a saber se a humanidade pode ou até mesmo deve continuar neste planeta, em razão do nosso impacto cumulativo sobre sua flora e fauna e de como cada um de nós trata o outro. Quando seguro esse bebê, no entanto, meu compromisso com o potencial humano confirma-se mais uma vez (Vídeo 4.12).

Este livro (e os seminários e cursos de formação a partir dos quais se desenvolveu) é dedicado à diminuta chance de que nós como espécie possamos superar nossa atual dedicação à ganância coletiva – e à tecnocracia e alienação que dela procedem – e ir na direção de um relacionamento mais humano e cooperativo com nós mesmos, com os outros e com o nosso entorno. Esperamos que o desenvolvimento de uma visão "holística" da anatomia como a aqui delineada seja útil aos terapeutas manuais e do movimento no alívio da dor e na resolução das dificuldades das pessoas que buscam sua ajuda. A premissa subjacente mais profunda do livro, porém, é que um contato mais meticuloso e sensível com a nossa "percepção do que o corpo está sentindo" – ou seja, nosso sentido de orientação e movimento cinestésico, proprioceptivo, espacial – é uma frente de vital importância para travar a batalha por uma atuação mais humana dos seres humanos, e por uma melhor integração com o mundo que nos rodeia. O amortecimento progressivo desta "percepção das sensações corporais" em nossas crianças, seja por simples ignorância ou por aprendizado deliberado, presta-se a uma dissociação coletiva, o que, por sua vez, conduz ao declínio ambiental e social. Estamos há muito tempo familiarizados com a inteligência mental (QI) e apenas recentemente reconhecemos a inteligência emocional (QE). Somente por meio de um novo contato com o completo alcance e potencial educativo da nossa inteligência cinestésica (QC) é que teremos alguma esperança de encontrar uma relação equilibrada com os sistemas mais amplos do mundo que nos cerca, para alcançar o que Thomas Berry chamou de "O sonho da Terra".[4,5]

A visão mecanicista tradicional da anatomia, por mais útil que tenha sido, despersonalizou, em vez de humanizar, a nossa relação com o nosso interior. Espera-se que o ponto de vista relacional que arriscamos neste livro caminhe de alguma maneira na direção de conectar a visão do corpo de Descartes como uma "máquina suave" com a experiência viva de estar em um corpo que cresce, aprende, amadurece e finalmente morre. Embora as ideias dos Trilhos Anatômicos formem apenas um pequeno detalhe de um quadro mais amplo do desenvolvimento humano por meio do movimento, uma apreciação da rede fascial e do equilíbrio nos meridianos miofasciais pode definitivamente contribuir para nossa percepção interior acerca de nós mesmos como seres integrados. Isso, juntamente com outros conceitos a serem apresentados em trabalhos futuros, conduz a uma educação física mais adequada às necessidades do século XXI.[6-9]

Dessa forma, *Trilhos Anatômicos* é uma obra de arte em uma metáfora científica. Este livro se antecipa à ciência para propor um ponto de vista, o qual ainda está sendo literalmente desenvolvido e refinado. Assumo com frequência esta tarefa – estimulado por minha esposa, meus alunos e meus colegas – de afirmar de forma categórica minhas hipóteses, utilizando alguns dos adjetivos qualificativos que, embora necessários para o rigor científico, diminuem a força visceral de um argumento. Como Evelyn Waugh[10] escreveu:

A humildade não é uma virtude propícia para o artista. Muitas vezes é orgulho, emulação, avareza, maldade – qualidades que não deixam de ser odiosas – que levam um homem a completar, elaborar, refinar, destruir e renovar seu trabalho até que ele tenha feito algo que recompense seu orgulho, a inveja e a ganância. E ao fazê-lo, ele enriquece o mundo mais do que o generoso e o bom. Esse é o paradoxo da realização artística.

Não sendo nem intelectual nem pesquisador, só posso esperar que este trabalho de "artífice" seja útil para proporcionar novas ideias para pessoas boas como vocês.

Por fim, espero ter honrado Vesalius e todos os outros exploradores antes de mim, mantendo a anatomia no caminho certo.

Thomas W. Myers
Maine, 2001

Referências

1. Dawkins R. *The selfish gene.* Oxford: Oxford University Press; 1990.
2. Dawkins R. *The blind watchmaker.* New York: WB Norton; 1996.
3. Dawkins R. *Climbing Mount Improbable.* New York: WB Norton; 1997.
4. Csikzentimihalyi M. *Flow.* New York: Harper & Row; 1990.
5. Berry T. *The dream of the earth.* San Francisco: Sierra Club; 1990.
6. Myers T. Kinesthetic dystonia. *Journal of Bodywork and Movement Therapies* 1998;2(2):101–14.
7. Myers T. Kinesthetic dystonia. *Journal of Bodywork and Movement Therapies* 1998;2(4):231–47.
8. Myers T. Kinesthetic dystonia. *Journal of Bodywork and Movement Therapies* 1999;3(1):36–43.
9. Myers T. Kinesthetic dystonia. *Journal of Bodywork and Movement Therapies* 1999;3(2):107–16.
10. Waugh E. Correspondência particular, citada no New Yorker, 1999.

Agradecimentos

Gostaria de expressar minha profunda gratidão às inúmeras pessoas que guiaram meu caminho e ajudaram a chegar ao conceito de "meridianos miofasciais". A Buckminster Fuller, cuja abordagem dos sistemas pelo viés do *design* e profundo entendimento da forma como o mundo funciona iluminaram meu trabalho desde o início, instigando-me a não reformar as pessoas, mas reformar o ambiente ao seu redor.[1] À Dra. Ida Rolf e ao Dr. Moshe Feldenkrais, pois ambos apontaram o caminho para as formas práticas e literais de reformar o ambiente mais próximo que as pessoas têm, seu corpo e sua percepção dele;[2,3] tenho em relação a esses pioneiros uma profunda dívida de gratidão pela generosidade do precioso trabalho.

Aos Drs. James Oschman e Raymond Dart, por me darem a inspiração original sobre as cadeias cinéticas conectadas fascialmente.[4] Ao Dr. Louis Schultz (*in memoriam*), o primeiro presidente do departamento de anatomia do Rolf Institute, cujas ideias estão muito em evidência neste livro.[5] O Dr. Schultz apresentou-me o mais amplo dos campos conceituais no qual atuar ao me iniciar na minha trajetória de aprendizagem da anatomia fascial. Aos meus colegas da faculdade de Ciências Biológicas do Rolf Institute, particularmente Robert Schleip, que continua a oferecer comentários e críticas de forma calorosa, porém firme, sobre essas ideias e assim me ajudando a aprimorá-las.[6] A Deane Juhan, cuja visão abrangente da função humana, proposta de forma tão sofisticada na obra *Job's Body*, foi uma inspiração para mim e para tantos outros.[7] A Michael Frenchman, meu velho amigo, que acreditou em nossas ideias desde o princípio e dedicou muitas horas para transformá-las em vídeo. Ao inovador Gil Hedley da Somanautics e Todd Garcia dos Laboratories of Anatomical Enlightenment, cujas habilidades na prática da dissecação podem ser vistas neste livro, por meio da câmera de Averill Lehan e do microscópio de Eric Root. Agradeço sua dedicação para mostrar a experiência concreta da forma humana testando ideias novas como as apresentadas neste livro. Agradecemos aos muitos doadores cuja generosidade torna possível esses avanços no conhecimento.

Muitos outros professores do movimento, um pouco mais distantes, também merecem crédito por inspirar este trabalho: a ioga de Iyengar que me foi ensinada pelos seus competentes alunos, tais como Arthur Kilmurray, Patricia Walden e François Raoult; o trabalho altamente original de Judith Aston sobre o movimento humano pelo método Aston Patterning, as contribuições de Emilie Conrad e Susan Harper com seu trabalho Continuum, e Bonnie Bainbridge-Cohen e sua escola Body-Mind Centering.[8-11] Tenho uma dívida para com Caryn McHose por deixar parte deste trabalho um pouco mais compreensível, e também para com Frank Hatch e Lenny Maietta (*in memoriam*) pela sintetização do desenvolvimento do movimento expressa em seu incomparável programa Touch-in-Parenting.[12,13]

Com todas essas pessoas e muitas outras, aprendi muita coisa, embora quanto mais eu aprenda, mais o horizonte da minha ignorância se amplie. Dizem que roubar ideias de uma pessoa é plágio, de dez é conhecimento acadêmico e de cem é uma pesquisa original. Por isso, não há nada completamente original nessa espécie de apropriação indébita. No entanto, essas pessoas são responsáveis por inspirar ideias interessantes; ninguém além de mim é responsável por quaisquer erros, que espero ansioso para corrigir nas futuras versões deste trabalho.

Aos meus muitos alunos dedicados, cujas perguntas estimularam um aprendizado muito maior do que eu jamais teria empreendido por conta própria. A Annie Wyman (*in memoriam*), pelo apoio inicial e contribuições para a minha sanidade mental. Aos meus professores na escola Anatomy Trains, especialmente ao apoio, desde o início, de Lou Benson e Michael Morrison, cuja tenacidade em lidar tanto com minhas excentricidades quanto com meu tratamento poético dos fatos (e também com meus desafios eletrônicos) contribuiu de forma singular para a edição original do livro. Os atuais professores da minha instituição: obrigado a todos por seu trabalho de percorrer o mundo com a missão de informar a uma ampla gama de profissionais sobre os benefícios práticos do trabalho em termos de anatomia conectada. O trabalho eficiente da minha equipe – especialmente Mel Burns, Stephanie Stoy e a indomável Becky Eugley – permite que nossa influência seja muito mais dominante do que ela poderia ser.

Nesta edição, celebramos *in memoriam* o magnífico Dr. Leon Chaitow, que importunou, persuadiu e, além disso, encorajou enfaticamente (como fez com tantos outros) minha exposição inicial dessas ideias no *Journal of Bodywork & Movement Therapies* em 1996. A equipe editorial da Churchill Livingstone, incluindo minha primeira editora, Mary Law, e todos os que se seguiram, por sua grande paciência em suportar minha prosa prolixa e minha ânsia de "publicar tudo". A Debbie Maizels, Philip Wilson e Graeme Chambers, que tão meticulosa e artisticamente deram vida aos conceitos com suas ilustrações. Aos meus revisores Felicity Myers e Edward Myers, cujo pontual e incansável trabalho aperfeiçoou o sentido e a sensibilidade deste livro.

À minha filha Mistral e sua mãe Giselle, que, com entusiasmo e gentileza, toleraram meu fascínio pelo mundo do movimento humano, o qual muitas vezes me levou para longe de casa, assumindo uma grande parte do tempo que poderia ter compartilhado com elas. E, finalmente, agradeço à própria natureza, que contribuiu com as silenciosas, mas poderosas, correntes de amor, profundidade e com uma conexão com uma realidade maior, que fluem sob a superfície desta obra e de todo o meu trabalho.

Referências

1. Fuller B. *Utopia or oblivion*. New York: Bantam Books; 1969. www.bfi.com. (Outras informações e publicações podem ser obtidas no Buckminster Fuller Institute.)
2. Rolf I. *Rolfing*. Rochester VT: Healing Arts Press; 1977.
3. Feldenkrais M. *The Case of Nora*. New York: Harper and Row; 1977.
4. Oschman J. *Energy Medicine*. Edinburgh: Churchill Livingstone; 2000.
5. Schultz L, Feitis R. *The Endless Web*. Berkeley: North Atlantic Books; 1996.
6. Schleip R. *Talking to Fascia, Changing the Brain*. Boulder, CO: Rolf Institute; 1992.
7. Juhan D. *Job's Body*. Tarrytown, NY: Station Hill Press; 1987.
8. Iyengar BKS. *Light on Yoga*. New York: Schocken Books; 1995.
9. Silva M, Mehta S. *Yoga the Iyengar Way*. New York: Alfred Knopf; 1990.
10. Cohen B. *Basic Neurocellular Patterns*. El Sobrnte VA: Burchfield Rose Pub.; 2018.
11. Aston J. *Aston Postural Assessment*. Edinburgh: Handspring; 2019.
12. McHose C, Frank K. *How Life Moves*. Berkeley: North Atlantic Books; 2006.
13. Hatch F, Maietta L. Role of kinesthesia in pre- and perinatal bonding. *Pre- Peri-Nat Psychol*. 1991;5(3).

Como usar este livro

Trilhos Anatômicos foi organizado de modo a permitir que o leitor obtenha rapidamente a ideia geral ou que realize uma leitura mais detalhada a respeito de qualquer tópico abordado. O livro inclui frequentes incursões em diversas áreas relacionadas, as quais são designadas pelos seguintes ícones:

Técnicas manuais ou observações para o terapeuta manual.

Técnicas de movimento ou observações para o professor de movimento.

Ferramentas de avaliação visual.

Ideias e conceitos relacionados à educação cinestésica.

Vídeos (em inglês) disponíveis em conteudo-manole.com.br/trilhosanatomicos4. Os números indicam os vídeos correspondentes aos tópicos em questão.

Retornar ao texto principal.

Os capítulos são codificados por cores para facilitar sua localização. Os dois primeiros capítulos explicam a abordagem de "Trilhos Anatômicos" para as estruturas anatômicas do corpo. Os Capítulos 3 a 9 detalham cada uma das doze "linhas" mapeadas do corpo comumente observadas em padrões posturais e de movimento. Cada uma das aberturas dos capítulos sobre as "linhas" traz ilustrações e descrições sumárias, diagramas e tabelas para o leitor que deseja compreender rapidamente o escopo do conceito. Os dois últimos capítulos aplicam o conceito dos "Trilhos Anatômicos" para alguns tipos comuns de movimento e fornecem um método de análise de postura.

Cinco apêndices aparecem no final. O novo Apêndice 1 examina a fáscia e o conceito de meridianos miofasciais, e o novo Apêndice 5 adiciona informações sobre os Trilhos Anatômicos em quadrúpedes. Os outros apêndices incluem uma discussão sobre os meridianos latitudinais do Dr. Louis Schultz, uma explicação de como o esquema dos Trilhos Anatômicos pode ser aplicado ao protocolo da Integração Estrutural de Ida Rolf, e uma correlação entre os meridianos da acupuntura e os meridianos miofasciais.

Como os músculos individuais e outras estruturas podem aparecer em diferentes linhas, use o índice remissivo para encontrar todas as menções a alguma estrutura particular. A obra inclui ainda um glossário dos termos mais utilizados.

O conteúdo complementar *on-line* desta obra inclui um grande número de vídeos e *webinars* (em inglês), além de imagens úteis. Veja a seguir as instruções de acesso.

Conteúdo complementar *on-line*

Esta quarta edição de *Trilhos Anatômicos* oferece acesso a conteúdos complementares *on-line*, por meio de uma plataforma digital exclusiva da Manole, que englobam dezenas de vídeos, animações gráficas e imagens adicionais, todos elaborados com o intuito de aumentar a compreensão do leitor acerca dos temas abordados.

Por meio dos diversos vídeos disponíveis na plataforma (todos no idioma original, em inglês), o leitor terá a oportunidade de aprender mais sobre alguns conceitos fundamentais, técnicas de liberação fascial, leitura corporal e evidências a partir de dissecações e observação *in vivo* da anatomia.

Muitos desses componentes multimídia são mencionados ao longo da obra e podem ser facilmente identificados pelo símbolo de *play* ▶ acompanhado do número do item na plataforma.

Para ingressar no ambiente virtual, utilize o QR code abaixo, faça seu cadastro e digite a senha: TRILHOS4

O prazo para acesso a esse material limita-se à vigência desta edição.

Lista do material complementar

Conceitos introdutórios

1.1	Embriologia fascial
1.2	Tensegridade fascial: parte 1
1.3	Introdução aos ombros e braços
1.4	Análise do conceito de Trilhos Anatômicos
1.5	Inteligência cinestésica
6.9	Linha Superficial Anterior do abdome
6.11	Tensegridade fascial: parte 2
6.15	Linha Superficial Posterior: aplicação dos conceitos de Trilhos Anatômicos
B1	Introdução à fáscia e à biotensegridade
B2	Visão geral das linhas dos Trilhos Anatômicos
B3	Sentindo as linhas dos Trilhos Anatômicos (guia de palpação)
B4	Como a fáscia se movimenta (*webinar* sobre as propriedades da fáscia)
B5	Clipes de entrevistas de Tom Myers discutindo sobre a fáscia

Técnicas de liberação fascial

3.1	Linha Superficial Anterior na técnica para o pescoço
3.2	Linha Superficial Anterior no retináculo do tornozelo
3.3	Linha Superficial Anterior da fáscia peitoral
3.4	Linha Superficial Anterior da fáscia plantar
3.5	Linha Superficial Anterior na técnica plantar 2
3.6	Linha Superficial Anterior no trabalho do pescoço
3.7	Linha Superficial Anterior na elevação pélvica
3.8	Linha Lateral da crista ilíaca
3.9	Linha Lateral do trato iliotibial
3.10	Linha Lateral dos oblíquos laterais do abdome
3.11	Linha Espiral da correia do arco do pé
3.12	Linha Espiral na liberação do serrátil anterior
3.13	Linha Superficial Posterior do Braço no movimento integrado

3.14	Linha Profunda Anterior do Braço na liberação do braquial
3.15	Latíssimo do dorso
3.16	Linha Funcional Posterior–Linha Funcional Anterior na sequência espiral
3.17	Linha Profunda Anterior no balanço do psoas
3.18	Linha Profunda Anterior do quadrado femoral
6.1	Linha Espiral Abdominal
6.2	Linhas do Braço no complexo do trapézio
6.3	Linha Profunda Anterior na região medial da perna
6.4	Avaliação da rotação da Linha Funcional
6.5	Linha Lateral na respiração "X"
6.6	Ligamentos pélvicos na marcha
6.7	Linha Superficial Posterior do calcanhar
6.8	Epicrânio
6.10	Linha Superficial Anterior do retináculo

Evidências de dissecções e observações *in vivo*

4.1	Microscopia fascial 1: latíssimo
4.2	Microscopia fascial 2: subescapular
4.3	Linha Superficial Posterior
4.4	Linha Espiral
4.5	Linha Espiral Superior: tecido fresco
4.6	Ombros: tecido fresco
4.7	Linha Profunda Anterior do Braço
4.8	Linha Superficial Anterior do Braço
4.9	Linha Funcional do ipsilateral
4.10	Linha Profunda Anterior
4.11	Linha Profunda Anterior na mandíbula
4.12	Pensamentos de Tom
6.12	Vivendo a fáscia 1: tendão circundante
6.13	Vivendo a fáscia 2: meio do corpo
6.14	Linha Superficial Anterior
6.16	Dissecção da linha alba
6.17	Articulação glenoumeral: tecido fresco
6.18	Articulação glenoumeral e manguito rotador: tecido fresco

6.19 Microscopia fascial 3: plantar
6.20 Microscopia fascial 4: eretor
6.21 Linha Superficial Anterior na bolsa dupla extra
6.22 Linha Profunda Posterior do Braço: tecido fresco

Computação gráfica

2.1 Linha Superficial Anterior
2.2 Linha Superficial Posterior
2.3 Linha Lateral
2.4 Linha Espiral
2.5 Linha Superficial Anterior do Braço
2.6 Linha Profunda Anterior do Braço
2.7 Linha Superficial Posterior do Braço
2.8 Linha Profunda Posterior do Braço
2.9 Linha Funcional Anterior
2.10 Linha Funcional Posterior
2.11 Linha Profunda Posterior

Webinar

6.23 Introdução à liberação fascial
6.24 Equilibrando pés e pernas
6.25 Introdução ao BodyReading®
6.26 Linha Espiral no BodyReading®

Agradecimentos

Gostaríamos de agradecer sinceramente às pessoas listadas abaixo por gentilmente permitir o uso dos materiais complementares.

- Dr. Jean-Claude Guimberteau MD, Plastic and Hand Surgeon e Endovivo Productions por fornecer os vídeos 6.12 (Vivendo a fáscia 1: tendão circundante) e 6.13 (Vivendo a fáscia 2: meio do corpo). As fontes originais são:
  - Guimberteau JC (ed.). New ideas in hand flexor tendon surgery. Aquitaine Domaine Forestier; 2001 (www.livres-medicaux.com).
  - Guimberteau JC. Promenades sous la peau. Strolling under the skin. Elsevier Masson; 2004.
- Eric Root por fornecer os vídeos 4.1 (Microscopia fascial 1: latíssimo), 4.2 (Microscopia fascial 2: subescapular), 6.19 (Microscopia fascial 3: plantar) e 6.20 (Microscopia fascial 4: eretor).
- Michael Frenchman e Videograf por fornecerem as imagens de computação gráfica.
- The Laboratories of Anatomical Enlightenment, Inc. & Singing Cowboy Productions por fornecerem o vídeo 4.4 (Linha Espiral). Trechos de *Anatomy Trains Revealed: Early dissective evidence*.

Criando a base para os trilhos

A filosofia

O ponto mais importante da cura está em nossa capacidade de ouvir, ver, perceber, mais do que na aplicação da técnica. Essa é, pelo menos, a premissa deste livro (Vídeo B1).

Todas as intervenções terapêuticas, de qualquer tipo, são uma conversa entre dois sistemas inteligentes. Não é nosso trabalho promover uma técnica em detrimento de outra, nem mesmo postular um mecanismo de como uma técnica deve funcionar. Pouco importa à discussão se o mecanismo de mudança miofascial deve-se ao simples relaxamento muscular, à liberação de um ponto-gatilho, a uma mudança na química sol/gel da substância fundamental, à viscoelasticidade entre fibras de colágeno, à resolução do esquema do sistema nervoso central, à redefinição dos fusos musculares ou aos órgãos tendinosos de Golgi, a um aumento na tolerância ao alongamento, à mudança na energia, ou a uma mudança de atitude (Fig. 1.1A). Use o esquema dos Trilhos Anatômicos para compreender o amplo padrão das relações estruturais dos seus clientes, aplique em seguida qualquer uma das técnicas que você tem à sua disposição para resolver esse padrão (Fig. 1.1B-C). O fundamental é a identificação do padrão, não a técnica utilizada.

A identificação de padrões na postura e no movimento é uma habilidade fundamental para o que se pode chamar de "medicina espacial", isto é, o estudo de como nos desenvolvemos, como nos posicionamos, lidamos com cargas, nos movemos através de nosso ambiente e ocupamos espaço – e também de como percebemos nosso próprio corpo. Muito do que acreditamos "saber" sobre o movimento humano certamente passará por revisão nas próximas décadas. Todas as abordagens da terapia manual e da educação motora são parte integrante da construção dessa estrutura conceitual mais ampla e coerente da medicina espacial, quer queiramos ou não. A medicina espacial (ou o que será conhecido com esse ou outro nome qualquer) formulará os novos princípios para transformar o treinamento do movimento, juntamente com o trabalho prático, em uma poderosíssima arma de cura e educação. (Para mais informações sobre medicina espacial, ver Apêndice 1.)

Entre as técnicas de terapia manual para redução da dor, melhora do desempenho e do bem-estar em geral, podemos citar os tradicionais campos da fisioterapia, fisiatria e ortopedia, bem como as manipulações osteopáticas e quiropráticas (Vídeo 1.5). Mais recentemente, surgiu uma grande variedade de abordagens aos tecidos moles, desde o Rolfing até o Reiki.

O treinamento do movimento é um aspecto essencial da medicina espacial, e os métodos de treinamento oferecidos são abundantes, a começar pela ioga mais meditativa, passando pelo perfeito Pilates até chegar às mais obstinadas artes marciais. *Personal trainers* e treinadores desportivos de todos os tipos trabalham para fazer com que o movimento seja "funcional". Em um sentido mais amplo, a medicina espacial poderia incluir tudo o que atualmente é conhecido como educação física, dança, movimento voltado ao desenvolvimento, acupuntura e psicoterapias de base somática. Todas essas áreas podem dar sua parcela de contribuição para nosso acervo com vistas à identificação de padrões, bem como para o uso do movimento com o objetivo de melhorar a saúde e combater a incompatibilidade evolutiva de um estilo de vida cada vez mais sedentário.[1,2]

Novas linhas surgem diariamente nesses campos, muitas recém-batizadas como "fasciais", embora na verdade muito pouca coisa seja nova sob a ótica da manipulação. O que observamos é que qualquer um dos ângulos de abordagem pode ser eficaz, independentemente do fato de que, em última análise, a explicação dada para a sua eficácia acabe prevalecendo.

A exigência atual é menor para as novas técnicas, porém maior para novas premissas que conduzem a novas estratégias de aplicação. Infelizmente, novas premissas úteis são aparentemente muito mais difíceis de

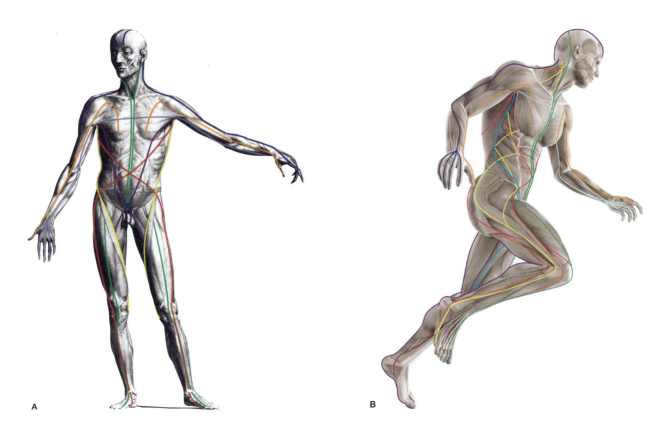
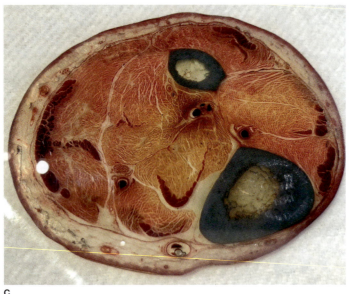

Figura 1.1 (**A**) Mapa geral das "rotas" dos Trilhos Anatômicos dispostos sobre a superfície de uma conhecida ilustração de Albinus. Esta foi a nossa primeira forma de mostrar os trilhos. (**B**) Versões computadorizadas mais recentes possibilitam maior diversidade na ilustração das linhas em ação. (**C**) Essa plastinação incrivelmente detalhada de uma secção transversa da perna levará à descoberta de muitos tesouros e a grandes recompensas com o estudo contínuo. Comece com a tíbia e a fíbula (na cor azul) e visualize a delgada e forte membrana interóssea tracionada entre esses ossos. Em ambos os lados da membrana, os vasos se agrupam entre os músculos em suas túnicas adventícias. Observe a extensão filigranada do tecido fascial no músculo, que se assemelha muito às veias de uma folha – e de fato essas são as vias de nutrição e drenagem para as famintas mitocôndrias no interior do músculo. Os septos intermusculares entre os grupos de músculos avançam desde as bordas dos ossos e se expandem até a fáscia profunda circundante, que envolve toda a perna e mantém os músculos (que de outro modo seriam frouxos) firmemente unidos. A fáscia profunda tem continuidade com a fáscia que atravessa a camada de gordura, cobrindo os vasos visíveis e os nervos invisíveis, até a pele e sua sustentação fina, rígida e elástica, aderida à gordura. Imagine agora que toda a coloração vermelha será excluída, para ver apenas a rede fascial – uma "teia de aranha" úmida e tridimensional que mantém tudo no lugar, ao mesmo tempo que permite que essas estruturas se movam, se dobrem e se adaptem.

encontrar do que novas técnicas. Por isso, significativos avanços surgem com frequência conforme o ponto de vista assumido, de acordo com a lente através da qual o corpo é visto.

Os Trilhos Anatômicos são uma dessas lentes – uma forma global de olhar para os padrões musculoesqueléticos que leva a novos protocolos com envolvimento holístico do corpo (Fig. 1.2). O que podemos aprender nos debruçando sobre as relações sinérgicas – ou seja, unindo nossas partes em vez de dissecá-las ainda mais (Fig. 1.3)?

Grande parte do trabalho de manipulação dos últimos cem anos, assim como a maioria do nosso pensamento ocidental há pelo menos meio milênio, foi baseado em um modelo mecanicista e reducionista – as lentes microscópicas (Fig. 4). Para examinar o papel de cada parte, continuamos examinando as coisas dividindo-as em partes cada vez menores, de modo a inspecionar o papel de cada uma dessas partes. Introduzido por Aristóteles, mas simbolizado por Isaac Newton e René Descartes e aplicado à biomecânica mais notadamente por Borelli, esse tipo de abordagem reducionista levou, no campo da medicina física, a livros repletos de ângulos goniométricos, alavancas e vetores de força baseados no desenho de cada inserção do músculo individual ao mais próximo da origem (Fig. 5).[3]

Embora sejam muitos os pesquisadores a quem devemos agradecer a brilhante análise e as terapias que se seguiram para músculos específicos, articulações individuais e seus impactos específicos no século XX, o século XXI está em busca de uma forma mais integrada de avaliar o movimento.[4-7]

Ao chutar uma bola, a forma mais interessante com a qual você pode analisar o resultado é em termos das leis mecânicas da força e do movimento. Os coeficientes de inércia, gravidade e atrito são suficientes para determinar a reação dela ao seu chute e onde ela finalmente vai parar. Mas, se você for cruel a ponto de chutar um cão de grande porte, uma análise tão mecânica dos vetores e forças resultantes pode não ser tão notável quanto a reação do cão como um todo. Da mesma forma, a análise biomecânica dos músculos individuais produz uma imagem incompleta da experiência do movimento humano (Fig. 1.6).

No início do século XX, com os trabalhos de Einstein e Bohr, a física caminhou na direção de um universo relativista, para uma linguagem de relacionamento em vez de causa e efeito linear, o que Jung, por sua vez, aplicou à psicologia, e muitos outros aplicaram a outras áreas. No entanto, levou todo aquele século para que esse ponto de vista se difundisse e atingisse a medicina física. Este livro é um passo modesto nessa direção – sistemas gerais de pensamento aplicados à análise postural e do movimento (Fig. 1.7).

Não será de grande valia dizer apenas "tudo está ligado a tudo", e deixar por isso mesmo. Mesmo que em última análise seja verdade, essa premissa deixa o terapeuta em um mundo nebuloso, até mesmo vazio, sem nada para guiá-lo além da pura "intuição". A teoria especial da relatividade de Einstein não negava as leis do movimento de Newton; ao contrário, elas foram incluídas em um esquema maior. Da mesma forma, a teoria do meridiano miofascial não elimina o valor das várias técnicas e análises individuais baseadas no músculo, mas simplesmente as ajusta ao contexto do sistema como um todo.

Trilhos Anatômicos não se propõe a ser um substituto para o conhecimento existente sobre músculos. O músculo esplênio da cabeça ainda pode ser visto girando e estendendo a cabeça, mas ele *também* atua, conforme veremos mais adiante, como parte das cadeias miofasciais espiral e lateral, atenuando qualquer interrupção aos teleceptores (olhos e orelhas e sistema vestibular) do movimento do corpo (Fig. 1.8).

Essas linhas fasciais que fazem parte do sistema musculoesquelético compreendem apenas um pequeno padrão em toda a nossa rede neuromiofascial que, por sua vez, representa apenas um entre os inúmeros padrões rítmicos e harmônicos que atuam no corpo vivo como um todo. Sendo assim, este livro é uma pequena parte de uma revisão mais ampla de nós mesmos, não como o "corpo-máquina" de Descartes, mas como um sistema de informação integrado, o que os matemáticos da dinâmica não linear chamam de sistemas autopoiéticos (autoformadores).[8-12] O sistema fascial é um desses fractais complexos, pairando entre a ordem e o caos, mas constantemente se remodelando e se regulando de modo a enfrentar o desafio das forças dentro de nós e ao nosso redor.

As tentativas de mudar a nossa estrutura conceitual para uma direção relacional podem a princípio parecer confusas, comparadas às incisivas declarações do tipo "se... então..." dos mecanicistas. Entretanto, essa nova visão relativista leva, em última análise, a poderosas estratégias terapêuticas integrativas – muitas das quais serão exploradas nestas páginas, enquanto outras são ensinadas em nossos cursos de treinamento e seminários *on-line*. Essas novas estratégias não apenas incluem a mecânica como também vão além de dizer algo útil sobre o sinergismo – as propriedades sistêmicas emergentes do corpo como um todo imprevisível por meio da soma dos comportamentos de cada músculo ou articulação individual.

A descoberta

Em paralelo com essa aplicação moderna da teoria dos sistemas ao modelo do nosso corpo, encontramos a descoberta relacionada do papel da rede fascial na

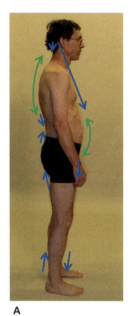

Envolvimento das linhas

LSA: Pescoço ao plexo solar
Curta e para baixo
Reto do abdome
Longa e para baixo
Reto femoral
Curta e para baixo
Perna
Curta e para baixo

LSP: Occipício até C4
Curta e para baixo
Eretores C4-T12
Longa e larga
Eretores L1-sacro
Curta e estreita
Posteriores da coxa
Longa e para cima
Panturrilha e fáscia plantar
Longa e para cima

A

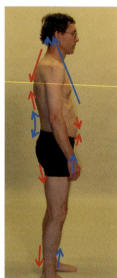

Estratégias das linhas

LSA: Pescoço ao plexo solar
Alonga e levanta
Reto do abdome
Encurta
Reto femoral
Alonga e levanta
Perna
Alonga e levanta

LSP: Occipício até C4
Alonga e levanta
Eretores C4-T12
Encurta e estreita
Eretores L1-sacro
Alonga e alarga
Posteriores da coxa
Encurta e cai
Panturrilha e fáscia plantar
Encurta e cai

B

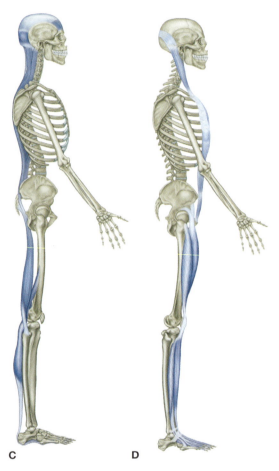

C   D

Figura 1.2 Uma análise do encurtamento ou fraqueza em qualquer meridiano miofascial, juntamente com a relação desse meridiano com os demais, conduzirá a estratégias holísticas para o corpo, com a finalidade de melhorar a postura e a função motora. (**A**) Uma vista lateral nos mostra a relação apenas entre a Linha Superficial Posterior (ilustrada em **C**) e a Linha Superficial Anterior (**D**). Em **A**, um gráfico simples da direcionalidade nos planos fasciais e áreas de provável aumento ou redução no tônus no controle no plano sagital. (**B**) Um gráfico da estratégia para corrigir o padrão por meio da manipulação miofascial e da educação do movimento.

postura e no movimento do corpo (Fig. 1.9). Embora todos aprendam algo sobre ossos e músculos, a origem e a configuração da fascinante rede fascial que une essas estruturas não são tão amplamente compreendidas (ver Figs. A1.10 e 1.10). A óbvia conclusão é a de que, em 500 anos de tradição da anatomia ocidental, todo um sistema corporal permaneceu quase totalmente invisível e, por certo subestimado. Denominado pelo pesquisador de fáscias Dr. Robert Schleip como "a Cinderela dos sistemas corporais", há muito tempo a fáscia vem sendo considerada um mero "material de embalagem", que deve ser dissecada e jogada fora, para que possam ser visualizados os tecidos mais interessantes. Novas pesquisas que se detiveram em vários ângulos diferentes confirmam que a fáscia é um sistema muito interessante e comunicativo, que abrange o corpo inteiro (ver Apêndice 1). A fáscia não é inerte – ela desempenha uma função reguladora tão relevante quanto os sistemas nervoso e circulatório, com profundas implicações para o esporte, a reabilitação, a educação física e – importante para a terceira idade – para um envelhecimento digno.

CAPÍTULO 1 ■ Criando a base para os trilhos 5

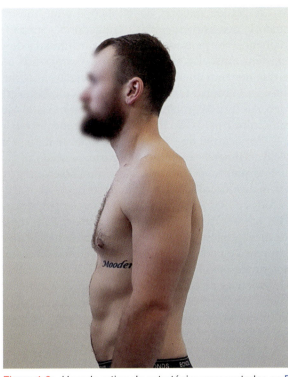
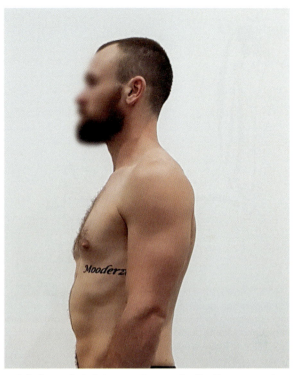

Figura 1.3 Usando o tipo de estratégias apresentadas na Figura 1.2, é possível efetuar mudanças significativas na postura (e na função, mas um livro nos limita apenas às fotos). Este aluno novato em nossas aulas de treinamento exibe mudanças significativas no alinhamento. (ver Cap. 11.) (Foto por cortesia do autor.)

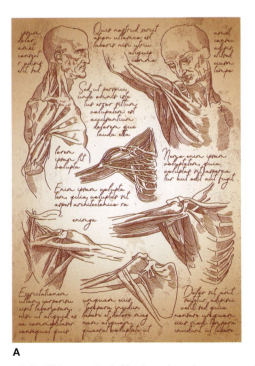
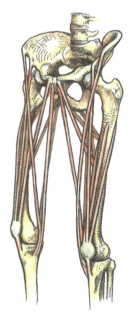

Polias das articulações do joelho

A **B**

Figura 1.4 (**A**) Leonardo da Vinci, ao desenhar sem o onipresente preconceito da visão mecanicista músculo-osso, ilustrou alguns notáveis Trilhos Anatômicos como os que aparecem em seus cadernos anatômicos. (**B**) Alguns anatomistas modernos, como o fantástico John Hull Grundy, também aplicaram sistemas tendo em mente a anatomia musculoesquelética. (**A**, Leonardo da Vinci/Shutterstock. **B**, reproduzida com permissão de Grundy 1982.)

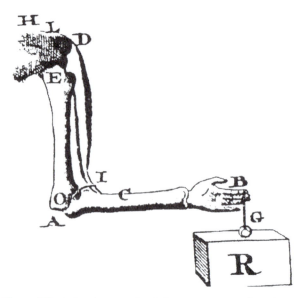

Figura 1.5 Aplicados à anatomia humana, os conceitos de mecânica deram-nos muita informação sobre as ações dos músculos individuais em termos de alavancas, ângulos e forças. Mas quanto conhecimento adicional essa abordagem isolada vai nos trazer? (Historic Images/Alamy Stock Photo.[3])

A grande maioria do público – e até mesmo a maioria dos fisioterapeutas e treinadores – ainda fundamenta seu pensamento na noção limitada de que existem músculos isolados que se inserem nos ossos e que nos movimentam por meio de alavancas mecânicas. O próprio termo "sistema musculoesquelético" deixa de fora o complexo de tecidos por meio dos quais músculos e ossos são interligados – a rede fascial.

Por ocasião da primeira edição deste livro, o modelo aceito era – e, em grande parte, permanece sendo – o de que movimentamos a estrutura do esqueleto por meio de músculos que puxam os tendões sobre articulações cujos movimentos são limitados pelo formato dos ossos e por ligamentos restritivos. Esse modelo de alavancagem cai por terra por ser demasiadamente simplista quando utilizado para explicar os movimentos do desenvolvimento embriológico ou das atividades atléticas de elite, mas ainda assim é bastante complexo para explicar com facilidade problemas comuns, como a dor nos tecidos moles, anomalias da marcha ou padrões de recrutamento defeituosos.

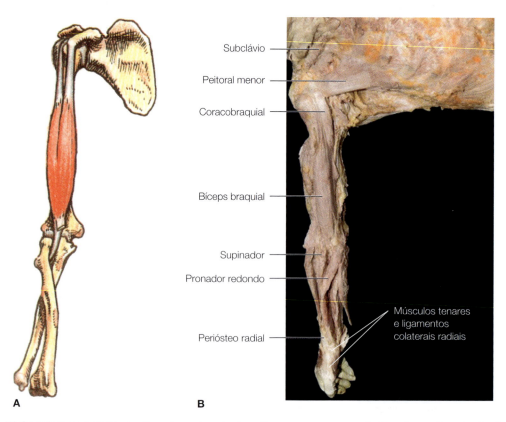

Figura 1.6 (**A**) Os músculos individuais são universalmente descritos como os responsáveis pelo movimento. Analisar sua ação consiste em isolar um único músculo do esqueleto, como nesta representação do bíceps braquial, e determinar o que aconteceria se suas duas extremidades se aproximassem. Esse é um exercício muito útil, mas dificilmente definitivo, pois deixa de fora o efeito que o músculo poderia ter sobre músculos e ligamentos vizinhos ao tensionar sua fáscia, empurrando ou puxando essas estruturas. Da mesma forma, ao seccionar a fáscia em uma de suas extremidades, qualquer efeito da tração exercida sobre as estruturas proximais ou distais sofre alteração. Essas últimas conexões constituem o assunto deste livro. (**B**) Também se pode visualizar o bíceps braquial como parte de uma continuidade miofascial que vai do esqueleto axial até o polegar, denominado no livro Linha Profunda Anterior do Braço (ver também Fig. 7.1). (**A**, reproduzida com permissão de Grundy 1982. **B**, foto por cortesia do autor.)

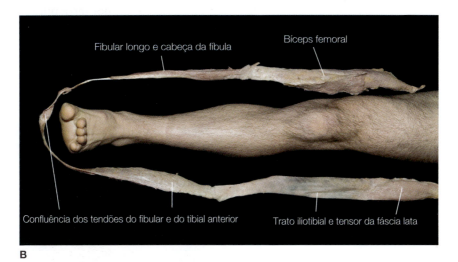

Figura 1.7 Ocorrem novas estratégias quando são consideradas as conexões interfasciais. Essa dissecação da Linha Espiral Inferior (ver Cap. 6) mostra como, mudando o ângulo do bisturi, pode-se demonstrar a ação integrada não apenas de uma unidade miofascial (músculo), mas de várias outras. Esse espécime tem seu início no quadril na parte inferior direita, faz uma alça sob o arco à esquerda e prossegue superiormente até o túber isquiático com o bíceps femoral na parte direita superior. (Foto por cortesia do autor.)

Integrar as novas descobertas sobre a fáscia em nosso pensamento estratégico com relação à terapia e ao treinamento não é tão fácil quanto simplesmente adicionar uma camada de fáscia ao que já sabemos. Tal integração requer uma mudança em nosso ponto de vista.[13] Embora o aumento no volume das pesquisas nos últimos vinte anos tenha certamente ampliado nosso conhecimento, e embora tenham sido publicados muitos livros e realizados muitos simpósios, conferências e cursos com "Fáscia" no título,[14-17] as implicações da "descoberta" da fáscia ainda estão se revelando e, mesmo em sua quarta edição, este livro ainda é um relatório provisório. De qualquer modo, a fáscia foi investigada diretamente por alguns pesquisadores isolados, mas sem que seu significado integral fosse compreendido.[18-23]

Vem emergindo a percepção de que todas essas "árvores" solitárias simplesmente estão formando uma floresta, e que todos esses esforços individuais estão atuando como parte de um todo sensível e receptivo, um "sistema radicular" semelhante a um micélio que se estende pelo corpo humano. Essa descoberta tem implicações profundas para a nossa ideia do corpo – e para a educação física, reabilitação e treinamento desportivo de todos os tipos.

Juntamente com o trabalho de mecanotransdução celular na área microscópica,[24] estamos à beira de uma compreensão integrada inteiramente nova de como o nosso sistema biomecânico se estende de forma ininterrupta, desde o interior de cada célula até o organismo biopsicossocial.

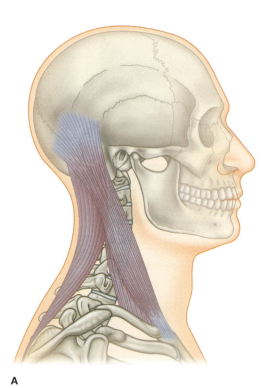

A

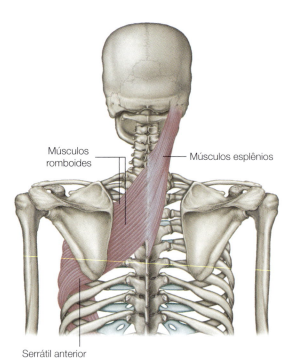

B

Figura 1.8 O músculo esplênio da cabeça, quando considerado isoladamente, gira e estende a cabeça. Funcionalmente, o esplênio da cabeça atua tanto como parte da Linha Lateral como da Linha Espiral para manter a cabeça e os olhos firmes enquanto o corpo corre, procura algo ou se inclina para dar atenção a uma criança.

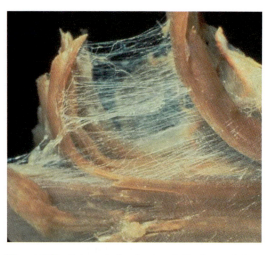

Figura 1.9 Essa ampliação da miofáscia – o "algodão-doce" – é o tecido perimisial que envolve cada fascículo (unidade neuromotora). Essa fáscia está completamente enredada às fibras musculares carnudas "desembaraçadas". (Reproduzida com permissão de Ronald Thompson.)

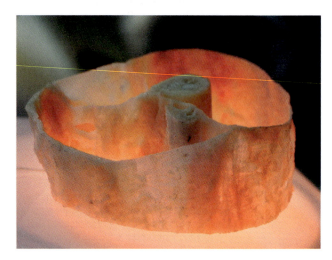

Figura 1.10 Espécime de um corte de coxa recentemente preparado com a técnica de plastinação, mostrando a fáscia lata circundante e os dois septos fasciais principais. A parede lateral à esquerda separa o quadríceps dos posteriores da coxa, avançando desde a superfície até o periósteo na linha áspera. O septo medial separa os quadríceps dos adutores; essa estrutura também avança até a linha áspera. Adicionalmente, o septo medial fornece proteção para o feixe neurovascular, preservado nessa preparação. (© FasciaResearchSociety.org/Plastination)

Esta edição inclui no primeiro apêndice do livro um compêndio sobre o que se sabe atualmente a respeito da função da fáscia. Nele, "afascianados" (estamos cansados de ser chamados de "fascistas") podem apreciar um resumo com vistas a uma compreensão mais detalhada da disposição, propriedades, capacidades e limitações da matriz fascial. Esse apêndice inclui as pesquisas mais recentes sobre remodelação pós-lesão, resposta elástica a novos desafios de treinamento, novas informações sobre detecção interoceptiva na fáscia, bem como a elaboração da história recentemente revelada da perfusão intersticial entre os géis e células de todos os outros sistemas do corpo.

O leitor deve observar que este livro apresenta um ponto de vista, um conjunto específico de argumentos que se constroem na direção do conceito de Trilhos Anatômicos. Não é de forma alguma a história completa sobre os papéis ou o significado da fáscia. Nesta edição investimos muito em geometria, mecânica e arranjo espacial; e drasticamente pouco em química relevante. Nós nos preocupamos com o importante papel de sustentação da fáscia na postura e no movimento, evitando totalmente qualquer discussão sobre patologias. Para o leitor interessado, ao longo do texto são fornecidas referências para outras excelentes descrições com abordagens diferentes.[25,26]

Em termos simples, a fáscia é o tecido do corpo que mantém unidas trilhões de escorregadias e gordurosas células do corpo humano. Basicamente é o que costumava ser chamado de "tendões"; tais estruturas formam uma rede unitária, rígida e fibrosa que pode ser encontrada ao longo de todo o corpo (Fig. 1.11; ver Fig. A1.9B). Se tornássemos invisíveis todos os tecidos do corpo humano, exceto os elementos fibrilares do tecido conjuntivo – colágeno, elastina e reticulina –, poderíamos visualizar todo o corpo, por dentro e por fora, de forma semelhante às redes neurais e circulatórias, com as quais estamos mais familiarizados. (Para uma discussão das redes de comunicação holísticas, ver Apêndice 1.) As áreas diferiam em termos de densidade – os ossos, cartilagens, tendões e ligamentos seriam espessos, com fibras coriáceas; por isso, a área ao redor de cada articulação ficaria especialmente bem representada. Cada músculo ficaria revestido por essa rede, e penetrado por uma "rede de algodão-doce" em torno de cada miócito e de cada feixe de células (ver Figs. A1.19 e A1.20). O rosto seria menos denso, assim como os órgãos mais esponjosos, como a tireoide ou o pâncreas, embora mesmo tais órgãos ficassem envoltos por bolsas mais densas. Embora a rede exiba uma disposição em múltiplos planos dobrados, enfatizamos mais uma vez que nenhuma parte dessa rede é diferente ou está separada da rede como um todo, da mesma forma que não existem grupos isolados de nervos, ou uma ilha independente de capilares. Todos esses cordões, bolsas, folhetos e redes coriáceas estão mesclados entre si, formando uma rede, desde o nascimento até a morte e da cabeça aos pés (Fig. 1.12).

Pode-se simplesmente afirmar que a rede fascial permeia de tal forma o nosso corpo que se torna parte do ambiente imediato de cada célula. Sem sua ajuda,

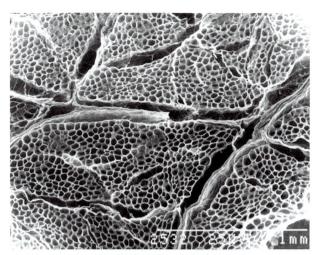
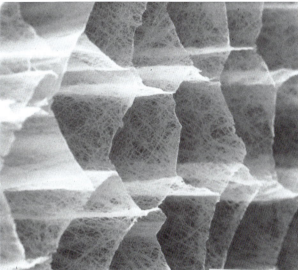

Figura 1.11 Essas imagens de microscopia eletrônica mostram que nossa nomenclatura do sistema fascial é uma tentativa de impor categorias em uma rede que é contínua, ininterrupta e constantemente autorreparada para enfrentar as forças nela incidentes. (Reproduzida do Journal of Bodywork and Movement Therapies, Vol 14, Purslow PP, Muscle fascia and force transmission, p. 411-7, Copyright 2010, com permissão da Elsevier.)

o encéfalo seria um pudim molenga, o fígado se espalharia pela cavidade abdominal e acabaríamos como uma poça aos nossos próprios pés. Apenas nos lúmens abertos dos tratos respiratório e digestório não há uma rede fascial de ligação, fortalecimento, conexão e separação.

Em resumo, incluir a fáscia e as novas descobertas sobre como ela atua nos movimentos exige que consideremos o corpo de modo diferente. O livro que está em suas mãos é a tentativa do autor de fazer essa mudança de enfoque – entre o conceito de "músculo isolado" e a visão do sistema fascial – de uma forma tranquila.

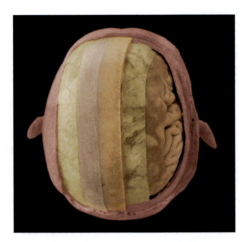

Figura 1.12 O sistema fascial é geralmente descrito como uma disposição em camadas, como nesta dissecação das camadas na cabeça. Da pele, passando por uma fina camada de gordura até a aponeurose epicrânica e até uma camada frouxa que permite mover o couro cabeludo sobre o osso (ou, na verdade, sobre o pericrânio), existe um revestimento fascial resistente ao redor de cada osso, antes de prosseguir para as outras camadas que circundam e protegem o encéfalo. Embora a disposição fascial em camadas seja um fato evidente no corpo, devemos ter em mente que, histologicamente, sempre existe uma transição entre as camadas, e que as fibras colágenas estão ausentes apenas nos espaços abertos das articulações sinoviais e nos lúmens dos tubos transportadores de líquidos. Em outras palavras, todas essas camadas distintas estão unidas entre si por fibras colágenas transmissoras de força. (Foto: cortesia da Science Photo Library.)

A hipótese

Independentemente do que os músculos estejam fazendo individualmente desde sua origem até a inserção, eles também exercem uma influência funcional sobre as continuidades integradas da extensão corporal dentro das cintas fasciais. Essas lâminas e linhas seguem a urdidura e a trama da textura do tecido conjuntivo do corpo, formando "meridianos" de miofáscia rastreáveis (Fig. 1.13). Os músculos se contraem no interior dessas linhas à semelhança de peixes capturados por uma rede, transmitindo força miofascial para a criação de uma estabilidade resistente e flexível, ou – menos eficientemente – para promover tensão e fixação crônicas. Mais pertinente para este texto, os padrões resultantes de compensação postural podem ser "lidos" através dessas linhas. (Nenhuma afirmação é feita, no entanto, em relação à exclusividade dessas linhas. As linhas miofasciais funcionais, analisadas previamente por alguns autores e descritas mais adiante neste capítulo, bem como as inserções musculares ao leito ligamentar, descrito como "bolsa interna" no Apêndice 1,[27] e a tensão assumida latitudinalmente pelos músculos vizinhos, detalhada na obra de Huijing et al.,[28] também no Apêndice 1, são todos caminhos

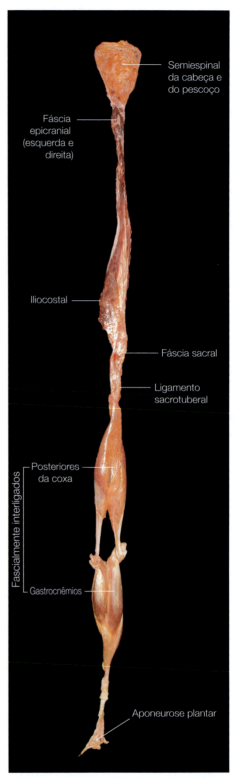

Figura 1.13 Uma dissecação da Linha Superficial Posterior, dissecada intacta de tecido não tratado por Todd Garcia, dos Laboratories of Anatomical Enlightenment (www.LofAE.com). (Foto: cortesia do autor. Observe que as explicações acerca desse espécime se encontram no vídeo que está no *site* citado.)

alternativos válidos para a distribuição eficiente das forças miofasciais.)

Essencialmente, o mapa dos Trilhos Anatômicos fornece uma "anatomia longitudinal" – um esboço das longas faixas e das correias de tração dentro da musculatura como um todo, oferecido como complemento (e em alguns casos, como alternativa) para a análise-padrão da ação muscular.

Essa análise-padrão poderia ser chamada de "teoria do músculo isolado". A maioria das obras apresenta a função muscular isolando um músculo individual sobre o esqueleto, dividido de suas conexões acima e abaixo, seccionado de suas conexões neurológicas e vasculares e separado das estruturas regionais adjacentes.[29-37] "O que aconteceria com o esqueleto se este fosse o único músculo do corpo?" – a função de um músculo é definida apenas pelo que acontece na aproximação dos pontos de fixação proximal e distal ou para opor resistência ao seu alongamento (ver Fig. 1.6). A visão amplamente aceita é a de que os músculos se inserem de um osso para outro, enquanto, na verdade: (1) nenhum músculo se prende a um osso em nenhum local do corpo – o músculo é um hambúrguer sem a sua fáscia de fixação – e (2), em sua maioria, os músculos possuem uma série de ligações de tecido mole relevantes, além de sua origem e inserção (ver Figs. 1.6 e 1.13).

Ocasionalmente, o papel da miofáscia em relação aos seus vizinhos é detalhado, por exemplo, o papel que o vasto lateral desempenha como "amplificador hidráulico", empurrando para fora e, portanto, pré-tensionando o trato iliotibial. Na verdade, a amplificação hidráulica ocorre constantemente em todo o corpo (ver discussão sobre tensegridade no Apêndice 1). Raramente as conexões longitudinais entre músculos e fáscias são listadas ou sua função é discutida (por exemplo, a consistente ligação entre o trato iliotibial e o músculo tibial anterior – Fig. 1.7).

A preponderância absoluta da forma atual de definir os músculos é, em grande parte, um artefato do nosso método de dissecação. Com uma faca na mão, os músculos individuais são fáceis de ser separados dos planos fasciais circundantes. Mas isso não significa que essa é a forma como o corpo está biologicamente estruturado, ou como ele organiza o movimento. Pode-se questionar se um "músculo" é mesmo uma divisão útil para a cinesiologia do próprio corpo. Jamais foi encontrada uma representação do "deltoide" no cérebro. O cérebro "pensa" em termos de unidades neuromotoras individuais e, assim, divide o deltoide em pelo menos sete unidades de atuação diferentes.[38]

O fato de se ter a apresentação muscular isolada como a primeira e última palavra na anatomia muscular (juntamente com a convicção reducionista e, por fim, ingênua de que a complexa equação do movimento humano e da estabilidade pode ser derivada de um somatório da ação de todos esses músculos individuais) torna improvável que a atual geração de terapeutas consiga conceber o movimento de outra forma.

Se a eliminação do músculo como unidade fisiológica é uma noção radical demais para ser aceita atualmente pela maioria de nós, pelo menos podemos afirmar que os terapeutas contemporâneos precisam pensar "fora da caixa" desse conceito de músculo isolado (ver Fig. A1.6). Pesquisas que apoiam esse tipo de pensamento sistêmico serão citadas ao longo do livro conforme tentamos seguir nosso percurso pelas implicações das mudanças para além da "ação" singular de determinado músculo, a fim de observarmos os efeitos sistêmicos. No livro, "montamos" as estruturas miofasciais ligadas a essa imagem dos "meridianos miofasciais". Devemos deixar claro que "Trilhos Anatômicos" não é uma ciência estabelecida – este livro vai além da pesquisa –, mas, ao mesmo tempo, estamos satisfeitos com a maneira como os conceitos repercutem na prática clínica e na educação do movimento.[39,40]

Uma vez que os padrões particulares desses meridianos miofasciais são reconhecidos e as conexões compreendidas, eles podem ser facilmente aplicados na avaliação e no tratamento utilizando-se uma variedade de abordagens terapêuticas e educativas para a facilitação do movimento (Fig. 1.14). Os conceitos podem ser apresentados em qualquer uma de várias formas. Leitor, folheie o livro para obter a ideia geral, lançando mão das ilustrações, em conjunto com suas legendas, para uma recapitulação da história. No próprio texto procuramos encontrar um equilíbrio que atenda às necessidades do terapeuta informado e ao mesmo tempo permanecer ao alcance dos atletas, clientes ou estudantes interessados (Vídeo 6.25).

Esteticamente, a compreensão do esquema dos Trilhos Anatômicos conduzirá a uma percepção mais tridimensional da anatomia musculoesquelética e a uma valorização dos padrões de todo o corpo ao distribuir compensações no dia a dia e no desempenho funcional. Dançarinos, lutadores e atletas aceitam mais facilmente a "sensação" dos Trilhos Anatômicos, porque essas pessoas dependem profissionalmente de seus movimentos.

Do ponto de vista clínico, a familiaridade com os meridianos miofasciais leva a uma compreensão diretamente aplicável de como os problemas dolorosos em uma área do corpo podem estar ligados a uma área totalmente "silenciosa" e muito distante do sintoma de apresentação. Novas estratégias inesperadas para o tratamento, sobretudo para a dor crônica, surgem da aplicação desse ponto de vista da "anatomia conectada" nos desafios práticos diários da terapia manual e do movimento.

Apesar de algumas promissoras evidências de dissecação serem apresentadas nesta edição, ainda é cedo demais para, durante o processo de pesquisa, reivindi-

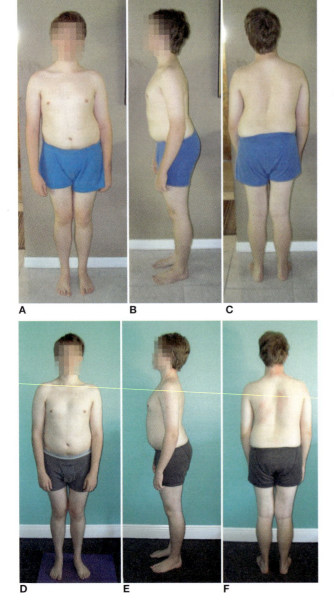

Figura 1.14 Encurtamento interno ou deslocamento dos meridianos miofasciais podem ser observados na postura em pé ou em movimento. Essas avaliações originam as estratégias de tratamento baseadas no todo. Você consegue olhar para (**A**)-(**C**) e ver os encurtamentos na Linha Lateral esquerda e os deslocamentos do plano fascial, especialmente na coluna vertebral e no pescoço em seguida ao tratamento de Integração Estrutural em (**D**)-(**F**). (ver Cap. 11 para uma explicação das linhas) (Foto: cortesia do autor.)

car uma realidade objetiva para essas linhas. Mais exames dos mecanismos de comunicação através da rede miofascial ao longo desses meridianos fasciais seriam especialmente bem-vindos, inclusive por seus efeitos imediatos em termos de estabilidade articular no atletismo, e também na medição do resultado das trações e alongamentos estruturais continuados na postura. Neste momento, o conceito de Trilhos Anatômicos é apresentado apenas como um mapa alternativo potencialmente útil, uma visão sistêmica de algumas conexões longitudinais na miofáscia parietal.

Trilhos Anatômicos e meridianos miofasciais: o porquê desse nome

"Trilhos Anatômicos" é um termo descritivo para o esquema como um todo. É também uma forma de ter um pouco de diversão com um assunto bastante denso ao fornecer uma metáfora útil para o acervo de continuidades descritas neste livro. A imagem de trilhos, estações, bifurcações, paradas e assim por diante é usada ao longo de toda a obra. Um Trilho Anatômico isolado é um termo equivalente para um meridiano miofascial.

A palavra "miofáscia" designa feixes ligados uns aos outros, natureza inseparável do tecido muscular (mio) e sua consequente rede de tecido conjuntivo (fáscia), e é tratada em uma discussão mais ampla no Apêndice 1 (Vídeo 6.20).

A terapia manual das miofáscias espalhou-se de forma muito ampla entre os massoterapeutas, osteopatas e fisioterapeutas de várias linhas modernas. Essas linhas são resultantes do trabalho de osteopatas, fisioterapeutas e da minha principal professora, Dra. Ida Rolf (Fig. 1.15),[41] e outros, muitos dos quais reivindicam a originalidade,[42] mas que, na verdade, são parte de uma cadeia ininterrupta de aprendizes práticos de curandeiros cuja origem retorna até Asclépio (*Lat*: Aesculapius) e seus primeiros "hospitais" na antiga Grécia até as brumas da pré-história.[43,44]

Embora o termo "miofascial" tenha conquistado aceitação ao longo dos últimos vinte anos, substituindo "muscular" em alguns textos, mentalidades e nomes comerciais, ele ainda é muito mal compreendido. Nas muitas aplicações das terapias miofasciais, as técnicas ensinadas estão realmente focadas nos músculos individuais (ou unidades miofasciais, para sermos mais exatos), e não levam em consideração especificamente o aspecto de comunicação da miofáscia através das linhas estendidas e dos vastos planos presentes no corpo.[45,46] A abordagem dos Trilhos Anatômicos adiciona uma dimensão de conectividade às nossas considerações visual, palpatória e de movimento na avaliação e no tratamento que preenche a necessidade atual de uma visão global da estrutura humana e do movimento (Fig. 1.16).

De todo modo, a palavra "miofascial" é apenas uma inovação terminológica, uma vez que sempre foi impossível, não importando o nome, tocar o tecido muscular a qualquer hora ou lugar sem também tocar e afetar os tecidos conjuntivos ou fasciais anexos. Mesmo que essa inclusão seja incompleta, uma vez que quase todas as nossas intervenções necessaria-

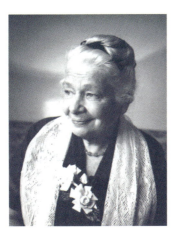

Figura 1.15 Dra. Ida P. Rolf (1896-1979), criadora do modelo da Integração Estrutural da manipulação miofascial. (© Tom Myers, reproduzida com a cortesia da Marvin Solit.)

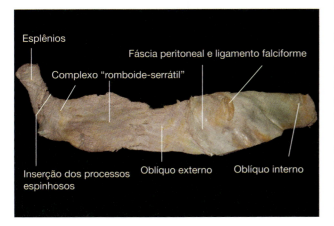

Figura 1.16 No pescoço, os esplênios se conectam por meio dos processos espinhosos com os romboides contralaterais, que por sua vez estão fortemente conectados ao serrátil, circundando por completo a fáscia abdominal até o quadril ipsilateral. Esse conjunto de conexões miofasciais, que obviamente se repete no lado oposto, é essencial para a capacidade do mamífero de girar o tronco, e está detalhado no Capítulo 6, Linha Espiral. (Foto: cortesia do autor.)

mente também tocarão e afetarão a função e perfusão nas células e nos tecidos neurais, vasculares e epiteliais. No entanto, a abordagem detalhada neste livro ignora em grande parte esses outros efeitos no tecido para se concentrar em um aspecto dos padrões da combinação – o desenho, se você preferir – do "corpo fibroso" no ser humano adulto em pé. Esse corpo fibroso é constituído por toda uma rede de colágeno, que inclui todos os tecidos que recobrem e unem os órgãos, bem como o colágeno nos ossos, cartilagens, tendões, ligamentos, pele e a miofáscia.

A "miofáscia", especificamente, restringe nossa visão às fibras musculares embutidas em suas fáscias associadas (como nas Figs. 1.9 e 1.11, A1.19). A partir de agora, a fim de simplificar e enfatizar um princípio central deste livro – a natureza unitária da rede fascial –, esse tecido será mencionado em sua forma singular: miofáscia. Não há realmente nenhuma necessidade de plural, porque ela surge e permanece uma única estrutura. Para a miofáscia, apenas uma faca pode criar o plural.

O termo "continuidade miofascial" descreve a conexão entre duas estruturas adjacentes longitudinalmente e alinhadas dentro da rede estrutural. Há uma "continuidade miofascial" entre o músculo serrátil anterior e o músculo oblíquo externo (ver Fig. 1.6). O "meridiano miofascial" descreve uma série interligada desses tratos conectados de tendões e músculos. A continuidade miofascial, em outras palavras, é uma parte local de um meridiano miofascial. Tanto o serrátil anterior quanto o oblíquo externo são parte da maior correia da Linha Espiral superior que envolve o tronco (Fig. 1.16 e ver Cap. 6).

A palavra "meridiano" é normalmente utilizada no contexto das linhas de transmissão energética no campo da acupuntura.[47-49] Para não haver confusão: as linhas dos meridianos miofasciais não são os meridianos da acupuntura, mas linhas de tração, com base na anatomia ocidental padrão, linhas que transmitem tensão e recuperação elástica, facilitando o movimento e proporcionando estabilidade através da miofáscia do corpo ao redor do esqueleto. Claramente essas linhas têm alguma sobreposição com os meridianos da acupuntura, mas os dois não são equivalentes (para uma comparação, ver Apêndice 4). Para mim, o uso da palavra "meridianos" está mais ligado aos meridianos de latitude e longitude que cingem a Terra (Fig. 1.17). Da mesma forma, esses meridianos cingem o corpo, definem a geografia e a geometria dentro da miofáscia, as geodésicas da tensegridade móvel do corpo.

Este livro considera como essas linhas de tração afetam a estrutura e a função do corpo em questão. Embora muitas linhas de tração possam ser definidas, e os indivíduos possam criar tensões e conexões únicas por meio de anomalias de desenvolvimento, de lesões, de aderência ou de atitudes (Vídeo 1.4), este livro apresenta doze continuidades miofasciais comumente empregadas ao redor de toda a estrutura humana. As "regras" para a construção de um meridiano miofascial estão incluídas para que o leitor experiente possa construir outras linhas que podem ser úteis em determinados casos. A fáscia do corpo é unidirecionalmente versátil e pode resistir a outras linhas de tensão, além das que estão citadas aqui, criadas por movimentos estranhos ou incomuns, facilmente observados em qualquer briga de criança. Estamos razoavelmente certos de que uma abordagem terapêutica bastante completa pode ser montada a partir das doze linhas que incluímos, mas estamos abertos às novas ideias que uma ex-

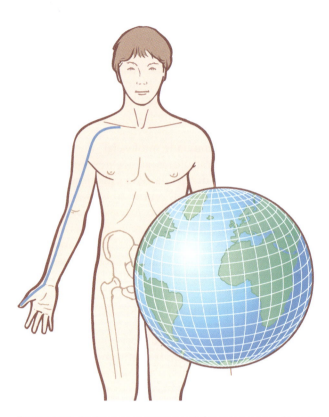

Figura 1.17 Embora os meridianos miofasciais possam de certa forma coincidir com as linhas dos meridianos da medicina asiática, eles não são equivalentes. Pense nesses meridianos como a definição de uma "geografia" dentro do sistema miofascial. Compare o meridiano do pulmão mostrado aqui com a Figura 7.1 – Linha Profunda Anterior do Braço. Ver também Apêndice 4.

ploração adicional e uma pesquisa mais aprofundada irão trazer à luz (ver Apêndice 3).

O Capítulo 2 estabelece as regras e as possibilidades para a construção de um meridiano miofascial. Os Capítulos 3 a 9 apresentam as linhas dos Trilhos Anatômicos e consideram algumas das implicações terapêuticas e orientadas para o movimento de cada linha. Observe que no Capítulo 3 a "Linha Superficial Posterior" é apresentada em detalhes minuciosos, a fim de esclarecer os conceitos dos Trilhos Anatômicos. Os capítulos seguintes sobre os outros meridianos miofasciais são apresentados usando-se a terminologia e o formato desenvolvido nesse capítulo. Qualquer que seja a linha que você quiser explorar, é melhor ler o Capítulo 3 em primeiro lugar. O restante do livro trata das considerações sobre avaliação e tratamento globais, que podem ser úteis na aplicação do conceito dos Trilhos Anatômicos, independentemente do método de tratamento. O Capítulo 10 trata das aplicações à prática do movimento; o Capítulo 11 trata da avaliação global e das considerações estratégicas, que são uma tentativa de facilitar a aplicação do conceito de Trilhos Anatômicos, independentemente do método de tratamento.

Seguindo os capítulos das "linhas", o Apêndice 1 traz mais detalhes acerca dos vários aspectos da rede fascial, com atualizações consistentes com as atuais direções da pesquisa. O Apêndice 1 inclui pesquisas recentes sobre a remodelação pós-lesão e a resposta elástica a novos desafios de treinamento, bem como a construção da história recentemente revelada do "interstício" – como a perfusão opera entre os géis e células de todos os outros sistemas do corpo. Outra novidade nesta edição é uma tentativa inicial de mapear essas linhas em um quadrúpede e um esboço aprimorado do protocolo ensinado em nossa certificação de Integração Estrutural dos Trilhos Anatômicos.

História

O conceito dos Trilhos Anatômicos surgiu da experiência de ensino da anatomia miofascial para diversos grupos de terapeutas "alternativos", incluindo os terapeutas da Integração Estrutural no Ida Rolf Institute, massoterapeutas, osteopatas, fisiatras, parteiras, bailarinos, professores de ioga, fisioterapeutas, especialistas em reabilitação e preparadores físicos ao redor do mundo. O que começou literalmente como um jogo, um *aide-mémoire* para os meus alunos, lentamente durante a década de 1990, transformou-se em um sistema digno de ser compartilhado. Persuadido a escrever pelo Dr. Leon Chaitow, essas ideias apareceram primeiro no *Journal of Bodywork and Movement Therapies*, em 1997.

Expandindo-se dos círculos anatômicos e osteopáticos para o mundo mais amplo da terapia dos tecidos moles, o conceito de que a fáscia conecta todo o corpo em uma "rede infinita"[50] vem conquistando terreno. Em razão dessa generalização, no entanto, o aluno pode ficar realmente confuso quando tiver de definir se deve cuidar de um persistente ombro congelado trabalhando as costelas, o quadril ou o pescoço. As próximas perguntas lógicas, "como, exatamente, a essas coisas estão conectadas?", ou "algumas partes são mais conectadas do que outras?", não tinham respostas específicas. Este livro é uma tentativa de responder a essas e outras perguntas feitas pelos meus alunos.

Em 1986, o Dr. James Oschman,[51,52] um biólogo de Woods Hole que fez uma pesquisa bibliográfica completa nas áreas relacionadas à cura, entregou-me um artigo do antropólogo sul-africano Raymond Dart sobre a relação da dupla espiral dos músculos do tronco.[53] Dart tinha desenterrado o conceito não do solo das planícies australopitecas da África do Sul, mas da sua experiência como estudante da Técnica de Alexander.[54] A disposição dos músculos interligados, descrita por Dart, está incluída neste livro como parte do que eu chamei "Linha Espiral", e seu artigo desencadeou uma jornada de descobertas que se estendeu até as continuidades miofasciais aqui apresentadas (Fig. 1.18). Estudos de dissecação, aplicação clínica, horas intermináveis de ensino e a leitura de livros antigos (inclusive a fascinante biblioteca da Universidade de Pádua, por cortesia da Dra. Carla Stecco) refinaram o conceito original até o seu estado atual.

Ao longo desta década, procuramos maneiras eficazes de descrever essas continuidades para tornar seu entendimento e sua visão mais acessíveis (Vídeo 2.2). Por exemplo, a conexão entre o bíceps femoral e o ligamento sacrotuberal está bem documentada, mas a inter-relação de bloqueio fascial entre os posteriores da coxa e os gastrocnêmios na extremidade inferior da Figura 1.19 é mostrada com uma frequência menor. Estes fazem parte de uma continuidade da cabeça-hálux denominada Linha Superficial Posterior, que foram dissecadas intactas de tecidos frescos e preservados de cadáveres (ver Fig. 1.13).

A maneira mais simples de descrever essas conexões é como uma linha de tração geométrica que passa de uma "estação" (inserção muscular) para a próxima. Essa visão unidimensional está incluída em cada capítulo (Fig. 1.20). Outra maneira de considerar essas linhas é como parte de um plano da fáscia, especialmente as camadas superficiais da fáscia que se ajustam ao corpo como "maiôs" da camada profunda, portanto essa "área de influência" bidimensional também está incluída nas linhas de superfície (Fig. 1.21). Principalmente, é claro, essas cadeias de músculos e suas fáscias anexas são um volume tridimensional – e essa visão volumétrica é apresentada sob três pontos de vista no início de cada capítulo (Fig. 1.22).

Visões adicionais dos Trilhos Anatômicos em movimento foram e continuam sendo desenvolvidas para a nossa série de vídeos (Fig. 1.23). As fotos a partir dessas fontes são utilizadas neste livro sempre que lançam uma luz adicional. Também usamos fotos de ação e de

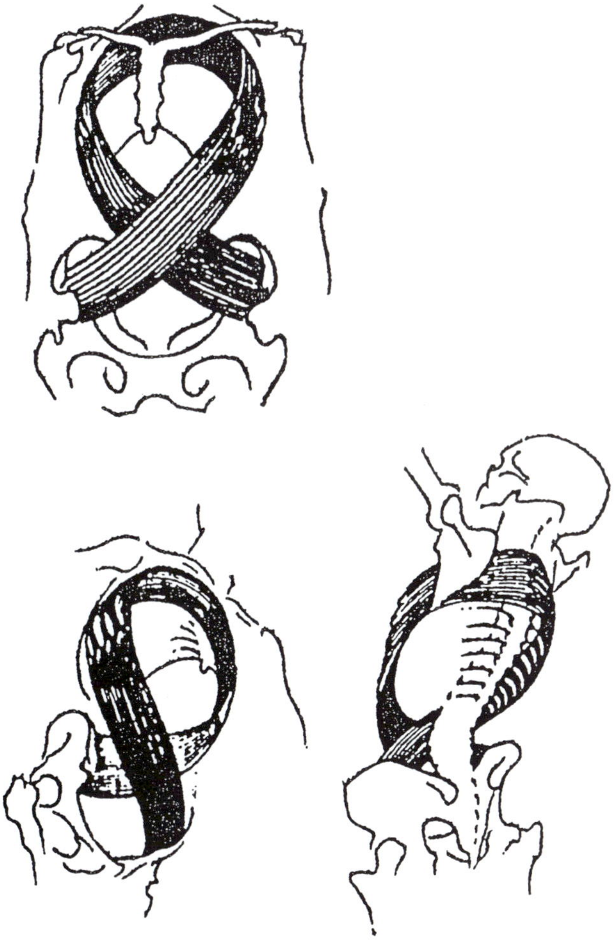

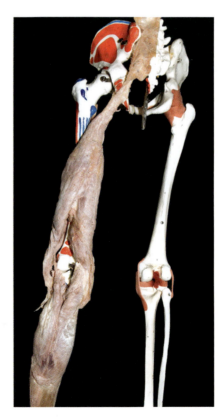

Figura 1.19 Os posteriores da coxa têm uma clara continuidade fascial fibrosa com as fibras do ligamento sacrotuberal. Há também uma continuidade fascial entre os tendões distais dos posteriores da coxa e as cabeças dos gastrocnêmios, mas essa conexão é muitas vezes descartada e raramente descrita. (Foto: cortesia do autor; dissecação pelo Laboratories of Anatomical Enlightenment.)

Figura 1.18 Embora o artigo original de Dart não contivesse ilustrações, esta ilustração de Manaka mostra o mesmo padrão Dart discutido, parte do que chamamos de Linha Espiral. (Reproduzida com permissão de Matsumoto K, Birch S, Hara Diagnosis: Reflections on the Sea, Paradigm Publications, 1988.[33])

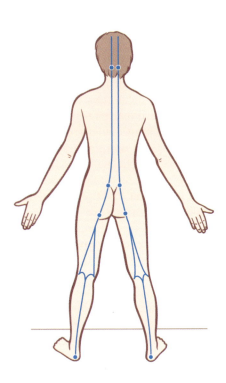

Figura 1.20 A Linha Superficial Posterior representada como uma linha unidimensional – uma linha estrita de tração.

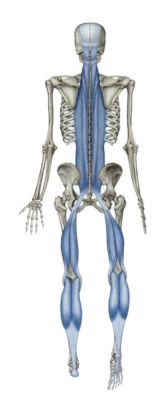

Figura 1.22 A Linha Superficial Posterior representada como um volume tridimensional – os músculos e as fáscias envolvidos.

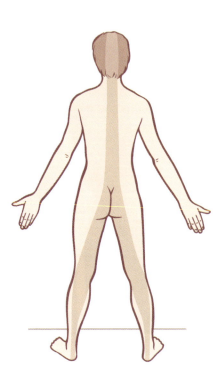

Figura 1.21 A Linha Superficial Posterior representada como um plano bidimensional – a área de influência.

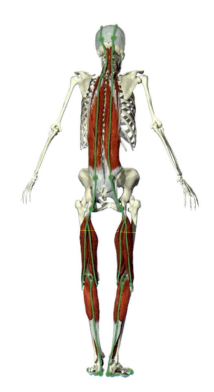

Figura 1.23 Uma fotografia retirada do programa de Primal Pictures DVD-ROM em Trilhos Anatômicos. (A imagem é uma cortesia da Primal Pictures, www.primalpictures.com.)

postura ereta com as linhas sobrepostas para dar algum sentido às linhas *in vivo* (ver Figs. 1.24 e 1.25; Fig. 10.1; Vídeo 6.25).

Embora não tenha visto as continuidades miofasciais completamente descritas em outro lugar, fiquei um tanto contrariado (por saber que minhas ideias não eram totalmente originais) e aliviado (por perceber que eu não estava no caminho errado por completo) ao descobrir, depois de ter publicado uma versão inicial dessas ideias,[55,56] que um trabalho semelhante fora feito por alguns anatomistas alemães, como Hoepke e Benninghof-Guertler, na década de 1930, mas que caiu no esquecimento após o Terceiro *Reich* (Fig. 1.26).[57] Há também semelhanças com as cadeias musculares (*chaînes musculaires*) de Françoise Mézière[58,59] (desenvolvidas subsequentemente por Leopold Busquet), às quais fui apresentado antes de concluir este livro. Essas cadeias musculares são baseadas em conexões *funcionais* – que passam, por exemplo, a partir do quadríceps através do joelho até o gastrocnêmio e o sóleo, que estão funcionalmente conectados em um salto –, enquanto os Trilhos Anatômicos baseiam-se em conexões diretas com o tecido *fascial*. Os diagramas mais recentes do anatomista alemão Tittel também se baseiam em ligações fasciais funcionais, e não em ligações do próprio tecido fascial (Fig. 1.27).[60] Todos esses "mapas" coincidem de alguma forma com os Trilhos Anatômicos, e o trabalho pioneiro de todos esses autores é reconhecido com gratidão.

Desde a publicação da primeira edição, também entrei em contato com o trabalho de Andry Vleeming e seus colaboradores sobre as "correias miofasciais" em relação à força de fechamento da articulação sacroilíaca,[61,62] em especial quando aplicada clinicamente pela incomparável Diane Lee[61,63] (Fig. 1.28). A correia Oblíqua Anterior e a correia Oblíqua Posterior de Vleeming geralmente coincidem com as Linhas Funcionais encontradas no Capítulo 8 deste livro, embora sua correia Longitudinal Posterior faça parte do que é descrito neste livro como Linha Espiral, que é muito mais longa (ver Cap. 6). Como anteriormente mencionado, este livro presunçoso que você segura em suas mãos vai além da investigação antecipada por Vleeming e Lee, para apresentar um ponto de vista que parece funcionar bem na prática, mas que ainda está para ser validado por publicações baseadas em evidências.[38]

Com a confiança renovada de que essa confirmação venha acompanhada pelo cuidado que deve ser

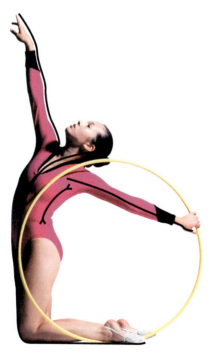

Figura 1.24 As linhas em ação no esporte – ver Capítulo 10. Nesta foto, a Linha Superficial Anterior é alongada, tonificada e esticada pela inclinação para trás, pelo joelho flexionado e pela flexão plantar do pé. Do lado direito, a Linha Superficial Posterior do Braço sustenta o braço no ar, e, do lado esquerdo, a Linha Profunda Anterior do Braço é alongada das costelas ao polegar. A Linha Lateral do lado esquerdo está comprimida no tronco, e seu complemento está inversamente aberto.

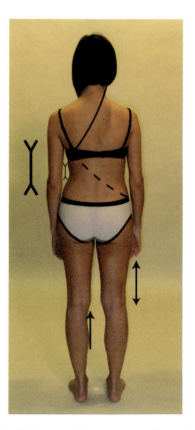

Figura 1.25 O diagrama das compensações posturais – ver Capítulo 11. (Foto: cortesia do autor.)

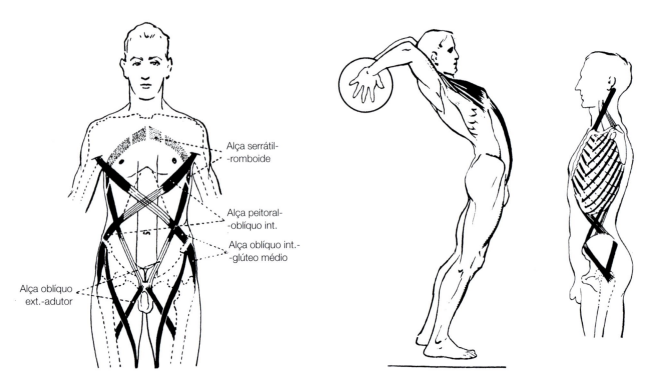

Figura 1.26 O anatomista alemão Hoepke detalhou alguns "meridianos miofasciais" em seu livro de 1936, que em uma tradução livre poderia ser "Jogo Muscular". Algumas ideias menos exatas, mas semelhantes, podem ser encontradas no *Plastische Anatomie* de Mollier (publicado por Bergmann, Munique; 1938). (Reproduzida com permissão de Hoepke H, Das Muskelspiel des Menschen, Stuttgart; G Fischer Verlag, 1936, com permissão de Elsevier.)

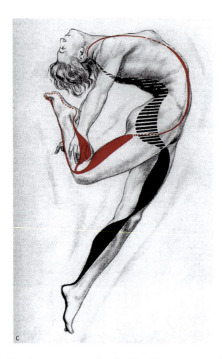

Figura 1.27 O anatomista alemão Kurt Tittel também desenhou alguns corpos maravilhosamente atléticos sobrepostos por conexões musculares funcionais. A diferença está entre essas conexões musculares funcionais, vistas também no trabalho de Françoise Mézière et al., que são específicas para o movimento e momentâneas, e as conexões de "tecido" fascial dos Trilhos Anatômicos, que são mais permanentes e posturais. (De Tittel 1956, com permissão de Urban e Fischer.)

inerente a qualquer um sobre esse perigoso terreno científico, meus colegas e eu temos testado e ensinado um sistema de Integração Estrutural (ver Apêndice 3) baseado nesses meridianos miofasciais dos Trilhos Anatômicos. Profissionais provenientes desses cursos relatam uma melhora significativa na sua capacidade de resolver problemas estruturais complexos, com um aumento das taxas de sucesso. Este livro foi concebido para que o conceito esteja disponível a um público mais vasto. Desde a publicação da primeira edição, em 2001, essa intenção foi realizada: aulas e materiais dos Trilhos Anatômicos estão sendo utilizados por uma grande variedade de profissões.

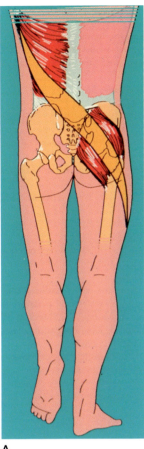
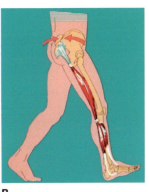
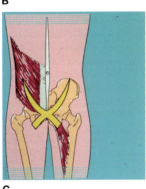

Figura 1.28 Andry Vleeming e Diane Lee descreveram as correias oblíquas Anterior e Posterior – muito semelhantes às Linhas Funcionais Anteriores e Posteriores descritas neste livro (e muito semelhantes às *ligne de fermeture* e *ligne d'ouverture* descritas por Mézière). Neste livro, a correia longitudinal Posterior de Vleeming (**B**) está contida principalmente dentro da Linha Espiral. [(**A**) Modificada com permissão de Vleeming et al.;[61] (**B**) reproduzida com permissão de Vleeming e Stoeckart[62] e (**C**) reproduzida com permissão de Lee.[63]]

Referências bibliográficas

1. Pontzer H. Evolved to exercise. *Sci Am*. 2019;23–29.
2. Lieberman D. *The Story of the Human Body*. New York: Pantheon Books; 2013.
3. Borelli GA. *De motu animalium*. Lugduni in Batavis; 1685.
4. Kendall F, McCreary E. *Muscles, Testing and Function*. 3rd ed. Baltimore: Williams and Wilkins; 1983.
5. Fox E, Mathews D. *The Physiological Basis of Physical Education*. 3rd ed. New York: Saunders College Publications; 1981.
6. Alexander RM. *The Human Machine*. New York: Columbia University Press; 1992.
7. Hildebrand M. *Analysis of Vertebrate Structure*. New York: John Wiley; 1974.
8. Prigogine I. *Order Out of Chaos*. New York: Bantam Books; 1984.
9. Damasio A. *Descartes' Mistake*. New York: GP Putnam; 1994.
10. Gleick J. *Chaos*. New York: Penguin; 1987.
11. Briggs J. *Fractals*. New York: Simon and Schuster; 1992.
12. Sole R, Goodwin B. *Signs of Life: How Complexity Pervades Biology*. New York: Basic Books; 2002.
13. Schleip R, Findley TW, Chaitow L, et al., eds. *Fascia: The Tensional Network of the Human Body*. Edinburgh: Elsevier; 2012.
14. Lesondak D. *Fascia: What It Is and Why It Matters*. London: Handspring; 2017.
15. Avison J. Yoga: *Fascia, Anatomy and Movement*. Edinburgh: Handspring; 2015.
16. Schleip R. *Fascia in Sport and Movement*. Edinburgh: Handspring; 2015.
17. Larkam E. *Fascia in Motion*. Edinburgh: Handspring; 2017.
18. Scarpa A. *Commentarius De Penitiori Ossium Structura*. Lipsiae: Sumtibus J.F. Hartknoch; 1799.
19. Singer E. *Fascia of the Human Body and Their Relations to the Organs They Envelop*. Philadephia: Williams and Wilkins; 1935.
20. Ruffini A. *Di una particolare reticella nervosa e di alcuni corpuscoli del Pacini che si trovano in connessione cogli organi muscolo-tendinei del gatto*. Atti dell'Accademia Nazionale dei Lincei; 1892.
21. Still AT. *The Philosophy and Mechanical Principles of Osteopathy*. Kansas City, MO: Hudson-Kimberly; 1902.
22. Sutherland WG. *Teachings in the Science of Osteopathy*. Cambridge, MA: Rudra Press; 1990.
23. Gallaudet BB. *A Description of the Planes of Fascia of the Human Body, with Special Reference to the Fascia of the Abdomen, Pelvis and Perineum*. New York: Columbia University Press; 1931.
24. Ingber D. Cellular mechanotransduction: putting all the pieces together again. *FASEB J*. 2006;20:811–827.
25. Stecco L. *Fascial Manipulation for Musculoskeletal Pain*. Padua: PICCIN; 2004.
26. Vaglio A, ed. *Systemic Fibroinflammatory Disorders*. Heidelberg: Springer Verlag; 2017.
27. Van der Waal JC. The architecture of connective tissues as parameter for proprioception – an often overlooked functional parameter as to proprioception in the locomotor apparatus. *Int J Ther Massage Bodywork*. 2009;2(4):9–23.
28. Huijing PA. Intra-, extra-, and intermuscular myofascial force transmission of synergists and antagonists: effects of muscle length as well as relative position. *Int J Mech Med Biol*. 2002;2:1–15.
29. Biel A. *Trail Guide to the Body*. 3rd ed. Boulder, CO: Discovery Books; 2005.
30. Chaitow L, DeLany J. *Clinical Applications of Neuromuscular Techniques*. Vols. 1, 2. Edinburgh: Churchill Livingstone; 2000.
31. Jarmey C, Myers TW. *The Concise Book of the Moving Body*. Berkely, CA: Lotus Publishing/North Atlantic Books; 2006.
32. Kapandji I. *Physiology of the Joints*. Vols. 1–3. Edinburgh: Churchill Livingstone; 1982.
33. Muscolino J. *The Muscular System Manual*. Hartford, CT: JEM Publications; 2002.
34. Platzer W. *Locomotor System*. Stuttgart: Thieme Verlag; 1986.
35. Simons D, Travell J, Simons L. *Myofascial Pain and Dysfunction: The Trigger Point Manual*. Vol. 1. Baltimore: Williams and Wilkins; 1998.
36. Schuenke M, Schulte E, Schumaker U. *Thieme Atlas of Anatomy*. Stuttgart: Thieme Verlag; 2006.
37. Luttgens K, Deutsch H, Hamilton N. *Kinesiology*. 8th ed. Dubuque, IA: WC Brown; 1992.
38. Brown JMM, Wickham JB, McAndrew DJ, Huang XF. Muscles within muscles: coordination of 19 muscle segments within three shoulder muscles during isometric motor tasks. *J Electromyogr Kinesiol*. 2007;17(1):57–73.
39. Wilke J, Krause F, Vogt L, et al. What is evidence-based about myofascial chains: a systematic review? *Arch Phys Med Rehabil*. 2016;97:454–461.

40. Zügel M, Maganaris CN, Wilke J, et al. Fascial tissue research in sports medicine: from molecules to tissue adaptation, injury and diagnostics: consensus statement. *Br J Sports Med.* 2018;52(23):1497.

41. Rolf I. *Rolfing.* Rochester, VT: Healing Arts Press; 1977. *Further information and publications concerning Dr Rolf and her methods are available from the Rolf Institute, 295 Canyon Blvd, Boulder, CO 80302, USA.*

42. Chaitow L. *Soft-Tissue Manipulation.* Rochester, VT: Thorson; 1980.

43. Sutcliffe J, Duin N. *A History of Medicine.* New York: Barnes and Noble; 1992.

44. Singer C. A *Short History of Anatomy and Physiology From the Greeks to Harvey.* New York: Dover; 1957.

45. Barnes J. *Myofascial Release.* Paoli, PA: Myofascial Release Seminars; 1990.

46. Simons D, Travell J, Simons L. *Myofascial Pain and Dysfunction: The Trigger Point Manual.* Vol. 1. Baltimore: Williams and Wilkins; 1998.

47. Mann F. *Acupuncture.* New York: Random House; 1973.

48. Ellis A, Wiseman N, Boss K. *Fundamentals of Chinese Acupuncture.* Brookline, MA: Paradigm; 1991.

49. Hopkins Technology LLC. *Complete Acupuncture. CD-ROM.* Hopkins, MN: Johns Hopkins University; 1997. 2013.

50. Schultz L, Feitis R. *The Endless Web.* Berkeley: North Atlantic Books; 1996.

51. Oschman J. *Readings on the Scientific Basis of Bodywork.* Dover, NH: NORA; 1997.

52. Oschman J. *Energy Medicine.* Edinburgh: Churchill Livingstone; 2000.

53. Dart R. Voluntary musculature in the human body: the double-spiral arrangement. *Br J Phys Med.* 1950;13(12NS):265–268.

54. Barlow W. T*he Alexander Technique.* New York: Alfred A Knopf; 1973.

55. Myers T. The anatomy trains. *J Bodyw Mov Ther.* 1997;1(2): 91–101.

56. Myers T. The anatomy trains. *J Bodyw Mov Ther.* 1997;1(3): 134–145.

57. Hoepke H. *Das Muskelspiel Des Menschen.* Stuttgart: Gustav Fischer Verlag; 1936.

58. Godelieve D-S. *Le Manuel Du Mezieriste.* Paris: Editions Frison- Roche; 1995.

59. Busquet L. *Les Chaînes Musculaires.* Vols. 1–4. Frères, Mairlot: Maîtres et Cles de la Posture; 1992.

60. Tittel K. *Beschreibende Und Funktionelle Anatomie Des Menschen.* Munich: Urban & Fischer; 1956.

61. Vleeming A, Udzwaard AL, Stoeckart R, et al. The posterior layer of the thoracolumbar fascia: its function in load transfer from spine to legs. *Spine.* 1995;20:753.

62. Vleeming A, Stoeckart R. The role of the pelvic girdle in coupling the spine and the legs: a clinical-anatomical perspective on pelvic stability. In: Vleeming A, Mooney V, Stoeckart R, eds. *Movement, Stability & Lumbopelvic Pain, Integration of Research and Therapy.* Edinburgh: Elsevier; 2007.

63. Lee DG. *The Pelvic Girdle.* 3rd ed. Edinburgh: Elsevier; 2004.

2

As regras do jogo

Embora o objetivo dos meridianos miofasciais seja o auxílio prático ao trabalho dos profissionais de saúde, a descrição dos "Trilhos Anatômicos" como um jogo dentro dessa metáfora ferroviária torna tudo mais fácil. Existem algumas regras simples, concebidas para direcionar nossa atenção, entre as inúmeras possíveis conexões miofasciais, para aquelas com significado clínico comum (Fig. 2.1). Uma vez que nossas descrições das continuidades miofasciais não são exaustivas, o leitor pode usar as regras que vamos lhe oferecer para construir trilhos que não são explorados no corpo deste livro. Pessoas com anomalias estruturais graves – por exemplo, vítimas de acidente vascular encefálico, escoliose ou amputação – poderão criar linhas diferentes de transmissão miofascial que não correspondem ao desenho convencional do corpo.

Em resumo: os meridianos miofasciais ativos devem avançar em uma direção e profundidade consistentes através de conexões fibrosas diretas capazes de transmitir força. Também é clinicamente útil observar onde os trilhos fasciais se inserem, se combinam, se dividem ou exibem rotas alternativas.

De vez em quando, encontraremos lugares onde teremos de nos submeter às regras ou quebrá-las (Vídeo 1.4). Essas quebras nas regras são denominadas "descarrilamentos", e as justificativas para perseverar, apesar delas, são fornecidas.

1. As "vias" avançam em uma direção consistente sem interrupção

Quando procuramos um Trilho Anatômico, procuramos por "vias" feitas de unidades de tecidos miofasciais ou conjuntivos (i. e., músculos e ligamentos – que são distinções humanas, não divina, evolucionária, ou mesmo entidades anatomicamente distintas). Essas estruturas têm de mostrar uma continuidade de fibras fasciais, criando linhas de transmissão de força através da miofáscia. Como uma via de trem real, essas linhas devem seguir razoavelmente em linha reta ou mudar

de direção apenas gradualmente. Algumas conexões miofasciais só são tracionadas em linha reta em certas posições ou em condições de carga.

Da mesma forma, uma vez que a fáscia do corpo está em grande parte organizada em planos, saltar de uma profundidade para outra entre os planos equivale a saltar as vias. Mudanças radicais de direção ou profundidade não são, portanto, permitidas (a menos que se possa demonstrar que a própria fáscia realmente age por meio dessa mudança); nem são "saltos" através das articulações ou de um lado para o outro das lâminas de fibras que correm na direção contrária às vias. Qualquer uma delas anularia a capacidade de tração da fáscia para transmitir força de um elo da corrente ao próximo.

A. Direção

Eis um exemplo: o peitoral menor e os coracobraquiais estão claramente conectados fascialmente ao processo coracoide (Fig. 2.2A, e ver Cap. 7). Isso, no entanto, não pode funcionar como uma continuidade miofascial quando o braço está relaxado em um dos lados, porque existe uma mudança radical de direção entre essas duas estruturas miofasciais. (Deixaremos de lado esse termo estranho em favor de "músculos", que é menos estranho, se o leitor gentilmente se lembrar de que os músculos, sem suas fáscias que os circundam, recobrem e se inserem, não passam de mera carne moída.) Quando o braço está levantado, flexionado como em um serviço de tênis ou quando alguém se pendura em uma barra fixa ou em um galho, como o macaco da Figura 2.2B, então cada uma dessas duas linhas se alinha e *age* em uma cadeia que conecta as costelas ao cotovelo (e mais além em ambas as direções – a Linha Profunda Anterior do Braço à Linha Superficial Anterior – do polegar até a pelve).

A utilidade da teoria vem com a percepção de que o problema apresentado com o serviço do tênis ou com a barra de tração pode aparecer na função de qualquer

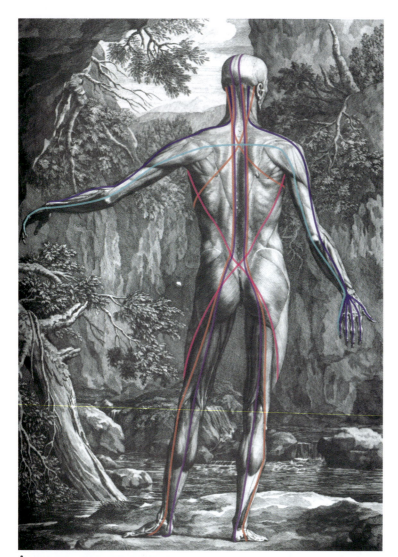

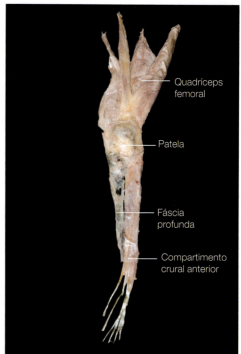

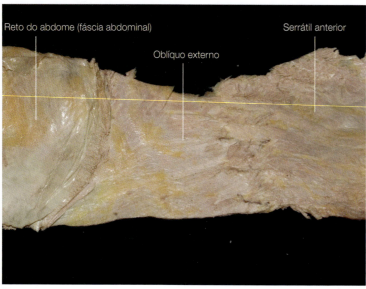

Figura 2.1 (**A**) Uma visão resumida da parte posterior dos meridianos miofasciais dos Trilhos Anatômicos descritos neste livro, sobrepostos sobre um desenho de Albinus. (Fig. 1.1A) (**B**) A dissecação de uma "estação" dos Trilhos Anatômicos entre o serrátil anterior e as tiras inferiores do oblíquo externo do abdome, visualizada desde o aspecto profundo e a partir das costelas. Observe como as inserções em zigue-zague tanto do serrátil como do oblíquo externo proporcionam uma estação de inserção para o periósteo das costelas, mas, se as inserções forem desconectadas, há também uma substancial continuidade fascial entre as duas "vias". (**C**) A porção inferior da Linha Superficial Anterior, mostrando uma dissecação do tecido biológico contínuo que se junta ao compartimento anterior da parte inferior da perna – extensores do dedo do pé e tibial anterior – por meio do freio em torno da patela e nos quadríceps, aqui distribuídos para facilitar a visualização. Observe a inclusão da camada da fáscia profunda (nesse caso, a fáscia crural) sobre a tíbia. Isso é explicado com mais detalhes no Capítulo 4, mas serve aqui para demonstrar o conceito de "via" miofascial completa. (**A**, reproduzida com permissão de Dover Publications, NY.).

CAPÍTULO 2 ■ As regras do jogo 23

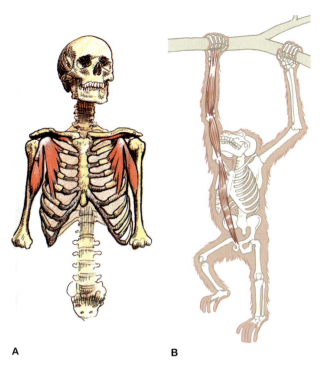

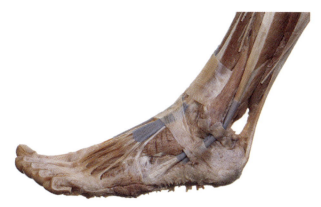

Figura 2.3 Os tendões que atuam em torno das intersecções como polias em torno de ossos e sob retináculos são uma exceção aceitável à regra "não há curvas fechadas". (© Ralph T. Hutchings. Reproduzida de Abrahams et al., 1998.)

Figura 2.2 Embora a fáscia que liga os músculos que se inserem no processo coracoide esteja sempre presente (**A**), a conexão funciona apenas no nosso jogo de ligação de tração mecânica quando o braço está acima da linha horizontal (**B**). (**A** é reproduzida com permissão de Grundy, 1982.)

um desses dois músculos ou no seu ponto de conexão, mas têm sua origem nas estruturas mais acima ou mais abaixo das vias. Conhecer os trilhos permite ao terapeuta tomar decisões holísticas fundamentadas na estratégia de tratamento, independentemente do método utilizado.

Por outro lado, as próprias estruturas fasciais podem, em certos casos, transmitir uma força de tração em torno das "intersecções". O fibular curto faz uma curva muito pronunciada em torno do maléolo lateral, mas ninguém duvidaria de que a continuidade miofascial da ação é mantida (Fig. 2.3). Essas polias, quando a fáscia as utiliza, são certamente permitidas de acordo com nossas regras.

B. Profundidade

Embora vivamos em uma rede fascial unitária, ela é dobrada repetidamente no desenvolvimento embriológico, de modo a formar os planos fasciais (Fig. 2.4). Cada meridiano miofascial permanece em seu plano fascial específico, sem saltar de um plano para o outro. Assim como as mudanças bruscas de direção, as mudanças abruptas de profundidade – por exemplo, saltar de um plano fascial superficial para um plano mais profundo – também são malvistas. Por exemplo,

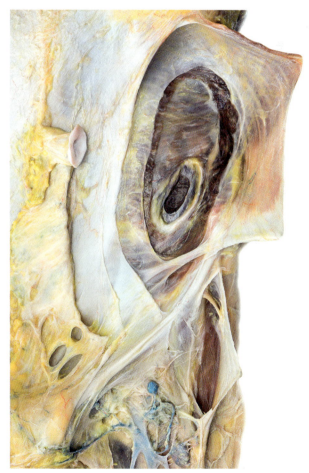

Figura 2.4 Durante o desenvolvimento embrionário, ocorre o dobramento da rede fascial unitária em camadas, na mais complicada façanha de origami que se possa imaginar. Na ilustração, são reveladas camadas progressivas do tronco. Dependendo da velocidade do movimento e da condição dos tecidos, podem ocorrer entre as camadas tanto o movimento quanto a transmissão de forças. Contudo, cada Trilho Anatômico permanece em uma determinada camada. (Foto: cortesia do Dr. Hanno Steinke e Anna Rowedder.)

quando olhamos para o tronco de frente, a conexão lógica em termos de direção a partir do músculo reto do abdome e da fáscia esternal até a frente das costelas seria claramente os músculos infra-hióideos correndo até a frente da garganta (Fig. 2.5A). O erro de construir esse "trilho" fica claro quando percebemos que os músculos infra-hióideos se inserem na parte de trás do esterno, conectando-se então a um plano fascial ventral mais profundo dentro da caixa torácica (parte da Linha Profunda Anterior). Na verdade, o plano superficial tem continuidade até o crânio por meio do esternocleidomastóideo (Fig. 2.5B).

C. Planos intermediários

Resista à tentação de transportar um Trilho Anatômico através de um plano intermediário de fáscia que corre em outra direção, pois como poderia a tração de tensão ser comunicada através desse tipo de parede? Eis um exemplo: o adutor longo desce até a linha áspera do fêmur, e a cabeça curta do bíceps continua da linha áspera na mesma direção. Será que isso constitui realmente uma continuidade miofascial? Na verdade não, pois existe o plano intermediário do adutor magno, que cortaria qualquer comunicação da tração direta entre o adutor longo e o bíceps (Fig. 2.6). Pode haver alguma conexão mecânica entre os dois através do osso, mas a transmissão de força miofascial é negada pela parede fascial entre eles.

2. Essas vias estão presas às "estações" ósseas ou inserções musculares

No conceito de Trilhos Anatômicos, inserções musculares ("estações") são vistas como lugares onde algumas fibras subjacentes ao epimísio ou ao tendão do músculo são enredadas ou contínuas com o periósteo do osso conexo, ou, menos frequentemente, com a matriz de colágeno do próprio osso. Em outras palavras, uma estação é onde a bolsa miofascial externa insere-se no invólucro "osteoarticular" interno.

No entanto, as fibras mais superficiais da unidade miofascial podem ser comprovadamente vistas correndo sobre, e portanto se comunicando, até a porção seguinte da via miofascial. Por exemplo, podemos ver na Figura 2.7 que algumas das fibras na extremidade

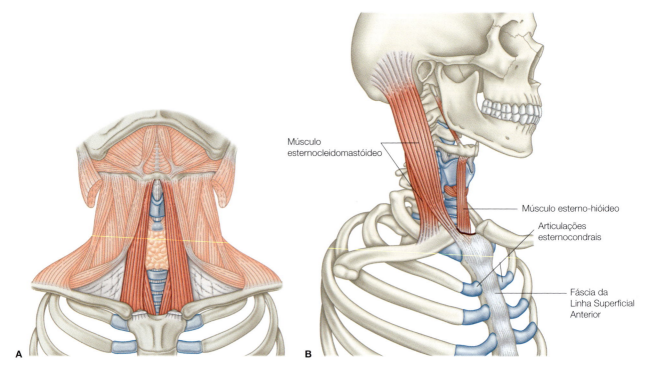

Figura 2.5 Apesar de uma conexão mecânica poder ser sentida a partir do peito até a garganta quando toda a parte superior da coluna vertebral está hiperestendida, não há nenhuma conexão direta entre a fáscia superficial do peito e os músculos infra-hióideos por causa da diferença na profundidade de seus respectivos planos fasciais. Os infra-hióideos passam profundamente em relação ao esterno, conectando-os ao revestimento interno das costelas e da fáscia intratorácica e do transverso do tórax (**A**). Os planos fasciais mais superficiais conectam o esternocleidomastóideo à fáscia que vem do lado superficial do esterno e das articulações esternocondrais (**B**).

CAPÍTULO 2 ■ As regras do jogo 25

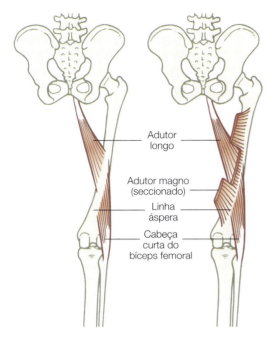

Figura 2.6 Se olharmos o adutor longo e a cabeça curta do bíceps femoral (como à esquerda), eles parecem cumprir os requisitos para a continuidade miofascial. Mas, quando vemos que o plano do adutor magno intercede entre os dois (como à direita) para se inserir na linha áspera, percebemos que essa conexão não pode transmitir força.

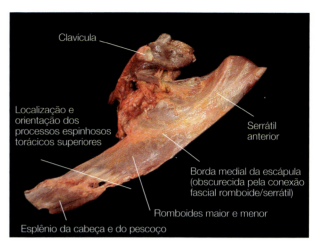

Figura 2.7 Nesta foto de uma dissecação recente, uma série de músculos foi separada de suas inserções periosteais para mostrar a continuidade da trama fascial a partir dos músculos esplênio da cabeça e do pescoço ao crânio à esquerda, e a partir da inserção do serrátil anterior à lateral das costelas à direita. Observe que a foto ilustra a superfície anterior (profunda) dos músculos, de modo que, nessa imagem, a escápula se situa sob o músculo "rombosserrátil" (ver Cap. 6).

da miofáscia à direita estão claramente ligadas ao invólucro periosteal em torno da escápula, enquanto algumas fibras continuam até a próxima "via" de miofáscia. Resta uma lâmina forte e substancial de tecido biológico conectando o esplênio ao romboide e ao serrátil anterior. Na verdade, podemos argumentar que dividi-los em músculos separados é uma ficção conveniente.

Assim, por exemplo, os posteriores da coxa claramente se inserem no lado posterior das tuberosidades isquiáticas. É evidente que algumas fibras da miofáscia dos posteriores da coxa continuam sobre e no ligamento sacrotuberal e para cima na direção do sacro (Fig. 2.8). Essas constantes conexões perderam sua importância na maioria dos textos contemporâneos que tendem a tratar músculos ou estruturas fasciais unicamente no que diz respeito a suas ações desde a origem até a inserção, e ilustrações musculoesqueléticas contemporâneas tendem a reforçar essa impressão.

A maioria das estações comunica-se mais com a próxima ligação miofascial nas fibras superficiais do que nas fibras mais profundas, e o ligamento sacrotuberal é um exemplo prático. As camadas mais profundas claramente articulam um osso ao outro e têm um movimento ou comunicação muito limitados para além dessa conexão. Quanto mais superficial, mais co-

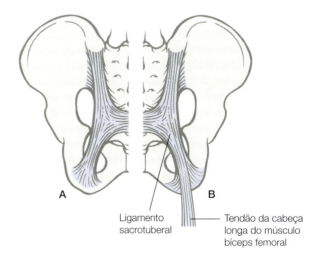

Figura 2.8 A visão tradicional do ligamento sacrotuberal (**A**) mostra-o ligando o túber isquiático ao sacro. Uma visão mais inclusiva (**B**) mostra os tendões dos posteriores da coxa – especialmente o do bíceps femoral – sendo contínuos com a superfície do ligamento sacrotuberal e depois subindo pela fáscia sacral.

municação existe através das outras vias miofasciais (Fig. 2.9). Uma movimentação excessiva nas camadas mais profundas caracteriza o termo "ligamentos frouxos". Se o tecido "ceder" muito pouco, isso poderá levar a uma lesão, em decorrência da rigidez ou imobilidade, reduzindo a capacidade do corpo de se ajustar com resiliência durante o movimento.

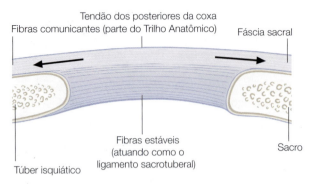

Figura 2.9 As fibras mais profundas de uma estação se "comunicam" menos ao longo das vias, enquanto as fibras superficiais – aquelas que podem ser alcançadas manualmente com mais facilidade – se comunicam mais.

3. As vias se articulam e divergem nas "bifurcações" e nas ocasionais "rotatórias"

Continuando com nossa metáfora ferroviária, chamaremos de "bifurcações" os casos em que os planos fasciais se entrelaçam com regularidade, juntando-se uns aos outros e separando-se uns dos outros. As lâminas fasciais dos músculos abdominais, por exemplo, surgem juntas a partir dos processos transversos das vértebras da coluna lombar, dividem-se em três camadas com granulações diferentes dos músculos oblíquos e transversos na rafe lateral, apenas para se dividir unicamente ao redor do músculo reto do abdome, juntar-se a um deles na linha alba e repetir todo o processo em sentido inverso no lado oposto (Fig. 2.10) para completar o "cinturão". Como outro exemplo, muitas lâminas de fáscia se entrelaçam na região toracolombar e sacral, onde se misturam às lâminas mais fortes, que na dissecação são muitas vezes inseparáveis.

As bifurcações exigem que o corpo – e algumas vezes o terapeuta – façam escolhas. Os romboides se espalham desde os processos espinhosos até a margem medial escapular. Na escápula, existe uma clara conexão fascial tanto com o serrátil anterior (especialmente a partir da fáscia no lado profundo dos romboides), que continua sob a escápula até a caixa torácica, como também com (a partir da camada fascial no lado superficial dos romboides) o infraespinal, que continua além do braço (Fig. 2.11). Veremos muitas vezes planos fasciais e miofasciais dividirem-se ou misturarem-se, e a transmissão de força vai privilegiar uma via ou outra, dependendo da posição do corpo e das forças externas. Quais Trilhos Anatômicos usar em determinada postura ou atividade não é uma questão de escolha voluntária, embora padrões individuais de contração muscular possam ser um fator, e ajustes – por exemplo, em uma postura da ioga ou durante o levantamento de um peso – mudarão a rota exata da transmissão de força. De modo geral, no entanto, a quantidade de força

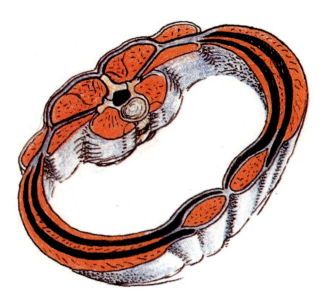

Figura 2.10 As camadas das fáscias abdominais convergem e divergem em um padrão funcional complexo. (Reproduzida com permissão de Grundy 1982.)

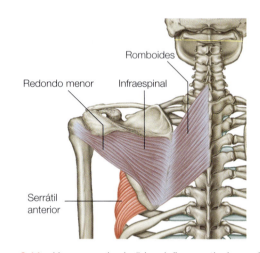

Figura 2.11 Um exemplo de "desvio": a partir do romboide maior poderíamos transmitir força tanto para o serrátil anterior, com uma via em torno do tronco (músculo vermelho sob a escápula – parte da Linha Espiral, ver Fig. 2.7 e Cap. 6), como superiormente, até o infraespinal, com outra via para o braço (parte da Linha Profunda Posterior do Braço, Cap. 7).

ao longo de determinada via é estabelecida pela física da situação.

Uma "rotatória" é onde muitos vetores de força miofasciais se encontram/ou se cruzam; o osso púbico ou a espinha ilíaca anterossuperior são exemplos básicos (Fig. 2.12). Por causa das fortes trações que competem nessas rotatórias, pontos ósseos na maioria das vezes, a observação das suas posições torna-se crucial para uma análise da estrutura dos Trilhos Anatômicos.

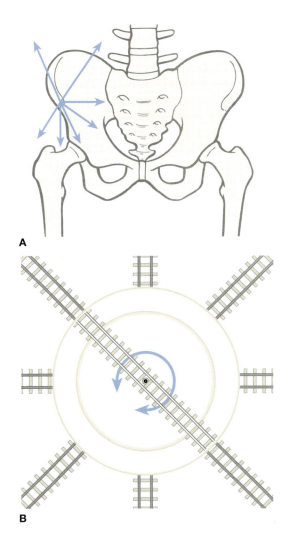

Figura 2.12 Muitos vetores concorrentes de força miofascial avançam em todas as direções a partir da "rotatória" (B) da espinha ilíaca anterossuperior (A).

4. "Expressos" e "locais"

Existe um grande número de músculos poliarticulares (que cruzam mais de uma articulação) na superfície do corpo. Na maioria das vezes esses músculos se sobrepõem a uma série de músculos monoarticulares (com uma única articulação), e cada um deles reproduz uma determinada parte da função geral do músculo poliarticular. Quando essa situação ocorre dentro de um Trilho Anatômico, chamaremos os músculos multiarticulados "expressos" e os músculos subjacentes com uma única articulação de "locais".

Eis um exemplo: a cabeça longa do bíceps femoral corre da parte de "cima" da articulação do quadril até abaixo do joelho, por isso é um expresso que afeta ambas as articulações. Abaixo dela estão dois locais: o adutor magno – um local de uma única articulação que cruza o quadril, o estende e também provoca sua adução – e a cabeça curta do bíceps – um músculo monoarticular que cruza, flexiona e roda apenas o joelho (Fig. 2.13).

Nosso argumento é o de que o "conjunto" postural geral é determinado menos pelos expressos superficiais do que pelos locais mais profundos, que muitas vezes são ignorados porque estão "longe dos olhos, longe do coração". Isso poderia sugerir, por exemplo, que uma inclinação anterior da pelve (flexão postural do quadril) funcionaria mais para relaxar o pectíneo e o ilíaco (flexores do quadril de uma única articulação) do que para relaxar o reto femoral ou o sartório, ou que a flexão crônica do cotovelo seria mais bem tratada pelo relaxamento do braquial em vez de concentrar toda a nossa atenção no bíceps braquial, que é mais óbvio e disponível.

Resumo das regras e diretrizes

Embora nossa tentativa de apresentar os principais grandes meridianos miofasciais que trabalham no corpo humano seja bastante completa (Fig. 2.14), os leitores podem descobrir e construir seus próprios meridianos seguindo estas regras: (Alguns alunos e colegas tentaram estabelecer um meridiano miofascial convincente da "Linha Profunda Posterior" de acordo com estas regras, mas o autor ainda está um pouco cético.)

- Siga a fibra do tecido conjuntivo, mantendo uma direção bastante estável sem saltar níveis ou cruzar os planos intermediários da fáscia.

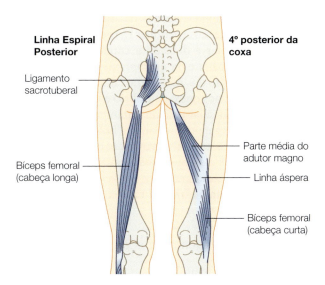

Figura 2.13 A cabeça longa do bíceps femoral é um "expresso" biarticular, parte da Linha Espiral (à esquerda). Abaixo dela estão os "locais" de uma única articulação da cabeça curta do bíceps, que se conectam através da linha áspera com o meio do músculo adutor magno (à direita), com considerável sobreposição de tecido fascial entre as duas estruturas. Individualmente, os dois locais refletem com bastante fidelidade a ação coletiva do expresso.

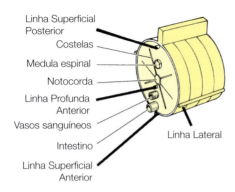

Figura 2.14 Cinco linhas longitudinais mais ou menos retas (sendo as Linhas Laterais esquerda e direita consideradas duas) identificadas em uma secção transversal do plano básico do corpo dos vertebrados (como se você estivesse olhando um corte de uma secção de um peixe). Observe a relação entre as próprias linhas, bem como as grandes estruturas orgânicas.

- Observe as estações onde essas vias miofasciais se fixam nos tecidos subjacentes.
- Observe todas as outras vias que divergem ou convergem com a linha.
- Procure músculos subjacentes de uma articulação que podem afetar o funcionamento da linha.

O que os Trilhos Anatômicos não são

Uma teoria abrangente da terapia manipulativa

Este livro e a teoria dos Trilhos Anatômicos lidam apenas com a "bolsa externa" da miofáscia parietal, conforme descrito no Apêndice 1. Toda a área de manipulação articular é deixada a cargo das obras que tratam da osteopatia e da quiropraxia, e está além do escopo do conceito dos meridianos miofasciais. Certamente, descobrimos que o equilíbrio entre as linhas facilita a tensão articular e talvez então prolongue a vida da articulação. O cuidado com a "bolsa interna" dos tecidos periarticulares, no entanto, bem como com os complexos de tecido conjuntivo da cavidade dorsal e ventral (manipulação craniana e visceral), é essencial, aconselhável, e simplesmente não explorado por este livro.

Uma teoria abrangente da ação muscular

A teoria dos Trilhos Anatômicos não pretende substituir outras descobertas da função muscular, mas complementá-las. O infraespinal ainda é visto como ativo na rotação lateral do úmero, na prevenção da rotação medial excessiva e na estabilização da articulação do ombro. Aqui simplesmente adicionamos a ideia de que ele *também* opera como parte da Linha Profunda Posterior do Braço, um meridiano da miofáscia funcionalmente conectado que se estende desde o dedo mínimo até a coluna torácica e cervical.

Além disso, embora este livro inclua a maioria dos músculos do corpo mencionados dentro das linhas, determinados músculos não se encaixam facilmente nessa metáfora. Os rotadores laterais profundos do quadril, por exemplo, podem ser definidos fascialmente como parte da Linha Profunda Anterior. Eles realmente não se prestam, no entanto, para ser parte de qualquer linha longa de transmissão fascial. Esses músculos são mais facilmente observados quando se combinam com outros ao redor do quadril e apresentam uma série de três leques interligados.[1]

Claro que esses músculos não mencionados como parte do mapa dos Trilhos Anatômicos continuam atuando de forma coordenada com outros músculos no corpo, mas não podem operar ao longo dessas cadeias articuladas de miofáscia.

Uma teoria abrangente do movimento

Enquanto alguns movimentos definitivamente acontecem ao longo das linhas dos meridianos, qualquer coisa mais complexa do que o reflexo ou gesto mais simples desafia a descrição em termos da ação de uma única linha. Cortar madeira com um machado envolve o encurtamento da Linha Superficial Anterior com alongamento da Linha Superficial Posterior, mas direcionar o machado para trás do seu lado dominante para outro golpe envolve uma complexa mudança de linhas – espirais, funcionais e laterais. As ações globais envolvidas na fixação das articulações ou na estabilização do tronco, ou, ainda, no alongamento de todo o corpo são mais favoráveis para a análise dos Trilhos Anatômicos e se conformam com mais facilidade aos meridianos. Por isso, o sistema se presta à análise postural, que depende principalmente de fixação.

Cada meridiano descreve uma linha de tração muito precisa através do corpo, e a maioria dos movimentos complexos, evidentemente, se espalha por todo o corpo, mudando seus ângulos de tração a cada segundo (por exemplo, o jogador de futebol ao chutar ou o lançador de disco). Embora uma análise dos movimentos complexos provavelmente pudesse ser feita com base nos Trilhos Anatômicos, não está claro que isso acrescentaria muito à discussão cinesiológica contemporânea. Por outro lado, uma análise de que linhas restringem a resposta do corpo ao movimento primário ou se estabilizam para permitir o movimento primário – ou seja, que linhas de estabilização são excessivamente rígidas, desnecessariamente contidas, não comprometidas ou perigosamente frouxas – é muito útil e leva a novas estratégias para o desdobramento estrutural em direção ao equilíbrio.

A única maneira de analisar a estrutura do corpo

Existem muitas formas de análise estrutural no mundo.[2-4] O método descrito no Capítulo 11 tem demonstrado sua utilidade na prática e tem a vantagem de ser psicologicamente neutro. Algumas abordagens aplicam uma norma, um fio de prumo, ou alguma forma de "normalidade" ou neutralidade platônica, às diversidades do físico humano. Preferimos focar a estrutura de referência para as relações apenas no indivíduo.

Um texto completo sobre anatomia

Embora o tema deste livro sejam as relações musculoesqueléticas, ele não foi concebido como uma referência abrangente de anatomia. Os Trilhos Anatômicos poderiam ser descritos como uma "anatomia longitudinal". Recomendamos o uso de qualquer bom atlas de anatomia organizado por regiões do corpo como um complemento ao livro e às ilustrações aqui incluídas.[5-9]

Uma teoria com base científica

Os conceitos deste livro apoiam-se na evidência empírica de anos de prática, e estão sendo aplicados com sucesso por terapeutas em inúmeras disciplinas diferentes. A inclusão das evidências oriundas da dissecação é uma primeira indicação que apoia as ideias, que ainda não foram confirmadas pela dissecação detalhada ou outra avaliação cientificamente confiável. *Caveat emptor* [O risco é do comprador] – os Trilhos Anatômicos são um trabalho em construção.

Como as linhas são apresentadas

A apresentação da anatomia em três dimensões, viva e em movimento, em uma página discretamente bidimensional tem atormentado os professores de anatomia desde os tempos do Renascimento, quando Jan Stefan van Kalkar começou a desenhar para Andreas Vesalius. Os meridianos miofasciais podem ser descritos de várias formas: como uma rígida linha unidimensional, como uma cadeia articular de miofáscia, como a representação de um plano fascial mais amplo ou como um espaço volumétrico (ver Figs. 1.20 a 1.22). Tentamos misturar todas as quatro neste livro, na esperança de atrair a imaginação do leitor com uma ou mais delas. O uso do mapa é, como sempre, inadequado para a região, embora possa ser útil.

As linhas específicas, com suas vias e estações, com resumos da função postural e de movimento, são definidas no início de cada capítulo, com as cadeias articulares da miofáscia descritas no corpo do capítulo.

Questões mais amplas em torno das linhas são discutidas no final de cada capítulo; questões menores são analisadas nas barras laterais. A primeira linha descrita (Cap. 3, Linha Superficial Posterior) estabelece a terminologia e os conceitos utilizados em todos os outros capítulos, portanto vale ser vista primeiramente.

Cada capítulo também contém um guia para a palpação e o movimento da linha, concebido como um guia tanto para o leitor em geral como para o terapeuta. Embora algumas abordagens clínicas sejam discutidas, as técnicas individuais, muitas das quais se originam na biblioteca da Integração Estrutural,[2] são apresentadas de maneira simples, por várias razões.

Por um lado, os Trilhos Anatômicos podem ser aplicados com sucesso utilizando-se uma variedade de técnicas manuais e de movimento; a apresentação de qualquer um desses conjuntos de técnicas acabaria desnecessariamente excluindo outros. A intenção do autor com essa teoria é contribuir para o diálogo e a polinização cruzada além dos limites técnicos e profissionais.

Dadas as limitações na apresentação de uma técnica viva em um livro, o autor prefere um ensinamento que passa de mão em mão e é acompanhado de um sentimento inalcançável na forma de livro. Se o leitor desenvolver um interesse pelas técnicas que lidam com os padrões revelados pela análise dos meridianos, tanto melhor. Procure um curso ou um mentor – embora, apesar das limitações, muitas das técnicas mencionadas também sejam abordadas em um livro paralelo.[10]

Os Capítulos 10 e 11 apresentam aplicações específicas do sistema em termos de análise estrutural e do movimento de algumas aplicações, com os quais o autor tem alguma familiaridade. Esperamos fervorosamente que os terapeutas de outras disciplinas levem esse tipo de análise para seu próprio campo de especialização.

Referências bibliográficas

1. Myers T. Fans of the hip joint. Massage Magazine No. 75, 1998.
2. Rolf I. *Rolfing*. Rochester, VT: Healing Arts Press; 1977.
3. Aston J. *Aston Postural Assessment Workbook*. San Antonio, TX: Therapy Skill Builders; 1998.
4. Keleman S. *Emotional Anatomy*. Berkeley, CA: Center Press; 1985.
5. Netter F. *Atlas of Human Anatomy*. 2nd ed. East Hanover, NJ: Novartis; 1997.
6. Clemente C. *Anatomy: A Regional Atlas*. 4th ed. Philadelphia: Lea and Febiger; 1995.
7. Biel A. *Trail Guide to the Body*. Boulder, CO: Discovery Books; 1997.
8. Ross L, Lamperti E. *Atlas of Anatomy*. New York: Thieme; 2006.
9. Gorman D. *The Body Moveable*. Guelph, Ontario: Ampersand Press; 1978.
10. Earls J, Myers T. *Fascial Release for Structural Balance*. 2nd ed. Berkeley: North Atlantic; 2017.

3

Linha Superficial Posterior

Apresentamos a primeira linha, a Linha Superficial Posterior (LSP) (Fig. 3.1), de uma forma bem detalhada para explicar alguns dos conceitos gerais e específicos dos Trilhos Anatômicos. Os capítulos subsequentes empregam a terminologia e o formato desenvolvidos neste capítulo. Qualquer que seja a linha de seu interesse, a leitura deste capítulo pode ser útil.

Visão geral

A Linha Superficial Posterior (LSP) conecta e protege toda a superfície posterior do corpo como uma carapaça que vai da parte inferior do pé até o topo da cabeça em duas partes – dos dedos dos pés até os joelhos e dos joelhos até a testa (Fig. 3.2/Tab. 3.1; Vídeos 2.2, 6.15). Quando os joelhos estão estendidos, como na posição em pé, a LSP funciona como uma linha contínua de miofáscia integrada. A LSP pode ser dissecada como uma unidade, e pode ser vista aqui tanto sozinha como colocada sobre um modelo plástico de esqueleto (Figs. 3.3 e 3.4; ver também Fig. 1.13; Vídeo 4.3).

Função postural

A função postural geral da LSP é suportar o corpo em extensão vertical completa, para evitar a tendência a se curvar até a flexão exemplificada pela posição fetal. Essa função postural cotidiana exige maior proporção de fibras musculares de resistência (de contração lenta) nas porções musculares dessa faixa miofascial. A constante exigência postural também requer lâminas e faixas extraespessas na porção fascial, como na aponeurose plantar, no tendão do calcâneo, no interior dos posteriores da coxa, ligamento sacrotuberal, fáscia toracolombar, "cabos" dos eretores da espinha e no amplo ligamento nucal na crista occipital.

Os joelhos são uma exceção na função de extensão, pois, ao contrário das outras articulações, eles são flexionados para trás pelos músculos da LSP. Em pé, os tendões entrelaçados da LSP ajudam os ligamentos cruzados na manutenção do alinhamento postural entre a tíbia e o fêmur.

Função do movimento

Com exceção da flexão dos joelhos para baixo, a função geral do movimento da LSP é criar extensão e hiperextensão. No desenvolvimento humano, os músculos da LSP levantam a cabeça do bebê da flexão embriológica, com envolvimento progressivo se "estendendo" aos olhos, apoiado pela LSP através do resto do corpo até o chão – abdome, nádegas, joelhos, pés –, conforme a criança atinge a estabilidade em cada uma das fases de desenvolvimento que levam à posição ereta aproximadamente um ano após o nascimento (Fig. 3.5; ver também Figs. 10.38 a 10.44).

Uma vez que nascemos em posição flexionada, com nosso foco muito mais para o interior, o desenvolvimento da força, competência e equilíbrio na LSP está intimamente ligado ao ritmo lento da maturidade, pois avançamos a partir dessa flexão primária até uma extensão completa e facilmente mantida. O autor do Salmo 121, que diz: "Levantarei meus olhos para os montes, de onde vem o meu socorro", foi capaz de fazê-lo por causa da Linha Superficial Posterior.

A Linha Superficial Posterior em detalhes

Observação: começamos a maioria das principais linhas "cardinais" (aquelas linhas nas partes anterior, posterior e lateral) na sua extremidade distal ou caudal. Essa é apenas uma convenção; também poderíamos ter feito nosso caminho para baixo a partir da cabeça. O corpo vai frequentemente criar e distribuir tensão para qualquer das extremidades, ou uma ligação no meio vai abrir caminho em direção às duas extremidades. Nenhuma causalidade está implícita em nossa escolha de onde começar.

CAPÍTULO 3 ■ Linha Superficial Posterior 31

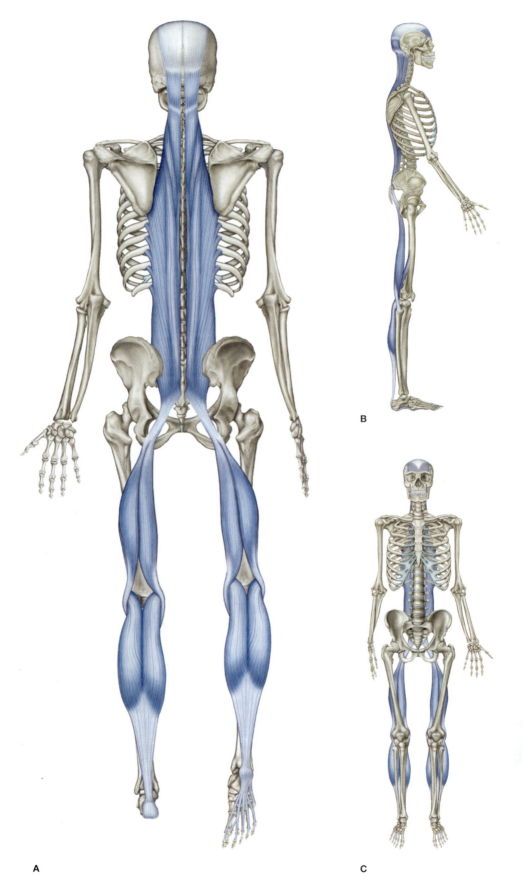

Figura 3.1 A Linha Superficial Posterior.

32 Trilhos Anatômicos

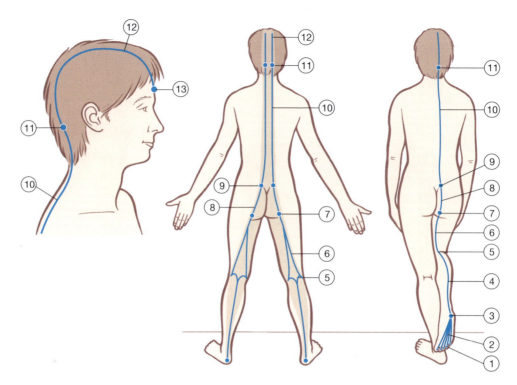

Figura 3.2 Vias e estações da Linha Superficial Posterior. A região sombreada mostra onde ela afeta e é afetada pelas fáscias mais superficiais (derme, tecido adiposo e fáscia profunda, mais profunda). (Vídeo 6.15).

Tabela 3.1 Linha Superficial Posterior: "vias" miofasciais e "estações" ósseas (Fig. 3.2)

Estações ósseas		Vias miofasciais
Osso frontal, crista supraorbital	13	
	12	Aponeurose epicrânica/ fáscia do epicrânio
Crista occipital	11	
	10	Fáscia sacrolombar/ eretor da espinha
Sacro	9	
	8	Ligamento sacrotuberal
Túber isquiático	7	
	6	Posteriores da coxa
Côndilos do fêmur	5	
	4	Gastrocnêmio/tendão do calcâneo
Calcâneo	3	
	2	Fáscia plantar e flexores curtos dos dedos do pé
Superfície plantar das falanges dos dedos do pé	1	

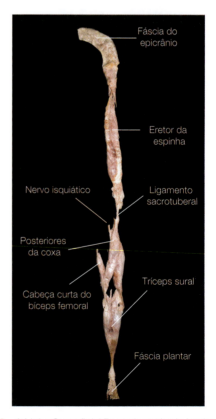

Figura 3.3 A Linha Superficial Posterior retirada inteira do corpo durante uma dissecação. As diferentes secções estão rotuladas, mas a dissecação indica a limitação de se pensar unicamente em "partes" anatômicas e favorece a visão desses meridianos como "todos" funcionais.

CAPÍTULO 3 ■ Linha Superficial Posterior 33

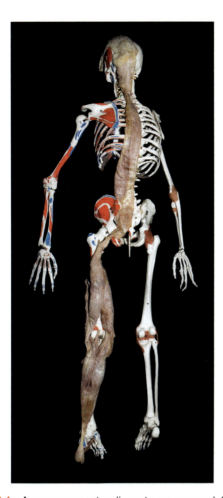

Figura 3.4 A mesma amostra disposta em um modelo de esqueleto para mostrar como todo ele está recoberto. O cadáver era bem mais alto do que o esqueleto. (Vídeo 4.3)

Considerações gerais

A declaração mais comum que pode ser feita sobre qualquer uma dessas linhas dos Trilhos Anatômicos é que a pressão, a tensão (boa e má), o trauma e o movimento tendem a passar através da estrutura ao longo dessas linhas fasciais de transmissão.

A LSP é uma linha cardinal que medeia principalmente a postura e o movimento no plano sagital, seja limitando o movimento para a frente (flexão), seja exagerando ou mantendo um excessivo movimento para trás (extensão).

Apesar de falarmos da LSP no singular, existem, naturalmente, duas LSP, uma à direita e outra à esquerda, e os desequilíbrios entre as duas LSP devem ser observados e corrigidos junto com as direções dos padrões bilaterais de restrição nessa linha.

Os padrões comuns de compensação postural associados à LSP incluem: limitação da dorsiflexão do tornozelo, hiperextensão do joelho, encurtamento dos músculos posteriores da coxa (frequentemente como uma substituição pelos rotadores laterais profundos inadequados), deslocamento pélvico anterior, nutação do sacro, lordose, estiramento dos extensores na flexão torácica, limitação suboccipital que conduz à hiperextensão cervical superior, deslocamento anterior ou rotação do occipital sobre o atlas e desconexão do movimento olho-coluna (reflexo oculomotor).

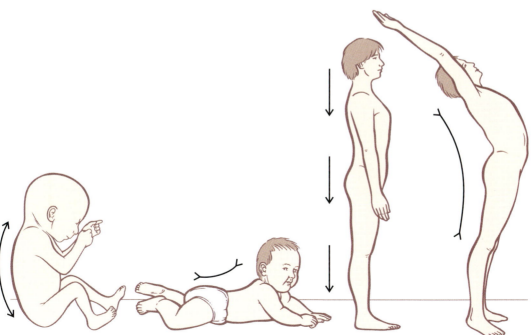

Figura 3.5 Durante o desenvolvimento, a LSP encurta para nos levar de uma curva fetal de flexão primária para as curvas de compensação da postura ereta. Além disso, o encurtamento dos músculos da LSP produz hiperextensão.

Dos dedos do pé ao calcanhar

Nossa "estação" originária nessa longa linha de miofáscia é a parte inferior das falanges distais dos dedos. A primeira "via" corre ao longo da superfície inferior do pé. Ela inclui a fáscia plantar, os tendões e os músculos flexores curtos dos dedos que se originam no pé.

Essas cinco faixas se fundem em uma aponeurose que cursa para a frente do osso do calcanhar (a face anteroinferior do calcâneo). A fáscia plantar pega uma importante e adicional sexta vertente da base do quinto metatarso, a faixa lateral, que se funde com a LSP na margem externa do osso do calcanhar (Figs. 3.6 e 3.7).

Essas fáscias, e seus músculos associados que tracionam através da parte inferior do pé, formam uma "corda de arco" que se ajusta aos arcos longitudinais do pé; essa corda de arco ajuda a aproximar as duas extremidades, mantendo assim o calcanhar e as cabeças do primeiro e quinto metatarsos em um bom relacionamento (Fig. 3.8). A aponeurose plantar constitui apenas uma dessas cordas de arco – o ligamento plantar longo e o ligamento calcaneonavicular também fornecem profundas cordas de arco mais curtas e mais fortes (mais na ascensão) no tarso do pé (visível abaixo da articulação subtalar na Fig. 3.9; ver também a Fig. 3.34).

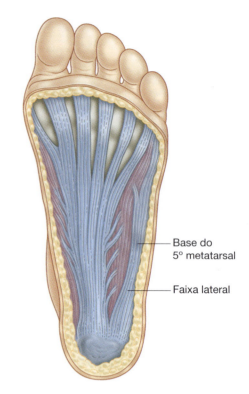

Figura 3.6   A fáscia plantar, a primeira via da LSP, incluindo a faixa lateral.

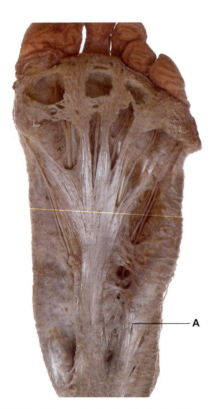

Figura 3.7   Uma dissecação da fáscia plantar. Observe a faixa lateral (A) que compreende uma via um pouco separada, mas relacionada. (© Ralph T. Hutchings. Reproduzida de McMinn et al., 1993.)

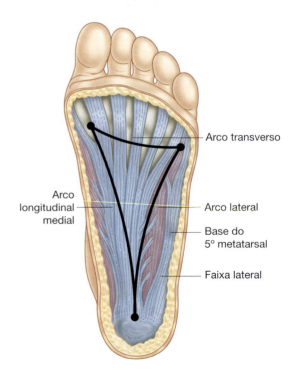

Figura 3.8   A aponeurose plantar forma um "trampolim" sob os arcos – um arco flexível entre cada ponto de contato: a cabeça do 5° metatarso, a cabeça do primeiro metatarso e do calcanhar.

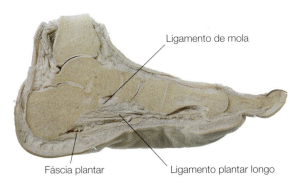

Figura 3.9 Um corte sagital do arco longitudinal medial mostrando como a fáscia plantar e outros tecidos profundos a ela formam uma série de "cordas de arco" que ajudam o arco medial a manter-se e que agem como molas. (© Ralph T. Hutchings. Reproduzida de Abrahams et al., 1993.)

A fáscia plantar

A aponeurose plantar do pé é muitas vezes uma fonte de problemas que se comunicam através do resto da linha. Uma limitação nessa região muitas vezes se correlaciona com posteriores da coxa rígidos, lordose lombar e hiperextensão resistente nas vértebras cervicais superiores. Embora o trabalho estrutural com a superfície plantar muitas vezes envolva uma série de articulações e um alongamento bastante intenso dessa fáscia densa, qualquer método que auxilie no relaxamento irá se comunicar com os tecidos acima. Se suas mãos não estiverem à altura da tarefa, considere o uso da técnica da "bola sob o pé" descrita adiante em "Um teste simples".

Compare a face interior e exterior do pé do seu cliente ou paciente. Enquanto a parte externa do pé (base do dedo mínimo do pé até o calcanhar) é sempre mais curta do que a face interior (da base do hálux até o calcanhar), há uma proporção equilibrada comum. Se a face interna do pé é proporcionalmente curta, o pé com frequência estará ligeiramente levantado para fora da superfície medial (como se estivesse supinado ou invertido) e aparentemente curvado em direção ao hálux em um padrão de "mãos em concha", como se uma mão levemente curvada fosse colocada sobre a mesa com a palma para baixo. Nesses casos, é a margem medial da fáscia plantar que necessita de abertura.

A superfície plantar do pé é muitas vezes uma fonte de problemas que se comunicam através da perna. Se a face externa do pé é curta – se o dedo mínimo do pé é retraído ou a base do quinto metatarso é tracionada na direção do calcanhar, ou se a face externa do calcanhar parece tracionada para a frente –, então a margem externa da fáscia plantar, especialmente sua faixa lateral, deve ser alongada. Esse padrão muitas vezes acompanha um arco interno fraco e a prática de descarregar o peso na parte interna do pé, mas pode ocorrer sem o arco caído.

Mesmo em um pé relativamente equilibrado, a superfície plantar em geral pode se beneficiar do trabalho revigorante para torná-lo mais flexível e comunicativo, sobretudo em nossa cultura urbanizada, na qual os pés ficam trancados em caixões de couro durante todo o dia (Vídeo 3.5). A abordagem-padrão para os tecidos plantares é alongar entre cada um dos pontos que suportam os arcos: o calcanhar, a cabeça do primeiro metatarso e a cabeça do quinto metatarso (ver Fig. 3.8; Vídeo 3.4).

Um teste simples

Para um teste às vezes dramático e de fácil administração do relacionamento de toda a LSP, peça a seu paciente para flexionar o tronco para a frente, como se ele fosse tocar os dedos dos pés, mas com os joelhos retos (Fig. 3.10). Observe o contorno bilateral das costas e a posição de repouso das mãos. Peça-lhe para prestar atenção em como se sente ao longo de cada lado da parte de trás do corpo.

Peça a seu paciente que volte à posição ereta e role uma bola de tênis (ou uma bola de golfe para os destemidos) profundamente sob a fáscia plantar de um dos pés (comumente no lado com o movimento mais limi-

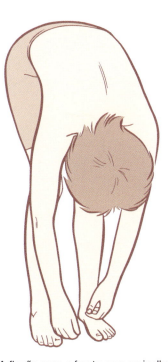

Figura 3.10 A flexão para a frente com os joelhos retos liga e desafia todas as vias e estações da Linha Superficial Posterior. Trabalhar em uma região, como neste movimento para a fáscia plantar pode afetar o movimento e o comprimento em qualquer parte e em qualquer lugar ao longo da linha. Após trabalhar na superfície plantar direita, o braço direito pende mais para baixo.

tado), fazendo uma pressão lenta e cuidadosa em vez de uma rápida e vigorosa. Ele deve fazer isso por pelo menos alguns minutos, certificando-se de que toda a região que vai dos cinco dedos e retorna à margem frontal do calcanhar foi abrangida, todo o triângulo mostrado na Figura 3.8.

Peça-lhe então que flexione o tronco para a frente novamente e observe as diferenças bilaterais no contorno posterior e a distância de cada mão a partir do chão (e pergunte-lhe se sente uma diferença). Na maioria das pessoas isso produzirá uma dramática demonstração de como trabalhar uma pequena parte pode afetar o funcionamento do todo. Isso irá funcionar para muitas pessoas, mas não para todas: evite pessoas com uma escoliose forte ou outras assimetrias bilaterais flagrantes para obter resultados mais facilmente perceptíveis.

Como isso também funciona como um tratamento, não se esqueça de fazer o mesmo procedimento do outro lado, depois de ambos avaliarem qualquer diferença.

Nesse teste, é difícil determinar qual parte do efeito é de causa neurológica e quanto se deve a uma mudança fisiológica na fáscia. Para o que precisamos, a causa é menos importante do que a noção de como as regiões do corpo estão conectadas longitudinalmente por essas continuidades.

Esporão de calcâneo

É de "conhecimento comum" que os músculos se inserem nos ossos – mas essa visão do senso comum simplesmente não se aplica à maioria das miofáscias. A fáscia plantar é um bom exemplo disso. As pessoas que andam sobre a planta dos pés, por exemplo, ou outras que, por alguma razão, colocam tensão repetitiva sobre a fáscia plantar, puxam constantemente a inserção do calcâneo da fáscia plantar. Uma vez que essa fáscia não está realmente inserida no calcâneo, mas em vez disso se funde com sua "cobertura plástica" periosteal, é possível em alguns casos que o periósteo se afaste progressivamente do calcâneo, criando um espaço, uma espécie de "tenda", entre esse tecido e o osso (Fig. 3.11).

Entre a maioria dos periósteos e seus ossos associados existem muitos osteoblastos – células de construção do osso. Essas células estão constantemente limpando e reconstruindo a superfície externa do osso. Tanto na criação original quanto na manutenção contínua do seu osso associado, os osteoblastos são programados com uma simples ordem: devem preencher a bolsa do periósteo. Os pacientes que criam tensão

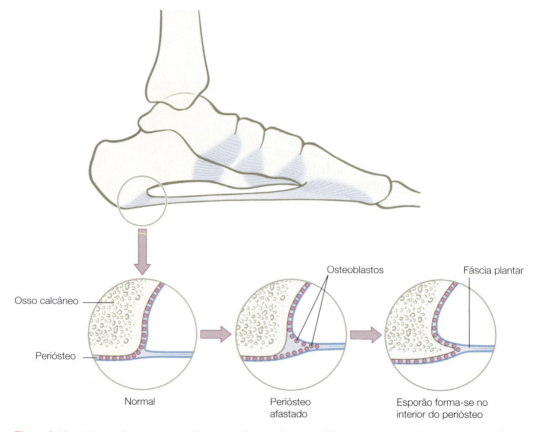

Figura 3.11 A formação de um esporão de calcâneo pelos osteoblastos, que preenchem com matriz óssea o espaço existente sob um periósteo afastado, ilustra tanto a capacidade de adaptação do sistema do tecido conjuntivo quanto uma limitação do conceito simplista de que os "músculos se inserem nos ossos".

repetitiva na fáscia plantar são suscetíveis de sofrer fascite plantar em qualquer lugar ao longo da superfície plantar onde esta se rompa e inflame. Se, em vez disso, o periósteo do calcâneo ceder e se distanciar do osso, os osteoblastos então vão preencher a "tenda" sob o periósteo, criando um esporão ósseo. O esporão em si e seu processo de desenvolvimento são naturais e não inerentemente dolorosos; a dor vem se o esporão interferir em um nervo sensorial, como ocorre com frequência no caso de um esporão de calcâneo, ao interferir com o nervo fibular.

Do calcanhar ao joelho

Como discutido no Capítulo 2, as fáscias não se inserem simplesmente no osso do calcanhar e param (como está implícito na Fig. 3.11). Na verdade, elas se inserem na cobertura de colágeno do calcâneo, o periósteo, que circunda o osso como uma resistente embalagem plástica. Se começarmos a pensar dessa maneira, poderemos ver que a fáscia plantar é, portanto, contínua a qualquer outra coisa que se insira nesse periósteo. Se acompanharmos o periósteo ao redor do calcâneo, especialmente por baixo dele em torno do calcanhar até a superfície posterior (acompanhando uma faixa grossa e contínua da fáscia – ver Figs. 3.12 e 3.15B), chegaremos ao início do próximo trecho longo da via que começa com o tendão do calcâneo (Figs. 3.12 e 3.13).

Uma vez que o tendão do calcâneo deve suportar tanta tensão, ele está inserido não só no periósteo, mas também na rede de colágeno do próprio osso do calcanhar, como uma árvore enraizada no solo. Saindo do calcâneo e de seu periósteo, nosso trilho continua, tornando-se cada vez mais extenso e mais plano conforme avança (ver Fig. 3.12). Três estruturas miofasciais alimentam o tendão do calcâneo: o sóleo do lado profundo, o gastrocnêmio do lado superficial e o pequeno plantar no meio.

Vamos aproveitar essa primeira conexão que fizemos – a partir da fáscia plantar em torno do calcanhar até o tendão do calcâneo – como exemplo das implicações clínicas exclusivas que extrapolam do ponto de vista das continuidades miofasciais.

O calcanhar como uma flecha

Em termos simples, o calcanhar é a patela do tornozelo, como podemos ver no raio x de um pé (Fig. 3.14). A partir do ponto de vista da "tensegridade", o calcâneo é uma escora de compressão que empurra os tecidos de tração da LSP para longe do tornozelo a fim de criar um tônus apropriado em torno da parte posterior do fulcro tibiotalar, junto com o tecido mole que se espalha a partir do joelho até os dedos do pé. (Compare essa alavancagem com a proximidade dos múscu-

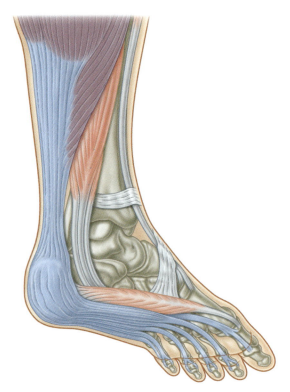

Figura 3.12 Em torno do calcanhar há uma continuidade fascial forte e que pode ser dissecada entre a fáscia plantar e o tendão do calcâneo e seus músculos associados.

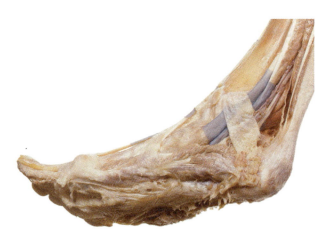

Figura 3.13 Uma dissecação da região do calcanhar demonstra a continuidade desde os tecidos plantares até os músculos no compartimento posterior superficial da perna. (© Ralph T. Hutchings. Reproduzida de Abrahams et al., 1998.)

los estabilizadores de articulação: os fibulares da Linha Lateral que se enroscam por toda parte em torno do maléolo lateral. Da mesma forma, os flexores longos dos dedos do pé da Linha Profunda Anterior passam próximo por trás do maléolo medial, dando-lhes mais vantagem de estabilização do tornozelo, porém menos alavancagem para saltar.)

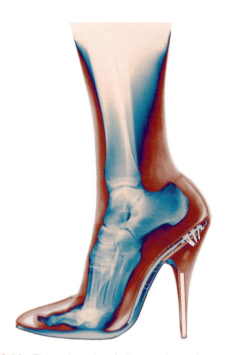

Figura 3.14 Este raio x do pé de uma dançarina mostra as funções do calcâneo em um caminho paralelo à patela – aquele que a patela faz na frente do joelho, o calcâneo faz na parte de trás do tornozelo –, ou seja, empurrar o tecido mole para longe do fulcro da articulação para dar-lhe mais força de alavancagem. (© Bryan Whitney, reproduzida com permissão.)

Para ver o problema clínico que essa padronização pode produzir, imagine esse corte inferior da linha fascial Superficial Posterior – a fáscia plantar e a fáscia associada ao tendão calcâneo – como uma corda de arco, com o calcanhar encaixado nela como uma flecha (Fig. 3.15; Vídeo 6.7). Como a LSP comprime cronicamente de forma excessiva (comum nas pessoas que apresentam a falha postural onipresente de uma inclinação das pernas para a frente e de um deslocamento anterior da pelve), ela é capaz de empurrar o calcanhar para a frente, para dentro da articulação subtalar; ou, em outro padrão comum, tal tensão extra pode trazer o complexo tibiofibular posteriormente sobre o tálus, o que equivale à mesma coisa.

Para avaliar isso, olhe para os pés do seu paciente a partir da face lateral na posição ereta, e crie uma linha vertical imaginária para baixo, desde a margem inferior do maléolo lateral (ou, se preferir, coloque seu dedo indicador descendo verticalmente a partir da ponta do maléolo até o chão). Veja o quanto do pé permanece na frente dessa linha e o quanto para trás. A anatomia diz que o pé ficará mais à frente da linha, mas, com um pouco de prática, você será capaz de reconhecer uma proporção normal (Fig. 3.16A) *versus* a parte comparativamente pequena do calcanhar que permanece para trás dessa linha (Fig. 3.16B).

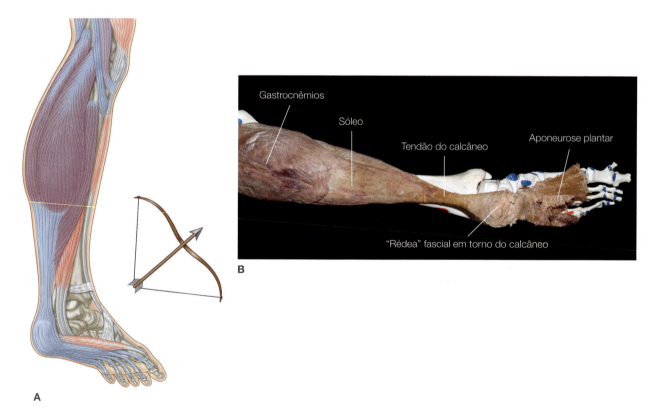

Figura 3.15 Quando a continuidade miofascial que compreende a parte inferior da LSP se comprime, o calcâneo é empurrado para dentro do tornozelo, como uma flecha é empurrada pela corda esticada (**A**). Observe como a fáscia em torno do calcanhar age como uma "rédea" ou uma "concha" para abraçar e controlar o osso do calcanhar (**B**).

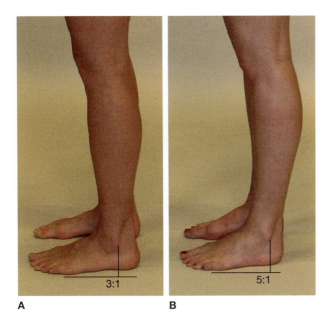

Figura 3.16 O volume do pé na frente da articulação do tornozelo deve estar equilibrado em cerca de 1/3 a 1/4 atrás da articulação do tornozelo, como em (**A**). Sem esse suporte para a parte posterior do corpo, como em (**B**), a parte superior do corpo vai se inclinar anteriormente para colocar o peso sobre a frente do pé.

Meça para a frente a partir do ponto abaixo do maléolo lateral até a cabeça do quinto metatarso (os dedos dos pés variam bastante, por isso não os inclua). Faça outra medição a partir do ponto até o local onde o calcanhar deixa o chão (o limite do seu apoio). Em uma base clínica puramente empírica, este autor acha que uma proporção de 1:3 ou 1:4 entre o retropé e o antepé oferece um apoio eficaz. Uma proporção de 1:5 ou mais indica um suporte mínimo para a parte de trás do corpo. Esse padrão pode não *resultar* apenas na rigidez na LSP, mas também *causar* mais rigidez, que muitas vezes é acompanhada por um deslocamento para a frente na altura dos joelhos ou na pelve para colocar mais peso no antepé, o que só enrijece ainda mais a LSP. Enquanto esse padrão compensatório se mantiver, ele impedirá que o paciente se sinta seguro à medida que você tentar reequilibrar os quadris sobre os pés.

Para aqueles que dizem que essa proporção é determinada pela hereditariedade, ou que é impossível para o calcâneo avançar ou retroceder de forma significativa na articulação, sugerimos que tentem o seguinte:

- Relaxe a fáscia plantar, incluindo a faixa lateral, na direção do calcanhar.
- Relaxe o compartimento posterior superficial da perna (sóleo e gastrocnêmio) em direção ao calcanhar.
- Mobilize o calcanhar estabilizando a frente do tarso com uma das mãos enquanto trabalha no calca-

nhar realizando movimentos de inversão e eversão com a outra mão em concha.

Em casos mais recalcitrantes, talvez seja necessário relaxar ainda mais os ligamentos do tornozelo trabalhando profunda e diagonalmente, mas bem devagar, a partir da intersecção de cada maléolo (evitando os nervos) até a intersecção posteroinferior do osso do calcanhar. O resultado será uma mudança pequena, mas visível, no volume do pé atrás da linha maleolar, e uma mudança muito palpável no apoio para a parte posterior no corpo do paciente. Portanto, e de maneira estratégica, esse trabalho deve preceder qualquer trabalho previsto para reforçar um deslocamento pélvico anterior.

Observe que a marca de sucesso é um aumento visível no volume do calcanhar quando você o reavaliar usando o maléolo como seu guia. Talvez seja necessário repetir até que o paciente esteja com a postura para a frente corrigida usando outros meios (p. ex., relaxando as extremidades distais dos posteriores da coxa, levantando o reto femoral da Linha Superficial Anterior etc.).

"Expressos" e "locais"

Dois grandes músculos se inserem na faixa do calcâneo: o sóleo do lado profundo e o gastrocnêmio do lado superficial (Fig. 3.15A). A conexão da LSP ocorre com o músculo superficial, o gastrocnêmio. Antes, porém, temos uma primeira oportunidade para demonstrar outro conceito dos Trilhos Anatômicos, ou seja, os "locais" e os "expressos".

A importância de diferenciar expressos e locais está no fato de que essa posição postural é mantida na maioria das vezes nos locais subjacentes, e não nos expressos mais superficiais. Os trilhos expressos da miofáscia cruzam mais de uma articulação; os locais cruzam e, portanto, agem apenas, em uma articulação. Com algumas exceções nos antebraços e na parte inferior da perna, os locais geralmente são mais profundos no corpo – mais aprofundados – do que os expressos. (Ver Cap. 2, para uma definição completa e exemplos.)

Esse compartimento posterior superficial da perna não é, contudo, uma dessas exceções: as duas cabeças do gastrocnêmio atravessam tanto o tornozelo como o joelho, e podem agir em ambos. O sóleo mais profundo atravessa apenas a articulação do tornozelo – passando do calcanhar até as faces posteriores da tíbia, da membrana interóssea e da fíbula – e age somente nessa articulação. (A chamada articulação do tornozelo são na verdade duas articulações: a articulação tibiotalar, que age em flexão plantar e na dorsiflexão, e a articulação subtalar, que age naquilo que vamos chamar de inversão e eversão. Embora o tríceps sural – plantar, gastrocnêmio e sóleo juntos – tenha algum efeito sobre a articulação subtalar, vamos ignorar esse efeito por enquanto, designando o sóleo como um músculo de uma única articulação para o propósito deste exemplo.)

Se tomarmos o sóleo local, poderemos avançar no mesmo plano fascial e chegar até a fáscia na parte de trás do poplíteo, que atravessa o joelho e o flexiona (e também gira a tíbia medialmente no fêmur quando o joelho é flexionado, embora isso não faça parte da nossa discussão atual). O expresso gastrocnêmio pode assim participar tanto da flexão plantar quanto da flexão do joelho, enquanto cada um dos dois locais fornece uma única ação. Vamos ver esse fenômeno se repetir ao longo dos meridianos miofasciais.

Descarrilamento

Continuando pela LSP através do gastrocnêmio, chegamos à primeira das muitas curvas nas regras dos Trilhos Anatômicos, que chamaremos de "descarrilamentos". Estes são exceções às regras dos Trilhos Anatômicos, que podem ser explicadas em termos úteis para os tecidos moles e o trabalho do movimento. Em um descarrilamento, os Trilhos Anatômicos ainda funcionam, mas apenas sob determinadas condições.

Para entender essa primeira exceção importante, precisamos olhar mais de perto a interface entre as duas cabeças do gastrocnêmio e os tendões dos três posteriores da coxa (Fig. 3.17).

É fácil ver, comparando a Figura 1.1A com a Figura 3.17, que o gastrocnêmio e os posteriores da coxa estão ao mesmo tempo separados e conectados. Na dissecação, a forte fáscia areolar claramente faz a ligação da região próxima das extremidades distais dos posteriores da coxa até perto das extremidades proximais das cabeças dos gastrocnêmios. Na Figura 3.17 esse tecido foi dissecado e descartado; na Figura 3.3, ele foi mantido. Esse tecido areolar, que pensávamos ser simplesmente um "recheio" passivo, agora é mostrado como um transmissor de força eficaz quando retesado.[1]

Na prática, portanto, a flexão dos joelhos desvincula a parte superior da perna da sua parte inferior posteriormente. Embora pelas regras estritas dos Trilhos Anatômicos esses músculos não sejam uma continuidade miofascial, certamente funcionam como um só, principalmente quando o joelho está estendido. As cabeças do gastrocnêmio alcançam e circundam os tendões dos posteriores da coxa para se inserir nas porções superiores dos côndilos do fêmur. Os posteriores da coxa descem e circundam os gastrocnêmios para se inserir na tíbia e na fíbula. Enquanto o joelho estiver dobrado, essas duas unidades miofasciais seguem seus próprios caminhos, contíguas, mas frouxamente conectadas (Fig. 3.18A). Mas, à medida que a articulação do joelho entra em extensão, os côndilos do fêmur retornam para apertar o complexo do tendão, envol-

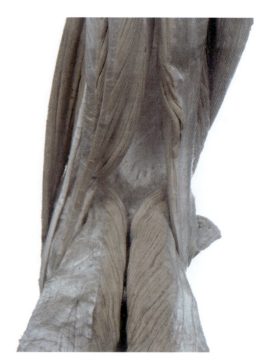

Figura 3.17 A relação entre as cabeças dos gastrocnêmios e os tendões dos posteriores da coxa na fossa poplítea atrás do joelho é a chave para o "descarrilamento" da LSP. Ver também Fig. 3.3. (© Ralph T. Hutchings. Reproduzida de Abrahams et al., 1998.)

vendo esses elementos uns com os outros, e fazendo-os funcionar em conjunto quase como se fossem dois pares de mãos presas pelos pulsos (Fig. 3.18B-C). Essa configuração também tem forte semelhança com um nó quadrado, afrouxado quando o joelho é dobrado, apertado conforme o joelho se endireita.

Isso oferece uma explicação prolixa, mas correta, de por que nos alongamos menos quando pegamos as chaves que caíram no chão flexionando os joelhos em vez de mantê-los estendidos (Fig. 3.19). A ligeira flexão dos joelhos é suficiente para permitir que a coluna vertebral e o quadril se curvem de forma mais significativa para a frente. A explicação tradicional é que o trabalho dos posteriores da coxa é facilitado pela flexão do joelho, liberando assim os quadris para que se flexionem mais. Na verdade, dobrar os joelhos apenas levemente, por exemplo, mover os joelhos para a frente alguns centímetros, não diminui sensivelmente a distância do túber isquiático até a parte inferior da perna (aplique o teorema de Pitágoras), e ainda libera consideravelmente a flexão do quadril. Nossa explicação seria a de que mesmo uma ligeira flexão afrouxa o nó quadrado, desvinculando a parte inferior da LSP da superior. A LSP vinculada é mais difícil de alongar quando nos inclinamos para a frente; a LSP desvinculada é mais fácil.

CAPÍTULO 3 ■ Linha Superficial Posterior

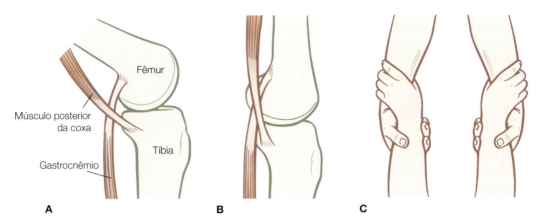

Figura 3.18 Quando o joelho é flexionado, as miofáscias da coxa e da perna funcionam separadamente (**A**). Quando o joelho é estendido, essas miofáscias se ligam em uma unidade de funcionamento conectada (**B**), como as mãos entrelaçadas de uma dupla de trapezistas (**C** – comparar com a Fig. 3.17). A configuração é uma reminiscência de um nó direito ou nó quadrado; capaz de formar um nó firme, mas também facilmente desatado.

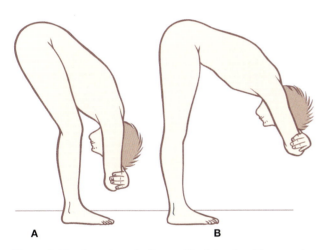

Figura 3.19 Quando os joelhos estão dobrados (**A**), as partes superior e inferior da LSP estão relativamente separadas, e é mais fácil dobrar os quadris. Com os joelhos estendidos (**B**), a LSP forma uma unidade interligada desde os dedos dos pés até o sacro, e uma inclinação para a frente pode não ser tão fácil.

Toda a LSP é uma continuidade em uma postura normal em pé. Na ioga, por exemplo, as posturas (asanas) que utilizam uma inclinação para a frente com as pernas estendidas (como na Postura do cachorro olhando para baixo, na Postura do arado, na Flexão do tronco ou em qualquer simples alongamento dos posteriores da coxa) envolverão a LSP como um todo, enquanto inclinações para a frente com os joelhos dobrados (p. ex., a Postura da criança) envolverão apenas a miofáscia superior da linha, exceto naquelas pessoas com uma LSP muito curta, para quem até mesmo flexionar os joelhos não é o suficiente para permitir uma completa inclinação para a frente.

A parte distal dos músculos posteriores da coxa

A interface entre as cabeças dos gastrocnêmios e os "pés" dos posteriores da coxa pode ficar amarrada; o resultado geralmente não é um joelho flexionado, mas uma tíbia que parece assentar-se por trás do fêmur quando vista de lado.

Essa técnica requer um pouco de força nos dedos, mas a tenacidade será recompensada. Também exige a colocação precisa dos dedos para evitar que o paciente sinta dor. Peça-lhe para se deitar em decúbito ventral, com um joelho flexionado próximo de 90°. Apoie esse pé com seu esterno ou ombro, de modo que os músculos posteriores da coxa possam relaxar temporariamente. Enganche seus dedos, com as palmas das mãos voltadas para o lado, nos músculos posteriores da coxa na parte de trás do joelho, "deslizando" entre esses tendões (dois medialmente e um lateralmente) até repousar sobre as cabeças do gastrocnêmio (Fig. 3.17). Assegure-se de pegar um pouco de pele e manter seus dedos em movimento contra os tendões dos posteriores da coxa para não pressionar o local comprometido no interior do espaço poplíteo. Essa técnica não deve produzir dor em nervos, parestesia nem irradiações. Peça ao paciente que reassuma o controle sobre a perna; retire então seu apoio. Os tendões dos posteriores da coxa vão "saltar" conforme forem tensionados, por isso mantenha seus dedos posicionados contra a superfície posterior da parte distal do fêmur.

Peça ao paciente que abaixe lentamente o pé até a maca (estendendo o joelho) enquanto move lentamente seus dedos até o interior dos tendões dos posteriores da coxa (embora seja mais fácil simplesmente manter sua posição, enquanto o paciente faz o trabalho). O paciente alongará tanto os posteriores da coxa como os gastrocnêmios em contração excêntrica, liberando suas extremidades distais uma da outra. Quando bem-feito, o movimento de "prender e alongar" terá como resultado o avanço da tíbia para a frente, sob o fêmur.

Do joelho até o quadril

Com as pernas estendidas, continuamos subindo até a continuidade miofascial fornecida pelos posteriores da coxa. Isso nos conduz ao aspecto posterior dos túberes isquiáticos (Fig. 3.20). A dupla de músculos posteriores da coxa mediais, o semimembranáceo e o semitendíneo, é complementada pelo músculo posterior da coxa lateral, o bíceps femoral (embora a parte exterior da perna também possa ser vista como tendo dois "posteriores da coxa" – ver Cap. 6). Os três posteriores da coxa são expressos, afetando tanto o joelho como o quadril.

Separação dos posteriores da coxa

Muito se escreveu sobre os posteriores da coxa, mas muito pouco sobre suas funções separadas. Os posteriores da coxa mediais (semitendíneo e semimembranáceo) criam a rotação tibial medial quando o joelho é flexionado. Nessa mesma situação, o posterior da coxa lateral da perna (bíceps femoral) cria a rotação lateral da parte inferior da perna no fêmur. Para desempenhar essas funções separadas, os dois conjuntos de músculos têm de ser capazes de trabalhar separadamente. Esse movimento diferencial entre posteriores da coxa, interno e externo, é especialmente importante nos esportes ou atividades em que os quadris se movem de um lado para o outro, embora não haja pressão sobre o joelho, como na dança de *jazz*, na modalidade *slalom* no esqui, ou esquivando-se no futebol americano ou rúgbi. Na corrida simples – flexão e extensão puras – essa separação não é necessária, pois os posteriores da coxa interno e externo sempre trabalham em conjunto.

Para sentir o quanto a função interna e externa nos posteriores da coxa é separada, mantenha seu paciente em decúbito ventral com o joelho flexionado para facilitar o acesso. Comece a reconhecer o caminho até o espaço entre os dois conjuntos de posteriores da coxa, logo acima da região comprometida situada no espaço poplíteo (Figs. 3.17 e 3.20). Ali será fácil sentir a separação medial a lateral, pois os três são bastante tendíneos, estando a uma distância que vai de 3 a 5 cm. Agora, mova-se em direção ao túber isquiático, mas não se afaste do "vale" entre os dois conjuntos de músculos. Até onde esse vale pode ser palpável? Para algumas pessoas, todo o feixe formado pelos três músculos ligados entre si estará alguns centímetros acima do espaço poplíteo; para outras, uma divisão será palpável a meio caminho, ou mais, para o túber isquiático.

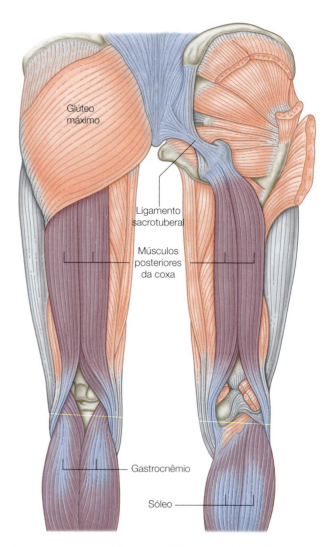

Figura 3.20 Uma visão superficial (à esquerda) mostra os posteriores da coxa desaparecendo sob o glúteo máximo, mas, apesar de o glúteo ser um músculo superficial nas costas, ele não faz parte da LSP. Ele é desqualificado por envolver tanto uma mudança de direção como uma mudança de nível. Retire o glúteo (que vai aparecer mais tarde como parte de outras linhas) para ver a conexão clara dos posteriores da coxa ao ligamento sacrotuberal.

Na dissecação, os músculos podem estar separados em até 10 cm do túber isquiático.

Para fazer um teste funcional, mantenha seu paciente em decúbito ventral com o joelho que está sendo avaliado dobrado em ângulo reto, e depois gire o pé até os limites da rotação medial e lateral ("Gire a canela para dentro; gire a canela para fora"), enquanto isso descanse sua mão sobre os músculos e apalpe para sentir se eles estão trabalhando separadamente.

Para tratar o feixe dos posteriores da coxa, insira (ou mexa ou deslize) seus dedos entre os músculos no nível mais baixo da ligação enquanto seu paciente, sempre com o joelho dobrado, continua girando de modo lento a parte inferior da perna medial e lateralmente. Pouco a pouco a ligação da fáscia vai relaxar, permitindo que seus dedos afundem em direção ao fêmur. Continue trabalhando para cima uns poucos centímetros de cada vez até chegar ao limite dessa técnica.

Rotação no joelho

Embora a rotação funcional do joelho seja possível apenas quando ele está flexionado, a rotação postural da tíbia sobre o fêmur, medial ou lateral, é bastante comum. Apesar de vários fatores, incluindo a tensão nos tecidos periarticulares e tensões vindas do pé, poderem contribuir para esse padrão, trabalhar diferencialmente nos dois conjuntos de posteriores da coxa pode ser muito útil para que a perna recupere o alinhamento.

Se a tíbia for girada medialmente (medida pela direção em que a tuberosidade da tíbia fica de frente em relação à patela – as margens externas da patela e a tuberosidade da tíbia devem formar um triângulo isósceles), então o trabalho manual ou de alongamento no conjunto medial dos posteriores da coxa (semitendíneo e semimembranáceo) torna-se necessário. Se a tíbia for girada lateralmente, o trabalho sobre o bíceps femoral (as duas cabeças, mas em especial a cabeça curta) torna-se necessário. Os tecidos devem ser trabalhados na direção do joelho. Comece com qualquer alongamento geral ou trabalhe com os posteriores da coxa conforme planejado, em seguida faça um trabalho adicional no posterior da coxa pertinente para reduzir a rotação, usando o lento alongamento excêntrico dos tecidos feito pelo paciente, ao levar o joelho da flexão para a extensão. Os tecidos que mantêm essas rotações estão localizados profundamente, no interior da miofáscia dos posteriores da coxa. Se isso não for eficaz, aprofunde ainda mais nas possíveis tensões decorrentes da posição do pé, das torções pélvicas, ou da Linha Espiral (ver Cap. 6).

Do quadril para o sacro

A partir daqui, continuar pensando em termos de músculos torna difícil a possibilidade do uso das regras dos Trilhos Anatômicos, pois nenhum músculo se insere no túber isquiático em uma direção contínua com os posteriores da coxa. O glúteo máximo vai até a inserção isquiotibial, mas ele cursa claramente em um plano fascial mais superficial. Ir para o quadrado do fêmur, para o adutor magno ou para o gêmeo inferior, os quais estão em um plano semelhante, deve envolver uma radical quebra da regra de mudança de direção. Mas se pensarmos fascialmente não haverá frustração: o ligamento sacrotuberal surge a partir da parte de trás do tubérculo, comprovadamente como uma continuação dos posteriores da coxa, e passa na frente da margem lateral do sacro, logo acima da junção sacrococcígea (ver Fig. 3.20).

A extremidade inferior do ligamento é contínua com os posteriores da coxa. Na verdade, o tendão do músculo posterior da coxa lateral, o bíceps femoral, pode realmente ser separado na dissecação e seguido até o sacro. (Essa parte do ligamento é provavelmente um músculo degenerado; basta olhar para o nosso parente mamífero mais próximo, o cavalo, para ver um músculo bíceps femoral que percorre todo o caminho até o sacro. O sacro de um cavalo certamente suporta proporcionalmente menos peso do que o nosso sacro poderia suportar, e tem muito mais liberdade de movimento do que um sacro humano poderia desfrutar.)

Estações

Sejamos claros sobre comunicação fascial nas estações, ou inserções. Aqui faremos mais uma pausa para oferecer uma explicação mais completa, já que este é um bom exemplo do funcionamento geral de uma estação dos Trilhos Anatômicos. Não estamos dizendo que todo o ligamento sacrotuberal é uma extensão dos posteriores da coxa. A conexão muito forte, quase semelhante à tração do osso, entre o sacro e o túber isquiático é absolutamente necessária para a postura ereta humana e a integridade da pelve. Sem isso, nossa "cauda" se projetaria no ar, dolorosa e irremediavelmente, sempre que nos curvássemos. O ligamento está absolutamente pregado aos ossos (pelo menos ao invólucro periosteal) e não pode deslizar de forma significativa como um todo na direção dos posteriores da coxa ou da fáscia sacral.

O que *estamos* dizendo, na verdade, é que as camadas mais superficiais da fáscia são contínuas como a tensão entre as fibras fasciais adjacentes à superfície do ligamento e a miofáscia em ambos os lados, e são, ou deveriam ser, capazes de comunicar os dois movimentos (ver Figs. 2.8 e 2.9). Quantas camadas são capazes de se comunicar e quantas estão "coladas" varia de pessoa para pessoa; e isso depende das necessidades mecânicas específicas da pessoa na região. Em casos extremamente "colados", a derme da pele estará presa a outras camadas (por vezes criando uma covinha na pele), uma indicação certa de que uma estação não está se comunicando. Em casos extremamente frouxos, geralmente depois de algum trauma, mas às vezes em razão de um alongamento ou manipulação excessivos, ou de simples "frouxidão ligamentar" em seu tônus tecidual geral, as camadas que devem ser intrínsecas às estações locais se tornam demasiado comunicativas, exigindo uma rigidez miofascial adicional em outros lugares para manter alguma forma de integridade na articulação sacroilíaca.

A extremidade superior do ligamento profundo está também firmemente ligada ao sacro, mas mais conexões superficiais se expandem até as outras fáscias na região, especificamente para baixo até o cóccix e para cima até a espinha ilíaca posterior. Na dissecação, é possível descolar do corpo as fibras de comunicação superficial do ligamento sacrotuberal, mantendo sua forte conexão com as fáscias dos posteriores da coxa e dos eretores da espinha (como na Fig. 3.3).

O ligamento sacrotuberal

Não abordaremos o ligamento sacrotuberal propriamente dito, mas sim o tecido da LSP que passa sobre o ligamento sacrotuberal em seu caminho a partir dos posteriores da coxa até a fáscia sacral. Como a margem medial do músculo glúteo máximo se insere sobre o tecido que desejamos acessar, comece pelo lado medial da espessa linha ligamentar a partir da face lateral inferior do sacro para baixo, puxando o tecido para baixo e lateralmente ao túber isquiático, ou vice-versa, dependendo do padrão.

Para as pessoas com uma inclinação anterior da pelve, esse tecido deve ser geralmente trabalhado na direção descendente, e, nas pessoas com uma coluna lombar retificada ou uma inclinação posterior ao sacro, ele deve ser trabalhado na direção ascendente. Use uma pressão profunda, firme e consistente, sem cortar ou cavar, procurando sentir a leve, mas profunda, sensação de liberação.

Do sacro ao occipital

A partir da extremidade superior do ligamento sacrotuberal, nossas regras exigem que nos mantenhamos mais ou menos na mesma direção, e que não tenhamos nenhuma dificuldade para fazê-lo: os eretores da espinha surgem das camadas da fáscia sacral contínuas com o ligamento sacrotuberal (Fig. 3.21; Vídeo 3.7). Os eretores da espinha abrangem a coluna a partir do sacro até o occipital, com os expressos dos complexos do longuíssimo e do iliocostal recobrindo os locais cada vez mais profundos e mais curtos dos espinais, semiespinais e multífidos (Fig. 3.22). A camada mais profunda, o grupo transversoespinal, fornece os menores locais de uma única articulação, que revelam os três padrões básicos seguidos por todos os músculos eretores (Fig. 3.23). Os detalhes anatômicos funcionais

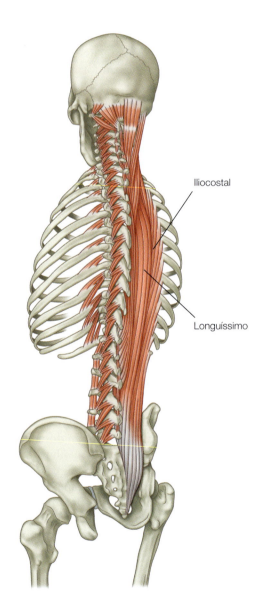

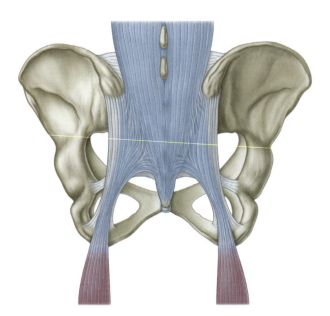

Figura 3.21 Usando uma faca é possível isolar o ligamento sacrotuberal como uma estrutura separada. Na vida, porém, ele (pelo menos superficialmente) se conecta acima tanto à fáscia sacral quanto aos eretores da espinha e, abaixo, ao bíceps femoral e aos posteriores da coxa mediais. (Vídeo 3.7)

Figura 3.22 Os eretores da espinha formam a próxima via da LSP. Os músculos cursam do sacro ao occipital; a fáscia cursa do ligamento sacrotuberal à fáscia do epicrânio. À esquerda estão alguns dos "locais" subjacentes dos transversoespinais – intertransversos, rotadores e levantadores da costela.

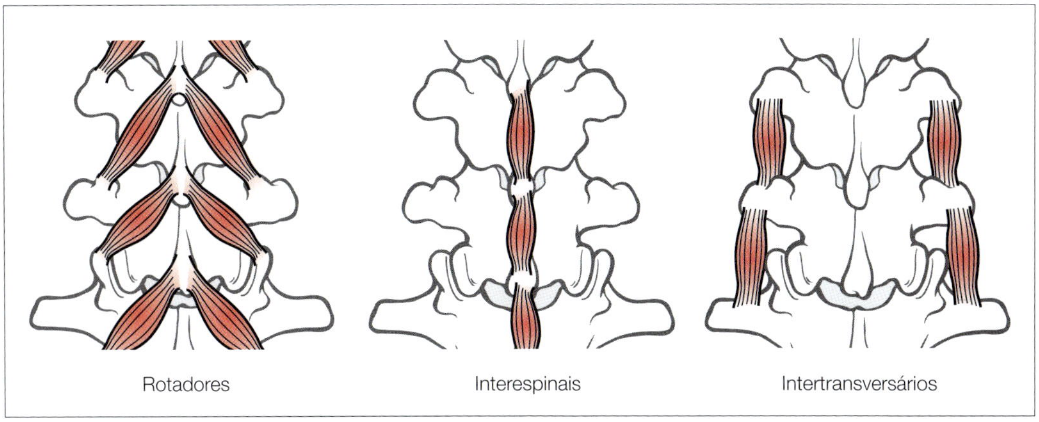

| Rotadores | Interespinais | Intertransversários |

Figura 3.23 O nível mais profundo da musculatura vertebral demonstra três padrões principais: processo espinhoso a processo transverso, processo espinhoso a processo espinhoso e processo transverso a processo transverso. Os músculos mais superficiais podem ser vistos como versões dos expressos cada vez mais longas dessas funções locais primárias.

de todos esses complexos musculares foram habilmente tratados em outros lugares.[2-4]

As camadas expressas mais superficiais da fáscia nesse complexo ligam o sacro ao occipital. Devemos observar que, mesmo que os eretores sejam parte da chamada Linha Superficial Posterior, ali várias camadas de uma miofáscia ainda mais superficial recobrem a linha na forma dos músculos serrátil posterior, esplênio, romboide, levantador da escápula e a musculatura superficial do ombro do trapézio e latíssimo do dorso. Esses músculos formam partes das Linhas Espiral, do Membro Superior e Funcional, e são abordados nos Capítulos 6, 7 e 8, respectivamente.

Fáscia do eretor da espinha

Existem tantos e tão diversos métodos para tratar os músculos das costas que muitos livros seriam necessários para que todos fossem detalhados. Por isso, incluímos apenas técnicas e considerações globais.

Uma vez que os eretores da espinha cobrem o lado posterior das curvas da coluna vertebral, eles cocriam a profundidade dessas curvas, juntamente com os músculos e ligamentos que se inserem à frente da coluna vertebral na altura do pescoço e das vértebras lombares (ver Cap. 9 sobre a Linha Profunda Anterior). Com isso em mente, nossa primeira consideração é a profundidade das curvas na coluna vertebral: existe uma lordose lombar ou cervical, ou uma cifose torácica? Observe: os processos espinhosos sobressaem como protuberâncias ou cristas além do tecido circundante (são "montanhas"?); ou afundam abaixo do tecido miofascial circundante em um sulco (formam "vales"?).

A regra geral é contraintuitiva: amontoe-se nas montanhas e escave os vales. O tecido miofascial espalhou-se para longe dos processos espinhosos que se projetam (como em uma hipercifose), alargando-se e, em seguida, aderindo às camadas circunjacentes. Esses tecidos precisam ser movidos medialmente, na direção dos processos espinhosos, não apenas para liberar os tecidos para o movimento, mas também para que as vértebras que estão muito para trás tenham algum impulso para a frente. Por outro lado, quando as vértebras estão profundamente enterradas (como em uma hiperlordose), os tecidos miofasciais contíguos migram medialmente e se enrijecem, formando a corda do arco para a curva nessa parte da coluna vertebral. Esses tecidos devem ser alongados, mas também mobilizados lateralmente de forma progressiva da superfície para a profundidade. Isso irá permitir às vértebras enterradas algum espaço e folga para se moverem para trás.

Para avaliar a capacidade de alongamento nos vários níveis da coluna vertebral, peça ao seu paciente para se sentar em um banco (ou na borda de uma mesa de trabalho, desde que seja suficientemente baixa para que os pés do paciente permaneçam confortavelmente apoiados no chão). Ajude-o a assumir uma postura ereta, com o peso sobre os túberes isquiáticos e a cabeça alongada distante do chão, mas ainda horizontal (olhando para a frente). Peça que ele abaixe o queixo em direção ao tórax até que sinta um alongamento confortável na parte de trás do pescoço. Deixe que o peso da testa o leve para a frente, "uma vértebra de cada vez", enquanto isso você permanece ao lado dele e observa. Busque locais onde os processos espinhosos individuais não se afastam um do outro como um trem quando sai da estação, um vagão por vez. Em todas as colunas vertebrais, exceto nas mais saudáveis, você encontrará lugares onde um par ou mesmo todo um grupo de vértebras se movem juntos, sem qualquer diferenciação.

Pacientes realmente limitados podem mover a coluna como um todo, e a maior parte do seu movimento para a frente ocorre pela flexão dos quadris, e não por curvar ou flexionar a própria coluna vertebral (Fig. 3.24).

É muito fácil a avaliação se transformar em um tratamento: coloque suavemente sua mão sobre uma região rígida e incentive seu paciente a descobrir a curva ou movimento nessa parte da coluna vertebral. Um tratamento manual mais assertivo pode ser usado nas regiões cuja rigidez constitui um desafio. Fique atrás do banco, e conforme o paciente começar a se projetar para a frente com o queixo ligeiramente dobrado, coloque a superfície dorsal de todas as falanges proximais sobre os dois lados da coluna vertebral na altura da articulação cervicotorácica. Mova para baixo conforme seu paciente se curvar para a frente, mantendo o ritmo com ele, mobilizando o tecido para baixo e para fora ou para baixo e para dentro (dependendo das "montanhas" e dos "vales") conforme você for avançando. Você deve atingir a fáscia do sacro mais ou menos ao mesmo tempo que ele estiver totalmente para a frente, com o tórax junto à coxa.

É muito importante que o paciente permaneça estabilizado, usando os pés para resistir à sua pressão, e não as costas ou o pescoço. Para um melhor resultado, é importante que os pés do paciente não fiquem pendentes, mas firmemente fixos no chão. Essa técnica deve ser totalmente confortável para o paciente; desista imediatamente se ela causar dor na região lombar da coluna (contudo, em virtude da carga excêntrica incidente nos músculos e nas lâminas fasciais, pacientes com problemas lombares frequentemente aceitam bem a aplicação dessa técnica). Sua pressão deve ter um sentido mais caudal, não tanto anterior.

Para um trabalho mais específico, a pressão pode ser aplicada pelos nós dos dedos. O cotovelo utilizado com cuidado também é útil para a abertura das lâminas e cordões fasciais mais espessos.

Existe uma variação que pode ser boa para a coluna cifótica, mas só pode ser aplicada naqueles com uma região lombar forte. A dor na região lombar durante essa técnica contraindica o tratamento. Peça ao seu paciente que inicie o movimento de flexão da coluna vertebral, conforme detalhado anteriormente. Quando seu aplicador (punho, cotovelo, nós do dedo) estiver na parte mais posterior da curvatura torácica (que provavelmente também deve ser a região mais rígida e bloqueada), instrua seu paciente a se "curvar na direção oposta, trazendo o esterno na direção da parede à sua frente", como as posturas da Esfinge ou da Cobra na ioga. Mantenha sua posição às costas do paciente, enquanto ele se abre para a hiperextensão com quadris flexionados (algo parecido com uma figura de proa nos navios antigos). Isso pode produzir uma abertura dramática no peito e na região torácica da coluna.

Essas técnicas podem ser repetidas algumas vezes, durante uma sessão ou em sessões sucessivas, sem efeito negativo, mas devem permanecer agradáveis, não dolorosas, para o paciente.

Os suboccipitais

Muitas técnicas para tração e alongamento gerais dos tecidos do pescoço, bem como técnicas musculares específicas para a musculatura cervical, foram bem documentadas em outros lugares, e elas podem ser efetivamente utilizadas para a LSP. As camadas mais profundas dos músculos (a "estrela" suboccipital) são cruciais para abrir a LSP como um todo; na verdade, os músculos reto posterior da cabeça e oblíquo da cabeça podem ser considerados os centros funcionais da LSP (Fig. 3.25). O elevado número de receptores de alongamento nesses tecidos, e sua ligação essencial desde os movimentos dos olhos até a coordenação do resto da musculatura posterior, garantem seu papel central. Foi demonstrado que esses músculos têm 36 fusos musculares por grama de tecido muscular; o glúteo máximo, ao contrário, tem 0,7 fusos por grama.[5] Portanto, pode-se afirmar que os suboccipitais são cerca de 50 vezes mais "inteligentes" que o glúteo máximo – mas será

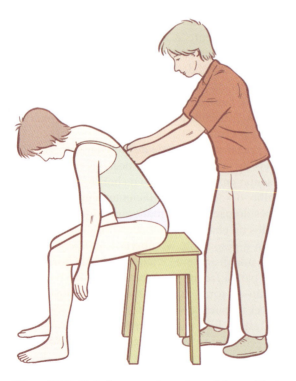

Figura 3.24 Trabalhar os eretores da espinha e a fáscia associada em contração excêntrica usando um banco é uma maneira muito eficaz de criar mudança na função miofascial em torno da coluna vertebral.

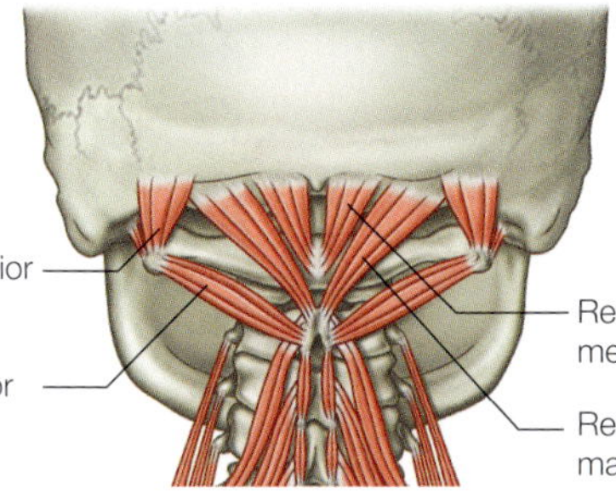

Figura 3.25 O pequeno, mas essencial, conjunto de músculos suboccipitais é a principal peça funcional da LSP – por isso, necessita de incidências mais detalhadas do que essa, como a vista posterior.

inútil procurar na academia por algum equipamento que exercite esses músculos essenciais.

Para sentir essa ligação em si mesmo, coloque as mãos de cada lado de sua cabeça com os polegares logo abaixo da parte de trás do crânio. Trabalhe delicadamente com os polegares ao longo dos músculos superficiais para que possa sentir os tecidos mais profundos sob a crista occipital. Feche os olhos. Agora, mova os olhos para a direita e para a esquerda, enquanto suas mãos, basicamente sobre as orelhas, garantem que sua cabeça fique imóvel. Você consegue sentir as pequenas mudanças de tônus muscular sob os polegares? Mesmo que sua cabeça não se mova, esses músculos ancestrais e primários estão respondendo aos movimentos dos seus olhos. Se olhar para cima e para baixo, irá sentir como outros músculos dentro desse conjunto se envolvem de um jeito parecido. Tente mover seus olhos sem esses músculos em movimento e você descobrirá que é quase impossível. Eles estão tão fundamentalmente conectados – e têm sido assim durante quase toda a nossa história vertebral – que qualquer movimento dos olhos irá produzir uma mudança no tônus nesses suboccipitais. A alteração dessa "programação" neural profunda é difícil, mas às vezes isso se faz necessário em casos de transtornos de visão ou de leitura, e de certos problemas do pescoço.* O resto dos músculos da coluna vertebral "ouve" esses suboccipitais e tende a se organizar seguindo sua liderança.

Esse conceito também é ilustrado pelo ditado "Um gato sempre cai em pé". Quando um gato se encontra no ar, ele usa os olhos e o ouvido interno para orientar a cabeça horizontalmente. Isso coloca certas tensões nos músculos suboccipitais, que são lidas pelo cérebro a partir de uma miríade de receptores de alongamento;

então, o cérebro ordena reflexivamente que o resto dos músculos da coluna vertebral reorganize toda a orientação da coluna do pescoço para baixo, para que os pés do gato estejam sob ele antes mesmo de ele bater no tapete. Apesar de estarmos na posição vertical, nossa relação cabeça-pescoço-parte superior das costas funciona quase da mesma maneira. Por isso, como você usa seus olhos e, mais particularmente, como você usa seu pescoço determina o padrão de tônus para o resto de sua musculatura posterior. Isso é importante em uma série de padrões posturais que vemos todos os dias em nossa prática: afrouxar, alongar e organizar o pescoço muitas vezes é a chave para problemas intransigentes entre as escápulas, na região lombar, e até mesmo nos quadris.

Retrair o pescoço e a cabeça também é uma parte fundamental da resposta ao medo. A maioria dos animais responde ao medo com a retração da cabeça, e os seres humanos não são exceção (Vídeo 3.6). Como a maioria de nós não sai da infância sem algum medo não resolvido, essa retração, como um hábito antes de começarmos um movimento ou como um estado postural permanente, fica entranhada em nosso movimento como socialmente aceitável, imperceptível, mas mesmo assim um jeito de ser prejudicial. Como é um hábito tão profundo e antigo, ele não é fácil de erradicar – professores da Técnica de Alexander gastam anos com isso –, mas a sensação psicológica e física de liberdade é um esforço que vale a pena.

Os quatro músculos suboccipitais que fazem parte da LSP são o reto posterior menor da cabeça (RPMeC), o reto posterior maior da cabeça (RPMaC), o oblíquo superior da cabeça (OSC) e o oblíquo inferior da cabeça (OIC). Eles cursam entre o occipital, o atlas (C1) e o áxis (C2). Os processos transversos (PT) da C1 são bastante grandes, enquanto o processo espinhoso (PE) é muito pequeno. Para sentir a posição relativa do PT da C1, peça a seu paciente que se posicione em decúbito dorsal, sente-se à cabeceira da mesa com as mãos ao redor do crânio de tal forma que a falange *intermediária* de cada um dos seus dedos indicadores permaneça contra os processos mastoides, deixando o osso distal livre. Seus punhos devem ficar próximos ou sobre a mesa, para que seu dedo indicador siga aproximadamente na direção do esternocleidomastóideo (ECM). Agora flexione suavemente a parte distal dos seus dedos indicadores na carne, situada logo abaixo do mastoide. Se os punhos estiverem muito longe da mesa e seus dedos apontarem para baixo, você vai perder o atlas. Se os punhos estiverem muito baixos ou seu indicador estiver na frente do mastoide, você irá para o espaço entre a mandíbula e o mastoide, o que definitivamente não é recomendado. Às vezes você pode sentir os PT diretamente, imediatamente inferior e anterior ao mastoide; às vezes, como muitos músculos estão competindo

---

* Moshe Feldenkrais desenvolveu uma série de "aulas" elegantes para livrar os pacientes desses hábitos; tais técnicas podem ser encontradas em seu livro *Awareness Through Movement*.

pelo espaço de inserção no PT, você só pode senti-los por sugestão. Se, entretanto, você mantiver a falange média em contato com o processo mastoide, com um pouco de prática será capaz de sentir com precisão se um PT é mais proeminente do que o outro (o que indica uma translação lateral ou um desvio para o lado proeminente); ou para a frente do outro (o que indica uma rotação da articulação atlantoccipital [A-O]), ou mais perto do crânio do que o outro (o que indica uma flexão lateral ou inclinação entre os dois).

OIC não é um bom nome, uma vez que esse músculo não se insere diretamente na cabeça, mas cursa do grande PE do áxis aos grandes PT do atlas, um pouco como as rédeas de um cavalo (Fig. 3.26). Esse músculo cursa paralelo ao esplênio da cabeça e fornece o músculo mais profundo e menor de rotação ipsilateral, criando esse "não" movimento, a rotação do atlas e do occipital juntos sobre o áxis. Você pode achar esse músculo localizando os PT do atlas e o PE do áxis, posicionando as pontas dos dedos indicadores diretamente entre os dois (na maior parte dos pacientes existe aí um "torrão" indicativo entre o trapézio e o ECM), fixando o crânio com seus polegares, e recorrendo à rotação da cabeça contra a resistência – o músculo profundo vai "estalar" na ponta dos seus dedos, e você pode avaliar a diferença de tônus entre os dois lados.

Os outros três músculos suboccipitais descem a partir da parte profunda da plataforma occipital. De medial a lateral, o RPMeC vai do occipício ao processo espinhoso do atlas, cruzando apenas a articulação A-O. Contudo, já dissemos que o processo espinhoso do atlas não tem dimensões significativas e, por isso, o que não fica claro na maioria dos atlas de anatomia é que esse músculo passa inferiormente e *muito anterior* para cruzar a articulação A-O (Fig. 3.27).

O próximo músculo lateralmente, o RPMaC, desce em direção ao PE do áxis, mas, como esse osso tem um enorme processo espinhoso, esse músculo cursa praticamente em linha reta para cima e para baixo. Isso aponta para uma diferença na função entre estes dois músculos: o RPMeC, entre suas outras funções, tende a puxar o occipital *para a frente* sobre o atlas (protração occipital, ou um deslocamento anterior do occipital sobre o atlas), enquanto o RPMaC cria hiperextensão pura tanto na articulação A-A (atlantoaxial) como na A-O. (O RPMeC não pode tracionar o atlas posteriormente porque o processo odontoide de C2 impede esse movimento.)

O mais lateral desses três músculos, o oblíquo superior da cabeça (OSC), cursa para baixo e para a frente novamente a partir da parte posterolateral do occipital, desta vez para os grandes PT do atlas. Esse músculo, que cursa em um trajeto paralelo ao RMPeC, terá o mesmo efeito – tracionando o occipital para a frente sobre o atlas (bem como ajudando a criar uma

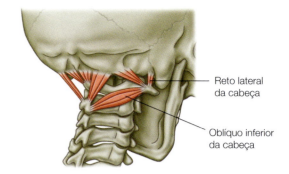

Figura 3.26 Uma incidência oblíqua do suboccipital permite uma percepção muito melhor de como os músculos se relacionam entre eles e com a movimentação da cabeça. O OIC, que cursa entre o PE de C2 e os PT de C1, é um modulador fundamental da rotação da coluna vertebral.

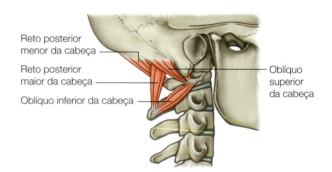

Figura 3.27 Uma incidência lateral dos suboccipitais nos mostra como o RPMeC e OSC puxam o crânio para baixo e para a frente, enquanto o RPMaC tende a puxar o crânio para baixo e apenas um pouco para trás. Em casos excepcionais, esses músculos atuam em conjunto, mas, em uma análise minuciosa da relação cabeça-pescoço, a diferenciação entre eles é essencial para integrar o trabalho miofascial nos grandes músculos espinais, a fim de obter um movimento funcional apropriado.

rotação postural na articulação A-O, se ele for mais curto de um lado do que do outro).

Embora o tratamento desses músculos possa ser um processo complexo de soltura, tendo em vista a conexão "para cima" com os olhos, e para baixo com relação a toda a coluna vertebral, podemos facilitar a palpação. Mais uma vez, o paciente deve estar em decúbito dorsal com a cabeça em suas mãos, mas desta vez o occipital deve estar apoiado nas palmas de suas mãos, para que seus dedos estejam totalmente livres. Curve totalmente seus dedos sob o occipital (eles devem apontar em sua direção e não para o teto), e deslize para além do trapézio e do semiespinal até esses pequenos músculos profundos. Mantenha os dedos mínimos sobre a mesa, e deixe que seus dedos anulares toquem na linha mediana da nuca do paciente, para que seis pontas de dedos estejam dispostas ao longo da parte inferior do occipital (Fig. 3.28). Com o devi-

CAPÍTULO 3 ■ Linha Superficial Posterior

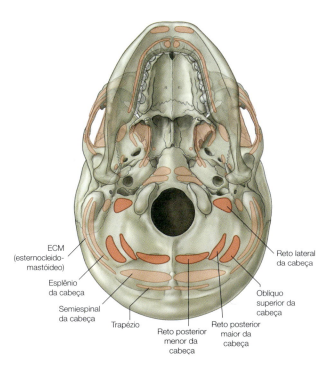

Figura 3.28 Vista inferior do crânio. Os três dedos do meio de cada mão geralmente correspondem "facilmente" às origens dos três músculos suboccipitais no nível mais profundo da parte superior da coluna.

do ajuste para mãos e cabeças de tamanhos diferentes, seus dedos anulares estarão em contato com o RPMeC, seus dedos médios com o RPMaC, os dedos indicadores sobre os OSC. Muitas vezes (mas nem sempre), dedilhar para a frente e para trás com o dedo médio revelará a faixa mais proeminente do RPMaC, e os outros dois dedos podem ser colocados de maneira uniforme em ambos os lados desse músculo.

Para reverter o problema postural comum do occipital mantido à frente sobre o atlas, você precisa criar comprimento e relaxamento nos músculos sob seus dedos indicadores e anulares. Para combater a hiperextensão postural do pescoço, você precisa liberar os RPMaC um pouco mais proeminentes sob seus dedos médios (e peça ao seu paciente para envolver os músculos longos na frente do pescoço, deslizando a parte de trás da cabeça em sua direção e nivelando o pescoço contra a mesa). Embora esses dois padrões muitas vezes ocorram simultaneamente em determinada postura da cabeça para a frente, eles também ocorrem separadamente, de modo que essa distinção torna-se útil.

Do occipital à crista supraorbital

Da crista occipital, a LSP continua para cima e sobre o occipital conforme essas camadas se misturam à aponeurose epicrânica, ou fáscia do epicrânio, que inclui as pequenas tiras dos músculos occipital e frontal, todas claramente orientadas na mesma direção da LSP. Esta finalmente vem terminar em uma inserção forte na testa ou crista supraorbital, no osso frontal logo acima da órbita do olho (Fig. 3.29).

O epicrânio

Embora o epicrânio possa parecer colado ao crânio e em grande parte sem músculos, ele ainda é uma região ativa dentro da LSP e das outras linhas, onde se pode obter um grande alívio. O epicrânio é o término de várias das linhas longitudinais; assim, para o terapeuta manual qualificado, puxá-lo e soltá-lo pode ser como brincar com as cordas de uma marionete. Regiões maiores de tensão podem ser "raspadas" caudalmente com as pontas dos dedos trabalhando em extensão. Nas pessoas com uma postura da cabeça para a frente, as inserções fasciais dos eretores insinuam-se pela parte de trás do occipital, buscando maior alavancagem no crânio, assim como fazem os eretores de um quadrúpede – uma das razões por que seu gato ou cão gosta de ser acariciado atrás das orelhas. Parte da solução, além de aliviar as retrações das Linhas Anteriores Superficial e Profunda e de corrigir a respiração defeituosa, é relaxar essas inserções fasciais na parte de trás do epicrânio para permitir que a cabeça levante.

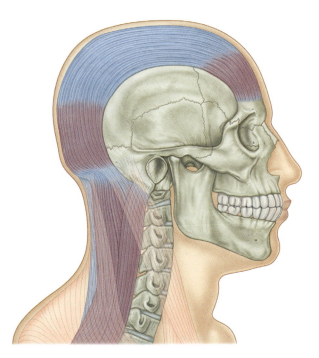

Figura 3.29 A partir da fáscia do eretor, a LSP viaja ao longo do topo do crânio sobre a aponeurose epicrânica, ou fáscia do epicrânio, para se inserir firmemente na crista supraorbital anterior.

Um exame detalhado do epicrânio a partir da crista occipital até a crista supraorbital também irá revelar pequenos fascículos fusiformes que, embora às vezes sejam difíceis de achar por serem tão pequenos, muitas vezes estão extremamente rígidos e dolorosos ao toque (Vídeo 6.8). Esses fascículos podem ser relaxados por meio da pressão constante do dedo (ou mesmo da unha) aplicada bem no centro do nó (use as informações do paciente para conseguir localizar) por cerca de um minuto ou até que o nó ou ponto-gatilho esteja totalmente desfeito. Aplicado corretamente, muitas vezes isso pode ocasionar um agradável relaxamento através de toda a linha afetada.

Cuidados devem ser tomados para observar a orientação dos fusos, uma vez que várias linhas se fundem na fáscia do epicrânio, e o fuso vai se alinhar como uma agulha de bússola ao longo da direção da tração. Retrações em qualquer uma das linhas cardinais – Frontal, Posterior ou Lateral – além da Linha Espiral ou da Linha Superficial Posterior do Braço podem surgir aí.

Um epicrânio geralmente muito tenso pode ser relaxado com mais delicadeza aplicando-se lentamente as polpas dos dedos em um movimento circular, movendo a pele sobre o osso até sentir que o epicrânio se soltou do crânio. Esse método pode ser particularmente eficaz se você o fizer com as polpas, e não com as pontas dos dedos, e permanecer com os movimentos de soltura, sem forçar.

O neurocrânio e a LSP

Embora existam outras conexões fasciais que vão da testa até o rosto, elas são muito superficiais e frouxas, e não constituem uma linha estrutural de tração. Os músculos faciais são fracamente definidos na fáscia superficial, palpáveis com facilidade quando você move o tecido da face em torno (compare com o movimento na fáscia sob a pele da testa, que é mínimo). A crista supraorbital é o final efetivo da LSP.

Também faz sentido que a LSP termine acima da órbita do olho quando consideramos suas origens evolutivas. Nos primeiros vertebrados, os peixes ágnatos (sem mandíbula), o crânio terminava logo acima dos olhos. A parte inferior dos olhos e a boca eram totalmente definidas apenas pelos tecidos moles. Faz apenas alguns milhões de anos que a estrutura óssea dos arcos das guelras "migrou" para o rosto a fim de formar o osso zigomático, as maxilas e os arcos mandibulares que agora se juntam com o mais antigo neurocrânio para formar nosso crânio como é hoje (Fig. 3.30).

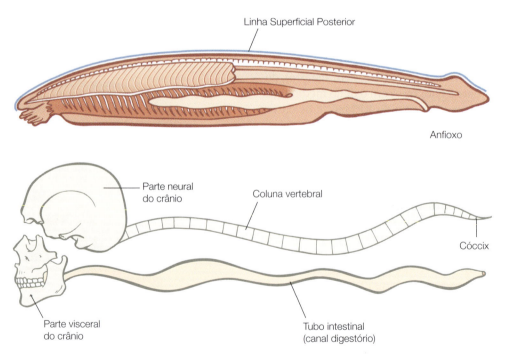

Figura 3.30 Nosso crânio, que é aparentemente sólido e formado por uma só peça, é na verdade formado por duas fontes embriológicas diferentes. Olhando para o crânio dos cordados e dos peixes primitivos, vemos que esses animais tinham um crânio, mas não ossos faciais. A parte neurocraniana do nosso crânio é uma extensão da coluna vertebral, enquanto as estruturas faciais viscerocranianas se desenvolvem a partir de nosso aparelho branquial. A LSP para perto da extremidade dianteira do neurocrânio.

Considerações gerais sobre o tratamento do movimento

Uma LSP geralmente móvel e com capacidade de movimento permite que o tronco e o quadril se flexionem com os joelhos estendidos, e cria uma hiperextensão do tronco, uma flexão do joelho e uma flexão plantar. Por isso, os vários tipos de curvaturas para a frente representam boas maneiras de alongar a linha como um todo ou de isolar partes, enquanto a hiperextensão postural é uma marca de hipertonia ou encurtamento da miofáscia da LSP. Exercícios de extensão devem envolver a LSP e tonificá-la sempre que necessário.

Alongamentos em geral

Observação: esses alongamentos, a maioria proveniente das asanas da ioga, estão incluídos para maior clareza e inspiração. Nem você nem seus pacientes devem fazer alongamentos sem uma adequada preparação e treinamento, pois isso pode causar lesões ou um resultado negativo. Seja cauteloso, treine ou encaminhe.

Alongamentos globais (em uma escala ascendente de dificuldade) incluem Flexão para a frente sentado (Fig. 3.31A), Flexão para a frente em pé (Fig. 3.31B), Cachorro olhando para baixo (Fig. 3.31C) e a Postura do arado (Fig. 3.31D).

A postura da Criança (ver Fig. 10.46C) pode ser usada para alongar a fáscia toracolombar e os eretores. A postura apoiada nos ombros é específica para a parte superior das costas e a parte do pescoço da LSP. A curva inclinada para a frente em uma mesa vai isolar a parte da perna da LSP.

Para as pessoas que têm a possibilidade, rolar em decúbito ventral sobre uma grande bola de fisioterapia fornece uma boa maneira de promover o relaxamento na LSP como um todo.

As regiões específicas

- *Plantar:* tomando a LSP a partir de baixo, a fáscia plantar excessivamente densa limitará a mobilidade do pé e dos dedos, assim como limita o movimento na LSP como um todo. Uma técnica simples, mas eficaz, exige que sua paciente fique com os pés descalços e flexione o tronco para a frente com os joelhos retos, apenas para ver como ela os sente. Então, a paciente (em pé novamente) coloca uma bola de tênis ou uma bola de fisioterapia pequena sob o pé. Agora ela deve descarregar o peso em várias partes da superfície plantar a partir da frente do calcanhar até a ponta do pé, procurando lugares que doam ou estejam rígidos. Ela deve colocar peso suficiente para chegar ao ponto entre o prazer e a dor, e deve manter a pressão em cada ponto por pelo menos vinte segundos. Todo o exercício deve demorar alguns minutos.
- Retire a bola e peça que ela se incline para a frente novamente, e chame a atenção para a diferença de sensação entre os dois lados da LSP. Muitas vezes a comparação é bastante dramática. Peça que ela faça o mesmo com o outro pé, é claro, e verifique se a curva para a frente é mais uma vez a mesma, embora mais móvel. Um paciente mais avançado, flexível ou masoquista pode mudar para uma bola mais dura.
- Qualquer movimento que exija dorsiflexão e hiperextensão dos dedos do pé vai alongar a porção plantar-panturrilha da LSP em torno do calcanhar. Um alongamento simples, mas eficaz, para a fáscia plantar e sua conexão em torno do tendão do calcâneo é ajoelhar-se com os pés dorsiflexionados e os dedos dos pés hiperestendidos sob você e, em seguida, sentar-se sobre os calcanhares (ou em direção a eles, para os mais pesados ou enrijecidos entre nós). Para os mais ágeis, mover os

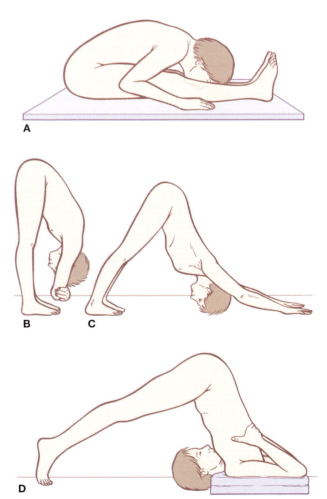

Figura 3.31 Existem muitos alongamentos diferentes, fáceis e difíceis, tanto para partes como para toda a LSP.

joelhos para trás, na direção dos dedos fixos, para perceber o alongamento aumentando ao longo da superfície plantar.
- *Panturrilha:* inclinando-se para a frente e descansando os antebraços em uma parede, a parte inferior da perna da LSP pode ser alongada colocando-se um pé atrás e descansando-se no calcanhar. Se o calcanhar alcançar facilmente o chão, flexione o joelho para a frente na direção da parede para aumentar o alongamento do músculo sóleo. Abaixar o calcanhar para fora do limite de um degrau de escada é uma forma comprovada e eficaz de alongamento da panturrilha.
- *Músculos posteriores da coxa:* todas inclinações para a frente descritas previamente ajudarão a alongar o grupo dos músculos posteriores da coxa. Balançar a parte superior do corpo para a esquerda e para a direita durante essas inclinações para garantir que todo o grupo muscular, não apenas uma linha ao longo dele, seja ativado e alongado.
- *Coluna vertebral:* induzir movimentos ondulatórios em toda a LSP, especialmente nos eretores da espinha e tecidos circundantes, é muito bom para afrouxar e despertar a neurologia da LSP. Mantenha seu paciente em decúbito ventral, ou em qualquer posição deitada confortável. Peça-lhe para encolher os músculos do abdome, de modo que uma onda de flexão atravesse a região lombar e a pelve. Incentive essa onda de movimento a se espalhar progressivamente ao longo de toda a parte de trás ou até mesmo para baixo, nas pernas. Assista ao movimento e observe onde há pontos "mortos" – lugares onde o movimento é sufocado e não consegue passar. Coloque sua mão sobre o ponto morto e incentive o paciente a trazer o movimento para essa região. Os pacientes frequentemente tentam esforços cada vez maiores para forçar o movimento através do ponto morto, mas movimentos menores, com pausas para a absorção, são frequentemente mais eficazes. Embora as restrições ocorram com mais frequência no padrão da flexão-extensão, ondas que envolvem flexão lateral ou rotação podem ser úteis também.**
- *Pescoço:* a região suboccipital na parte superior do pescoço é uma região que muitas vezes mantém excesso de tensão e imobilidade. A importância dos músculos reto e oblíquo da cabeça, que medeiam os movimentos dos olhos e os movimentos da coluna vertebral, para a mobilidade geral da LSP dificilmente pode ser exagerada. Esses músculos criam o início da hiperextensão, rotação e protração occipital (um deslocamento anterior da cabeça sobre o pescoço). Eles são alongados pela flexão cervical superior, pela rotação e pelo deslizamento do occipital posterior sobre os côndilos do atlas.

Induzir o movimento nessa região exige certa concentração para focar o movimento na parte superior do pescoço, uma vez que movimentos semelhantes podem ser produzidos nas vértebras cervicais inferiores pelos expressos que se sobrepõem a esses locais essenciais, antigos e minúsculos. Deite-se em decúbito dorsal e, mantendo a atenção no topo das vértebras cervicais sob o crânio, deslize a parte de trás de sua cabeça para longe do corpo, mas sem erguê-la da superfície sobre a qual você está deitado. Mantendo essa posição de flexão cervical superior e comprimento, mova-se lentamente em rotação, mais uma vez focando as vértebras cervicais superiores.

Também nesse caso, as lições de "Awareness Through Movement" de Moshe Feldenkrais, que separam os movimentos dos olhos dos movimentos do pescoço e do corpo, são inigualáveis em sua capacidade de esclarecer e diferenciar esses músculos e essa região.[6]

Guia de palpação para a LSP

Começando novamente a partir da extremidade distal da LSP, a primeira estação está na parte de baixo das pontas dos dedos dos pés, que não podemos sentir muito bem através das polpas dos dedos da mão, mas podemos achar os tendões dos flexores curtos dos dedos do pé sob a parte proximal, de pele mais fina, dos dedos dos pés. A fáscia plantar de fato começa na estação da planta do pé, estreitando à medida que ela retorna na direção da parte frontal do calcanhar, onde tem cerca de 2 cm de largura. Puxar os dedos dos pés para cima em extensão faz com que a fáscia plantar mostre um relevo acentuado, onde suas margens podem ser facilmente sentidas. A faixa lateral é difícil de ser sentida diretamente através da espessa polpa sobreposta, mas pode ser percebida ao se colocar o dedo ou o nó do dedo na linha que corre entre a margem externa do calcanhar até a base do 5º metatarso, uma protuberância óssea arredondada claramente palpável a meio caminho entre o calcanhar e o dedo mínimo do pé (Figs. 3.6 e 3.7). A faixa lateral, e que acompanha o abdutor do dedo mínimo, pode ser encontrada entre a base do 5º metatarso e a margem exterior do calcâneo.

A via corre em torno e através do calcanhar, e é difícil de ser sentida através da resistente polpa na parte inferior, mas pode ser sentida na parte posterior do

---

** Esse movimento simples foi muito bem elaborado pela Continuum, e pode ser explorado na página www.continuummovement.com ou www.continuummontage.com, ou nos livros de Anita Boser sobre Ondulação.

osso do calcanhar. Coloque os dedos sobre o osso do calcanhar enquanto flexiona e estende os dedos dos pés para sentir o efeito sobre a fáscia em torno do calcanhar (Fig. 3.12).

O tendão do calcâneo é facilmente sentido e familiar para a maioria, mas siga-o até a panturrilha conforme ele se alarga e se afina. Se o seu modelo está em pé sobre a planta dos pés, as margens inferiores das cabeças dos gastrocnêmios são facilmente palpáveis onde elas se inserem nessa aponeurose. Relaxe o tornozelo, e o grande sóleo será facilmente sentido profundamente a essa lâmina fascial.

A próxima estação, as cabeças dos gastrocnêmios, situa-se entre os fortes tendões dos posteriores da coxa atrás e acima do joelho na parte de trás dos côndilos do fêmur (Fig. 3.17). Os posteriores da coxa avançam para baixo com seus tendões abaixo do joelho: o semimembranáceo e o semitendíneo até a parte medial da tíbia, o bíceps femoral singular até a cabeça da fíbula na parte lateral da perna. Siga os posteriores da coxa até a face posterior do túber isquiático (ver Fig. 3.20). Pedir ao seu modelo que flexione o joelho ou estenda o quadril contra resistência irá convencê-lo de quão distante posteriormente a fáscia dos posteriores da coxa está dos túberes.

Se você alcançar um ponto sob a margem medial do músculo glúteo máximo imediatamente acima do túber, poderá achar o ligamento sacrotuberal quase semelhante ao osso – a via mais curta e mais densa dessa linha. Avance ao longo de seu lado medial, seguindo-o até a margem inferior externa do sacro (ver Fig. 3.21).

A partir dessa estação do sacro, entre as duas espinhas ilíacas posterossuperiores, os eretores da espinha e os transversos espinais subjacentes atravessam toda a coluna vertebral em uma longa via até a crista occipital. O mais interno dos eretores da espinha, o músculo espinal, que mede menos de 1,25 cm de largura na maioria dos casos, pode ser palpado diretamente contra os processos espinhosos, mais facilmente na altura da metade do tórax, na "linha do sutiã" (ver Fig. 3.22).

O músculo intermediário do grupo de eretores da espinha, o longuíssimo, é facilmente sentido como uma série de cabos fortes imediatamente laterais ao espinal. O mais lateral desses músculos, o iliocostal, pode ser sentido entre os cabos do longuíssimo e o ângulo das costelas. As tiras desse músculo muitas vezes são sentidas como as estrias elevadas do veludo conforme você as dedilha horizontalmente nesse nível. Com isso, qualquer um desses músculos pode ser rastreado para cima ou para baixo a partir de onde você os localiza.

Na parte superior do pescoço, o músculo semiespinal é facilmente palpável sob o trapézio (em especial quando seu modelo empurra a cabeça para trás contra resistência), como dois cabos verticais estreitando-se para baixo a partir do occipital. A palpação dos suboccipitais subjacentes já foi citada anteriormente na seção dedicada a esse importante grupo.

A partir da estação na altura da crista occipital, a fáscia do epicrânio, ou aponeurose epicrânica, cursa por sobre o osso occipital (contendo, na maioria das pessoas, as tiras do músculo occipital), sobre a parte superior da cabeça e ao longo da testa (envolvendo o músculo frontal), para se inserir na sua estação final, a crista supraorbital (ver Fig. 3.29).

Discussão 3.1

A LSP e as ondas da coluna vertebral

A LSP fornece uma ligação funcional entre as ondas que constituem as curvas primárias e secundárias da coluna vertebral e as pernas. Na postura humana plantígrada, o corpo se organiza em uma série alternada de curvas compensatórias. O pensamento anatômico tradicional reconhece as curvas torácica e sacrococcígea da coluna vertebral, que são côncavas com relação à frente do corpo, como as curvas primárias, isto é, curvas que ainda refletem a posição flexionada do desenvolvimento fetal.

Durante o final da gravidez e no primeiro ano de vida, as curvas secundárias se formam nas seções dentro da curva de flexão primária do bebê. Ativar os músculos do pescoço (para levantar a cabeça) e mais tarde os músculos da região lombar (para sentar e engatinhar) muda a forma dos discos intervertebrais para reverter a convexidade das curvas cervical e lombar, respectivamente (ver Figs. 10.38 a 10.44). Na postura ereta, no entanto, podemos expandir nossa visão da ondulação da coluna vertebral para todo o corpo, vendo a curva cranial como uma curva primária, a cervical como secundária, a torácica como primária, a lombar como secundária e a sacrococcígea como primária.

Estendendo esse ponto de vista para as pernas, a ligeira flexão dos joelhos pode ser vista como secundária, a curva do calcanhar como primária, o arco do pé como secundária e a planta do pé como primária. A "curva" do joelho se forma no processo de aprender a ficar em pé, e a curva secundária final, para formar os arcos do pé, toma a forma final conforme a criança fortalece os músculos profundos da panturrilha ao andar.

Embora todas essas curvas não tenham se desenvolvido de forma equivalente, esse conceito é bastante prático e admite ampla aplicação no campo da terapia manual e do movimento. Todas as curvas primárias são mais ou menos mantidas pela forma dos ossos circundantes. O crânio é interligado a si mesmo, a curvatura torácica é mantida pelas costelas e pelo complexo do esterno, a curvatura sacrococcígea pelos ossos do quadril e ligamentos pélvicos, e o calcanhar pela forma dos ossos do pé (Fig. 3.32).

Todas as curvas secundárias, porém, são mais dependentes do equilíbrio da miofáscia, primeiro criando e, em seguida, mantendo sua posição. Por isso as cervicais e lombares, sendo seções autônomas da coluna vertebral, dependem mais intensamente dos cabos da miofáscia circundante para sua estabilidade e posicionamento. Os ossos e ligamentos deixam o joelho livre para ir da flexão completa até a hiperextensão; o equilíbrio muscular determina onde os joelhos habitualmente descansam. Os arcos do pé também são tracionados para a posição final conforme a criança se levanta e dá impulso ao andar, e a manutenção deles depende tanto do equilíbrio bem-sucedido dos tecidos moles na perna e no pé quanto de qualquer arco real nos ossos. (Os músculos que descem da panturrilha para tracionar os vários arcos irão transformar-se mais tarde nas extremidades inferiores das outras grandes linhas dos trilhos – ver Caps. 5, 6 e 9 sobre as Linhas Lateral, Espiral, e Profunda Anterior.)

Na postura e no movimento funcionais, todas essas curvas secundárias também estão relacionadas umas com as outras. A falta de equilíbrio em uma delas frequentemente demonstra um padrão compensatório nas outras curvas secundárias próximas. A relação ilustrada entre os joelhos e a região lombar é facilmente vista na observação diária (Fig. 3.33).

O equilíbrio adequado entre todas as curvas primárias e secundárias, acompanhado por uma uniformidade de tônus nos tecidos da LSP, pode ser visto como um equilibrado desdobramento para a "maturidade" a partir da curva fetal embrionária. Padrões de flexão postural ou de hiperextensão podem estar relacionados às regiões onde a total maturação não foi completa. A flexão crônica dos quadris é muitas vezes ocasionada pela falha dos quadris em se estender completamente conforme a criança cresce; essa falta

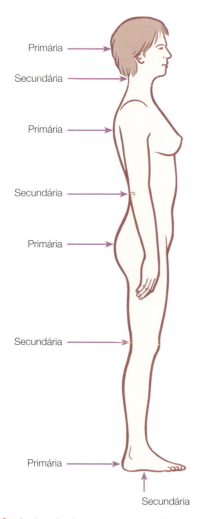

Figura 3.32 A alternância das curvas primárias e secundárias na coluna vertebral pode ser vista como uma extensão que percorre toda a parte de trás do corpo. A LSP se estende por trás de todas essas curvas, e o tônus de seus tecidos é fundamental para manter um equilíbrio fácil entre elas.

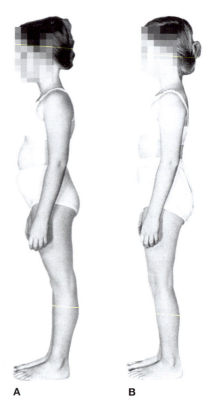

Figura 3.33 Os joelhos hiperestendidos podem ser vistos, nos termos dos Trilhos Anatômicos, como um problema da curva secundária. (**A**) Antes do tratamento, essa curva secundária foi invertida para uma curva primária, exportando a tensão extra para as outras curvas secundárias – nesse caso, regiões lombar e cervical. (**B**) Após o processo da Integração Estrutural, a curva do joelho normalizou, e por isso mantém o resto das curvas secundárias. [De Toporek (1981), reproduzida com permissão de Robert Toporek (www.newbabymassage.com).][7]

da extensão vai exigir uma compensação indicativa, "legível" na LSP. Uma pessoa que está completamente "desenvolvida" (no seu sentido literal de "desdobramento") apresenta um equilíbrio de "tensegridade" da alternância das curvas sagitais do corpo.

A LSP liga a face posterior de todas essas curvas em conjunto, de cima até embaixo. O princípio geral da abordagem dos meridianos miofasciais é que a força e, em última análise, a tensão viajam para cima ou para baixo ao longo dessas linhas. Por isso, problemas em qualquer uma dessas curvas podem criar tensão indevida para cima ou para baixo, em qualquer ponto da linha. O inverso também funciona: problemas constantes de dor podem ser mais bem tratados ampliando nossa avaliação e tratamento para outras partes da linha, muitas vezes bastante distantes do local da dor. Este livro é um apelo mais amplo para que criemos tempo e espaço para considerar essa visão sistêmica global da interação ao longo de todo um meridiano miofascial, ou, à medida que prosseguirmos, entre meridianos, em vez de considerar culpados apenas os músculos ou estruturas fasciais individuais. Não devemos punir as vítimas pelo que os criminosos estão cometendo.

dos muitos movimentos possíveis do pé no dia a dia e na vida esportiva. Em movimento, todas essas camadas sucessivamente mais profundas da miofáscia e do ligamento estão ativas na manutenção dos arcos (Fig. 3.34; ver Fig. 3.9).

Eles constituem camadas que são mais profundas do que a LSP, mas, quando chegamos às suas extremidades proximais ou distais, não podemos apontar para uma continuidade fascial específica com quaisquer outras seções do corpo, além da generalização de que "tudo está conectado entre si na rede fascial".

Na perna há o conjunto mais profundo dos locais (sóleo e poplíteo) que subjazem ao gastrocnêmio, mas eles ainda são parte da LSP, inserindo-se simplesmente na parte inferior da fáscia do calcâneo (e vamos incluir também o pequeno plantar nesse grupo).

Há um grupo de músculos profundos ao sóleo, entre ele e a superfície posterior da membrana interóssea – o compartimento posterior profundo –, que consiste nos flexores longos do dedo do pé e no tibial posterior (Fig. 3.35). Esses músculos, no entanto, como será claramente demonstrado, são parte da Linha Profunda Anterior (ver Cap. 9), apesar de sua posição posterior

Discussão 3.2

Existe uma Linha Profunda Posterior? 👁 💡

De acordo com a nomenclatura anatômica padrão, a existência de uma Linha Superficial Posterior supõe a de uma Linha Profunda Posterior. Além disso, se houver claramente uma Linha Profunda Anterior, bem como uma Linha Superficial Anterior, a simetria não exigiria a existência de uma Linha Profunda Posterior? Na verdade, quer a simetria exija isso ou não, anatomicamente não existe uma Linha Profunda Posterior. Embora existam regiões isoladas ao longo da LSP onde há camadas mais profundas da miofáscia distintas, não há nenhuma camada consistente e conectada mais profunda do que aquela já discutida (entretanto, ver discussão sobre a Linha Profunda Dorsal em cavalos no Apêndice 5).

Lançar um breve olhar sobre essas regiões é instrutivo. Na superfície plantar do pé, por exemplo, muitas camadas situam-se acima da (profunda) fáscia plantar. Essas camadas contêm os flexores curtos, os abdutores e adutores dos dedos dos pés e suas fáscias associadas, bem como os ligamentos plantar longo e calcaneonavicular que sustentam os arcos do tarso. A fáscia plantar foi descrita anteriormente como a corda dos arcos das curvas, mas é claro que a curva não é estática, em razão

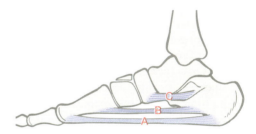

Figura 3.34 A fáscia plantar (**A**) é, de fato, apenas a parte mais superficial das diversas camadas de miofáscia, incluindo o ligamento plantar longo (**B**) e o ligamento calcaneonavicular (**C**), que atuam para suportar os arcos (comparar com a Fig. 3.9).

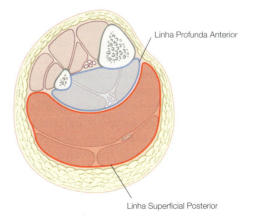

Figura 3.35 A LSP ocupa todo o compartimento superficial posterior da parte inferior da perna. O compartimento posterior profundo não pertence a uma Linha Profunda Posterior, mas, paradoxalmente, à Linha Profunda Anterior.

aos ossos nesse segmento do corpo, e, portanto, não se qualificam como uma Linha Profunda Posterior. Os músculos fibulares, no compartimento lateral, como será claramente demonstrado, são parte da Linha Lateral (ver Cap. 5).

Na coxa, os posteriores da coxa se sobrepõem à cabeça curta do bíceps e ao adutor magno, que constituem um local sob o expresso da cabeça longa do bíceps (ver a seção sobre o 4º músculo posterior da coxa no Cap. 6). Portanto, todos esses músculos posteriores da coxa, até o osso, podem ser considerados parte da LSP, não constituindo uma Linha Profunda Posterior.

Já na parte de trás do quadril a história é outra. Embora não estejam diretamente subjacentes às estruturas da LSP, os rotadores laterais profundos, no entanto, agem como uma Linha Profunda Posterior nessa região, limitando a flexão do quadril junto com os posteriores da coxa, bem como ajudando a manter a coluna vertebral ereta e em equilíbrio. Sob esse ângulo, o melhor nome para esse grupo seria *extensores curtos da coxa* ou extensores curtos do quadril.[8] Esses músculos, que descem do piriforme através dos obturadores e dos gêmeos até o quadrado femoral, têm uma função de continuidade com os outros, mas não de continuidade de fibras direcionais com outras estruturas miofasciais locais. É mais apropriado considerar esses rotadores laterais profundos como sendo um ramo da Linha Profunda Anterior na teoria dos meridianos miofasciais (ver Cap. 9), embora a ausência de conexões lineares dificulte colocá-los na metáfora dos Trilhos Anatômicos. Eles são mais bem apreciados à luz de outro conceito, o de uma série de leques da articulação do quadril.[9]

Na região da coluna vertebral, é possível argumentar que os músculos que incluímos como parte da LSP se dividem em dois grandes planos fasciais, os mais superficiais sendo os eretores da espinha (espinal, longuíssimo e iliocostal) e os mais profundos sendo os transversoespinais (semiespinal, multífido, rotadores, interespinais e intertransversos). Embora seja verdade que existe um plano fascial dividindo esses dois grupos, o que estamos discutindo aqui com muita firmeza é que esse é simplesmente um conjunto denso e complicado de locais e expressos, com os minúsculos locais monoarticulares formando três padrões distintos ao longo dos 26 ossos entre o sacro e o occipital (ver Figs. 3.22 e 3.23). Esses padrões – processo espinhoso ao processo espinhoso, processo transverso ao processo transverso, e processo espinhoso ao processo transverso – são repetidos com intervalos poliarticulares cada vez maiores pelos músculos semiespinal e eretores, que estão sobrepostos.

Na última parte da LSP, a fáscia do epicrânio, existe claramente apenas uma espessa camada de fáscia entre o periósteo do crânio e a camada dérmica da pele, e várias linhas e níveis de miofáscia, como mencionamos anteriormente, misturados nessa camada.

Portanto, a resposta à nossa pergunta é que não há Linha Profunda Posterior miofascial, ainda que a simetria o exija, ou não. Qualquer que seja o caso, o argumento para a simetria cai por terra conforme examinamos nossa história evolutiva e percebemos que a Linha Profunda Anterior começou como a "carapaça" original de tecido mole do nosso próprio "corpo intestinal" tunicado (Fig. 3.36). (Ver também a discussão geral sobre a Linha Profunda Anterior no Cap. 9.)

Podemos discutir sobre a "Linha Profunda Posterior", que seria composta pelo tecido conjuntivo que circunda o sistema nervoso central, a dura-máter, e sua extensão nos feixes neurais e neurovasculares que se enroscam através dos membros. Isso é atraente na medida em que a Linha Profunda Anterior circunda os órgãos ventrais, e suas projeções nos braços (por meio da Linha Profunda Anterior do Braço) e pernas podem ser vistas como a extensão desses órgãos para os braços e pernas. Da mesma forma, a dura-máter circunda os órgãos da cavidade dorsal, e, portanto, suas extensões nos membros poderiam ser chamadas de Linha Profunda Posterior, especialmente o nervo isquiático. À medida que mais estudos vão sendo publicados com as conexões da dura-máter e a anatomia da bainha do nervo, podemos achar que essa discussão tem um mérito, mas, uma vez que (1) essa configuração fascial não estaria associada a qualquer músculo exceto, talvez, o piriforme, e (2) as extensões fasciais da dura-máter acompanham os nervos em qualquer lugar do corpo (anterior, posterior e lateral, e não apenas na parte posterior interna da perna), optamos pela ideia de que não há simplesmente nenhuma continuidade

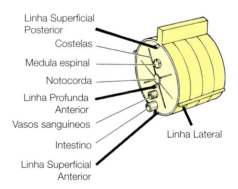

Figura 3.36 A localização das linhas cardinais em um plano corporal generalizado dos vertebrados. Observe que a LSP está por trás da coluna vertebral, enquanto a Linha Profunda Anterior encontra-se imediatamente à frente da coluna vertebral, e a Linha Superficial Anterior à frente dos órgãos. Desde o início da evolução dos vertebrados, a simetria esquerda-direita do sistema musculoesquelético não tem sido acompanhada por uma simetria posterior-anterior.

miofascial coerente que poderia ser chamada de Linha Profunda Posterior.

Como vimos, existem muitos lugares na LSP onde importantes locais estão embaixo dos expressos multiarticulares. Porque o esqueleto subjacente à LSP se move alternando curvas primárias e secundárias, podemos observar que esses locais tendem a se reunir em torno das curvas secundárias, posteriormente convexas – sob os arcos do pé, ao redor do joelho e nas vértebras lombares e cervicais. Evidentemente, a exceção aqui é a região torácica, onde a mesma quantidade de locais está subjacente aos expressos em torno de uma curva principal. Isso proporciona uma oportunidade para a tensão local e, portanto, para muitos pontos-gatilho persistentes, os quais, paradoxalmente, muitas vezes são mais bem abordados do ponto de vista postural a partir da região anterior do corpo (ver seção sobre a interação entre a LSP e a Linha Superficial Anterior no Cap. 4).

Referências bibliográficas

1. Huijing PA, Baan GC, Rebel GT. Non-myotendinous force transmission in rat extensor digitorum longus muscle. *J Exp Biol.* 1998;201:682–691.
2. Bogduk N. *Clinical Anatomy of the Lumbar Spine and Sacrum.* 3rd ed. Edinburgh: Churchill Livingstone; 1997.
3. Gorman D. *The Body Moveable.* Guelph, Ontario: Ampersand; 1978.
4. Kapandji I. *The Physiology of the Joints.* Vol. 3. Edinburgh: Churchill Livingstone; 1974.
5. Peck D, Buxton D, Nitz A. A comparison of spindle concentrations of large and small muscles. *J Morphol.* 1984;180:245–252.
6. Feldenkrais M. *Awareness Through Movement.* New York: Penguin; 1977.
7. Toporek R. The promise of Rolfing children. *Transformation News Network.* 1981.
8. Myers T. Extensor coxae brevis. *J Bodyw Mov Ther.* 2009;12(3):62–68.
9. Myers T. Fans of the hip joint. *Massage Magazine.* 1998;No. 75.

4

Linha Superficial Anterior

Visão geral

A Linha Superficial Anterior (LSA) (Fig. 4.1; Vídeo 2.1) conecta toda a superfície anterior do corpo desde o topo dos pés até o lado do crânio em duas partes – dos dedos dos pés até a pelve e da pelve até a cabeça (Fig. 4.2/Tab. 4.1) – que, quando o quadril está estendido como na posição ereta, funcionam como uma linha contínua de miofáscia integrada.

Função postural

A função postural global da LSA é equilibrar a Linha Superficial Posterior (LSP), e fornecer apoio de tração desde o topo para levantar as partes do esqueleto que se estendem para a frente da linha da gravidade – o púbis, a caixa torácica e o rosto. A miofáscia da LSA mantém, ainda, a extensão postural do joelho. Os músculos da LSA também estão dispostos a preservar as partes moles e sensíveis que enfeitam a superfície anterior do corpo humano e protegem as vísceras da cavidade ventral (Fig. 4.3).

Essa linha começa na parte de cima dos dedos dos pés. Pelo princípio fascial de que "tudo se conecta a tudo", a LSA tecnicamente se junta com a LSP por meio do periósteo em torno das pontas das falanges dos dedos dos pés, mas não há nenhum "jogo" discernível através dessa ligação. Funcionalmente essas duas linhas dos Trilhos Anatômicos se opõem uma à outra, a LSP sendo responsável pela flexão dos dedos dos pés, e a LSA assumindo o trabalho de estendê-los, e assim de modo sucessivo até a parte superior do corpo. De maneira mais prática, em termos de postura, os dorsiflexores agem para impedir que o complexo tibiofibular mova-se muito para trás em flexão plantar, e os flexores plantares impedem que ele se incline muito para a frente em dorsiflexão.

O equilíbrio postural sagital (EPS) (equilíbrio A-P) é mantido através de todo o corpo principalmente por uma relação tensa ou fácil entre essas duas linhas (Fig. 4.4). No tronco e no pescoço, no entanto, a Linha Profunda Anterior deve ser incluída para completar e complicar a equação (ver Fig. 3.36 e Cap. 9).

Quando as linhas são consideradas partes de planos fasciais, em vez de cadeias de músculos contráteis, vale a pena observar que, na esmagadora maioria dos casos, a LSA tende a deslocar-se para baixo, e a LSP tende a deslocar-se para cima em resposta (Fig. 4.5).

Função do movimento

A função global do movimento da LSA é criar flexão do tronco e dos quadris, extensão no joelho e dorsiflexão do pé (Fig. 4.6), ou resistir a seus opostos. A LSA executa um conjunto complexo de ações no nível do pescoço, o que será discutido mais adiante. A necessidade de criar movimentos de flexão bruscos e fortes nas várias articulações exige que a porção muscular da LSA contenha maior proporção de fibras musculares de contração rápida. A interação entre a LSP, orientada predominantemente para a resistência, e a rapidez reativa da LSA pode ser vista na necessidade de contração em uma linha quando a outra está alongada (Fig. 4.7).

Considerações gerais sobre terapia manual

Assim como na LSP, existem na verdade duas LSA, uma imediatamente à direita e outra imediatamente à esquerda da linha média. Observar o paciente de frente vai ajudar a avaliar as diferenças entre os lados direito e esquerdo dessa linha, embora uma boa primeira conduta de ação na maioria dos casos seja resolver qualquer encurtamento geral na LSA. Observar o paciente lateralmente revela o estado de equilíbrio entre a LSA e a LSP e oferece uma boa indicação de onde abrir e alongar a linha em geral (ver Fig. 1.2).

CAPÍTULO 4 ■ Linha Superficial Anterior 59

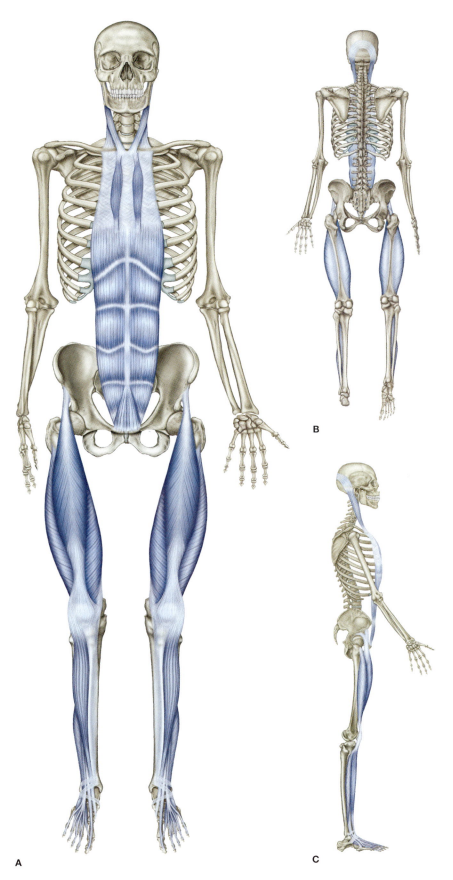

Figura 4.1 A Linha Superficial Anterior.

60　Trilhos Anatômicos

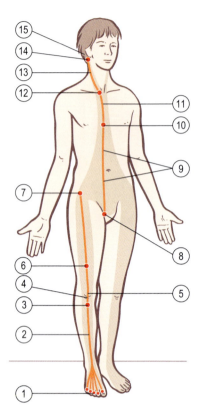

Figura 4.2 Vias e estações da Linha Superficial Anterior. A área sombreada mostra a região de influência da fáscia superficial.

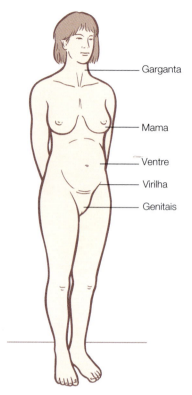

Figura 4.3 O ser humano desenvolveu uma forma única de postura ereta que revela todas as suas regiões mais sensíveis e vulneráveis ao mundo circundante, todas dispostas ao longo da LSA. Compare com os quadrúpedes, que protegem a maioria ou todas essas regiões vulneráveis (ver Fig. 4.31).

Tabela 4.1 Linha Superficial Anterior: "vias" miofasciais e "estações" ósseas (Fig. 4.2)

Estações ósseas		Vias miofasciais
	15	Fáscia do epicrânio
Processo mastoide	14	
	13	Esternocleidomastóideo
Manúbrio do esterno	12	
	11	Fáscia esternal/esternocondral
Quinta costela	10	
	9	Reto do abdome
Tubérculo púbico	8	
Espinha ilíaca anteroinferior	7	
	6	Reto femoral/quadríceps
Patela	5	
	4	Tendão subpatelar
Tuberosidade da tíbia	3	
	2	Extensores longos e curtos dos dedos do pé, compartimento crural anterior
Superfície dorsal das falanges dos dedos do pé	1	

A LSA, juntamente com a LSP, medeia o movimento no plano sagital. Quando não funciona corretamente, ela age para criar o movimento para a frente (flexão) ou para restringir o movimento para trás (extensão). O problema aumenta quando a miofáscia da LSA começa a tracionar inferiormente sobre o esqueleto a partir de uma estação inferior estável, em vez de tracionar superiormente a partir de uma estação superior estável, ou seja, os músculos do abdome começam a agir para tracionar as costelas na direção do osso púbico, em vez de trazer o osso púbico na direção das costelas.

Padrões de compensação postural comuns associados com a LSA incluem: limitação da flexão plantar do tornozelo, hiperextensão do joelho, inclinação pélvica anterior, deslocamento pélvico anterior, restrição respiratória nas costelas anteriores, postura da cabeça para a frente.

A Linha Superficial Anterior em detalhes

Os cinco tendões que se originam na parte de cima dos dedos dos pés formam o início da LSA. Ao mover o pé para cima, a LSA pega dois tendões adicionais (Fig. 4.8). Na face lateral, temos o fibular terceiro (se houver) originando-se na diáfise do 5º metatarso. Do

CAPÍTULO 4 ■ Linha Superficial Anterior 61

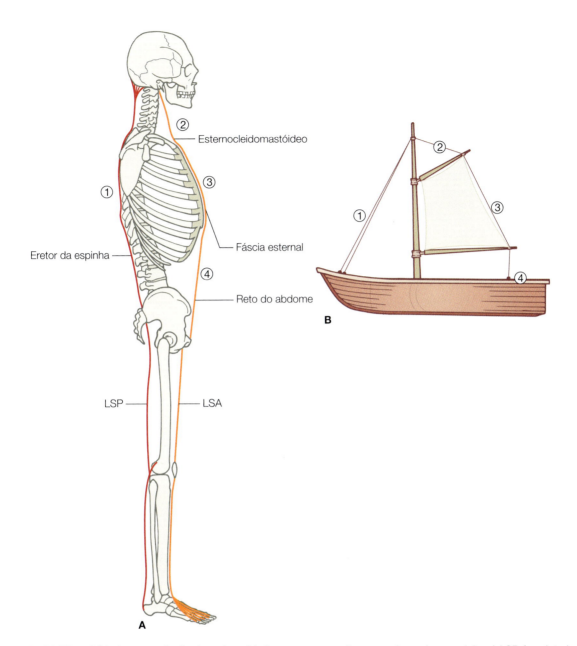

Figura 4.4 A LSP e a LSA têm uma relação de reciprocidade que se assemelha ao cordame de um veleiro. A LSP é projetada para tracionar para baixo a parte de trás, desde a base até o topo; e a LSA é projetada para tracionar para cima a parte da frente, desde o pescoço até a pelve. (Com base em Mollier.[1])

lado medial, temos o tendão do tibial anterior desde o 1º metatarso no lado medial do pé. A LSA inclui tanto os músculos extensores curtos sobre o dorso do pé como os longos tendões da parte inferior da perna.

A região tibial (canela)

O plano fascial da LSA passa por dentro do compartimento anterior da parte inferior da perna, mas em seu caminho passa sob o retináculo dos músculos extensores. O retináculo é basicamente uma extensão mais espessa de um plano fascial ainda mais superficial, a profunda fáscia crural de revestimento, que envolve a parte inferior da perna. Esse espessamento retinacular é necessário para manter os tendões embaixo (caso contrário, a pele entre o pé e o meio da canela se descolaria toda vez que os músculos se contraíssem – Fig. 4.9). Como os tendões correm ao redor de uma intersecção (o que nossas regras permitem nesse caso, por causa da clara continuidade fascial e mecânica), os invólucros de tecidos em torno dos tendões são lubrificados para facilitar seu movimento sob a faixa retinacular. No entanto, longe de ser uma simples "tira", o complexo entrelaçamento entre a fáscia crural, os tendões e as camadas retinaculares, bem como a maior quantidade de sensores proprioceptivos no interior

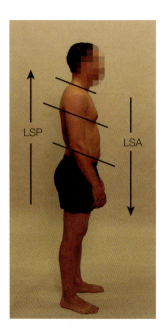

Figura 4.5 É um padrão muito comum para a LSA tracionar a parte da frente para baixo enquanto a LSP traciona a parte de trás para cima (linhas verticais). Isso cria uma disparidade entre os planos fasciais correspondentes na parte da frente e na parte de trás do corpo (linhas horizontais). Essa mudança dos planos fasciais é um conceito relativamente novo em treinamento e na terapia corporal, não sendo a mesma coisa que músculos fracos ou miofáscias curtas ou longas. Tais problemas acompanharão esse padrão, mas, se nada for feito para "equilibrar as coisas" em termos de uma mudança de planos com retorno ao equilíbrio, os desequilíbrios musculares continuarão se reafirmando.

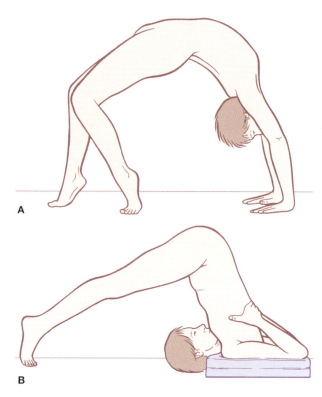

Figura 4.7 A relação recíproca entre a LSP e a LSA pode ser vista nestas duas posturas. Em (**A**), a LSP é contraída e a LSA é alongada, e vice-versa em (**B**).

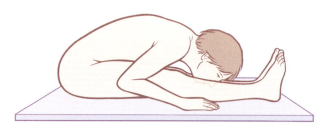

Figura 4.6 A contração da LSA estende os dedos dos pés, dorsiflexiona os tornozelos, estende os joelhos e flexiona os quadris e o tronco, como ocorre ao se dobrar o corpo para a frente – exceto que a LSA, como aqui, hiperestende a parte superior do pescoço.

desse tecido, o tornam um bom local para produzir mudanças funcionais utilizando terapia manual ou cinesioterapia.

Acima do retináculo, a LSA passa na frente da parte inferior da perna. Na face lateral, ela contém os músculos do compartimento anterior – o tibial anterior, o extensor longo dos dedos e o extensor longo do hálux – na forma de concha anteriormente à membrana interóssea. No lado medial, descobrimos que, para melhor efeito, a fáscia crural também deve ser incluída onde ela se sobrepõe à tíbia e ao seu periósteo (comparar Fig. 4.10 com Fig. 2.1C).

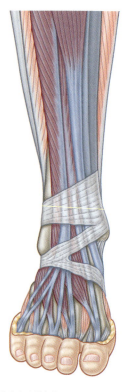

Figura 4.8 A via inicial da LSA é composta por sete tendões que cursam sob o retináculo ainda mais superficial e se combinam no compartimento anterior da perna.

CAPÍTULO 4 ■ Linha Superficial Anterior

O compartimento crural anterior

O tibial anterior é geralmente o músculo mais forte do compartimento anterior, mas o compartimento como um todo produz dorsiflexão e resiste à flexão plantar. Aqui lidamos com os dois problemas-padrão mais comuns nesse compartimento.

Quando a série de tendões desse compartimento passa sob a faixa restritiva do retináculo, eles podem ficar "presos" em relação ao livre movimento. Presumivelmente, as continuidades lubrificantes das bainhas peritendíneas aderem localmente à fáscia crural de revestimento acima e abaixo das camadas do retináculo. Isso se deve em geral à falta de uso do movimento de grande amplitude, e por isso são "fixados" em uma tensão constante. Seja qual for a causa, a solução é bastante simples e direta, e muitas vezes o paciente é agradavelmente surpreendido pelo aumento da facilidade do movimento depois de apenas algumas sessões.

Mantenha o paciente em decúbito dorsal, com os calcanhares ultrapassando um pouco a extremidade da mesa. Mantenha-o em dorsiflexão e flexão plantar, verifique se ele está bem "alinhado" com o tornozelo, para que o pé esteja apontando diretamente para o joelho, nem para cima e para dentro ou para cima e para fora. Se você adicionar flexão e extensão dos dedos ao movimento do tornozelo, aumentará a diferenciação muscular.

Feche a mão relaxada e aplique boa parte dessa superfície sobre o dorso do pé de seu cliente, distalmente aos retináculos. Enquanto a outra mão guia a dorsiflexão e a flexão plantar do cliente, peça a ele mover lentamente a articulação ao longo da sequência de movimento enquanto você sobe lentamente pela parte anterior do pé e do tornozelo, trabalhando com delicadeza para abrir o retináculo, subindo até a camada crural e além (Vídeo 3.2). Se os retináculos estiverem muito rígidos ou se os tendões estiverem presos, você vai sentir um "atraso" no caminho até a canela. Use o movimento do paciente e repita a sequência (talvez

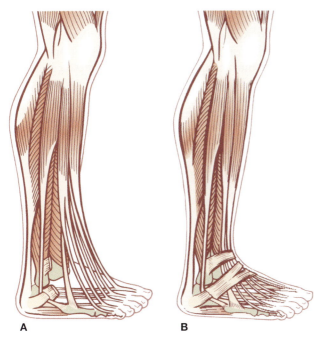

Figura 4.9 Os retináculos, espessamentos no invólucro da fáscia crural de revestimento profundo, fornecem uma polia para conter os tendões da LSA e direcionar sua força desde o músculo da tíbia até os dedos dos pés. É também uma área rica para a propriocepção.

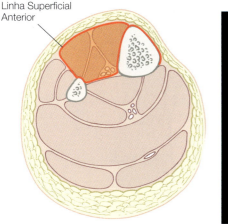
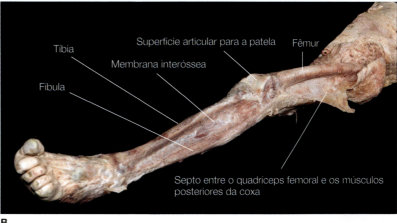

Figura 4.10 A LSA ocupa o compartimento anterior da perna e inclui também os tecidos da parte anterior da tíbia. Em (B), vemos quão pouco resta da perna quando a LSA é removida. Podemos ver a membrana interóssea sob o local do qual foi removido o compartimento anterior, com o fêmur quase totalmente exposto sem o quadríceps femoral no lugar. Ver também a Figura 2.1C, que mostra ambas as partes da fáscia crural dissecadas como uma só peça – o compartimento anterior e a fáscia profunda revestindo a tíbia. Os orifícios que aparecem nessa fáscia provavelmente representam locais em que a pessoa sofreu traumas na parte anterior da perna (p. ex., ao cair de uma escada ou ao jogar futebol), resultando em uma fáscia crural que adere ao periósteo subjacente.

pressionando um pouco mais) até que tanto sua mão quanto a percepção do paciente em relação ao movimento sintam que a restrição se foi.

O lugar onde você deve parar acima do retináculo varia de paciente para paciente. Em algumas pessoas, você deixa de sentir a "energia" logo acima do tornozelo; em outras, você sente como se estivesse "patinando" sobre a superfície da canela. Se isso acontecer, pare nesse ponto. Para alguns pacientes, a sensação de conexão e liberação se estende bem acima, na canela, em direção ao joelho, e você pode continuar subindo até onde sentir que sua manobra ainda está funcionando.

Quando o trabalho se estende acima do tornozelo, tente observar que lado da canela está mais limitado – o medial ou o lateral. Uma vez que você começou nos tendões, a progressão natural é para cima na direção dos músculos do compartimento anterior, na parte lateral da canela anterior. A LSA, no entanto, também inclui as camadas fasciais crural e superficial, que passam sobre a tíbia no lado anteromedial (ver Figs. 2.1C, 4.10 e 4.11).

Chegamos ao segundo problema-padrão comum nessa área, por isso vamos definir o problema antes de concluir com a técnica. Em qualquer tipo de inclinação das pernas para a frente, em que o joelho posturalmente repousa sobre uma linha anterior ao tornozelo, os músculos posteriores da panturrilha se contraem (pressionados excentricamente no músculo e bloqueados por muito tempo na fáscia) e os músculos e tecido anteriores se movem para baixo (e se contraem concentricamente, bloqueando a fáscia curta). Um dos melhores remédios para isso é mover de novo o tecido da superfície anterior para cima (enquanto os tecidos correspondentes da LSP são movidos para baixo).

Portanto, acima do tornozelo, superiormente ao retináculo, você pode trabalhar tanto a superfície do músculo quanto a superfície da tíbia. Uma vez que essas partes estão em ângulo entre si, elas podem ser trabalhadas sequencialmente, ou ambas ao mesmo tempo com as duas mãos (Vídeo 6.10). Trabalhar com as duas mãos é uma técnica que exige que os pulsos estejam relaxados, com as falanges proximais contra a superfície, uma mão acomodando-se na parte da frente do compartimento anterior dos músculos e a outra acima, na superfície anterior da tíbia. Nessa posição, os nós dos dedos das duas mãos (IFP) descansam próximos ou em oposição uns aos outros. Mergulhe no tecido o suficiente para envolver e avançar paralelamente ao osso, não pressionando como se estivesse escavando, o que causaria dor ao periósteo tibial.

Suas mãos devem trabalhar para cima acompanhando o tempo do movimento do paciente. Faça uma pausa enquanto ele, sob sua manipulação, se alonga em flexão plantar, mobilizando o tecido na direção cefálica conforme o paciente dorsiflexiona, até você chegar ao limite da eficácia ou ao topo do compartimento muscular, o que vier primeiro.

Não deixe de pedir ao paciente que faça uma dorsiflexão e uma flexão plantar depois de ter terminado o tratamento, pois muitas vezes você será recompensado com uma expressão de maior liberdade.

A coxa

Embora os próprios músculos tenham inserções dentro do compartimento anterior até a tíbia, a fíbula e a membrana interóssea, a próxima estação para a LSA encontra-se na parte superior dos lados medial e lateral dessa via – a tuberosidade da tíbia e seus côndilos (Fig. 4.11).

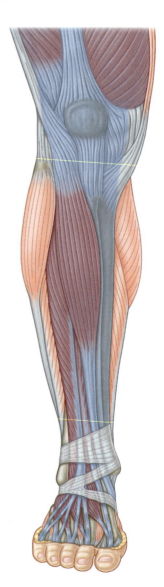

Figura 4.11 A parte superior do compartimento anterior vai além da tuberosidade da tíbia na direção do tendão patelar, uma "rédea" de tecido retinacular em torno do joelho, e o complexo do quadríceps.

Continuar em uma linha reta para cima não é problema: o quadríceps começa sua difusão em sentido ascendente ali, junto do tendão patelar. A LSA inclui a patela, o grande osso sesamoide projetado para manter a LSA longe do ponto de apoio da articulação do joelho para que os tecidos do quadríceps tenham mais força para a extensão do joelho. A patela repousa em um canal (tróclea) no fêmur, que também garante que o quadríceps, com suas várias direções diferentes de tração, ainda siga a trajetória diretamente na frente da dobradiça da articulação do joelho.

Os três vastos do quadríceps se agarram a várias partes da diáfise femoral, mas a quarta cabeça, o reto femoral, continua ousadamente para cima, levando a LSA até a pelve (Fig. 4.12). Embora o reto ocupe a superfície anterior da coxa, sua inserção proximal não é tão superficial. Sua extremidade superior mergulha sob o tensor da fáscia lata e o sartório, inserindo-se na espinha ilíaca anteroinferior (EIAI), um pouco abaixo e medialmente à espinha ilíaca anterossuperior (EIAS). Há uma pequena, mas importante, cabeça do reto que envolve a parte superior da articulação do quadril. Palpação e experiência com dissecação revelam que em um percentual indeterminado da população existe uma inserção fascial significativa adicional desse músculo na EIAS.

O quadríceps (Vídeo 6.21)

A mais rigorosa interpretação da LSA incluiria apenas o reto femoral, e não todo o quadríceps. Para a liberdade dessa linha, temos de garantir que o músculo reto, sendo um músculo biarticular, esteja livre para fazer seu trabalho, tanto no quadril como no joelho. O resultado de padrões de movimento repetitivo, especialmente no atletismo, pode ser um músculo reto que permanece preso ao músculo vasto subjacente, limitando o deslizamento, ou uma restrição com a bolsa suprapatelar.

A técnica a seguir exige uma cuidadosa organização do movimento do paciente. O que estamos buscando nesse caso é que ele use o movimento do tornozelo para flexionar o joelho e o quadril. O paciente permanece em decúbito dorsal com os calcanhares em cima da mesa. Coloque um dedo ou a mão contra a parte inferior do calcanhar do paciente para impedir que o calcanhar se mova para baixo. Peça-lhe para fazer uma dorsiflexão; o calcanhar irá pressionar para baixo contra sua mão de restrição, e o fêmur do paciente será pressionado em seu quadril. Peça-lhe para fazer a dorsiflexão novamente, acrescentando apenas um mínimo de elevação/flexão do joelho. Dessa vez, sua mão funciona como uma âncora (você também pode lhe sugerir o seguinte: "Imagine que a parte de trás do seu calcanhar está colada à mesa enquanto você flexiona seu tornozelo"), e o joelho e o quadril vão se flexionar conforme o tornozelo "lança" ou alavanca o joelho para cima.

Observe o quadril. Se a EIAS do paciente se move em direção ao joelho (produzindo hiperextensão lombar) conforme o joelho sobe, peça-lhe que na medida do possível mantenha o quadril passivo. O quadril deve permanecer neutro ou até mesmo cair para trás (em inclinação posterior pélvica ou extensão do quadril), conforme o pé é dorsiflexionado e o joelho flexiona. Se o quadril está flexionando ativamente, trabalhe com o movimento do paciente até que esse movimento represente um incômodo mínimo para o joelho e quadril, e a maior parte do trabalho seja feita no tornozelo.

Coloque um aplicador de sua preferência um pouco acima da patela (sinta-se livre para usar qualquer coisa, desde as pontas dos dedos até os cotovelos, dependendo do tipo de corpo e desenvolvimento muscular do paciente). Trabalhe lentamente na direção cefálica até o reto femoral, enquanto o paciente repete o movimento de dorsiflexão, mantendo o calcanhar "colado" à mesa. Preste atenção especial à região rica em receptores entre a patela e o ventre do músculo.

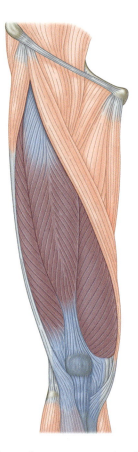

Figura 4.12 Pode-se dizer que a penumbra da LSA inclui todo o grupo do quadríceps, porém uma interpretação mais rígida mantém o reto femoral como parte desse grupo, passando pela espinha ilíaca anteroinferior.

Você pode segui-la, especialmente naqueles pacientes com uma pelve anterior, por todo o caminho até a EIAI (lembre-se de seguir o músculo até sua inserção, mais profunda e mais baixa do que a EIAS). Seu objetivo é liberar o músculo reto biarticular de seus extensores do joelho monoarticulares abaixo; o movimento do paciente é uma ajuda essencial.

Linhas secundárias

Voltando à parte superior da canela, existem ali rotas alternativas ou bifurcações (Fig. 4.13). Em vez de seguir o reto femoral em linha reta em sentido ascendente, podemos optar por seguir a margem anterior do trato iliotibial (TIT) a partir do músculo tibial anterior (como veremos no Cap. 6, com a Linha Espiral), o que nos levará lateralmente acima da coxa até a EIAS. Isso pode ser visto como uma ligação para o oblíquo interno.

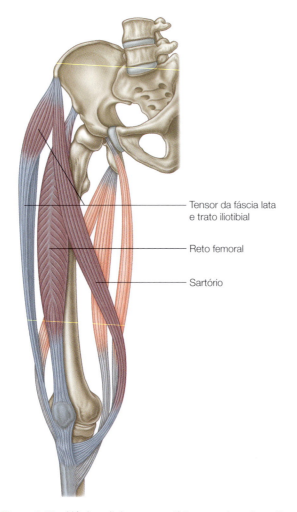

Figura 4.13 Há duas linhas secundárias ou rotas alternativas para o reto femoral a partir do joelho até o quadril. O sartório faz uma curva para cima a partir do interior até a espinha ilíaca anterossuperior, e a margem anterior do trato iliotibial faz o mesmo do lado de fora da perna.

No lado medial do joelho, podemos seguir o sartório desde sua inserção distal no periósteo da tíbia em torno da coxa medial, alcançar novamente a EIAS, embora desta vez o "acompanhamento através" do norte da EIAS seja o oblíquo externo (ver a Linha Funcional Ipsilateral no Cap. 8). Essas várias linhas secundárias de tração que saem da "rotatória" da EIAS nos permitem transitar superiormente de várias maneiras, do abdome até as costelas (Fig. 4.14). Embora esses trilhos sejam obviamente usados nas rotações diárias, na marcha e nas atividades cotidianas, optamos por enfatizar, neste capítulo, a ligação direta e vertical até a frente do corpo.

Descarrilamento

Na altura da estação de trem mais elevada do reto femoral, nosso Trilho Anatômico parece chegar a um impasse. Nenhum músculo ou estrutura fascial sai da EIAI, ou mesmo da EIAS, diretamente para cima; os oblíquos do abdome partem em ângulos de 45° (Fig. 4.14A). O músculo contíguo ao reto femoral no lado medial é o ilíaco, então poderia haver uma discussão sobre algum tipo de ligação entre as duas estruturas, mas o ilíaco é parte de um plano mais profundo, a Linha Profunda Anterior (Fig. 4.15). Em relação à LSA, estamos procurando a continuidade da superfície até a frente. A conexão do reto-ilíaco é um caso especial que iremos estudar quando tratarmos das interações entre a LSA e a Linha Profunda Anterior no Capítulo 9.

A miofáscia que continua claramente avançando até a linha anterior do corpo é o reto do abdome, por isso vamos simplesmente quebrar as regras dos Trilhos Anatômicos para fazer um salto lógico até o púbis. A justificação para esse salto é a seguinte: a EIAI e o púbis fazem parte do mesmo osso (pelo menos em qualquer pessoa com mais de um ano de idade) (Fig. 4.16A). Portanto, para cada milímetro que o púbis é tracionado para cima pelo reto do abdome, o reto femoral deve se alongar um milímetro para permitir que isso aconteça. Se ambos se contraem, a parte da frente da caixa torácica e o joelho vão se aproximar (Fig. 4.16B). Se o corpo for arqueado em hiperextensão, ambos devem se estender reciprocamente. Se um deles não pode alongar, o outro deve compensar isso ou transferir a tensão para cima ou para baixo do trilho (Fig. 4.16C e D).

Por isso, mesmo que não haja uma continuidade miofascial, existe uma continuidade mecânica através do osso do quadril. Esse Trilho Anatômico trabalha como uma única via, na medida em que limitamos nossa discussão ao movimento dentro ou próximo do plano sagital. A LSA não vai trabalhar como uma faixa contínua nos movimentos que envolvem fortes rotações do quadril ou do tronco, mas *age* efetivamente como uma continuidade na postura, correndo, e nos alongamentos e movimentos sagitais (Fig. 4.17).

CAPÍTULO 4 ■ Linha Superficial Anterior 67

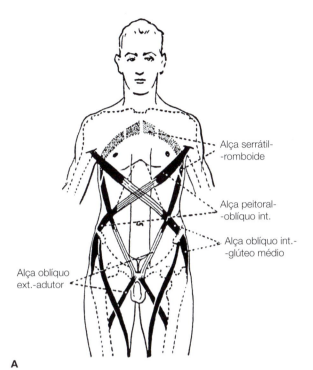

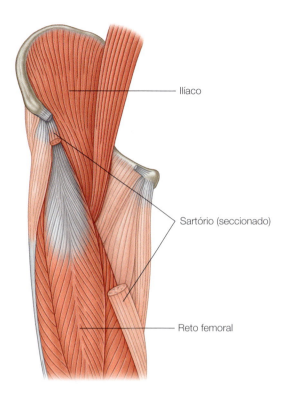

Figura 4.15 Uma vez que você chegou ao reto femoral, qual é o trilho que pode tirá-lo de lá? Nenhum músculo vai diretamente para uma direção cranial (ver também Fig. 4.14B). O ilíaco continua nessa direção, mas há dois problemas com essa via: (1) os músculos reto femoral e ilíaco, embora quase contíguos, não se conectam fascialmente, e (2) essa porção do ilíaco é apenas uma superfície temporária de uma via mais profunda, a Linha Profunda Anterior (ver Cap. 9).

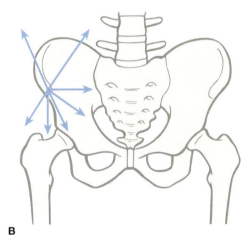

Figura 4.14 (A) As extensões das linhas secundárias na Figura 4.13 começariam a formar espirais ao redor do tronco, linhas que veremos nos próximos capítulos. (B) Cada um dos músculos contribui para a "rotatória" das inserções na EIAS. (A, Reproduzida com permissão de Hoepke, et al. 1936.)

O abdome

Depois de nos deslocarmos até a parte superior do púbis, podemos subir pela fáscia abdominal, incluindo os elementos musculares do piramidal e do reto do abdome e das camadas fasciais que circundam o reto desde os oblíquos e o transverso (Fig. 4.18; Vídeo 6.16).

O reto do abdome

Pobre reto do abdome: é excessivamente exercitado pela turma do "bota pra quebrar" nas academias e desprezado pelo terapeuta manual. É importante entender que a LSA envolve pelo menos três camadas neste nível: a aponeurose fascial que passa na frente do músculo reto, o próprio músculo e a lâmina fascial que cursa atrás dele (Fig. 4.18). Essas aponeuroses são compartilhadas com os outros músculos abdominais e serão apresentadas com as outras linhas (ver Caps. 5, 6, 8 e 9). Por enquanto, vamos nos preocupar com a extensão do próprio reto entre o púbis e a margem costal da caixa torácica.

Assim, quando observamos o músculo reto temos de avaliar três partes distintas: o tônus do músculo em si e o tônus das duas bainhas que o envolvem, na frente e atrás do músculo. Se o reto é achatado – a barriga "tanquinho" –, então podemos suspeitar de alto tônus na lâmina superficial e no próprio músculo. Se o músculo reto é saliente, temos de avaliar o tônus do músculo, mas podemos ter razoável certeza de que a lâmina mais profunda atrás do músculo, a fáscia transversal, está encurtada.

Para liberar a lâmina anterior e o músculo, mantenha seu paciente em decúbito dorsal com os joelhos para cima e os pés sobre a mesa. Olhando na direção cefálica, enganche as pontas dos dedos flexionados na

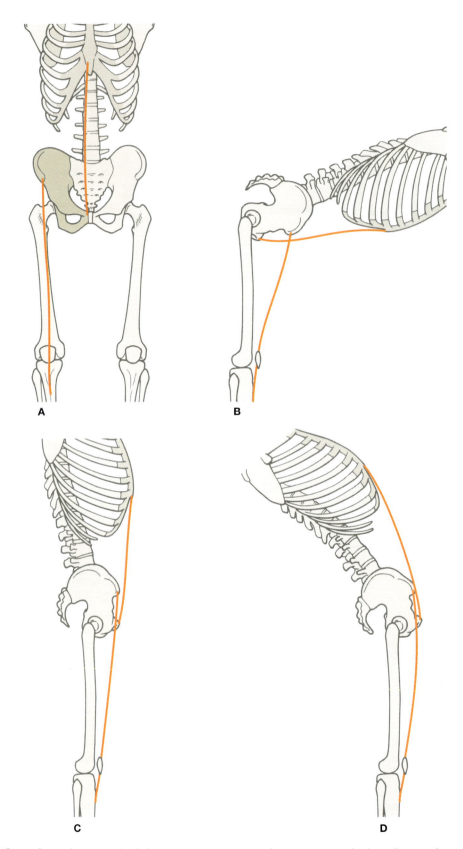

Figura 4.16 (A) O reto femoral e o reto do abdome se conectam mecanicamente por meio de cada osso do quadril. (B) Quando ambos se contraem, o quadril e o tronco se flexionam para se aproximar da caixa torácica e do joelho. (C) Em pé, o tônus relativo nos ajuda a determinar a inclinação da pelve. (D) Em hiperextensão, ambos são alongados longe um do outro – se uma parte é inelástica, a outra deve compensar ou passar a tensão ao longo da LSA. Embora essa separação divida a LSA em duas faixas, estas se conectam mecanicamente para possibilitar todos os movimentos de flexão e extensão do quadril e do tronco.

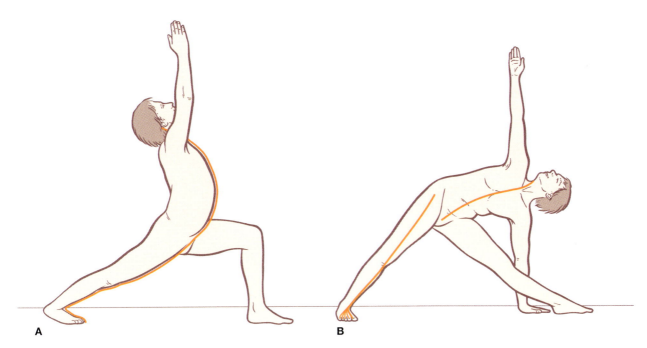

Figura 4.17 (**A**) Movimentos puramente sagitais (flexão-extensão) envolverão a LSA como um todo. (**B**) Movimentos de rotação dos quadris ou do tronco desconectam a porção superior da LSA da porção inferior dessa linha.

parte inferior do músculo e mova o tecido para cima na direção das costelas, repetindo toda vez que chegar a uma das inscrições tendíneas no músculo reto. Você pode repetir esse movimento conforme necessário para continuar o processo de liberação da face superficial do músculo reto até a 5ª costela.

Chegar à lâmina posterior do músculo reto exige uma técnica mais invasiva, porém muito eficaz. Primeiro, temos de avaliar a natureza do encurtamento. Se as vértebras lombares estão hiperestendidas em uma lordose, ou se a pelve é mantida em uma inclinação anterior, as vértebras lombares podem estar simplesmente empurrando o conteúdo abdominal para a frente e restringindo o músculo reto. Nesse caso, é necessário liberar a LSP nas vértebras lombares para dar ao abdome mais espaço para retornar (ver Cap. 3).

Se esse não for o caso, o abdome protuberante também pode estar ocorrendo por causa do conteúdo abdominal aumentado decorrente de excesso de alimentação ou inchaço, que devem ser resolvidos com alterações na dieta. Ainda é possível, é claro, que haja excesso de gordura subcutânea ou, especialmente no homem, na camada adiposa omental visceral subjacente ao peritônio.

Em qualquer caso, mesmo que o abdome sobressaia e o tônus muscular pareça baixo, é possível que o tônus da parede atrás do músculo reto seja bastante elevado, comprimido e responsável pela restrição da respiração ou por tracionar na parte de trás. Sem que nenhum osso próximo trabalhe contra, como podemos isolar a bainha que corre atrás do músculo reto, mas na frente do peritônio? Uma vez que a parte de trás da bainha do músculo reto faz parte da Linha Profunda Anterior, consulte o Capítulo 9 para saber a resposta.

As diversas vias que cruzam o abdome serão discutidas nos Capítulos 6 e 8 (Vídeo 6.9). Nosso movimento agora é em direção ao norte sobre o músculo reto e sobre a fáscia que o acompanha. Naturalmente, todas essas linhas abdominais interagem, contudo a LSA corre em uma via reta (mas que vai se ampliando) até sua próxima estação, na 5ª costela. O músculo reto deve chegar bem no alto da 5ª costela "verdadeira" para alcançar estabilidade suficiente para todas as ações fortes que devem ser executadas. As costelas "abdominais" inferiores, com suas longas inserções cartilaginosas no esterno, seriam móveis demais para proporcionar uma inserção estável para a LSA, especialmente levando em consideração sua grande excursão durante a respiração e as consideráveis forças geradas pelo reto do abdome em um saque no tênis, por exemplo.

A mobilização e a liberação das aderências extras onde o reto do abdome se insere e a fáscia abdominal se funde com a fáscia peitoral são frequentemente premiadas com um movimento de respiração expandido.

O tórax

A partir da 5ª costela, podemos continuar na mesma direção através do músculo esternal (se houver) ou de sua fáscia associada (que quase sempre existe), incluindo a fáscia esternal que passa por cima da superfície do esterno, junto com a fáscia subjacente ao

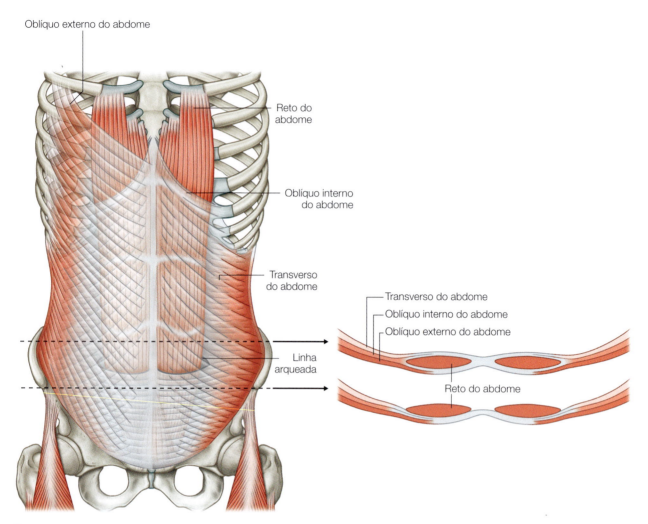

Figura 4.18 O reto do abdome é o músculo mais superficial do abdome em todo o caminho desde o tórax até o osso púbico. Em termos de camada fascial, no entanto, o reto do abdome começa superficialmente na quinta costela, mas logo mergulha alguns poucos centímetros sob a fáscia do oblíquo externo. Cinco centímetros mais abaixo do que isso, a fáscia do oblíquo interno se divide para circundar o reto do abdome. Abaixo do umbigo, o reto desliza através da fáscia transversal atrás do transverso do abdome na altura da linha arqueada do receptáculo para tornar-se, no momento em que alcança o osso púbico, o músculo mais profundo do abdome. Tal entendimento da anatomia fascial, e não simplesmente muscular, leva a diferentes estratégias para a "Medicina Espacial".

peitoral maior que abrange as articulações esternocondrais na borda lateral do esterno (Fig. 4.19). (A inserção do reto na 5ª costela aparecerá novamente quando considerarmos, no Capítulo 7, as Linhas Anteriores do Membro Superior. Ambas começam a partir da inserção da 5ª costela do peitoral menor e maior. Assim, a fáscia do músculo reto mostra uma "bifurcação" ali, um ponto de escolha, onde o esforço ou a tensão poderia seguir qualquer uma das linhas, dependendo das circunstâncias do movimento, da postura e das necessidades da física.)

O esternal, no entanto, é um músculo anômalo, inconstante e superficial, embora muitas vezes tenha uma expressão fascial mesmo quando não possui expressão muscular. Não importa se o músculo esternal ou a fáscia podem ou não ser detectados, a LSA continua a partir do reto por meio das camadas fasciais, que são prontamente palpáveis, sobre o esterno, as articulações esternocondrais e as cartilagens costais, até a origem do esternocleidomastóideo. Suspeita-se que as forças mais potentes sejam transmitidas mecanicamente através do esterno, assim como fascialmente através dessas camadas e também da fáscia peitoral.

É interessante observar que Vesalius mostra a fáscia do músculo reto continuando sob o músculo peitoral maior por quase todo o caminho até a clavícula (Fig. 4.20). Os anatomistas modernos pensam que ele pode ter feito uma referência deliberada à anatomia canina, mas talvez estivesse refletindo a realidade fascial de sua época. Será que as atividades predominantes naquele período – trabalho de corte e agrícola em geral; em outras palavras, movimentos de flexão ativa – resultaram no estabelecimento do aumento da fáscia sagitalmente orientada atravessando a frente do tronco (Vídeo 6.14)?

CAPÍTULO 4 ■ Linha Superficial Anterior 71

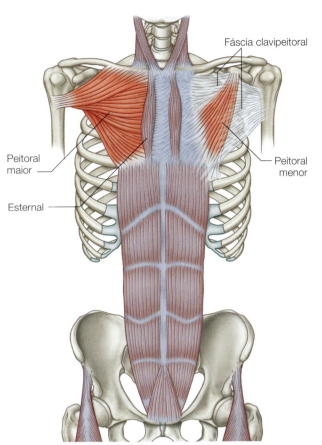

Figura 4.19 O músculo reto do abdome se insere fortemente na 5ª costela, mas a fáscia continua até a miofáscia esternal e da fáscia que corre ao longo das articulações esternocondrais. O músculo reto do abdome também se liga fascialmente ao peitoral maior e menor, que conecta a LSP às duas Linhas Anteriores do Braço (ver Cap. 7).

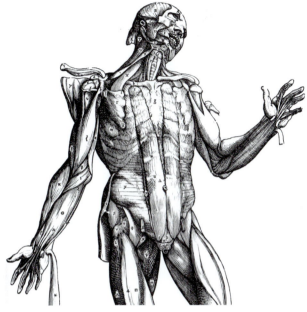

Figura 4.20 Vesalius, em uma obra precursora inicial da teoria dos meridianos miofasciais, mostra a fáscia do reto do abdome indo até a caixa torácica próximo da clavícula. Por quê? (Reproduzida com permissão de Saunders JB, O'Malley C. Dover Publications, 1973.)

A área do esterno

Acima do arco costal, o músculo reto pode ser levantado em direção à cabeça a partir da frente com a extensão das pontas dos dedos ou com a palma da mão. Embora formalmente o músculo reto pare na 5ª costela, a LSA não para, e você pode continuar até a área do esterno (Vídeo 3.3), incluindo os tecidos superficiais ao próprio esterno, especialmente o tecido que recobre as articulações esternocondrais entre o esterno e a margem medial do peitoral maior. Geralmente esse tecido "deseja" ser movido na direção cefálica, mas, algumas vezes, como no caso de um tórax comprimido ou estreito, ele também exige um vetor lateral.

A LSA no pescoço

Nossas tentativas iniciais de fazer uma dissecação semelhante ficaram aquém da imagem de Vesalius (Fig. 4.21). Com base em algumas tentativas de dissecação, fomos capazes de seguir a fáscia até o esterno, mas não muito além da "couraça" de cartilagem até qualquer lado do esterno, onde nossos resultados podem ser mais bem descritos como "rendados". Mais recentemente, encontramos fibras verticais na fáscia do lado profundo do epimísio do peitoral maior, que de fato se conectam desde a inserção do reto até a parte inferior da fáscia cervical superficial (e esternocleidomastóideo). Quando removemos previamente o músculo peitoral maior do cadáver antes de procurar pela LSA, eliminamos inadvertidamente essas fibras e, portanto, a maior parte da via dos tecidos moles ao longo da frente do peito. Ao examinar a fáscia como um sistema, é difícil abandonar nossos velhos hábitos musculares.

Seguindo a LSA ascendente sobre esses tecidos entre e abaixo das duas margens mediais dos músculos peitorais maiores, chegamos ao topo da parte da frente do esterno. Um olhar superficial nas imagens anatômicas de rotina parece indicar que a direção lógica a partir daqui é continuar em linha reta na direção da frente da garganta até a parte inferior da mandíbula usando os músculos infra-hióideos (ver Fig. 2.5A). Esses músculos devem se conectar por meio do osso hioide à mandíbula, e da mandíbula à parte inferior do crânio por meio dos músculos da mandíbula, ten-

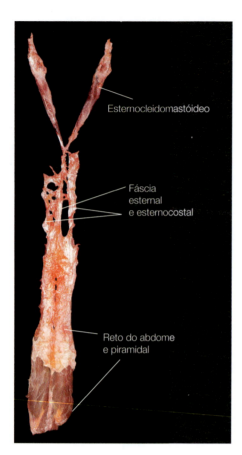

Figura 4.21 Nossa tentativa de reproduzir, em um tecido fresco de cadáver, o que Vesalius indica como uma conexão a partir do reto do abdome sobre o tórax produziu um entrelaçado decepcionante, pelo menos na parte lateral do esterno sobre a porção condral das costelas. Por causa da camada palpável de tecido que pode ser sentida nessa região, as dissecações posteriores incluíram a investigação da fáscia do peitoral maior posterior como parte dessa linha.

Para continuar subindo pela LSA, temos de procurar o que se insere no exterior do topo do esterno. O que se insere aqui é, evidentemente, nosso conhecido músculo, membro do cilindro superficial do pescoço (fáscia superficial do pescoço), o esternocleidomastóideo (ECM). A cabeça do esterno, em particular da miofáscia do ECM, se insere firmemente no topo e na frente do esterno, fazendo uma interface com a camada esternal que surge sob a fáscia peitoral. Essa via importante conduz lateral e posteriormente ao processo mastoide do osso temporal, e para a aponeurose epicrânica posterolateral (Fig. 4.22).

O fato de a tração miofascial que corre até a frente sensível do corpo fazer um salto repentino para a parte de trás do crânio através do ECM produz uma situação contraintuitiva muito interessante. Comprimir a LSA provoca a flexão dos quadris e do tronco, em movimento ou em postura, mas produz hiperextensão na parte superior do pescoço (Fig. 4.23).

O ECM pode participar na flexão do pescoço pura em decúbito dorsal, como ao fazer abdominais, quando o músculo está levantando a cabeça contra a força da gravidade. Mesmo em pé, coloque sua mão contra a testa e movimente a cabeça para a frente e para baixo; então você vai sentir o ECM se contrair. No entanto, na postura ereta, considerando que o ECM se insere no processo mastoide, esse músculo cursa posteriormen-

tadoramente perto da extremidade superior da LSP no arco superciliar.

Mas essa bela teoria está prestes a ser desconstruída por um fato desagradável: as inserções inferiores desses músculos hióideos não se inserem na frente do esterno, mas se escondem atrás dele na face posterior do manúbrio do esterno. Por isso, eles não estão no mesmo plano fascial da miofáscia da LSA (ver Fig. 2.5B). De fato, o grupo hióideo faz parte do cilindro visceral do pescoço, juntando-se às vísceras torácicas por meio da entrada torácica, e será visto novamente como uma rota na Linha Profunda Anterior (ver Cap. 9).

A conexão mecânica desde o tórax com esses músculos pode ser sentida quando se hiperestende o pescoço e se aponta o queixo para cima. O terapeuta exigente vai notar, no entanto, que a maior parte dessa tração se estende para baixo até o interior da caixa torácica com a LPA, não para baixo até a área superficial com a LSA.

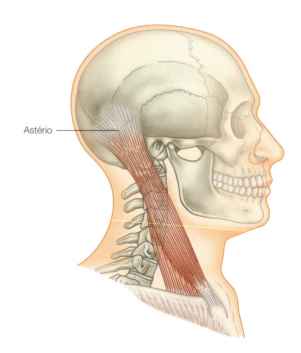

Figura 4.22 A quarta e a mais elevada porção da LSA é o músculo esternocleidomastóideo (ECM), que retorna ao longo do pescoço na direção da parte posterior do osso temporal e do astério – a junção das suturas entre os ossos temporal, parietal e occipital, e uma inserção importante do tentório do cerebelo no seu lado profundo.

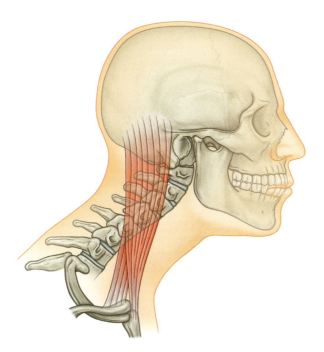

Figura 4.23 O ECM está singularmente posicionado, em postura ereta, para criar a flexão cervical inferior, ao mesmo tempo que cria hiperextensão cervical superior. O nível cervical exato onde essa bifurcação é feita varia de acordo com a postura, mas fica geralmente entre C2 e C3, ou C3 e C4.

te à dobradiça das articulações atlantoccipital e atlantoaxial. Por isso, o ECM trabalha com a gravidade para ajudar a produzir flexão na parte inferior do pescoço e (um tanto inesperadamente) hiperextensão na parte superior do pescoço.

O esternocleidomastóideo

O esternocleidomastóideo (ECM) é um músculo difícil de alongar, ainda mais porque muitas vezes os escalenos e suboccipitais subjacentes são tão curtos que podem atingir seu limite muito antes de o ECM superficial ser alongado (ver Cap. 9 para uma discussão sobre esses músculos subjacentes).

Para alongar e abrir o cilindro da fáscia superficial em geral, e do ECM em particular, posicione-se ao lado de seu paciente em decúbito dorsal e coloque sua mão aberta ao longo do ECM em um lado do pescoço, com os dedos apontando posteriormente. A direção de sua pressão é crucial neste ponto: *não empurre na direção do pescoço* (Vídeo 3.1). A ideia é "descascar" a camada superficial, separando-a das camadas subjacentes, e não submeter o ECM pela força. O alongamento é direcionado a conduzir seus dedos para trás, ao redor do pescoço e ao longo do seu "equador", sem pressão significativa nas vísceras. A intenção é puxar a fáscia superficial (e o ECM) para a parte de trás, e não obstruir a artéria carótida ou a veia jugular. Desista se

houver qualquer mudança significativa da cor no rosto do paciente ou se ele relatar alguma pressão intracraniana.

Assim que começar o movimento, peça ao paciente que o ajude girando a cabeça e a distanciando de você, levando o tecido para longe de sua mão conforme você movimenta ao longo do pescoço em direção à sua parte posterior. Verifique se ele está girando a cabeça em torno do eixo do pescoço, e não simplesmente deslizando-a para longe de você na mesa. Você pode usar a outra mão para guiar a cabeça, e também pode lhe dar um sinal: se estiver realmente girando a cabeça, ele será capaz de ouvir seu cabelo sobre a mesa. Deslizar apenas a cabeça sobre a mesa não vai criar o mesmo som na orelha do paciente. Peça para o paciente ir até o limite de sua amplitude de movimento sem forçar, ou rodar lateralmente 90° completos, se ele tiver essa amplitude.

O epicrânio

A linha de tração a partir da LSA para cima na direção do crânio sobrepõe e afeta em particular os movimentos no astério, a junção entre os ossos occipital, parietal e temporal (os quais, no interior do crânio, são um importante ponto de inserção do tentório do cerebelo). Considere a linha de tração de ambas as LSA, especialmente se elas estiverem rígidas (como na postura extrema da cabeça para a frente) – elas podem formar um laço funcional para cima e sobre o occipital na sutura lambdoide, ou perto dela (Fig. 4.24; Vídeo 6.8). Esse laço pode ser palpado e relaxado. Caso contrário, a fáscia da LSA se funde à da LSP através da parte posterior da fáscia do epicrânio.

Quando a fáscia do ECM e o cilindro superficial do pescoço se juntam à aponeurose epicrânica, as mesmas considerações e técnicas já discutidas em termos da LSP (Cap. 3) também se aplicam à LSA: procure fusos de fáscia extrarrígidas alinhados ao longo da direção do ECM acima e atrás do processo mastoide sobre ou perto do astério.

Considerações gerais sobre o tratamento do movimento

Os músculos da LSA criam dorsiflexão no tornozelo, extensão no joelho e flexão do quadril e do tronco. No pescoço, a ação da LSA depende da nossa posição em relação à gravidade; enquanto, na posição deitada, a LSA depende da posição da cabeça sobre o pescoço. Já na posição em pé, o ECM cria flexão cervical inferior e hiperextensão cervical superior (ver a Discussão 4.2 adiante). Ao mesmo tempo, a LSA deve alongar para permitir a máxima extensão e hiperextensão do

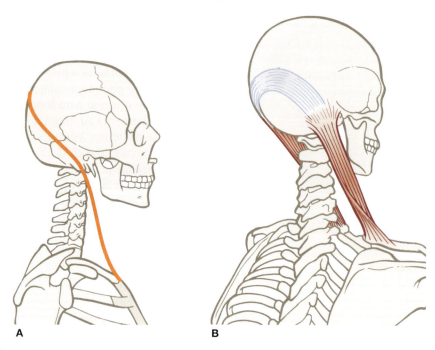

Figura 4.24 O músculo ECM para no processo mastoide, mas a linha de tração continua sobre a cabeça, aproximadamente ao longo da linha de sutura lambdoide, conectando-se com o outro ECM para formar um laço parecido com um lenço (Vídeo 6.8).

tronco e flexão no joelho. Pode-se usar então graus variados de inclinação posterior e alongamento anterior da perna, por exemplo, afundos, para mobilizar a LSA. Postura do tronco em flexão, postura anteriorizada da cabeça ou joelhos bloqueados são sinais de contração excessiva na LSA.

Observação: mais uma vez, tal como ocorre com os alongamentos oferecidos no Capítulo 3, é preciso cautela para prescrever ou tentar esses alongamentos.

- Ajoelhar-se sobre os dedos dos pés em flexão plantar e sentar-se nos calcanhares é uma maneira fácil de testar a capacidade da parte mais baixa da LSA para alongar, desde a parte posterior dos dedos dos pés através do retináculo e até o joelho.
- O alongamento da "cobra" é uma maneira fácil de estender o alongamento ao abdome a partir dos dedos dos pés (Fig. 4.25A). Preste atenção à cabeça: se houver excessiva hiperextensão do pescoço, o alongamento do abdome será contraposto pelo encurtamento do ECM. Mantenha o queixo um pouco dobrado e a cabeça erguida.
- Inclinar-se para trás em extensão do quadril (totalmente apoiado para a maioria dos iniciantes, o que significa apoio suficiente para evitar por completo a tensão ou dor lombar) estende o alongamento da LSA acima do joelho até o quadril (Fig. 4.25B).
- A "ponte" fornece outro alongamento intermediário para a parte superior da LSA (Fig. 4.25C). Mantenha o pescoço horizontal para estender o processo mastoide para longe do manúbrio. Man-

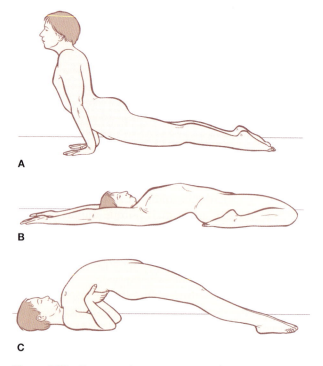

Figura 4.25 Alongamentos comuns para algumas partes ou a totalidade da LSA.

tenha os dedos dos pés apontados em flexão plantar para incluir as pernas.
- A curva para trás é o alongamento mais completo para a LSA, para aqueles pacientes com força e flexibilidade para sustentá-la. Esse procedimento

não é recomendado para o iniciante, embora uma bola de fisioterapia seja um grande apoio para lhe dar uma sensação do que a abertura total da LSA envolveria (ver Fig. 4.7A). Fisgadas na região lombar são um sinal de que o alongamento deve ser mais lento, e de que é necessário maior trabalho de preparação.

Palpação da Linha Superficial Anterior

A estação de partida da LSA é claramente palpável no topo dos cinco dedos do pé, com a primeira via retornando com os tendões sobre o dorso do pé. Os músculos extensores curtos dos dedos podem ser sentidos no lado lateral do dorso do pé, enquanto os longos tendões mantêm o curso sob o retináculo e acima, no interior da perna. O tendão tibial anterior pode ser claramente visto e sentido quando o pé está dorsiflexionado e invertido. Se você dorsiflexionar e everter o pé, pode encontrar o tendão fibular terceiro (se você ou o seu paciente tiver um), em uma posição imediatamente lateral ao tendão do dedo mínimo do pé, descendo até o meio do 5º metatarso (ver Fig. 4.11).

Todos esses tendões passam sob os retináculos e então se reúnem no compartimento anterior da perna. Às vezes se pode palpar as áreas espessadas dos retináculos quando o pé está fortemente dorsiflexionado, imediatamente lateral a esses tendões, avançando para ambos os maléolos. As bordas nítidas do retináculo vistas nos atlas de anatomia nem sempre são palpáveis, já que se mesclam à fáscia crural – essas bordas nítidas são produzidas somente com um bisturi.

Na perna, os músculos extensores individuais dos dedos do pé desaparecem sob o músculo tibial anterior, que pode ser seguido até a protuberância da tuberosidade da tíbia abaixo do joelho. A margem lateral do compartimento anterior é marcada pelo septo intermuscular anterior, que pode ser rastreado subindo seu dedo a partir do maléolo lateral enquanto se faz dorsiflexão e flexão plantar do pé. O tibial – anterior ao maléolo – estará ativo na dorsiflexão, enquanto os fibulares vizinhos, no compartimento posterior e superior ao maléolo, estarão ativos em flexão plantar. O septo é a parede entre os dois. Se você o seguir cuidadosamente, chegará ao topo do septo logo à frente da cabeça fibular.

O tendão subpatelar (quadríceps) pode ser facilmente palpado entre a tuberosidade da tíbia e a patela. Com um joelho em extensão, o tendão do reto femoral também é facilmente palpável acima do joelho, assim como o músculo, que geralmente pode ser "dedilhado" horizontalmente na maior parte do caminho até a EIAI. Ao se aproximar do topo da coxa, o sartório e o tensor da fáscia lata podem ser sentidos convergindo para a EIAS, enquanto o músculo reto, na maioria dos casos, mergulha entre os dois, criando um pequeno, mas palpável, "bolso" no seu caminho para a EIAI (ver Fig. 4.12). (Você consegue palpar uma fáscia robusta, semelhante a um tendão, se dirigindo para a EIAS? Embora isso nunca seja dito nos livros, encontramos essas inserções alternativas com bastante frequência na dissecação de cadáveres.)

Você consegue facilmente palpar o músculo reto do abdome entre o púbis e as costelas pedindo ao paciente que levante a cabeça e o tórax, como em um exercício de abdominais. O músculo começa como dois tendões redondos palpáveis na face superior do osso púbico e se amplia à medida que avança até a 5ª costela (ver Fig. 4.19). A borda externa do reto acompanha uma estrutura fascial chamada linha semilunar. Intersecções tendíneas no músculo reto do abdome criam o abdome "de tanquinho" (ou *six-pack*, em inglês, que na verdade é um *eight-pack*).

Circunde o reto ao nível do umbigo e capture-o (tracione-o em direção ao teto, com o paciente em decúbito dorsal). O umbigo une todas as camadas que vão da pele ao peritônio, como um tipo de ilhós fascial; assim, quando o umbigo é levantado, afeta o ligamento falciforme e o ligamento redondo, que se direcionam ao fígado, e levanta todo o conteúdo peritoneal que há até os rins posicionados retroperitonealmente.

O músculo esternal e sua fáscia podem às vezes ser "dedilhados" horizontalmente acima da 5ª costela e medialmente ao peitoral, mas a fáscia sobre as articulações esternocondrais pode ser sentida com facilidade nas margens externas irregulares do esterno.

O ECM também pode ser facilmente percebido se você pedir ao paciente, posicionado em decúbito dorsal, que gire a cabeça para um lado e erga-a contra a resistência, como se tivesse uma mão apoiada na testa (ver Fig. 4.22). Pode-se palpar tanto a cabeça esternal como a cabeça clavicular. Isso fica ainda mais fácil ao pedir ao paciente que gire a cabeça de um lado para o outro e então acompanhar o músculo até sua inserção no processo mastoide; observa-se ainda uma delgada camada fascial avançando além da inserção muscular e chegando ao crânio.

Discussão 4.1

Equilíbrio entre a Linha Superficial Anterior e as Linhas Superficiais Posteriores

O primeiro aspecto da LSA a ser observado é sua natureza desarticulada, desigual em comparação com o longo fluxo articulado da LSP. Em contrapartida, a

LSA mostra um funcionamento mais independente de suas partes constituintes: o compartimento crural anterior, os quadríceps, o reto do abdome e o ECM. Embora muitas vezes trabalhem em conjunto para criar trações consistentes ao longo da LSA, eles tendem a se articular verdadeiramente em uma única faixa apenas nas posturas hiperestendidas relativamente extremas, como em uma inclinação para trás (Fig. 4.26 ou Fig. 4.7A) ou na contração extrema (Fig. 4.30).

Isso nos leva à óbvia, mas complexa, relação entre a LSA e a LSP, as duas linhas que atravessam as faces anterior e posterior do corpo. No exemplo da preferência postural do "militar" ou "oral compensada", a LSP (ou uma parte dela) está "supercontraída" como uma corda de arco (Fig. 4.27). No mesmo exemplo, a LSA (ou alguma parte dela) estará "superalongada" – ou seja, tensionada ou excentricamente pressionada, com o conteúdo visceral da cavidade ventral empurrado para a frente contra a sua tensão restritiva. Se a LSP estiver agindo como uma corda de arco, a LSA começa a agir como a madeira da parte dianteira do arco esticado.

Imagine uma ripa de madeira com um elástico esticado ao longo de ambos os lados (Fig. 4.28A). À medida que o elástico em um dos lados vai sendo encurtado, a madeira acabará curvando-se, forçosamente esticando o elástico no outro lado (Fig. 4.28B).

Um padrão comumente observado mostra os posteriores da coxa e os músculos ao redor do sacro tornando-se mais curtos e agrupando-se em feixes, empurrando a pelve e o quadril para a frente. Em decorrência, os músculos na parte anterior do quadril tornam-se rígidos à medida que são alongados e tensionados para conter o impulso para a frente vindo da parte de trás. É muito importante do ponto de vista clínico distinguir entre o músculo que está tenso porque é pressionado de forma concêntrica e o músculo que está tenso porque é pressionado de forma excêntrica, pois o tratamento das duas condições será diferente (Fig. 4.29).

Muitas vezes, no entanto, vemos o padrão oposto entre a LSA e a LSP: a frente está supercontraída, curvando a parte torácica da coluna ou achatando a curvatura lombar, criando um colapso ou uma postura "sobrecarregada" (ver Fig. 11.12). Ao considerar uma postura de completo alongamento e de fácil manutenção, é difícil escapar da ideia de que os músculos da LSA são projetados para tracionar "para cima". Atualmente os músculos, tanto quanto se sabe, não mostram nenhuma propensão ou mesmo possibilidade de determinar sua direção de tração. Eles simplesmente tracionam a rede fascial circundante, e a física determina se o resultado traciona a origem na direção da inserção, a inserção na direção da origem, ou não, como em uma contração isométrica ou excêntrica.

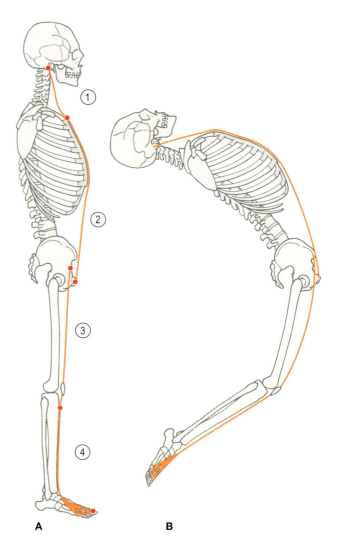

Figura 4.26 Com a Linha Superficial Posterior "acionada" em seu papel postural de nos manter em postura ereta, as quatro vias da LSA são capazes de trabalhar individualmente na posição ortostática, mas vão se unir na hiperextensão do tronco.

No entanto, se considerarmos a LSA de cima para baixo, podemos ver que a parte do ECM proveniente do processo mastoide seria idealmente a origem da estabilidade postural, ajudando a tracionar para cima na parte superior da caixa torácica por meio do esterno (ver Fig. 4.4). Por sua vez, o reto do abdome poderia tracionar para cima no osso púbico, ajudando a evitar uma inclinação anterior da pelve. Muitas vezes, no entanto, ocorre exatamente o oposto, e o reto traciona para baixo na caixa torácica, comprimindo as costelas e restringindo a respiração. Essa tração é transportada através do esternal e do esterno para o ECM, que traciona para baixo, por sua vez, na cabeça, levando-a para a frente (ver Fig. 4.5; Vídeo 6.25).

Quando isso ocorre, uma carga extra é transferida para a LSP: além de suportar a parte posterior do corpo em extensão, ela deve agora neutralizar a tração

CAPÍTULO 4 ■ Linha Superficial Anterior

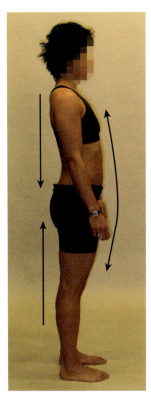

Figura 4.27 O estilo "militar" da postura envolve o encurtamento e a compressão da LSP, especialmente a parte do meio, enquanto a LSA deve alongar em alguma outra parte para acomodá-la.

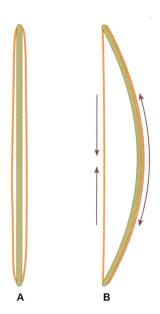

Figura 4.28 (**A**) Unidades miofasciais estão muitas vezes dispostas em pares antagônicos em ambos os lados da couraça esquelética. (**B**) Quando um dos lados está encurtado de forma crônica, seja pressionado no músculo concentricamente ou supercontraído fascialmente, o outro lado fica firmemente alongado (pressionado excentricamente sobre o músculo e bloqueado por muito tempo nos elementos fasciais).

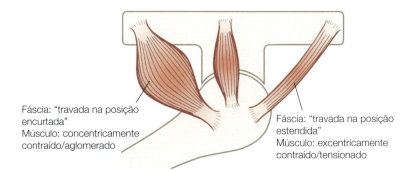

Figura 4.29 Os músculos excentricamente contraídos são muitas vezes aqueles que fazem barulho quando há dor e pontos-gatilho ativos, mas os músculos superalongados, muitas vezes silenciosos, são os únicos que precisam ser abertos e alongados para a resolução definitiva do padrão.

para baixo da LSA. Isso muitas vezes resulta em músculos super-rígidos e em uma fáscia extra fibrótica e presa para baixo ao longo da linha posterior do corpo, um tecido que dói e grita para ser trabalhado. Para o terapeuta que observa esse padrão, no entanto, um bom conselho é trabalhar a parte anterior do corpo, liberando a LSA para que a LSP possa retornar ao seu trabalho adequado. Trabalhar apenas a LSP e a parte posterior em casos como esses irá resultar apenas em um alívio temporário e, ao longo do tempo, em uma postura ainda pior. Quantos pacientes de terapia corporal dizem: "Por favor, vamos trabalhar hoje apenas minhas costas e ombros, pois é aí que realmente está doendo"? Mas o terapeuta experiente dedica sua atenção a outros lugares ao longo da linha anterior, ou à reeducação postural.

Discussão 4.2

A LSA, o pescoço e a resposta de sobressalto

Como diz Feldenkrais: "Toda emoção negativa se expressa como flexão."[2] A verdade geral dessa simples afirmação salta aos olhos de qualquer observador do comportamento humano cotidiano. Vemos aquele que se curva de raiva, que se abate pela depressão ou se encolhe de medo muitas vezes e de muitas formas diferentes. Todas elas envolvem flexão.

Entre os mamíferos, de acordo com nossa observação, apenas os seres humanos colocam todas as suas partes mais vulneráveis literalmente "à frente" para que todos possam ver (ou cortar, ou morder) (ver Fig. 4.3). Sutil ou obviamente, as pessoas protegem essas partes sensíveis: a retração na virilha, o ventre contraído, o peito encolhido. É bastante natural que quando se sintam ameaçados os seres humanos devam retomar uma postura mais jovem (curva fetal primária) ou mais protegida (quadrúpede).

Há, no entanto, uma exceção notável à observação de Feldenkrais: a emoção negativa produz regularmente hiperextensão da parte superior do pescoço, e não flexão (Fig. 4.30). Isso pode ser claramente visto na reação chamada resposta de sobressalto (o que Thomas Hanna mencionava como o reflexo da "luz vermelha").[3]

O que podemos ver muito claramente é que a resposta de sobressalto não é, estritamente falando, uma resposta total de flexão, mas sim um encurtamento e um tensionamento ao longo da LSA. A indicação clara dessa resposta geral é a de que o processo mastoide é trazido para mais perto do osso púbico. Isso não só protege os órgãos ao longo da parte anterior como também retrai o pescoço em hiperextensão, trazendo a cabeça para a frente e para baixo. Várias teorias já foram apresentadas a respeito de como esse padrão de contração pode ter sido evolutivamente vantajoso. A teoria mais impressionantemente óbvia é a de que no quadrúpede, em que a LSA mostra-se mais ou menos na sua forma atual da cabeça ao púbis, a contração da LSA traria a cabeça para mais perto do chão, sem sacrificar a capacidade de ver e ouvir a ameaça (Fig. 4.31). Um ouriço, obviamente, adotou a estratégia de flexão total.

Os músculos da Linha Superficial Anterior do Braço também se juntam frequentemente a essa resposta, trazendo a flexão do cotovelo e a protração do ombro para essa imagem. A postura total, portanto, da pessoa sobressaltada envolve a rigidez nas pernas, bem como a flexão do tronco e do braço, além da hiperextensão da parte superior do pescoço.

O problema surge quando a postura sobressaltada é mantida, o que os seres humanos são perfeita e re-

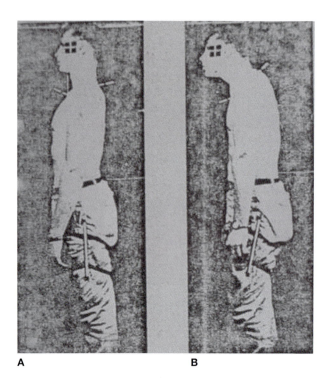

Figura 4.30 Uma fotografia famosa, do mundo da Técnica de Alexander, de indivíduo (**A**) imediatamente antes e (**B**) logo depois do disparo de uma arma de fogo às suas costas. A resposta de sobressalto é multicultural, e pode ser vista como uma súbita contração da LSA, que serve para proteger a coluna vertebral, bem como todas as partes sensíveis na frente do corpo mostradas na Figura 4.3. (Reproduzida com permissão de Frank Jones.[4])

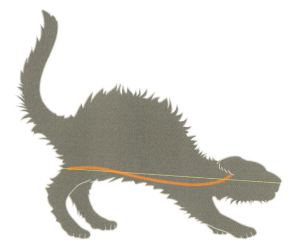

Figura 4.31 Em um quadrúpede, a LSA corre ao longo do lado de baixo do corpo, mas passa por trás da cabeça. Quando se contrai, as costas se arqueiam em flexão, mas o focinho e os olhos permanecem em contato com o mundo exterior.

petidamente capazes de fazer por um longo período (Fig. 4.32). Essa postura e suas variantes podem afetar negativamente quase todas as funções humanas, embora a respiração, em particular, seja restringida pelo

CAPÍTULO 4 ■ Linha Superficial Anterior

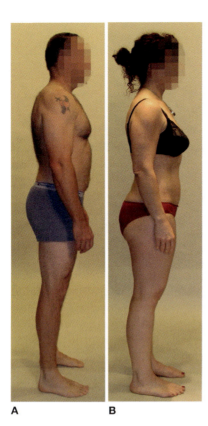

Figura 4.32 Você pode ver o encurtamento da LSA superior subjacente da postura **A**? A LSA da **B** está aberta no peito, mas curta na parte inferior da perna. Os seres humanos conseguem manter uma versão postural da resposta de sobressalto, juntamente com o seu estado psicoemocional subjacente, por muitos anos, até uma intervenção estrutural ou psicológica (**A**). Em alguns casos, uma porção encurtada da LSA é compensada por um encurtamento na LSP (ver Fig. 4.27). Procuramos um tônus equilibrado entre os tecidos da LSA e da LSP como é aproximado em (**B**), sem levar em conta, por enquanto, se esse tônus é alto ou baixo. Conseguir primeiro um equilíbrio, e então partir para um tônus adequado.

encurtamento da LSA. A respiração fácil depende do movimento das costelas para cima e para fora, bem como de uma relação recíproca entre os diafragmas pélvico e respiratório. A LSA encurtada puxa a cabeça para a frente e para baixo, exigindo uma compressão compensatória, tanto na parte posterior como na parte anterior, que restringe o movimento das costelas. O encurtamento na virilha, se a compressão protetora continua além do reto do abdome até as pernas, desloca o equilíbrio entre os diafragmas respiratório e pélvico, resultando em uma excessiva dependência na parte anterior do diafragma para respirar.

A verdadeira resposta original de sobressalto envolve uma expiração explosiva; a resposta de sobressalto mantida mostra uma tendência postural acentuada para permanecer ligada à parte expiratória do ciclo de respiração, o que por sua vez pode acompanhar uma viagem através da depressão. Uma caminhada lenta e completa ao longo da LSA, liberando esses tecidos e aprendendo a levantar cada elemento da LSA desde o topo, pode aliviar o elemento somático de carga de tais pacientes, muitas vezes com um efeito muito positivo.

Referências bibliográficas

1. Mollier S. *Plastische Anatomie*. 2nd ed. Munich: Bergman Verlag; 1938.
2. Feldenkrais M. *Body and Mature Behavior*. New York: International Universities Press; 1949.
3. Hanna T. *Somatics*. Novato, CA: Somatics Press; 1968.
4. Jones FP. *Freedom to Change*. 3rd ed. London: Mouritz; 1997.

5

Linha Lateral

Visão geral

A Linha Lateral (LL) (Fig. 5.1) suporta cada lado do corpo desde o ponto médio lateral e medial do pé em torno do lado externo do tornozelo e subindo pela face lateral da perna e da coxa, passando ao longo do tronco em um padrão "trançado" ou de cadarço cruzado de sapato sob o ombro até o crânio na região do ouvido (Fig. 5.2A, B/Tab.5.1; Vídeo 2.3).

Função postural

A LL funciona posturalmente para equilibrar as partes anterior e posterior, e de modo bilateral para equilibrar a esquerda e a direita (Fig. 5.3). Ela também medeia forças entre as outras linhas superficiais – a Linha Superficial Anterior, a Linha Superficial Posterior, todas as Linhas do Braço e a Linha Espiral. A LL muitas vezes age para estabilizar o tronco e as pernas de maneira coordenada para evitar o encurvamento da estrutura durante a atividade. (O sistema estabilizador interno pode ser visto na Linha Profunda Anterior – ver Cap. 9.)

Função do movimento

A LL participa na criação de uma curvatura lateral no corpo – flexão lateral do tronco, abdução na altura do quadril e eversão no pé –, mas também funciona como um "freio" ajustável para movimentos laterais e como uma "mola de relógio" para movimentos rotacionais do tronco (Fig. 5.4).

Considerações gerais sobre a terapia manual

Embora as duas outras linhas "cardinais" tenham um lado direito e um lado esquerdo, os dois meridianos miofasciais da Linha Lateral estão suficientemente distantes um do outro e da linha média para exercer uma alavancagem mais substancial de um lado ao ou-

tro no esqueleto do que a LSA ou a LSP, às margens das quais a Linha Lateral se mistura (Fig. 5.2A). A LL é geralmente essencial na mediação dos desequilíbrios do lado direito para o lado esquerdo, e estes devem ser avaliados e tratados no início de um plano de tratamento global.

Padrões de compensação posturais comuns associados com a LL incluem: pronação ou supinação do tornozelo, limitação da dorsiflexão do tornozelo, joelho varo ou valgo, restrição da adução/contração crônica do abdutor, curva lateral lombar ou compressão lombar (na contração LL bilateral), deslocamentos ou inclinações laterais da caixa torácica sobre a pelve, encurtamento da profundidade entre o esterno e o sacro e restrição do ombro em virtude do excesso de envolvimento com a estabilidade da cabeça, especialmente na postura da cabeça para a frente.

A Linha Lateral em detalhes

A LL consegue conectar-se tanto ao lado medial quanto ao lado lateral do pé até o lado lateral do corpo. Começamos – mais uma vez pela parte inferior, por simples conveniência – com a articulação entre o 1º metatarso e o 1º cuneiforme, aproximadamente da metade do pé no seu lado medial, com a inserção do tendão do fibular longo (Fig. 5.5). Seguindo-o, viajamos lateralmente sob o pé e, através de um canal no osso cuboide, viramos para cima em direção à face lateral do tornozelo.

A LL pega outra conexão, o fibular curto, aproximadamente na metade do lado lateral do pé. (Os músculos peroneais foram rebatizados como músculos "fibulares"; apesar de uma vida inteira de hábito, seguiremos a nova convenção.) A partir de sua inserção na base do 5º metatarso, o tendão fibular curto passa por cima e por trás do lado posterior do maléolo fibular, onde os dois músculos fibulares incluem os únicos componentes musculares do compartimento lateral da parte inferior da perna (ver Fig. 2.3). Assim, ambos os

CAPÍTULO 5 ■ Linha Lateral 81

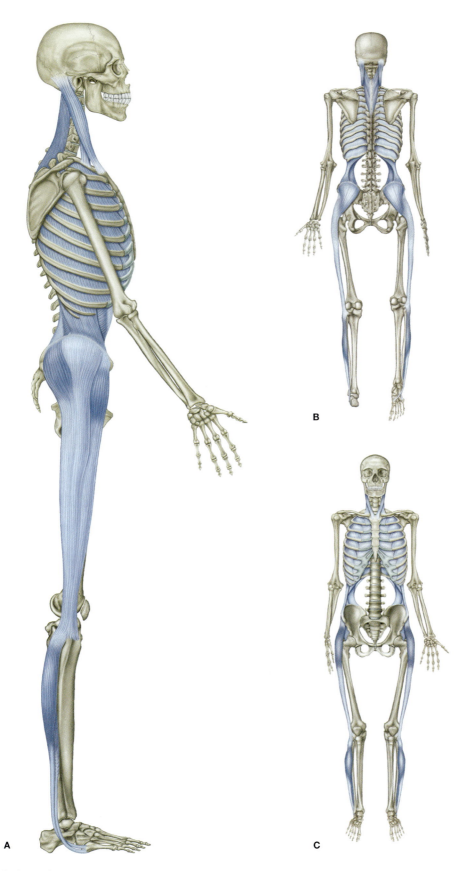

Figura 5.1 A Linha Lateral.

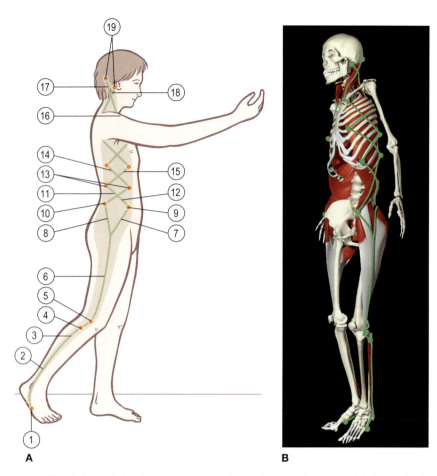

Figura 5.2 (**A**) Vias e estações da Linha Lateral. A área sombreada mostra a região superficial de influência fascial. (**B**) As vias e estações da Linha Lateral usando o programa Primal Pictures Anatomy Trains (Imagem cortesia da Primal Pictures, www.primalpictures.com.)

lados do complexo metatarsal estão fortemente ligados à fíbula, fornecendo suporte para o arco longitudinal lateral ao longo do caminho (Fig. 5.6).

O arco lateral

A faixa lateral da fáscia plantar foi incluída na Linha Superficial Posterior (Cap. 3). Embora por si mesma não seja tecnicamente parte da LL, ela merece uma menção como fator de equilíbrio lateral. Se os músculos laterais são demasiadamente curtos para everter o pé ou se este de qualquer forma está pronado, é recomendável que a faixa lateral da fáscia plantar, que cursa da margem inferior externa do calcâneo diretamente para a base do 5º metatarso, seja trabalhada com o paciente em decúbito lateral, distribuindo o tecido entre as duas inserções.

Os fibulares

A profundidade do tendão fibular longo na parte de baixo do pé e a concisão dos fibulares curtos tornam impossível realizar qualquer coisa útil com a LL abaixo do maléolo. Portanto, começamos com o compartimento crural lateral (Fig. 5.7; Vídeo 6.24). O fibular longo e o fibular curto se misturam nesse compartimento, cujos lados são delimitados por septos (paredes fasciais). O septo anterior pode ser encontrado sobre uma linha que corre mais ou menos entre o maléolo lateral e a parte da frente da cabeça da fíbula. O septo posterior, entre os fibulares e o sóleo, pode ser seguido a partir do espaço aberto localizado imediatamente em frente ao tendão do calcâneo até imediatamente atrás da cabeça do fibular. (Para mais detalhes, ver a seção "Palpação", adiante.) Esses septos e a fáscia crural sobrejacente são lugares importantes para se relaxar e abrir logo de início, na abordagem de todas as formas de síndrome do compartimento.

Além do trabalho direto para a abertura desses septos, pode-se alongar e suavizar as unidades miofasciais fibulares em si, trabalhando em ângulo reto com a direção das fibras musculares: estendendo o tecido desse compartimento tanto para a parte anterior quanto para a parte posterior da Linha Lateral, usando as pontas ou os nós dos dedos, enquanto o paciente realiza movimentos de dorsiflexão-flexão plantar.

Tabela 5.1   Linha Lateral: "vias" miofasciais e "estações" ósseas (Fig. 5.2)

Estações ósseas	Vias miofasciais	
Crista occipital/ processo mastoide	19	
	17, 18	Esplênio da cabeça/ esternocleidomastóideo
1ª e 2ª costelas	16	
	14, 15	Intercostais externos e internos
Costelas	13	
	11, 12	Oblíquos laterais do abdome
Crista ilíaca, EIAS, EIPS	9, 10	
	8	Glúteo máximo
	7	Tensor da fáscia lata
	6	Trato iliotibial/músculos abdutores
Côndilo tibial lateral	5	
	4	Ligamento anterior da cabeça da fíbula
Cabeça da fíbula	3	
	2	Músculos fibulares, compartimento crural lateral
Bases do 1º e 5º metatarsos	1	

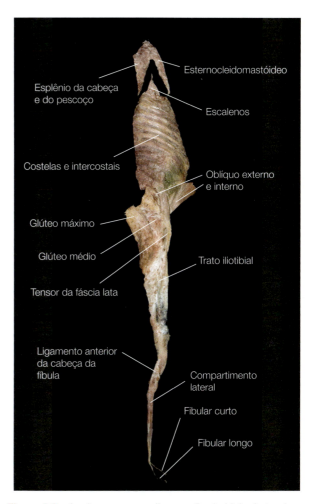

Figura 5.3   Aqui vemos uma dissecação da Linha Lateral, retirada de um cadáver embalsamado, incluindo os dois fibulares (peroneais), conectando-se através dos tecidos na lateral do joelho ao trato iliotibial e abdutores, que são fascialmente contínuos com os oblíquos laterais do abdome. As costelas a partir da articulação esternocondral na frente até o ângulo das costelas posteriormente estão incluídas com suas camadas intercostais correspondentes. Os escalenos, inseridos nas duas costelas superiores, estão incluídos aqui, mas não o quadrado do lombo. Os dois músculos superiores, o esternocleidomastóideo e o esplênio, se parecem com uma viga, não se inserem no resto da amostra porque ambos se inserem inferiormente próximo ou na linha média, ao passo que a amostra inclui apenas cerca de 30° de cada lado da linha média coronal.

Com frequência os fibulares assumem uma função postural evitando a dorsiflexão enquanto a pessoa está em pé. Os fibulares podem produzir eversão excessiva quando muito sobrecarregados ou quando encurtados.

A coxa

Embora o fibular curto se origine na metade inferior da fíbula, o fibular longo (e, portanto, o compartimento fascial) e esse trilho da LL continuam subindo até a cabeça da fíbula. A óbvia conexão direta a partir desse ponto é continuar ascendendo até o bíceps femoral, e essa conexão do meridiano miofascial será explorada no próximo capítulo, sobre a Linha Espiral. A continuação da LL, no entanto, envolve uma mudança diferente, indo ligeiramente para a frente sobre o ligamento anterior da cabeça da fíbula sobre o côndilo tibial e misturando-se na ampla difusão das fibras inferiores do trato iliotibial (TIT) (Fig. 5.8).

É ali que o TIT inicia sua viagem em sentido ascendente, começando no côndilo lateral da tíbia como uma faixa estreita, espessa e forte, que pode ser claramente sentida na face lateral da parte inferior da coxa. Como o tendão do calcâneo, o TIT alarga-se e estreita-se à medida que ele passa superiormente.

Quando atinge o quadril, a aponeurose é larga o suficiente para prender o trocanter maior do fêmur na concha ou tira fascial (Fig. 5.9). A tensão na lâmina do TIT, que é mantida e aumentada pelos abdutores a partir de cima e pelo vasto lateral, que se amplifica hidraulicamente a partir de baixo, ajuda a manter a cabeça do fêmur em seu soquete quando o peso é colocado sobre uma única perna. Esse arranjo também atua como uma estrutura de tensegridade simples. Ao agir como um "estai posterior", parte do estresse de compressão direta do nosso peso corporal é retirada do colo do fê-

84 Trilhos Anatômicos

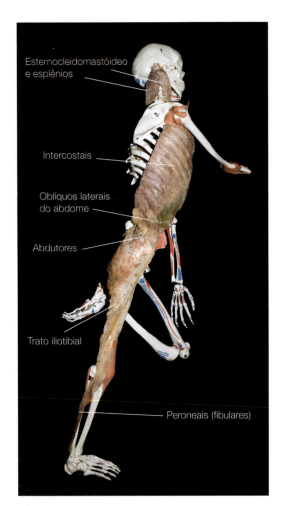

Figura 5.4 Aqui vemos a mesma amostra posicionada sobre um modelo de esqueleto. A posição não é muito precisa, pois a escápula foi fixada e não pode ser movida ou removida, mas ainda assim esta foto dá uma noção de como a Linha Lateral é usada para estabilizar os movimentos coronal e rotacional do corpo durante nossa motivação predominantemente sagital.

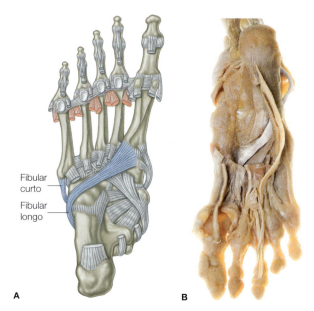

Figura 5.5 (**A**) A Linha Lateral começa no meio dos arcos medial e lateral do pé, nas bases do 1º e 5º metatarsais. (**B**) O pé visto por baixo, com as estruturas superficiais dissecadas para mostrar o tendão do fibular longo, preso aos arcos transversos lateral e proximal por uma forte faixa (branca) ajustada à base do primeiro metatarsal e ossos cuneiformes e cuboide. Esse é o ponto de partida para a jornada pela Linha Lateral. (**B**, foto cortesia de Anna Rowedder)

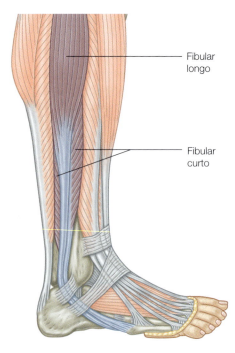

Figura 5.6 A primeira via da Linha Lateral junta-se ao complexo metatarsal na lateral da fíbula, apoiando o arco longitudinal lateral em toda a sua extensão.

mur pelo TIT, cuja alavanca pode ser aumentada pelo enrijecimento criado por uma contração do músculo vasto lateral subjacente.

A LL continua se alargando acima do trocanter, para incluir três componentes musculares: o tensor da fáscia lata ao longo da margem anterior, as fibras superiores do glúteo máximo ao longo da margem posterior e o glúteo médio, que se insere na parte de baixo, o lado profundo da lâmina fascial do TIT (ver Figs. 5.3 e 5.4).

Todas essas miofáscias se fixam na direção da margem externa da crista ilíaca, que se alonga da EIAS à EIPS. Em cada passo dado, todo esse complexo é utilizado na perna em que o peso é descarregado para impedir que o tronco se incline para a perna que não está sendo solicitada. Em outras palavras, os abdutores são utilizados com menos frequência para criar abdução, mas são usados em cada passo para evitar a adução do quadril. Isso exige uma tensão de estabilização ao longo de toda a LL inferior até a próxima área estável: onde o pé se encontra com o chão.

CAPÍTULO 5 ■ Linha Lateral

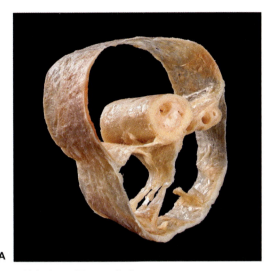

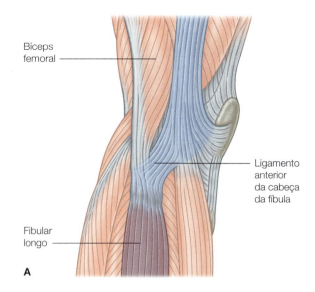

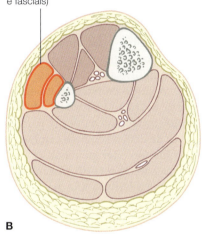

Figura 5.7 (**A**) A coxa dissecada e submetida à plastinação a fim de mostrar o septo intermuscular lateral proveniente da fáscia lata e do trato iliotibial direcionando-se à linha áspera no fêmur. (**B**) O compartimento lateral consiste no fibular curto mais profundo e no fibular longo sobrejacente. Esse compartimento está limitado por septos nas faces anterior e posterior, separando-o do compartimento anterior (LSA) e do compartimento posterior superficial (LSP), respectivamente. (Vídeo 6.24)

O trato iliotibial

Em relação ao seu papel na LL, podemos considerar que o TIT começa a partir de um ponto na parte inferior (o côndilo tibial, mas realmente toda a parte externa do joelho), que se espalha para cima até três pontos no topo (a EIAS, a EIPS e a forte inserção fascial na espessa porção média da crista ilíaca). Dependendo do ângulo postural da pelve, pode ser conveniente trabalhar a margem principal ou imediata do TIT mais intensamente (Vídeo 3.9). Desequilíbrios entre a esquerda e a direita no tônus do TIT estarão presentes nas inclinações laterais da pelve. O desequilíbrio entre o TIT e os músculos adutores estará presente no joelho varo e valgo (deslocamento lateral ou medial nos joelhos).

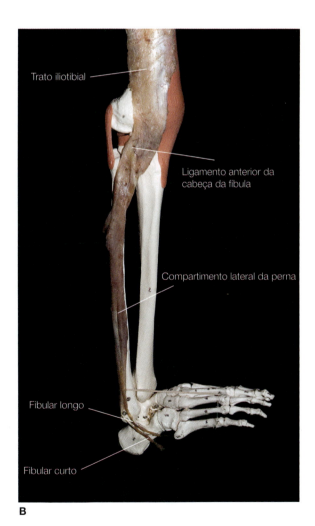

Figura 5.8 (**A**) A Linha Lateral vai desde o compartimento lateral através do ligamento anterior da cabeça da fíbula até a parte inferior do trato iliotibial. (**B**) Os tecidos da extremidade inferior do trato iliotibial têm na verdade inserções na tíbia, na fíbula e na fáscia do lateral, bem como no compartimento crural anterior.

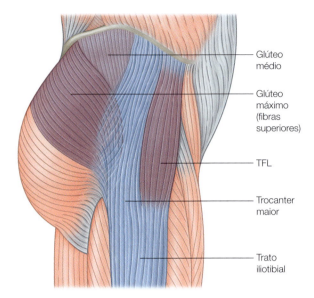

Figura 5.9 A segunda maior via da Linha Lateral consiste no trato iliotibial e nos músculos abdutores associados, o tensor da fáscia lata (TFL), o glúteo médio e as fibras superiores do músculo glúteo máximo.

O TIT pode ser trabalhado de maneira semelhante aos fibulares: com o cliente ou paciente em decúbito lateral e com o joelho apoiado, o terapeuta pode trabalhar para cima ou para baixo do TIT e dos abdutores associados, avançando lateralmente a partir da linha média lateral com os nós dos dedos ou os punhos frouxos. Como as fibras do TIT estão entrelaçadas com as fibras circunferenciais da fáscia lata, isso também pode ser útil para trabalhar verticalmente o lado da perna. Utilize a parte plana da ulna, colocando uma logo abaixo da crista ilíaca e a outra logo acima do trocanter maior. De forma lenta, mas deliberadamente, leve a parte inferior do antebraço em direção ao joelho, estimulando o TIT. O paciente pode ajudá-lo trazendo o joelho para a frente e para trás.

O TIT é muito difícil de alongar, mesmo com uma forte pressão; assim, "esticar" o TIT é provavelmente o mesmo que tentar "esticar a verdade". Podemos ajudar a hidratar a fáscia densa do TIT, certamente melhorar sua propriocepção e interocepção ou, provavelmente, facilitar seu deslizamento sobre o músculo vasto lateral subjacente, mas é fisicamente improvável que se possa alongar o TIT por meio de terapia manual, alongamento sustentado do tipo praticado na ioga ou usando instrumentos de autoliberação miofascial ou rolos de liberação miofascial.[1]

Mesmo assim, trabalhar nessa área terá utilidade. Faça uma avaliação com os dedos: a margem anterior do TIT está proporcionalmente mais espessa, mais fixa ou mais rígida do que a margem posterior? Se assim for, então o ângulo do antebraço sobre a perna pode ser ajustado, assim como se muda o ângulo de um arco de violino para que outra corda soe, para enfatizar a porção anterior, média ou posterior.

A porção posterior do TIT se funde com a fáscia lata formando uma parede forte, o septo intermuscular lateral, que mergulha e divide o vasto lateral do bíceps femoral (Fig. 5.10A). Esse septo se estende desde a superfície posterior da parte inferior do trocanter maior, onde termina o glúteo máximo, e se insere em todo o comprimento da linha áspera até o epicôndilo lateral acima do joelho (Fig. 5.10B). Os profissionais que preconizam o uso do rolo de liberação miofascial devem atentar para o TIT, mas nós precisamos tratar (muitas vezes com o cotovelo) o TIT posterior, trabalhando sua trajetória entre os grupos musculares, almejando a borda da linha áspera.

Esse trabalho é especialmente recomendado àqueles cuja pelve está deslocada anteriormente em relação aos pés. Trabalhar o tecido em direção ao joelho, enquanto o cliente, em decúbito dorsal, lentamente flexiona e estende o joelho, pode ajudar pacientes com "pé-de-pato" (artelhos voltados para fora) ou "tensos" a recuperar um equilíbrio adaptável. Esse robusto septo, que atua em conjunto com a LSA e a LSP, também precisa ser aberto, hidratado e revitalizado se o cliente estiver "forçando" os tecidos da perna para permanecer em pé, em vez de deixar seu peso cair (se distribuir) sobre os ossos. Quando o terapeuta observa a existência de uma Linha Lateral reta do trocanter até o maléolo, é provável que a LSP e a LSA na perna também estejam equilibradas.

Os músculos abdutores e o trocanter maior

Os próprios músculos abdutores, o tensor da fáscia lata e os três músculos glúteos, geralmente podem ser trabalhados com a ponta do cotovelo, ou os nós dos dedos bem posicionados, para mover o tecido em um padrão que irradia para longe do trocanter na direção da crista ilíaca, até alcançá-la. Você pode querer trabalhar esses tecidos de forma diferente no caso da pelve anteriormente inclinada, por exemplo, onde os tecidos anteriores, que atuam como flexores, serão muito mais curtos e densos. Não negligencie as "facetas" do próprio trocanter maior, que, quando detalhadamente liberado, pode ser muito produtivo para o novo movimento.

Descarrilamento

À medida que avançamos da porção apendicular à porção axial da LL, nos vemos diante de outro descarrilamento – uma ruptura das regras gerais dos Trilhos Anatômicos. O TIT – na verdade, toda a LL inferior – se parece um pouco com a letra "Y" (Fig. 5.9). Para seguir as regras, teríamos de continuar para cima e para fora sobre o forcado superior do "Y" (como na

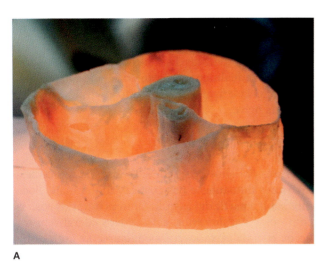

A

Fig. 5.11A) com as lâminas ou as linhas de miofáscias que continuam se espalhando para fora e para cima a partir da EIAS e da EIPS. Vamos encontrar essas continuações nas Linhas Espiral e Funcional (Caps. 6 e 8). Se, no entanto, olharmos como a miofáscia se organiza ao longo da face lateral do tronco a partir daí para cima, descobriremos que os planos fasciais se cruzam para trás e para a frente em um arranjo trançado (Figs. 5.2 e 5.11B).

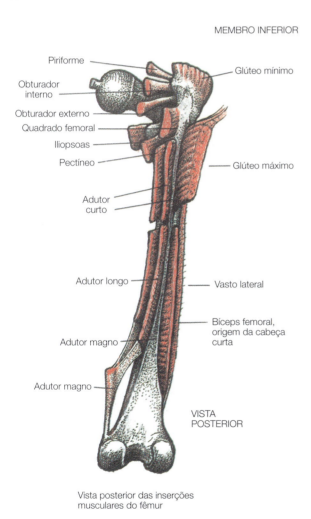

B

Figura 5.10 (**A**) O septo intermuscular lateral tem continuidade com o trato iliotibial, a fáscia lata e os revestimentos epimisiais do bíceps femoral e do vasto lateral. (**B**) O septo chega até a linha áspera na borda posterior do fêmur, exatamente entre a cabeça curta do bíceps femoral e o vasto lateral. (**B**, imagem de John Hull Grundy)

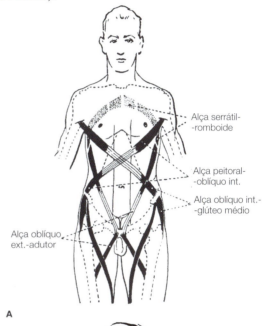

A

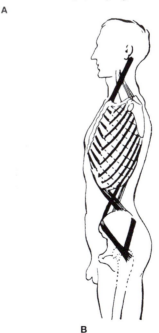

B

Figura 5.11 As regras dos Trilhos Anatômicos exigiriam que o "Y" do trato iliotibial continuasse fora e ao redor do corpo em espirais como em (**A**), mas a realidade da Linha Lateral é que ela começa uma série de "X" entrecruzados acima da face lateral do tronco, essencialmente como se fossem cadarços costurados entre si na frente e atrás passando pelos lados (**B**). (Reproduzida com permissão de Benninghoff e Goettler, 1975.)

Embora essas mudanças bruscas de direção quebrem as regras da cartilha dos Trilhos Anatômicos, o efeito global dessa série de "X" (ou de losangos, se você preferir) é criar uma malha ou rede que contenha cada lado do corpo como um todo – um pouco como as velhas armadilhas de dedo chinesas. A estrutura resultante é uma vasta rede de uma linha que contém o tronco lateral e vai do quadril ao ouvido (ver Fig. 5.2).

A crista ilíaca e a cintura

A margem superior da crista ilíaca fornece inserções para o latíssimo do dorso e as três camadas dos músculos abdominais. Suas duas partes externas, os oblíquos, formam parte da LL, e são fascialmente contínuas com o TIT ao longo da margem da crista ilíaca (ver Fig. 5.3). O oblíquo externo se insere na margem exterior da crista ilíaca, o oblíquo interno no topo da crista ilíaca, e o transverso do abdome (que faz parte da Linha Profunda Anterior) na margem interna. Os terapeutas podem tocar diferentes camadas ajustando sua pressão, ângulo e objetivo de forma adequada.

Em termos da LL, a crista ilíaca é um local frequente de acúmulo de tecido conjuntivo, sobretudo posteriormente, e a "limpeza" dessas camadas, liberando-as do osso, pode ser útil para aumentar o comprimento da LL. A direção também é importante: nos casos em que a pelve está em inclinação anterior, o tecido precisa ser movido posteriormente; em casos de inclinação posterior, o inverso é verdadeiro. Nos casos com inclinação neutra da pelve, o tecido pode ser espalhado em qualquer direção a partir da linha média.

Quando a caixa torácica é deslocada posteriormente em relação à pelve, as costelas laterais inferiores aproximam-se da face posterior da crista ilíaca. Nesses casos, é necessário concentrar-se mais na parte do oblíquo interno desse "X" local, para fazê-lo ceder e permitir que essas costelas se elevem superior e anteriormente. No caso muito mais raro em que essas costelas inferiores se movem para baixo e para a frente, na direção da pelve, o oblíquo externo precisaria ser alongado. Assim, fazemos agora uma brusca mudança de rumo a partir da EIPS sobre as fibras mais posteriores do oblíquo interno, que se dirigem para cima e para a frente até as costelas inferiores. Repousando sobre esta está a via mais superficial da EIAS, constituída pelas fibras anterolaterais do oblíquo externo, que vão para cima e para trás (Vídeo 3.8). As fibras de ambos os músculos são quase verticais ao longo da face lateral do tronco, mas ainda tomam uma direção oblíqua para que formem um "X" (Fig. 5.12). Se você beliscar sua cintura no lado, as fibras do músculo oblíquo externo, que correm para cima e para trás da EIAS, serão mais superficiais. O oblíquo interno estará mais profundo, sendo possível palpá-lo cursando para cima e para a frente. Vire a caixa torácica afastando-a e aproximando-a da mão para sentir a diferença nessas camadas delgadas, mas robustas. Essa miofáscia pode ser trabalhada individualmente em camadas em padrões rotacionais, ou coletivamente elevando as costelas afastando-as da pelve.

A caixa torácica

Esses oblíquos do abdome se inserem nas costelas inferiores flutuantes e nas costelas abdominais. Podemos subir a partir daí usando tanto as próprias costelas como os músculos entre elas. A face lateral (em torno de 60°) da caixa torácica é igualmente entrecruzada com um padrão semelhante de miofáscias (Vídeo 3.10): os intercostais externos cursam para trás e para cima, os intercostais internos cursam para a frente e para cima. Esses músculos continuam o mesmo padrão em todo o caminho pela caixa torácica, sob a cintura escapular sobrejacente e seus músculos associados, até as primeiras costelas na parte inferior do pescoço (ver Fig. 5.10B).

Embora os intercostais sigam o mesmo desenho que os oblíquos, eles são muito mais curtos, sendo intercalados com as costelas; por isso não respondem da mesma maneira. A fáscia sobre as costelas pode ser alongada ou mobilizada com varreduras amplas. Os intercostais podem ser um pouco sensibilizados inserindo-se a ponta de um dedo entre as costelas do lado de fora, mas a quantidade de mudança é limitada.

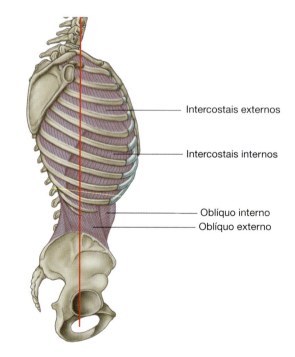

Figura 5.12 Os músculos abdominais formam um grande "X" na lateral do abdome, e os intercostais continuam com X menores. Juntos, eles formam uma linha que avança pelos lados.

Com um leve toque dos dedos você pode sugerir aos pacientes que ajudem a si mesmos expandindo as costelas a partir de dentro. Não negligencie a face lateral das costelas superiores, que podem ser alcançadas colocando-se a palma da mão sobre as costelas com as pontas dos dedos na axila entre os músculos peitoral e o latíssimo. Ao deslizar a mão suavemente pela axila, você pode alcançar o lado da 3ª à 5ª costelas, seja por meio de trabalho manual direto, seja ao promover a conscientização dessa região pelo aumento do movimento na respiração.

O pescoço

No pescoço, das costelas até o crânio, o padrão em "X" se repete e, mais uma vez, a porção da frente e de cima repousa no fundo da porção de trás e de cima (Fig. 5.13).

Já abordamos a porção "para trás e para cima", o esternocleidomastóideo (ver Cap. 4 – o ECM pode ser trabalhado em decúbito lateral, bem como em decúbito dorsal). Uma vez que essa unidade miofascial participa tanto da LSA como da LL, se a LSA for tracionada para baixo, a LL será desfavoravelmente afetada.

O equivalente ao ECM na LL é o esplênio da cabeça, a haste "para a frente e para cima" desse "X" cervical mais elevado. O esplênio da cabeça se origina nos processos espinhosos das cervicais inferiores e das torácicas superiores e termina na margem lateral do occipital e na parte posterior do osso temporal. Para alongar o esplênio, peça ao paciente para se deitar em decúbito dorsal. Apoie o occipital em uma mão, e posicione a outra sob o occipital no lado que você deseja trabalhar. Pressione seus dedos contra o osso bem onde o processo mastoide se junta à crista occipital, para que uma ponta de dedo fique um pouco acima da crista, e a ponta de outro dedo um pouco abaixo. Lenta, mas firmemente, mobilize o tecido dessa linha em direção à linha média, enquanto o paciente concomitantemente vira a cabeça para o lado que está sendo trabalhado. O esplênio do pescoço, que avança até o processo transverso do atlas e do áxis, também pode ser incluído nessa técnica.

A Linha Lateral e o ombro

A LL e os braços estão evidentemente relacionados: os braços pendem ao lado do corpo, cobrindo as costelas laterais e a miofáscia da LL. Observe, no entanto, que a própria LL não envolve a cintura escapular diretamente; no tronco ela é uma linha do esqueleto axial. Essa é apenas uma separação conceitual – claro que os tecidos das linhas do braço se misturam diretamente aos tecidos da Linha Lateral.

No entanto, essa separação conceitual tem um aspecto prático importante, uma vez que afirmamos que o apoio da cabeça realiza-se de forma mais apropriada como um evento inteiramente axial, de modo que os ombros não exercem nenhum papel no apoio à cabeça. O equilíbrio tensional entre o ECM e os esplênios é suficiente para realizar o apoio lateral externo da cabeça, se a estrutura subjacente da caixa torácica estiver no lugar.

Embora sua ação seja mais evidente na postura, esse complexo de quatro músculos - os dois esplênios e os dois ECM – está em constante ação durante caminhadas e corridas. Esses quatro músculos rodam a cabeça sobre o tronco, sendo que os esplênios são rotadores ipsilaterais e os ECM contralaterais. À medida que o tronco gira durante a marcha, esses quatro músculos contraem e relaxam alternadamente de modo a manter os teleceptores (olhos, orelhas e sistema vestibular) estáveis e focalizados, enquanto o corpo se move. O ECM direito e o esplênio esquerdo opõem resistência à tendência da cabeça de girar para a direita, enquanto os músculos contralaterais correspondentes opõem resistência à rotação para a esquerda – isso faz com que a cabeça permaneça "parada" em relação ao objeto em foco – uma bola, uma presa ou outro ser humano ameaçador.

Há um conjunto de miofáscias da Linha do Membro Superior, no entanto, que pode ser inadvertidamente "capturado" no trabalho dessa Linha Lateral,

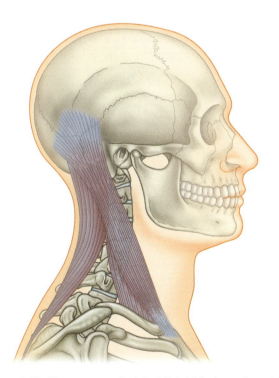

Figura 5.13 No pescoço, o final do "X" da Linha Lateral consiste no músculo esternocleidomastóideo (especialmente a cabeça clavicular), no lado externo junto com o músculo esplênio da cabeça formando a outra perna do "X".

com envolvimento do ombro nessa função de estabilização central. Um desses músculos é o levantador da escápula, que conecta os processos transversos das cervicais ao ápice da escápula. (Observe que Hoepke, na Fig. 5.10B, comete o mesmo erro, com a inclusão dos levantadores da escápula nessa "linha lateral".) Esse músculo é paralelo ao esplênio e está bem situado para contrabalançar qualquer tração anterior nas cervicais ou na cabeça (Fig. 5.14; Vídeo 6.25). O problema é que a escápula não é uma base firme de apoio, e o resultado da reversão da origem e da inserção para usar o levantador da escápula como um "cervical que evita ir para a frente" é que muitas vezes a escápula começa a ser tracionada na direção da parte de trás do pescoço. Os pacientes com frequência relatam dor e pontos-gatilho na inserção inferior do levantador, atribuindo-os ao "estresse", quando a causa real é sua reação à postura onipresente da "cabeça para a frente" (Fig. 5.15), sendo ela própria uma reação comum ao estresse. Para aliviar esse padrão comum, percuta sobre o "pobre" levantador da escápula nas costas; em seguida, reposicione a cabeça sobre o corpo, retirando-a da corriqueira postura anteriorizada.

A margem frontal do trapézio, inserida na margem externa da clavícula, pode substituir de forma semelhante o esternocleidomastóideo mais estável e axial, preparando novamente o conjunto do ombro para o apoio da cabeça. Agora é possível entender esse padrão como um uso inadequado da LL, que deve estar subjacente e ser relativamente independente do conjunto do ombro. E, quando o equilíbrio dinâmico dos "X" da LL é alterado, o levantador e/ou o trapézio tenta assumir o trabalho. (Ver também a discussão sobre o levantador e o trapézio em seu papel adequado, como parte das Linhas do Membro Superior, no Cap. 7.)

Considerações gerais do tratamento de movimento

Quase qualquer tipo de flexão lateral do tronco e abdução da perna irá envolver a LL, alongando-a de um lado até que ela se encaixe como um estabilizador e contraia ou relaxe os tecidos do lado encurtado, dependendo da relação do corpo com a gravidade.

Uma vez que os músculos da LL criam flexão lateral, restrições na miofáscia ou tensões musculares excessivas irão aparecer nas posturas que envolvem flexão lateral ou nas restrições ao livre movimento no lado oposto, ou seja, a restrição da flexão lateral para a direita muitas vezes se encontra na Linha Lateral esquerda.

Uma vez que a LL que vai do trocanter ao ouvido é uma série de arcos curtos ou zigue-zagues, é interessante observar o envolvimento dessa linha com movimentos espirais e rotacionais, da mesma forma que faremos na seção adiante, sobre a marcha. O movimento de rotação será retomado mais detalhadamente nos Capítulos 6 e 10.

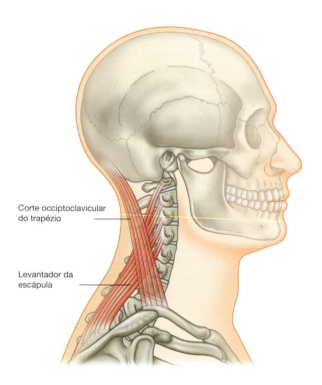

Figura 5.14 O levantador da escápula parece preencher os mesmos requisitos que o esplênio como parte da Linha Lateral, mas esse é um "erro" comum que às vezes o corpo faz, envolvendo o ombro na estabilidade do tronco. Um "erro" semelhante é feito ao substituir o esternocleidomastóideo pela margem anterior do trapézio.

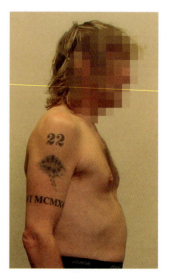

Figura 5.15 A postura da "cabeça para a frente" exige o envolvimento da cintura escapular com a estabilidade da cabeça sobre o tronco, um padrão compensatório comum, mas ineficiente.

Avaliação e alongamentos

- Avaliar a LL nas incidências anterior ou posterior com o paciente em pé é a maneira mais rápida e fácil de catalogar as diferenças entre a LL direita e esquerda. Inclinações nas cinturas escapular ou pélvica podem ser atribuídas a anomalias esqueléticas, torções ou encurtamentos dos tecidos moles da LL acima ou abaixo das próprias cinturas. Como a maioria das pessoas instintivamente ajusta seu corpo de modo que os olhos e as orelhas internas estejam alinhados com a gravidade, um encurtamento em um lado no tronco muitas vezes é contrabalançado pelo encurtamento do pescoço no lado oposto.
- Outra forma de avaliar a LL é ficar em pé sob o arco de uma porta (ou em qualquer lugar onde você ou o paciente possa segurar firmemente em uma barra ou algo firme acima da cabeça) e se pendurar pelas mãos (Fig. 5.16). Para a auto-observação, você pode sentir onde os tecidos da LL resistem ao chamado da gravidade. Quando observar um paciente, procure assimetrias nos dois lados conforme a pessoa se pendura pelos braços.
- Em termos de alongamentos gerais, o alongamento em meia-lua, uma simples inclinação para um lado com os braços acima da cabeça, é o alongamento geral mais óbvio para a LL (ver também Fig. 10.32). A LL se liga perfeitamente às Linhas do Membro Superior, mas por enquanto não é importante para nossos propósitos que o braço seja alongado acima da cabeça. Mas durante a curvatura lateral é muito necessário ficar atento se a porção superior do corpo se inclina para a frente ou para trás a partir do quadril (em outras palavras, sua inclinação lateral inclui uma rotação do tronco?). A melhor avaliação depende da realização da flexão lateral pura, sem flexão ou extensão sagital. A cabeça se move para longe do pescoço, o pescoço para longe da caixa torácica, e as costelas devem ficar distantes umas das outras. À medida que a cintura abre, as costelas se afastam do quadril e a crista ilíaca se afasta do trocanter.
- A Postura do triângulo e suas variantes (ver Fig. 4.17B e Cap. 10) são um bom alongamento para a parte inferior da LL; a inversão no tornozelo garante um alongamento no compartimento fibular (peroneal) conforme a articulação subtalar é passivamente invertida. Em outras palavras, a distância entre o lado externo do pé e a crista ilíaca é maximizada. Em geral, a inversão e a dorsiflexão do pé feitas ao mesmo tempo promovem alongamento dos fibulares, e a contração desses músculos cria eversão e flexão plantar.
- Um alongamento interessante para a porção TIT-abdutora da linha é feito na posição ortostática, com um pé posicionado na frente e externamente ao outro. Faça uma flexão anterior de tronco e o TIT da perna de trás será alongado.
- A porção lateral do tronco e do pescoço pode ser alongada com uma variedade de alongamentos comuns, como o *Parighasana* (i. e., Postura do portão) na ioga.

Em termos de movimento, o movimento de flexão lateral através da coluna vertebral é uma "pedra angular" fundamental para o caminhar. Deitar-se no chão em decúbito ventral e desenvolver um movimento ondulatório lento e uniforme, parecido com os movimentos de uma enguia, contribui para a integração através dessa linha. Em um ambiente terapêutico, o terapeuta pode observar esse movimento de um lado ao outro e mesmo usá-lo como uma avaliação de onde trabalhar, ou usar uma mão para que o paciente perceba onde o movimento de flexão lateral não está acontecendo.

Palpação da Linha Lateral

Você pode descobrir os pontos originários da LL tanto no lado medial como lateral do pé (ver Fig. 5.5). No lado medial, estamos procurando a inserção distal do fibular longo. Embora seja difícil tocá-lo direta-

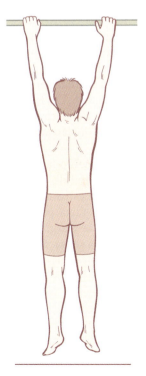

Figura 5.16 Além de simplesmente ver o corpo frontal ou posteriormente, pedir ao paciente que se pendure em uma barra fixa oferece outra oportunidade para que você veja padrões subjacentes de desequilíbrio nas duas Linhas Laterais.

mente, tente localizá-lo a partir do hálux, suba com os dedos até a extensão do 1º metatarso e chegue a uma protuberância na parte superior interna do pé cerca de 5 cm na frente do tornozelo. A partir daí, desça seus dedos pela parte interna do pé em direção à parte de baixo, mantendo contato com o pequeno vale que representa a junção entre o 1º metatarso e o 1º cuneiforme. Conforme passar para o lado de baixo do pé, você vai encontrar os tecidos de revestimento que dificultam a palpação do tendão fibular profundo, mas o ponto final desse músculo e, portanto, o início da LL encontram-se bem na parte inferior e lateral dessa junção.

A outra origem da LL é facilmente sentida quando você corre os dedos para cima e ao longo da margem lateral do pé a partir do dedinho do pé. Você vai encontrar a saliência claramente palpável da base do 5º metatarso, e é a partir daí que o fibular curto faz seu caminho em direção à parte de trás do maléolo fibular.

Pela eversão e flexão plantar do pé, você pode sentir esses dois tendões logo abaixo do maléolo lateral, que passa por trás dele para preencher o compartimento lateral da perna (ver Fig. 5.6). Dos dois tendões, o curto é o mais proeminente, e o longo desaparece rapidamente na carne abaixo do maléolo.

É um trabalho fácil e que vale a pena para localizar e avaliar os septos (paredes fasciais) que margeiam esse compartimento: para o septo anterior, comece com o maléolo fibular, e caminhe com seus dedos para cima ao longo do osso (ver Figs. 5.6 e 5.7). Conforme o osso vai desaparecendo na carne, procure por um vale entre os compartimentos anterior e lateral. Ele pode ser percebido como um vale ou, ao contrário, quando está muito rígido ou muito tóxico, será percebido como um colar de pequenas miçangas ou pérolas. Essas "pérolas" (principalmente lactato de cálcio e outros metabólitos) não têm importância, e podem ser trabalhadas com uma terapia manual vigorosa ou com um exercício muito específico feito com um rolo de espuma, sendo o resultado maior liberdade de movimento para o paciente (após a sessão, o paciente pode ocasionalmente sentir uma leve náusea, pois esses metabólitos são processados no fígado). O movimento pode ajudá-lo muito em sua pesquisa caso o vale (a divisão compartimental) seja difícil de sentir. Uma flexão plantar vai envolver os fibulares, enquanto alonga os músculos do compartimento anterior; a dorsiflexão e a extensão dos dedos do pé vão envolver os músculos do compartimento anterior e alongar os do compartimento lateral. Quando colocar as polpas dos seus dedos na parte externa da perna, onde acha que o vale está localizado, você será capaz de distinguir claramente a região onde esses dois movimentos opostos se encontram. Esse lugar é o septo entre os dois compartimentos.

Obviamente, esse septo crural anterior vai acabar bem na frente da cabeça da fíbula. Se você traçar uma linha imaginária entre o maléolo lateral e um ponto imediatamente à frente da cabeça da fíbula, o septo estará perto dessa linha.

Muitas pessoas confundem o sóleo com os fibulares, porque em flexão plantar o sóleo comprimido pode muitas vezes se salientar na parte lateral da perna, levando todos a pensar que se trata dos fibulares. Para não cometer esse erro, comece na clara divisão entre o maléolo fibular e o tendão do calcâneo. Trabalhe para cima, permanecendo no vale entre essas estruturas. O compartimento lateral é muito pequeno na extremidade inferior, portanto use a eversão para destacar esses tendões e permanecer claramente atrás do compartimento lateral. Esse septo deve terminar logo atrás da cabeça da fíbula. Aí, o compartimento lateral (e, portanto, os fibulares) se insere na face lateral da cabeça da fíbula, enquanto o sóleo se insere na face posterior da fíbula (ver Figs. 5.7 e 5.8).

Pressionando alternadamente os dedos do pé no chão e levantando-os enquanto suas mãos exploram a área da cabeça da fíbula, você será capaz de distinguir nitidamente o tibial anterior (compartimento anterior, LSA) e o sóleo (compartimento superficial posterior, LSP) e, por padrão, o topo do fibular longo intermediário (compartimento lateral, LL).

Enquanto o tendão do posterior da coxa lateral é a estrutura mais proeminente que se insere na cabeça da fíbula, a LL continua pelo ligamento anterior da cabeça da fíbula (ver Fig. 5.8A). Essa ligação fascial pode ser sentida entrando em tensão em um ponto imediatamente anterior e superior à cabeça da fíbula quando a perna é ativamente abduzida enquanto a pessoa está em decúbito lateral, ou em decúbito dorsal quando a perna é girada medialmente e o pé é levantado do chão (ver Fig. 5.8B). Ela forma uma ligação claramente palpável entre a cabeça da fíbula correndo ligeiramente anterior em direção ao côndilo lateral da tíbia e o TIT.

O TIT, o próximo elemento fascial da LL, é claramente palpável na face lateral da coxa, no côndilo femoral ou logo acima dessa estrutura, como uma forte faixa superficial. Siga essa faixa para cima; com isso, você vai perceber que ela se alarga e estreita ao longo da coxa, superficialmente à sensação muscular do vasto lateral, que pode ser contraído por meio da extensão completa do joelho.

Acima do nível do trocanter maior, a LL inclui elementos mais musculares: o tensor da fáscia lata pode ser facilmente sentido colocando-se os dedos logo abaixo do lábio lateral da EIAS, e depois medialmente, rodando o quadril (girando o joelho para dentro) (ver Fig. 5.9). As fibras superiores do glúteo podem ser sentidas de maneira semelhante, colocando seus dedos sob a face lateral da EIPS e depois lateralmente, rodando e abduzindo o quadril.

Entre esses dois, a forte parte central do TIT pode geralmente ser sentida avançando até o meio da crista ilíaca, com o músculo glúteo médio revestindo-o no interior. Esse músculo pode ser claramente sentido em abdução.

Para palpar as partes dos oblíquos do abdome envolvidas na LL, belisque a cintura na região lateral do corpo (ver Fig. 5.12). Se você conseguir palpar o músculo, o oblíquo externo mais superficial terá uma "textura" direcionada para baixo e para a frente em direção ao quadril. Um beliscão mais profundo possibilita o contato com o oblíquo interno, cuja "textura" tem outro sentido: para baixo e para trás das costelas ao quadril. Pedir ao paciente para realizar pequenas rotações do tronco irá ajudá-lo a diferenciar essas duas camadas. Ambos os músculos estão mais próximos na direção vertical nessa região lateral do que estão na região abdominal anterior, mas a distinção na direção ainda pode ser claramente sentida.

Os intercostais externos podem ser sentidos entre as costelas, especialmente logo acima das inserções desses músculos abdominais, antes que as costelas sejam cobertas por várias camadas da musculatura do ombro. É difícil sentir os intercostais internos através dos externos, mas eles podem ser sentidos de forma implícita na expiração forçada ou na rotação da caixa torácica para o mesmo lado que a palpação.

As três camadas da miofáscia no pescoço são acessíveis à palpação. O ECM, claramente palpável na superfície, já foi tratado na nossa discussão sobre a LSA (ver Fig. 5.13). O esplênio da cabeça é mais fácil de ser palpado quando você coloca as mãos sobre a cabeça do paciente em decúbito dorsal para que os dedos da palpação fiquem logo abaixo e ligeiramente posteriores aos processos do mastoide, mas posicione a mão de forma que seus polegares aplicados aos parietais possam oferecer alguma resistência à rotação da cabeça. Peça ao paciente para girar a cabeça contra sua resistência, e você vai sentir o esplênio contrair do mesmo lado para o qual ele a está girando, logo abaixo do superficial (e geralmente bastante fino) músculo trapézio.

As camadas mais profundas da miofáscia do pescoço envolvidas com a LL (ver Discussão 5.1 a seguir) exigem precisão e confiança durante a palpação. Para encontrar o escaleno anterior, peça ao paciente para ficar em decúbito dorsal e erga cuidadosamente o ECM para a frente usando o lado das unhas dos dedos, a palma das mãos para baixo, e pressione suavemente com as pontas dos dedos para sentir a solidez do cilindro motor (os escalenos e os outros músculos que rodeiam as vértebras cervicais) (ver Fig. 5.17). O mais lateral desses músculos é o escaleno médio. Deslize as polpas dos seus dedos ao longo da frente do cilindro motor, não pressione a estrutura, não se afaste dela, com seu

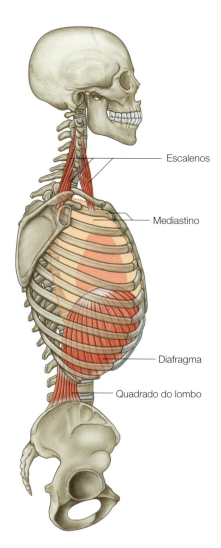

Figura 5.17 Dois concomitantes mais profundos da LL, embora tecnicamente ambas as estruturas façam parte da Linha Profunda Anterior, são os escalenos e o quadrado do lombo, que suspendem a caixa torácica entre eles.

dedo anular logo acima da clavícula. (O paciente vai sentir dor ou formigamento nos dedos ou uma dor lancinante na escápula se você estiver pressionando o plexo braquial; se isso acontecer, remova a pressão.) A faixa com pouco mais de 1 cm sob a ponta dos seus dedos é o escaleno anterior. Peça ao paciente que respire profundamente; o escaleno anterior deve ser acionado durante a inspiração e, para muitos, especialmente em seu ponto mais forte.

A outra ponta dessa linha, o oblíquo superior da cabeça, pode ser sentida colocando-se as palmas das suas mãos em concha no occipital, de modo que os dedos fiquem livres e sob a parte de trás do pescoço. Curve os dedos sob o occipital e insinue a ponta dos dedos sob o platô occipital; lembre-se de que você deve sentir através dos músculos trapézio e semiespinhosos subjacentes. Repouse os dedos sob o occipital; três dedos devem estar alinhados, de preferência o anular, o médio e o indicador; os anulares devem quase se tocar na linha média, e os indicadores devem estar mediais ao lugar onde o occipital começa a encurvar na direção do processo mastoide. O tamanho das mãos e dos crânios varia, mas para a maioria das pessoas as seis pontas dos dedos estarão confortavelmente unidas em ambos os lados da linha média. A inserção occipital do oblíquo superior da cabeça encontra-se logo abaixo do seu dedo indicador, e pode ser tracionada fixando-se esse dedo na superfície inferior do occipital e puxando-o de maneira delicada posterior e superiormente.

A outra extremidade da "Linha Lateral Profunda", o quadrado do lombo (QL), pode ser palpada com o paciente em decúbito lateral e enganchando as pontas dos dedos sobre a margem superior da crista ilíaca, perto da EIAS e trazendo os dedos de volta para a EIPS. Na linha média ou imediatamente atrás dela, acompanhando a borda interna da crista ilíaca você vai encontrar a margem principal da fáscia do QL, geralmente muito resistente e chamada por alguns de "rafe lateral", e que afasta os dedos da crista em direção à extremidade lateral da 12ª costela – e essa é uma clara indicação de que você realmente encontrou o QL. Isso não vai funcionar se os seus dedos retornarem pelo topo ou por fora da crista ilíaca; por causa da profundidade do QL, as pontas dos seus dedos devem estar na margem interna da crista ilíaca para atingir essa camada fascial.

Para trabalhar o QL ao longo de um maior comprimento e capacidade de resposta, trabalhe ao longo dessa margem externa, liberando-a da crista ilíaca em direção à 12ª costela.

Discussão 5.1

A Linha Lateral Profunda

Existem dois conjuntos de miofáscias que precisam ser considerados para se ter uma visão completa da Linha Lateral, embora eles pertençam claramente (e continuarão a ser discutidos dessa forma) à Linha Profunda Anterior (Cap. 9). Juntos, esses elementos laterais da Linha Profunda Anterior constituem uma "Linha Lateral Profunda", que incluímos aqui porque o trabalho com essas estruturas frequentemente melhorará seus resultados para os problemas com a LL, especialmente com assimetrias respiratórias, mas também com assimetrias bilaterais.

O quadrado do lombo (QL) é parte de uma camada profundamente situada com relação ao transverso do abdome e, portanto, não está fascialmente conectado aos músculos abdominais superficiais da LL. Não podemos, porém, ignorar sua conveniente relação com a LL. Cursando essencialmente da crista ilíaca até a 12ª

costela, ele é o verdadeiro músculo paraespinal nas vértebras lombares. Embora os eretores da LSP (especialmente o iliocostal) possam estar envolvidos na flexão lateral, eles são utilizados com mais frequência para criar extensão e hiperextensão. O músculo reto do abdome (LSA) cria principalmente a flexão do tronco. O psoas (a porção medial da Linha Profunda Anterior nessa área, ver Cap. 9) pode criar um complexo de movimentos, incluindo flexão, hiperextensão, flexão lateral e rotação nas vértebras lombares. O QL, no entanto, está em posição privilegiada para mediar uma flexão lateral bastante pura. Portanto, qualquer trabalho com a LL também deve dar alguma atenção ao tônus e à fáscia do QL, mesmo que ele não seja, pelas regras dos Trilhos Anatômicos, diretamente parte da LL.

Na outra extremidade da caixa torácica, encontramos no pescoço uma camada profunda semelhante, os escalenos e a fáscia associada. Os escalenos formam uma espécie de saia em torno das vértebras cervicais, e agem para criar ou estabilizar a flexão lateral da cabeça e do pescoço, de modo semelhante ao QL. Podemos imaginar a caixa torácica (e certamente os pulmões) como estando suspensos entre o QL tracionando de um lado e os escalenos tracionando do outro (Fig. 5.17).

Também podemos ver a outra perna de um "X", paralela e mais profunda do que o ECM. Essa camada mais interna é composta pelo músculo escaleno anterior, cursando para cima e para trás a partir da primeira costela até os processos transversos das vértebras cervicais médias. A tração desse músculo forma uma conexão funcional, e mesmo uma continuidade fascial, com os músculos suboccipitais, mais particularmente com o oblíquo superior da cabeça ou o semiespinal superior da cabeça (Fig. 5.18). Esses músculos promovem protração ou translação anterior do occipital e hiperextensão das articulações cervicais superiores, enquanto o escaleno anterior traciona as vértebras cervicais inferiores em flexão. A combinação ajuda a contribuir para uma forma familiar da postura da "cabeça para a frente".

Discussão 5.2

A Linha Lateral e o peixe: vibração, natação e o desenvolvimento do andar

Percepção da vibração

A parte superior da LL abrange o ouvido, localizado no osso temporal nas laterais da cabeça; de fato, o ideal de postura para a Linha Lateral é sempre descrito como passando através do ouvido. Todo o ouvido, naturalmente, contém estruturas sensíveis às frequências

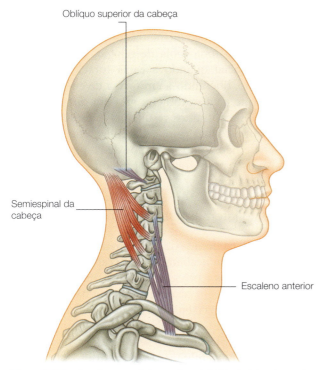

Figura 5.18 O outro ramo interno da estabilidade lateral consiste em o escaleno anterior ligar-se às estruturas mais profundas da parte de trás do pescoço, tais como a parte superior do semiespinal e do oblíquo superior da cabeça. Juntos, eles formam dois locais que refletem o expresso do esternocleidomastóideo.

ainda deve existir, pois as diferenças esquerda/direita ainda podem refletir em problemas de equilíbrio mais do que as diferenças anterior/posterior.

Natação

Quase todos os peixes nadam com um movimento de um lado para o outro. Isso, obviamente, envolve a contração dos dois "campos contráteis" laterais em sequência.[3] Talvez o criador original desse movimento (e portanto da expressão mais profunda da linha lateral) seja encontrado nos minúsculos músculos intertransversos que cursam de processo transverso a processo transverso da coluna vertebral. Quando um lado contrai, ele alonga o músculo correspondente no outro lado (Fig. 5.20). O reflexo do alongamento da coluna vertebral, um ancestral mediador do movimento da medula espinal, faz com que o músculo alongado se

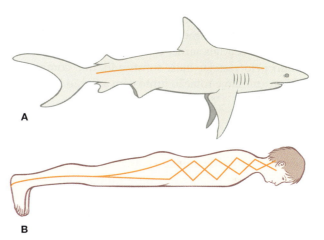

Figura 5.19 Alguns peixes, como os tubarões, têm uma linha de sensores vibratórios que correm ao longo de sua linha lateral. Os seres humanos parecem ter concentrado a maior parte dessa sensibilidade vibratória no ouvido, na parte superior da linha. Você pode ouvir com o seu "peixe interior"?[2]

vibratórias que vão de 20 a 20.000 Hz, para a tração gravitacional e para a aceleração do movimento. O ouvido é um intérprete sofisticado dos sensores vibratórios que se situam ao longo de toda a linha lateral de peixes muitos antigos e de alguns modernos, como os tubarões, que "ouvem" o movimento de suas presas a partir dessas linhas (Fig. 5.19). Os vertebrados mais modernos como nós parecem ter concentrado a maior parte da sua sensibilidade vibratória na extremidade principal do organismo. No entanto, alguma conexão

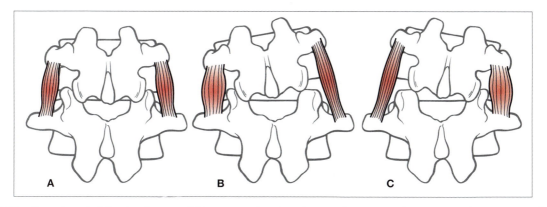

Figura 5.20 O movimento lateral, o tipo envolvido nos movimentos de natação de um peixe ou no movimento para a frente de uma enguia ou de uma cobra, consiste em reflexos recíprocos que fluem ao longo da musculatura em ondas. Quando um lado se contrai, o outro se alonga, induzindo uma contração no músculo, que alonga o primeiro lado, que então se contrai, e assim por diante e em contracorrente.

contraia, alongando assim o primeiro músculo no lado oposto, que se contrai, por sua vez, e assim por diante. Desse modo, um movimento coordenado de natação (em outras palavras, ondas coordenadas que correm abaixo da musculatura lateral) pode ocorrer com um envolvimento mínimo do cérebro. A lampreia, um equivalente moderno ao peixe ancestral, pode passar por uma descerebração, mas, quando colocada em água corrente, ainda vai nadar contra a corrente de forma cega, lenta, mas coordenada, trabalhando apenas por meio dos mecanismos da coluna vertebral – a estimulação dos sensores vibratórios sobre a pele lateral ligando ao seu reflexo de alongamento.

Obviamente os movimentos correspondentes permanecem nos seres humanos. Existem muitos movimentos, como caminhar, que funcionam por meio de reflexos de alongamento recíprocos. O próprio movimento de um lado para o outro é menos visível no andar normal do adulto, mas sua primazia subjacente está indicada no bebê com cerca de 3 a 6 meses, quando se inicia o movimento de engatinhar de um lado para o outro. Mais tarde, esse movimento será substituído pelo rastejar mais sofisticado, que combina a flexão/extensão e rotação junto com a flexão lateral.[4]

Andar

Quando avaliamos o andar de um adulto, o movimento excessivo de um lado para o outro é visto como uma aberração. Esperamos ver a cabeça e até mesmo o tórax se movendo para a frente ao longo de uma linha bastante reta, com a maior parte da acomodação de um lado para outro sendo controlada pela cintura e abaixo dela. Do ponto de vista dos meridianos miofasciais, toda a LL está envolvida em tais ajustes, e deve ser considerada na correção dos desvios da flexão lateral excessivamente grandes ou pequenos no padrão do andar subjacente.

Para a nossa força motivadora primária para a frente, nós, os seres humanos, usamos a flexão/extensão, o movimento sagital (como golfinhos e baleias fazem tão bem), e não o movimento de um lado para o outro, como os peixes. Nosso andar envolve uma pequena acomodação lateral, como já vimos, mas o movimento contralateral da marcha humana envolve uma quantidade de rotações, especialmente através da cintura e da caixa torácica inferior, que medeiam entre oscilações opostas da cintura pélvica e da cintura escapular.

A série de "X" ou o entrelaçado que caracteriza a LL no tronco e no pescoço está perfeitamente situada para modular e frear esses movimentos rotatórios. Portanto, a estrutura entrelaçada da LL no tronco pode ser vista como arcos parciais das espirais que são utilizadas como molas e amortecedores de choque para

suavizar as complexidades da marcha. Dessa forma, podemos ver a direção inclinada dos intercostais agindo quase como uma mola de relógio, armazenando energia potencial quando a caixa torácica é girada para um lado, liberando-a em forma de energia cinética conforme a caixa torácica gira em outra direção (Fig. 5.21). Encontramos resultados interessantes que tratam os intercostais principalmente como músculos de marcha e não como músculos de respiração (uma ideia proposta primeiramente por Jon Zahourek, do Zoologik Systems).

Movimento lateral *versus* movimento sagital

No início da década de 1980, em um subúrbio perto de Londres, eu acabara de começar um seminário dado aos sábados a um grupo de instrutores de aeróbica quando a alegre cacofonia de uma banda escolar abafou o que eu dizia. Fui até a janela para ver, e chamei meus alunos para testemunhar um fenômeno simples, mas evidente. Estávamos no sexto andar e olhávamos um desfile do *Remembrance Day*. Lá do alto, podíamos ver o desfile que se iniciava, com as cabeças dos veteranos da Segunda Guerra mundial movimentando-se claramente de um lado para o outro, enquanto as cabeças dos membros adolescentes da banda claramente subiam e desciam (Fig. 5.22).

A mensagem era clara: os veteranos mais velhos haviam diminuído a acomodação nas linhas laterais em torno da cintura (e talvez também com alguma artrite degenerativa em seus quadris). Portanto, conforme "marchavam", eles eram obrigados a deslocar inteiramente o peso de um pé para o outro, fazendo com que suas cabeças se movessem de um lado para outro. Os adolescentes que carregavam os instrumentos estavam fazendo muito bem a acomodação lateral, mas (supomos) a colisão entre o aumento dos níveis hormonais e a discrição geral dos britânicos em relação ao sexo tinham possivelmente causado um pouco de tensão nos músculos flexores do quadril na frente da pelve, de modo que todo movimento para cima e para baixo em dorsiflexão estava sendo transferido diretamente do quadril para a coluna vertebral e a cabeça.

Qualquer que seja a causa, o grupo dos veteranos estava exibindo problemas na LL, e os adolescentes estavam mostrando restrições da LSP e da LSA.

Discussão 5.3

A Linha Lateral e a sedução

Se apresentar a LSA para o mundo, com toda a sua sensibilidade e zonas erógenas (Cap. 4, Discussão 4.2), é, essencialmente, uma declaração de confiança,

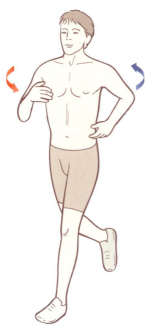

Figura 5.21 Os intercostais podem ser vistos funcionando como uma mola de relógio, enrolando e desenrolando a caixa torácica reciprocamente com cada passo. Conforme você dá um passo para a frente com o pé esquerdo e a caixa torácica gira para a esquerda, os intercostais externos à direita estão sendo contraídos, enquanto os intercostais internos na esquerda estão se contraindo para criar o movimento. Seus complementos estão sendo alongados, armazenando um recuo elástico para levar a caixa torácica de volta para o outro lado. Se esse mecanismo de mola de relógio não estiver funcionando – isto é, se as costelas forem rigidamente contidas durante a marcha –, a aceleração das coxas terá de ser neutralizada apenas pelos braços.

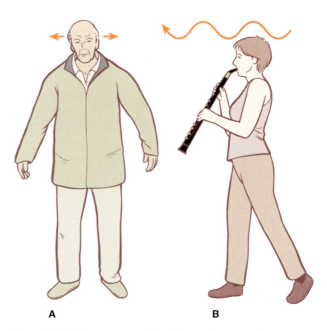

Figura 5.22 As pessoas mais velhas tendem a andar com um maior movimento lateral da cabeça por causa da decrescente capacidade dos quadris e da cintura para acomodar o deslocamento do peso. A tendência dos adolescentes é andar com a cabeça firme na dimensão esquerda-direita, mas não é raro que as cabeças se desloquem para cima e para baixo conforme eles andam, por causa da tensão crônica nos flexores dos quadris.

ou um "Sim", e se apresentar a LSP, a carapaça ("virar as costas"), é essencialmente uma expressão de proteção, ou um "Não", qual seria o significado de apresentar os lados, ou a Linha Lateral? A resposta é "Talvez". Portanto, a apresentação da Linha Lateral pode ser associada à complexa sensação de vertigem conhecida como sedução. Isso nos leva às questões que vinculam a segurança à sensualidade e à sexualidade. Qualquer leitura dos anúncios ou dos ensaios de moda na *Vogue* ou dos suplementos de moda dominicais irá revelar que com frequência o corpo é apresentado lateralmente para vender roupas, perfumes, joias, maquiagem ou outros acessórios do jogo da sedução (Fig. 5.23). (Essa ideia psicobiológica foi cedida por James Earls, autor de *Born to Walk*.[5])

Discussão 5.4

Um resumo sobre o "X" lateral

Uma vez que somos mais ou menos simétricos bilateralmente (ao menos no sistema musculoesquelético), basta examinar nossos pacientes anterior ou posteriormente para detectar eventuais diferenças no modo como as Linhas Laterais são manipuladas da esquerda para a direita, e corrigir qualquer desequilíbrio alongando os tecidos encurtados. Olhar para o entrelaçado da LL lateralmente é um pouco mais complexo, mas igualmente muito útil. Podemos avaliar os "X" individuais conforme eles correm ao longo do tronco, ou podemos ter uma visão geral e avaliar o tronco como um todo.

Para fazer isso, olhe o lado do seu paciente (ou a si mesmo em um espelho ou foto). Imagine que uma perna do "X" corre a partir do processo espinhoso da vértebra C7 até o osso púbico, enquanto a outra corre da incisura jugular até o ápice do sacro (Figs. 5.24 e 5.25, comparar com a Fig. 5.11). Uma dessas pernas é significativamente mais longa do que a outra? Quase todas as pessoas com um tipo de corpo deprimido ou "pesado" exibirão uma linha do esterno até o sacro que é visivelmente mais curta do que a linha da sétima vértebra C7 até o púbis (ver Fig. 5.25B). A postura do tipo "militar" normalmente joga o esterno bem para cima e para a frente, mas muitas vezes acaba também trazendo o sacro para cima e para a frente, de modo que essa perna do "X" não é alongada, apenas movida (ver Fig. 5.25C; Vídeo 6.5). Raramente (pelo menos nas culturas ocidentais) a caixa torácica será deslocada para baixo e para a frente em relação à pelve, e a linha do esterno até o sacro será a mais longa das duas.

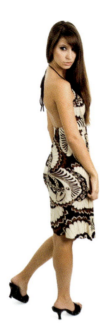
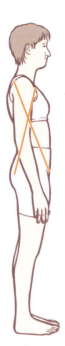

Figura 5.23 A visão frontal total do corpo diz "sim", enquanto um corpo que se vira diz "não". Um corpo entre essas duas posturas diz "talvez" e, portanto, a Linha Lateral é muitas vezes apresentada em anúncios que pretendem retratar uma atitude de sedução. (© iStockphoto.com, reproduzida com permissão. Fotografia de Chris Scredon.)

Figura 5.24 Um "X" imaginário, com um dos ramos traçado desde o processo espinhoso de C7 até o osso púbico, e o outro traçado a partir da incisura jugular até a parte superior do sacro, é uma forma simples de avaliar o resumo dos "X" de todo o tronco.

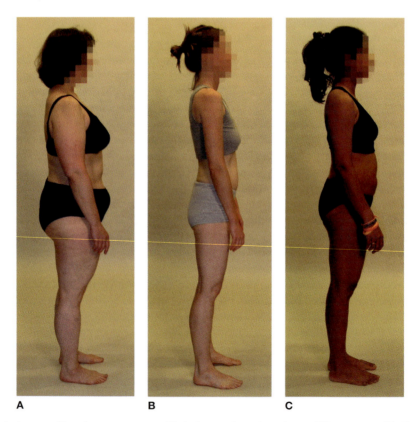

A   B   C

Figura 5.25 Uma estrutura equilibrada mostra um equilíbrio harmonioso de todos os "X" no tronco (**A**). Ter o esterno deslocado inferoposteriormente, em direção ao sacro, é um padrão ocidental muito comum (**B**). Puxar o sacro para a frente com uma inclinação pélvica anterior e empurrar o peito para fora, como em uma postura militar, simplesmente muda o padrão compensatório, mas não a estrutura subjacente (**C**). Muito mais raro é o padrão em que a caixa torácica desmorona para a frente sobre a pelve, trazendo C7 mais perto do osso púbico (não mostrado).

Embora o padrão mais comum em relação a esse "X" seja que a linha a partir da incisura jugular ao sacro é demasiado curta, é difícil alcançar os tecidos responsáveis. O oblíquo interno é um caminho possível, mas muitas vezes esse padrão está enterrado na seção crural do diafragma, no quadrado do lombo ou nas estruturas do mediastino (Fig. 5.26 e ver Cap. 9). Uma abordagem feita por meio da conscientização da respiração é muitas vezes mais eficaz e menos invasiva.

Com o paciente em pé à sua frente, virado de lado para você, coloque as mãos sobre o manúbrio do esterno e sobre a região lombar na altura da articulação lombossacral. Siga a respiração do paciente por alguns ciclos, observando se e como as suas mãos se movem durante a inspiração. Em seguida, incentive-o a afastar as mãos enquanto inspira, e permita que retornem juntas na expiração. Alguns pacientes, conforme aumentam a inspiração, aumentam a excursão entre as suas mãos; outros têm mais dificuldade, e só obtêm sucesso quando trazem a mão mais elevada para a frente, mas isso faz com que a mão mais baixa venha para a frente e também para cima. Isso não resulta em nenhum ganho final no comprimento dessa linha. Ao encorajar o movimento com suas mãos e palavras, você pode ajudar o paciente a induzir uma real mudança no comprimento da linha, o esterno indo para cima e para a frente enquanto o sacro cai em contranutação. Peça a seu paciente para repetir o movimento várias vezes entre as sessões para reforçar o comprimento ao longo dessa linha.

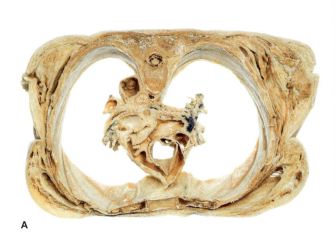
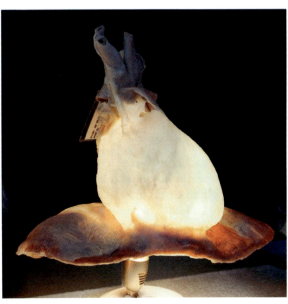

Figura 5.26 Estender a linha entre a incisura jugular e o promontório sacral depende dos tecidos internos do tendão central do diafragma e mediastinais, que são difíceis de alterar. (**A**) Tecidos mediastinais da parte posterior do esterno à parte anterior da região torácica da coluna. (**B**) Diafragma, mostrando a conexão do tendão fascial central com o pericárdio fascial – iluminado por baixo. (**A**, foto: cortesia de Anna Rowedder. **B**, © FasciaResearchSociety.org/Plastination).

Referências bibliográficas

1. Chaudhry H, Schleip R, Ji Z, et al. Three-dimensional mathematical model for deformation of human fasciae in manual therapy. *J Am Osteopath Assoc.* 2008;108(8):379–390.
2. Shubin N. *Your Inner Fish.* NY: Pantheon Books; 2008.
3. Beach P. *Muscles and Meridians.* Edinburgh: Churchill Livingstone; 2010.
4. Bainbridge-Cohen B. *Basic Neurocellular Patterns.* El Sobrante CA: Burchfield Rose Pub; 2018.
5. Earls J. *Born to Walk.* London: Lotus; 2016.

6

Linha Espiral

Visão geral

A Linha Espiral (LE) (Fig. 6.1; Vídeo 2.4) percorre todo o corpo como duas hélices opostas, direita e esquerda, formando uma treliça dupla que une cada um dos lados do crânio passando pela parte superior das costas e indo até o ombro oposto, e em seguida passam ao redor das costelas e vão até a parte da frente para se cruzarem novamente no nível do umbigo e até o quadril. A partir do quadril, a Linha Espiral passa como uma "corda de pular" ao longo da parte anterolateral da coxa e cruza a canela até o arco longitudinal medial, passando sob o pé e subindo pelo lado posterolateral da perna até o ísquio e pela miofáscia do eretor da espinha (de ambos os lados, dependendo da postura ou atividade) para terminar muito perto de onde começou no crânio.

Função postural

A LE funciona posturalmente envolvendo o corpo em uma dupla espiral que ajuda a manter o equilíbrio entre todos os planos (Fig. 6.2A-C/Tab. 6.1). A LE conecta os arcos do pé ao ângulo da pelve, e ajuda a determinar um alinhamento eficiente dos joelhos durante a marcha. Em desequilíbrio, a LE participa criando, compensando e mantendo giros, rotações e deslocamentos laterais do corpo. Dependendo da postura e do padrão de movimento, especialmente qual perna está característica ou momentaneamente mais sobrecarregada, as forças nas pernas podem subir pelo mesmo lado ou cruzar para o lado oposto do corpo na região do sacro, sobretudo no movimento contralateral da marcha (ver Cap. 10).

Grande parte da miofáscia na LE também participa de outros meridianos cardinais (LSP, LSA, LL), bem como da Linha Profunda Posterior do Braço (ver Cap. 7). A LE está envolvida em uma grande variedade de funções, por isso a disfunção na Linha Espiral pode afetar o bom funcionamento dessas outras linhas. Como a maioria das pessoas no mundo tem mão, perna e olho dominantes e recessivos, é raro que a Linha Espiral esteja em perfeito equilíbrio de um lado ao outro, mas é funcionalmente adaptável dentro de uma faixa de tolerância bastante ampla.

Função do movimento

A função global do movimento da LE é produzir e mediar espirais oblíquas e rotações no plano transverso, e, em contração excêntrica e isométrica, estabilizar o tronco e as pernas para impedir que se dobrem em colapso rotacional.

Considerações gerais sobre a terapia manual

A LE atravessa muitas das outras linhas como um "parasita", o que significa que a maioria das estruturas envolvidas na LE também participa de outras linhas. Algumas técnicas para o esplênio da cabeça, o tensor da fáscia lata e os fibulares (peroneais) podem ser encontradas no Capítulo 5. Encontramos mais informações sobre os romboides na Linha Profunda Posterior do Braço no Capítulo 7, sobre o bíceps femoral e os eretores da espinha no Capítulo 3, e sobre o tibial anterior e os músculos abdominais no Capítulo 4. Aqui neste capítulo vamos nos concentrar nas técnicas adicionais destinadas às áreas exclusivas da Linha Espiral.

Padrões de compensação posturais comuns associados com a LE incluem: pronação/supinação do tornozelo, rotação e deslocamento medial do joelho, rotação pélvica sobre os pés, rotação das costelas sobre a pelve, um ombro levantado ou deslocado anteriormente, e inclinação, deslocamento ou rotação da cabeça.

CAPÍTULO 6 ■ Linha Espiral 101

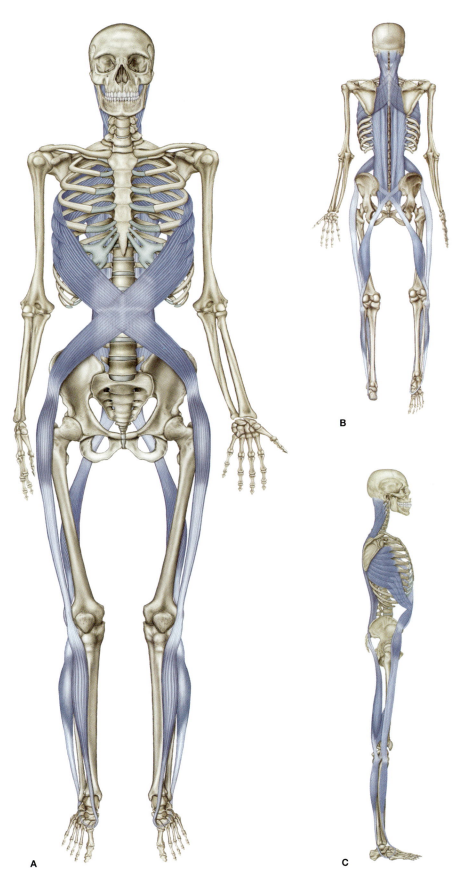

Figura 6.1 A Linha Espiral.

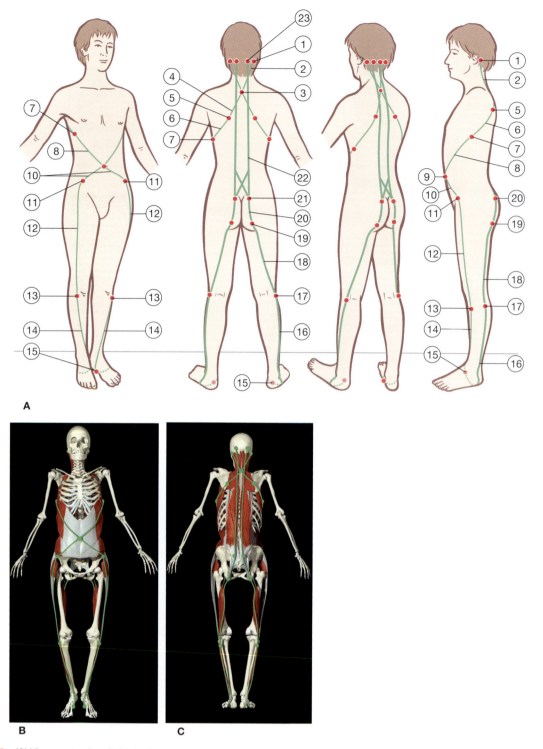

Figura 6.2 (A) Vias e estações da Linha Espiral. (B) e (C) Vias e estações da Linha Espiral como representadas pela Primal Pictures. (B e C são cortesia da Primal Pictures, www.primalpictures.com)

A Linha Espiral em detalhes

Por conveniência, usaremos outra tática e começaremos a detalhar a LE a partir de seu ponto superior, tendo em mente que *in vivo* qualquer uma dessas linhas pode criar e cria transmissão de força miofascial a partir de qualquer das extremidades ou a partir de praticamente qualquer "estação" existente ao longo das "vias" em qualquer direção. A LE começa na lateral do crânio, na (ou acima da) parte lateral da linha da nuca, na junção entre o osso temporal e o occipital, deslizando para baixo e para dentro, através do múscu-

Tabela 6.1 Linha Espiral: "vias" miofasciais e "estações" ósseas (Fig. 6.2)

Estações ósseas		Vias miofasciais
PT da crista occipital/processo mastoide atlas/áxis	1	
	2	Esplênio da cabeça e do pescoço
PE cervical inferior/torácico superior	3	
	4	Romboides maior e menor
Margem medial da escápula	5	
	6	Serrátil anterior
Costelas laterais	7	
	8	Oblíquo externo
	9	Aponeurose abdominal, linha alba
	10	Oblíquo interno
Crista ilíaca/EIAS	11	
	12	Tensor da fáscia lata, trato iliotibial
Côndilo tibial lateral	13	
	14	Tibial anterior
Base do 1° metatarso	15	
	16	Fibular longo
Cabeça da fíbula	17	
	18	Bíceps femoral
Túber isquiático	19	
	20	Ligamento sacrotuberal
Sacro	21	
	22	Fáscia sacrolombar, eretor da espinha
Crista occipital	23	

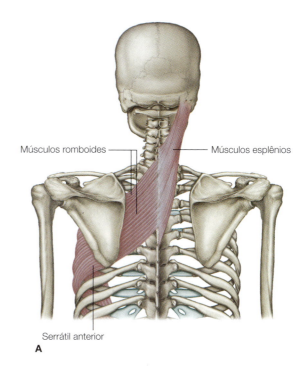

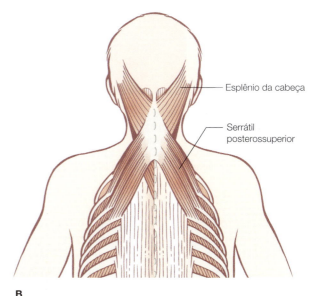

lo esplênio da cabeça. Em seu caminho, a LE captura o esplênio do pescoço do atlas e do áxis, abrindo-se inferiormente para os processos espinhosos de C6 a T5 (Fig. 6.3A).

Cruzando sobre as cristas dos processos espinhosos com uma lâmina fascial contínua, retomamos os romboides maior e menor no outro lado como parte da mesma trama (ver Figs. 1.16 e 2.7). (Uma ligação mecânica menor que vai do esplênio até o serrátil mais delgado posterossuperior e que é subjacente aos romboides e se insere nas costelas em local imediatamente lateral aos eretores – Fig. 6.3B; Vídeo 4.5.) Os romboides nos levam ao longo da mesma linha de tração até a margem medial da escápula, conectando assim o lado esquerdo do crânio à escápula direita e vice-versa (Fig. 6.4; Vídeo 4.4).

Figura 6.3 A abertura da continuidade miofascial da Linha Espiral é uma conexão fascial dos esplênios sobre os processos espinhosos (**A**) até os romboides que passam até a escápula contralateral. Uma conexão para a "linha secundária" também poderia ser feita (**B**) até o músculo serrátil posterossuperior, que passa por baixo dos romboides, mas sobre a fáscia dos eretores, para se inserir nas costelas.

A partir da margem medial da escápula, existe uma conexão fascial direta com o infraespinal e o subescapular do manguito rotador, que iremos explorar junto com as Linhas do Membro Superior no próximo capítulo. A LE, no entanto, continua em uma conexão

104 Trilhos Anatômicos

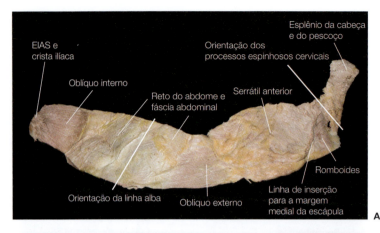

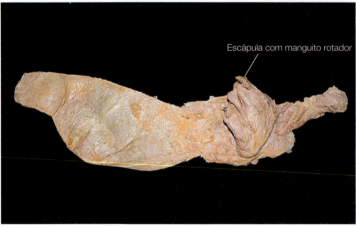

Figura 6.4 (**A**) Uma dissecação da Linha Espiral superior, que mostra claramente as continuidades fasciais envolvidas desde o crânio até o quadril pelos esplênios, romboides, serrátil anterior e fáscias abdominais que contêm os músculos oblíquos. A escápula foi removida desta amostra, deixando uma linha visível, mas sem nenhuma ruptura na parte da lâmina do rombosserrátil. As linhas indicadoras mais longas e espessas indicam a linha mediana sagital média, parte da frente (à esquerda) e parte de trás (à direita). (**B**) A mesma dissecação com a escápula (e os músculos do manguito rotador) ainda inserida na correia do "rombosserrátil" (ver também Figs. 2.1 e 2.7).

fascial menos óbvia, mas muito forte, com o serrátil anterior, profundamente à escápula (Fig. 6.5). Em dissecação, a conexão dos romboides com o serrátil anterior é mais forte e mais "carnuda" do que a conexão de qualquer músculo com a própria escápula.

Os romboides se conectam a uma porção considerável do serrátil, que é um músculo complexo com fibras internas em muitas direções. A via LE, como já descrita, passa primariamente através da parte inferior do músculo serrátil anterior. O serrátil se origina no lado profundo da margem medial da escápula e passa pelas inserções nas primeiras nove costelas, mas a parte que se insere na 5ª até a 9ª costela proporciona a continuidade espiral que estamos seguindo (ver Discussão 6.2, "A LE e a postura da cabeça para a frente", para seguir outra das direções dentro do serrátil). Em dissecação, a continuidade fascial com os romboides é muito clara. Se pudéssemos dobrar a porção glenoidal da escápula para trás para expor o serrátil, veríamos claramente que existe um músculo – o músculo rom-

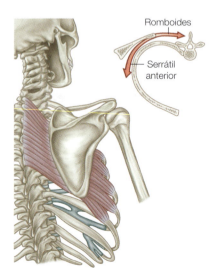

Figura 6.5 Considerados juntos, os romboides e o serrátil anterior, a próxima continuidade na Linha Espiral, formam uma correia miofascial para a escápula. Sendo assim, a escápula fica suspensa entre eles, e sua posição dependerá do tônus miofascial relativo desses dois músculos.

bosserrátil, por assim dizer – com a margem medial da escápula colada em sua fáscia aproximadamente na metade do caminho que vai dos processos espinhosos torácicos superiores até as costelas laterais (Fig. 6.6). Se a escápula for descartada dos tecidos subjacentes, a conexão entre o romboide e o serrátil permanece muito forte (ver Figs. 6.4 e 6.7).

O músculo rombosserrátil

O músculo rombosserrátil (a correia anterior do romboide e do serrátil) muitas vezes mostra um desequilíbrio medial a lateral ou lateral que pode ser corrigido manualmente. Vamos abordar em primeiro lugar as diferenças medial a lateral: um padrão comum é que os romboides estão superalongados (excessivamente alongados e comprimidos excentricamente) com o serrátil superencurtado (comprimido concentricamente), tracionando a escápula para longe da coluna vertebral. Esse padrão vai aparecer comumente nos fisiculturistas, e nas pessoas com uma tendência para a coluna cifótica (curva torácica anterior). Nesses casos, o terapeuta deve alongar o serrátil enquanto o cliente ou paciente contrai o romboide.

Peça ao paciente que se sente sobre uma mesa baixa, ou um banco, com os pés no chão e os joelhos mais baixos do que os quadris. Peça que se curve ligeiramente para a frente na altura da metade do peito. Mova-se para trás dele, para que seu peito se aproxime das costas dele. (Use um travesseiro entre vocês se isso for desconfortável, mas você deve estar bem próximo para que essa técnica seja tolerável para o terapeuta e funcione para o paciente.) Coloque seus punhos abertos sobre a lateral da caixa torácica, imediatamente fora ou bem na margem lateral da escápula e na margem lateral do latíssimo do dorso. Suas falanges proximais devem "rolar" para dentro, indo se apoiar sobre as costelas do paciente, e seus cotovelos devem ficar bem abertos e para a frente – até onde você puder, com um posicionamento confortável deles. Mobilize o tecido ao redor da caixa torácica em direção ao seu peito e às costas do paciente, trazendo o latíssimo e a escápula com você na direção da linha média posterior. Não penetre muito na caixa torácica; traga, ao contrário, toda

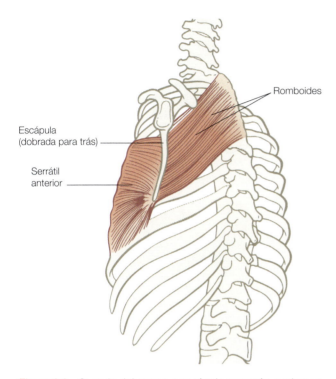

Figura 6.6 Quando dobramos a escápula para trás, podemos ver que há realmente um músculo "rombosserrátil" com a margem medial da escápula basicamente "colada" no meio dessa lâmina miofascial.

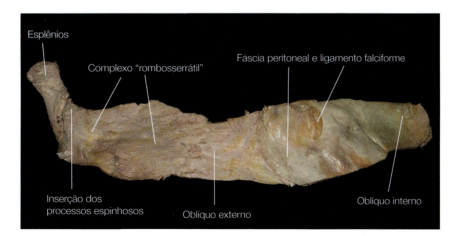

Figura 6.7 A mesma amostra da Figura 6.4, vista a partir do seu lado profundo. O peritônio e a fáscia transversal, bem como os remanescentes do ligamento falciforme, podem ser vistos na parte inferior (à direita) da amostra. As inserções denteadas do serrátil e dos oblíquos externos nas costelas podem ser vistas, e também fica evidente que a inserção entre esses dois músculos é mais forte do que aquela que eles têm nas costelas.

a estrutura do ombro ao redor das costelas. Ao mesmo tempo, peça ao paciente para elevar o peito em frente com uma grande e agradável inspiração. Com um pouco de prática, isso vai alongar as miofáscias do serrátil anterior e incentivar os romboides a assumirem o tônus apropriado.

Se houver uma diferença de lado direito-esquerdo entre as duas escápulas, use a mesma posição, mas apenas enfatize a pressão para criar uma mudança em um dos lados enquanto o outro estabiliza o paciente e o terapeuta.

O padrão inverso é menos comum, mas é ainda encontrado com frequência; nele, os romboides estão superencurtados e os serráteis superalongados. Nesses padrões, as escápulas tendem a se manter elevadas e próximas dos processos espinhosos, um padrão que muitas vezes acompanha uma coluna retificada (estendida) na região torácica.

Para lidar com esse padrão na LE, mantenha seu paciente sentado e peça que se curve um pouco para a frente (não tão longe que ele possa descansar os cotovelos sobre os joelhos) para expor a área entre a região torácica da coluna e a margem vertebral da escápula. Em pé atrás dele, trabalhe para fora a partir da linha central na direção da escápula usando os nós dos dedos ou os cotovelos, alongando em ambos os sentidos para longe da coluna. O paciente pode ajudá-lo de duas maneiras: usando os pés para empurrar para cima na direção da pressão exercida por você, o que irá ajudar a manter as costas fortalecidas e criar uma curvatura maior (flexão). Para obter um alongamento extra dos romboides, peça ao paciente que estenda os braços para a frente e os cruze como se estivesse abraçando alguém de forma lenta e ampla.

Para trabalhar um lado mais que o outro, aumente simplesmente a pressão no lado mais curto. Opcionalmente, cruze suas mãos uma sobre a outra, posicionando uma delas contra vários processos espinhosos torácicos, e a outra contra a margem vertebral, e, empurrando suas mãos em afastamento, induza um alongamento nos romboides (bem como, forçosamente, no trapézio médio) (Vídeo 3.12).

O complexo oblíquo interno e externo

A partir das inserções inferiores do serrátil, nosso caminho é claro: o serrátil anterior tem forte continuidade fascial por meio das inserções serrilhadas nas costelas laterais com o oblíquo externo (Figs. 6.7 e 6.8). As fibras do oblíquo externo se fundem com a lâmina da aponeurose abdominal superficial, que as leva até a linha alba, onde elas se enredam com as fibras opostas do oblíquo interno no lado oposto (Fig. 6.7). Isso nos leva à nossa próxima "estação", a EIAS (espinha ilíaca anterossuperior), e a uma oportunidade para um breve desvio ou, neste caso, uma rotatória (ver "Rotatória: a espinha ilíaca anterossuperior", logo adiante; Vídeo 6.1).

No abdome, um conjunto do complexo oblíquo interno/externo (costelas abdominais até a pelve do outro lado) pode ser visivelmente mais curto do que o outro (Fig. 6.9). Para avaliar se há desequilíbrio, meça a distância do ponto em que a borda externa do reto do

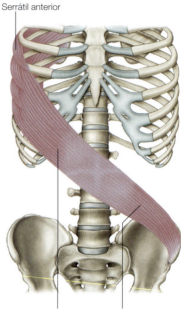

Figura 6.8 O próximo conjunto de continuidades na Linha Espiral a conduz do serrátil anterior até o oblíquo externo, atravessando a linha alba, e superiormente até a espinha ilíaca anterossuperior através do oblíquo interno contralateral.

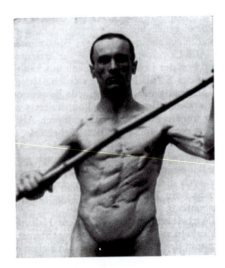

Figura 6.9 As conexões da Linha Espiral no abdome em ação. Observe que é a Linha Espiral esquerda (que vai das costelas do lado direito até o lado esquerdo da pelve) que está sendo contraída, enquanto o outro lado está sendo alongado. Um posicionamento postural consistente de um conjunto de costelas mais próximo ao outro lado do quadril é um alerta para que se trate a Linha Espiral. (Reproduzida com permissão de Hoepke, 1936.)

abdome cruza a cartilagem costal até a EIAS contralateral e compare com seu complemento do outro lado. Se a diferença for significativa, posicione as pontas dos dedos nas camadas superficiais da fáscia abdominal e levante-as diagonal e superiormente na direção das costelas do outro lado. Isso geralmente corrige esse desequilíbrio, embora muitas vezes padrões mais complexos de contrabalanço também envolvam o psoas e seu momento rotacional (ver Cap. 9).

Rotatória: a espinha ilíaca anterossuperior

A LE passa sobre a espinha ilíaca anterossuperior (EIAS), tocando-a como uma estação antes de seguir para baixo ao longo da perna. A EIAS tem uma importância tão capital para a análise estrutural em geral, e para a teoria da continuidade miofascial em particular, que devemos fazer uma pausa para observar as várias trações mecânicas a partir desse ponto. Ela pode ser comparada a um relógio ou a uma bússola, mas, como estamos usando imagens de trem neste livro, vamos chamá-la de rotatória (Fig. 2.12B).

O oblíquo interno traciona a EIAS em uma direção superior e medial (ver Fig. 2.12A). Outras fibras do oblíquo interno, bem como as fibras do transverso do abdome, tracionam de forma diretamente medial. Ainda outras fibras do leque do oblíquo interno, além do cabo de restrição do ligamento inguinal, tracionam de forma medial e inferior. O sartório, que em seu caminho para o interior do joelho se insere na EIAS, traciona principalmente para baixo e um pouco para dentro. O ilíaco, agarrando-se à margem interna da EIAS, traciona diretamente para baixo em direção à parte interna do fêmur.

Na maioria das pessoas, o reto femoral, como observamos ao discutir a Linha Superficial Anterior, não se insere na EIAS; no entanto, ele exerce uma tração para baixo na parte da frente do quadril a partir de sua inserção um pouco inferior na EIAI. O tensor da fáscia lata traciona para baixo e para fora em seu caminho para a face externa do joelho. O glúteo médio traciona para baixo e para trás na direção do trocanter maior, o transverso do abdome traciona para trás quase horizontalmente ao longo da crista ilíaca, e o oblíquo externo traciona para cima e para trás em direção à margem inferior da caixa torácica.

Conseguir equilibrar todas essas forças em torno da frente do quadril quando a pessoa está parada ou andando envolve um olhar atento, trabalho progressivo e muita paciência. Esse equilíbrio envolve pelo menos três das linhas dos Trilhos Anatômicos – a Linha Espiral, a Linha Lateral, a Linha Profunda Anterior e, por conexão mecânica, a Linha Superficial Anterior. Uma avaliação adequada envolve um exame cuidadoso de uma dança sempre mutável de trações criadas por uma série de unidades miofasciais que cruzam cada lado semi-independente da pelve.

Por causa das várias trações e vias que competem para definir a posição da EIAS, a LE nem sempre vence na comunicação entre sua via superior (do crânio até as costelas e destas até a porção do quadril que acabamos de discutir) e sua via inferior (a "corda de pular" em torno dos arcos que vamos descrever mais à frente). Por isso, muitas vezes avaliamos e consideramos essas duas metades da linha separadamente.

A Linha Espiral inferior

A Linha Espiral inferior é uma correia complexa que vai do quadril ao arco e volta novamente para o quadril.

Continuando a partir da EIAS, devemos seguir na mesma direção para obedecer a nossas regras. Em vez de mudar de forma drástica nosso curso por qualquer outra dessas linhas de tração, atravessamos diretamente, fazendo uma conexão desde as fibras do oblíquo interno ao tensor da fáscia lata (TFL) a partir de parte de baixo da EIAS e da margem da crista ilíaca. A Figura 6.10 mostra como o TFL se mistura à margem ante-

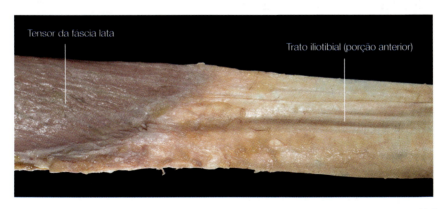

Figura 6.10 A combinação miofascial que chamamos de músculo tensor da fáscia lata torna-se o trato iliotibial conforme o músculo vai afinando até desaparecer – mas todo ele é uma lâmina fascial que vai da crista ilíaca ao côndilo da tíbia.

rior do trato iliotibial (TIT) (Vídeo 3.9), que avança inferiormente, indo se inserir fortemente no côndilo lateral da tíbia (Fig. 6.11).

Desta vez, no entanto, em vez de nos movimentarmos ao longo dos fibulares, como fizemos com a Linha Lateral, vamos continuar em frente, com uma conexão fascial mais evidente, especialmente para a margem anterior do TIT, na direção do tibial anterior (Fig. 6.12). Essa conexão pode ser facilmente dissecada (Fig. 6.13).

O "violino" do trato iliotibial

Nas pernas, o alongamento dessa seção da LE a partir da EIAS até a parte externa do joelho pode ser realizado por meio de uma fricção, para cima ou para baixo, projetada para liberar a margem anterior só do TIT. Normalmente se usa a parte plana da ulna, com o paciente em decúbito lateral. Nessa posição, o TIT se curva sobre a superfície da coxa como as cordas de um violino. Portanto sua ulna atua como um arco: alterando o ângulo do seu braço, você pode trabalhar a conexão entre o glúteo máximo até a parte posterior do TIT (que é mais uma parte da Linha Lateral, ou da Linha Funcional Posterior), ou (como sugerido aqui para a LE) concentrar-se na porção anterior do TFL até o tibial anterior, logo abaixo do joelho. Perto do joelho, a margem anterior do TIT é fácil de sentir; mais perto do quadril, permaneça em uma linha a partir da EIAS até o meio da parte lateral do joelho.

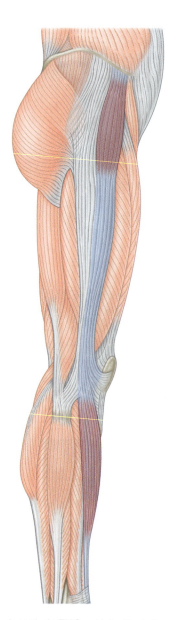

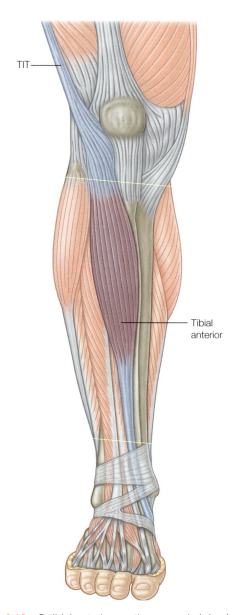

Figura 6.11 A partir da EIAS, a Linha Espiral passa para baixo da margem anterior do trato iliotibial e diretamente sobre o tibial anterior.

Figura 6.12 O tibial anterior continua a espiral desde a parte externa do joelho através da tíbia até o lado interno do tornozelo.

CAPÍTULO 6 ■ Linha Espiral 109

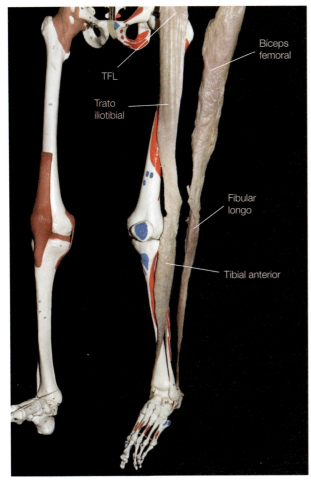

Figura 6.13 A continuidade fascial entre o TIT e o tibial anterior é muito forte e facilmente dissecada. A Linha Espiral anterior se parece com uma corda de pular, e vai da pelve anterior à pelve posterior, passando pelo arco do pé.

quadro maior (ver Fig. 6.16 e Discussão 6.3 sobre a LE e os arcos do pé no final deste capítulo).

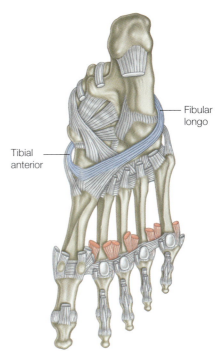

Figura 6.14 A planta do pé, mostrando a visão tradicional da conexão biomecânica entre o tibial anterior e o fibular longo na articulação do 1° cuneiforme com o 1° metatarso.

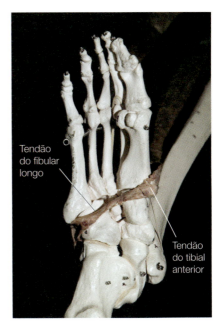

Figura 6.15 A conexão entre os tendões do tibial anterior e do fibular longo pode ser dissecada intacta. Cada um deles se insere nos periósteos do 1° metatarso e do 1° cuneiforme, mas estes também se inserem um no outro (Vídeo 3.11). Essa conexão raramente é exibida nos livros de anatomia contemporâneos ou na dissecação. Vemos aqui a mesma amostra da Figura 6.19 posicionada sobre um esqueleto de plástico.

Como essa área pode ser muito dolorosa quando trabalhada pela primeira vez, repetir várias vezes de uma forma mais suave geralmente dá um bom resultado.

A parte inferior da perna

O tibial anterior avança por baixo e por dentro, atravessando a tíbia inferior para se inserir na cápsula articular entre o 1° cuneiforme e o 1° metatarso. Na anatomia-padrão, esse parece ser o ponto final da LE até olharmos para o outro lado dessa cápsula articular, para encontrar uma conexão fascial direta com o fibular longo, assim como um tendão bifurcado para esses mesmos ossos e a cápsula articular (Fig. 6.14). Em outras palavras, existe tanto uma continuidade fascial quanto mecânica entre o tibial anterior e o fibular longo. Mais uma vez, uma dissecação pode demonstrar facilmente a continuidade fascial dessa "correia" (Fig. 6.15; Vídeo 3.11). Essa conexão foi observada antes, mas agora pode ser entendida como parte de um

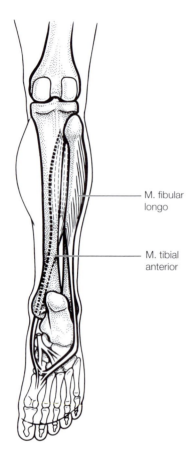

Figura 6.16 A correia (ou estribo, como às vezes é chamada) do tibial anterior e do fibular longo conecta o arco longitudinal medial à parte superior da panturrilha. (Adaptada de Clemente.¹)

Os arcos e o "estribo"

Mesmo no pé, o estribo sob o arco é bastante inacessível, e pode ser mais bem trabalhado a partir da parte inferior da perna. Estranhamente, as duas extremidades dessa correia, o tibial anterior e o fibular (peroneal) longo, permanecem próximos um do outro na face anterolateral da parte inferior da perna (ver Fig. 6.12). Como podemos observar quando olhamos a Linha Lateral (Cap. 5), existe um septo fascial entre os dois músculos (ver Fig. 5.7). Assim, os dois músculos poderiam ser considerados como uma tipoia ou estribo sob o pé, com ambos os músculos originando-se, pelo menos em parte, desse septo intermuscular.

No caso de um pé pronado, você descobre com frequência que o tibial anterior está superalongado ou comprimido excentricamente, e o fibular está superencurtado (Vídeo 6.24). Por conseguinte, nesses casos, a fáscia do tibial anterior precisa ser erguida, e a do fibular alongada inferiormente, e o tibial em geral precisa de um trabalho adicional de fortalecimento. Em um pé supinado, aplica-se o tratamento inverso: abaixe e alongue o tibial anterior e, simultaneamente, levante, libere e, por fim, fortaleça o fibular longo.

A parte posterior da perna

Uma vez no fibular, passamos facilmente ao longo desse músculo até a cabeça da fíbula, como fizemos com a LL, mas desta vez tomaremos o caminho mais óbvio desde a cabeça da fíbula até o bíceps femoral, o músculo posterior lateral da coxa (Fig. 6.17). A cabeça longa do bíceps leva-nos até o túber isquiático. Todo esse complexo – que vai do TFL ao TIT, passa pelo tibial anterior e pelo fibular longo até a cabeça

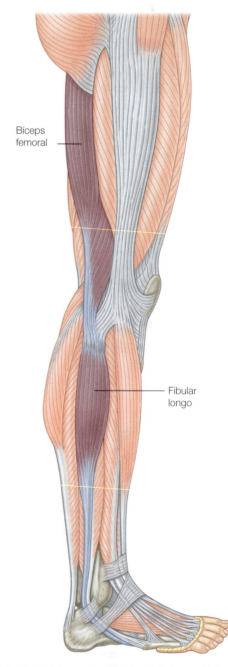

Figura 6.17 Existe uma ligação fascial clara e direta na cabeça da fíbula entre o músculo fibular longo e o músculo bíceps femoral.

longa do bíceps femoral – pode ser visto como uma "corda de pular" conjugada que viaja do quadril até o arco abaixo da porção anterolateral da perna, e depois forma um arco de retorno até o quadril, transitando superiormente pela face posterolateral da perna (Figs. 6.13, 6.18 e 6.19).

O 4º músculo posterior da coxa

Profundamente à cabeça longa do bíceps femoral, que é um expresso que cruza tanto o quadril quanto o joelho, encontra-se um importante e não tão óbvio conjunto dos locais. Essa conexão subjacente às vezes pode fornecer a resposta aos encurtamentos recalcitrantes dos músculos posteriores da coxa e às limitações para a flexão do quadril e a integração joelho-quadril. O primeiro desses dois locais é a cabeça curta do bíceps, que começa a partir da mesma inserção tendínea na cabeça da fíbula, como a cabeça longa, e passa pela linha áspera aproximadamente a um terço do caminho até o fêmur (Figs. 6.19 e 6.20). Ali existe uma continuidade fascial com a seção média do adutor magno, que passa mais abaixo do resto do bíceps femoral para se inserir na face inferior do ramo do ísquio, imediatamente anterior às inserções dos músculos posteriores da coxa.

O componente da cabeça curta do bíceps femoral pode estar cronicamente hiperativo nos joelhos flexionados ou pela postural rotação lateral da perna sobre o fêmur, enquanto o componente do adutor magno pode contribuir para uma pelve inclinada posteriormente, ou para a incapacidade das articulações do quadril de se flexionar ou de "requebrar" de maneira adequada.

Alcançar esse "4º músculo posterior da coxa" exige precisão quando se busca sob os posteriores superficiais da coxa. Encontre o tendão isolado do bíceps femoral no lado posterolateral do joelho, chegando a partir da cabeça da fíbula. A cabeça curta do bíceps pode ser localizada se você buscar em torno desse tendão, tanto em seu lado medial quanto lateral. Pode ser

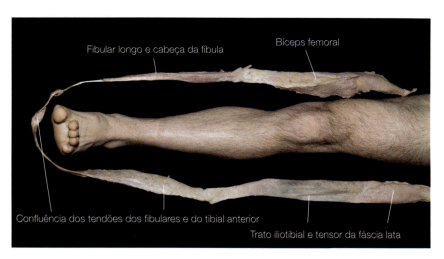

Figura 6.18 Nesta dissecação posicionada em torno de uma perna real, vemos como o estribo do arco tem uma conexão direta com a perna até a pelve.

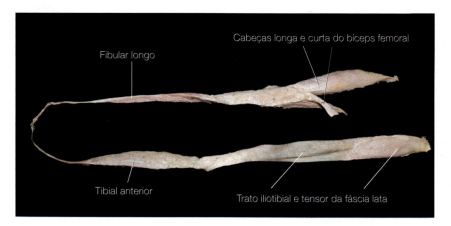

Figura 6.19 Vemos aqui especificamente a "corda de pular" da Linha Espiral inferior com a cabeça curta do bíceps femoral rebatida.

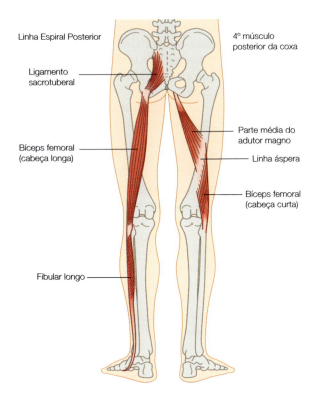

Figura 6.20 Sob o expresso da cabeça longa do bíceps femoral (à esquerda) situa-se um conjunto de dois locais denominado "4º músculo posterior da coxa" (à direita). Ele consiste na cabeça curta do bíceps que cursa a partir da fíbula até a linha áspera do fêmur, e da porção média do adutor magno, que cursa a partir do mesmo lugar no fêmur, até o ramo do ísquio logo na frente dos posteriores da coxa.

mais fácil alcançar o ventre da cabeça curta de um ou do outro lado, por causa da variação individual na anatomia. Com seu paciente em decúbito ventral e com o joelho flexionado, segure o músculo (mas não o tendão) contra a parte posterior do fêmur, que será esticado e alongado conforme seu paciente abaixa lentamente a perna e o pé até a extensão completa do joelho. A cabeça curta também pode ser alcançada em decúbito lateral, com o joelho na borda da mesa de tratamento, usando a mesma manobra de flexão até a extensão do joelho para seu alongamento.

O adutor magno (que também aparece como parte da Linha Profunda Anterior no Cap. 9) pode ser alcançado de maneira mais fácil mantendo seu paciente em decúbito lateral com a parte superior do joelho e o quadril flexionados (a coxa deve estar apoiada sobre um travesseiro para que a pelve não gire – o que se pretende é o posicionamento de uma articulação do quadril diretamente sobre a outra) com a face medial da perna aberta para o trabalho.

Encontre as inserções dos músculos posteriores da coxa na face posterior do túber isquiático, e palpe ao longo da margem inferior do túber isquiático anterior por cerca de 3 cm, para encontrar a forte inserção do adutor magno. Peça ao paciente que erga o joelho em direção ao teto, o que isolará esse tendão dos posteriores da coxa. Uma vez encontrado, trabalhe o adutor magno para baixo a partir de sua inserção na direção da metade do fêmur, lembrando que esta é uma parte substancial de miofáscia e que várias ações podem ser necessárias para atingir a profundidade certa.

Professores do movimento podem isolar essa parte do adutor magno pedindo aos alunos que alonguem flexionando o quadril, mas com os joelhos levemente flexionados. O alongamento será percebido um pouco mais profundamente na parte de trás da coxa do que se os alunos fizessem a habitual flexão do tronco para a frente com as pernas em linha reta.

A Linha Espiral posterior

A partir do músculo posterior da coxa lateral, podemos seguir a Linha Superficial Posterior até o ligamento sacrotuberal, através da fáscia sacral até o ligamento sacroilíaco dorsal contralateral (que, na verdade, faz parte de todo um "leito" de ligamentos), e em seguida até o eretor da espinha nesse lado contralateral. Dependendo do padrão postural e da perna dominante, no entanto, as forças provenientes da perna podem seguir pela LSP – transferindo tensão para a fáscia sacral ipsilateral desde o ligamento sacrotuberal ao ligamento sacroilíaco dorsal ipsilateral e então aos músculos espinais (ver Fig. 6.2A). Esses padrões têm a ver com a diferença de comprimento das pernas, com a inclinação lateral da pelve e com a diferença no peso de cada perna, e podem mudar a cada instante em padrões dinâmicos, como um jogo de futebol.

Essa via final dos eretores passa, portanto, perto do início da Linha Espiral, passando sob os romboides, o esplênio da cabeça e do pescoço, para se inserir no occipital (Fig. 6.21). Assim, a LE vem para repousar na parte de trás do occipital, bem perto de onde começamos, muitas páginas e vários metros de fáscia atrás.

Essa linha – que é naturalmente expressa em ambos os lados – une cada lado do crânio, indo da parte posterior do pescoço até o ombro oposto, continuando em torno do abdome na frente e até o quadril do mesmo lado em que começou. A partir daí a linha desce pela parte externa da coxa e do joelho, mas passa por cima da parte da frente da canela para formar uma correia sob o arco interno, que se eleva da parte posterior do corpo para se juntar ao crânio em uma posição imediatamente medial em relação ao ponto em que começou.

As rotas helicoidais em torno do corpo de modo algum se limitam à Linha Espiral descrita aqui. Veja a discussão no final do Capítulo 8 (Linhas Funcionais) e no Capítulo 10 para uma visão mais ampla.

dois lados da linha; sentar (para fixar a pelve) e torcer toda a parte superior do corpo para olhar por cima do ombro direito são manobras que vão alongar a LE superior esquerda enquanto ela emprega a LE superior direita na contração concêntrica. É válido observar se esse movimento é coordenado – isto é, se ele usa todas as partes da linha de maneira uniforme no lado da contração, e alonga todas as partes da linha, também

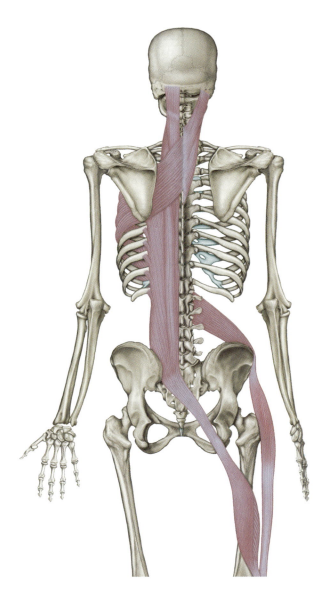

Figura 6.21 A partir do músculo posterior lateral da coxa, as conexões da Linha Espiral correm paralelas às conexões da Linha Superficial Posterior na direção do ligamento sacrotuberal, mas atravessam para o outro lado e sobem pelos eretores da espinha até a parte de trás do crânio, bem perto de onde começaram.

Considerações gerais sobre movimento: reciprocidade

Obviamente, a LE será tanto alongada quanto contraída pelos movimentos de rotação e torção. Os atualmente populares exercícios abdominais (em que se ergue a parte superior do corpo) com torção, em que um cotovelo se dirige ao joelho oposto, envolvem a parte superior da LE. As "torções" na ioga vão alongar a LE superior, e a Postura do triângulo e especialmente suas variações são concebidas para envolver toda a linha (Fig. 6.22). Existe uma clara relação recíproca entre os

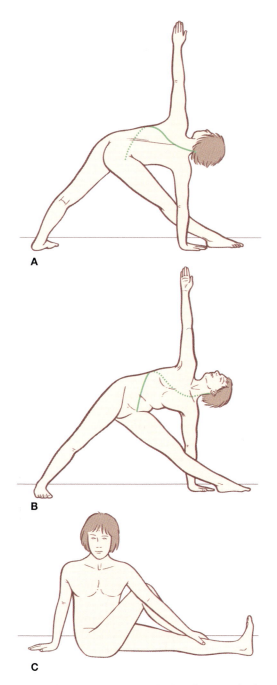

Figura 6.22 As posturas com torção da coluna vertebral, como na Postura do triângulo ou da rotação na posição sentada, são feitas sob medida para alongar a parte superior da Linha Espiral de um lado, enquanto ela é contraída no outro.

uniformemente, no lado do alongamento. À medida que adicionarmos o padrão de rotação central descrito no Capítulo 9, ficará nitidamente evidente a complexidade do movimento rotacional humano.

Palpação da Linha Espiral

Embora a LE comece com a fáscia aderente na face posterolateral do crânio, concretamente a sua primeira estação está na crista occipital que se estende lateralmente na direção do processo mastoide, e a primeira via é o esplênio da cabeça e do pescoço, que encontramos primeiro como parte da Linha Lateral (ver Fig. 6.3A). Ela pode ser claramente sentida abaixo da crista occipital, enviesada a partir do lado em direção aos processos espinhosos cervicais abaixo do trapézio superficial. Ressaltará em seus dedos quando a cabeça estiver voltada para o mesmo lado contra a resistência. Para sentir os esplênios, mantenha seu paciente deitado em decúbito dorsal, com a cabeça apoiada em suas mãos. Afunde os dedos suavemente no tecido mole abaixo do occipital, um pouco afastados da linha média. Deixe seus polegares ao longo da cabeça do paciente. Conforme ele gira no sentido da resistência de seus polegares, os esplênios, com suas fibras inclinadas para baixo e para dentro em direção à região torácica superior da coluna, serão claramente sentidos no mesmo lado em uma direção pouco profunda em relação ao delgado trapézio.

Em qualquer pessoa os romboides, a próxima via nessa linha, podem ser mais facilmente vistos e sentidos, pois ocupam esse espaço nas nossas costas que é tão difícil de coçar quando temos vontade. Peça ao seu modelo que traga suas escápulas simultaneamente para cima, e na maioria das pessoas você verá a forma dos romboides empurrando contra o trapézio sobrejacente.

Se você puder insinuar seus dedos sob a margem vertebral da escápula do seu modelo, poderá sentir onde os romboides continuam no serrátil anterior. A maior parte dessa lâmina larga de músculo, no entanto, é invisível sob a escápula. Em indivíduos magros, as quatro ou cinco tiras inferiores (que são a parte discutida aqui) podem ser vistas do lado de fora da margem do latíssimo do dorso quando o modelo contrai o músculo (p. ex., quando faz uma flexão ou prancha) (Fig. 6.8).

A ligação a partir da parte anterior do serrátil inferior no oblíquo externo, atravessando a linha alba até o oblíquo interno no lado oposto, é bem conhecida e pode ser facilmente palpável ou observada, como na Figura 6.9. Isso nos leva à conexão do oblíquo interno na crista ilíaca anterior e na EIAS.

Para continuar descendo a partir daí, coloque seus dedos sob a margem da crista ilíaca anterior, então abduza e gire medialmente a articulação do quadril (Fig. 6.11). O músculo tensor da fáscia lata (TFL) ressaltará em seus dedos. A partir daí, o trato iliotibial (TIT) pode ser sentido, vagamente, na parte superior da coxa, mas com mais clareza conforme você seguir para baixo em direção ao joelho. Com o quadril abduzido e o pé longe do chão e dorsiflexionado, a conexão do TIT em toda a articulação do joelho até o tibial anterior pode ser claramente sentida (Figs. 6.12 e 6.13).

Siga o tibial anterior para baixo, ao longo da parte anterior da canela próxima da tíbia, e encontre seu forte tendão que emerge debaixo dos retináculos no lado medial da parte anterior do tornozelo. Faça uma forte dorsiflexão e inverta o pé o máximo possível para baixo, para sentir o tendão em direção a sua estação entre o 1º metatarso e o 1º cuneiforme (ver Fig. 6.14).

O fibular longo começa logo do outro lado dessa inserção, com uma continuidade fascial através da fáscia da cápsula articular, mas isso é muito difícil de sentir, exceto pela implicação, por causa da miofáscia sobrejacente e do estofamento fascial na parte inferior do pé (ver Fig. 6.15). O tendão fibular longo passa sob o pé, profundamente a quase todas as estruturas no local, cursando através de um canal no cuboide (novamente algo muito difícil de sentir) e emergindo em nossos dedos apenas sob o maléolo lateral do tornozelo (ver Fig. 6.17). Dois tendões serão palpáveis nessa região, mas o tendão fibular curto (que faz parte da LL, mas não da LE) será superior ao nosso tendão fibular longo e irá claramente se dirigir para a (e se inserir na) base do 5º metatarso.

A miofáscia do fibular longo passa pela parte externa da perna até a cabeça do fibular, onde existe uma ligação clara, palpável, e que pode ser facilmente dissecada até o posterior lateral da coxa, o bíceps femoral. Siga o tendão dos posteriores da coxa até a parte posterior externa da perna para chegar ao túber isquiático. A partir daí a conexão da LE passa sobre o ligamento sacrotuberal, a fáscia sacral e o eretor da espinha. (A palpação dessas estruturas é discutida em conexão com a Linha Superficial Posterior no Cap. 3, por isso não vamos repeti-la aqui.)

Discussão 6.1

A Linha Espiral superior e as rotações posturais do tronco

Por causa da conexão mecânica em vez da conexão direta através da pelve na EIAS, e da rotatória dos vetores que afetam a posição da EIAS, com frequência, embora nem sempre, as porções superior e inferior da LE trabalham em separado; de toda forma, elas são mais fáceis de discutir separadamente. As duas partes permanecem ligadas, é claro, e podem trabalhar em conjunto, mas também são capazes de funcionar em contraponto.

A porção superior da LE, a partir do occipital ao redor da cintura escapular contralateral até a EIAS (ver Fig. 6.7), está em uma posição perfeita para mediar as rotações na parte superior do corpo (Fig. 6.23; Vídeo 6.26). "Mediar", pois a experiência clínica sugere que a Linha Espiral apenas algumas vezes é a *causa* dessas rotações ou torções posturais, mas pelo menos está frequentemente envolvida na compensação para torções mais profundas da coluna vertebral que podem vir de qualquer uma das fontes estruturais ou funcionais (ver também Cap. 9 sobre a Linha Profunda Anterior).

Assim, o complexo de miofáscias da LE pode ser usado nos movimentos diários ou nos exercícios específicos para criar torções, ou pode ser usado como uma bandagem postural superficial em uma escoliose mais profunda ou em outra rotação axial. Qualquer rotação do *core* vai afetar as linhas superficiais, mas nenhuma será mais afetada do que a LE, que muitas vezes está bloqueada em um padrão compensatório. Se o padrão do *core* na coluna vertebral é uma rotação para a direita, o padrão "em manga" na LE geralmente envolve um encurtamento compensatório na parte esquerda da LE. O efeito disso é fazer com que o corpo olhe diretamente para a extremidade, mas na verdade o corpo estará tanto limitado quanto diminuído. (Pegue uma toalha e a torça, e observe como seu comprimento diminui – qualquer trama quando torcida fica mais curta, e a trama fascial não é uma exceção.)

Uma vez que esse padrão foi reconhecido, é importante liberar primeiro a "manga" (i. é, a redução compensatória), antes de tentar liberar os músculos do *core* na frente e atrás da coluna vertebral. Essa é a intenção de trabalhar na LE nesses padrões. Tenha em mente que, quando se relaxa tal padrão compensatório na LE (que se assemelha a uma manga), a rotação do *core* geralmente se torna mais evidente, de modo que o paciente pode relatar uma sensação de torção, ou mesmo observar uma maior torção no momento em que está trabalhando com você. É importante mostrar-lhe o que está acontecendo – porque apenas depois de remover a rotação da "manga" na LE é que se pode efetivamente avançar e trabalhar com a rotação do *core* na Linha Profunda Anterior ou nos músculos profundos da coluna vertebral. É válido repetir a afirmação inversa: tentar desvendar os padrões de rotação do *core* antes de entender o padrão de rotação superficial da "manga" é uma tarefa frustrante, tanto para o terapeuta quanto para seu paciente.

Por causa da interação entre padrões mais profundos e padrões superficiais, é muito grande o número de modificações específicas e modos individuais de usar a LE na rotação. O encurtamento postural diretamente ascendente da linha, desde a EIAS até o crânio, produz uma postura característica, que todo terapeuta irá reconhecer observando a Figura 6.23.

Conforme a linha traciona através da fáscia abdominal por meio dos oblíquos internos e externos a partir do quadril até o serrátil oposto, ela protrai a caixa torácica para esse lado, e em geral o ombro acompanha esse trajeto. Isso normalmente traciona a parte superior das costas e/ou inferior do pescoço na direção do ombro, de modo que a cabeça se desloca na direção do ombro, inclinando-se às vezes para o lado oposto – tudo isso é visível na Figura 6.23. O padrão é discernível na ausência de outras forças ou, por vezes, na competição com essas outras forças. Um músculo pressionado individualmente (p. ex., o infraespinal) ou uma tração que compete a partir de outra linha (p. ex., uma Linha Lateral curta no mesmo lado que a LE em questão) irá modificar e talvez obscurecer, mas não obliterar, o padrão criado pelo encurtamento na LE superior.

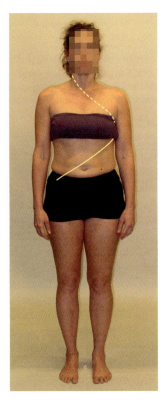

Figura 6.23 Um padrão postural comum envolvendo o encurtamento de um lado da Linha Espiral superior – neste caso, o lado direito da Linha Espiral está realmente curto desde o lado direito da cabeça até o lado direito do quadril, passando pelo ombro e pelas costelas do lado esquerdo. A cabeça deslocada e/ou inclinada para um lado, diferenças nas posições da escápula e um deslocamento ou torção na caixa torácica – tudo isso está presente neste modelo –, qualquer um desses padrões deveria alertar o terapeuta para um possível desequilíbrio no padrão da Linha Espiral.

Em virtude do peso e das forças que competem na pelve, a LE raramente traciona a EIAS para fora do lugar a partir de cima, a partir do ombro ou das costelas. É, no entanto, bastante comum ter partes dessa linha pressionadas sem que a tensão seja transferida ao longo da linha. Assim, uma seção da LE pode encurtar sem que o encurtamento seja passado para as seções seguintes. Em alguns casos, a seção que vai do crânio ao serrátil pressiona sem o envolvimento do abdome, ou este pode tracionar através do pescoço sem que o ombro seja protraído no processo. Por essa razão, costumamos avaliar a LE desde a EIAS em direção à cabeça, e não o contrário.

A prática é necessária para discernir as modificações específicas no padrão, mas ali há quatro sinais de alerta que devem chamar a atenção do terapeuta para um possível ou provável desequilíbrio na LE: (1) desvios ou inclinações na posição da cabeça em relação à caixa torácica, (2) um ombro mais para a frente do que o outro, (3) a caixa torácica lateral desvia em relação à pelve, ou (4) diferenças na direção do esterno e do púbis, que geralmente também podem ser lidas como diferenças acentuadas na medição de um arco costal (onde a margem externa do músculo reto do abdome cruza as cartilagens costais ao nível da 7ª costela) até a EIAS oposta. Na Figura 6.9, por exemplo, a distância a partir das costelas esquerdas até o quadril direito é claramente mais longa do que a medida correspondente das costelas do lado direito até o lado esquerdo do quadril. Na Figura 6.23, ela é menor a partir das costelas esquerdas até o quadril direito do que o seu inverso, mas isso não é tão facilmente detectado em uma foto pequena. Uma medição exata não é necessária; se não é fácil dizer qual dessas linhas é a mais curta, então provavelmente não há um problema significativo da LE nesse nível.

A Figura 6.24 mostra exemplos de outros padrões de desequilíbrio, principalmente na Linha Espiral direita que se estende ao redor do ombro esquerdo e das costelas.

Discussão 6.2

A LE e a postura da cabeça para a frente

O serrátil anterior, como observado anteriormente, é um músculo complexo, uma ampla combinação de um músculo quadrado com um triangular que tanto estabiliza quanto controla o ombro. No começo de nossa história filogenética, o serrátil foi o principal responsável pela criação de uma correia para apoiar a caixa torácica dentro da verticalidade da escápula (ver Cap. 7).

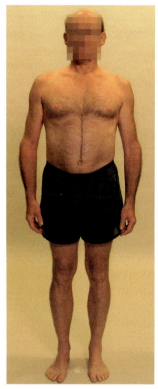 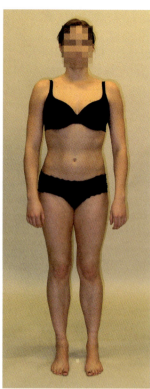

A B

Figura 6.24 Os padrões mais comuns da Linha Espiral observados na postura ereta. Em (**A**) a LE direita é tracionada por todo o caminho até o tornozelo direito. Em (**B**) a LE esquerda está tracionando a parte superior do corpo na direção da perna esquerda.

As tiras inferiores do serrátil pertencem realmente à LE, mas as tiras intermediárias se conectam umas com as outras através da linha central na parte inferior do esterno, sob o músculo peitoral maior, na altura da "linha do sutiã". (Ver também o Apêndice 2 – isso corresponde à faixa peitoral de Schultz.) Isso cria uma vantajosa "via secundária" para a LE, onde você vê a onipresente postura de cabeça para a frente.

Se seguirmos essa linha a partir da linha média um pouco acima do processo xifoide, em torno das tiras intermediárias do serrátil até o meio do romboide e atravessando até o esplênio da cabeça, chegaremos ao crânio no lado oposto (Fig. 6.25). Para ver ou sentir isso por si mesmo – e vale a pena entender esse padrão –, pegue uma fita de tecido de 2 a 2,5 m de comprimento (p. ex., uma faixa de ioga ou uma tira de gaze), fique em pé atrás de seu modelo, coloque o meio da faixa acima do xifoide na "linha do sutiã" e leve as duas extremidades para a parte de trás do modelo, cruzando-as entre as escápulas para "prendê-las" ao crânio, mantendo-as em posição com suas mãos. (Você pode fazer isso em si mesmo, mas é difícil não se enrolar todo.)

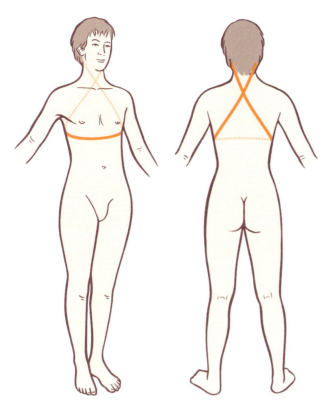

Figura 6.25 Pode-se observar que a conexão entre os dois músculos serráteis através de toda a parte inferior do esterno imediatamente abaixo dos músculos peitorais continua até a LE para se conectar na postura da cabeça para a frente e na respiração limitada.

Peça ao modelo que leve a cabeça mais à frente do resto do corpo. Observe como a faixa comprime e traciona para trás sobre o esterno. Por isso, muitas pessoas com uma anteriorização da cabeça também têm a faixa comprimida no peito, e esta é uma importante avenida para a transmissão da compensação. Para ver como a faixa do peito afrouxa sua pressão na respiração do modelo, traga progressivamente a cabeça dele para trás na parte superior do corpo e vá soltando lentamente a faixa fascial que conecta os dois serráteis. Além de aliviar essa linha, isso ajuda a restaurar a excursão completa do tórax na respiração.

Discussão 6.3

Os arcos do pé e a inclinação pélvica

Compreender os padrões permite intervenções nos tecidos moles altamente específicas, lógicas e eficazes. Há muito que se reconheceu que, juntos, o tibial anterior e o fibular (peroneal) longo formam um "estribo" sob o sistema de arcos do pé. O tibial traciona para cima uma porção fraca do arco longitudinal medial, o tendão fibular apoia o cuboide, a pedra angular do arco lateral, e juntos não deixam que a parte proximal do arco transverso desabe (ver Fig. 6.15).

Além disso, há uma relação de reciprocidade entre os dois: a presença de um tibial frouxo (ou "superalongado") associado a um fibular contraído (ou "superencurtado") contribuirá para um pé evertido (pronado) com a tendência de queda no arco medial (ver Fig. 6.16). O padrão oposto, um tibial encurtado e um fibular tensionado, tende a criar um pé invertido (supinado) com um arco aparentemente elevado e o peso deslocado lateralmente sobre o pé.

Com toda a LE em mente, podemos expandir esse conceito para incluir toda a perna: o tibial se conecta ao reto femoral (LSA), ao sartório (rota alternativa da LSA) e ao TIT e TFL (LE). Todas essas conexões avançam até um local bem à frente do osso do quadril: a EIAS e a EIAI. O fibular se conecta através da cabeça longa do bíceps femoral ao túber isquiático, ou, em outras palavras, diretamente à parte mais posterior do osso do quadril (Fig. 6.19).

Assim, o estribo ou "tipoia" criado pelo tibial e pelo fibular se estende para cima pela perna até a pelve e tem relação com a posição pélvica (Fig. 6.26): uma inclinação pélvica anterior traria a EIAS para mais perto do pé e, dessa forma, removeria o suporte tensional superior do tibial, criando uma tendência (mas não uma certeza) para um arco medial caído (Fig. 6.26A). Por outro lado, uma inclinação pélvica posterior tenderia a tracionar o tibial para cima e afrouxar o fibular, criando a tendência para um pé invertido (Fig. 6.26B).

Observe outra implicação: uma LE encurtada na parte de trás da perna poderia suplantar a parte anterior da LE e produzir uma pelve posterior *e também* um pé evertido (Fig. 6.27A). Quando vemos esse padrão, sabemos que a parte posterior da LE inferior deve ter algum encurtamento significativo em algum local ao longo dessas linhas. No padrão inverso (Fig. 6.27B), um pé invertido com uma inclinação anterior da pelve aponta para um encurtamento ao longo da parte anterior da LE inferior (tibial anterior – TIT anterior), embora esse padrão também possa estar ligado a uma Linha Profunda Anterior encurtada (ver Cap. 9).

Discussão 6.4

A Linha Espiral inferior e o alinhamento dos joelhos

A LE pode afetar o alinhamento do joelho (a capacidade do joelho para seguir alinhado para a frente e para trás na marcha, mantendo mais ou menos o mesmo vetor direcional que o quadril e o tornozelo).

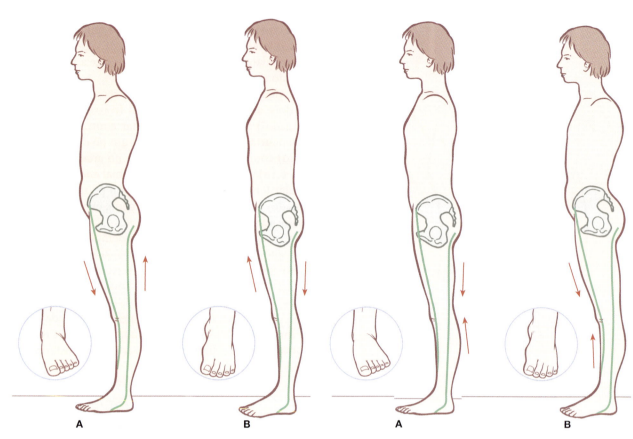

Figura 6.26 O padrão da correia sob o pé pode ser estendido, através da Linha Espiral, para se conectar com o ângulo de inclinação da pelve.

Figura 6.27 O encurtamento em parte da LE inferior pode criar padrões complementares àqueles observados na Figura 6.26A.

Para avaliar o alinhamento do joelho, você pode observar enquanto seu paciente anda em linha reta até você ou se distancia de você, e ver como os joelhos se movem durante as diferentes fases da marcha. Uma avaliação alternativa é pedir para que ele fique em pé diante de você com os pés paralelos (ou seja, os segundos metatarsos estão paralelos). Peça-lhe que traga os dois joelhos para a frente, com os pés no chão e com a parte de cima do corpo ereta – sem empinar as nádegas para trás nem colocando-as seriamente para baixo para provocar uma inclinação para trás na caixa torácica – e veja como os dois joelhos se alinham (Fig. 6.28). Se um ou ambos os joelhos estão se voltando para dentro, um em direção ao outro, conforme ele os traz para a frente, toda a correia inferior da LE pode estar comprimida nesse lado.

Quando observamos como a LE avança a partir da EIAS na frente da pelve até o lado externo do joelho e em seguida para baixo até o lado interno do tornozelo, podemos ver claramente como a sua compressão pode afetar a direção do joelho, ao tracionar a parte externa do joelho em direção a uma linha que corre diretamente da EIAS até o tornozelo medial (Fig. 6.29). Se essa linha acima ou abaixo for afrouxada antes de fazer o trabalho local do tecido mole, ou antes de indicar um exercício corretivo para restaurar a movimentação adequada do joelho, isso vai aumentar muito a eficácia do tratamento. Se o joelho se desloca lateralmente durante a flexão na posição ereta, aumentar o tônus da posição ereta na LE anterior inferior pode ajudar a equilibrar essa tendência.

Discussão 6.5

O "pé apoiado no calcanhar" e a articulação sacroilíaca

Há muito que se observou que os ossos do pé se dividem de forma bastante nítida ao longo de um eixo longitudinal nos ossos que constituem o arco medial e naqueles que compreendem o arco lateral (Fig. 6.30).

Usando alguns termos da dança, poderíamos nos referir a eles como o "pé apoiado no calcanhar" e o "pé apoiado nos dedos". O pé apoiado nos dedos é claramente concebido para suportar o peso principal: se você ficar em pé e deixar seu peso oscilar sobre os dedos dos pés, irá sentir uma pressão que vai das três primeiras cabeças dos metatarsos até o tálus. Observar como o tálus se alinha com o principal osso de sustentação do peso na canela, a tíbia, só reforça nossa convicção. Balançar para a frente tirando o calcanhar do chão e manter seu peso sobre os dois dedos laterais é tarefa muito difícil de fazer, e quase impossível de manter, a menos que você esteja muito acostumado com isso.

É evidente que o calcanhar não suporta o peso na posição ereta e na marcha, mas os dois dedos externos dos pés e os ossos associados (4º e 5º metatarsos e o cuboide) são realmente concebidos mais como equilibradores, estabilizadores para a "canoa" do pé (Fig. 6.31).

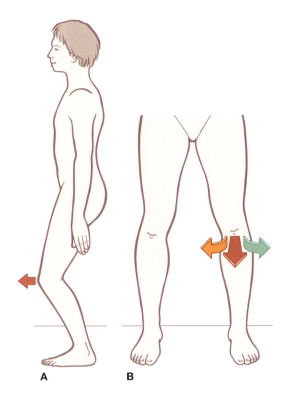

Figura 6.28 Para uma avaliação do alinhamento do joelho, deixe ambos os joelhos virarem diretamente para a frente com a pelve dobrada abaixo e os calcanhares no chão, e observe o "farol" da patela para ver se ele fica alinhado para dentro ou para fora, conforme vai para a frente ou para trás.

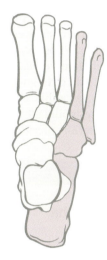

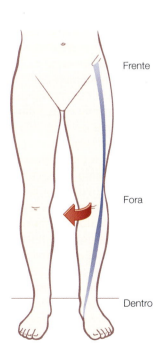

Figura 6.29 Como a Linha Espiral passa a partir da frente do quadril até a parte externa do joelho e a parte interna do tornozelo, comprimi-la pode acabar induzindo a rotação medial no joelho.

Figura 6.30 O pé divide-se de forma bastante perfeita em ossos do arco medial e naqueles do arco lateral. Alguns bailarinos chamam isso de "pé apoiado nos dedos" e "pé apoiado no calcanhar", respectivamente.

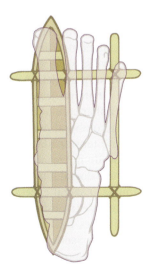

Figura 6.31 Em termos de função, os ossos do arco medial podem ser vistos como a principal "canoa" de suporte do peso, enquanto os ossos do arco exterior atuam como um "estabilizador", equilibrando e estabilizando, mas não suportam tanto peso.

Quando olhamos acima do pé apoiado no calcanhar, encontramos a fíbula, singularmente escondida sob o côndilo tibial (Fig. 6.32). Sua posição não é adequada para suportar o peso; na verdade ela parece mais bem colocada para resistir à tração para cima, em vez da tração para baixo. Embora oito músculos tracionem a fíbula para baixo a partir do pé, um músculo muito grande, o bíceps femoral, traciona a fíbula diretamente para cima e para dentro.

Se traçarmos toda essa ligação, podemos ligar o pé apoiado no calcanhar – em outras palavras, o arco lateral – à articulação sacroilíaca através do fibular, ao bíceps femoral e ao ligamento sacrotuberal (ver Fig. 6.20). De acordo com nossa experiência clínica, o sucesso e o poder de nossos colegas quiropráticos e osteopatas em explorar as manipulações da articulação sacroilíaca podem ser sensivelmente aumentados ao melhorar o equilíbrio nos tecidos moles da região do calcanhar, dos fibulares, da cabeça da fíbula e dos músculos posteriores da coxa laterais. Em outras palavras, a posição do calcanhar e o arco lateral estão relacionados com a estabilidade das articulações sacroilíacas via LE posterior inferior.

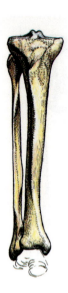

Figura 6.32 Acima dos ossos do arco lateral está a fíbula, que claramente não está posicionada para transferir o peso para baixo. Ao contrário, sua posição, escondida sob o côndilo da tíbia, sugere que em vez disso ela foi concebida para resistir à tração ascendente. (Reproduzida com permissão de Grundy, 1982.)

Discussão 6.6

O cruzamento da Linha Espiral média no sacro durante a marcha

O terceiro cruzamento da Linha Espiral na altura da linha média baseia-se na observação das exigências para a estabilidade pélvica. Os movimentos complexos do sacro e dos dois ossos do quadril na marcha foram bem documentados em outro lugar.[2] Aqui vamos nos concentrar no papel da Linha Espiral na modulação desses movimentos, mantendo a mobilidade do sacro dentro de limites estáveis.

Na fase de impulso para deixar o solo com o pé esquerdo, com o pé direito projetado para a frente entre o contato do calcanhar com o chão e a aceitação do peso, o ligamento sacrotuberal no lado direito, ligado pela fáscia alongada e tensionada ao calcanhar direito, impede o excesso de nutação do sacro, enquanto o ligamento sacroilíaco dorsal longo no lado esquerdo impede a contranutação sacral excessiva, conforme a frente da pelve esquerda é tracionada em flexão.

Essas duas limitações ligamentares coordenadas estão ligadas através do sacro pelos tecidos fasciais da Linha Espiral. Existe, portanto, uma continuidade fascial que vai do túber isquiático direito, atravessando a linha média e superiormente à espinha ilíaca posterossuperior esquerda (Fig. 6.33). À medida que a marcha prossegue ao longo da fase de balanço, os dois conjuntos de ligamentos cedem para possibilitar o movimento da articulação sacroilíaca, da nutação à contranutação, ou vice-versa no lado oposto (Vídeo 6.6). Conforme chegamos à fase de impulso do pé direito, com a articulação sacroilíaca direita fechada em contranutação e a articulação sacroilíaca esquerda em nutação, o ligamento sacrotuberal esquerdo e o ligamento sacroilíaco dorsal longo direito cruzam o sacro a partir do túber isquiático esquerdo até a EIPS direita durante o contato do calcanhar com o chão e a aceitação do peso sobre o pé esquerdo.

Portanto, esse complexo, cuja tensão é dinamicamente modulada a partir de baixo pelos músculos posteriores da coxa e a partir de cima pelo multífido sacral e pelo iliocostal lombar (ver Fig. 6.21), vincula toda a Linha Espiral posterior à estabilidade pélvica na marcha. O não funcionamento correto desse sistema – e significativamente os movimentos assimétricos ali são mais comuns do que o contrário, e muitas vezes acompanhados de padrões de dor – exige uma visão global.

A atenção aos mecanismos internos da pelve (manipulação pela osteopatia ou quiropraxia) será reforçada pelo equilíbrio dos tecidos moles dessas estruturas ligamentares e pelo alongamento muscular ou tonificação para uniformizar as forças que atravessam o sacro de um passo para o passo seguinte. Isso aponta para a necessidade de práticas multidisciplinares ou profissionais multitalentosos que possam abordar todos os elementos dessa situação: a cinemática das articulações, o leito ligamentar, o tônus miofascial e a coordenação do recrutamento.

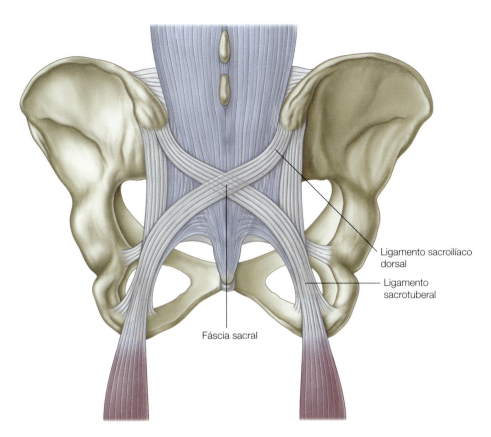

Figura. 6.33 Em um passo para a frente com o pé direito, o ligamento sacrotuberal direito e a porção diagonal do ligamento sacroilíaco dorsal longo esquerdo se combinam para limitar o movimento intrapélvico nas articulações sacroilíacas enquanto seus complementos são aliviados. O oposto ocorre quando a perna esquerda avança e a direita retorna.

Referências bibliográficas

1. Clemente C. *Anatomy, a Regional Atlas of the Human Body*. 3rd ed. Philadelphia: Lea and Febiger; 1987. Fig. 506.

2. Vleeming A, ed. *Movement, Stability, and Lumbopelvic Pain*. 2nd ed. Edinburgh: Elsevier; 2007.

7

Linhas do Braço

Visão geral

Neste capítulo, identificamos quatro meridianos miofasciais distintos que correm desde o esqueleto axial pelas quatro camadas do ombro até os quatro quadrantes do braço e os quatro "lados" da mão, ou seja, o polegar, o dedo mínimo, a palma e o dorso da mão. Apesar dessa simetria aparentemente nítida, as Linhas do Braço (Fig. 7.1) exibem mais "travessões" de ligações miofasciais entre essas continuidades longitudinais do que as linhas correspondentes nas pernas (ver Discussão 7.2). Como ombros e braços humanos são especializados para a mobilidade (em comparação com nossas pernas mais estáveis), esses múltiplos graus de liberdade requerem linhas de controle e de estabilização mais variáveis e, portanto, mais ligações entre as linhas.

No entanto, os braços estão dispostos de maneira bastante lógica, com uma linha profunda e uma linha superficial ao longo da parte anterior do braço, e uma linha profunda e uma superficial ao longo da parte posterior do braço (Fig. 7.2/Tab. 7.1). As linhas no braço são nomeadas em função do seu posicionamento conforme cruzam o ombro (Fig. 7.3). (No Cap. 8 analisamos as extensões dessas linhas, que conectam desde os ombros contralateralmente até a cintura pélvica do membro inferior oposto.)

Função postural

Uma vez que os braços pendem a partir da parte superior do esqueleto em nossa postura ereta, eles não são parte da "coluna" estrutural como tal. Por isso, incluímos o membro apendicular inferior em nossa discussão sobre as linhas precedentes, mas deixamos os braços para uma apreciação em separado em um capítulo próprio. Dado o seu peso, no entanto, e suas múltiplas ligações com nossas atividades cotidianas, como dirigir e utilizar o computador, as Linhas do Braço têm uma função postural: o ombro mal posicionado pode

gerar uma força de arrasto significativa sobre as costelas, o pescoço, a função respiratória, a região lombar e muito mais (Vídeo 1.3). Este capítulo detalha as linhas de tração sobre o esqueleto axial a partir dos braços quando relaxados, bem como as linhas de tensão que entram em ação quando os braços são utilizados no trabalho ou no esporte, sustentando o corpo como em uma flexão ou nas posturas invertidas da ioga, ou na suspensão do corpo pelos braços, como nos exercícios na barra fixa ou nas brincadeiras em uma árvore.

Função do movimento

Nas inúmeras atividades manuais diárias, como examinar, manipular, reagir ao entorno e movimentar-se pelo ambiente, nossos braços e mãos, em estreita conexão com nossos olhos, as realizam por meio dessas continuidades tensivas. As Linhas do Braço atuam por intermédio dos dez ou mais níveis de articulações no braço para trazer as coisas até nós, afastá-las, puxar, empurrar ou estabilizar nosso próprio corpo, ou simplesmente manter alguma parte do mundo imóvel para nossa análise e modificação. Essas linhas se conectam perfeitamente com as outras linhas, especialmente com as linhas helicoidais – as Linhas Lateral, Espiral e Funcionais (Caps. 5, 6 e 8, respectivamente).

As Linhas do Braço em detalhes

Os padrões comuns de compensação postural associados às Linhas do Braço provocam todos os tipos de problemas no ombro, bem como problemas no braço e na mão, geralmente envolvendo ombros que estão sendo protraídos, retraídos, levantados ou "curvados" (rotação medial e inclinação anterior da escápula). Na maioria das vezes, essas compensações baseiam-se na falta de sustentação da caixa torácica, o que nos leva a procurar a solução nas linhas cardinais, bem como na Linha Espiral e na Linha Profunda Anterior. Colisões no túnel do carpo, no cotovelo e no ombro, bem como

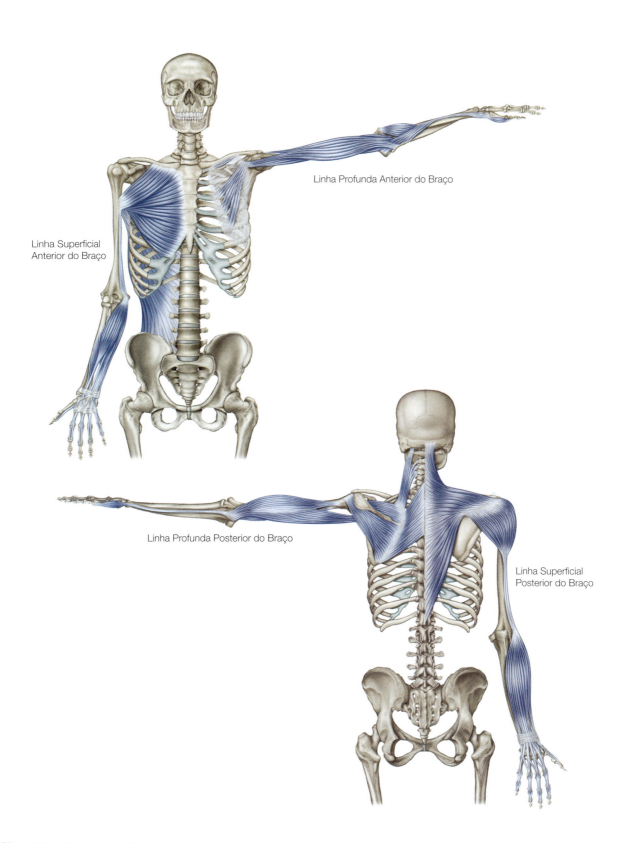

Figura 7.1 As Linhas do Braço.

124 Trilhos Anatômicos

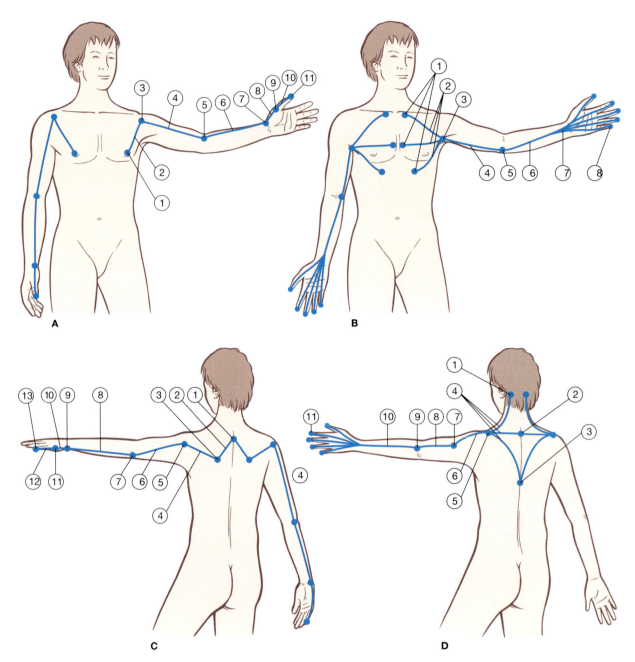

Figura 7.2 Vias e estações das Linhas do Braço.

a dor muscular crônica ou em pontos-gatilho, surgem ao longo do tempo, aparentemente em função de uma sustentação postural problemática.

As Linhas do Braço são apresentadas a partir do esqueleto axial distalmente até a mão. Essa ordem de apresentação das linhas não tem nenhum significado particular.

Orientação para as Linhas do Braço

A anatomia das Linhas do Braço apresentada na Tabela 7.1 é suficientemente complexa para merecer uma orientação simples de como a mente do leitor pode organizá-las antes de começar esta complexa jornada. Você pode ver o resultado em si mesmo olhando-se em um espelho, ou observando um modelo.

Estenda o braço para o lado, como na Figura 7.2A, e a palma da mão deve ficar voltada para a frente e com o olécrano do cotovelo apontando para o chão. A Linha Superficial Anterior do Braço (LSAB – Fig. 7.2B) encontra-se então disposta ao longo da parte anterior do seu braço – músculos palmares, túnel do carpo, flexores inferiores do braço, septo intermuscular e peitoral maior. A Linha Superficial Posterior do Braço (LSPB – Fig. 7.2D) dispõe-se na parte posterior do braço – trapézio, deltoide, septo intermuscular la-

Tabela 7.1 Linhas do Braço: "vias" miofasciais e "estações" ósseas (Fig. 7.2)

Estações ósseas	Vias miofasciais		Estações ósseas	Vias miofasciais	
A. Linha Profunda Anterior do Braço			**C. Linha Profunda Posterior do Braço**		
3ª, 4ª e 5ª costelas, margem inferior da clavícula	1		Processos espinhosos das cervicais inferiores e torácicas superiores PT de C1 a C4	1	
	2	Peitoral menor, fáscia clavipeitoral		2	Romboides maior e menor, levantador da escápula
Processo coracoide	3		Margem medial da escápula	3	
	4	Bíceps braquial, coracobraquial, braquial		4	Músculos do manguito rotador
Tuberosidade do rádio	5		Cabeça do úmero	5	
	6	Pronador redondo, supinador, periósteo do rádio		6	Tríceps braquial
Processo estiloide do rádio	7		Olécrano da ulna	7	
	8	Ligamentos colaterais radiais		8	Fáscia ao longo do periósteo ulnar
Escafoide, trapézio	9		Processo estiloide da ulna	9	
	10	Músculos da eminência tenar		10	Ligamentos colaterais da ulna
Fora do polegar 11			Piramidal, hamato	11	
B. Linha Superficial Anterior do Braço				12	Músculos da eminência hipotenar
Terço medial da clavícula, cartilagens costais, costelas inferiores, fáscia toracolombar, crista ilíaca	1		Lado externo do dedo mínimo	13	
			D. Linha Superficial Posterior do Braço		
	2	Peitoral maior, latíssimo do dorso	Crista occipital, ligamento nucal, processos espinhosos das vértebras torácicas	1, 2, 3	
Linha umeral medial	3			4	Trapézio
	4	Septo intermuscular medial	Espinha da escápula, acrômio, terço lateral da clavícula	5	
Epicôndilo umeral medial	5			6	Deltoide
	6	Grupo flexor	Tubérculo deltoide do úmero	7	
	7	Túnel do carpo		8	Septo intermuscular lateral
Superfície palmar da mão e dos dedos	8		Epicôndilo lateral do úmero	9	
				10	Grupo extensor
			Superfície dorsal dos dedos	11	

teral e extensores. Passe uma toalha desde o ombro até o dorso da mão para envolver essa linha.

Gire o braço medialmente no ombro (nenhuma pronação na articulação radioulnar), para que a palma da mão fique voltada para o chão e o olécrano do cotovelo aponte para trás, como na Figura 7.2C. Nessa posição, a Linha Profunda Anterior do Braço (LPAB – Fig. 7.2A) encontra-se ao longo da parte anterior – polegar, músculos da eminência tenar, rádio, bíceps, avançando sob o peitoral maior até chegar ao peitoral menor. A Linha Profunda Posterior do Braço (LPPB – Fig. 7.2C) encontra-se ao longo do lado posterior do braço – os músculos da eminência hipotenar, a ulna, o tríceps, o manguito rotador e (sob o trapézio) os romboides e o levantador da escápula.

Manter essas "linhas visíveis" em mente quando se analisa o movimento, especialmente os movimentos em que o braço desempenha um papel de sustentação, vai ajudar a distinguir quais linhas estão sendo empregadas – e talvez super ou subempregadas – em um movimento. Muitas vezes, o uso excessivo de uma estrutura em particular "a jusante" (distalmente) precede lesões por esforços "a montante" (proximalmente) na linha considerada (Vídeo 2.6).

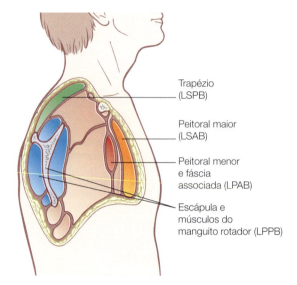

Figura 7.3 As Linhas do Braço usam os nomes das suas posições relativas no nível do ombro. Os quatro planos paralelos que começam as linhas do braço são claramente visíveis e divisíveis.

A Linha Profunda Anterior do Braço

Em termos de músculos, a LPAB (Fig. 7.4) começa nas faces anteriores das 3ª, 4ª e 5ª costelas com o músculo peitoral menor (Fig. 7.5). Na verdade, esse músculo está encaixado na fáscia clavipeitoral (Fig. 7.6A), que cursa por baixo do músculo peitoral maior desde a clavícula até a axila e inclui tanto o peitoral menor quanto o músculo subclávio, com conexões com o feixe neurovascular e os tecidos linfáticos nessa área (Fig. 7.6B). Toda a fáscia clavipeitoral, quase tão grande quanto o peitoral maior, constitui a via inicial dessa linha; o peitoral menor, no entanto, fornece o principal cordão limitador estrutural contrátil para a escápula, enquanto o subclávio, que é menor, estabiliza a clavícula[1] (Vídeo 4.7).

A estação distal para o músculo peitoral menor é o processo coracoide, uma protuberância da escápula que se projeta para a frente sob a clavícula como um polegar ou um "bico do corvo" (do qual ele recebe o nome). Dois outros músculos continuam pelo braço a partir daí, a cabeça curta do bíceps braquial e o coracobraquial (Fig. 7.5). Há claramente uma continuidade miofascial entre o peitoral menor e esses dois músculos mais distais (Fig. 7.7), mas, pelas regras dos nossos Trilhos Anatômicos, essa conexão pareceria estar fora de alcance: em uma postura ereta relaxada, esses músculos do braço avançam em uma mudança de direção radical desde o peitoral menor nessa posição (ver Fig. 7.2A). No entanto, quando os braços estão estendidos na horizontal ou em qualquer posição para cima (como em um *forehand* de tênis), e especialmente em qualquer posição suspensa (como um macaco balan-

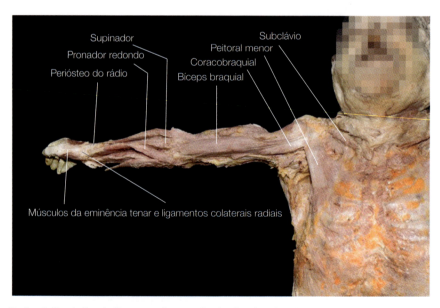

Figura 7.4 A Linha Profunda Posterior do Braço na dissecação, *in situ*. O peitoral maior foi removido para mostrar a linha de transmissão de força miofascial entre o peitoral menor e o polegar.

CAPÍTULO 7 ■ Linhas do Braço   127

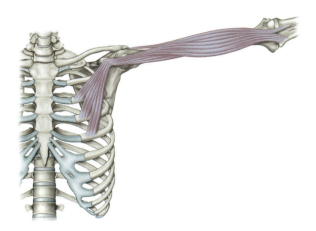

Figura 7.5 Fascialmente, o peitoral menor se conecta de forma evidente à cabeça curta do bíceps e ao coracobraquial no processo coracoide, mas eles só funcionam na forma dos Trilhos Anatômicos quando o braço está quase horizontal ou para cima.

çando ou um exercício em barra fixa), essas unidades miofasciais se ligam formando uma linha conectada (ver Fig. 2.2). Na postura normal com os "braços para baixo", o encurtamento na LPAB proximal simplesmente traciona o processo coracoide para baixo a fim de criar uma inclinação anterior na escápula, criando aqueles ombros curvados tão comentados pelas mães.

A LPAB é principalmente uma linha de estabilização (comparável à Linha Profunda Anterior na perna), que vai do polegar até a frente do peito. No quadrúpede, e em um *scrum* no rúgbi ou na postura da "prancha" na ioga, essa linha iria administrar (restringindo ou permitindo) o movimento lateral da parte superior do corpo. No braço livre no movimento de cadeia aberta, a LPAB controla o ângulo da mão, principalmente por meio do polegar, e também a pinça do polegar.

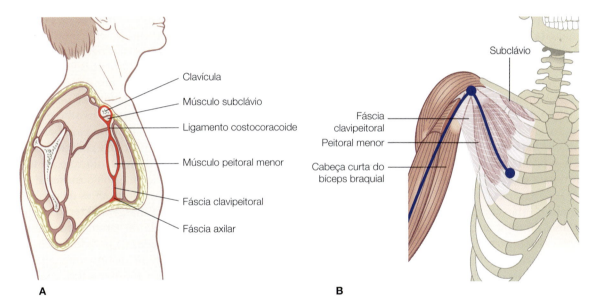

A   B

Figura 7.6 (**A**) Os pontos de início da Linha Profunda Anterior do Braço incluem não apenas o músculo peitoral menor, mas também outras estruturas no mesmo plano fascial da clavícula que avança até a borda inferior da axila. (**B**) Essa fáscia clavipeitoral que forma a secção proximal da LPAB é quase tão grande quanto o peitoral maior sobrejacente.

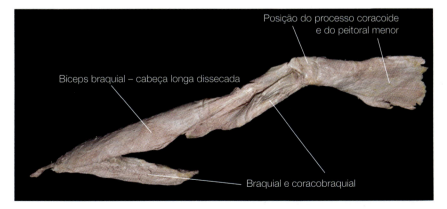

Figura 7.7 A conexão fascial da "trama" entre o peitoral menor e o bíceps braquial é clara, mesmo quando removida do processo coracoide.

O músculo peitoral menor

O peitoral menor e a fáscia clavipeitoral são difíceis de achar e alongar isoladamente a partir do peitoral maior demasiado encoberto. Um excessivo encurtamento nessa unidade miofascial pode afetar negativamente a respiração, a postura do pescoço e da cabeça e, é claro, o funcionamento adequado do ombro e do braço, especialmente para alcançar algo que está para cima. Pendurar-se em um galho, ou até mesmo colocar o braço em hiperflexão (como na postura profunda do "cachorro olhando para baixo" ou no ajoelhar-se diante de uma parede e deslizar as mãos para cima o mais longe possível), pode resultar na criação de um estiramento nesses tecidos, mas é difícil para o terapeuta, que está observando do exterior, dizer que levantar as costelas superiores inclinando para trás a caixa torácica (evitando assim o alongamento do peitoral menor) é uma compensação comum. A seguir, oferecemos uma maneira confiável de entrar em contato manualmente com essa estrutura vital e muitas vezes limitada na extremidade proximal da LPAB.

Três indicações para o encurtamento funcional no peitoral menor e na fáscia clavipeitoral incluem: (1) restrição no movimento das costelas superiores na inspiração, de tal forma que os ombros e as costelas se movam em harmonia estrita, (2) se o cliente ou paciente tem problemas para flexionar o braço e levantar o ombro para alcançar a prateleira mais alta no armário, e (3) se a escápula está anteriormente inclinada, ou se os ombros estão curvados (ver Fig.7.35 e Discussão 7.1 ao final do capítulo). Para determinar esta última indicação, observe o paciente a partir da lateral: a margem medial da escápula deve pender verticalmente, como uma falésia. Se ela estiver apoiada em ângulo, como um telhado, então é provável que um peitoral menor encurtado esteja tracionando inferiormente sobre o processo coracoide, inclinando a escápula. As tiras mais longas e externas do peitoral menor – para a 4ª e a 5ª costelas – estarão implicadas nesse padrão. Se os ombros estiverem curvados (rotação medial ou forte protração da escápula – que muitas vezes pode ser observada quando o paciente está em decúbito dorsal e as pontas dos ombros estão bem fora da mesa), as tiras internas mais curtas da 2ª costela (às vezes chamadas de ligamento costocoracoide) e da 3ª costela são as que exigem alongamento.

Embora um peitoral menor muscular, especialmente as tiras externas mais verticais, possa ser sentido através do excesso de revestimento e do peitoral maior mais horizontal, é preferível se aproximar pela axila a tratar o peitoral menor usando o peitoral maior. Posicione seu paciente em decúbito dorsal com o braço para cima, o cotovelo dobrado, de modo que ele fique com a parte de trás da mão descansando em cima da mesa perto de sua orelha. Se isso for difícil, apoie o braço sobre um travesseiro, ou então desça o braço pelo lado do paciente para que ele repouse sobre seu punho.

Na axila, coloque as pontas dos dedos sobre as costelas dele entre o tendões do peitoral e do latíssimo. Ajoelhar-se ao lado da mesa vai facilitar o ângulo adequado de entrada. Comece com a palma de sua mão sobre a mesa para obter o ângulo adequado de abordagem e deslize lentamente sob o músculo peitoral maior na direção da articulação esternoclavicular, mantendo as polpas dos dedos em contato com a parte da frente da caixa torácica. É de vital importância deslizar ao longo das costelas, não na direção delas ou para longe delas. Empurrar na direção dos tecidos que recobrem as costelas é um erro comum quando se tenta essa abordagem pela primeira vez. Uma vez que os periósteos das costelas são altamente inervados, essa pressão cria uma dor forte e terapeuticamente inútil. No entanto, com o paciente acessível no ângulo correto, e com dedos trabalhando suavemente, é possível avançar bem sob o peitoral maior; por isso, um pouco de prática é necessário para descobrir o quanto de pele você deve mobilizar – o alongamento da pele não é o objetivo.

Desenhe uma linha imaginária para baixo e ligeiramente medial desde o processo coracoide até a inserção externa superior do músculo reto do abdome. Você deve avançar o suficiente sob o músculo peitoral maior para encontrar essa linha antes de qualquer expectativa de encontrar a margem externa do peitoral menor. Quando o fizer, ele vai variar, desde algumas tiras finas do músculo coladas na parede das costelas até um músculo completo, livre, distintamente palpável (a condição ideal – embora mesmo nessa condição ele ainda possa ser muscular ou fascialmente curto). Na maioria dos casos não haverá nenhum dano (mas muito benefício para a mobilidade do ombro) em avançar sob a margem principal do peitoral menor, levantar o músculo afastando-o da caixa torácica e alongá-lo na direção de sua inserção no coracoide. O paciente pode ajudá-lo realizando uma longa e lenta inspiração, ou levantando o braço acima da cabeça (Fig. 7.8).

Como o músculo peitoral menor está encaixado na fáscia clavipeitoral, não há benefício em abrir o tecido sob o músculo peitoral maior mesmo que as tiras específicas do peitoral menor não sejam sentidas. Quando o músculo pode especificamente ser sentido, esteja ciente de que a primeira tira que você encontrar esteja inserida na 5ª costela. Quando ela for liberada ou "derretida", a próxima tira estará inserida além, na 4ª costela. Em corpos muito abertos, às vezes você pode sentir a tira inserida na 3ª costela (e a maioria das pessoas terá uma tira adicional de fáscia, algumas

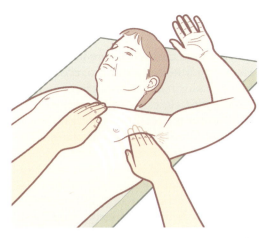

Figura 7.8 A mão se aproxima do peitoral menor a partir da axila, sob o músculo peitoral maior, com os dedos indo na direção da articulação esternoclavicular.

com músculo nela, assim como na 2ª costela também). As tiras externas tracionam a escápula em inclinação anterior; as tiras internas tracionam a escápula (não o úmero) em rotação medial.

Geralmente a axila é uma região pouco tocada em nossa cultura; por isso permaneça dentro dos limites de tolerância da sensação do paciente; retorne em outro momento, se necessário. Ao trabalhar com mulheres, esteja ciente de que o tecido linfoide conecta os seios em torno da margem do peitoral à axila. Ao "deslizar" os dedos suavemente sob o músculo peitoral maior ao longo das costelas, você pode evitar qualquer problema com o alongamento excessivo desse tecido. Também é possível entrar em contato com essa região quando o paciente está em decúbito lateral, pois a gravidade afasta o peito de você, embora a instabilidade do ombro nessa posição, bem como o mau posicionamento resultante do ombro oposto contra a mesa possa apresentar uma desvantagem em alguns pacientes.

Em alguns poucos casos – sobretudo com pessoas que passaram por uma mastectomia ou radioterapia – o peitoral menor puder ficar preso fascialmente à superfície posterior do músculo peitoral maior. Se o peitoral menor não puder ser encontrado pelos métodos acima, vire sua mão para que as polpas dos dedos fiquem voltadas para a frente, e dedilhe com cuidado ao longo da superfície posterior do peitoral maior. O peitoral menor se apresenta como uma série de fibras oblíquas com relação à direção das fibras do peitoral maior. Se você estiver diante dessa condição, às vezes o peitoral menor pode ser movido para longe do peitoral maior; para tanto, encurve seus dedos e trabalhe devagar e com cuidado para fazer a separação entre os planos fasciais.

Os terapeutas do movimento podem entrar em contato com esses tecidos pedindo que o paciente se ajoelhe diante de uma parede e deslize as mãos para cima o mais longe possível, mantendo as costas retas, ou o manúbrio (não o xifoide) do esterno perto da parede. Ajoelhe-se atrás do paciente e deslize as mãos ao redor das costelas sob o músculo peitoral menor para encontrar as mesmas tiras citadas anteriormente. Peça ao paciente que deslize as mãos para baixo na parede enquanto você encontra os tecidos encurtados, e depois peça que deslize as mãos novamente para cima a fim de ajudar e controlar o alongamento.

Como tarefa de casa para seu paciente, peça-lhe para juntar os dedos atrás da região lombar e deslizá-los para baixo na direção das pernas. As escápulas vão levar a caixa torácica para baixo e em direção à coluna vertebral (Fig. 7.9). Isso irá alongar o músculo peitoral menor e os tecidos circundantes (e fortalecerá o trapézio inferior, antagonista), mas o paciente deve ter o cuidado de resistir à tentação de fazer o arqueamento da região lombar à medida que executa a manobra, pois isso irá mudar o ângulo da caixa torácica e invalidar o alongamento.

O expresso bíceps

A cabeça curta do bíceps cursa para baixo desde o coracoide até a tuberosidade do rádio, afetando três articulações: glenoumeral, umeroulnar e radioulnar (ombro, cotovelo e a rotação da parte inferior do braço) (Fig. 7.10). Contraí-la pode então causar a supinação do antebraço, flexionar o cotovelo e flexionar

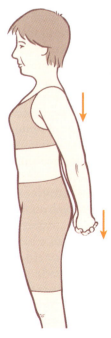

Figura 7.9 A ação de abaixar as escápulas levando-as para trás, mantendo-as juntas enquanto as vértebras lombares são mantidas para trás, irá alongar e abrir o peitoral menor e os tecidos circundantes.

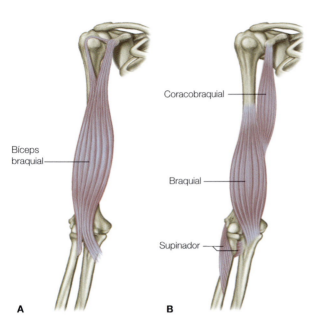

Figura 7.10 O bíceps braquial constitui um músculo expresso (**A**), que abrange três articulações. Três músculos locais situam-se profundos ao bíceps (**B**), e cada um deles duplica a ação do bíceps sobre as articulações individuais. (Compare com o 4º posterior da coxa, Fig. 6.20.)

diagonalmente a parte superior do braço (qualquer um ou todos esses movimentos, dependendo da física da situação e da contração dos músculos circundantes, auxiliares ou antagonistas).

Esse "expresso" bíceps (ver Cap. 2, para uma definição) tem uma série de "locais" debaixo dele para ajudar a regular suas múltiplas funções. O coracobraquial cursa sob o bíceps, do processo coracoide até o úmero, aduzindo então o úmero. O braquial cursa do úmero, próximo à inserção do coracobraquial, até a ulna, flexionando claramente o cotovelo. Por fim, o supinador cursa da ulna até o rádio, supinando o antebraço.

Isso fornece um exemplo muito claro da organizada distribuição do expresso por uma série de locais diferenciados. Todos esses músculos estão incluídos na LPAB.

O ponto prático dessa distinção é que o "conjunto" postural é muitas vezes determinado mais pelos locais subjacentes do que pelo expresso sobrejacente. Assim, enquanto em casos extremos o bíceps pode ter um papel na adução crônica do úmero ou na flexão crônica do cotovelo, o terapeuta pode obter mais resultados abordando os locais subjacentes do que ao trabalhar no bíceps superficial.

A cabeça longa do bíceps, bem como seu outro "pé", a aponeurose bicipital (também conhecida como *lacertus fibrosus*), são exemplos de "travessões", e serão discutidos no final deste capítulo.

O antebraço

Tanto a cabeça curta do bíceps como o supinador se inserem no rádio. No antebraço, nos inclinamos a incluir o pronador redondo nessa linha porque junto com o supinador ele claramente controla o grau de rotação do rádio e, portanto, o polegar (ver Fig. 7.4 e 7.11 – pronador e supinador formam um "V" convergindo sobre o rádio), embora, estritamente falando, o pronador redondo seja um "travessão" da Linha Superficial Posterior do Braço. A partir de todas essas inserções radiais, passamos ao longo do periósteo até o processo estiloide na extremidade distal do rádio no punho, do lado do polegar. A trama fascial abaixo das extremidades distais dos dois rotadores adere ao periósteo do rádio, que é muito difícil de separar do osso na dissecação (ver Fig. 7.4 distal ao "V").

Essa longa "estação" viola o espírito da ideia dos Trilhos Anatômicos de continuidades fasciais longitudinais que podem ser separadas de seus ossos subjacentes (ver a discussão sobre as "bolsas internas e externas" no Apêndice 1). Parte do espírito ou não, tal fixação é uma necessidade prática quando consideramos a função de estabilização dessa linha para o polegar. O periósteo do rádio e da ulna é, naturalmente, contínuo com a membrana interóssea que passa entre eles. Os ossos são, no entanto, capazes de deslizar uns sobre os outros (para tranquilizá-lo sobre isso, coloque o polegar e o dedo indicador de sua mão esquerda sobre os processos estiloides radial e ulnar na altura do punho de sua mão direita). Aduza e abduza o punho (desvie nos sentidos radial e ulnar, se você preferir) para sentir o deslizamento limitado do rádio sobre a ulna. Para estabilizar esse movimento, essas duas linhas devem se fixar aos periósteos desses ossos e (por inferência) à membrana interóssea.

Se você continuar sobre suas mãos e seus joelhos e em seguida fizer um movimento (fintar) para a esquerda e para a direita com a cabeça e os ombros, como um lagarto durante uma luta, poderá sentir essa faixa de estabilização da rede fascial entre os dois ossos, parte tanto da Linha Profunda Posterior do Braço quanto da Linha Profunda Anterior do Braço – tradicionalmente os estabilizadores em nossa história evolutiva de quadrúpedes.

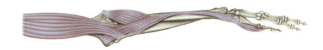

Figura 7.11 A LPAB desce até o periósteo do rádio e cruza sobre a parte interna do punho para se juntar ao polegar e seus músculos da eminência tenar intrínsecos associados (Vídeo 3.14).

CAPÍTULO 7 ■ Linhas do Braço   131

A partir do punho, percorremos o ligamento colateral radial sobre os carpais no lado do polegar, o escafoide e o trapézio, até o próprio polegar (Fig. 7.11). Embora os tendões extensor curto do polegar e abdutor longo do polegar acompanhem esses tecidos, esses músculos surgem a partir da ulna, como parte da Linha Profunda Posterior do Braço – um dos muitos exemplos de travessões entre as linhas discutidas no final deste capítulo. Os músculos da eminência tenar estão incluídos como parte da LPAB.

A "linha do polegar"

Os terapeutas de shiatsu ou qualquer outra técnica que emprega a pressão usando o polegar precisam conhecer a LPAB, que termina no polegar. Uma boa mecânica corporal para uma prática de longo prazo exige que a LPAB permaneça aberta e alongada, com os braços em posição arredondada (cotovelos dobrados), enquanto a pressão é colocada sobre o polegar (ver Fig. 10.53). Aqueles terapeutas que dizem sentir dor resultante desse tipo de pressão no próprio polegar ou na base da articulação selar quase sempre mostram uma LPAB que entrou em colapso, frequentemente na região das conexões braço-coracoide ou coracoide-costelas e muitas vezes acompanhada por cotovelos estendidos e travados. (Ver a seção sobre o peitoral menor, já abordada neste capítulo.)

A Linha Superficial Anterior do Braço

A Linha Superficial Anterior do Braço (LSAB) se sobrepõe à LPAB no ombro, começando com uma ampla difusão das inserções, que nessa linha inclui dois músculos muito amplos. O peitoral maior, que tem um amplo conjunto de inserções que descem da clavícula até as costelas intermediárias, dá início a essa linha na parte anterior (Fig. 7.12). O latíssimo do dorso (que começa sua vida embriológica como "latíssimo do ventre", um músculo na parte da frente com uma inserção firme na superfície anterior do úmero, próximo ao peitoral, demarcando assim sua tênue pretensão de ser parte da LSAB antes de migrar para as costas, mais adiante em seu desenvolvimento) difunde-se a partir dos processos espinhosos das vértebras torácicas inferiores, fáscia lombossacral, crista ilíaca e costelas laterais inferiores (Vídeo 2.5). Entre o peitoral maior e o latíssimo do dorso, a LSAB tem quase um círculo completo de inserções, refletindo o amplo grau de controle que a LSAB exerce sobre o movimento do braço para a frente e para o lado do corpo (Fig. 7.13).

O latíssimo se une ao redondo maior (mais um músculo travessão – ver Discussão 7.2) a partir da margem lateral da escápula, e todos esses três músculos enrolam-se e se concentram nas faixas do tendão

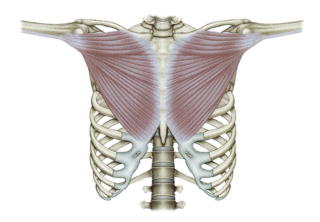

Figura 7.12   O peitoral maior é o músculo que desempenha o papel mais importante no início da Linha Superficial Anterior do Braço.

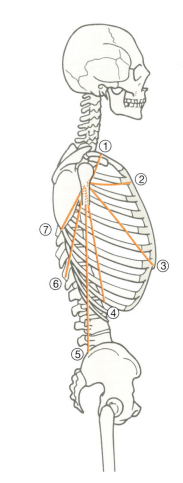

Figura 7.13   Entre os dois músculos triangulares – o peitoral maior e o latíssimo do dorso –, a LSAB tem uma ampla origem ao redor do tronco desde a clavícula (1), em torno das costelas, até a pelve (5) e a parte torácica da coluna vertebral (7).

que se inserem lado a lado até a parte inferior do úmero anterior (Fig. 7.14 – a conhecida ajuda mnemônica da faculdade de medicina é "Lady Dorsi está entre dois maiores"). Essas faixas circundam e se conectam na parte proximal do septo intermuscular medial, uma parede fascial entre o grupo flexor e o grupo extensor no braço, o que nos leva para a próxima estação óssea, o epicôndilo medial do úmero (Fig. 7.15).

A via do tendão flexor comum continua descendo desde o epicôndilo, juntando-se com os músculos longitudinais multicamadas na parte inferior do antebraço (Fig. 7.16A). O mais curto desses músculos vai até os ossos carpais; o músculo flexor superficial vai até o meio dos dedos, e os músculos profundos vão até as pontas dos dedos. Isso quebra, como devemos observar, o padrão habitual de que os músculos mais profundos sejam os mais curtos (Fig. 7.16B). Esses músculos nos dedos cursam pelo túnel do carpo sob o retináculo dos músculos flexores, para se espalhar até os carpais ventrais e ao lado palmar dos dedos (Fig. 7.17).

Como indicado no nosso primeiro parágrafo, a LSAB controla o posicionamento do braço em sua ampla gama de movimentos para a frente e para os lados. Os grandes músculos do peitoral e do latíssimo fornecem a força motriz para os amplos movimentos de adução e extensão, como em um movimento de braçada na natação ou um serviço do tênis ou um arremesso no críquete. Ao controlar o punho e os dedos, a LSAB participa junto com a LPAB da preensão (Vídeo 4.8). Embora o autor não conheça muitos detalhes da anatomia das aves, na maioria dos pássaros a LSAB fornece tanto a força motriz do bater de asas como o controle dos "*ailerons*" – as penas distais que se assemelham a dedos. Em um quadrúpede, a LSAB fornece a força motriz para a frente, para a pata dianteira e para o controle dos dedos naqueles animais com "mãos".

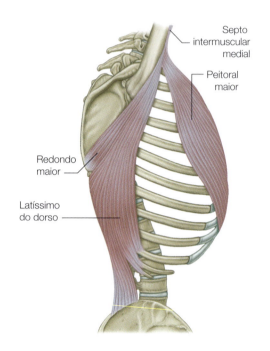

Figura 7.14 O latíssimo do dorso e o redondo maior, ainda que venham da parte de trás, estão claramente ligados no mesmo plano miofascial funcional do peitoral maior.

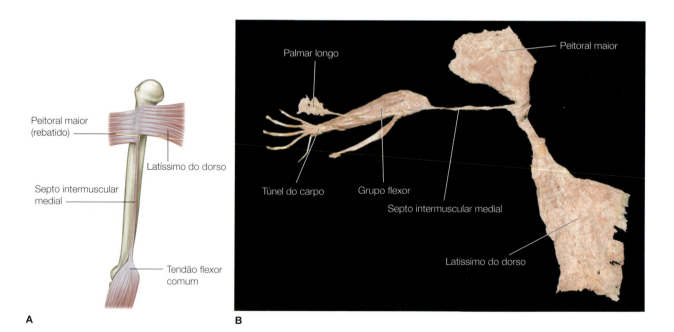

Figura 7.15 (A) A LSAB se conecta a partir do úmero medial descendo pelo septo intermuscular medial até o epicôndilo umeral medial no lado interno do cotovelo. (B) Uma dissecação com toda a LSAB intacta como um meridiano miofascial.

CAPÍTULO 7 ■ Linhas do Braço   133

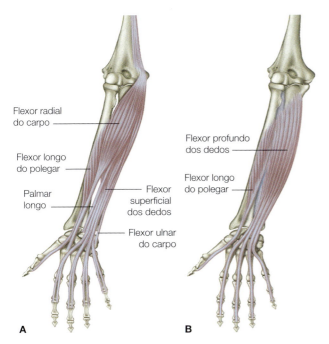

Figura 7.16   Muitos flexores da mão e do punho se originam no epicôndilo medial (**A**), mesmo aqueles que não fazem parte do mesmo complexo fascial e, portanto, não são parte da LSAB (**B**).

Avaliação do alongamento das Linhas Anteriores do Braço Superficial e Profunda

Para sentir ou mostrar a diferença entre as Linhas Anteriores do Braço Superficial e Profunda, deite em decúbito dorsal perto da borda de uma mesa de tratamento ou de uma cama firme, e deixe cair seu braço, com a palma para cima e o ombro abduzido, para fora da borda. Esse é um alongamento para a LSAB, e será sentido no peitoral maior ou em algum lugar ao longo da via da LSAB. Hiperestenda o punho e os dedos para aumentar o alongamento. Para alterar o alongamento da LPAB, vire o polegar para cima com a palma da mão voltada para os pés (realizando a rotação medial do ombro ao fazê-lo) e, em seguida, estenda-o junto com os outros dedos, afastando-os do ombro, ao deixar cair o braço para fora da mesa. Você vai sentir o alongamento percorrer a LPAB, por todo o caminho até o peitoral menor.

Alternativamente, fique atrás de um modelo segurando-lhe os punhos. Permita que o modelo se incline para a frente a partir dos tornozelos como se fosse dar início a um mergulho de cisne, com você contrabalançando o peso – certificando-se de que, se o modelo cair para a frente, você poderá facilmente segurá-lo. Agora, o modelo está usando as Linhas Anteriores do Braço tanto para pender quanto para se inclinar. Peça que o modelo gire lateralmente os úmeros (polegares para cima), depois segure seus punhos e peça-lhe para se inclinar para a frente e informar onde o alongamento está ocorren-

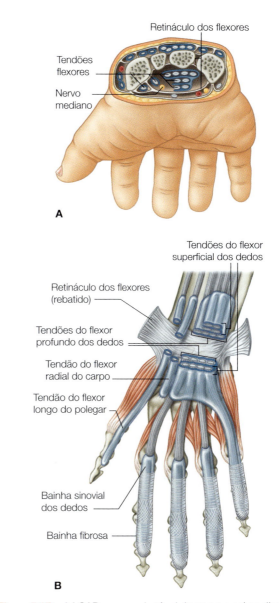

Figura 7.17   A LSAB passa pelo túnel do carpo e sai na direção da superfície palmar da mão e dos dedos.

do. Provavelmente ele lhe dirá que está sentindo alguma parte da LSAB se alongar – do peitoral maior aos flexores da mão –, e isso pode lhe dar uma boa ideia de onde os tecidos podem estar encurtados ou devem ser estimulados.

Em seguida, peça ao modelo que gire os úmeros medialmente (polegares para baixo) e se incline para a frente enquanto você segura novamente seus punhos. Desta vez, é provável que o estímulo venha de alguma parte da LPAB – do peitoral menor ao bíceps e ao polegar, o que lhe dá alguma indicação de onde trabalhar. A limitação nessas duas afirmações deve-se à abundância de músculos travessões, que, por causa dos vários usos que os humanos dão aos braços, fazem das generalizações algo imprudente.

A Linha Profunda Posterior do Braço

A Linha Profunda Posterior do Braço (LPPB) começa nos processos espinhosos das vértebras torácicas superiores e da vértebra cervical C7, passando por baixo e por fora junto com os músculos romboides até a margem vertebral da escápula (Fig. 7.18; Vídeo 2.8). Os romboides são, portanto, parte tanto da Linha Espiral (Cap. 6) como da LPPB (Fig. 7.19). A via fascial se divide aí em uma bifurcação na margem vertebral: a Linha Espiral continua profundamente até a escápula junto com o músculo serrátil anterior, enquanto essa LPPB continua em torno da escápula junto com o manguito rotador, especificamente dos romboides ao infraespinal, pegando o redondo menor ao longo do caminho. Esses dois músculos aderem à próxima estação na face posterior do úmero, no tubérculo maior, contíguo à cápsula articular.

Outra linha secundária da LPPB começa na superfície lateral inferior do occipital junto com o músculo reto lateral da cabeça, continuando para baixo junto com o levantador da escápula a partir dos tubérculos posteriores dos processos transversos das primeiras quatro vértebras cervicais (Fig. 7.20). A estação distal dessa linha é o ângulo superior da escápula, logo acima onde os romboides se juntam, mas essas fibras fasciais se ligam ao supraespinal, que cursa ao longo da parte superior da escápula na fossa supraespinal até o topo da cabeça do úmero. Todos esses três músculos do manguito rotador vão até o tubérculo maior do úmero.

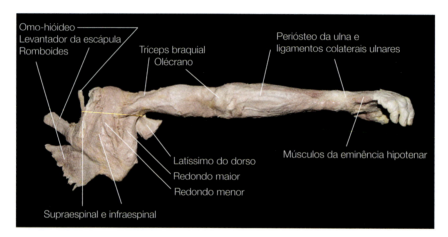

Figura 7.18 A Linha Profunda Posterior do Braço *in situ*, mostrando as conexões dos romboides e da escápula descendo na direção do dedo mínimo.

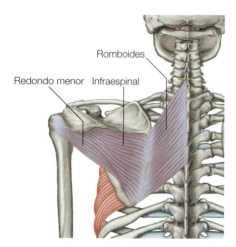

Figura 7.19 A Linha Profunda Posterior do Braço se inicia com os romboides, cujas camadas superficiais da fáscia passam transversais ao infraespinal. Isso representa uma bifurcação; como vimos, os romboides também se conectam sob a escápula ao serrátil antêrior na Linha Espiral (ver Fig. 6.4).

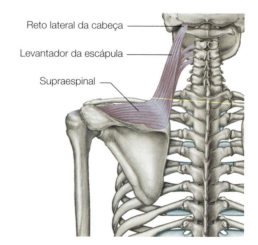

Figura 7.20 Uma linha secundária alternativa para a LPPB consiste no músculo reto lateral da cabeça que desce na direção do levantador da escápula. Juntos, esses dois músculos conectam a cabeça e o pescoço ao supraespinal sobre o ápice da escápula.

O quarto músculo do conjunto do manguito rotador, o subescapular, cobre a superfície anterior da escápula e vai até o tubérculo menor na face anterior da cabeça do úmero (Fig. 7.21; Vídeo 6.18). A miofáscia do romboide traciona tanto a fáscia subescapular quanto a fáscia infraespinal, e a escápula é a fatia fina de pepino no "sanduíche escapular" feito pelo manguito rotador (Vídeo 6.22). Todo esse complexo de miofáscias circunda o osso "sesamoide" da escápula. O subescapular evidentemente desempenha um papel crucial no equilíbrio do ombro como parte do complexo da LPPB.

Esses quatro músculos do manguito rotador controlam a cabeça arredondada do úmero da mesma forma que os músculos oculares controlam a órbita do olho (Fig. 7.22; Vídeo 6.17). De acordo com Frank Wilson, autor do delicioso *The Hand*:[2]

> *O cérebro aponta o braço e o dedo com tanta precisão quanto ao apontar o olho. Na órbita e no ombro, o olho e o úmero são livres para girar (ou oscilar) nos planos da frente para trás e de um lado para o outro, e também em torno de seus eixos longos. E em ambos os casos, existe um arranjo preciso dos músculos alinhados e conectados para potencializar cada um desses movimentos.*

A partir do corpo do úmero perto da bola onde o manguito rotador se insere, e a partir do lado de baixo da glenoide próximo à inserção do redondo menor, surge a mais longa das três cabeças do tríceps braquial, a próxima via dessa linha (Fig. 7.23). Quando o braço está pendente, com um padrão semelhante à Linha Profunda Anterior do Braço, o percurso do manguito rotador até o tríceps envolve uma mudança radical de direção, mas, com o ombro abduzido, como em um *backhand* de tênis, ou quando o braço está suspenso acima da cabeça, esses dois estão fascial e mecanicamente ligados. O tríceps nos leva para baixo (incluindo o ancôneo ao longo do caminho) até a ponta do

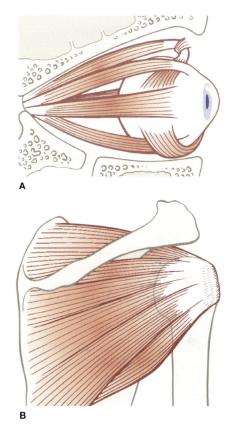

Figura 7.22 Há um paralelo muscular interessante entre o controle da órbita do olho e o controle da cabeça arredondada do úmero (Vídeo 6.17).

cotovelo, o olécrano da ulna. Ficaremos frustrados se procurarmos por uma conexão muscular diretamente a partir da ponta do cotovelo, mas não se procurarmos por uma conexão fascial: o periósteo da ulna e as camadas adjacentes passam por baixo de todo o comprimento do lado de fora do antebraço. Tal como acontece com a LPAB, a LPPB está firmemente presa à ulna na metade distal desse osso, pelas mesmas razões de estabilidade anteriormente discutidas.

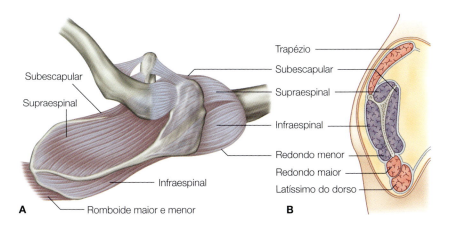

Figura 7.21 A segunda via da LPPB é todo o complexo do manguito rotador que envolve a escápula, incluindo o subescapular.

Figura 7.23 A via do manguito rotador da LPPB se conecta ao tríceps, mas o braço precisa estar para cima e quase horizontal ou acima para que essa conexão seja ativa. A LPPB desce a partir da inserção do tríceps no olécrano do cotovelo até o periósteo da ulna, do outro lado da margem externa do punho até os músculos da eminência hipotenar e o dedo mínimo. Compare com a Figura 7.18.

Quando chegamos ao processo estiloide da ulna do lado de fora do punho, podemos continuar sobre a cápsula ligamentar do punho, especificamente o ligamento colateral ulnar, por fora dos ossos carpais capitato e hamato e na direção dos periósteos e dos ligamentos que cursam até o lado do dedo mínimo da mão (ver Fig. 7.23). Os músculos da eminência hipotenar são parte dessa linha.

A LPPB, aproximadamente equivalente da Linha Lateral na perna, trabalha com a LPAB para ajustar o ângulo do cotovelo, para limitar ou permitir o movimento de um lado ao outro da parte superior do corpo, quando na posição de engatinhar, e para proporcionar estabilidade desde o lado externo da mão até a parte de trás do ombro. Essa linha é necessariamente ativa no trabalho reformista de Pilates, atualmente muito usado.

O rolamento no judô

Um rolamento no judô ou no *aikido* deixa vestígios ao longo da LPPB. Ele começa quando a lateral do dedo mínimo da mão entra em contato com o tatame, passa ao longo do lado externo do punho, da diáfise da ulna, do tríceps e da parte posterior do ombro (Fig. 7.24). (Um rolamento completo irá continuar ao longo da Linha Funcional Posterior – ver Caps. 8 e 10.) É importante manter essa linha forte, inteira e arredondada para um rolamento bem-sucedido. Um colapso em qualquer lugar ao longo da linha pode levar a lesões.

A Linha Superficial Posterior do Braço

A Linha Superficial Posterior do Braço (LSPB) começa com a ampla difusão das inserções axiais do trapézio, a partir da crista occipital e passando pelo processo espinhoso da T12. Essas fibras convergem em direção à espinha da escápula, ao acrômio da escápula e ao terço lateral da clavícula (Fig. 7.25; Vídeo 6.2).

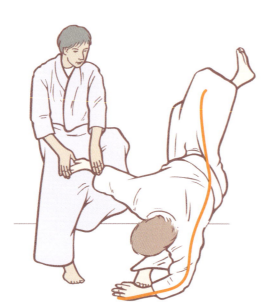

Figura 7.24 Um rolamento de judô começa na LPPB, a partir do lado externo do dedo mínimo até o manguito rotador, antes de continuar sobre a Linha Funcional Posterior (ver Cap. 8).

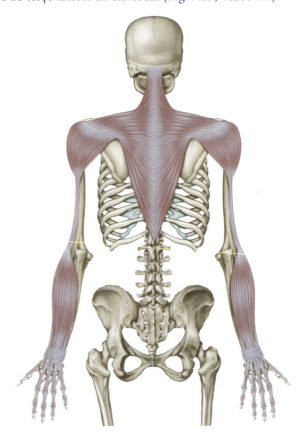

Figura 7.25 A Linha Superficial Posterior do Braço começa com o complexo trapézio-deltoide (Vídeo 6.2).

Na verdade, essas conexões específicas aqui são interessantes: as fibras torácicas do trapézio se ligam grosseiramente às fibras posteriores (parte espinal) do deltoide; as fibras cervicais do trapézio se ligam à parte acromial do deltoide; e as fibras occipitais do trapézio se ligam à parte clavicular do deltoide (Fig. 7.26; Vídeo 2.7). Quando distribuída sobre um esqueleto (Fig. 7.26), vemos que a LSPB difunde-se a partir da parte posterior do crânio até a parte anterior do ombro e daí para a parte de trás do braço, uma situação que muitas vezes provoca confusão, compressão e o uso indevido de toda a região da parte clavicular do deltoide e dos tecidos subjacentes se o ombro estiver – e os ombros humanos muitas vezes estão – fora do equilíbrio correto. A abertura da parte clavicular do deltoide é um componente inesperado, mas essencial, para facilitar a postura anteriorizada da cabeça.

Todas essas linhas do trapézio-deltoide convergem para o tubérculo deltoide, onde a conexão fascial passa sob parte do músculo braquial para se misturar às fibras do septo intermuscular lateral (Fig. 7.27).

O septo, que divide os flexores dos extensores (a "frente" e a "parte de trás" do braço), passa por baixo até sua inserção inferior na altura do epicôndilo lateral do úmero. A partir dessa estação, a linha continua diretamente em direção ao tendão extensor comum, pegando os numerosos músculos longitudinais que se situam em posição dorsal ao complexo rádio-ulna-membrana interóssea, passando sob o retináculo dorsal até os ossos carpais e os dedos (Fig. 7.28).

O tendão extensor comum, além de ter uma conexão fascial direta com o septo intermuscular na parte superior do braço, organiza-se em uma série de folhas

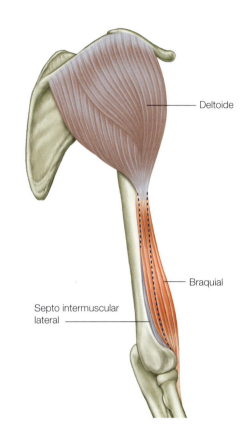

Figura 7.27 O deltoide se conecta sob o braquial ao septo intermuscular lateral e desce até o epicôndilo lateral do úmero.

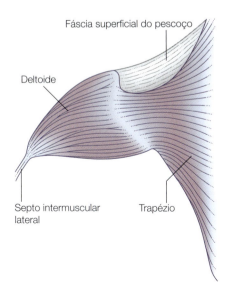

Figura 7.26 O complexo trapézio-deltoide pode ser visto como um grande músculo triangular que se concentra para baixo, no lado externo do úmero e a partir de uma ampla inserção ao longo de toda a parte superior da coluna.

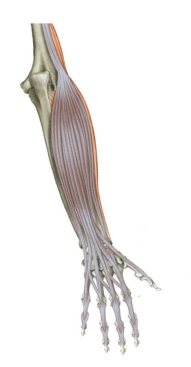

Figura 7.28 A partir do epicôndilo lateral, o tendão extensor comum, junto com os outros extensores mais profundos, traz a LSPB para baixo, até o dorso da mão.

ou tiras de fáscia que saem distalmente do epicôndilo, e os extensores, com frequência mostrados como inseridos no epicôndilo, realmente se inserem nessas folhas, o que significa que, em sua concepção, esses músculos estão incompletamente separados na sua extremidade proximal. Os músculos extensores superficiais estão suspensos (como estão todos os músculos, mas estes mais do que a maioria) entre seus longos tendões e suas folhas originárias.[3]

O mesmo se passa com a LSAB: os músculos mostram uma reversão ao arranjo habitual, com os músculos superficiais controlando os carpais no punho, ao passo que os músculos profundos abrangem todo o caminho até as pontas dos dedos.

A LSPB é uma unidade fascial única que avança da coluna vertebral até o dorso dos dedos (Fig. 7.29A, B). Essa linha controla o braço em relação à quantidade limitada de movimento que fazemos na parte de trás de nossas linhas médias laterais, como em um *backhand* de tênis, ou na parte escondida do truque de mágica do seu filho. A LSPB também contrabalança a grande tendência à flexão da LSAB. A LSPB controla, sobretudo, o levantamento (abdução) do ombro e do braço, que pode ser mantido elevado na frente do corpo durante algum tempo em nossas atividades cotidianas; por isso, a LSPB tende a ficar sobrecarregada e a ser utilizada de maneira incorreta se a caixa torácica ou a coluna colapsarem ou desabarem de sua posição debaixo da cintura escapular (Vídeo 3.13).

Avaliação do alongamento das Linhas Superficial e Profunda do Braço

Fique de frente para seu paciente, segure seus punhos e peça para ele se inclinar para trás desde os tor-

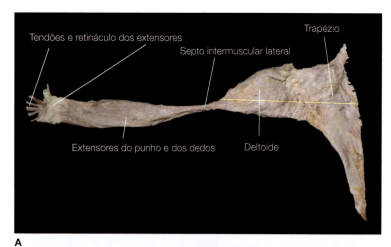

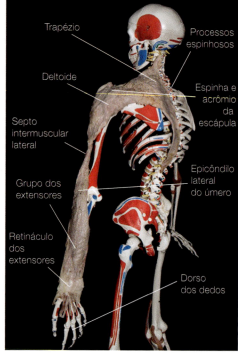

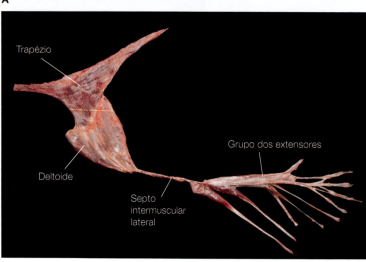

Figura 7.29 A LSPB na dissecação. Em (**A**), o trapézio foi separado dos processos espinhosos e de uma inserção no occipital atipicamente pequena (acima, à direita). A conexão da trama fascial sobre a espinha da escápula foi mantida, assim como a forte ligação fascial do deltoide ao septo intermuscular lateral, e finalmente a conexão sobre a superfície do epicôndilo lateral no grupo extensor. O retináculo dos músculos extensores pode ser visto ainda cobrindo esses tendões extensores, que foram cortados com algum afastamento dos dedos. Em (**B**), essa amostra foi colocada sobre um modelo de esqueleto. (**C**) Dissecação do tecido fresco da LSPB, mostrando as mesmas conexões claras, mas com os músculos do antebraço separados, para maior clareza.

nozelos até a "correia" de seus braços, enquanto você suporta o peso dele. Ele agora está pendido e inclinado em suas duas Linhas Posteriores do Braço, como se estivesse praticando esqui aquático. Se você girar os punhos e braços do paciente em uma rotação lateral (palmas para cima), ele geralmente irá sentir o alongamento (ou restrição) na LSPB, desde o trapézio e passando pelos extensores. Se você segurar os punhos e braços do paciente em uma rotação medial moderadamente forte (polegares para baixo), ele geralmente vai sentir o alongamento na LPPB, passando pelos romboides e pelo manguito rotador e para fora dessa linha.

Esse exercício tem muitos "geralmente" e "provavelmente" por causa do número de músculos travessões dentro dos braços (ver Discussão 2, sobre travessões, adiante). Se um paciente não sentir o alongamento nas áreas sugeridas, é importante observar onde eles estão sentindo um alongamento excessivo, pois o trabalho para obter um comprimento maior nas áreas relatadas irá (mais uma vez "geralmente", porque os padrões esportivos ocupacionais ou repetitivos podem ser muito poderosos para manter as tensões do braço) direcionar o paciente para o padrão "normal" já descrito.

Resumo geral 1: a asa do pássaro

Uma metáfora fácil e útil para compreender as quatro Linhas do Braço é vê-las em relação à asa de um pássaro (Fig. 7.30). A Linha Superficial Posterior do Braço com o trapézio e o deltoide é o topo da asa – mantém a asa aberta e a levanta quando necessário; está constantemente ativa em contração isométrica durante o voo, mas bombeando em contração concêntrica durante o batimento das asas. A Linha Superficial Anterior do Braço com o peitoral maior é a parte inferior da asa – a força motriz para voar, com suas fibras de resistência, a "carne escura" em patos ou gansos, mas a "carne branca" rica em fósforo, com fibras de contração rápida no frango ou no peru; ambos os grupos são de aves que raramente voam, e quando o fazem é apenas em disparos curtos e frenéticos.

A Linha Profunda Anterior do Braço é a borda principal na frente da asa, que controla a atitude – no nosso caso, controla o ângulo do polegar. Por fim, a Linha Profunda Posterior do Braço seria a margem posterior da asa em pássaros, que dá o controle motor fino aos "*ailerons*" da plumagem, ou no nosso caso, os ajustes finos do dedo mínimo que usamos com bons resultados para obter precisão no golfe e em esportes com raquete.

Resumo geral 2: alternância fáscia/músculo

As quatro linhas do braço estão dispostas ao longo das várias regiões do braço. No ombro, as linhas são claramente organizadas superficial e profundamente na parte anterior e posterior da caixa torácica, e é dessa seção transversal que derivam seus nomes (ver Fig. 7.3).

No braço, as quatro linhas circundam o úmero em um quadrante, as duas linhas superficiais são representadas pelas fáscias, e as duas linhas mais profundas são mais musculares (Fig. 7.31A).

No antebraço e na mão, o arranjo ainda é quadrado, mas a expressão é invertida: as duas linhas superficiais incluem muitos músculos; as duas linhas profundas são quase puramente fasciais (Fig. 7.31B). Na mão, os músculos das duas linhas superficiais tornam-se tendíneos (embora alguns músculos intrínsecos da mão possam ser incluídos no nosso pensamento aqui). As duas linhas profundas incluem os músculos das eminências tenar e hipotenar, que cobrem o retináculo do músculo flexor como já indicado (Fig. 7.31C).

Essa alternância dos tecidos predominantes é uma metáfora demasiado frágil para ser efetivamente consubstanciada, mas ainda assim a observação não deixa de ser interessante. As duas linhas superficiais, anterior e posterior, são musculares em torno do ombro

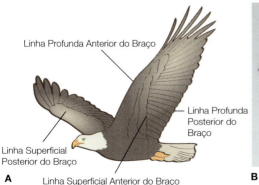 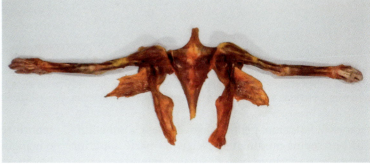

Figura 7.30 (**A**) As Linhas do Braço podem ser comparadas às quatro superfícies da asa de um pássaro. (**B**) A "asa" humana inteira – o esqueleto apendicular superior e todos os músculos pertinentes nos dois lados e, portanto, as quatro linhas do braço – dissecada e afastada do "corpo de peixe" axial que pode ser visualizado no Cap. 5, Fig. 5.3 (Foto por cortesia do autor.)

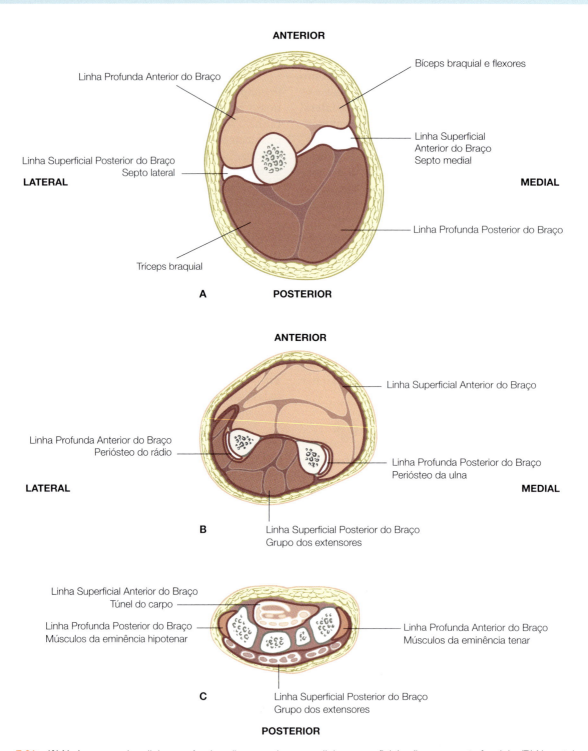

Figura 7.31 (**A**) No braço, as duas linhas profundas são musculares e as linhas superficiais são puramente fasciais. (**B**) No antebraço, as duas linhas superficiais são intensamente musculares, enquanto as duas linhas profundas são puramente fasciais. (**C**) Na mão, as linhas profundas têm elementos mais musculares, e as linhas superficiais são quase puramente tendíneas.

(trapézio, latíssimo, peitorais e deltoides), e substituídas por septos puramente fasciais na parte superior do braço, revertendo para flexores e extensores musculares no antebraço e para tendões fasciais no punho e na mão.

As duas Linhas Profundas do Braço são mais fasciais do que suas contrapartes superficiais na região do ombro (embora com músculos estabilizadores, como o manguito rotador, o levantador da escápula, os romboides, o peitoral menor e o subclávio). No braço, essas linhas profundas são altamente musculares com o tríceps e o bíceps. No antebraço, elas se voltam para a estabilidade fascial ao longo dos ossos, rádio e ulna, mas na mão elas se tornam mais musculares com os músculos das eminências tenar e hipotenar na base da mão.

Essa alternância geralmente corresponde à alternância das articulações no braço entre aquelas de vários graus de liberdade, como as articulações do ombro e radioulnar, em comparação com aquelas com mais limitações, como as em gínglimo, por exemplo, cotovelo e punhos. Mais uma vez, como o braço foi projetado mais para a mobilidade em lugar da estabilidade, essa ideia requer uma série de adjetivos qualificativos e exceções.

Discussão 7.1

Posição escapular e equilíbrio postural

A mobilidade da escápula (em comparação com o osso do quadril, mais fixo) é crucial para os muitos serviços que os braços e as mãos realizam. A clavícula tem movimento limitado, e funciona principalmente para manter o braço longe das costelas na parte da frente (uma necessidade exclusivamente primata, uma vez que a maioria dos quadrúpedes prefere a articulação do ombro perto do esterno sob uma caixa torácica proporcionalmente estreita).

Enquanto nossa clavícula é um suporte bastante estável, o úmero, com sua cabeça arredondada, conserva uma gama de possibilidades bem mais ampla. É a escápula que deve mover o soquete glenóideo para "manter a paz" entre os dois e administrar as posições de deslocamento do braço, sem deixar de manter certa estabilidade no esqueleto axial. A estabilidade da escápula é um problema de projeto de tensegridade, por isso o equilíbrio dos tecidos moles é crucial. Encontrar o lugar apropriado para a escápula, uma posição neutra onde ela tenha maior possibilidade de se mover em resposta a nossos desejos, é um objetivo digno para a terapia manual e do movimento.

Entender o equilíbrio entre a série de músculos que circundam a rotatória da escápula vai nos ajudar nesse esforço, com especial concentração no "X" escapular. Quando a escápula humana é observada a partir de trás, vemos um leque de vetores tracionando-a em quase todas as direções (Fig. 7.32).

Desses vetores, quatro se destacam no fornecimento de estabilidade escapular e na determinação da posição postural da escápula, e os quatro formam um "X". Uma perna desse "X" é formada pelo músculo rombosserrátil, que já vimos na Linha Espiral (Cap. 6). Embora os romboides e o serrátil anterior trabalhem juntos na LE, eles trabalham de forma recíproca no que se refere à posição da escápula nas Linhas do Braço (Fig. 7.33). O serrátil protrai a escápula inferior e lateralmente; os romboides a retraem superior e medialmente. Um ser-

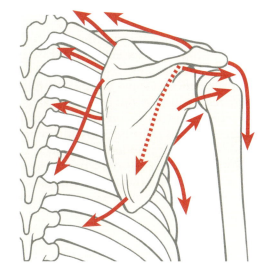

Figura 7.32   A escápula é uma rotatória onde muitos vetores de tração competem.

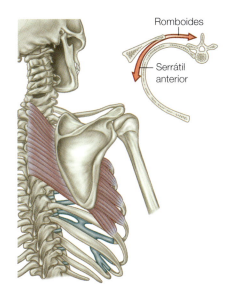

Figura 7.33   O acordo de reciprocidade entre o serrátil anterior e os romboides lhes dá um papel crucial na definição da posição postural da escápula ao longo de uma perna do "X" escapular.

rátil com encurtamento crônico "superencurtado" vai tracionar a largura da escápula na caixa torácica posterior, fazendo com que os romboides sejam alongados ("superalongados"). Esse padrão frequentemente acompanha uma coluna torácica cifótica. Quando os romboides estão superencurtados, o que muitas vezes acompanha uma curvatura torácica rasa (dorso retificado), o serrátil estará superalongado, e a escápula permanecerá mais perto dos processos espinhosos do que do ângulo das costelas.

A outra perna do "X" consiste na porção inferior do trapézio, que traciona medial e inferiormente a espinha da escápula, e no peitoral menor, que traciona para baixo e para dentro no processo coracoide, tracionando assim a escápula superior e lateralmente com relação à caixa torácica (Fig. 7.34). Essa relação antagônica na maioria das vezes aparece com o peitoral menor superencurtado e o trapézio inferior superalongado, resultando em uma inclinação anterior da escápula sobre as costelas. Observe que essa inclinação anterior muitas vezes pode estar disfarçada por uma inclinação posterior da caixa torácica, dando a aparência de uma escápula vertical, mas o padrão subjacente permanece o mesmo, e o trabalho de alongamento no peitoral menor está indicado para ambos os casos na Figura 7.35A e B.

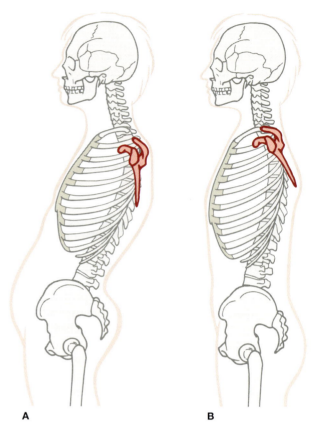

A **B**

Figura 7.35 A inclinação relativa da escápula será mensurada mais adequadamente contra a caixa torácica do que na linha da gravidade. Se a caixa torácica estiver inclinada posteriormente (um padrão postural comum no mundo ocidental), a escápula pode parecer vertical ao solo, mas, na verdade, está inclinada anteriormente em relação à caixa torácica, envolvendo um peitoral menor curto. (**A**) e (**B**) mostram uma escápula inclinada anteriormente em relação à caixa torácica; em ambos os casos é necessário alongamento do peitoral menor.

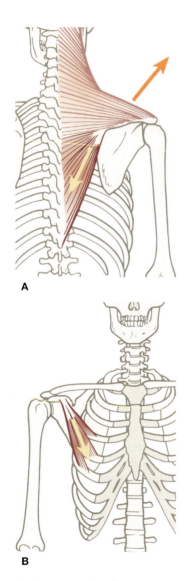

Figura 7.34 A outra perna do "X" escapular é composta por uma ligação mecânica, através da escápula, entre a parte inferior do trapézio na parte de trás e o peitoral menor na parte da frente (Vídeo 4.6).

Discussão 7.2

Travessões

Embora as linhas descritas aqui sejam muito lógicas, e o trabalho certamente proveitoso na prática, a capacidade adicional de rotação no ombro, no antebraço e na mão requer um número de "bifurcações" cruzadas, os travessões, que atrapalham a pura precisão das Linhas do Braço, mas fornecem possibilidades adicionais para a mobilidade e a estabilidade quando em movimento.

As duas cabeças do bíceps braquial nos dão um exemplo de um travessão entre linhas. Até agora, citamos apenas a conexão da cabeça curta desde o processo coracoide ao tendão radial, que se ajustam aos nossos propósitos para a LPAB. A cabeça longa, no entanto, passa pelo sulco intertubercular e na direção do topo da glenoide da escápula, juntando-se, assim, mecanicamente ao supraespinal do manguito rotador e ao levantador da escápula – ou, em nossa linguagem, conectando a LPAB à LPPB (Fig. 7.36).

Fora as duas cabeças que lhe dão seu nome, o bíceps também tem dois "pés", e este outro pé fornece outro travessão. Além do tendão radial, a extremidade distal do bíceps ostenta uma singular aponeurose bicipital que se entrelaça no grupo flexor, ligando assim a LPAB à LSAB (Fig. 7.37). Essa estrutura, juntamente com o cabo oblíquo entre a ulna e o rádio, nos possibilita carregar um peso nos braços quase inteiramente por intermédio da conexão miofascial entre a escápula e os dedos, sem colocar uma pressão indevida sobre as delicadas articulações do cotovelo e radioulnar.

Vamos dar mais um exemplo de um travessão para expandir essa função de transporte de peso: quando transportamos lateralmente uma mala de viagem, o

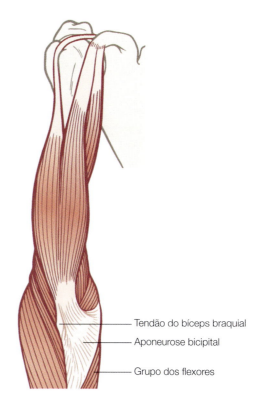

Figura 7.37 O segundo tendão do bíceps braquial, que se conecta à fáscia dos flexores do antebraço, cria uma ligação entre a LPAB e a LSAB.

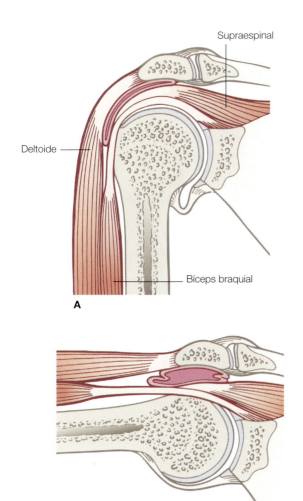

Figura 7.36 Há uma ligação mecânica entre o supraespinal e a cabeça longa do bíceps quando o braço está abduzido. Isso estabelece um travessão que vai da LPPB até a LPAB.

peso é carregado sobretudo pelos dedos encurvados e mantido pelos flexores da LSAB (reforçada pelo polegar preso com a LPAB). Esse peso tensivo não é levado ao epicôndilo medial e, superiormente, ao restante da LSAB; contudo, ele é interceptado pela aponeurose bicipital e transferido para o músculo bíceps, desviando assim a tensão do vulnerável cotovelo e passando-a para a LPAB (Vídeo 6.22). No topo da cabeça curta do bíceps, a tensão é transferida superiormente na altura do processo coracoide ao ligamento coracoclavicular e, portanto, para a clavícula, onde é capturado pela porção clavicular do trapézio (e, portanto, transferido para a LSPB), que transporta a tensão para o occipital – uma região frequente de dores de cabeça nas pessoas que se aventuram a carregar um objeto pesado lateralmente (Fig. 7.38). (A necessidade de contrabalançar essa tração no outro lado também pode ocasionar tensão e dor do lado oposto do pescoço ou na região lombar, especialmente nas pessoas que não têm muita prática. Transportadores de cargas assimétricas experientes, como carteiros, distribuem a carga, com sucesso maior ou menor, ao longo de toda a estrutura.)

Relaxar as estruturas superiores da LPAB é, portanto, parte de uma estratégia que alivia a postura da cabeça para a frente ou as cervicais superiores hiperestendidas, especialmente nas pessoas habituadas a transportar cargas significativas.

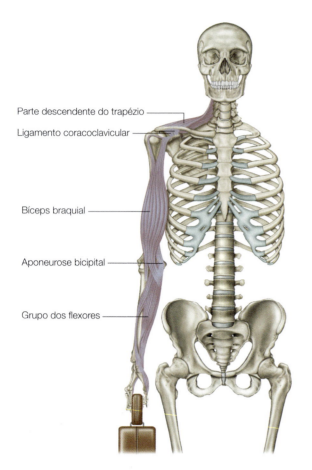

Outros exemplos de travessões incluem a inserção distal do deltoide, que se situa imediatamente contra o músculo braquial. Se tomarmos essa bifurcação em vez da conexão-padrão do septo intermuscular lateral ao deltoide da LSPB, teremos uma ligação entre a LSPB e a LPAB (Fig. 7.39).

O músculo redondo maior, que incluímos com o latíssimo do dorso na LSAB, é na verdade um travessão da escápula (e, portanto, da LPPB) na LSAB, com a sua inserção distal na superfície anterior do úmero (Fig. 7.14). O redondo maior tem uma inserção distal no tríceps, bem como no úmero.

O braquiorradial surge no septo intermuscular lateral e vai para o rádio, fazendo então outra conexão desde a LSPB até a LPAB (Fig. 7.40). Poderíamos dizer que o pronador redondo faz o mesmo tipo de conexão da LPAB até a LSAB.

Finalmente, os músculos longo do polegar, abdutor e extensor longo e curto, se estruturam a partir do periósteo da ulna até a superfície superior do polegar, e poderíamos, portanto, dizer que ligam a LPPB à LSPB.

Figura 7.38 Quando o braço está pendente, a continuidade miofascial viaja para cima a partir da mão, passa pela cabeça curta do bíceps, através da aponeurose do ligamento coracoclavicular, e vai até o trapézio, terminando no occipital.

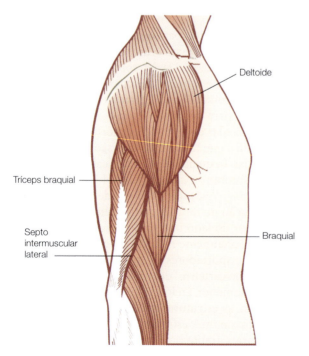

Figura 7.39 A fáscia do deltoide é contígua com uma porção do braquial, fazendo uma ligação entre a LSPB e a LPAB.

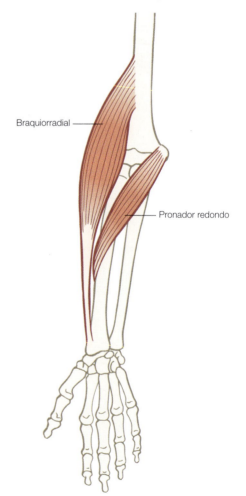

Figura 7.40 O braquiorradial e o pronador redondo se conectam ao periósteo do rádio, criando ligações por travessões desde a LSPB e da LSAB até a LPPB.

A cada minuto, outras conexões entre as linhas são feitas pelos braços para acomodar os mais diversos movimentos e as tensões colocadas no complexo do ombro-braço – carregar uma bandeja cheia de pratos, empunhar uma pá ou tentar colocar as mãos juntas atrás das costas. Esses travessões dentro das Linhas do Braço não alteram, no entanto, o valor básico das conexões que detalhamos nos quatro meridianos miofasciais longitudinais formais.

Discussão 7.3

Comparação entre a Linha do Braço e a Linha da Perna

O leitor atento irá observar que as quatro linhas do braço têm alguma semelhança com as quatro linhas que percorrem a perna – LSP, LSA, LL e LPA. (Um correlato clínico útil para a Linha Espiral no braço não foi encontrado.) Embora a perna e o braço sejam funcionalmente diferentes, as semelhanças estruturais pedem uma comparação, e os resultados são bastante surpreendentes.

A correspondência entre o braço e a perna na estrutura esquelética é inconfundível: ambos têm um arranjo em cíngulo perto da estrutura axial (osso do quadril e escápula), seguido por uma articulação em bola e soquete, um osso no membro superior, um gínglimo, dois ossos no membro inferior, três no primeiro nível do membro exterior, quatro no segundo nível e cinco dedos com um conjunto de catorze ossos.

Além da semelhança óssea (estranha em si mesma quando se considera que o braço e a perna evoluíram em tempos ligeiramente diferentes para fins distintos), os músculos também exibem correspondências interessantes, por exemplo, os posteriores da coxa são comparáveis aos bíceps, e os abdutores frequentemente têm sido denominados o "deltoide do quadril".[4]

Apesar dessas correspondências óbvias, as vias dos meridianos miofasciais falham espetacularmente em fornecer paralelos diretos entre braço e perna. Por um lado, a razão para isso se refere ao desenvolvimento: todos os membros brotam diretamente a partir do lado do embrião, mas no desenvolvimento subsequente as pernas giram medialmente no tronco, enquanto o ombro gira lateralmente. Assim, quando adotamos a posição fetal, os cotovelos e joelhos tendem a se encontrar. Você mesmo pode demonstrar isso apoiando-se sobre as mãos e as plantas de seus pés e, em seguida, dobrando os cotovelos e os joelhos. Estes últimos irão para a frente – talvez um pouco para fora ou para dentro, dependendo dos seus padrões, mas principalmente em direção aos braços. Os cotovelos vão dobrar na direção oposta, em direção às pernas – e, mais uma vez,

provavelmente mais para fora, dependendo do seu hábito, mas sobretudo em direção às pernas. Mantenha as mãos no chão e tente girar os cotovelos para que fiquem parecidos com os joelhos, e você se certificará da impossibilidade de que seus braços cheguem perto de uma posição paralela às pernas.

Em outro nível, a falta de correspondência é um testemunho da maleabilidade e da plasticidade das conexões fasciais do corpo. Os paralelos nos ossos permanecem; os paralelos nos músculos permanecem, mas as conexões longitudinais através da fáscia mudaram com o tempo. As extensões laterais da coluna da salamandra apresentam um conjunto de meridianos miofasciais que é diferente do galope da pata dianteira nas passadas longas e rápidas e da perna traseira do cão ou do urso, que também aqui diferem do peculiar braço do *Homo faber*.

A nossa própria perna é bastante semelhante aos membros posteriores do quadrúpede, com algumas compensações para a postura diferente da coluna vertebral e do quadril, com exceção da estrutura e da função da mobilidade nas linhas anteriores e posteriores, e da estabilidade das linhas internas e externas. O braço primata, no entanto, passou por algumas mudanças decisivas, presumivelmente durante a fase arbórea dos nossos antepassados, que fazem de suas conexões longitudinais algo único. Esse é, portanto, um bom exercício (embora talvez apenas para os *nerds* de anatomia como nós) para controlar as diferenças em cada seção dos dois membros.

Ao comparar primeiro a mão e o pé, podemos ver paralelos fáceis entre os lados em relação às linhas "profundas", mas a parte da frente e a de trás são invertidas (Fig. 7.41A). A Linha Profunda Anterior do Braço se conecta no lado interior do polegar, assim como a Linha Profunda Anterior da perna (que será abordada no Cap. 9) se conecta ao arco interno e ao hálux. A Linha Profunda Posterior do Braço conecta-se ao dedo mínimo, assim como a Linha Lateral se conecta ao arco externo e ao 5° metatarso.

A Linha Superficial Anterior da perna, que envolve os extensores dos dedos do pé e do tornozelo, corresponde facilmente à Linha Superficial Posterior do Braço, que contém os extensores dos dedos e do punho. A Linha Superficial Posterior da perna, que flexiona os dedos do pé e o tornozelo, corresponde nesse nível à Linha Superficial Anterior do Braço que curva os dedos.

No antebraço, esses paralelos continuam, com exceção da Linha Lateral na perna, que se conecta por meio dos fibulares à fíbula, enquanto a Linha Profunda Posterior do Braço se conecta à ulna, o equivalente da tíbia (Fig. 7.41B). Na perna, a Linha Profunda Anterior se conecta à tíbia, que suporta o peso, enquanto a Linha Profunda Anterior do Braço está ligada intimamente ao rádio, que é mais móvel. Também pode-

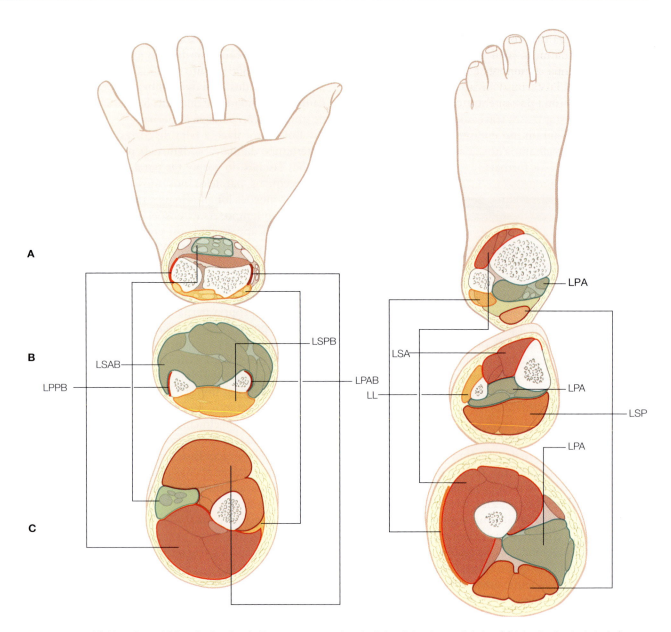

Figura 7.41 (**A**) Na mão, as Linhas Profundas do Braço correspondem às linhas lateral e medial do pé (Linha Profunda Anterior), mas as linhas anterior e posterior estão invertidas. (**B**) No antebraço, a inversão das linhas anterior e posterior continua, mas a linha média vai até a "fíbula" do braço, enquanto a linha lateral vai até a "tíbia" do braço – a ulna. (**C**) No braço, os lugares de troca superficial e profunda – o quadríceps femoral e os posteriores da coxa das linhas anteriores e posteriores da perna (LSA e LSP) correspondem às linhas mais profundas do braço – são o bíceps da LPAB e o tríceps da LPPB.

mos observar que na parte inferior da perna apenas o gastrocnêmio, o poplíteo e o plantar cruzam o joelho; o restante dos músculos no movimento do pé está confinado na parte inferior da perna, ao passo que muitos dos músculos tanto da LSAB como da LSPB cruzam o cotovelo, embora não sejam projetados para afetar muito o movimento dessa articulação.

Quando comparamos o braço e a parte superior da perna, a maioria dos paralelos escapa a qualquer controle (Fig. 7.41C). Descobrimos que nesse nível a Linha Superficial Anterior da perna (principalmente o quadríceps femoral) pode ser comparada com a Linha Profunda Posterior do Braço (tríceps). A Linha Superficial Posterior (bíceps femoral e os outros posteriores da coxa) iguala-se com a Linha Profunda Anterior do Braço (bíceps braquial e seus companheiros subjacentes). A Linha Lateral da perna (trato iliotibial), aqui, avança paralela à Linha Superficial Posterior do Braço (septo intermuscular lateral), e a Linha Profunda Anterior (músculos adutores e septos associados) se compara bastante razoavelmente com a Linha Superficial Anterior do Braço (septo intermuscular medial).

No nível do ombro ao quadril, as comparações tornam-se ainda mais vagas, mas a Linha Lateral (abdutores) continua claramente a comparação com a Linha Superficial Posterior do Braço (deltoide). Por mais estranho que seja, a Linha Profunda Anterior da perna – o psoas e outros flexores – pode ser comparada com a Linha Superficial Anterior do Braço, em que o músculo peitoral maior e o latíssimo do dorso, assim como o psoas, vão do esqueleto axial, atravessando a bola e o soquete da articulação, até o osso do membro proximal, embora sob uma análise mais profunda os paralelos comecem a desaparecer.

A Linha Profunda Posterior do Braço (romboides ao manguito rotador) pode ser proveitosamente comparada com o quadrado do lombo na conexão ilíaca – o ilíaco se assemelhando à subescapular, e o glúteo mínimo sendo o infraespinal da perna. No entanto, também se pode argumentar que o manguito rotador é semelhante aos rotadores laterais profundos da perna (tecnicamente parte da Linha Profunda Anterior, e praticamente parte de uma inexistente "Linha Profunda Posterior").

A Linha Profunda Anterior do Braço (bíceps-peitoral menor) pode suportar uma comparação com a Linha Superficial Posterior da perna (bíceps femoral-ligamento sacrotuberal), embora também tenha elementos da Linha Profunda Anterior (proximidade com o feixe neurovascular, e o claro paralelo entre o adutor magno e o coracobraquial).

Tanto o longo e tortuoso caminho da evolução como a literal torção do braço e da perna, que ocorre durante o desenvolvimento fetal, serviram para obscurecer as fáceis comparações individualizadas entre as linhas do braço e as da perna, embora conexões cinéticas divergentes tenham sido feitas para cada uma. Dito isso, a Linha Lateral corresponde à Linha Superficial Posterior do Braço acima do cotovelo, e a Linha Profunda Posterior abaixo dele. A Linha Profunda Anterior se compara a uma combinação das Linhas Anteriores do Braço Profunda e Superficial acima do cotovelo, e da Linha Profunda Anterior do Braço abaixo dele. A Linha Superficial Anterior se compara à Linha Profunda Posterior do Braço acima do cotovelo, e à Linha Superficial Posterior do Braço abaixo dele. A Linha Superficial Posterior se compara à Linha Profunda Anterior do Braço acima do cotovelo, e à Linha Superficial Anterior do Braço abaixo dele.

Por causa das semelhanças na estrutura do esqueleto e dos músculos, as diferenças criadas pela variação das conexões fasciais longitudinais são bastante surpreendentes, e realmente complexas – parabéns a todos os leitores que conseguiram atravessar esse pântano e chegaram ao final deste capítulo. No capítulo seguinte, nossa atenção se voltará para as extensões das Linhas do Braço ao longo do tronco, algo bem mais simples.

Referências bibliográficas

1. Myers T. Treatment approaches for three shoulder 'tethers'. *J Bodyw Mov Ther.* 2007;11(1):3–8.
2. Wilson FR. *The Hand.* New York: Vintage Books/Pantheon Books; 1998.
3. Van der Wal J. Architecture of the connective tissue in the musculoskeletal system. *Int J Ther Massage Bodywork.* 2009;2(4): 9–23.
4. Myers T. *Hanging around the shoulder.* Massage Magazine 2000 (April–May). *Also available in* Body[3], *self-published in 2004 and available via* www.anatomytrains.com.

8

Linhas Funcionais

Visão geral

As Linhas Funcionais (Fig. 8.1) se estendem das Linhas do Braço pela superfície do tronco até a pelve e a perna contralaterais (ou para cima da perna até a pelve, atravessando até a caixa torácica no lado oposto, ombro e braço, uma vez que os nossos meridianos transferem força em ambas as direções). Uma dessas linhas passa pela parte anterior do corpo, a outra pela parte posterior, de modo que o conjunto das linhas esquerda e direita forma um "X" por todo o tronco (Fig. 8.2/Tab. 8.1). Uma terceira linha desse grupo, a Linha Funcional Ipsilateral, vai do ombro ao interior do joelho do mesmo lado. Essas linhas são chamadas linhas "funcionais" porque raramente são empregadas, como as outras linhas o são, na modulação da postura em pé. Elas entram imediatamente em jogo durante a atividade atlética ou outra atividade em que um complexo apendicular é estabilizado, contrabalançado ou abastecido por seu complemento contralateral. Um bom exemplo disso ocorre em um lançamento de dardo ou em um arremesso de beisebol, em que o jogador toma impulsão com a perna esquerda e o quadril para dar velocidade extra a um objeto lançado pela mão direita (Fig. 8.3).

Função postural

As Linhas Funcionais formam "X" estabilizadores que se cruzam na altura da sínfise púbica na parte anterior e na articulação lombossacral na parte posterior. Como mencionado, essas linhas estão menos envolvidas na postura em pé de compensação do que as outras em discussão neste livro. A maior parte delas envolve tecidos superficiais que são muito usados durante as atividades cotidianas e, por isso, sua oportunidade de enrijecer ou encurtar fascialmente para manter a postura é mínima. Se alterarem a postura

como um todo, sua ação é trazer um ombro mais perto do quadril que lhe é oposto, seja pela parte anterior, seja pela parte posterior. Embora esse padrão seja comum – especialmente fechando na parte anterior –, o ponto de partida miofascial para isso geralmente está na Linha Espiral ou nas camadas mais profundas descritas no Capítulo 9 (ou nas fáscias craniais ou viscerais). Uma vez que essas outras estruturas miofasciais foram equilibradas, as Linhas Funcionais geralmente se posicionam sem que apresentem problemas mais significativos.

Contudo, essas linhas têm uma função muito importante na estabilização postural em posições que não fazem parte da postura de repouso em pé. Em praticamente todos os levantamentos de peso, ou nas inversões de ioga que exigem a estabilização da cintura escapular até o tronco (ou em trabalhos como os de eletricistas e pintores, que, com frequência, trabalham com os braços acima da cabeça), essas linhas distribuem a tensão para baixo ou fornecem a estabilidade para cima fixando a base de apoio – da pelve às costelas e aos ombros – para os movimentos do membro superior.

Com menor frequência, essas linhas podem ser usadas para proporcionar estabilidade ou contrapeso para que o membro inferior trabalhe de forma semelhante, como quando se dá um chute em uma bola de futebol.

Há um padrão de compensação postural comum associado com as Linhas Funcionais, e este é uma rotação preferencial geralmente associada à lateralidade ou a uma atividade assimétrica específica como um esporte, em que, de forma repetitiva, um ombro se aproxima do quadril oposto. Isso pode afetar o tônus e a coordenação de todas as seis Linhas Funcionais, mas novamente as Linhas Espiral, Lateral ou as Linhas Profundas Anteriores são geralmente as mais importantes para o desvio de padrão.

CAPÍTULO 8 ■ Linhas Funcionais 149

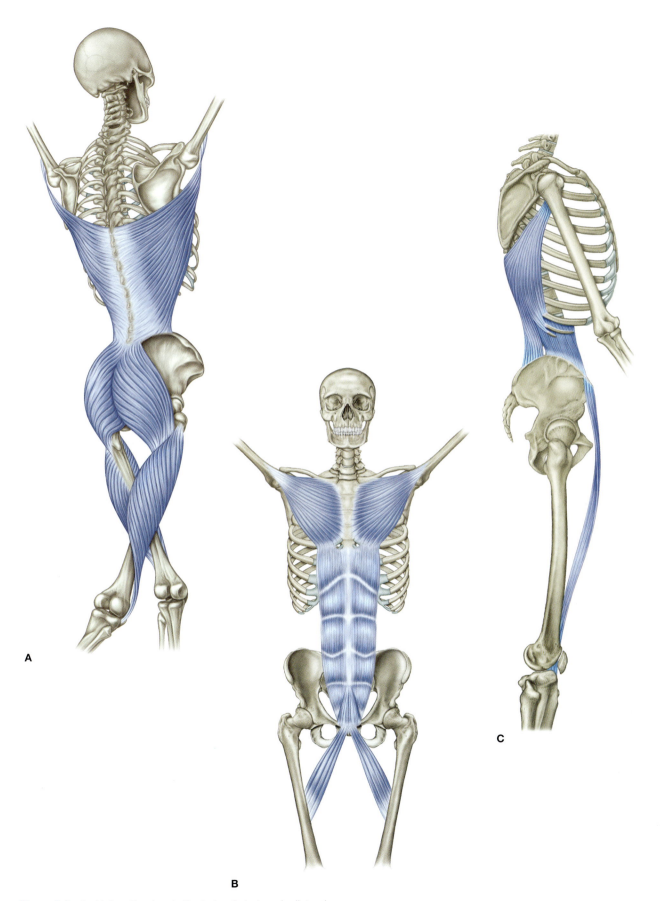

Figura 8.1 As Linhas Funcionais Posterior, Anterior e Ipsilateral.

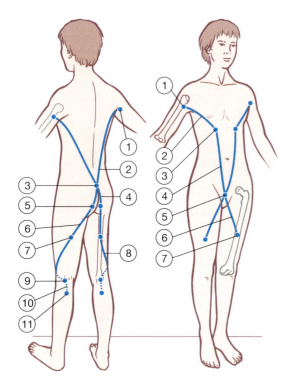

Tabela 8.1 Linhas Funcionais: "vias" miofasciais e "estações" ósseas (Fig. 8.2)

Estações ósseas		Vias miofasciais
Linha Funcional Posterior		
Diáfise (ou corpo) do úmero	1	
	2	Latíssimo do dorso
	3	Fáscia lombodorsal
	4	Fáscia sacral
Sacro	5	
	6	Glúteo máximo
Diáfise (ou corpo) do fêmur	7	
	8	Vasto lateral
Patela	9	
	10	Tendão subpatelar
Tuberosidade da tíbia	11	
Linha Funcional Anterior		
Diáfise (ou corpo) do úmero	1	
	2	Margem inferior do peitoral maior
Cartilagem das 5ª e 6ª costelas	3	
	4	Bainha lateral do músculo reto do abdome, linha semilunar
Tubérculo púbico e sínfise púbica	5	
	6	Adutor longo
Linha áspera do fêmur	7	
Linha Funcional Ipsilateral		
Diáfise (ou corpo) do úmero	1	
	2	Latíssimo do dorso, margem externa
Extremidade da 10ª à 12ª costela	3	
	4	Oblíquo externo
Espinha ilíaca anterossuperior	5	
	6	Sartório, pata de ganso
Côndilo medial da tíbia	7	

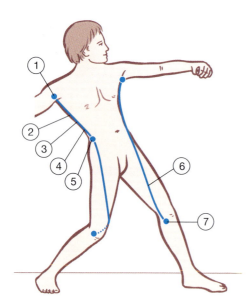

Figura 8.2 Linhas Funcionais, vias e estações.

Função do movimento

Essas linhas nos permitem dar força extra e precisão aos movimentos dos membros, pois alongam seus braços de alavanca e os ligam por todo o corpo ao membro oposto na outra cintura (Vídeo 3.16). Assim, o peso dos braços pode ser utilizado para dar um impulso adicional a um pontapé, e o movimento da pelve contribui para um *backhand* no tênis. Embora muitas aplicações no esporte venham à mente quando se consideram essas linhas, um exemplo comum, mas essencial, é o contrabalanço contralateral entre o ombro e o quadril a cada passo dado ao caminhar.

As Linhas Funcionais aparecem como espirais sobre o corpo, e sempre trabalham em padrões helicoidais. Elas podem ser consideradas suplementos apendiculares à Linha Espiral ou, como mencionado, extensões, no tronco, das Linhas do Braço. Na ativi-

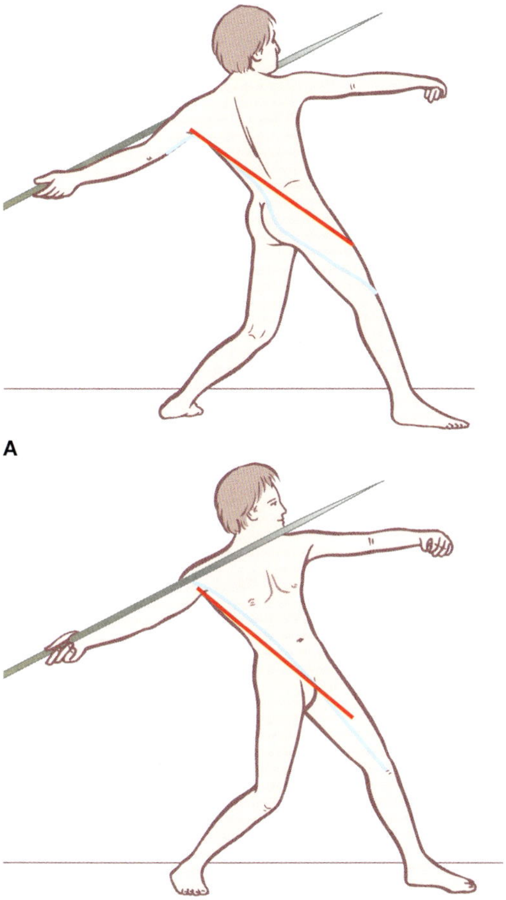

A

B

Figura 8.3 As Linhas Funcionais adicionam o impulso ao braço de alavanca do tronco, elasticidade fascial e potência muscular à força dos membros, estabilizadas em torno do eixo da cintura contralateral. Nesse caso, conforme o braço é puxado para trás para arremessar o dardo, a Linha Funcional Posterior direita é contraída ou, pelo menos, passivamente encurtada, enquanto a Linha Funcional Anterior direita é alongada e preparada para a contração. A LFA esquerda está ligeiramente encurtada, enquanto o ombro não dominante se aproxima do quadril contralateral. Em correspondência, a LFP esquerda está levemente alongada durante essa manobra. Quando o dardo é arremessado, todas essas condições se invertem – a LFA direita se contrai, a LFP direita se alonga e seus complementos no lado esquerdo trocam de papéis estabilizadores.

dade em tempo real, as linhas de tensão mudam constantemente, e a precisão das linhas, detalhada a seguir, é um resumo de um momento central na difusão das forças (ver Discussão 8.1).

As Linhas Funcionais em detalhes

A Linha Funcional Posterior

A Linha Funcional Posterior (LFP) começa (para fins de análise; na prática, ela se conecta com a Linha Superficial Anterior do Braço ou a Linha Profunda Posterior do Braço, dependendo da ação particular) com a inserção distal do músculo latíssimo do dorso (ver Fig. 8.1A; Vídeo 2.10). Ela vai até um pouco abaixo do centro aproximado de ampliação desse músculo, e sua inserção aponeurótica compreende as lâminas superficiais da fáscia toracolombar.

A LFP cruza a linha média aproximadamente no nível da articulação lombossacral, passando pela fáscia sacral para se conectar com as fibras mais inferiores (sacral e sacrotuberal) do glúteo máximo no lado oposto.

As fibras mais inferiores do glúteo máximo passam sob a margem posterior do trato iliotibial (TIT) e, portanto, sob a Linha Lateral, para se inserir na margem posterolateral do fêmur, a cerca de um terço da descida ao longo da diáfise femoral. Se continuarmos na mesma direção, descobriremos as fibras fasciais que ligam o glúteo no topo da linha áspera ao início do músculo vasto lateral, que por sua vez nos ligam através do tendão do quadríceps femoral à patela, que está conectada, por meio do tendão subpatelar, à tuberosidade da tíbia. Escolhemos terminar a análise da linha neste ponto (porém, como atingimos a tuberosidade da tíbia, poderíamos continuar descendo por essa linha até o arco medial, percorrendo o tibial anterior e a fáscia crural anterior, como discutido no Cap. 4 sobre a LSA).

Fascialmente, outra "inserção" do glúteo desce pelo septo intermuscular lateral entre o músculo posterior da coxa bíceps femoral e o músculo vasto lateral. Esse septo se une ao trato iliotibial na superfície, mas se liga à linha áspera ao longo do fêmur. Suas inserções mais inferiores se dão no côndilo lateral da tíbia e na cabeça da fíbula. Os movimentos de torção da pesada parte superior do corpo (que pode ficar ainda mais pesada ao usar uma raquete ou segurar um halter na mão) são ancorados, por meio dessa linha, à coluna, à pelve, ao fêmur e até mesmo, mais abaixo, à perna – tudo para proporcionar uma boa base e para distribuir a tensão ao longo de muitas estruturas de acomodação.

A Linha Funcional Anterior

A Linha Funcional Anterior (LFA) começa aproximadamente no mesmo lugar que seu complemento, com a inserção distal do músculo peitoral maior na parte interna do úmero passando ao longo das fibras mais inferiores desse músculo na sua origem nas 5ª e 6ª costelas (Fig. 8.1B; Vídeo 2.9). Uma vez que a fáscia clavipeitoral que contém o peitoral menor também se conecta à 5ª costela, a LFA poderia ser considerada uma extensão tanto da Linha Superficial Anterior do Braço como da Linha Profunda Anterior do Braço.

Essas fibras peitorais formam uma continuidade fascial com a aponeurose abdominal que se liga aos músculos oblíquo externo e reto do abdome, e a linha passa essencialmente ao longo da margem externa do reto do abdome ou da margem interna da fáscia do oblíquo até o púbis, uma tira de fáscia conhecida como linha semilunar. Depois de passar pelo osso púbico e pela fibrocartilagem da sínfise púbica, saímos do outro lado com o tendão substancial do adutor longo – o tendão redondo pode ser facilmente palpado na virilha – que passa por baixo, por fora e por trás para se inserir na linha áspera no lado posterior do fêmur.

A partir da linha áspera podemos imaginar uma ligação com a cabeça curta do bíceps e, portanto, com o compartimento crural lateral e com os peroneais/fibulares (Linha Espiral, Cap. 6). Isso, no entanto, implicaria passar pela lâmina do adutor magno em sua posição intermediária, o que não é permitido pelas regras dos Trilhos Anatômicos. Por essa razão, vamos terminar a LFA no final do adutor longo sobre a linha áspera (ver Fig. 2.6).

A Linha Funcional Ipsilateral

A Linha Funcional Ipsilateral (LFI) segue as fibras mais laterais desse músculo mais lateral, o latíssimo do dorso, que se insere na porção externa das três costelas inferiores (Fig. 8.4; Vídeo 4.9), com uma forte conexão da trama fascial nas fibras posteriores do músculo oblíquo externo, as mesmas fibras utilizadas na Linha Lateral no Capítulo 5. Se seguirmos o oblíquo externo, chegaremos à crista ilíaca anterior, onde as fibras se conectam fascialmente sobre a EIAS ao músculo sartório. O sartório nos leva até a pata de ganso, no epicôndilo medial da tíbia.

Essa linha pode ser sentida ao se apoiar o corpo em uma cadeia aberta, através do latíssimo do dorso, quando nos penduramos em anéis, ou quando um artista de circo está no alto suspenso pelas faixas de seda, ou na natação, quando damos braçadas dentro da água no estilo *crawl*. Pendurar-se em uma barra fixa ou em um galho de árvore e torcer a pelve e as pernas também irá fazer com que você perceba essa linha.

Palpação das Linhas Funcionais

Tanto para a Linha Funcional Anterior como para a Posterior, começamos quase no mesmo lugar: na axila, na parte inferior do úmero, onde os tendões do músculo peitoral e do latíssimo do dorso chegam juntos. Peça ao modelo para ficar de pé com o braço estendido, para o lado, apoiando-se em seu ombro. É fácil para você rastrear ambos os tendões de cada lado da axila na direção da face anteroinferior do úmero.

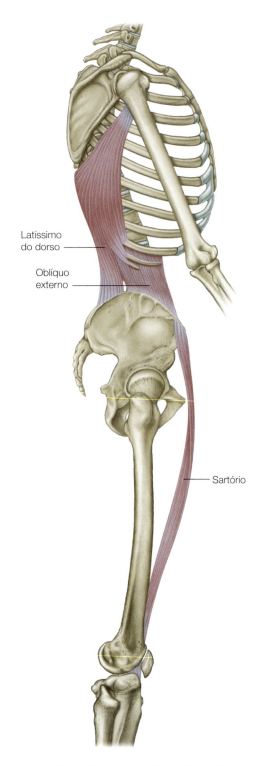

Figura 8.4 A Linha Funcional Ipsilateral é uma terceira linha de estabilização, delineando as fibras mais laterais do latíssimo do dorso até a região mais externa das costelas inferiores, seguindo depois até o oblíquo externo posterior sobre a EIAS na direção do sartório até o côndilo tibial no interior do joelho (Vídeo 4.1, Vídeo 3.15). Essa linha é usada na estabilização de um atleta que se sustenta nos anéis, e para estabilizar o tronco quando se dá braçadas dentro da água no estilo *crawl* da natação.

Comece pela LFP: podemos rastreá-la a partir dessa inserção através do terço inferior do latíssimo do dorso diretamente até a linha média perto da transição lombossacral. Peça ao modelo que pressione um cotovelo para baixo contra a resistência para sentir essa parte lateral do latíssimo do dorso, embora a própria linha corra um pouco medialmente a partir da margem lateral. A principal lâmina dos músculos corre em volta e para baixo da parte de trás até a fáscia lombodorsal. A fáscia sacral compreende várias camadas; a LFP passa pelas camadas mais superficiais, que podem não ser percebidas separadamente. Se você ficar em pé atrás do modelo com uma mão sobre o sacro, enquanto o modelo com o cotovelo levantado empurra para trás na direção da sua outra mão, você vai sentir a fáscia sacral se comprimir para se estabilizar.

Transversal ao sacro, pegamos a linha na margem inferior do músculo glúteo máximo onde ele se insere no sacro logo acima do cóccix. A LFP inclui mais ou menos os 5 cm inferiores desse músculo. Desça por essa secção do músculo abaixo da prega glútea (que não é muscular, mas encontra-se na camada superficial da fáscia) até a próxima estação, a protuberância facilmente discernível de tecido conjuntivo onde o glúteo se insere na parte posterior da diáfise femoral a cerca de um terço de distância entre o trocânter maior e o joelho.

A partir daí, o vasto lateral pode ser sentido como a parte muscular da face lateral da coxa, mergulhando sob o trato iliotibial da Linha Lateral, juntando-se ao restante do quadríceps femoral na altura da patela para se ligar por meio do tendão subpatelar à tuberosidade da tíbia, claramente palpável na parte anterossuperior da diáfise tibial.

É mais fácil palpar a LFA em si mesmo. Siga a margem inferior do músculo peitoral maior, que forma a parede anterior da axila, para baixo e para dentro onde ele se liga com as costelas. O peitoral menor subjacente também pode ser visto conectando-se a essa linha, bem como na 5ª costela. A via seguinte desce ao longo da margem externa do músculo reto do abdome, que, na maioria das pessoas, pode ser sentido comprimindo ativamente o reto do abdome e sentindo sua margem. Siga essas linhas semilunares, uma costura selada de várias camadas abdominais, para baixo à medida que elas se estreitam até a margem externa superior da sínfise púbica.

Quando presente, o pequeno músculo piramidal cursa obliquamente a partir do osso púbico e pode, portanto, ser incluído como parte dessa linha. A linha atravessa o púbis (cuja palpação pode ser um pouco delicada para alguns pacientes), mas reemerge no tendão do adutor longo no lado oposto. Esse tendão é facilmente palpável e em geral visível quando nos sentamos com as pernas cruzadas usando um maiô ou roupas íntimas. Siga esse tendão distalmente na coxa e você pode se aproximar da estação final (mas em geral sem chegar até ela) onde ele se insere na linha áspera no lado posterior do fêmur, mais ou menos da metade para baixo da coxa.

Embora essa seja a extremidade anatômica do músculo de acordo com os atlas de anatomia em geral, a inserção fascial funcional claramente se conecta ao epicôndilo medial do fêmur, prontamente palpável alguns centímetros acima do joelho em sua face medial. Faça a palpação desse osso superiormente, enquanto seu modelo fica em pé e se vira fortemente para longe de você e em sua direção, para que você fique convencido de que a base funcional para todos os adutores é essa grande inserção tendinosa acima do joelho.

Discussão 8.1

Forças em movimento

Nossa descrição dessas linhas exigiu várias aproximações, não só por causa das diferenças individuais, mas também porque os movimentos ao longo dessas linhas muitas vezes se difundem pelos leques do músculo e pelas lâminas da fáscia. Em outras palavras, levar para trás um dardo para arremessá-lo passará exatamente pela LFP apenas por um instante conforme as forças se difundem desde a margem externa lateral do latíssimo do dorso ao redor de sua margem interna superior. Do mesmo modo, arremessar o dardo um segundo depois ocasionará uma difusão da força através dos leques da LFA nos peitorais, nos oblíquos do abdome e nos músculos internos da coxa (ver Fig. 8.3).

Vamos ilustrar a versatilidade dessas linhas com um voleio do tênis. O serviço envolve uma forte tração diretamente ao longo da LFA, envolvendo sobretudo o músculo peitoral maior, mas talvez também o peitoral menor, em uma conexão com os músculos abdominais, cuja forte contração aumenta a força, a expulsão do ar e o som que muitas vezes acompanha o serviço, e finalmente o adutor longo ou seus vizinhos, que agem para evitar que os músculos abdominais tracionem o osso púbico para cima (Fig. 8.5).

A devolução do saque um momento depois pode ser um golpe de fundo em linha reta (*forehand shot*), com o braço levantado relativamente horizontal a partir do ombro. Nesse caso, a ligação iria até a Linha Superficial Anterior do Braço a partir da palma da mão que segura a raquete, passando pelo peito, de um peitoral ao outro peitoral e à Linha Superficial Anterior do Braço no lado oposto (Fig. 8.6). Essa conexão pode ser sentida em todo o tórax nesse tipo de lance, ou observada quando o braço oposto se movimenta

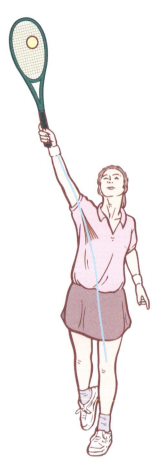

Figura 8.5 A Linha Funcional Anterior em um saque de tênis. Quanto mais forte e mais vertical for o saque, mais a Linha Superficial Anterior também participará na condução da bola.

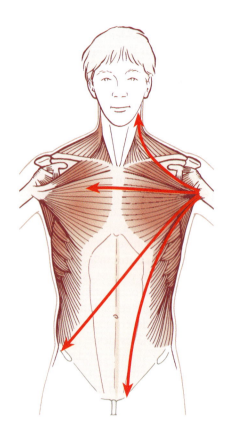

Figura 8.6 Um *forehand* no tênis conecta a Linha Superficial Anterior do Braço à sua parceira diretamente no lado oposto – um dos vários ângulos em que os braços podem transmitir a força para a frente do tronco.

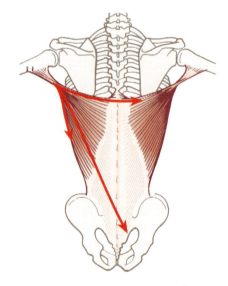

Figura 8.7 Um *backhand* poderia juntar de forma semelhante o latíssimo do dorso ao seu parceiro do outro lado, assim como descer o tronco até a pelve e mais adiante.

para a frente para ajudar a estabilizar o ombro que está trabalhando e transmitir um impulso extra para a bola.

O golpe de esquerda (*backhand*) exigido um instante depois poderia passar de um latíssimo do dorso ao outro ao longo de suas margens superiores (Fig. 8.7). Um golpe de fundo (*forehand*) para o canto oposto pode ser levado por todo o corpo, fundamentalmente pela Linha Espiral, para a espinha anterior do quadril oposta. Em alternativa, a Figura 8.8 mostra outra rota que vai da Linha Espiral até a LFA. Um golpe de esquerda alto (*high backhand*) para retornar um lobe pode exigir todo o latíssimo do dorso. O resto do voleio pode ir diagonalmente para baixo e transversalmente, conforme detalhamos em relação à LFP, ou descer diretamente pela Linha Superficial Anterior até a rede e fazer o ponto que determina o vencedor do torneio. Mais um exemplo: imagine um saltador com vara se projetando para saltar. A força circula em todo o campo triangular do peitoral ou do latíssimo do dorso, se ligando e se fixando a cada segundo a várias vias e estações em todas essas três linhas. Nesse exemplo, a equação da estabilidade-mobilidade é invertida, com

o ombro estabilizando o corpo sobre a vara, e com os quadris e pernas dando impulso por sobre a barra. Se somarmos a conexão deltoide-trapézio da Linha Superficial Posterior do Braço ao anel latíssimo-peitoral

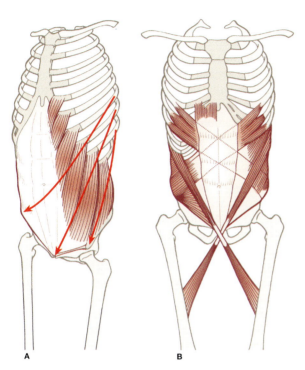

Figura 8.8 Considere a lâmina do oblíquo externo (**A**), cujas fibras superiores começam nas costelas, mas com várias inserções inferiores. As fibras laterais vão até o osso do quadril ipsilateral (parte da Linha Lateral), as fibras médias vão até o osso púbico (e aos adutores do lado oposto), basicamente um ramo da Linha Funcional mostrada em (**B**), enquanto as fibras superiores cruzam via oblíquo interno contralateral para se inserir no osso do quadril oposto (Linha Espiral). Portanto, as Linhas Funcionais, a Linha Espiral e a porção do tronco da Linha Lateral reivindicam uma parte do oblíquo externo. Todas essas linhas poderiam ser agrupadas como as linhas "helicoidais", em oposição às Linhas Superficiais Anteriores e Posteriores, e a Linha Lateral tomada como um todo, as quais constituem as linhas "cardinais".

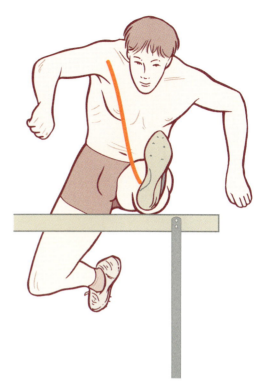

Figura 8.9 As forças que passam pelo corpo de um saltador de obstáculos atravessam a Linha Funcional Anterior somente em um momento durante o salto, mas uma conexão entre a perna que está na frente e o ombro oposto é mantida durante todo o movimento.

de inserções, veremos um círculo completo de estabilização em torno da articulação do ombro, e qualquer parte ou todas elas podem ser convocadas durante o salto (ver Fig. 7.13).

A extremidade inferior dessas Linhas Funcionais funciona da mesma maneira. Em uma corrida com obstáculos, as forças que se aproximam da rotatória do osso púbico a partir de cima se difundem ao redor do leque do músculo abdominal, e a partir de baixo ao longo do leque dos adutores.[1]

Dependendo da relação do atleta com os obstáculos e de quanto ele abduz sua perna para passar por cima deles, a linha de tração que vai do púbis para a perna pode viajar pelo pectíneo, ou por qualquer um dos adutores, e muito provavelmente difundir-se por todos esses músculos ou pela maioria deles durante cada salto. Nesse caso, a anterioridade do ombro oposto funciona por meio dessa linha para dar um impulso adicional à perna que vai à frente (Fig. 8.9).

A partir disso, esperamos que o leitor apreenda a ideia de que, embora as Linhas Funcionais apresentem a linha idealizada, a realidade do movimento momento a momento atravessa todo o corpo de unidade motora a unidade motora em uma multiplicidade de conexões que combinam as Linhas Funcional, Espiral e Lateral.

Ativando as linhas

Lançar uma bola de beisebol, boliche ou críquete é uma forma perfeita de envolver essas linhas: o balanço do braço para trás envolve um encurtamento da LFP e um alongamento da LFA no lado dominante, enquanto o próprio lance inverte esse processo, encurtando a LFA e alongando a LFP (Fig. 8.10) – e o mesmo vale para o arremessador de dardo na Figura 8.3. No ato final, a LFP age como um freio para manter a forte contração ao longo da LFA e impedir que o impulso do braço vá longe demais e lesione as articulações envolvidas no movimento. Os arremessadores de beisebol apresentam com muita frequência danos nos tendões do manguito rotator, particularmente no supraespinal

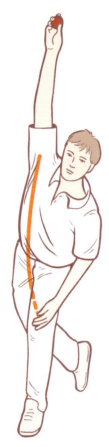

Figura 8.10 O jogador de críquete usa a Linha Funcional Anterior para adicionar impulso à potência do braço. Ver Capítulo 10 para uma discussão mais aprofundada dos Trilhos Anatômicos no movimento.

e no infraespinal, ou lesão tipo SLAP (Lesão Labral Superior Anteroposterior) no lábio glenoidal. Embora o trabalho para reparar esses músculos ou seus antagonistas possa ser útil, o alívio de longo prazo dependerá da intensificação da força e do sincronismo preciso da LFP quando ela age como um freio total do corpo ao movimento de avanço do arremesso, em vez de pedir que os pequenos músculos da articulação do ombro suportem toda a carga. Tais lesões podem ser evitadas com um aumento do treinamento para rotação medial do quadril não dominante.[2]

Embora um treino preciso e individualizado seja necessário para efetuar mudanças de coordenação, a base pode ser dada ensinando o paciente a ativar a linha como um todo. Peça ao paciente para se deitar em decúbito ventral no chão ou na mesa de tratamento. Peça-lhe para levantar um braço e a perna oposta ao mesmo tempo – isso irá envolver a LFP. A maioria dos pacientes, no entanto, acaba contraindo os músculos para levantar um membro pouco antes do outro. Colocar sua mão suavemente sobre o úmero e o fêmur oposto em questão permitirá que você sinta com grande precisão qual conjunto de músculos está sendo ativado

primeiro. Use dicas verbais ou manuais para provocar uma contração coordenada. Uma vez que a coordenação foi alcançada, você pode começar a fortalecer aplicando uma pressão igual com as duas mãos para que o paciente trabalhe contra essa resistência. Certifique-se de fortalecer tanto o lado dominante quanto o não dominante para obter melhores resultados.

Com o cliente ou paciente em decúbito dorsal, toda a LFA pode ser ativada da mesma forma; use suas mãos nos braços e coxas levantados, para ajudá-lo a coordenar o envolvimento das cinturas contralaterais.

Na ioga, tanto a postura do Triângulo como a do Triângulo Invertido alongam a LFP no lado da mão que alcança o chão (ver Fig. 6.22). A LFA pode ser facilmente alongada ficando de joelhos, estendendo a mão para cima e para trás com uma ligeira rotação na direção do braço que está sendo estendido.

Quando se rema um caiaque ou uma canoa, ativa-se o elemento estabilizador dessas duas linhas (Fig. 8.11). O braço que está remando se conecta a partir da Linha Profunda Posterior do Braço, usa a LFP para tracionar desde a lateral do dedo mínimo e dessa forma estabilizar a perna oposta. O braço força a Linha Profunda Anterior do Braço até o polegar, usando a LFA para estabilizar até a coxa oposta. Se o joelho não está fixo contra o casco do caiaque, o impulso será sentido passando de um pé ao outro, uma quase imitação do movimento da marcha (Vídeo 6.4).

O movimento e a tensão passam de maneira fácil e uniforme ao longo dessas linhas. O excesso de tensão ou imobilidade em qualquer via ou estação ao longo da linha poderia levar a um progressivo "acúmulo" em outro lugar da linha, o que pode trazer problemas com o tempo. Descobrimos que é útil acompanhar um entusiasta dos esportes quando ele o pratica, seja em uma corrida, escalada, remando, ou ao treinar, para determinar onde ao longo dessas e de outras linhas pode haver alguma restrição "silenciosa" que está criando

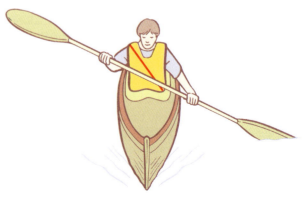

Figura 8.11 Ao remar em um caiaque, a pessoa usa o quadril oposto para estabilizar o remo – o braço abaixado exerce tração por meio da LFP, e o braço levantado empurra por meio da LFA.

problemas "ruidosos" em outros lugares. O paciente que já conhece essas linhas e deseja que elas fluam facilmente pode às vezes fazer uma autoavaliação quando está praticando o esporte. Na prática, as limitações tornam-se especialmente evidentes quando o paciente está cansado ou no final de uma longa etapa.

Referências bibliográficas

1. Myers T. Fans of the hip joint. *Massage Magazine No. 75; 1998. Also available in Body3, self-published in 2003 and available via: www.anatomytrains.com.*
2. Wolf Chuck. *Insights Into Functional Training.* Aptos, California: On Target Publications; 2017.

9

Linha Profunda Anterior

Visão geral

Interposta entre as Linhas Laterais esquerda e direita no plano coronal, imprensadas entre a Linha Superficial Anterior (LSA) e a Linha Superficial Posterior (LSP) no plano sagital, e cercada pela Espiral helicoidal e pelas Linhas Funcionais, a Linha Profunda Anterior (LPA) (Fig. 9.1; Vídeo 2.11) compreende o *core* miofascial do corpo. Começando pela parte inferior, a linha tem raízes profundamente à superfície plantar do pé, passando imediatamente atrás dos ossos da parte inferior da perna e por trás do joelho até o quadrante medial da coxa. A partir daí a principal via passa anteriormente à articulação do quadril, pelve e parte lombar da coluna, enquanto uma via alternativa passa pela parte posterior da coxa até o assoalho pélvico; as duas vias efetivamente "prendem" a articulação do quadril anterior e posteriormente. Essas duas vias se reencontram na lateral e anteriormente à parte lombar da coluna vertebral, onde o complexo do psoas e o diafragma se sobrepõem. A partir da interface psoas-diafragma, a LPA continua pelo interior da caixa torácica ao longo de várias vias alternativas ao redor e através das vísceras torácicas, terminando na parte inferior tanto do neurocrânio quanto do viscerocrânio (Fig. 9.2/Tab. 9.1; Vídeo 4.10).

Em comparação com as outras linhas vistas nos capítulos anteriores, essa linha exige uma definição como um espaço tridimensional, e não como uma linha. Todas as outras linhas também são volumétricas, é claro, mas são representadas com mais facilidade como linhas de tração. A LPA ocupa claramente um espaço tridimensional. Embora fundamentalmente fascial no geral, na perna a LPA inclui muitos dos músculos de sustentação mais profundos e obscuros de nossa anatomia (Fig. 9.3). Por meio da pelve, a LPA encontra-se em íntima relação com a articulação do quadril, e relaciona a onda de respiração ao ritmo da marcha. No tronco, a LPA está posicionada juntamente com os gânglios autônomos, entre o nosso "chassi"

neuromotor e os mais antigos órgãos que dão sustentação aos nossos 70 trilhões de células dentro da cavidade ventral. No pescoço, ela fornece a elevação contrabalanceada à tração para baixo, tanto da LSA como da LSP. Uma compreensão dimensional da LPA é necessária para a aplicação bem-sucedida de quase todos os métodos de terapia manual ou do movimento.

Função postural

A LPA desempenha um importante papel na sustentação do corpo:

- Levantar e controlar a reatividade do arco interno.
- Estabilizar cada segmento das pernas, acima e abaixo do quadril.
- Sustentar a parte lombar da coluna vertebral a partir da frente.
- Envolver e moldar o balão abdominopélvico.
- Estabilizar o peito, permitindo a expansão e o relaxamento rítmicos da respiração.
- Equilibrar no alto o pescoço frágil e a cabeça pesada.

Falta de sustentação, equilíbrio e tônus adequado na LPA (como no padrão comum, em que a miofáscia curta da LPA não permite que a articulação do quadril se abra plenamente em extensão) irá produzir um encurtamento global no corpo, incentivar o colapso no *core* lombopélvico, bem como estabelecer as bases para ajustes compensatórios negativos em todas as outras linhas que descrevemos.

Função do movimento

Além da adução do quadril e da onda de respiração no diafragma, não há nenhum movimento que seja estritamente da competência da LPA, embora não haja nenhum movimento fora da sua influência. Em todos os lugares, a LPA está praticamente cercada ou

CAPÍTULO 9 ■ Linha Profunda Anterior 159

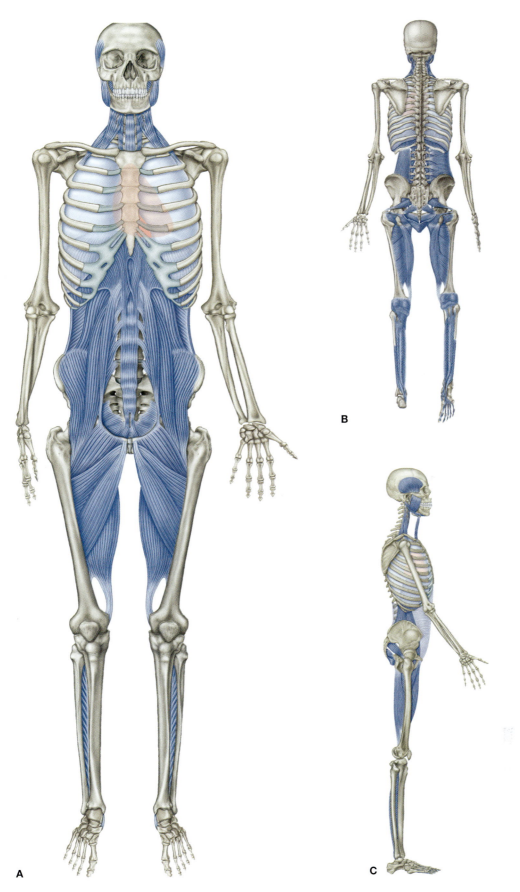

Figura 9.1 Linha Profunda Anterior.

160 Trilhos Anatômicos

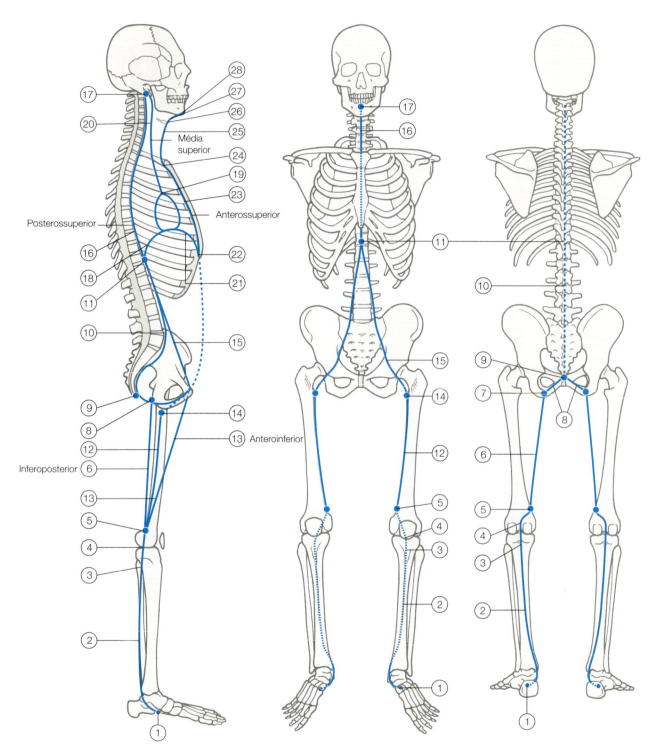

Figura 9.2 Linha Profunda Anterior, vias e estações.

coberta por outra miofáscia, o que duplica os papéis desempenhados pelos músculos que dela fazem parte. Sua miofáscia está geralmente permeada por fáscias mais densas e por fibras musculares de maior resistência e de contração mais lenta, que refletem o papel que a LPA desempenha no fornecimento da estabilidade e nas mudanças sutis de posicionamento da estrutura do *core* para permitir que as estruturas e linhas mais

Tabela 9.1 Linha Profunda Anterior: "vias" miofasciais e "estações" ósseas (Fig. 9.2)

Estações ósseas		Vias miofasciais
Comum mais baixa		
Ossos tarsais plantares, superfície plantar dos dedos	1	
	2	Tibial posterior, flexores longos dos dedos
Tíbia/fíbula posterior/superior	3	
	4	Fáscia do poplíteo, cápsula do joelho
Epicôndilo femoral medial	5	
Inferoposterior		
Epicôndilo femoral medial	5	
	6	Septo intermuscular posterior, adutores magno e mínimo
Ramo isquial	7	
	8	Fáscia do assoalho pélvico, levantador do ânus, fáscia do obturador interno
Cóccix	9	
	10	Fáscia sacral anterior e ligamento longitudinal anterior
Corpos das vértebras lombares	11	
Inferoanterior		
Epicôndilo femoral medial	5	
Linha áspera do fêmur	12	
	13	Septo intermuscular medial, adutor curto, longo
Trocanter menor do fêmur	14	
	15	Psoas, ilíaco, pectíneo, trígono femoral
Corpos das vértebras lombares e PT	11	
Posterossuperior		
Corpos das vértebras lombares	11	
	16	Ligamento longitudinal anterior, músculo longo do pescoço e da cabeça
Porção basilar do occipital	17	
Média superior		
Corpos das vértebras lombares	11	
	18	Diafragma posterior, crura do diafragma, tendão central
	19	Pericárdio, mediastino, pleura parietal
	20	Fáscia pré-vertebral, rafe da faringe, músculos escalenos, fáscia do escaleno medial
Porção basilar do occipital, PT cervicais	17	
Anterossuperior		
Corpos das vértebras lombares	11	
	21	Diafragma anterior
Superfície posterior do subcostal, cartilagens, processo xifoide	22	
	23	Fáscia endotorácica, transverso do tórax
Manúbrio do esterno posterior	24	
	25	Músculos infra-hióideos, fáscia pré-traqueal
Osso hioide	26	
	27	Músculos supra-hióideos
Mandíbula	28	

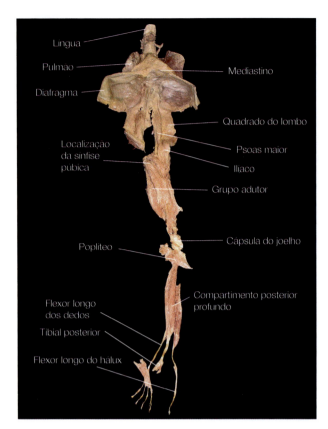

Figura 9.3 Uma primeira tentativa de dissecar a Linha Profunda Anterior mostra uma conexão contínua de tecido mole que sai dos dedos dos pés, passa pelo psoas e chega à língua.

superficiais trabalhem correta e eficientemente com o esqueleto. (Isso também se aplica às "primas em primeiro grau" da LPA, as Linhas Profundas do Braço, ver Cap. 7.)

Por isso, uma insuficiência no correto funcionamento da LPA não envolve necessariamente uma perda imediata ou óbvia da função, sobretudo para o olho destreinado ou para um observador com uma sensibilidade não muito apurada. A função geralmente pode ser transferida para as linhas exteriores da miofáscia, mas com um pouco menos de elegância e graça, e um pouco mais de pressão para as articulações e os tecidos periarticulares, o que ao longo do tempo pode configurar as condições para lesão e degeneração. Assim, muitas lesões de difícil correção já estavam predispostas por causa de uma insuficiência anterior na LPA que foi então revelada quando o incidente de precipitação ocorreu, com exposição da deficiência do *core*.

"A tenda de seda"

O seguinte poema de Robert Frost resume claramente o papel da Linha Profunda Anterior e sua relação com o restante dos Trilhos Anatômicos, e o ideal de equilíbrio entre o sistema de tensegridade das linhas dos meridianos miofasciais:

Ela é como uma tenda de seda em um campo
Ao meio-dia, quando a brisa do verão ensolarado
Secou o orvalho e todas as suas cordas se abrandaram,
De modo que nos indivíduos balança suavemente à vontade,
Com seu suporte central de cedro,
Que é o seu pináculo para o céu
E significa a firmeza da alma,
Parece nada dever a qualquer amarra,
Mas estritamente segura por ninguém, é levemente ligada
Por inúmeros laços de seda do amor e do pensamento
A tudo na Terra que a bússola aponta,
E só por um que se vai levemente teso
No capricho do ar de verão
*É de mínima servidão ciente.**

["The Silken Tent" (A tenda de seda), do livro *The Poetry of Robert Frost*, publicado por Edward Connery Lathem. Copyright© 1969 de Henry Holt and Company, copyright© 1942 de Robert Frost, copyright© de Lesley Frost Ballantine. Reproduzido com permissão de Henry Holt and Company, LLC]

A Linha Profunda Anterior em detalhes

O pé e a perna: a via comum mais baixa

Lembrando que tanto a função como a disfunção em qualquer uma dessas linhas, mas especialmente nesta, podem viajar ou para cima ou para baixo das vias ou para fora a partir do meio, vamos começar mais uma vez pela parte inferior e caminhar na direção superior.

A LPA começa no fundo da planta do pé com as inserções distais dos três músculos do compartimento posterior profundo da perna: o tibial posterior e os dois flexores longos dos dedos do pé, o flexor longo do hálux e o flexor longo dos dedos (Fig. 9.4).

O tecido entre os metatarsos também pode ser incluído nessa linha – os interósseos dorsais e a fáscia que os acompanha. Essa conexão é um pouco difícil de justificar em um nível fascial, exceto por meio da ligação entre o tendão tibial posterior e o leito ligamentar do pé. Os lumbricais claramente se ligam fascial e funcionalmente à LSA, mas tanto os interósseos como o espaço entre os metatarsos sentem e reagem terapeuticamente como parte da estrutura do núcleo do pé.

---

* Tradução livre de Iracy Borges.

CAPÍTULO 9 ■ Linha Profunda Anterior   163

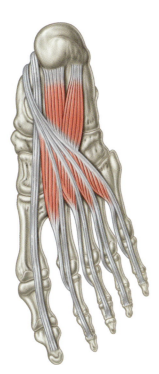

Figura 9.4   A extremidade inferior da LPA começa com os tendões do flexor longo do hálux e do flexor longo dos dedos.

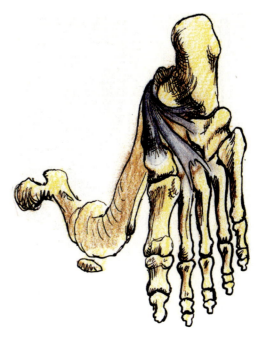

Figura 9.5   Profundas em relação ao flexor longo dos dedos estão as complexas inserções do tibial posterior, também parte da LPA. (Reproduzida com permissão de Grundy, 1982.)

Dependendo de como você empunhar o bisturi, o tibial posterior tem múltiplas e variáveis inserções tendíneas em quase todos os ossos do tarso do pé, exceto no tálus, e também nas três bases médias metatarsais (Fig. 9.5). Esse tendão se assemelha a uma mão com muitos dedos, que chega sob o pé para apoiar os arcos e manter unido o tarso do pé.

Os três principais tendões passam por dentro do tornozelo atrás do maléolo medial (ver Fig. 3.13 – suas bainhas tendíneas lubrificantes estão coloridas em azul). O tendão do flexor do hálux (o tendão do hálux) passa mais posteriormente que os outros dois, por baixo do sustentáculo do tálus no calcâneo e também atrás do tálus. Esse complexo musculotendíneo fornece, portanto, suporte adicional de recuo elástico para o arco medial durante a fase de impulso da marcha (Fig. 9.6). Os tendões dos dois flexores dos dedos se cruzam no pé, ajudando a garantir que a flexão dos dedos seja acompanhada de adução preênsil.

Os três se juntam no compartimento posterior profundo da parte inferior da perna, preenchendo a região entre a fíbula e a tíbia atrás da membrana interóssea (Fig. 9.7).

Essa linha emprega o último compartimento disponível na parte inferior da perna (Fig. 9.8). O compartimento anterior serve a Linha Superficial Anterior (Cap. 4), e o compartimento fibular lateral faz parte da

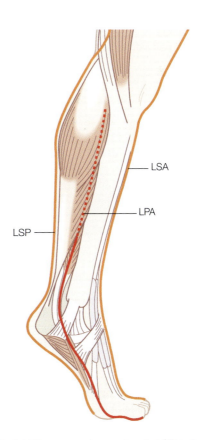

Figura 9.6   A LPA passa entre as vias da LSP e da LSA, contraindo-se durante a fase de impulso da marcha para sustentar o arco medial.

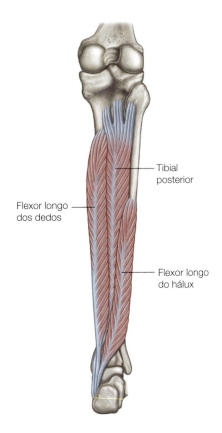

Figura 9.7 Os três músculos do compartimento posterior profundo da perna, profundo ao sóleo, compreendem a LPA.

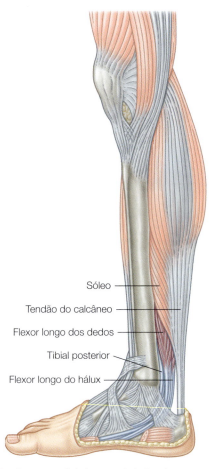

Figura 9.9 Corte medial da parte inferior da perna, com destaque para as estruturas da LPA, que só podem ser palpadas diretamente logo acima do tornozelo.

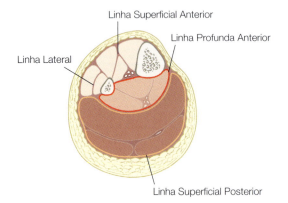

Figura 9.8 O compartimento posterior profundo situa-se atrás da membrana interóssea entre a tíbia e a fíbula. Observe que cada um dos compartimentos fasciais da parte inferior da perna recobre uma das linhas dos Trilhos Anatômicos.

Linha Lateral (Cap. 5). Logo acima do tornozelo, esse compartimento posterior profundo é completamente coberto pelo compartimento posterior superficial com o sóleo e os gastrocnêmios da Linha Superficial Posterior (Cap. 3) (Fig. 9.9). O acesso a esse compartimento para a terapia manual do movimento é discutido a seguir.

Considerações gerais sobre a terapia manual

Experiências esporádicas com a miofáscia da Linha Profunda Anterior podem produzir resultados confusos. As estruturas miofasciais da LPA acompanham as extensões das vísceras nos membros – ou seja, os feixes neurovasculares – e são, portanto, repletas de locais que podem representar um perigo e pontos de entrada difíceis. Terapeutas acostumados a trabalhar com essas estruturas serão capazes de fazer conexões e realizar seu trabalho de forma integrada. Caso ainda não conheça as estruturas da LPA, é recomendável que você absorva esses métodos em aula, onde um instrutor pode garantir sua localização, ativação e objetivo. Com isso em mente, oferecemos um guia para a palpação das estruturas da LPA, mas não para as técnicas específicas mais detalhadas. Fornecemos referências para os vídeos de técnicas para os Trilhos Anatômicos (www.anatomytrains.com) e para os vídeos indicados com ícones de play neste livro, em que as técnicas são apresentadas visualmente, quando cabível.

Padrões comuns de compensação postural associados com a LPA incluem flexão plantar crônica (ou resistência à dorsiflexão), padrões de arco alto e caído, pronação e supinação, joelho valgo e varo, inclinação pélvica anterior ou posterior, insuficiência do assoalho pélvico, defeito de alinhamento lombar, rotações toracolombares, restrição respiratória, cervicais flexionadas ou hiperestendidas, síndrome da articulação temporomadibular (ATM), dificuldades de deglutição e linguagem, e o colapso geral do *core* que acompanha a depressão ou a falha.

Guia de palpação 1: compartimento posterior profundo

Embora seja quase impossível sentir os tendões do flexor longo dos dedos ou o tibial posterior na parte inferior do pé, o flexor longo do hálux pode ser claramente sentido. Estenda (erga) seu hálux para comprimir o tendão em torno do sulco existente na cabeça metatarsal, e ele será claramente palpável ao longo da margem medial da fáscia plantar, sob o arco medial (ver Fig. 9.4).

Os tendões podem ser sentidos com mais facilidade ao longo do lado medial do pé e do tornozelo, aproximadamente no mesmo caminho por onde os tendões fibulares cursam no lado de fora do pé (Vídeo 6.3). Coloque um dedo diretamente sob o maléolo medial, inverta e faça uma flexão plantar do pé; o grande tendão que aparece sob seu dedo é o tibial posterior. O flexor dos dedos cursa cerca de um dedo de largura posteriormente ao tibial posterior, e pode ser sentido quando os dedos menores se mexem para cima e para baixo.

O flexor do hálux se encontra posterior e profundo a estes dois: coloque o polegar ou um dedo no espaço na frente do lado medial do tendão do calcâneo e pressione na face posteromedial do tornozelo, tomando cuidado para não pressionar o feixe de nervos, e peça ao seu modelo para flexionar e estender o hálux – o tendão substancial do flexor longo do hálux irá deslizar sob seu dedo.

Esses três músculos são cobertos completamente pelo sóleo cerca de 7 cm acima do maléolo à medida que eles passam por dentro do compartimento posterior profundo (Fig. 9.9), logo atrás da membrana interóssea entre a tíbia e a fíbula (Fig. 9.10). Esse compartimento miofascial é difícil de alcançar manualmente. É possível alongar esses músculos colocando o pé em forte dorsiflexão e eversão, como na Postura do cachorro olhando para baixo, ou colocando a planta do seu pé em um degrau de escada e deixando o calcanhar cair para trás. É, no entanto, muitas vezes difícil para qualquer terapeuta ou paciente discernir se o sóleo (LSP) ou os músculos profundos (LPA) estão sendo alongados.

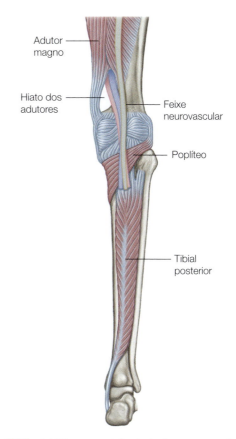

Figura 9.10 A LPA passa atrás do joelho, em um plano fascial mais profundo do que a Linha Superficial Posterior, com o poplíteo, o feixe neurovascular e a fáscia na parte de trás da cápsula do joelho.

É possível sentir o estado geral do compartimento tocando o sóleo, mas apenas se o sóleo puder ser relaxado o suficiente para tornar possível essa palpação. Em nossa experiência, tentar trabalhar esses músculos por meio do sóleo é um exercício frustrante ou uma maneira de danificar o sóleo por trabalhá-lo em excesso – quase literalmente abrindo buracos nele – na tentativa de chegar a esses músculos que estão mais abaixo. Uma forma alternativa de chegar a essa camada escondida é insinuar os dedos bem perto, ao longo da margem posterior medial da tíbia, separando o sóleo da tíbia a fim de alcançar os músculos subjacentes do compartimento posterior profundo, que muitas vezes estão tensos e doloridos (Fig. 9.11).

A outra mão pode abordar esse compartimento a partir do lado de fora, encontrando o septo posterior atrás dos fibulares e "deslizando" os dedos nesse "vale" entre os fibulares e o sóleo no aspecto lateral. Seu objetivo é a margem lateral da fíbula, que é mais fácil de palpar em alguns pacientes do que em outros; além disso, é mais fácil palpar essa margem, na maioria das pessoas, em um ponto mais próximo ao maléolo. Dessa forma, você tem a camada fascial do compartimento posterior profundo entre as "pinças" de suas

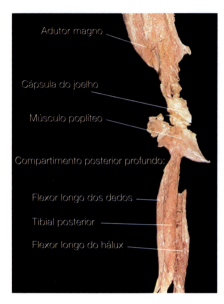

Figura 9.11 A fáscia em torno do poplíteo e da superfície posterior da cápsula ligamentar do joelho liga o tibial posterior à extremidade distal do adutor magno no epicôndilo femoral medial.

uma bifurcação ou ponto de escolha conforme avançamos para cima, à medida que as espessas paredes fasciais na parte anterior e posterior dos adutores vão em direções diferentes; estas só vão se reunir novamente na parte lombar da coluna vertebral (Fig. 9.12). Vamos chamar essas duas continuidades fasciais de vias inferoposterior e inferoanterior da LPA.

A faixa posterior consiste no músculo adutor magno e na fáscia que o acompanha entre os posteriores da coxa e o grupo adutor (Fig. 9.13). Se avançamos por trás do grupo adutor a partir do epicôndilo, podemos seguir esse septo intermuscular posterior até a coxa e a parte posterior do ramo isquiático perto do túber isquiático (TI), que é o ponto de inserção da "cabeça" posterior do adutor magno (Fig. 9.14).

A partir do ísquio, há uma clara continuidade fascial acima da nádega, profundamente ao glúteo máximo na direção de um grupo de músculos conhecido como rotadores laterais profundos (Fig. 9.15). Portanto, se incluíssemos os rotadores laterais profundos no sistema dos Trilhos Anatômicos, eles seriam, es-

mãos (ver Fig. 9.10). Se você unir essa posição firmemente mantida ao movimento do paciente, dorsiflexão e flexão plantar, poderá ajudar a trazer mobilidade a esses tecidos mais profundos. Várias repetições podem ser necessárias, conforme a perna vai pouco a pouco se tornando mais "mole" e mais acessível, e o movimento mais diferenciado entre os compartimentos superficiais e profundos.

Esses tecidos inferiores da LPA são muito úteis para aliviar os padrões de arcos teimosos, tanto padrões de arco "desabado" como de arco "alto", bem como joanetes. Mais subjetivamente, esses músculos estão associados a padrões de ansiedade – o resultado de uma atitude somatoemocional crônica do tipo "ficar alerta".

A coxa – a via inferoposterior

Na parte superior do compartimento posterior profundo, passamos pela parte de trás do joelho com a fáscia que compreende a lâmina anterior e tendão do poplíteo, o feixe neurovascular do nervo tibial e a artéria poplítea, bem como as camadas mais externas da forte cápsula fascial que circunda a parte de trás da articulação do joelho (ver Figs. 9.10 e 9.11). A próxima estação dessa linha localiza-se no lado medial da parte superior da articulação do joelho, o tubérculo adutor no epicôndilo femoral medial.

A fáscia que circunda os adutores é uma bolsa unitária que prende os adutores à linha áspera do fêmur na face mais profunda (Vídeo 6.21). Mais perto da superfície da parte interna da coxa, a fáscia oferece-nos

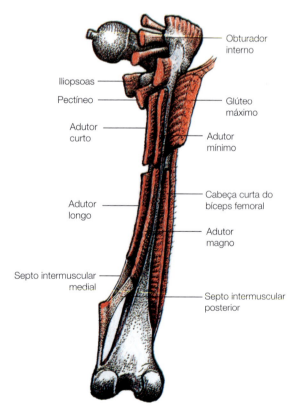

Figura 9.12 A partir do epicôndilo medial, dois planos fasciais emergem: um que leva para cima e para a frente junto com os adutores longo e curto (a via inferoanterior da LPA), e outro junto com os adutores magno e mínimo (a via inferoposterior). Em última análise, ambos circundam os adutores, e ambos estão conectados desde a fáscia lata na superfície até a linha áspera, mas cada um leva a um conjunto diferente de estruturas na extremidade superior. (Reproduzida com permissão de Grundy, 1982.)

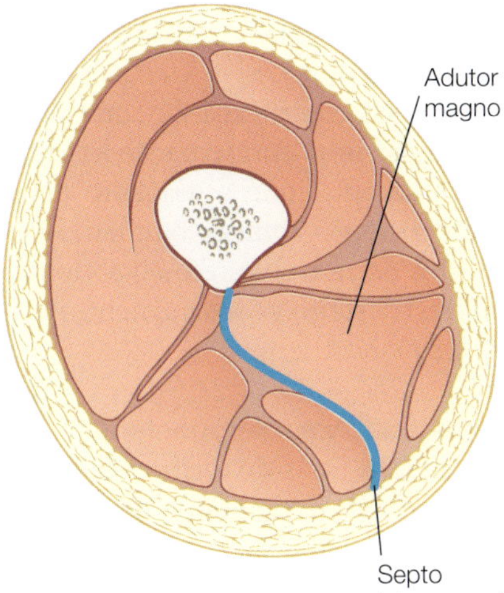

CAPÍTULO 9 ■ Linha Profunda Anterior 167

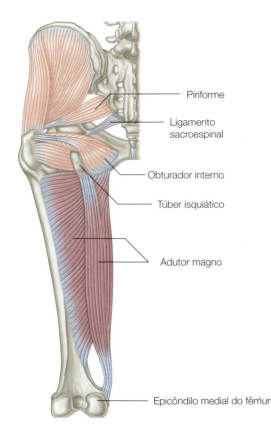

Figura 9.13 A via inferoposterior da LPA acompanha o septo intermuscular posterior acima da face posterior do músculo adutor magno.

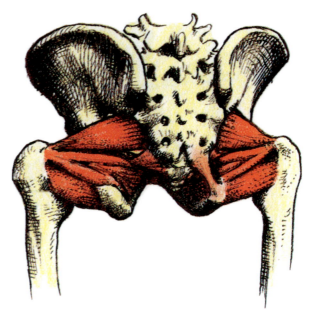

Figura 9.15 Os rotadores laterais profundos, embora sejam fundamentais para a compreensão e otimização da postura plantígrada humana, não se encaixam facilmente no esquema dos Trilhos Anatômicos. (Reproduzida com permissão de Grundy, 1982.)

Figura 9.14 O grupo adutor a partir de trás mostra a via inferoposterior da LPA até o túber isquiático. Esse grupo muscular se encontra no mesmo plano fascial que os rotadores laterais profundos, mas a direção transversal das fibras musculares nos impede de continuar pela nádega com essa linha.

tranhamente, parte dessa via inferoposterior da LPA (ver também a discussão sobre a "Linha Profunda Posterior", Cap. 3). Na verdade, porém, mesmo que haja uma conexão fascial entre os adutores posteriores, o quadrado femoral e o resto dos rotadores laterais, a direção das fibras musculares desses músculos forma quase um ângulo reto com aquelas que estávamos seguindo em linha reta até a coxa. Assim, essa conexão não pode ser qualificada como um meridiano miofascial por nossas regras autoimpostas, embora esteja claramente ligada a esse plano fascial até a parte de trás da coxa. Esses músculos importantes são mais bem vistos como parte de uma série de leques musculares ao redor da articulação do quadril, pois eles simplesmente não se encaixam nos meridianos longitudinais que estamos descrevendo aqui (ver "Fans of the Hip Joint"[1] em *Body*[3]; Vídeo 3.18).

Será mais fácil encontrar nossa continuidade miofascial se corrermos por dentro da margem inferior da pelve a partir do adutor magno e do seu septo e formos em direção do lado medial do TI-ramo isquiático (Fig. 9.16). Podemos seguir uma forte conexão fascial sobre o osso até o denso revestimento externo do músculo obturador interno, que se conecta com o levantador do ânus do assoalho pélvico através da linha arqueada (Fig. 9.17). Essa é uma importante linha de estabilização do tronco que desce até a parte posterior interna da perna.

O assoalho pélvico é um complexo conjunto de estruturas – um funil muscular, cercado por lâminas fasciais e ligamentos viscerais – dignos de vários livros dedicados só a eles.[2] Para os nossos propósitos, ele forma o fundo da porção do tronco da LPA com múltiplas conexões em torno da cavidade abdomino-

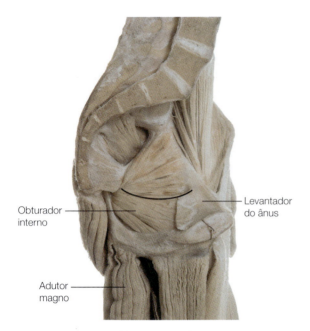

Figura 9.16 Embora a fáscia tenha sido removida nesta dissecação, há uma conexão que vai do adutor magno (e do septo intermuscular posterior, representado pelo espaço escuro logo atrás dele), passando pelo túber isquiático e pela fáscia do obturador interno inferior até a linha arqueada (linha preta), onde o levantador do ânus se une à parede lateral da pelve verdadeira. (© Ralph T. Hutchings. Reproduzida de Abrahams et al., 1998.)

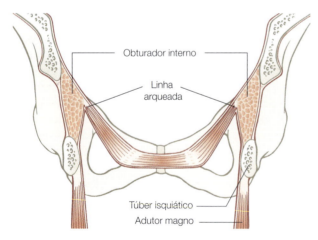

Figura 9.17 A partir do septo intermuscular posterior e do adutor magno, a via fascial move-se dentro do túber isquiático na fáscia do obturador interno, em contato com o assoalho pélvico (levantador do ânus).

pélvica. Estamos seguindo a via inferoposterior listada na Tabela 9.1. Essa via nos leva desde o coccígeo e das porções do iliococcígeo do levantador do ânus até o cóccix, onde podemos continuar ascendendo com a fáscia à frente do sacro. Essa fáscia se combina com o ligamento longitudinal anterior que cursa até a frente da coluna vertebral, onde ela volta a se reunir à via inferoanterior na junção entre o psoas e a crura diafragmática (Fig. 9.18).

Esses conjuntos complexos de conexões são difíceis de encaixar em uma apresentação linear. Podemos observar, por exemplo, que o assoalho pélvico, pelo menos o pubococcígeo central, também se conecta à lâmina posterior do músculo reto do abdome, indo de cima para baixo (descrito posteriormente neste capítulo – ver Fig. 9.31).

Guia de palpação 2: via inferoposterior

A região da LPA atrás do joelho não é de fácil palpação ou intervenção manual por causa da passagem do feixe neurovascular e do coxim adiposo superficial a esses tecidos. A estação seguinte, o epicôndilo femoral medial no interior pouco acima do joelho, é facilmente sentida se você correr o polegar ao longo do lado medial de sua coxa com alguma pressão até encontrar a protuberância do epicôndilo cerca de 5 centímetros acima do joelho.

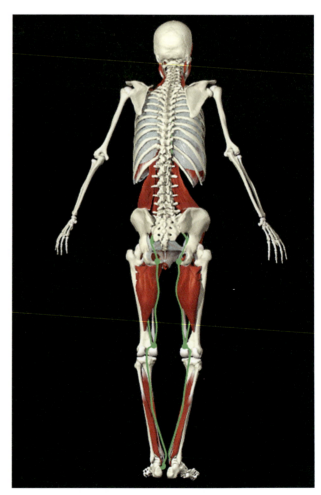

Figura 9.18 A Linha Profunda Anterior, vias inferoposteriores e estações representadas pela Primal Pictures. (Imagem fornecida por cortesia de Primal Pictures, www.primalpictures.com.)

Essa estação marca o início de uma divisão entre o septo posterior que corre até a parte de trás dos adutores, separando-os dos posteriores da coxa, e o septo anterior (intermuscular medial), que divide os adutores do quadríceps femoral. Sentindo primeiro o septo posterior, posicione seu modelo em decúbito lateral, e encontre o epicôndilo femoral medial (ver Fig. 9.14). Você vai achar a largura de um dedo ou mais de espaço entre esse côndilo e os proeminentes tendões dos posteriores da coxa mediais vindos de trás do joelho. Esse "vale" é a margem inferior do septo.

Siga esse vale para cima o tanto quanto puder na direção do TI. Em algumas pessoas, ele vai ser fácil de seguir, e você poderá trabalhar seu caminho mais profundamente nesse septo, cujo percurso é em forma de "S", em direção à linha áspera (ver Fig. 9.13). Nas pessoas em que o adutor magno é "casado" com os músculos posteriores da coxa, no entanto, o septo e os tecidos circundantes podem estar muito ligados para que se consiga encontrar qualquer vale mais adiante na coxa. Na verdade, o septo pode ser palpado como um pedaço de fita entre os músculos, ou como um colar de estruturas similares a contas que podem ser constituídas por cristais de lactato de cálcio no septo. O estado desejado é que se tenha espaço entre esses grupos musculares, de modo que o septo fique aberto e o movimento seja livre. Insinuar os dedos nessa divisão, acompanhados pela flexão e extensão do joelho, pode trazer maior liberdade de deslizamento entre os posteriores da coxa e os adutores posteriores – o que é importante para qualquer atleta; ou, por outro lado, para qualquer adepto de caminhadas de fim de semana.

A extremidade superior do vale surgirá no ponto inferoposterior do túber isquiático. Normalmente você mesmo pode se orientar nesse ponto, colocando os dedos na intersecção inferoposterior do TI com o modelo em decúbito lateral, e pedindo que ele aduza (levante toda a perna na direção do teto). Com esse movimento, o adutor magno, inserindo-se na parte inferior do TI, vai "estalar" em seus dedos.

Para isolar os posteriores da coxa, alterne esse movimento com uma flexão do joelho (perna relaxada sobre a mesa enquanto pressiona o calcanhar contra alguma resistência que você oferece com a outra mão ou a parte externa da coxa). Os posteriores da coxa se inserem na face posterior do TI; você vai sentir essa inserção se comprimir na flexão do joelho contrarresistência (Fig. 9.16). Coloque os dedos entre essas duas estruturas e você estará na extremidade superior do septo adutor posterior. O septo cursa em uma linha reta entre o epicôndilo femoral e essa extremidade superior. Nos casos em que o vale é impenetrável, trabalhe para espalhar os tecidos fasciais lateralmente e o relaxamento dos músculos circundantes será recompensado com o aparecimento do vale e, sobretudo, com o movimento diferenciado entre pelve e fêmur e entre posteriores da coxa e adutor magno.

Os próprios adutores podem ser tratados com um trabalho geral de espalhamento ao longo de seu comprimento, e com um trabalho específico sobre a área medial da articulação do quadril perto do ramo isquiático, especialmente para corrigir uma perna funcionalmente curta.

A partir do adutor magno, existe uma fáscia que conecta do TI ao longo da sua superfície medial à fáscia do obturador interno, e dessa lâmina fascial até as lâminas do assoalho pélvico por meio da linha arqueada (ver Fig. 9.18). A palpação nessa direção não é para os fracos de coração e deve inicialmente ser praticada com um amigo ou colega tolerante, mas é uma forma gratificante e não muito invasiva de afetar o assoalho pélvico, uma região cuja estrutura é tão acometida, especialmente nas mulheres. Com seu modelo deitado em decúbito lateral ou ventral, coloque a mão sobre a margem posterior interna do TI. Para se guiar, mantenha seu dedo indicador em contato com o ligamento sacrotuberal, evitando assim ir longe demais anteriormente no ramo isquiático. Comece a deslizar para cima e para a frente na direção do umbigo, mantendo as polpas dos dedos em contato delicado, mas direto, com o osso. Um pouco de prática vai ensinar-lhe o quanto a pele pode ser puxada – o alongamento da pele não é o objetivo (Fig. 9.19).

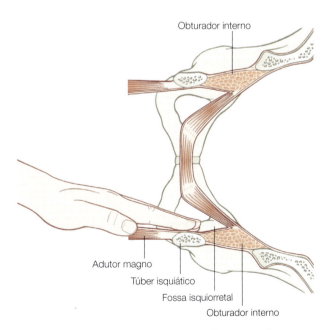

Figura 9.19 Uma técnica difícil, mas altamente eficaz, para contatar o trígono posterior do assoalho pélvico envolve o deslizamento pela fossa isquiorretal ao longo do túber isquiático na direção do umbigo, até o assoalho pélvico ser sentido e avaliado. Dependendo da condição dessa estrutura, a terapia manual pode ser usada para baixar tanto o tônus quanto a posição do assoalho pélvico posterior, ou para estimular o aumento do seu tônus.

Acima do TI/ramo você vai sentir sob as polpas de seus dedos o tecido um pouco mais mole da fáscia do obturador interno. Você deve prestar atenção e ficar longe da margem anal, e é sempre bom dizer algo que transmita tranquilidade. Continue para cima ao longo da fáscia do obturador até encontrar uma parede à frente das pontas dos seus dedos. Essa parede é o assoalho pélvico, o músculo levantador do ânus.

Embora nenhuma palavra possa substituir a "biblioteca" experimental na avaliação do estado do assoalho pélvico em uma série de pessoas, constatamos que muitos assoalhos pélvicos, especialmente nos homens, serão altos e apertados, o que significa que seus dedos vão ter de correr profundamente pelo espaço pélvico antes de encontrar uma parede que pareça sólida. Alguns poucos pacientes – na maioria mulheres, e muitas vezes no pós-parto – apresentarão um assoalho pélvico relaxado, que você encontrará muito inferior na pelve, e com uma sensação esponjosa. Apenas ocasionalmente você vai achar os padrões inversos – um assoalho pélvico baixo e mesmo assim altamente tonificado, ou um assoalho pélvico esponjoso e mesmo assim localizado no alto na pelve.

Para aqueles pacientes com um padrão comum do levantador do ânus alto, comprimido, é possível enganchar os dedos na fáscia do obturador logo abaixo do assoalho pélvico, e trazer a fáscia com você conforme recua na direção do TI (Fig. 9.19). Isso muitas vezes relaxa e abaixa o assoalho pélvico. Para aqueles com o assoalho pélvico não tonificado ou caído, empurrar as pontas dos dedos contra o assoalho pélvico e pedir que o paciente ao mesmo tempo contraia e relaxe os músculos, muitas vezes, o ajuda a descobrir e a fortalecer essa região vital. Essa é uma introdução simples à palpação em uma área de complexidade anatômica, neurológica e psicológica. É necessário muito cuidado, sensibilidade, experiência e habilidade para que o terapeuta possa desvendar os inúmeros problemas que essa região específica pode experimentar.

A coxa – faixa inferoanterior

Voltando ao interior da coxa logo acima do joelho, podemos então tomar outra via da LPA na coxa, a via inferoanterior, que é a linha mais primária da LPA em nossa abordagem dos meridianos miofasciais. Essa linha fascial penetra o adutor magno através do hiato dos adutores com o feixe neurovascular, para surgir no lado anterior desse músculo, no septo intermuscular entre o grupo adutor e o grupo quadríceps femoral (Fig. 9.20; Vídeo 4.11).

Esse septo segue o sulco que está subjacente ao músculo sartório. Embora mantenhamos nossa tradição que descreve isso como uma linha, é especialmente importante aqui expandir nossa visão para poder

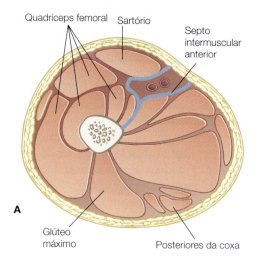

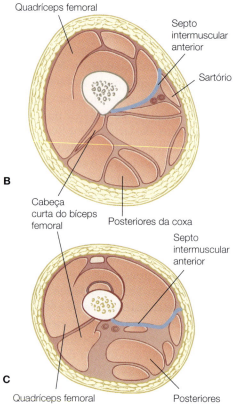

Figura 9.20 A via inferoposterior da LPA segue o septo intermuscular anterior entre os adutores e os posteriores da coxa. (**A**) está mais próxima no quadril; (**C**) está mais próxima do joelho.

ver essa parte da LPA como uma curvatura complexa em um plano fascial tridimensional. Ela se espalha para cima na forma de uma vela: na superfície, sua "testa da vela" (margem exterior) corre sob o sartório desde a região logo acima da parte interna do joelho para a frente do quadril e do trígono femoral (com o sartório atuando como uma "linha de testa de vela" – comprimindo de forma ajustável a margem dessa fáscia, onde ela faz interface com a fáscia lata). O "barlavento" (margem interna) segue a linha áspera sobre o "mastro" do fêmur desde a parte posterior medial do joelho até a parte de trás do fêmur em direção ao trocanter menor (Fig. 9.21). A "esteira" da vela está ligada à "retranca" do ramo isquiopúbico.

A partir daí, a via principal da LPA continua ascendendo sobre o complexo do músculo psoas e suas fáscias associadas, que sobe para a frente e para cima a partir do trocanter menor. O psoas maior passa diretamente na frente da articulação do quadril e dá uma volta sobre a crista iliopectínea, apenas para mergulhar para trás, por trás dos órgãos e de sua bolsa peritoneal encoberta para se juntar à parte lombar da coluna vertebral (Fig. 9.22). Suas inserções proximais são nos corpos e nos processos transversos (PT) de todas as vértebras lombares, incluindo também muitas vezes a T12. Cada um dos psoas preenche a fossa entre os corpos e os PT na frente da coluna, assim como os transversoespinais preenchem os sulcos laminares entre os PT e os processos espinhosos por trás da coluna vertebral (Fig. 9.23).

Na virilha, o septo intermuscular anterior se abre para o trígono femoral ou a "fossa da perna", limitada no lado medial pelo adutor longo, no lado lateral pelo sartório, e superiormente pelo ligamento inguinal (Fig. 9.24). Dentro do trígono femoral, encontramos o feixe neurovascular femoral, um conjunto de gânglios linfáticos, e a continuação da miofáscia da LPA – o iliopsoas no lado lateral e o pectíneo no lado medial, todos cobrindo a frente da articulação do quadril e a cabeça do fêmur, e todos se inserindo no trocanter menor.

Enquanto o pectíneo está confinado ao trígono femoral, tanto o psoas como o ilíaco se estendem acima do ligamento inguinal no tronco. O ilíaco é um flexor uniarticular do quadril, equivalente de certa forma ao subescapular no ombro. O ilíaco é definitiva e obviamente um flexor do quadril, embora haja alguma controvérsia sobre se é um rotador medial ou lateral do quadril (ver "The Psoas Pseries"[3]).

O músculo psoas, também claramente um flexor do quadril e muitas vezes descrito como um rotador lateral ou medial do quadril (ou, como este autor foi persuadido, um não rotador do quadril), está ainda mais cercado de controvérsia em termos de sua ação sobre a coluna vertebral (Fig. 9.25).[4] Este autor está convencido, pela experiência clínica, de que o psoas deve ser considerado um músculo triangular, com funções diferentes para o psoas superior, que pode atuar como um flexor lombar, e para o psoas inferior, que atua claramente como um extensor lombar. Se essa diferenciação de função é válida, as vértebras lombares podem ser totalmente sustentadas pelo equilíbrio das várias tiras do psoas com o multífido pós-vertebral, sem referência ao tônus dos músculos abdominais (mais uma vez, ver "The Psoas Pseries"[3]). Compreen-

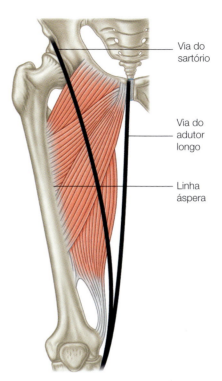

Figura 9.21 O septo anterior da coxa apresenta uma curva complexa semelhante a uma vela que se estende a partir da linha áspera para o sartório.

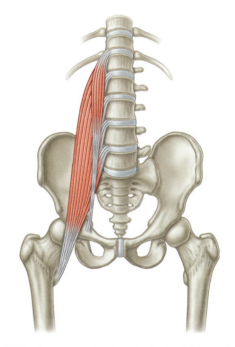

Figura 9.22 O psoas maior é o principal estai de sustentação entre a coluna e o membro inferior, juntando o superior ao inferior, a respiração à marcha, e agindo com outros músculos locais de maneiras complexas para estabilizar vários movimentos.

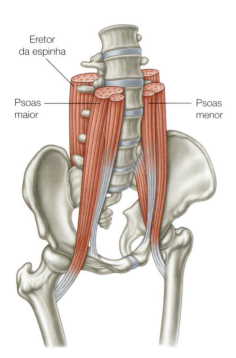

Figura 9.23 Há quatro "valas" em torno da coluna vertebral; os eretores da espinha na parte posterior e os psoas anteriormente preenchem essas ravinas e sustentam as vértebras lombares.

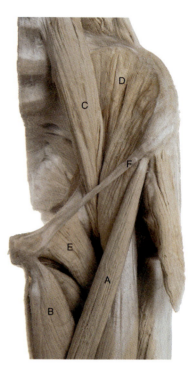

Figura 9.24 O trígono femoral, equivalente à axila no membro inferior, se abre a partir do septo anterior entre o sartório (**A**) e o adutor longo (**B**). Ele passa, com o psoas (**C**), o ilíaco (**D**), o pectíneo (**E**) e o feixe neurovascular (não mostrado), sob o ligamento inguinal (**F**) para a cavidade abdominal. O psoas, o ilíaco e o pectíneo formam um leque que se estende desde o trocanter menor até o osso do quadril e a parte lombar da coluna vertebral. O comprimento e o tônus equilibrado nesse complexo são essenciais para a saúde estrutural e a liberdade de movimento. A capacidade da articulação do quadril de se abrir – seja no primeiro ano de vida, ou no décimo terceiro, depende da capacidade de alongamento desses tecidos. (© Ralph T. Hutchings. Reproduzida de Abrahams et al., 1998.)

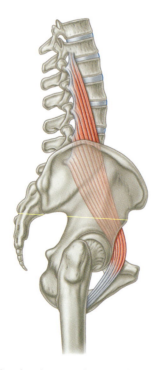

Figura 9.25 O músculo psoas humano faz uma viagem única em torno da parte anterior da pelve – para a frente e para cima desde o trocanter até a crista iliopectínea, e depois para trás e até a parte lombar da coluna vertebral. Em nenhum outro animal o psoas faz esse percurso; na maioria dos quadrúpedes, ele só toca a pelve se o fêmur for estendido até seu limite. Nesse caso, quase todos os quadrúpedes retraem sua perna por via reflexa.

der essa diferenciação nos possibilita considerar o psoas como sendo formado por pelo menos quatro músculos distintos. Se começarmos a ser específicos em termos de segmentos da região lombar da coluna que apresentam rotações e espondilolisteses, teremos que trabalhar com cada uma das dez unidades neuromotoras no âmbito de cada psoas, em ambos os lados da coluna. O psoas não é simplesmente um cordão fusiforme, é uma harpa inteira para a região lombar da coluna, cooperando com sua potência e sua relação com o sacro, a pelve e a perna (Vídeo 3.17).

O expresso psoas e os locais

Dissemos que músculos expressos multiarticulares se sobrepõem com frequência aos outros locais uniarticulares. No caso do músculo psoas, existem dois conjuntos de locais que servem a mesma região, mas ali eles se situam em ambos os lados do expresso, em vez de debaixo dele (Fig. 9.26). Embora haja controvérsia em relação às funções exatas que o psoas realiza,[2,4-8] não existe dúvida sobre o território que ele percorre, que vai do trocanter menor até os corpos e os PT de todas as vértebras lombares e, frequentemente, da vértebra torácica T12.

Podemos percorrer o mesmo território de duas outras formas, uma medial e outra lateral ao próprio psoas maior. No lado medial, poderíamos seguir o pectíneo desde o trocanter menor (e a linha áspera logo abaixo) até a crista iliopectínea (Fig. 9.27). A partir daí, com a fáscia que conecta a ampla extremidade inferior do ligamento lacunar e fazendo apenas uma ligeira mudança de direção, podemos retomar o psoas menor (que se expressa como um músculo em cerca de 51% da população, mas como uma faixa fascial em percentual muito maior).[9] O psoas menor corre sobre o topo da fáscia do psoas maior para se inserir, ou chegar à sua estação superior, na vértebra T12.

No lado lateral, começamos pelo ilíaco, que se alarga acima e lateralmente a partir do trocanter menor para se inserir ao longo da porção superior da fossa ilíaca (Fig. 9.28). A fáscia que cobre o ilíaco tem continuidade com a fáscia sobre a superfície anterior do quadrado do lombo, o que nos leva até os PT das vértebras lombares, logo atrás das inserções do psoas, bem como à 12ª costela.

Portanto, quando uma das vértebras da região lombar ou a transição toracolombar (TTL) está sendo tracionada inferior e anteriormente em direção ao aspecto anterior da pelve, qualquer uma ou as três vias podem estar envolvidas. Assim, as três vias precisam ser investigadas no tratamento da hiperlordose lombar inferior, de vértebras lombares comprimidas, da pelve inclinada anteriormente ou até mesmo da pelve deslocada posteriormente.

Muito tempo atrás, quando comecei a ensinar terapia manual, eram poucos os terapeutas que tinham um bom conhecimento sobre o psoas ou sobre como localizá-lo e tratá-lo. Nos últimos vinte anos, seu papel foi sendo cada vez mais reconhecido e, por vezes, excluindo a parceria desses importantes grupos musculares mais ou menos uniarticulares, aos quais, para que a mudança dos padrões na região da virilha seja eficaz, os terapeutas devem prestar atenção.

Um afundo, um teste de Thomas, ou aquelas asanas da ioga conhecidas como "Posturas do guerreiro", são formas comuns de induzir um alongamento no psoas. Esses alongamentos funcionam bem desde que não haja a possibilidade de as vértebras lombares se anteriorizarem muito para a frente durante o afundo, e que a pelve mantenha um quadrado com a perna que está à frente (ver Fig. 4.17A). É possível explorar esses dois complexos locais a partir dessa posição (Fig. 9.29). Para ativar o complexo externo ilíaco-quadrado, estenda a perna e deixe o joelho girar medialmente em direção ao corpo, deixando o calcanhar cair. Mover

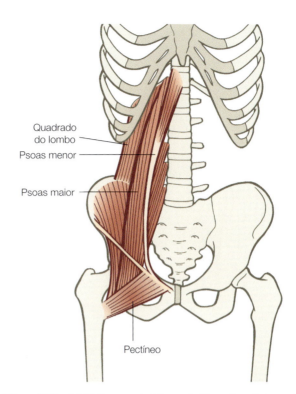

Figura 9.26 A LPA liga a parte interna do fêmur às estruturas do *core* na parte anterior da coluna vertebral, incluindo o diafragma e o mesentério (não mostrado). No centro dessas conexões encontra-se o expresso psoas maior, ladeado pelos dois conjuntos de locais.

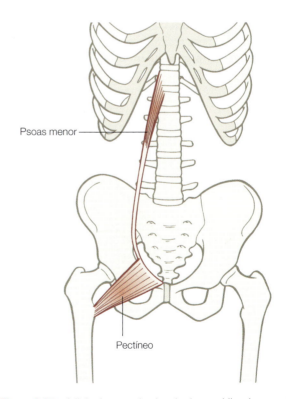

Figura 9.27 A linha interna dos locais do quadril-coluna vertebral compreende o pectíneo, que se une por meio do ligamento lacunar ao psoas menor.

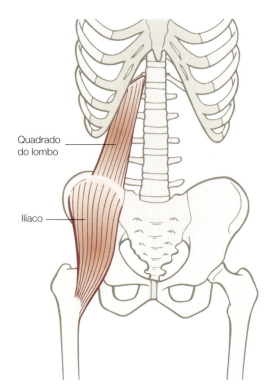

Figura 9.28 A linha externa dos locais do quadril-coluna vertebral compreende o ilíaco, que se une ao quadrado do lombo.

as costelas para longe do quadril no mesmo lado vai enfatizar esse alongamento. Para ativar o complexo interno pectíneo-psoas menor, deixe a perna estendida girar para fora, com o calcanhar se movimentando para dentro e o peso recaindo para o interior do hálux. Baixe um pouco o quadril em direção ao chão e essa linha interna através da virilha será sentida com maior relevo.

A transição toracolombar (TTL)

A extremidade superior do psoas se mistura fascialmente com a crura e outras inserções posteriores do diafragma, em particular com a linha arqueada entre o corpo e o processo transverso de T12, e todas essas estruturas se misturam com o ligamento longitudinal anterior (LLA), cursando superiormente à frente dos corpos vertebrais e discos.

A conexão entre o psoas e o diafragma – logo atrás dos rins, glândulas suprarrenais e o plexo celíaco (solar), e logo na frente da grande articulação da coluna vertebral da transição toracolombar (TTL:T12-L1) – é um ponto crítico tanto de sustentação como de função no corpo humano (Fig. 9.30). Ela une o "topo" e a parte "inferior" do corpo, a respiração curta à marcha, a assimilação à eliminação, e é, naturalmente, por meio do plexo celíaco, nossa segunda maior conexão, depois do próprio cérebro, além de ser um centro para a "reação instintiva".

Guia de palpação 3: via anteroinferior

O septo anterior dos adutores, ou o septo intermuscular medial, cursa sob o músculo sartório, e geralmente você pode acessar esse vale sentindo-o logo medialmente ao sartório (Fig. 9.20). Assim como esse músculo, o septo é medial na coxa na extremidade inferior, mas encontra-se na sua extremidade superior na parte anterior da coxa. Tal como acontece com o septo posterior, cada paciente apresentará uma pro-

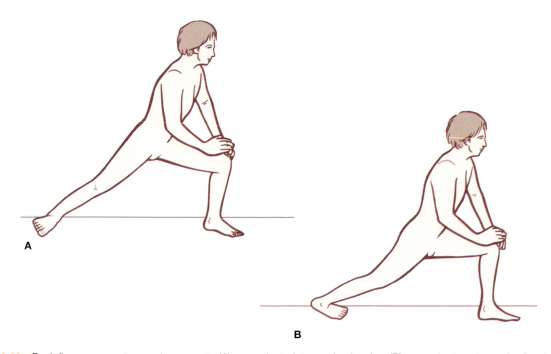

Figura 9.29 Posições para acentuar o alongamento (A) no conjunto interno dos locais e (B) no conjunto externo dos locais.

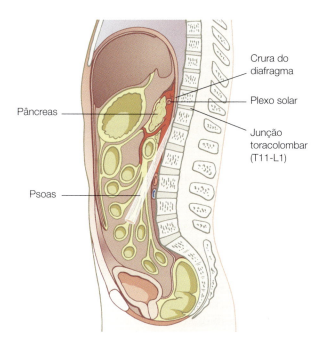

Figura 9.30 O ponto de encontro entre as vias superiores e inferiores da LPA é a parte anterior das vértebras lombares superiores, onde as extensões superiores do psoas se misturam com as faces inferiores do diafragma, e onde caminhar e respirar se reúnem. Ele corresponde estreitamente à localização de uma transição vertebral essencial (T12-L1), bem como das glândulas suprarrenais e do plexo solar, o nosso "cérebro abdominal".

fundidade diferente; embora, na maioria das pessoas, esse vale seja mais evidente do que o septo posterior, ele também é evidente no paciente magro quando ele ou ela simplesmente mantém toda a perna para fora da mesa em uma posição de rotação lateral. Conforme você palpar o septo para obter profundidade e liberdade, alterne os movimentos de adução do paciente com a completa extensão do joelho (que irá ativar o quadríceps femoral sob seus dedos) para ajudá-lo a perceber onde a linha de separação se encontra.

No topo desse septo, ele se alarga na direção do trígono femoral, delimitado pelo sartório que cursa para a espinha ilíaca anterossuperior (EIAS) no lado externo, pelo proeminente tendão do adutor longo no lado medial e superiormente pelo ligamento inguinal (ver Fig. 9.24). Dentro do trígono femoral, em uma direção medial a lateral, estão o pectíneo, o tendão do psoas maior e o ilíaco. Os gânglios linfáticos e o feixe neurovascular femoral também estão ali; por isso manipule com cuidado, mas não ignore essa região vital para a abertura total da articulação do quadril.

Seu modelo deve estar em decúbito dorsal com os joelhos para cima. Sente-se em um lado da mesa de frente para a cabeça dele, que deve ter uma de suas coxas contra a lateral do seu corpo. Alcance o joelho, prendendo a perna entre seu braço e seu corpo, e coloque toda a sua superfície palmar na face medial da coxa, os dedos apontando para baixo. Deixe seus dedos caírem lenta e suavemente pela abertura dessa fossa da perna, o dedo anular ou mínimo permanece contra o tendão adutor longo como um guia, de modo que o resto dos seus dedos fique imediatamente anterior e lateral a ele. Atente para esticar a pele conforme você avança; às vezes ajuda estender sua outra mão e levantar a pele da parte interna da coxa, antes de colocar a mão da palpação na virilha, de modo que você posicione ao mesmo tempo tanto a pele como seus dedos no trígono femoral.

Uma vez nesse espaço, se você estender os dedos, o lado da unha entrará em contato com o lado lateral do osso púbico. Peça ao seu modelo para levantar o joelho em direção ao ombro oposto (combinando flexão e adução) e, se você estiver devidamente posicionado, irá sentir o estalar do pectíneo em seus dedos – uma faixa de 2 cm ou mais (aproximadamente 3 cm) de largura perto do ramo púbico. O músculo pode ser mais bem trabalhado em contração excêntrica enquanto o paciente desliza o calcanhar para fora estendendo completamente a perna, ou empurra o pé para baixo, criando uma torção pélvica e se afastando de você.

Para encontrar os psoas nesse nível, mova os dedos até um ponto imediatamente anterior e um pouco lateral ao pectíneo. Evite colocar qualquer pressão ou alongar a artéria femoral lateralmente. No lado lateral da artéria (normalmente; o lado da artéria que proporciona um acesso mais fácil pode variar), você vai encontrar uma estrutura escorregadia e dura bem na frente da bola da articulação do quadril. Peça ao modelo que levante o pé, retirando-o da maca, e esse tendão do psoas deve aparecer diretamente em suas mãos; você o perceberá como um "varal de roupas" escorregadio. Como o músculo é bastante tendíneo na maior parte das pessoas, há muito pouco a fazer nesse nível, mas esse é o lugar em que o psoas está mais próximo da superfície. Nesse ponto, o importante é facilitar e dissolver quaisquer bandas extras ao redor de sua inserção no trocanter menor (se você puder alcançá-la) que possam estar prendendo o tendão do psoas a estruturas vizinhas. Isso geralmente ocorre em pacientes com torções pélvicas ou escoliose na coluna vertebral.

O músculo ilíaco está adjacente ao psoas no trígono femoral, imediatamente lateral a ele. É individualizado e distinguido do psoas por ser um pouco mais macio (pois é composto por mais músculo, ao contrário do psoas que é mais tendíneo nesse nível). Ele pode ser percorrido (passando pelo ligamento inguinal) até sua inserção anterior no interior do lábio da crista ilíaca anterior.

O ilíaco e o psoas também podem ser alcançados acima do ligamento inguinal na região abdominal. De pé ao lado de seu modelo em decúbito dorsal, peça-lhe para dobrar os joelhos até que os pés estejam retos, com os calcanhares perto das nádegas, e coloque os dedos na margem superior da EIAS. Afunde no corpo, mantendo as polpas dos dedos em contato com o ilíaco conforme você avança. Mantenha os dedos moles, e desista se criar um alongamento doloroso nas estruturas peritoneais do modelo (qualquer sensação gasosa, dor lancinante, quente ou aguda). O psoas deve aparecer na frente das pontas de seus dedos na parte inferior da "inclinação" do ilíaco. Se o psoas permanecer indefinido, peça ao modelo que levante delicadamente o pé para fora da mesa; isso deve comprimir de imediato o psoas e torná-lo mais óbvio para você. Nesse ponto, você está na margem externa do psoas, e essas fibras vêm de suas extensões superiores – a parte T12-L1.

Embora possa percorrer essas fibras externas para cima, não é recomendável que você trabalhe o psoas acima do nível do umbigo sem um bom conhecimento sobre os anexos dos rins e a irrigação sanguínea.

Quando encontrar a margem externa, mantenha um contato delicado com a "salsicha" do psoas (o paciente deve manter o pé no ar para que isso ocorra), permanecendo no nível entre uma linha horizontal traçada entre as duas EIAS e uma traçada no nível do umbigo. Mova-se para cima e para a parte superior do músculo até sentir que está chegando à inclinação interna. É importante não perder contato com o músculo conforme você faz isso (se houver qualquer dúvida, lembre-se: o pé não deve ficar em contato com a mesa), e é importante não pressionar em nada que pulse. Agora você está na margem interna do psoas, em contato com as fibras que vêm das L4-L5 (e são, portanto, mais responsivas, quando curtas, para a lordose lombar).

O psoas menor só está presente como um músculo em cerca da metade da população, e, para mim, é muitas vezes difícil isolá-lo do psoas maior, exceto com uma faixa apertada em toda a sua superfície anterior. Com o paciente em decúbito dorsal e os joelhos dobrados, você pode às vezes sentir a pequena faixa do tendão do psoas menor sobre a superfície do maior se pedir ao paciente que faça um movimento bem pequeno e isolado de trazer o osso púbico em direção ao peito. O problema é que esse movimento pode produzir contração no psoas maior, e também pode produzir contração dos músculos abdominais – o que poderá confundir sua apreciação do pequenino psoas menor.

A parte final do complexo do psoas, o quadrado do lombo (QL), será alcançada mais efetivamente a partir de um posicionamento em decúbito lateral. É quase impossível acessar esse músculo com uma abordagem posterior, como é comumente ensinado nas escolas de terapia manual. Uma abordagem posterior pode fazer maravilhas para a fáscia toracolombar ou para o iliocostal, mas o QL é muito profundo para ser alcançado por trás. Em vez disso, percorra com os dedos a parte interna da crista ilíaca, da EIAS até a parte posterior. Você encontrará uma forte linha fascial de sentido superior e posterior, em direção à extremidade da 12ª costela. Essa é a margem externa da fáscia do QL, também conhecida como rafe fascial lateral. O acesso a essa margem, ou à superfície frontal imediatamente anterior à margem, lhe possibilitará alongar essa estrutura crucial. É quase impossível acessar esse músculo abordando-o por via posterior. O uso de uma respiração profunda para facilitar a liberação pode ser muito útil.

Uma linha secundária: a "cauda" da Linha Profunda Anterior

A partir do arco medial até o psoas, a LPA segue a tradição das outras linhas da perna, tendo uma metade direita e uma metade esquerda. Trata-se de dois cabos de sustentação miofascial separados provenientes da parte interna do pé até a parte lombar da coluna. Supõe-se que esses cabos sejam iguais (embora na prática raramente o sejam, em decorrência de lesões, desvio postural ou até lateralidade do membro superior ou inferior). Na parte lombar da coluna vertebral, a LPA mais ou menos se une formando uma linha central, que, conforme avançamos pelas extensões superiores da LPA, vamos analisar como três linhas separadas a partir da parte anterior para a posterior, e não como linhas direita e esquerda.

É interessante notar, no entanto, que temos uma possível terceira "perna", ou mais corretamente uma "cauda" na LPA, que vamos descrever aqui antes de continuar nosso caminho para cima. Se descermos a LPA desde o crânio no LLA, e se em vez de nos dividirmos à direita e à esquerda nos dois psoas, e simplesmente continuarmos descendo ao longo da frente da coluna (Fig. 9.31), passaríamos por baixo das vértebras lombares entre os dois complexos do psoas que iniciam as pernas e avançam, em vez disso, até a frente do sacro e até a superfície anterior do cóccix.

A partir daí, a fáscia continua avançando na mesma direção por meio do músculo pubococcígeo que passa na frente da superfície posterossuperior do tubérculo púbico e da sínfise púbica, em estreita proximidade com o ligamento suspensor da bexiga (Fig. 9.32). Na dissecação, pudemos observar essa continuidade.

Uma vez que o reto do abdome é o mais profundo dos músculos abdominais nesse ponto, fascialmente falando, a fáscia do assoalho pélvico cursa até a lâmina posterior da fáscia do reto do abdome para que nossa "cauda" prossiga diretamente para cima até as costelas. Em seu caminho, ela inclui o umbigo, ligando-se assim às muitas conexões miofasciais e viscerais que se irradiam a partir daí.

CAPÍTULO 9 ■ Linha Profunda Anterior 177

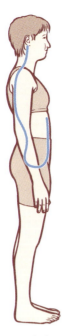

Figura 9.31 A LPA passa para baixo da linha média sagital, assim como o ligamento longitudinal anterior (LLA), que se estende ao longo da frente do sacro e do cóccix no pubococcígeo, o músculo longitudinal do assoalho pélvico, uma cauda miofascial na coluna vertebral.

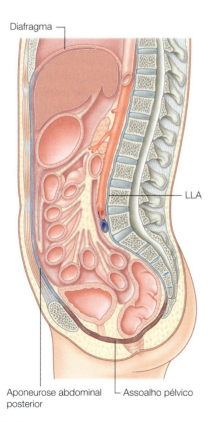

Figura 9.32 Se descermos pelo ligamento longitudinal anterior da linha média até o cóccix, podemos continuar pela rafe central do assoalho pélvico, passar pelo levantador do ânus até a parte de trás do osso púbico e subir pela fáscia abdominal posterior atrás do reto.

O assoalho pélvico

Em relação a essa linha secundária, uma segunda forma de abordar o assoalho pélvico (a primeira aparece anteriormente, no "Guia de palpação 2: via infero-posterior"; as técnicas que envolvem a entrada das cavidades do corpo não estão incluídas neste livro) pode ser feita a partir do osso púbico. Peça ao modelo que fique em decúbito dorsal com os joelhos para cima, e com a bexiga recentemente esvaziada. Essa palpação exige que alcancemos o lado posterior do osso púbico, e por um caminho indireto. Coloque as pontas dos dedos de ambas as mãos sobre o ventre a meio caminho entre a parte superior do púbis e o umbigo. Afunde-os suavemente no abdome em direção à parte de trás. Desista diante de qualquer dor visceral.

Agora curve as pontas dos dedos e desça em direção aos pés do modelo até chegar atrás do osso púbico. Peça-lhe que erga suavemente o osso púbico acima das pontas dos seus dedos e em direção à cabeça dele, empurrando a partir dos pés para evitar o uso dos músculos abdominais (que, se utilizados, vão empurrar você para fora). Em seguida, flexione suavemente as pontas dos dedos até entrar em contato com a parte de trás do osso púbico (Fig. 9.33). Seus dedos estão agora encurvados em um semicírculo, como se você estivesse segurando a alça de uma mala. Quando puder encontrar de forma correta esse ponto, especialmente em alguém cujo corpo é acessível o suficiente para que consiga chegar aí com facilidade, você pode quase levantar a "mala" da pelve para fora da mesa por meio dessa "alça".

Quando entrar contato com essa face do osso púbico, peça ao paciente para apertar o assoalho pélvico, e tanto você quanto ele devem ser capazes de sentir a

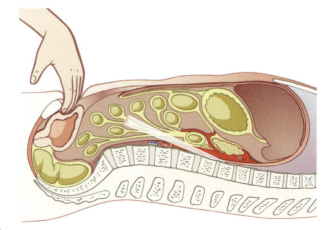

Figura 9.33 A conexão fascial entre a fáscia abdominal e o assoalho pélvico atrás do osso púbico é um ponto forte para a mudança estrutural, mas deve ser abordada com cautela e sensibilidade.

contração onde o assoalho pélvico se insere na margem posterossuperior do púbis. A conexão entre o assoalho pélvico e o músculo reto do abdome também é clara nessa posição. Esse acesso pode ser usado para soltar o assoalho pélvico demasiadamente contraído, ou encorajar o aumento do tônus nas pessoas em que ele esteja fraco ou com incontinência urinária.

Para atingir o posicionamento adequado, é importante começar pelo ponto mais alto possível no abdome. A abordagem direta – começar na altura dos pelos públicos e tentar mergulhar diretamente atrás do osso – não vai funcionar. Em pacientes com uma camada espessa de gordura, músculos abdominais superdesenvolvidos, ou naqueles não acostumados ao trabalho intra-abdominal, tentativas sucessivas e palavras tranquilizadoras podem ajudar a alcançar esse contato.

Observação: mesmo essa palpação (para não dizer o trabalho) é contraindicada em qualquer pessoa com uma infecção na bexiga ou qualquer infecção abdominal inferior.

O umbigo

O umbigo é uma fonte rica de conexões emocionais, bem como de conexões fasciais, sendo a fonte de todo o alimento nos primeiros nove meses de vida (Fig. 9.34). Embora o umbigo seja facilmente acessível na parte frontal dos planos fasciais abdominais, os aprisionamentos e as aderências ocorrem na maioria das vezes nas lâminas posteriores da fáscia abdominal, por isso temos de encontrar nosso caminho por trás do músculo reto do abdome. Essa camada está em contato com o peritônio e, portanto, tem muitas conexões com o espaço visceral, incluindo conexões com o mesocólon, a bexiga e o ligamento falciforme que divide o fígado.

Para chegar a essas camadas, posicione o modelo em decúbito dorsal com os joelhos para cima, e encontre a margem externa do músculo reto. Se for difícil senti-lo em um estado relaxado, peça ao paciente que levante a cabeça e a parte superior do tórax e olhe para suas mãos: isso fará com que a margem fique aliviada. Posicione as mãos com os cotovelos abertos, palmas para baixo, e as pontas dos dedos apontando umas para as outras sob as margens de cada músculo reto. Junte os dedos devagar, e esteja certo de que o músculo reto – e não apenas tecido adiposo – esteja sobreposto aos seus dedos. (Se você tem unhas muito curtas, pode fazer essa palpação e a técnica com o paciente em decúbito dorsal, com as palmas para cima, o que irá facilitar as manobras. Se você não tem unhas curtas, saiba que as marcas de unha nos tecidos abdominais demoram muito para desaparecer; assim, tenha isso em mente.)

Quando sentir as pontas dos dedos em contato umas com as outras, a fáscia do transverso e a do peritônio na face interna do umbigo estarão entre seus dedos. Meça a pressão que você está colocando – até mesmo uma pressão mínima pode ser dolorosa ou emocionalmente desafiadora para alguns pacientes. Se o paciente estiver bem informado e consentir, e se você estiver interessado, levante o umbigo do paciente em direção ao teto e/ou em direção à cabeça dele. Mais uma vez, esse alongamento pode ser angustiante; então vá devagar, deixando o tecido relaxar gradualmente antes de continuar com o alongamento. Peça ao paciente para manter a respiração, pois isso é muito importante durante esse movimento. Apesar de desafiador, os resultados obtidos com o aumento da respiração ou até mesmo com um dilúvio de lágrimas de alívio valem a pena.

A via posterossuperior

A partir de cada psoas e quadrado do lombo, podemos seguir até suas respectivas cúpulas do diafragma e mesmo mais acima, até a fáscia pleural ao redor de cada pulmão, o que conduz ao grupo escaleno nos lados esquerdo e direito do pescoço. Esse tópico foi explorado no final do Capítulo 5 como uma via profunda no interior da Linha Lateral. Neste capítulo, nos concentramos nas estruturas mais próximas da linha mediana.

Uma vez que chegamos ao nível torácico, o diafragma nos oferece a oportunidade de continuar para cima através da cavidade torácica em qualquer uma das três linhas: anterior, média e posterior. A mais pos-

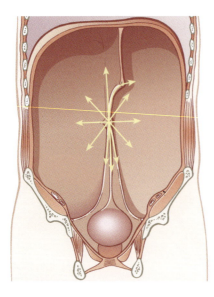

Figura 9.34 Um corte que mostra a parte posterior da parede do abdome. O umbigo possui inúmeras conexões fasciais em todas as direções, e isso não surpreende, já que é a fonte fundamental de nutrição para nossos primeiros nove meses de vida.

terior dessas linhas é a mais simples e profunda, e pode ser rastreada do ponto de vista anatômico com facilidade, mas não manualmente. Continue percorrendo o ligamento longitudinal anterior por todo o caminho na frente da coluna vertebral até o occipital. Essa linha posterior incluiria os dois músculos que se inserem no LLA, o longo da cabeça e o longo do pescoço, bem como o minúsculo reto anterior da cabeça (Fig. 9.35).

Os músculos escalenos também têm relação com essa via posterossuperior, especialmente com a fáscia do seu lado profundo, perto da abertura torácica superior. Anteriormente (ver Cap. 5), discutimos os escalenos em seu papel na sustentação das costelas e pulmões. Aqui, estudaremos esses músculos como parte da estabilização do pescoço e da cabeça.

Os escalenos medial e posterior (que estão incompletamente separados na maioria das pessoas) agem mais como um "quadrado do pescoço": estabilizando a cabeça na flexão lateral tanto quanto o quadrado do lombo, com relação à região lombar da coluna vertebral. O escaleno anterior, no entanto, está angulado para a frente, podendo entrar para o clube da "cabeça para a frente", puxando os PT das cervicais médias e inferiores para mais perto da 1ª costela, criando ou mantendo as condições para a flexão inferior/hiperextensão cervical superior (ou rotação, se o encurtamento for unilateral) (ver Fig. 5.17). O trabalho feito para liberar os músculos esternocleidomastóideo (ECM) e suboccipital deve preceder e ser acompanhado pelo trabalho com o escaleno anterior.

O topo dessa via posterior da LPA une-se à "vértebra mais alta", o occipital, em sua porção basilar logo na frente do corpo do atlas e do forame magno.

Os músculos longo da cabeça, longo do pescoço e escalenos

Os músculos longo da cabeça e longo do pescoço são únicos entre os músculos do pescoço em sua capacidade de neutralizar a hiperextensão do pescoço. Tanto a LSP (obviamente) como a LSA (por meio do uso comum, mas inadequado, do músculo esternocleidomastóideo) têm a tendência de produzir a hiperextensão nas cervicais superiores (Fig. 9.36). Embora os músculos infra-hióideos (ver Fig. 9.45) pudessem provavelmente ser usados para neutralizar essa tendência, eles são demasiadamente pequenos e estão muito envolvidos nos movimentos flutuantes da fala e da deglutição para neutralizar a tração postural constante desses grandes músculos. Assim, cabe à LPA, e aos músculos longo da cabeça e longo do pescoço em particular (como uma sustentação que vem de baixo, é claro), assumir um amplo papel na manutenção do alinhamento adequado da cabeça, do pescoço e da parte superior das costas. Cabe, portanto, ao terapeuta manual ou educador somático reavivar e tonificar esses músculos em um paciente com as cervicais superiores hiperestendidas, ou afrouxá-las no caso menos comum do "pescoço militar", ou cervicais superiores excessivamente flexionadas.

O longo da cabeça e o longo do pescoço podem parecer fora do alcance, mas, se as instruções dadas aqui forem cuidadosamente seguidas, é possível afetá-los. Peça ao modelo para se deitar em decúbito dorsal e com os joelhos para cima, sente-se à cabeceira da mesa, coloque as pontas dos dedos na margem posterior do ECM, no trígono entre a margem anterior do trapézio e a margem posterior do ECM. Levante cui-

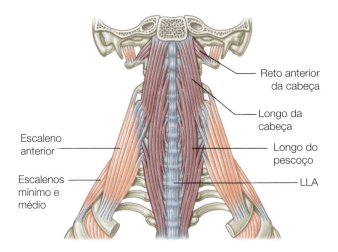

Figura 9.35 A via posterossuperior da LPA é a mais simples – basta seguir o ligamento longitudinal anterior até a frente dos corpos vertebrais por todo o caminho até a porção basilar do occipital. Ao longo do caminho, essa via inclui os músculos longo da cabeça e longo do pescoço, assim como o músculo reto anterior da cabeça.

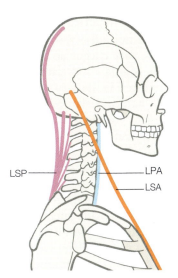

Figura 9.36 Tanto a LSA como a LSP podem estar envolvidas na hiperextensão postural das cervicais superiores. Cabe à LPA opor uma limitação a essa tendência postural comum, ao fornecer uma flexão que contrabalance as cervicais superiores.

dadosamente o ECM para a frente e para cima com o lado da unha, e entre em contato com a fáscia externa do "cilindro do motor" (que é mais rígido) – ou seja, a fáscia do escaleno. Deslize as polpas dos dedos para a frente e medialmente ao longo da frente da fáscia do escaleno até chegar aos PT das vértebras cervicais. Não é necessário pressionar. Qualquer sinal nervoso vindo do plexo braquial ou mudança de cor no rosto do paciente é motivo suficiente para desistir e procurar orientação prática. Os dedos simplesmente deslizam para a frente e a partir de trás do ECM e sobem até a parte da frente dos PT, se a abertura do paciente o permitir.

A partir da parte anterior dos PT esses músculos podem ser afrouxados nas pessoas com uma curva cervical militar, excessivamente reta, ou incentivados a agir naquelas curvas com cervicais superiores hiperlordóticas. Obviamente, se a cabeça for levantada esses músculos serão acionados; contudo, uma tonificação postural mais sutil será conseguida ao erguer os dois pés da mesa.

Para prevenir as cervicais hiperestendidas, basta pedir ao paciente que achate lentamente o pescoço sobre a mesa, não levantando a cabeça, mas deslizando a parte de trás dela até a mesa na sua direção. O paciente pode ajudar pressionado os pés, retificando as curvaturas lombar e cervical. Seus dedos descem pelas vértebras do pescoço em direção à mesa, despertando o paciente para esses músculos e essa área. O encorajamento verbal é bom, mas o incentivo manual não é – não se recomenda empurrar as vértebras do pescoço, pois isso pode criar sérios problemas. Nesse caso, os resultados são produzidos pelo esforço do paciente; o terapeuta está simplesmente tornando-o consciente de uma área há muito esquecida.

Como em outras regiões, mantenha-se afastado de tudo que tenha um pulso vascular. Esse método é pensado para que você chegue ao aspecto anterior da parte cervical da coluna e suas camadas fasciais, mas atrás da artéria carótida, da veia jugular e do nervo vago incrustado na fáscia alar. Mover-se lentamente, com cuidado, e sem pressão, vai ajudá-lo a respeitar o juramento de Hipócrates.

Os escalenos médio e posterior são facilmente acessíveis se você usar essa mesma janela entre o trapézio e o ECM. O escaleno médio é uma proeminente, e geralmente a mais lateral, "corda de violão" para ser sentida na linha mediana lateral da parte inferior do pescoço. O escaleno posterior se esconde no bolso atrás e medial a esse escaleno médio. De qualquer maneira, com frequência esses músculos estão incompletamente separados; assim, podem ser tratados em conjunto – o quadrado do lombo do pescoço, por assim dizer.

O escaleno anterior, posturalmente importante – mais ou menos como o psoas do pescoço –, pode ser alcançado se você colocar as pontas dos dedos perto da clavícula, levantar de novo ambas as cabeças do ECM anteriormente, retirando-as do caminho, e deslizar os dedos por baixo. Mais uma vez, orientar-se a partir dos nervos do plexo braquial é uma possibilidade distinta nos casos em que as fáscias estão interligadas; então, mova-se lentamente e sem pressão, mobilizando e afastando a adventícia do denso revestimento do escaleno anterior.

O escaleno anterior é uma faixa de cerca de 1 cm de largura, por baixo e paralelo à cabeça clavicular do ECM. Você deve ser capaz de senti-lo contraído sob seus dedos no início ou no final (dependendo do padrão de respiração do seu modelo) de uma inspiração moderadamente profunda. Uma vez contraída, a fáscia do escaleno anterior pode ser "enganchada" na direção do occipital em conjunto com a respiração do paciente, empregando o mesmo movimento utilizado para envolver os músculos longos acima.

A via média superior

A via média da LPA superior segue as fibras do diafragma até a metade do caminho que leva ao tendão central que se estende entre os pontos altos das duas cúpulas (Fig. 9.37). O tendão central está unido ao saco pericárdico em torno do coração e dos tecidos do mediastino que o acompanham, incluindo a pleura parietal dos pulmões, e os tecidos circundantes do esôfago e da vasculatura pulmonar (Fig. 9.38). Esses tecidos, como o próprio diafragma, também passam por todo o caminho de volta para se juntar ao LLA na superfície anterior das vértebras torácicas, mas esses tecidos médios formam uma linha de tração visceral que deve ser considerada em separado (Fig. 9.39).

À medida que as fáscias que circundam toda essa tubagem emergem a partir do topo da caixa torácica na abertura torácica superior, elas se dividem à esquerda e à direita, seguindo os feixes neurovasculares nas Linhas Profundas Anteriores do Braço em cada um dos lados (Fig. 9.40). As Linhas Profundas Anteriores do Braço são, portanto, a expressão da LPA nos braços, de tal forma que o acesso axilar a esses tecidos pode criar um relaxamento nos tecidos torácicos da LPA.

Os tecidos a partir da cúpula da pleura dos pulmões chegam acima e por trás para se pendurar dos PT das vértebras cervicais inferiores, associados à face interna dos músculos escalenos (escaleno mínimo, ou ligamento suspensor do pulmão), fazendo com que essa linha entre de novo em contato com o LLA/parte do longo da cabeça da linha posterior descrita anteriormente (ver Fig. 9.35).

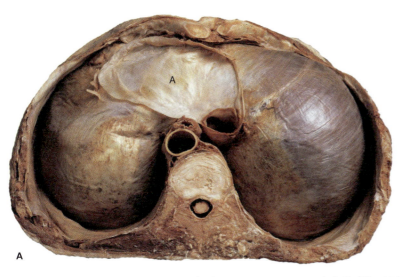
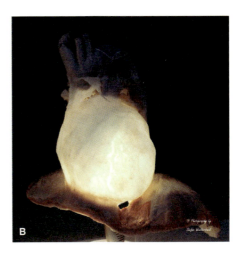

Figura 9.37 Corte do diafragma visto de cima mostra como o pericárdio (**A**) está firmemente inserido no tendão central. Os "tubos" do esôfago e a veia cava também estão associados com essa via. (**B**) Plastinação recente mostrando a fusão do pericárdio com o diafragma, ambos se originando da área do septo transverso no embrião. (**A**, © Ralph T. Hutchings. Reproduzida de Abrahams et al., *McMinn's color atlas of human anatomy*, 3.ed., Mosby, 1998. **B**, Foto por cortesia de Fascial Net Plastination Project/Fascia Research Society, fotógrafo Stefan Westerback.)

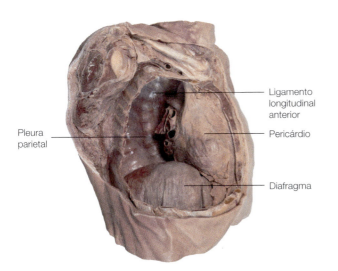
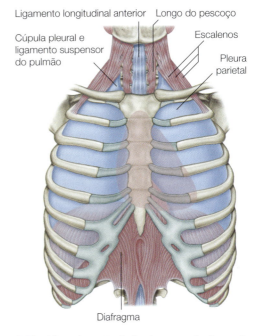

Figura 9.38 A partir do tendão central do diafragma, a continuidade fascial desloca-se pelo pericárdio e pela pleura parietal dos pulmões (aqui o pulmão esquerdo foi removido), formando bainhas e faixas de suporte em torno de todos os tubos e nervos da circulação pulmonar e sistêmica. (© Ralph T. Hutchings. A partir de Abrahams et al., 1998.)

Figura 9.39 Visto da parte da frente, o mediastino entre o coração e os pulmões conecta o diafragma à abertura superior do tórax.

A maior parte dessa linha média, no entanto, passa acima, com o esôfago para o lado posterior da faringe, incluindo os constritores da faringe, os quais podem claramente ser vistos pendurados na rafe mediana do tecido conjuntivo na Figura 9.41. Essa linha também se junta ao occipital (e ao temporal por meio dos músculos estiloides, ver adiante), ligeiramente mais anterior do que a via posterossuperior, inserindo-se em uma pequena protuberância conhecida como clivo do occipital, ou tubérculo faríngeo. Nesse ponto, a fáscia posterior desse ramo médio da LPA (a fáscia bucofaríngea ou visceral) está separada da linha posterior (o ligamento longitudinal anterior e a camada pré-vertebral da fáscia cervical) por uma lâmina chamada fáscia alar que une o lado direito e o lado esquerdo das bainhas viscerais (Fig. 9.42).

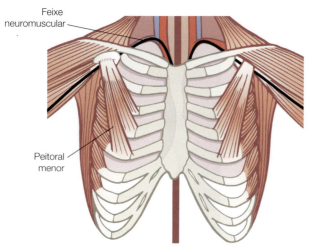

Figura 9.40 A LPA se conecta à miofáscia da Linha Profunda Anterior do Braço, seguindo o caminho do feixe neurovascular.

A via anterossuperior

A terceira e mais anterior via da LPA na parte superior do corpo segue a curva do diafragma ao longo de todo o caminho até sua inserção anterior no processo xifoide na parte inferior do esterno (ver Fig. 9.2, vista lateral, via anterossuperior). Essa fáscia se conecta à fáscia no lado profundo do esterno, embora exija uma curva bastante acentuada pelos padrões dos Trilhos Anatômicos a partir da porção anteromedial quase horizontal do diafragma até a fáscia endotorácica vertical na face posterior do esterno. Ressaltamos mais uma vez que todas essas três vias que passam pelo tórax estão unidas formando uma só no corpo vivo, e estão sendo separadas aqui apenas para análise.

Essa faixa inclui o leque serrilhado do músculo transverso do tórax e, por extensão, o plano inteiro da fáscia endotorácica em frente das vísceras mas por trás das cartilagens costais (Fig. 9.43).

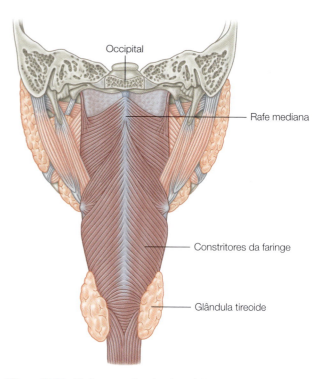

Figura 9.41 Vista posterior da via média superior da LPA – a parte de trás da garganta, incluindo os constritores da faringe sustentados pela rafe mediana que pende do clivo do occipital.

Essa linha emerge da caixa torácica logo atrás do manúbrio do esterno. Essa linha miofascial continua claramente a partir dessa estação com os músculos infra-hióideos – o expresso esterno-hióideo que abrange os locais esternotireóideo, cricotireóideo e crico-hióideo – até o próprio osso hioide suspenso (Fig. 9.44; Vídeo 4.11).

Esse grupo está reunido por esse estranho vestígio do opérculo, o omo-hióideo, que funciona na fala, na deglutição e também para formar uma tenda proteto-

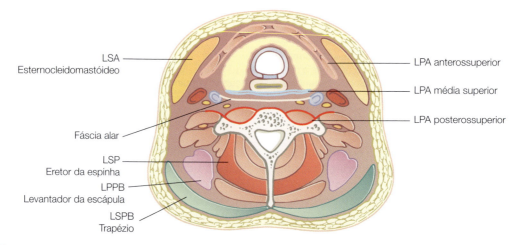

Figura 9.42 Uma secção transversal do pescoço revela as vias posterior, média e anterior da LPA, que se relacionam, embora sejam distintas.

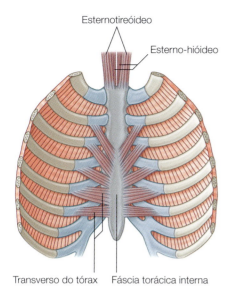

Figura 9.43 Esta via anterossuperior inclui o transverso do tórax, esse músculo peculiar no interior da parte da frente das costelas que suporta as cartilagens costais e pode contrair o peito quando estamos com frio.

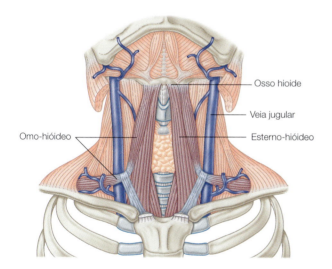

Figura 9.44 Os músculos infra-hióideos emergem de trás do esterno, juntando o interior das costelas à parte da frente da garganta e do osso hioide (Vídeo 4.11).

ra em torno da veia jugular e da artéria carótida durante fortes contrações dos músculos circunjacentes do pescoço.

A partir do hioide, o estilo-hióideo se conecta de volta ao processo estiloide do osso temporal. O músculo digástrico consegue ir tanto para cima e para a frente até o queixo quanto para cima e para trás até a face medial do processo mastoide. Ele consegue mesmo evitar "sujar as mãos", não tocando absolutamente no hioide – duas correias de fáscia chegam a partir do

hioide, permitindo ao digástrico tracionar diretamente para cima sobre todo o aparelho traqueal durante a deglutição. Por meio desses dois músculos, esse ramo mais anterior da LPA está conectado ao osso temporal do neurocrânio (Fig. 9.45).

Dois músculos, o milo-hióideo e o genio-hióideo, acompanham o digástrico ao passar por cima e para a frente no interior da mandíbula, logo atrás do queixo. Esses dois formam o assoalho da boca sob a língua. (É interessante notar o paralelismo entre a construção do assoalho da boca e do assoalho pélvico, em que o genio-hióideo se iguala ao pubococcígeo, e o milo-hióideo se iguala ao iliococcígeo.)

A partir desses músculos hióideos, poderíamos reivindicar uma conexão mecânica através da mandíbula (embora uma conexão direta do tipo "fibras na mesma direção" seja um pouco mais difícil de justificar) com os músculos que fecham a mandíbula (Fig. 9.46). O masseter, que promove elevação a partir do arco zigomático, e o pterigóideo medial, que eleva a partir da parte de baixo do esfenoide, formam juntos uma correia para o ângulo da mandíbula (Fig. 9.47), se conectando dessa maneira com o assoalho da boca. O temporal tem apenas uma conexão mecânica com o restante da linha através da mandíbula, tracionando diretamente para cima sobre o processo coronoide da mandíbula a partir de uma ampla inserção no osso temporal. A fáscia do temporal, por sua vez, atravessa o crânio coronalmente sob a aponeurose epicrânia, a fáscia do epicrânio que estava envolvida na LSA, LSP, LL e LE (Fig. 9.48).

Vemos, portanto, o núcleo complexo da miofáscia do corpo, serpenteando os lugares "escondidos" no interior das pernas, passando pela fossa da perna ao tronco para se juntar aos tecidos na frente da coluna vertebral. A partir daí, vimos que ele se divide (pelo

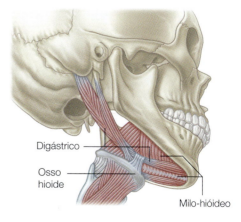

Figura 9.45 A partir do osso hioide, há conexões tanto para a frente até a mandíbula quanto para trás, até o osso temporal do crânio.

menos para análise) em três grandes rotas: por trás das vísceras diretamente na frente da coluna vertebral, para cima por meio das próprias vísceras, e para cima na parte da frente das vísceras até a garganta e o rosto.

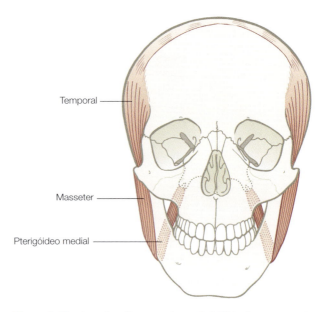

Figura 9.48   As extensões superiores da LPA incluem a correia criada pelo masseter no lado externo e o pterigóideo medial no lado interno, e a fáscia do temporal que dá a volta sobre a cabeça debaixo da LSP.

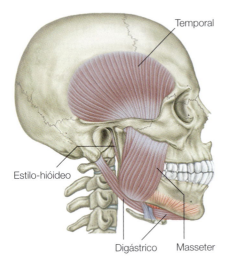

Figura 9.46   Embora seja difícil o caso de uma conexão direta que vai dos delicados músculos supra-hióideos aos fortes músculos da mandíbula, há definitivamente uma conexão mecânica do assoalho da boca aos músculos da mandíbula e aos ossos faciais e cranianos.

Discussão 9.1

A Linha Profunda Anterior e a estabilidade nas pernas

Na postura da parte inferior da perna, as estruturas da LPA tendem a agir como contrapeso às estruturas da Linha Lateral (Fig. 9.49). Os fibulares, quando superencurtados, tendem a criar um tornozelo evertido, ou pronado, ou um antepé em rotação lateral. Como vimos, enquanto o tibial anterior contrabalança o fibular longo na Linha Espiral, o mesmo faz o tibial posterior: se os músculos do compartimento posterior profundo estiverem mais encurtados, eles tendem a criar um tornozelo invertido ou supinado ou uma rotação medial do antepé. Juntas, essas miofáscias ajudam a estabilizar a tíbia-fíbula sobre o tornozelo e a manter o arco interno.

No joelho, a LPA e a LL contrabalançam uma à outra como cordas de arco em ambos os lados da perna (Fig. 9.50). Quando as pernas são abauladas (pernas em "O", joelhos lateralmente deslocados, joelho varo), as estruturas da LPA na parte inferior da perna e da coxa serão curtas, e as estruturas da LL, o trato iliotibial e os fibulares estarão sob tensão, com a fáscia em uma posição superalongada. No caso de joelhos valgos (pernas em "X", joelhos medialmente deslocados), o inverso será verdadeiro: as estruturas laterais estarão superencurtadas, e as estruturas da LPA estarão tensas, ou superalongadas. A dor tenderá a ocorrer no lado tenso, mas o lado que precisa de trabalho é aquele com

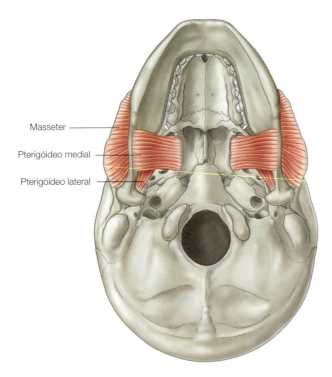

Figura 9.47   No corte visto de baixo, é inconfundível a correia essencial para o ramo da mandíbula criada pelos dois masseteres que atuam em harmonia com os dois pterigóideos mediais.

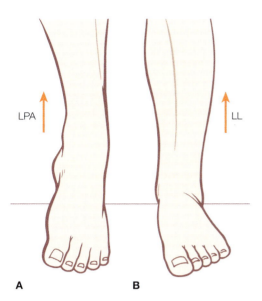
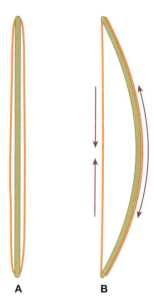

Figura 9.49 Na parte inferior das pernas, a Linha Lateral e a LPA são antagonistas: quando a LPA é muito curta, os pés tendem à supinação e à inversão (**A**); quando a Linha Lateral se torna cronicamente curta, os pés tendem à pronação e à eversão (**B**).

Figura 9.50 Quando os tecidos tensivos na parte interna ou externa das pernas são comprimidos, a estrutura do esqueleto da perna responde como o arco de madeira, curvando-se no sentido oposto ao da contratura e causando tensão nos tecidos do lado convexo. A interação entre a LPA e a LL é do tipo ativa no joelho valgo e nas pernas arqueadas (joelho varo e joelho valgo).

a corda de arco curta. Em resumo: trabalhe com a fáscia no lado de fora de joelhos valgos, e abra a linha interna para melhorar pernas arqueadas.

Na coxa, os músculos adutores envoltos pelos septos anterior e posterior também atuam para contrabalançar os abdutores da LL, e, com frequência, qualquer desequilíbrio pode ser observado verificando-se a posição relativa dos tecidos no interior e exterior do joelho, incluindo os tecidos da coxa acima do joelho (Fig. 9.51). Em termos de direcionalidade, com os padrões do joelho valgo, a fáscia do adutor tende a ser tracionada para baixo em direção ao joelho, e com padrões de pernas arqueadas a LPA tende a ser tracionada para cima, na costura interna da perna no quadril – mas essas são generalidades, não regras rígidas. Assim, é preciso ficar atento.

Em relação à posição pélvica, é útil considerar os próprios septos como estruturas dignas de consideração (Fig. 9.52). Em uma pelve inclinada anteriormente, o septo anterior está muitas vezes curto e colado

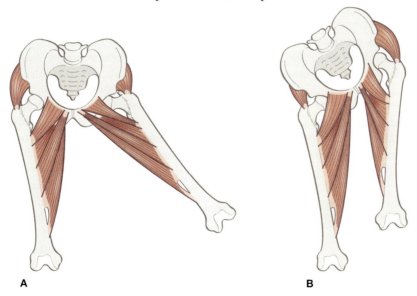

Figura 9.51 Os adutores equilibram os abdutores nos problemas laterais na coxa e no quadril. Neste diagrama, observe como os abdutores são mais curtos no lado com a crista ilíaca mais baixa. Um pouco contraintuitivamente, os adutores da LPA são mais curtos no lado com o quadril elevado.

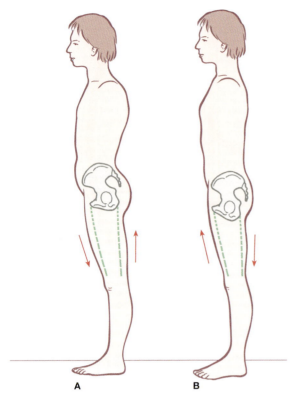

Figura 9.52 Na avaliação da inclinação relativa da pelve, é válido considerar os septos intermusculares anterior (medial) e posterior da coxa como estais que podem exercer uma restrição à excursão em flexão-extensão da pelve.

por baixo de ambos os grupos musculares adjacentes, e exige alongamento junto com os adutores longo e curto. Nesse caso, o septo posterior está sob tensão e levantado, e seu plano fascial deve ser induzido a vir caudalmente (Vídeo 6.24). Em uma pelve inclinada posteriormente, o inverso é verdadeiro: o plano anterior muitas vezes precisa ser trazido inferiormente; o septo posterior tem de estar livre a partir do assoalho pélvico, bem como a partir dos rotadores laterais profundos e dos outros grupos musculares adjacentes. Dessa forma, o septo anterior pode ser considerado uma extensão do psoas, e o septo posterior uma extensão dos rotadores laterais profundos, do piriforme especificamente, e do assoalho pélvico, associado com o músculo adutor magno.

Discussão 9.2

O meio da Linha Profunda Anterior e a manipulação visceral

Os tecidos endotorácicos da LPA, desde a crura diafragmática até a abertura torácica superior, não estão disponíveis para ser alcançados pelo trabalho de manipulação direta. Toda a caixa torácica forma uma caixa na qual existe sempre uma pressão negativa, que traciona os tecidos contra as costelas e tenta tracionar as costelas para dentro. Essas áreas são passíveis de trabalho indireto, no entanto, por meio dos escalenos e das fáscias do pescoço a partir de cima, ou por meio do peritônio, da margem inferior da caixa torácica, ou do psoas a partir de baixo.

Eles também podem ser afetados pelas técnicas de Manipulação Visceral. Essas técnicas são encontradas em alguns métodos asiáticos, devidamente estabelecidas em vários livros do desenvolvedor da Manipulação Visceral, o osteopata francês Jean-Pierre Barral.[10,11]

Discussão 9.3

O polo superior da LPA e as conexões ectodérmica, mesodérmica e endodérmica

A parte mais alta da LPA é uma fascinante encruzilhada fisiológica. A via posterior do ligamento longitudinal anterior se une em um ponto imediatamente anterior ao forame magno, a via média da faringe se une em um ponto imediatamente anterior a isso, e a via anterior do complexo laríngeo-hióideo se une, entre outras inserções, às extensões inferiores do esfenoide, através do pterigóideo medial.

É tentador observar a proximidade desses pontos às estruturas centrais provenientes do ectoderma, mesoderma e endoderma embrionários. Sentado literalmente na sela do esfenoide (sela túrcica), o eixo hipotálamo-hipófise é uma caixa de junção central tanto do corpo fluido quanto do corpo neural, de derivação principalmente ectodérmica (Fig. 9.53A). Essa chamada "glândula mestra" fica abaixo do círculo arterial do cérebro, atuando como o *sommelier* do nosso sistema circulatório e saboreando o sangue entregue fresco, proveniente do coração, e adicionando suas poderosas especiarias hormonais e respostas motoras autônomas à mistura.

Logo atrás e abaixo disso encontra-se a sincondrose da articulação esfenobasilar, um fulcro central do ritmo craniossacral, em si uma característica central do corpo fibroso, o corpo mesodérmico – a rede de colágeno e todos os pulsos vasculares que produzem as ondas fluidas (Figs. 9.53B e 9.54).[12-14]

Logo atrás e abaixo dela (mas tudo dentro de poucos centímetros) encontra-se o topo da faringe, o esôfago central e original do tubo endodérmico, onde a rafe da faringe se junta à base do occipital (ver Fig. 9.53C). Os seres humanos têm essa localização singular, por isso a direção do intestino (basicamente vertical

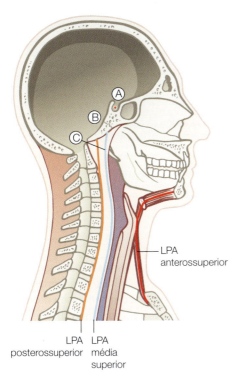

Figura 9.53 No polo superior da LPA, vemos uma aproximação entre as estruturas importantes decorrentes das três camadas germinativas.

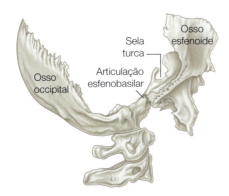

Figura 9.54 A articulação esfenobasilar (AEB) é um gínglimo crucial do pulso craniossacral, onde os "corpos" do occipital e as "vértebras" do esfenoide se encontram.

da boca ao ânus) e a direção do movimento voluntário (basicamente horizontal para a frente) não são as mesmas. Em nossos rostos, a "mordida" foi subordinada à "visão", e o intestino pende a partir desse centro crucial na parte inferior do crânio. Poucos outros animais divorciaram tão completamente a linha de visão e o movimento a partir da linha de direção da coluna vertebral e do intestino. Isso é, pelo menos possivelmente, uma fonte de nossa divisão psicossomática do resto do mundo animal.[15]

Podemos nos perguntar sobre a comunicação entre essas "caixas de junção" anteriores. Poder comprimir os lábios ao dar um beijo ou receber um morango, ou o enrijecimento da língua que acompanha o "nojo", pode ser sentido na articulação esfenobasilar, ou percebido pela hipófise? Podemos imaginar pelo menos uma função de inter-regulação entre os três principais sistemas provenientes desse ponto de proximidade que desce por todo o organismo por meio do sistema nervoso central, do plexo submucoso, do pulso craniano ou da longa continuidade miofascial que vai da face e da língua até o interior do tornozelo que traçamos aqui.

Referências bibliográficas

1. Myers T. Fans of the hip joint. *Massage Magazine*. 1998;75:38–43. Or in Body[3], privately published 2003 and available at: www.anatomytrains.com.
2. Schleip R. *Lecture Notes on the Adductors and Psoas*. Rolf Lines: Rolf Institute; 1988:14–17. www.somatics.de. 11/88.
3. Myers T. The psoas pseries. *Massage and Bodywork*. 1993. Mar–Nov. Also in Anatomist's Corner, *self-published in 2007 and available via*: www.anatomytrains.com.
4. Morrison M. *Further Thoughts on Femur Rotation and the Psoas*. Rolf Lines: Rolf Institute; 2002:8–11. www.anatomytrains.net. M 4/01.
5. Bogduk N. *Clinical Anatomy of the Lumbar Spine and Sacrum*. 3rd ed. Edinburgh: Churchill Livingstone; 1997:102.
6. Rolf I. *Rolfing*. Rochester, VT: Healing Arts Press; 1989:170.
7. Murphy M. *Notes for a Workshop on the Psoas*. 1992. Unpublished.
8. Myers T. Poise: psoas-piriformis balance. *Massage Magazine*. 1998. (Mar/Apr). Or in Body[3], privately published 2003 and available at: www.anatomytrains.com.
9. Simons D, Travell J, Simons L. *Myofascial Pain and Dysfunction: The Trigger Point Manual*. Vol. 1. 2nd ed. upper half of body. Baltimore: William & Wilkins; 1998.
10. Barral JP, Mercier P. *Urogenital Manipulation*. Seattle: Eastland Press; 1988.
11. Schwind P. *Fascial and Membrane Technique*. Edinburgh: Churchill Livingstone; 2006.
12. Upledger J, Vredevoogd J. *Craniosacral Therapy*. Chicago: Eastland Press; 1983.
13. Milne H. *The Heart of Listening*. Berkeley: North Atlantic Books; 1995.
14. Meert G. *Venolymphatic Drainage Therapy*. Edinburgh: Churchill Livingstone; 2012.
15. Kass L. *The Hungry Soul*. New York: Macmillan; 1994.

10

Trilhos Anatômicos no movimento

Com a colaboração de James Earls e Karin Gurtner

Uma vez que já delineamos toda a sequência dos doze meridianos miofasciais, este capítulo irá descrever algumas das aplicações e implicações do esquema dos Trilhos Anatômicos no treino e na terapia do movimento.

Considerando que atualmente o movimento é reconhecido como uma forma de medicação, ou mesmo um "nutriente" essencial que contribui para a nossa saúde, a educação do movimento exerce influência em três áreas sociais principais:[1]

- Educação física para os jovens, no início e na escola.
- O amplo espectro da reabilitação (qualquer coisa que transforme o negativo em neutro).
- Melhoria do desempenho, que por sua vez se divide em:
  - Esportes e atletismo, de um lado.
  - Expressão artística – dança, teatro, música –, do outro (Fig. 10.1).

Cada um desses setores contribui para a saúde da população. Como a educação do movimento encontra-se empobrecida em todo o mundo, cada quadra esportiva precisa de melhorias urgentes que são de vital importância para uma vida longa e ativa.[2] Em todo o mundo, o uso do corpo, a integração do movimento e as falhas posturais são amplamente ignorados, ainda que mudanças pudessem ser efetuadas com facilidade no âmbito das instituições existentes.

A maioria dos sistemas educacionais prioriza o aprendizado visual e auditivo, sobrando poucos recursos para expandir um currículo de "alfabetização cinestésica".[3] Estamos familiarizados com a elaboração e a aplicação dos testes de QI, e estamos nos tornando cada vez mais familiarizados com a "IE" – inteligência emocional. É necessário um esforço semelhante em relação à "IS" – inteligência somática. Qual é a topologia das habilidades de movimento? Quais dessas habilidades se fazem necessárias para uma vida longa e bem-sucedida? Quais conhecimentos básicos em relação à motricidade nossos clientes/alunos/pacientes precisam ter para que possam lidar com seu ambiente interno e externo? Hoje em dia, um acontecimento provável, mas infeliz, é que frequentemente saímos do sistema educacional com mais conhecimento sobre assuntos externos do que sobre nossa ferramenta mais próxima, sempre presente e íntima – nosso corpo em movimento.

Se alguns poucos dólares por criança fossem aplicados em uma educação física de melhor qualidade, eles poderiam trazer um grande benefício para a redução dos custos médicos e para os níveis mais elevados de saúde e desempenho. Alguns poucos dólares por paciente poderiam aprimorar a integração da reabilitação e a prevenção de recaídas em todos os tipos de lesões ou na recuperação pós-cirúrgica. No atletismo – onde os dólares estão sendo gastos – os conhecimentos que estão sendo adquiridos poderiam ser aplicados de forma mais ampla na educação e na reabilitação se houvesse um aperfeiçoamento na polinização cruzada e nos meios de divulgação.

Todos podemos nos beneficiar com uma coordenação mais ampla entre os profissionais do movimento, desde ortopedistas a especialistas em práticas preventivas mais voltadas à "mente". Temos de um lado um grande número de terapeutas que confia cegamente no conhecimento oral que lhes foi transmitido, e do outro aqueles que dão mais valor à experiência "baseada em evidências" do que à experiência clínica. Diferentes profissões usam a mesma palavra para acontecimentos distintos ou diferentes termos para o mesmo evento – peça a diferentes grupos profissionais uma definição para a palavra "alongamento".[4] Um "campo unificado" – uma base teórica coerente – nas terapias do movimento ajudaria muito no avanço de todas as suas modalidades.

A intenção dos Trilhos Anatômicos é proporcionar uma plataforma para o diálogo, a base de uma linguagem comum global com a qual analisar a estrutura humana e o movimento funcional.

CAPÍTULO 10 ■ Trilhos Anatômicos no movimento 189

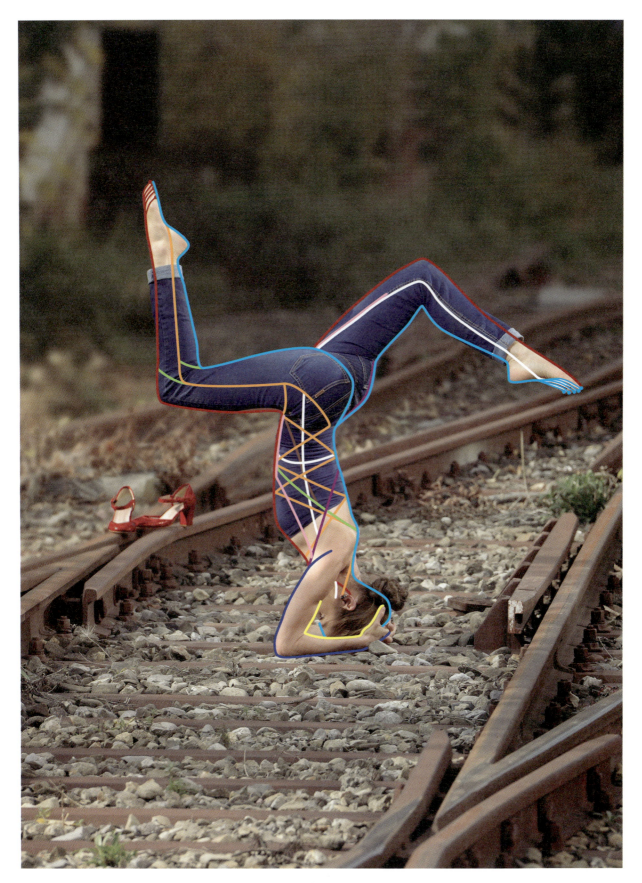

Figura 10.1 Trilhos Anatômicos no movimento.

Embora os Trilhos Anatômicos tenham sido desenvolvidos a partir da experiência do autor no mapeamento de padrões globais de compensação postural (ver Cap. 11 e os anexos que vêm depois, que visam mais à terapia manual orientada estruturalmente), muitas terapias baseadas no movimento e métodos de treinamento, tais como fisioterapia, exercícios de reabilitação, Pilates, ioga e treinamento pessoal baseado no desempenho e treinamento em equipe, descobriram o real valor no uso do mapa dos Trilhos Anatômicos, para que seja revelado o funcionamento interno da equação estabilidade/mobilidade.

Além disso, os profissionais do movimento encontrarão informações acerca de pesquisas relevantes no Apêndice 1 e em www.anatomytrains.com (sobre James Earls[5] e Karin Gurtner), especialmente nas seções sobre propriedades fasciais no treinamento do condicionamento físico, neurologia sensorial na aquisição de habilidades e respostas de remodelação à intervenção ou à lesão.

Aplicações dos Trilhos Anatômicos ao movimento

Embora as aplicações tanto no movimento como na terapia manual tenham sido intercaladas ao longo dos capítulos anteriores, o sequenciamento específico de relaxamento dos tecidos moles ou as estratégias de educação do movimento foram deixados para o treinamento pessoal.[6] Este livro é projetado principalmente para ajudar o leitor a observar esses padrões miofasciais em toda a extensão do corpo, para que as competências já adquiridas e os protocolos de tratamento possam ser aplicados globalmente de novas maneiras.

Nenhuma das incursões a seguir pretende ser de alguma forma exaustiva, mas apenas orientar o leitor para que ele avance um pouco mais na estrada que conduz aos usos possíveis do esquema, tanto na autoajuda quanto nas profissões de cura/desempenho/reabilitação.

As fotografias ainda são uma forma frustrante de fazer uma avaliação do movimento, mas são necessárias ao formato de um livro. A avaliação dos clientes ou pacientes na posição em pé poderá ser explorada mais profundamente no próximo capítulo, e também em aulas presenciais. (Cursos digitais para a avaliação do movimento estão disponíveis (em inglês) no *site* www.anatomytrains.com, www.astonenterprises.com.)

Os Trilhos Anatômicos não são originalmente uma teoria do movimento, mas apenas um mapa de como a estabilidade é mantida e a tensão distribuída por todo o corpo durante o movimento. Poucos movimentos são feitos com a totalidade de um meridiano miofascial, mas muitos deles exigem estabilização ao longo de toda uma linha (Vídeo 6.25).

Por exemplo, coloque um pé sobre o outro quando se sentar e tente levantar o pé que está por baixo contra o que está por cima levantando o joelho. Embora os músculos reto femoral e psoas maior possam ser os principais músculos responsáveis pela tentativa de mover a perna, toda a Linha Superficial Anterior e a Linha Profunda Anterior, das quais esses músculos são parte, vão tensionar alguns músculos para "pré-contrair" a fáscia a partir dos pés até o quadril e podem ser sentidas pela percepção no abdome, esterno e pescoço. Esse tipo de isometria estabilizadora e de distribuição da tensão ocorre principalmente sob o radar da percepção consciente, mas é vitalmente necessário para a efetiva "ancoragem" em uma parte que forma a base de um movimento bem-sucedido ao outro.

Da mesma forma, na posição em pé, deixe seu peso se deslocar para a frente em seu antepé para sentir a Linha Superficial Posterior enrijecer fascialmente como um todo, não importa quais músculos estejam de fato envolvidos no movimento. Coloque seu peso total sobre um único pé para sentir a interação entre a Linha Lateral e a Linha Profunda Anterior – ambas serão imediatamente "mais densas" ao toque por todo o percurso até o quadril e além – conforme elas administram o equilíbrio interno-externo da perna à medida que as mudanças de peso se sucedem a cada segundo sobre os arcos medial e lateral do pé.

Você pode usar seu conhecimento das linhas para ver como compensações ou posturas ineficientes estão inibindo o movimento integrado ou a força efetiva no corpo em movimento. Em geral, devemos observar:

- Cada linha e "via" dentro da linha para ser capaz de alongar ou contrair a partir do seu comprimento de repouso, ou seja, a linha não deve estar nem concêntrica nem excentricamente sobrecarregada quando em repouso.
- Iguale o tônus ao longo do comprimento das linhas. Isolamento estrutural é o oposto de integração, por isso regiões hipertônicas ou hipotônicas devem ser igualadas fazendo-se alongamento, trabalho corporal ou trabalho de força.
- Cada linha deve ser capaz de estabilizar o arranjo segmentar em posição neutra enquanto a ação está sendo executada, por exemplo, em um chute lateral, no futebol, os músculos abdominais na Linha Lateral devem ter tônus suficiente em ambos os lados para manter a caixa torácica no lugar, pois assim a força do chute não será roubada pela rotação ou pelo deslocamento lateral das costelas.

Para que nossos olhos se acostumem a ver dessa forma, vamos começar com algumas análises bastante simples de algumas esculturas clássicas, antes de passar para as aplicações mais funcionais.

Escultura clássica

Kouros (Fig. 10.2)

Além do exemplo moderno e extraordinariamente funcional de Fred Astaire, essa escultura pré-clássica representa, para os olhos deste autor, o exemplo mais convincente de harmonia e equilíbrio entre as linhas dos Trilhos Anatômicos – melhor até do que o desenho feito por Albinus, que serve como "marca" dos Trilhos Anatômicos (ver Fig. 1.1A). Este Kouros (rapaz) – uma das muitas esculturas do período pré-clássico – apresenta uma tensegridade equilibrada entre a estrutura do esqueleto e a da miofáscia raramente vista nos dias de hoje; na verdade, raramente vista na arte após esse período. Músculos e ossos são representados de uma forma um pouco maciça para o gosto moderno, mas toda a rede neuromiofascial "se encaixa" com uma serenidade simples que, no entanto, consegue transmitir uma disposição total para a ação – em outras palavras, um equilíbrio ideal no sistema nervoso autônomo expresso na forma da rede neuromiofascial.

Observe o comprimento e a sustentação ao longo do núcleo da Linha Profunda Anterior (LPA) que dá apoio à linha interna da perna e a todo o tronco. Observe o equilíbrio dos tecidos moles entre as partes interna e externa do joelho. Veja a facilidade com que a cabeça se apoia sobre o pescoço e como os ombros repousam sobre a caixa torácica ereta. Há definição muscular distinta, mas a conexão ao longo das linhas não é perdida ou dominada. Bem que poderíamos, como uma cultura, trabalhar para que o sistema de educação física gerasse corpos que se aproximassem desse ideal funcional.

Zeus de bronze (Fig. 10.3)

Essa escultura mostra o corpo magnificamente equilibrado para a ação marcial. Embora seja provavelmente uma blasfêmia reduzir Zeus a uma análise das linhas, vamos nos arriscar a receber o raio que ele parece pronto a arremessar para observar como ele estabiliza seu corpo para um efeito máximo. O improvável braço esquerdo tão longo está estendido à frente da sua linha de visão, suspenso pela Linha Superficial Posterior do Braço, contrabalançando o peso do braço direito mantido para trás. O braço direito segura o raio ou lança tanto com o polegar quanto com os dedos, envolvendo as Linhas Superficial e Profunda Anteriores do Braço, que ligam dessa forma o peitoral maior e o menor da parte da frente do peito ao lado oposto. Essa conexão permite que a parte dianteira do braço estendido contrabalance e proporcione uma base para o lançamento; elas vão reverter sua posição, mas permanecem conectadas durante o próprio lance.

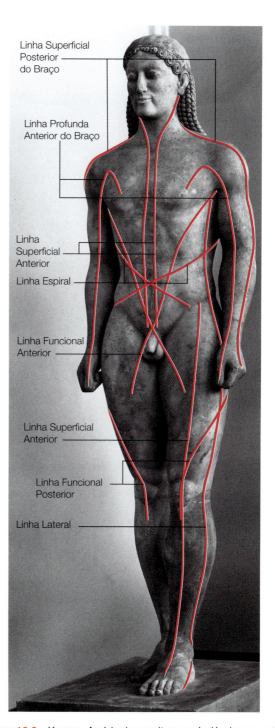

Figura 10.2 Kouros. A série de esculturas pré-clássicas mostra uma "tensegridade fascial coordenada" quase ideal – equilíbrio e bom posicionamento para as linhas dos Trilhos Anatômicos. (Reproduzida com a gentil permissão de Hirmer Fotoarkiv.)

A perna direita está contraída ao longo da Linha Superficial Posterior, empurrando na direção da planta do pé e estendendo o quadril para que o corpo inicie seu caminho para a frente, empurrando o peso para a perna esquerda estável. A perna esquerda está apoiada com firmeza, o joelho ligeiramente curvado, com a estabilização da tensão ao longo de todas as quatro

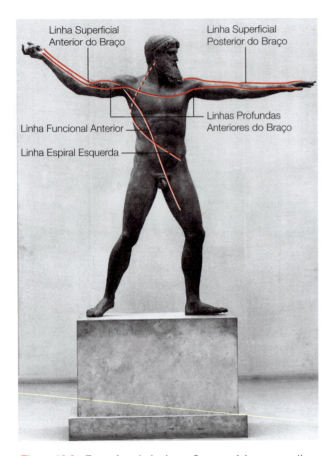

Figura 10.3 Zeus. A maioria das ações marciais ou esportivas envolve a conexão do braço com a perna oposta para aumentar a alavanca. (Reproduzida com permissão de Hirmer Fotoarkiv.)

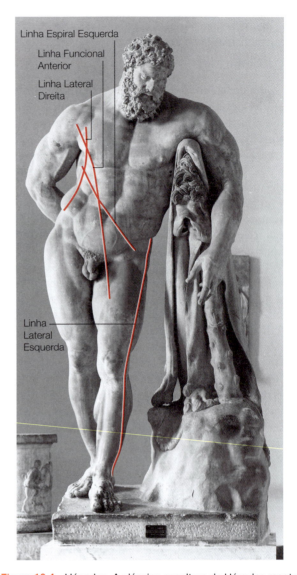

Figura 10.4 Hércules. A clássica escultura de Hércules mostra um encurtamento do *core* e um desequilíbrio assimétrico entre as linhas. (Reproduzida com permissão de Hirmer Fotoarkiv.)

linhas da perna, de modo que a Linha Espiral esquerda e a Linha Funcional Anterior direita, ambas ancoradas na perna esquerda, possam ajudar as duas linhas anteriores do braço a transmitir o impulso para a frente ao ombro e ao braço direitos.

Como o raio deve ser claramente atirado em paralelo ao plano horizontal, as duas Linhas Laterais estão bastante equilibradas entre si. Por isso, podemos inferir com precisão que o raio está sendo arremessado a uma distância curta, para que haja precisão (compare com o lançamento de dardo na Figura 8.3, onde as Linhas do Braço também são fortemente assistidas pela Linha Espiral e pela Linha Funcional). Se fosse para ser lançada do céu em direção à Terra, a Linha Lateral esquerda seria necessariamente mais curta e as outras linhas ajustariam o ângulo do lançamento para baixo.

Hércules (Fig. 10.4)

Aqui vemos um Hércules cansado, apoiado em sua clava e descansando de seus trabalhos, por isso parece injusto submetê-lo a uma análise crítica das linhas. Essa representação, no entanto, é típica da arte clássica, e fornece um claro contraste entre as estátuas pré-clássicas de Kouros e de Zeus.

Abençoado com a força lendária mesmo nesse caso, perceba que o corpo de Hércules mostra o característico quadril elevado, fora da posição de *contraponto* central que pode ser encontrada na maior parte da arte clássica. Trata-se de um padrão comumente visto: o encurtamento na Linha Lateral (LL) inferior esquerda, e a Linha Lateral superior direita, o que é acompanhado por uma retração ou colapso no *core* ou na Linha Profunda Anterior, demonstrado de várias formas. Há uma torção no *core*, o núcleo que sustenta a porção torácica inferior da coluna, ou seja, no complexo do psoas com o encurtamento de ambos os lados para acomodá-la. O peito, embora maciço, parece estar em leve colapso, como se caminhasse para um padrão de expiração. A falta de comprimento interno também pode ser vista no "cinturão de Adônis" que se espalha sobre a margem da pelve (que não é gorda, mas sim o resultado do encurtamento do *core*). Ela se estende para as pernas, onde o encurtamento da LPA no grupo adutor e no compartimento posterior profundo da perna traciona sobre o arco interior e ajuda a transferir o peso para o exterior do pé. O colapso pode ser lido nos tecidos do joelho; os tecidos na parte interna do joelho (LPA) estão mais baixos do que os tecidos na parte externa do joelho (LL). Compare isso com a sustentação do *core* encontrada em qualquer um desses exemplos, até mesmo na assimétrica e nada atlética Vênus.

Vênus de Milo (Fig. 10.5)

Evidentemente não podemos tecer comentários sobre as Linhas do Braço da Vênus de Milo, mas o encanto de sua pose sedutora certamente é reforçado pelo encurtamento da Linha Espiral (LE) e da Linha Funcional Anterior direita (LFA). Alguém que permaneça em pé não é tão convidativo (compare essa postura com a maioria das estátuas de Atena – ou seja, "Justiça" ou a Estátua da Liberdade –, que geralmente têm uma postura firme, convidando ao respeito, mas não à familiaridade). A postura ereta exige o máximo de estabilidade nas linhas cardinais: anterior, posterior, laterais, e as linhas do *core* (Profunda Anterior). Qualquer postura sinuosa, como a vista aqui ou nas revistas de moda, implicará uma assimetria nas linhas helicoidais: a Lateral, a Espiral e as Linhas Funcionais.

Observe como o encurtamento da LE esquerda desloca a cabeça para a direita, protrai o ombro direito, e como a caixa torácica faz uma rotação à esquerda em relação à pelve. O encurtamento na LFA direita contribui ainda mais para isso e também para sua modéstia. Assim como o adutor longo do lado esquerdo, a via inferior da LFA direita aduz o quadril esquerdo em todo o corpo.

O encurtamento adicional na LL direita é necessário para trazer peso suficiente de volta para a perna direita. Mesmo assim, ficamos com a impressão de movimento iminente, pois ela não parece equilibrada o suficiente em sua perna direita. Já se pensou que no original ela estaria segurando o bebê Eros em seu braço direito, e isso ajudaria a contrabalançar o peso dela, ou talvez que estivesse prestes a dar um passo para entrar na piscina que mais uma vez a tornaria casta.

Discóbolo (Fig. 10.6)

O lançador de disco de Praxiteles é a representação consumada das linhas a serviço de uma habilidade atlética. O rapaz segura o disco com a Linha Superficial

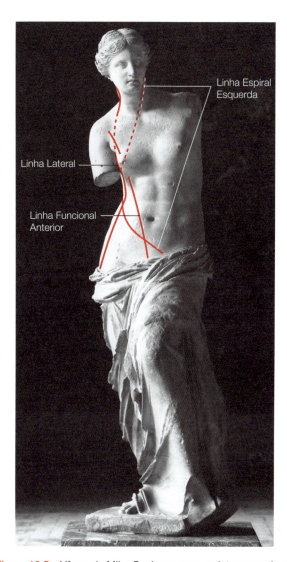

Figura 10.5 Vênus de Milo. Qualquer pose sedutora envolverá o encurtamento assimétrico das linhas helicoidais. (Reproduzida com permissão de Hirmer Fotoarkiv.)

Anterior do Braço (LSAB) de seu braço direito, que vai dos dedos flexionados até o peitoral maior, estabilizando sua preensão com a pressão do polegar, que se conecta à Linha Profunda Anterior do Braço por meio do bíceps até o peitoral menor. Essa tensão é equilibrada por uma ativação semelhante das duas Linhas Anteriores do Braço no lado esquerdo, e as duas se conectam por meio dos músculos peitorais e descem do peito até o braço e chegam à mão esquerda, que claramente está envolvida por completo no lançamento.

Ele "enrolou a mola" de seu corpo ao encurtar a Linha Espiral direita, que está claramente tracionada a partir do lado direito da cabeça (os músculos esplênios) em torno do ombro esquerdo (romboide e serrátil anterior) em todo o abdome (oblíquo externo esquerdo e oblíquo interno direito) até o quadril direito. Essa tensão é transportada para além do quadril até

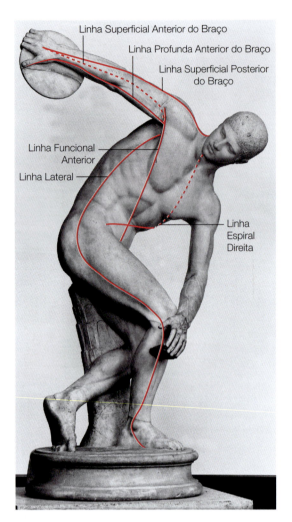

Figura 10.6 Discóbolo. Os grandes atletas envolvem todas as linhas, distribuindo a tensão uniformemente por todo o corpo. (Reproduzida com permissão de Hirmer Fotoarkiv.)

o tensor da fáscia lata, o trato iliotibial, e para baixo na frente da canela através do tibial anterior até o arco interno do seu pé direito de sustentação. A Linha Funcional Anterior que vai do ombro esquerdo até o fêmur direito é igualmente curta. A Linha Lateral esquerda é mais curta do que a direita, que está estendida.

Faz mais de 2.000 anos que ele está nessa posição, mas a qualquer momento vai se "levantar e arremessar" o disco. Certamente a força virá da LSAB direita que traz o disco para a frente passando pelo seu corpo, mas a coordenação com as outras linhas realmente vai fazer a diferença na distância que o disco alcançará. Nessa preparação, encurtar a LE direita alonga e potencializa a LE esquerda, que agora ele vai encurtar fortemente, trazendo seus olhos e cabeça para a esquerda e o ombro direito para a frente ao trabalhar o quadril esquerdo. Conforme ele girar, o seu peso será trazido para a perna e o pé esquerdos, e eles se tornarão o ponto de apoio para a parte restante do movimento. Ao mesmo tempo, ele irá encurtar a Linha Funcional Posterior desde o ombro esquerdo até o fêmur direito, tracionando o ombro esquerdo para trás e girando todo o tronco para a esquerda. Encurtar a LL direita vai ajudar a estabilizar a plataforma do ombro e adicionar um pouco mais de ímpeto ao arremesso. Por último, os eretores da Linha Superficial Posterior vão endireitar a flexão em seu corpo, deixando as costas estendidas e a cabeça levantada para seguir o voo do disco. A Linha Funcional Posterior direita, desde o ombro direito ao fêmur esquerdo, irá se contrair no final do movimento para poupar seu manguito rotador direito de um esforço excessivo, o que lhe permitirá se manter saudável para as competições futuras.

Esportes

Este espaço permite apenas alguns exemplos do esforço e da estabilidade necessários em todo o mundo esportivo. As duas primeiras fotos mostram a utilização aérea das linhas, principalmente no movimento sagital; as outras duas mostram diferentes movimentos de rotação.

Jogador de tênis (Fig. 10.7)

Podemos imaginar que nossa tenista que está sacando é baixa, então ela pula para obter uma boa vantagem sobre a bola. Realizar um saque ou um retorno curto quando se está no ar envolve o encurtamento das linhas anteriores de ponta a ponta contra cada uma delas para obter a força na direção certa. As linhas óbvias para a força do lance são fornecidas pelas Linhas Anteriores do Braço, tanto pelas Superficiais quanto pelas Profundas, que agarram e potencializam a raquete, que nesta imagem estão dispostas ao longo da superfície visível do braço direito. Observe como as Linhas Anteriores do Braço esquerdo se contraíram contra o corpo, fornecendo estabilidade para que o lado direito tenha mais altura e alongamento.

No tronco, a força é passada para as três linhas do tronco. Em primeiro lugar, a Linha Funcional Anterior prolonga a força em uma linha reta desde o peitoral maior e o reto do abdome através da sínfise púbica até o adutor longo esquerdo, que nessa cadeia aberta está tracionando a coxa esquerda para a frente a fim de contrabalançar o braço direito. Em segundo lugar, a Linha Espiral direita está encurtada, virando a cabeça para a direita, tracionando o ombro esquerdo ao redor da caixa torácica e encurtando a distância desde as costelas esquerdas até o quadril direito. A Linha Espiral esquerda está inversamente estendida ou alongada – um pré-alongamento antes do fechamento forte dessa linha no lançamento. Em terceiro lugar, essas duas são assistidas pelas Linhas Laterais, onde a esquerda é

CAPÍTULO 10 ■ Trilhos Anatômicos no movimento 195

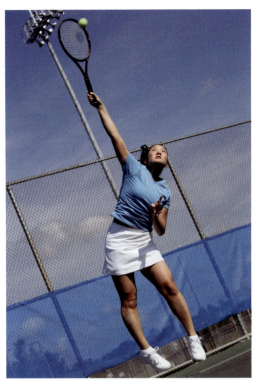

Figura 10.7 Jogadora de tênis. (© iStockphoto.com, reproduzida com permissão. Fotografia de Michael Krinke.)

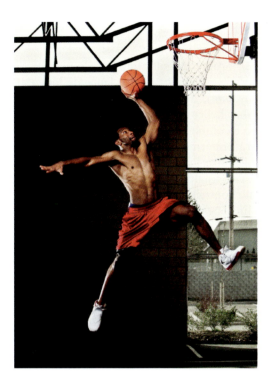

Figura 10.8 Jogador de basquete. (© iStockphoto.com, reproduzida com permissão. Fotografia de Jelani Memory.)

encurtada para a estabilidade, e a direita está totalmente alongada para ter alcance. Durante o lance e depois, a Linha Lateral direita e a Linha Espiral esquerda vão encurtar junto com a Linha Funcional Anterior direita para fornecer mais força.

Quando uma pessoa está no ar, o único contrabalanço ao peso da raquete e da bola é a inércia do próprio corpo. Vimos como o peso do braço joga contra a inércia da perna esquerda, mas também trabalha contra a inércia do *core* – o peso da pelve e das próprias pernas. Essa imagem sobre a estabilidade do *core*, representada no nosso esquema pela Linha Profunda Anterior, pode ser vista aqui na supinação dos pés, na adução das coxas e na tração das estruturas da LPA subindo pela linha interna da perna até o lado de baixo da pelve. Essa "reunião" no *core* é essencial para a potência e a precisão do lance, quando o atleta não está em contato com o solo.

Jogador de basquete (Fig. 10.8)

No serviço do "nada a não ser a rede", mais uma vez trata-se de um jogador que está no ar e em cadeia aberta, embora aqui o desejo de jogar a bola até o cesto, e não para baixo, signifique que as linhas anteriores estão abertas e as linhas posteriores estão tensas, deixando o corpo um pouco encurvado para manter os olhos na meta. Ao mesmo tempo, observe como a perna principal está ativa – músculos salientes, pé dorsiflexionado –, a perna esquerda é tão importante como o braço direito para a "pontaria" e a trajetória do corpo em direção ao cesto.

A Linha Superficial Anterior do Braço direito que vai do peitoral aos dedos espalmados vem para baixo, como uma asa que levanta o corpo para contrabalançar o arremesso com a esquerda. A Linha Superficial Anterior do Braço esquerdo está fornecendo força, enquanto a Linha Profunda Anterior do Braço (está vendo esse polegar?) está encaminhando a bola de maneira fina para encestá-la de forma precisa.

A Linha Funcional Anterior esquerda é alongada antes da contração para a enterrada, enquanto a LFA direita se estabiliza a partir do quadril esquerdo flexionado até o braço direito alongado. A Linha Funcional Posterior esquerda está contraída nesse momento, mas vai ter que ceder dentro de um segundo ou dois. A LFP direita está alongada em torno do tronco desde o ombro direito até o quadril esquerdo. A Linha Espiral esquerda está mais contraída, localizando a cabeça no tronco, e a LE direita está mais alongada.

Para encerrar, observamos a diferença entre a Linha Profunda Anterior esquerda e a direita nas pernas, onde a LPA direita está totalmente alongada e aberta, mas a definição nos adutores do lado esquerdo mostra como essa linha é essencial, assim como para o jogador de tênis, no fornecimento do suporte do *core* para o equilíbrio do tronco, mesmo quando o pé não está no chão.

Jogador de golfe (Fig. 10.9)

Este jogador de golfe, fotografado no momento final do *follow-through** de um lance de longo alcance (*fairway shot*), demonstra uma integração agradável das linhas helicoidais em movimento. O golfe envolve todo o complexo das Linhas Espiral e Funcional de maneira uniforme, à exceção da cabeça, que gira em sentido contrário para seguir o percurso da bola. A LE direita está totalmente ativada; a esquerda está inversamente contraída para a supinação do pé esquerdo. Essas linhas estavam em estados opostos do comprimento no início da oscilação do corpo para dar a tacada (*swing*).

A única questão que poderíamos levantar é em relação à altura do ombro direito, que está sendo restringido pelo (fora da vista) manguito rotador da Linha Profunda Posterior do Braço, fazendo com que o ombro se levante um pouco nessa fase do *swing*.

No *follow-through*, a Linha Superficial Anterior está na maior parte aberta e alongada, especialmente no lado direito, com a Linha Superficial Posterior encurtada, criando um arco sobre o qual as espirais estão colocadas. Mais uma vez, o *swing* começa com a LSA encurtada e a LSP alongada, por isso essa contração levanta a cabeça e a caixa torácica durante a última parte do *swing*.

O peso sobre as pernas foi deslocado para a parte interna do pé direito (e direito no passado, no momento da imagem) e para a parte externa do pé esquerdo. Isso envolve uma contração da Linha Profunda Anterior na perna esquerda (além da contração da LE já observada) e um alongamento na Linha Lateral do lado de fora da perna esquerda. Esse equilíbrio entre a Linha Profunda Anterior na linha interna da perna e a Linha Lateral na face externa da perna é crucial para que as pernas se mantenham centradas enquanto as Linhas Espirais rolam o peso para o interior do pé secundário e para fora do pé principal. Se essas linhas não mantêm uma tensão coordenada através da miofáscia, as linhas superiores não podem coordenar adequadamente o *swing* com precisão.

A Linha Funcional Anterior direita, do ombro direito até o quadril esquerdo, está totalmente contraída; seu complemento do quadril direito até o úmero esquerdo está alongado por completo. A Linha Funcional Posterior esquerda está contraída, tracionando o ombro esquerdo para trás, e seu complemento, que vai do ombro direito, passando pelas costas e ao redor da parte externa da coxa esquerda e chega ao joelho, está totalmente alongada. Elas também trocaram de papéis desde o momento do maior movimento ascendente do taco antes de bater na bola (*backswing*) até o momento do *follow-through* em que a foto foi tirada.

Futebol (Fig. 10.10)

Nesta foto de prática de esportes na escola, vemos uma rotação com alcance, ao contrário da tração dentro das cadeias fechadas vista em um lance de golfe. Aqui podemos comentar tanto sobre a número 23 como sobre a número 9, que aparentemente foi bem-

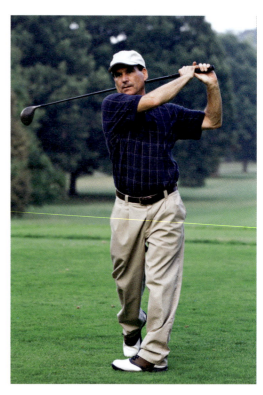

Figura 10.9 Jogador de golfe, no final de um *drive*. (© iStockphoto.com, reproduzida com permissão. Fotografia de Denise Kappa.)

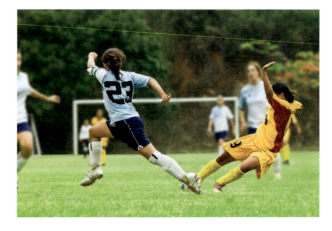

Figura 10.10 Jogadoras de futebol. (© iStockphoto.com, reproduzida com permissão. Fotografia de Alberto Pomares.)

---

* N.T.: *Follow-through*: percurso da bola entre a tacada e o objetivo.

-sucedida ao roubar a bola de sua rival, mesmo quando ela cai. Nossa garota de uniforme azul mostra um alongamento muito tonificado ao longo da Linha Lateral esquerda juntamente com um belo movimento recíproco: uma torção decisiva da Linha Espiral direita, e um alongamento concomitante da Linha Espiral esquerda.

As Linhas Funcionais, como acima e como na maioria dos movimentos esportivos, também estão totalmente ativadas, embora aqui os movimentos dos braços estejam trabalhando a serviço da coordenação das pernas, e não vice-versa. A Linha Funcional Anterior esquerda e a Linha Funcional Posterior direita estão participando junto com a Linha Espiral na geração da torção do tronco, enquanto as duas linhas complementares são alongadas em faixas estabilizadoras. Observe como os braços da número 23 tentam estabilizar a perna, o braço esquerdo para cima e para fora na frente, e o braço direito para trás, o punho e o cotovelo flexionados para conectar o braço ao peito.

A defensora de uniforme amarelo tem seu punho (esquerdo) estendido, ajudando a apertar as costas conforme sua perna direita trabalha longe da própria inércia do corpo para "enganchar" a bola com o pé direito, mesmo em uma meia queda. Embora não precisemos repetir a ladainha das hélices nas Linhas Espiral e Funcional, temos de ressaltar a interação entre as Linhas Laterais e as Linhas Profundas Anteriores em suas pernas: a LL da parte externa de sua perna direita deve ceder e alongar para permitir que a LPA do lado de dentro traga a bola para ela. Por outro lado, a LPA na perna esquerda está se alongando, permitindo que o pé fique no chão até o último momento possível. Essa interação pode ser vista no esqui, no *skate* ou em qualquer esporte em que o movimento lateral exige que essas linhas normalmente estabilizadoras tornem-se parte do movimento e trabalhem de forma recíproca.

Músicos

Músicos de todo o mundo estão entre os que manifestam uma intensa concentração em torno de um objeto que não pode mudar de forma. A tendência de que o corpo se molde em torno do instrumento sólido é muito forte em todos os tipos de música. Tão forte de fato que, durante o tempo em que na minha prática passei com os músicos da orquestra de Londres, muitas vezes eu conseguia antecipar com precisão o instrumentista antes de ele dizer, apenas com base na postura corporal. A acomodação para a flauta, ou violino (ou violão ou saxofone), era tão clara que o instrumento poderia quase ser "visto" ainda moldando o corpo, mesmo quando ele ainda estava em sua caixa. Então, deixe esta seção servir para qualquer um que se constrói em torno de um pedaço não maleável do seu entorno – ceramistas, joalheiros, ciclistas, carteiros, entre outros.

Por meio da fertilização cruzada a partir do mundo da dança sobre o uso do corpo, e da proliferação da técnica de Alexander e de outras formas de repadronização do uso de si mesmo, a classe dos músicos e de seus professores tornou-se mais consciente sobre as questões posturais e do movimento. Deve-se prestar atenção em como a autoutilização pode certamente afetar tanto a qualidade da peça como a longevidade do músico profissional.

Aqui estão alguns exemplos retirados do repertório clássico, embora os mesmos problemas e os mesmos princípios se apliquem ao *rock*, ao *jazz* e aos músicos tradicionais. Nos exemplos a seguir, presumimos que os músicos são destros, como as imagens mostram. Muitas das avaliações poderiam obviamente mudar de lado com um músico canhoto e o seu instrumento.

Violoncelista (Fig. 10.11)

Embora este músico demonstre um uso bastante bom do corpo, podemos ver que a Linha Superficial Anterior está significativamente encurtada, puxando a cabeça para baixo em direção ao osso púbico. Isso irá afetar de forma negativa a respiração durante o concerto, bem como colocar pressão de longo prazo na parte inferior das costas.

Em segundo lugar, a Linha Lateral esquerda está encurtada, puxando a cabeça para a esquerda, e encurtando a distância entre a axila esquerda e a lateral do quadril esquerdo. Esse padrão provavelmente, ao longo do tempo, vai tracionar a linha do *core*, a Linha Profunda Anterior, e exigir compensações ali que poderiam ter efeitos estruturais e até mesmo fisiológicos negativos de longo prazo, como em um encurtamento fascial do quadrado do lombo direito logo atrás do rim.

Os conjuntos de Linhas do Braço são usados de formas diferentes, é claro, entre dedilhar e tocar com o arco. Em ambos os casos, o braço é mantido abduzido pela coordenação das Linhas Superficial e Profunda Posterior do Braço, e a execução da música depende da oposição entre o polegar e os dedos – a Linha Superficial e a Linha Profunda Anterior do Braço. O fato de que o braço do arco se mantém mais longe do corpo, tanto para a frente e para fora como para o lado, contribui para a tendência de compensação encurtando a LL esquerda. Deixar cair ligeiramente o cotovelo direito e levantar o esquerdo enquanto toca pode ajudar a contrabalançar essa tendência. Pressionar sobre o pé esquerdo um pouco mais também poderia ajudar a centrar seu corpo em relação à cadeira e ao violoncelo.

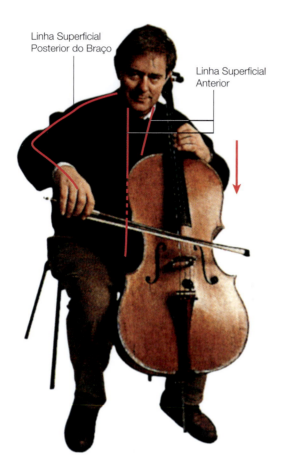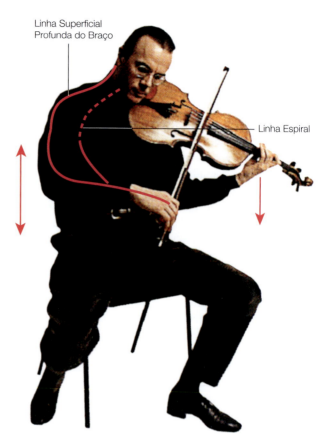

Figura 10.11   Violoncelista. (© Phil Starling http://www.philstarling.co.uk. Reproduzida com permissão.)

Figura 10.12   Violinista. (© Phil Starling http://www.philstarling.co.uk. Reproduzida com permissão.)

Violinista (Fig. 10.12)

As tendências do violoncelista são aumentadas no violinista ou violista, em virtude da necessidade de fixar o instrumento entre o ombro esquerdo e o lado esquerdo da mandíbula. Embora a fotografia mostre uma utilização bem qualificada, o encurtamento da Linha Lateral esquerda é ainda claro e se estende até o pescoço, estando muitas vezes fortemente presente nessa estrutura. Às vezes esse encurtamento crônico pode trazer problemas de impacto mediante a compressão dos tecidos moles em torno do plexo braquial ou uma estenose real nas cervicais, cada um dos quais pode afetar de modo negativo a capacidade da mão esquerda para dedilhar corretamente. Esse problema pode ser melhorado, e até resolvido, adicionando-se uma extensão ao resto do queixo para que os dois lados do pescoço tenham um comprimento mais igual.

Além disso, o músico que toca instrumentos de cordas menores adiciona um componente rotacional, levando o ombro direito transversalmente ao corpo junto com Linha Funcional Anterior direita, enquanto, contraintuitivamente, a Linha Espiral direita traz o ombro esquerdo e as costelas para mais perto do quadril direito. Essa combinação muitas vezes leva ao encurtamento da Linha Superficial Anterior ao longo da frente do tronco, juntamente com um alargamento ou enfraquecimento dos tecidos da Linha Superficial Posterior.

A beleza do som de sereia do violino tem atraído muitos músicos para uma série de problemas estruturais por causa da capacidade do corpo para se dobrar em torno do instrumento, enquanto o instrumento é incapaz de retribuir o favor. O encurtamento da LSA neste músico faz com que sua pelve fique inclinada posteriormente na cadeira, colocando o cóccix perigosamente perto do assento. Observe como este músico em particular ampliou sua base de apoio dobrando o pé direito para trás, garantindo assim mais movimento ao longo de sua pelve, apesar de sua posição desconfortável. Sentar corretamente proporcionará um melhor desempenho, assim como uma carreira mais longa. Embora seja difícil ver com as calças volumosas, a Linha Espiral anteroinferior da perna direita será alongada nessa postura, causando às vezes problemas ao ligamento medial colateral ou iliolombar da perna dobrada para trás.

Flautista (Fig. 10.13)

A flauta e muitos outros instrumentos de sopro de madeira, como ocorre com a família do violino, requerem uma grave acomodação assimétrica, mas para o lado oposto. O flautista geralmente tem a Linha Lateral direita, a Linha Funcional Anterior direita e a Linha Espiral esquerda encurtadas. A Linha Superficial Anterior em geral também é curta, mas, curiosamente, porque a cabeça está voltada para a esquerda, a Linha Superficial Anterior direita, que vai do osso púbico até o esternocleidomastóideo, muitas vezes é mais afetada do que a parte esquerda desta linha.

Em muitos flautistas, o conflito entre o braço direito levantado (Linha Superficial Posterior do Braço) e a cabeça virada para a esquerda pode deixar confusa a área no ombro direito e o pescoço, enquanto o braço esquerdo, que tem de chegar ao redor da frente do corpo para o dedilhado, muitas vezes faz pressão excêntrica sobre os músculos superiores do ombro esquerdo – particularmente o levantador da escápula e o supraespinal da Linha Profunda Posterior do Braço.

Uma inclinação característica da cabeça, o deslocamento da caixa torácica para a esquerda e a consequente inclinação à direita da cintura escapular são presentes de grego para o flautista.

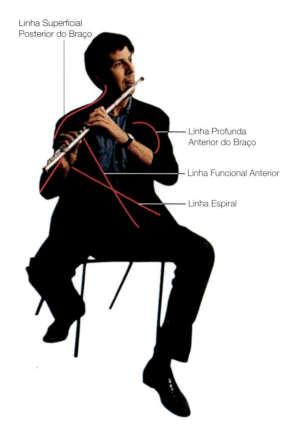

Figura 10.13 Flautista. (© Phil Starling http://www.philstarling.co.uk. Reproduzida com permissão.)

Trompetista (Fig. 10.14)

Nossos exemplos anteriores envolvem uma relação assimétrica com o instrumento; há, naturalmente, toda uma classe de instrumentos que são segurados de forma mais ou menos simétrica, tais como trompete, clarinete, oboé e semelhantes.

Nesses casos, é menos provável que qualquer desequilíbrio nas Linhas Espiral, Lateral e Funcional se deva ao instrumento, mas existe um desequilíbrio comum a esses músicos. Uma vez que os braços e o instrumento devem permanecer à frente do corpo, os tecidos da Linha Superficial Posterior tendem a se encurtar, especialmente os músculos profundos da coluna vertebral. Já que o músico que toca instrumentos de sopro de metal ou de madeira é mais dependente do que outros da respiração, esse encurtamento na parte de trás o obriga a concentrar a respiração na frente dos pulmões e na parte anterior do corpo. Este trompetista demonstra habilmente o resultado mais comum – a LSP é curta, mas a Linha Superficial Anterior é longa, por isso o peito e o abdome são expandidos na parte da frente.

Apesar da calça de brim mal ajustada, este músico tem uma posição da pelve bastante boa, mas as vértebras lombares ainda estão cronicamente hiperestendidas. Ele poderia aprender a contrabalançar o peso do trompete e dos braços com um custo menor para as costas.

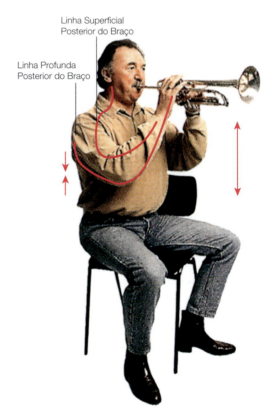

Figura 10.14 Trompetista. (© Phil Starling http://www.philstarling.co.uk. Reproduzida com permissão.)

Uma vez que aproximadamente 60% dos pulmões estão por trás da linha coronal média do corpo, muitas vezes é vantajoso para esses músicos trabalharem com a posição pélvica, para ver se um apoio posicional diferente pode resultar no relaxamento de alguns dos músculos das costas, e assim mais movimento respiratório ocorrerá na parte de trás da caixa torácica e no diafragma posterior.

Posição sentada

Sentar-se, algo tão comum no mundo ocidental, é uma atividade tensa e perigosa (Fig. 10.15). Sentar-se com os meridianos miofasciais em equilíbrio é um evento raro (Fig. 10.16). Os princípios incluídos aqui são aplicáveis para dirigir ou voar, para a ergonomia básica dos escritórios, para os autores que depois de uma longa temporada estão acabando de escrever um livro – para qualquer pessoa que deve ficar sentada por períodos significativamente longos.

Sentar-se mais ou menos elimina as pernas de sua função de apoio, deixando a pelve como a principal base de apoio para o mastro segmentado da coluna vertebral humana. Na posição sentada, então, podemos ver no tronco a interação pura entre os meridianos miofasciais. Da frente para trás, todos nós devemos encontrar um equilíbrio entre a Linha Superficial Anterior, a Linha Profunda Anterior e a Linha Superficial Posterior. Quando nos sentamos de forma assimétrica, podemos envolver as Linhas Lateral ou Espiral, e vamos tratar disso antes de continuar com nosso assunto. Nossa principal preocupação é, no entanto, (uma vez que este é um problema postural onipresente), com o equilíbrio flexão-extensão sagital e, portanto, com as três linhas dispostas ao longo do plano sagital – a Linha Superficial Anterior na frente das costelas, a Linha Profunda Anterior na frente da coluna vertebral e a Linha Superficial Posterior atrás da coluna vertebral.

O equilíbrio adequado para a coluna vertebral na posição sentada aproxima-se do equilíbrio adequado para a posição em pé: uma extensão adequada, completa com os principais pesos corporais da cabeça, do tórax e da pelve equilibrados um sobre o outro sobre os túberes isquiáticos anteriores, mais ou menos no mesmo plano coronal do topo do acetábulo. Como observamos nos respectivos capítulos anteriores, a LSA geralmente cria a flexão do tronco (exceto na parte superior do pescoço), a LSP em geral cria extensão e a LPA é capaz de se ajustar também nos vários níveis da coluna vertebral. Um alinhamento fácil na posição sentada pode ser criado mediante um equilíbrio dessas três linhas, embora na primeira tentativa o equilíbrio possa parecer não tão "fácil" por causa da necessidade de ultrapassar o hábito neuromuscular e do tecido conjuntivo.

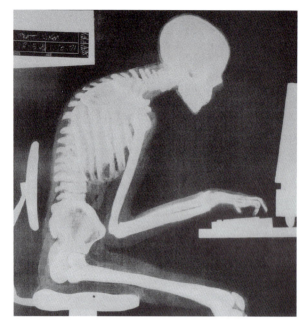

Figura 10.15 Sérios danos na coluna vertebral sem sair do lugar. (© BackCare. Reproduzida com permissão, www.backcare.org.uk.)

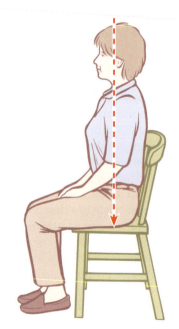

Figura 10.16 Posição sentada equilibrada.

Na realidade, é extraordinariamente fácil criar o hábito de uma posição sentada que permita que um ou mais dos seguintes passos aconteça:

1. A cabeça vem para a frente ao flexionar as cervicais inferiores.
2. A parte superior do pescoço entra em hiperextensão.

3. O peito e a parte da frente da caixa torácica descem.
4. As vértebras lombares se movem para trás e entram em flexão.
5. A pelve rola para trás de modo que o peso vai para a face posterior dos túberes isquiáticos (ou seja, as extremidades da pelve em direção ao cóccix).

Isso implica necessariamente o encurtamento da LSA, bem como de partes da LPA. Dependendo do padrão particular da posição sentada exibida, permitir que o corpo suba frequentemente envolve o alongamento e levantamento dos tecidos ao longo da porção do tronco da LSA (p. ex., os planos fasciais associados ao músculo reto do abdome). Quando os tecidos na parte da frente tracionam para baixo, os tecidos da LSP (os eretores e sua fáscia) frequentemente se alargam ao sofrerem carga excêntrica, e isso também vai ajudar para que a passagem do paciente a uma posição sentada apoiada traga os tecidos da LSP medial e inferiormente para corrigir o alargamento (Fig. 10.17).

Muitas vezes também é essencial conseguir que o paciente "ative" a LPA (crie mais tônus na posição em pé). Especificamente, o músculo psoas precisa ser empregado na estabilização das vértebras lombares para a frente a fim de levantar o peito, e os músculos profundos longo da cabeça e longo do pescoço sobre o ligamento longitudinal anterior dos corpos cervicais devem ser empregados para se contrapor à tendência tanto dos tecidos da LSA como da LSP para hiperestender as cervicais superiores, empurrando-as para a frente. A restauração do tônus na posição ereta nesses músculos situados imediatamente anteriores à coluna vertebral e imediatamente posteriores à garganta é um requisito muito importante para a "competência do *core*", assim como o tônus no músculo transverso do abdome.

A próxima seção descreve um exercício de integração da coluna vertebral para a posição sentada. Esse exercício é útil, pois faz com que todos esses objetivos desejáveis aconteçam ao mesmo tempo, embora muitas vezes também seja necessário um trabalho de mobilização mais detalhado e apropriado para o indivíduo. Depois que a posição sentada equilibrada é alcançada, ela precisa ser praticada assiduamente por alguns dias ou semanas até que o sistema nervoso e seus subordinados, os músculos, tenham se adaptado à mudança. Após esse período inicial de atenção consciente, esse tipo de posição sentada poderá ser mantido quase sem esforço por horas sem diminuir a respiração ou a atenção, nem criar dor estrutural. (Contudo, as pesquisas ainda apontam para a pertinência de mudanças frequentes na posição.[7])

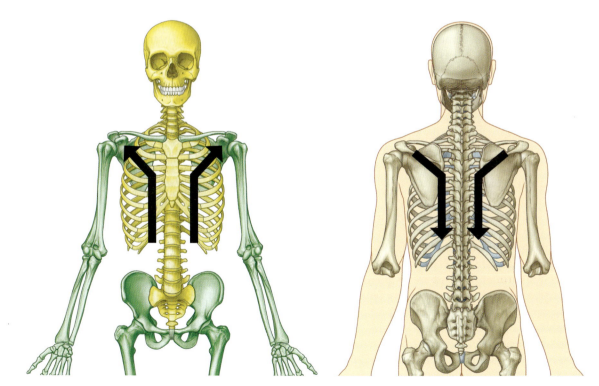

Figura 10.17 Em casos de padrões para sentar que se assemelham à Fig. 10.15, a estratégia de levantar e "espalhar" os tecidos anteriores enquanto deixamos cair e centrar os tecidos posteriores – com uma combinação de terapia manual, ideocinesia ou treinamento – é um prelúdio necessário para o fortalecimento do *core*, com vistas a uma abordagem mecanicamente correta para que se possa ficar sentado durante muito tempo.

Integração da coluna vertebral na posição sentada

(O autor agradece a Judith Aston (www.astonkinetics.com) por ter transmitido a base desse exercício de integração, mas observa que ela lhe ensinou essa sequência em 1975. Portanto, neste momento ela pode não representar exatamente sua atual abordagem, e, a memória sendo o que é, algumas adições ou omissões provavelmente aconteceram – mas a autora merece o crédito pela ideia original.)

A escolaridade de quase todos envolve o ajuste postural da mesa de trabalho padrão. A experiência do autor é repercutida por muitos de seus pacientes: encurvados sobre a carteira na sala de aula durante a chamada em ordem alfabética, a porção torácica de nossa coluna inclinada sobre o trabalho e, quando solicitados, levantávamos apenas a cabeça, posicionando o pescoço hiperestendido sobre a coluna flexionada, como na Figura 10.15. Seria maravilhoso ter mesas ajustáveis para as crianças, assim como assentos ortopédicos posturalmente eficientes, mas, por causa dos atuais orçamentos das escolas atuais, é improvável que isso ocorra tão cedo. Uma breve exposição de como se ajustar à cadeira e à mesa – encontrar uma postura sentada confortável e usar toda a coluna vertebral ao se mover sobre a cadeira – é uma alternativa mais barata que pode afastar uma vida inteira de maus hábitos, desorientação por falta de oxigenação e dor crônica.

Em uma cultura tão sedentária, tão comprometida com seus computadores e seus carros, a falta de um treinamento generalizado de como se sentar pode ser considerada algo entre tolo e condenável. A base deste exercício é que os ajustes posturais para a posição sentada são vistos mais como ajustes de toda a coluna e não apenas de um segmento qualquer do corpo. O objetivo do exercício é evocar um movimento integrado, uma espécie de mola, da coluna aos ajustes posturais na posição sentada, para corrigir o problema da "carteira da escola".

Sente-se em um banquinho ou na beira de uma cadeira; não toque no encosto da cadeira, nem se incline na sua direção durante este exercício. Um assento duro ou levemente acolchoado é melhor para que você sinta exatamente que está sobre os túberes isquiáticos (TI). Sente-se ereto e balance um pouco a pelve para a frente e para trás para que você fique centrado e bem ereto, com uma curva lombar confortável.

Muito lentamente, deslize para trás sobre seus TI, deixando o corpo responder à mudança na postura pélvica. O cóccix vai lentamente em direção à cadeira e há uma redução e uma inversão da curvatura lombar. Mantenha o movimento lento e reduzido; preste atenção na sua resposta. Se você deixar o resto do corpo responder em vez de manter uma posição postural, sentirá o peito começar a baixar na parte da frente conforme a pelve se inclina posteriormente.

Mova-se para trás e para a frente, lentamente e com pequena amplitude de movimento, entre essas duas posições, e perceba a relação: balance a pelve para trás, o peito cai ou flexiona um pouco; balance a pelve para a frente, o peito levanta-se novamente sem esforço.

Continue o movimento, e agora preste atenção em seu pescoço: se você não mantiver a cabeça firme em relação à horizontal, mas deixá-la ir com o resto da coluna, ela vai começar a se inclinar para a frente conforme o pescoço começa a flexionar naturalmente, e a linha de visão desce em direção ao chão. Estamos tão habituados a separar a cabeça do resto do corpo que, para a maioria de nós, essa é a conexão mais difícil de alcançar. Estamos acostumados a manter a cabeça orientada em ângulo reto para nossos espaços horizontais, e não a deixamos responder ao "sussurro interno" do resto da coluna. Persista e você sentirá a conexão.

Passe da posição sentada ereta para a flexão completa da coluna vertebral. Na flexão completa, o cóccix está perto do banquinho, o esterno está mais perto do osso púbico e você está olhando para o colo (Fig. 10.18). Certificando-se de que você inicia esse movimento a partir da pelve, inverta o movimento, deixando a pelve dar início a uma onda que move as vértebras lombares, que por sua vez movem o tórax, que então estende o pescoço e levanta a cabeça. Continue essa sequência algumas vezes até sentir que toda a "mola" da coluna vertebral esteja funcionando adequadamente com esse movimento.

É importante não deixar o peito cair para trás da pelve conforme você avançar nesse movimento (Fig. 10.19). O centro de gravidade formado pelo tórax e pela cabeça fica sobre a pelve, mesmo em flexão completa. Se, conforme se move em flexão, sente uma compressão em sua respiração e órgãos em busca de espaço, talvez você esteja deixando o peso da parte superior do corpo cair para trás da pelve. Faça o exercício ao lado de um espelho para conferir isso; o movimento deve ser fácil, e a posição completamente flexionada completa dever ser fisiologicamente sustentável.

Agora, sempre iniciando a partir da pelve, continue o movimento indo da flexão à posição ereta, e depois da ereta à hiperextensão. Neste final da amplitude da coluna vertebral, o osso púbico se move em direção ao assento da cadeira, a curvatura lombar é exagerada e o esterno se ergue. Esteja atento para deixar o ângulo da cabeça seguir os ditames do resto da coluna vertebral; não deixe que ela lidere o movimento (Fig. 10.20). Se você fizer o movimento adequadamente e deixar a cabeça e o pescoço coordenarem o resto da coluna, o pescoço não vai alcançar a hiperextensão completa

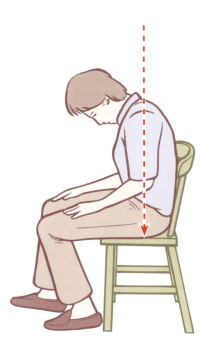

Figura 10.18 Fase de flexão completa.

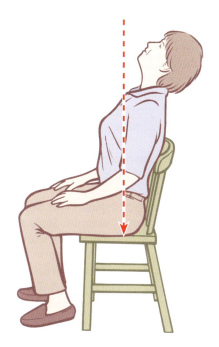

Figura 10.20 Fase de hiperextensão inadequada com a cabeça hiperestendida além do restante da coluna vertebral.

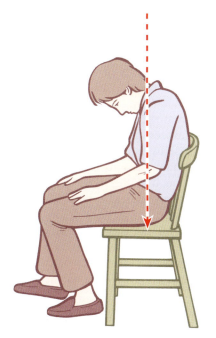

Figura 10.19 Postura inadequada da flexão completa com o peito caindo para trás da pelve.

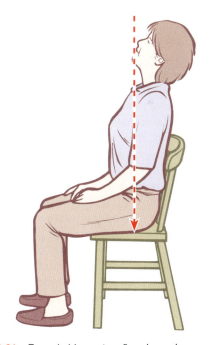

Figura 10.21 Fase de hiperextensão adequada.

nesse movimento; alguma capacidade de hiperextensão acabará "sobrando" (Fig. 10.21).

Deixe o corpo retornar à posição ereta, passando da posição neutra até a flexão, e permita que a coluna vertebral percorra inteiramente a série que vai da flexão à hiperextensão e retorne de novo, até que o movimento completo seja familiar. Sempre inicie o movimento a partir da pelve, sentindo a mudança lenta do peso da parte de trás para a parte da frente dos TI, parando e se movendo mais lentamente se a cabeça se rebelar e tentar assumir o controle do movimento. Para obter um efeito máximo, é importante manter-se consciente da coluna vertebral em todos os momentos, cultivando a imagem da coluna vertebral como uma mola que se move fácil e uniformemente a partir da flexão completa até a extensão completa com uma fase neutra repousante no meio. Embora as crianças e os adultos impacientes queiram realizar a série completa rapidamente, o movimento mais lento é melhor, pois ele ajuda a obter a plenitude inicial no movimento da coluna vertebral e a integrá-lo à atividade de todos os dias.

Uma vez que o movimento integrado se tornou familiar, retorne do final hiperestendido do movimento com os olhos abertos, e pare quando os olhos alcançarem a horizontal como na Figura 10.16. Sinta a posição que o resto do seu corpo assumiu. Sinta a facilidade de sua respiração. Talvez você tenha encontrado a sua nova posição sentada. Verifique-a se movendo para baixo em flexão e, em seguida, retorne até que seus olhos estejam nivelados, tendo o cuidado de deixar os olhos passivos, permitindo que o início venha da pelve. Quanto mais você praticar esse exercício, mais fácil será incorporar essa nova posição, em vez de ser meramente uma imposição de "boa postura". A partir dessas indicações, poderíamos esperar que daqui em diante qualquer alteração da posição da sua cabeça envolverá uma mudança de toda a mola integrada da sua coluna para sustentar a cabeça na nova posição. Para olhar para baixo em sua mesa, ou para este livro, ou para seu tricô, deixe sua pelve rolar um pouco para trás para transportar automaticamente e de forma coerente seu peito e seus olhos até o lugar desejado. Para olhar para cima, deixe a pelve rolar um pouco para a frente, sustentando biomecanicamente a elevação do corpo e dos olhos. Para acompanhar aquele pássaro que está voando acima de você, deixe a pelve rolar para a frente mais ainda, para que a coluna opere como um todo coordenado, não como partes desconexas, em que uma seção se movimenta muito e a outra permanece imóvel.

É bastante fácil adicionar a rotação a essa flexão e extensão puras pressionando com um pé e deixando o corpo seguir. Se o pássaro voou para a sua esquerda, deixe a pelve rolar para a frente à medida que aumenta a pressão sobre o pé direito. Para olhar para baixo e para a esquerda, gire a pelve para trás enquanto levanta um pouco o pé esquerdo (e deixe os quadris responderem). Mova-se dessa forma por um tempo e ela se tornará reflexiva, e se tornará um hábito que irá encantar sua coluna para o resto de sua vida.

De acordo com esse modelo, sentar-se ereto como um vitoriano e tombar a cabeça para ler são coisas tão bobas quanto flexionar as costas e hiperestender o pescoço para olhar para o professor ou a tela. Ambos os movimentos envolvem a "quebra" da integridade funcional da coluna vertebral, e esta deve agir como uma mola unificada.

Como essa forma de se sentar acaba transmitindo uma autoridade natural, bem como certa tranquilidade, você pode achar que as pessoas em um grupo estão naturalmente se virando na sua direção para ver se você vai falar. Se isso for desconfortável, ou não for o que você quer fazer, é possível deixar a parte torácica da coluna encostar-se à cadeira, mantendo ainda o apoio dos TI, em vez de deixar seu peito cair para trás da pelve, pois assim você estará sentado sobre o cóccix, mas aparentemente com uma postura sentada subserviente.

Ao orientar os pacientes para esses movimentos, certifique-se de que estão iniciando-o a partir da pelve. Uma mão na parte inferior das costas normalmente irá dizer-lhe de onde o movimento está vindo. Às vezes a outra mão deve ficar sobre a cabeça para mantê-la conectada com o resto da coluna. Certifique-se de deixar que o paciente realize várias vezes o movimento completo inteiramente sozinho antes de terminar a sessão, e deixe claro que é preciso fazer várias sessões. É preciso que os pacientes se esforcem pessoalmente, mas uma coluna integrada será a sua recompensa e a deles também.

Marcha

Assim como afirmado no Capítulo 2, os Trilhos Anatômicos não são especialmente úteis como forma de analisar o movimento como um todo. No entanto, uma análise simplificada da marcha pode ser útil – apesar de caminhar não ser evidentemente tão simples.[8]

Dar um passo para a frente, tenha ele sido iniciado com os flexores da LPA, como o psoas e o ilíaco, ou liberando-se os extensores do quadril e músculos da coluna, certamente envolve flexão no quadril, extensão do joelho, dorsiflexão no tornozelo e as articulações metatarsofalângicas (planta do pé) necessárias para andar para a frente, tudo sendo criado pelo encurtamento da miofáscia da LSA. Os músculos podem desencadear ou se envolver em uma sequência, mas a parte da perna da LSA também está envolvida como um todo fascial em toda fase de balanço, ou seja, de "ir para a frente".

À medida que a perna se desloca para a frente, toda a sua miofáscia se prepara para receber o peso do corpo e a reação do solo. As unidades motoras se retesam dentro da rede fascial para lidar com a quantidade precisa de força esperada. Basta andar de uma sala para outra no escuro, e com um desnível inesperado ou uma subida de apenas alguns centímetros, para perceber quão pouco é necessário para perturbar essa preparação, e a quantidade de choque que é enviada ao sistema musculoesquelético despreparado quando ele é surpreendido dessa forma.

Uma vez que o calcanhar entra em contato e o rolamento do pé começa, a miofáscia da LSP assume o papel de estabilização, conforme a parte de trás da perna se engaja na extensão do quadril e na flexão plantar. Mais uma vez, não importa qual a sequência de desencadeamento dos músculos, toda a porção inferior da LSP, ao longo dessa fase, está envolvida fascialmente da parte inferior das costas até os dedos dos pés. Durante todas essas fases, o movimento deve atravessar os quatro gínglimos da perna de maneira mais ou menos simples. O quadril, naturalmente, faz alguma rotação durante a marcha, e o peso cai de lateral para medial através da articulação metatarsofalângica, mas, em geral, as diferenças nos vetores entre essas articulações vão resultar em desgaste articular, excesso de esforço nos ligamentos e desequilíbrio miofascial (Fig. 10.22).

A Linha Lateral (LL – abdutores, TIT e compartimento lateral da perna) proporciona estabilidade que impede que o quadril caia para dentro (adução), enquanto o grupo adutor e os outros tecidos da LPA ajudam os movimentos de flexão/extensão e proporcionam uma estabilidade que vai do arco interno, subindo pelo interior da perna até o lado medial da articulação do quadril, guiando-a e impedindo a rotação excessiva do quadril.

É importante compreender que o pêndulo da perna começa não no quadril, mas na 12ª costela e na vértebra T12, com as partes superiores do psoas e do quadrado do lombo (ver Fig. 9.26). Com isso em mente, os movimentos dos ossos do quadril na marcha tornam-se compreensíveis, combinando uma rotação pélvica simultânea em torno do eixo vertical no plano horizontal, uma elevação (deslocamento lateral ou inclinação lateral) de cada osso do quadril no plano coronal em torno do eixo anteroposterior e uma inclinação no plano sagital em torno do eixo esquerda-direita em que a flexão ou extensão dos ossos do quadril espelha a do fêmur na marcha (Fig. 10.23). Com isso em mente, podemos ver que, para a pelve, a iniciação adequada da marcha é uma coordenação da LPA, enquanto a linha que tem de se mover pela maior parte da amplitude e fornecer a maior parte do ajuste e da estabilidade é a Linha Lateral.

Diferentes padrões de marcha misturam quantidades diferentes de cada um desses três movimentos axiais. A falta de um movimento irá geralmente exigir um aumento em um ou mais dos outros como compensação. Aprender a ler esses movimentos no padrão da marcha de seus pacientes tornará seu trabalho mais eficiente.

Na parte superior do corpo, as Linhas Laterais se alternam encurtando-se no lado sobrecarregado para não deixar que o tronco se afaste da perna que está recebendo carga. O padrão contralateral comum da marcha também envolve as Linhas Funcionais e as Linhas Espirais que trazem o ombro direito e a caixa torácica para a frente para contrabalançar a perna esquerda quando ela oscila para a frente e vice-versa (Fig. 10.24).

Sob esse movimento externo, orientado apendicularmente, o tronco gira como uma mola de relógio, opondo a torção que o metrônomo das pernas produz

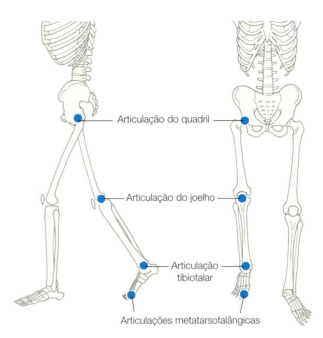

Figura 10.22 Cada passo envolve um movimento que passa pelas quatro "dobradiças" da perna, ao redor das quais o tecido mole deve estar equilibrado para a longevidade da articulação e uma marcha eficiente.

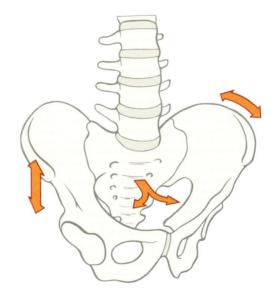

Figura 10.23 Na marcha adequada, a pelve movimenta-se nos três planos euclidianos – lateralmente em torno do eixo A-P, que gira em torno do eixo vertical, e de cada inclinação (não muito sagital) dos ossos do quadril em torno do eixo esquerda-direita. Frequentemente, muito pouco movimento em um plano resulta em movimento excessivo em outro plano.

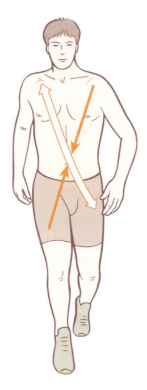

Figura 10.24 O enrolamento e o desenrolamento do tronco durante a marcha envolvem as Linhas Funcionais (indicadas na ilustração) na contração alternada, assim como as Linhas Espirais e as Linhas Laterais.

na pelve. Essa energia rotacional, que trabalha por toda a miofáscia dos intercostais nas costelas e nos oblíquos do abdome, é armazenada e liberada com cada passo. Quando esse pequeno movimento interno é interrompido por qualquer razão, o movimento é mandado para fora e pode ser visto no movimento excessivo dos braços ou no deslocamento de um lado para o outro da parte superior do corpo durante a marcha.

A falta de coordenação ou a excessiva restrição miofascial em qualquer um desses tecidos estabelece padrões característicos de marcha, alguns dos quais são apenas pessoais e idiossincráticos, enquanto outros são absolutamente ineficientes e podem levar a problemas de rigidez articular ou da miofáscia.

Nosso colega James Earls aperfeiçoa essa análise planar simplista integrando as linhas à teoria contemporânea da marcha.

Trilhos Anatômicos na marcha, por James Earls[9]

Qualquer pessoa que dedicou algum tempo treinando uma criança para lançar uma bola de beisebol ou rolar uma bola de críquete observou a transição gradual do uso do corpo a partir do movimento no estilo "músculo individual" do neurônio motor alfa para um suave recrutamento baseado mais no neurônio motor gama das unidades motoras coordenadas dentro das cadeias cinéticas longas. Ao executar movimentos complexos tais como arremessar, correr, ou saltar, a dependência dos músculos individuais tem como resultado um movimento de pouca potência, com precisão e repetição reduzidas da tarefa em questão. Mesmo o observador casual pode ver a diferença quando todo o corpo se envolve em um desempenho – a diferença entre a graça elegante de Fred Astaire e os esforços desajeitados de seu tio favorito na pista de dança.

Quem não sentiu a diferença entre fazer uma caminhada longa e ativa pelas trilhas de uma floresta ou pelas ruas da cidade – em que a pessoa se sente como se pudesse caminhar para sempre – e fazer uma lenta caminhada em torno de uma exposição, em que "os pés de museu" muitas vezes transformam uma tarde agradável em uma experiência dolorosa e cansativa? Essas duas situações da "marcha" podem receber o mesmo nome, mas as mecânicas envolvidas são vitalmente diferentes. Nossa proposta para essa diferença é que a primeira usa de forma eficiente a elasticidade armazenada nos meridianos miofasciais, em comparação com a segunda, que lida com a natureza não elástica do "para e recomeça", e exige, pela sua natureza, que o corpo use mais de um tipo isolado de "músculo individual".

As mulheres africanas gastam quase tanta energia andando com 20% do seu peso corporal sobre a cabeça quanto ao darem uma voltinha ao longo da estrada.[10] A questão que o físico e terapeuta corporal chamado Zorn e todos nós podemos nos perguntar: como é que essas mulheres conseguem manter o mesmo custo metabólico quando o trabalho real que estão realizando aumenta?[11]

O ciclo alongamento-encurtamento

Para responder a essa charada, primeiro temos de explorar a natureza e o papel da miofáscia na absorção, armazenamento e liberação da energia de volta ao sistema em movimento. Usar a energia armazenada do tecido fascial para facilitar o movimento é muito mais eficaz do que contrações musculares que exigem um acréscimo da actina e da miosina e o aumento do gasto de calorias. (Calorias são caras no sentido evolutivo. A equação custo/benefício deve pender fortemente para o lado do benefício, pois não podemos nos dar ao luxo de "gastar" mais calorias na busca de alimentos do que recebemos ao consumi-los.) Para experimentar a eficiência das mulheres carregadoras africanas, nosso corpo deve buscar um método de propulsão metabolicamente econômico.

A marcha geralmente é descrita como uma queda controlada; a cada passo temos de nos impedir de acelerar em direção ao chão. Para permanecer no ar e seguir em frente, usamos a estabilidade limitada do esqueleto (com sua "bolsa interna" de ligamentos, ver

Apêndice 1) contra a força para baixo da gravidade. A interação entre a gravidade e a força de reação do solo no contato do calcanhar cria várias "dobras" por todo o corpo em cada articulação sucessiva e em quase todos os planos de movimento (Fig. 10.25).[12] Essa adaptação nas articulações orienta as forças nos tecidos moles do corpo que se alongam conforme ele desacelera nossa "queda" para o chão.

Às vezes a anatomia tradicional nos ensina que a absorção da força foi realizada por meio da contração excêntrica dos músculos associados, que em seguida se contraem concentricamente para criar o movimento de recuperação.[13,14] Uma pesquisa recente demonstra que determinados músculos preferem ocupar a folga miofascial na contração isométrica durante os movimentos repetitivos, como caminhar – mesmo que seus tendões anexos estejam absorvendo a energia conforme eles são alongados.[12,15,16] Há muitos benefícios nessa utilização da natureza elástica da miofáscia (ver Apêndice 1, seção sobre treinamento fascial).

A resposta viscoelástica da miofáscia – pré-contraindo, enrijecendo sob carga, característica das estruturas com tensegridade, ver Apêndice 1 – é a primeira em uma sequência de eventos que estão resumidos no ciclo de encurtamento do alongamento (CEA). Os pesquisadores veteranos Komi e Blazevich descreveram independentemente esse mecanismo combinado como a "forma como os humanos preferem se mover".[17,18] Nossos corpos gostam dessa definição porque ela é, presumivelmente, eficiente. Essa eficiência deve-se à utilização da energia elástica absorvida pelos tecidos fasciais e por um consequente aumento da potência muscular produzida.

Quando damos um passo, as articulações se adaptam, os tecidos se alongam. A resposta viscosa e elástica da matriz extracelular (MEC) nos tecidos alongados absorve a energia e retarda o alongamento. O tecido alongado também desencadeia uma resposta proprioceptiva para sinalizar aos músculos que eles devem se contrair isometricamente. A transmissão da força é, portanto, efetuada a partir das articulações que se movimentam para o tecido mole, e de lá ao redor do corpo pelos meridianos miofasciais, como veremos.

Essa parte neural do CEA é mais comumente explicada usando o alongamento ou reflexo miotático – o alongamento do fuso muscular estimula a contração muscular automaticamente por meio da medula espinal.[12] Embora isso seja possível, parece ser uma simplificação exagerada: o arco reflexo é simplesmente lento demais (ele se inicia cerca de 40 milissegundos após o início do alongamento)[12] para criar a resposta necessária durante as atividades mais rápidas, como correr ou saltar. Pode ser que a contração muscular ocorra antes do alongamento, com base em experiências anteriores, ou que a contração muscular reflexa dependa de uma troca local de informações proprioceptivas entre os mecanorreceptores ou de uma ligação direta por toda a rede fascial – mas isso ainda não é totalmente compreendido.[19]

A contração isométrica da fibra muscular impede que o músculo se deforme, transferindo ainda mais a desaceleração do movimento para baixo para os tecidos fasciais elásticos circundantes. Ao saltar de um trampolim, o impulso para baixo acabará sendo encontrado pela tração para cima do aumento da tensão no tecido elástico até o ponto em que os dois estejam em equilíbrio. À medida que a desaceleração para e começa o movimento de retorno, ele é iniciado pelo recuo elástico, contração não concêntrica. No entanto, quando a contração concêntrica é adicionada em seguida a esse tipo de contramovimento preparatório no CEA, a força da contração é transferida de forma mais efetiva e eficiente ao movimento dirigido, pois sua força não é absorvida imediatamente pelos tecidos elásticos porque eles já foram pré-alongados (e, assim,

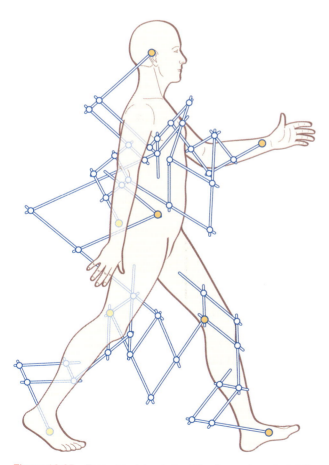

Figura 10.25 Esta vista lateral simplificada mostra a instabilidade natural das articulações que envia as forças para o tecido mole adjacente. O alinhamento das articulações atua para canalizar deliberadamente essas forças na direção apropriada, isto é, para a miofáscia que pode lidar com (e desacelerar) um potencial colapso. (Cortesia do Instituto Max Planck.)

alinhados, ver Apêndice 1) ao longo da direção da contração.

O corpo transferiu dessa forma energia cinética (a "queda" para baixo) em energia potencial (a energia armazenada no tecido fascial elástico) de volta como energia cinética na direção oposta (recuo elástico) – o ciclo completo de encurtamento-alongamento.

Anatomia dinâmica: a marcha

A anatomia dinâmica deve ser mapeada na função em vez de na posição anatômica – o corpo é projetado para se mover, não para ficar parado. Caçar, escalar, carregar, descer uma ladeira – essas ações complexas exigem variações significativas de cinemática. A gravidade, a força de reação do solo, o impulso e a estrutura de todas as articulações vão interagir para criar uma miríade de direções de força por todo o corpo, que deve estar adaptado para isso e recuperado disso, de preferência com o menor gasto de energia possível. As três qualidades do CEA – viscoelasticidade, contração isométrica e sobrecarga elástica – nos dão um sistema altamente eficiente de energia com a qual andar e correr. Para nossa análise, postulamos um ritmo de marcha com passos repetitivos sobre uma superfície plana e regular. As variações no tempo, gradiente ou curvatura exigirão um trabalho muscular adicional; no entanto, nós ainda usamos muitas das seguintes dinâmicas fundamentais em uma ampla variedade de condições.

Das quatro influências no movimento listadas anteriormente, a gravidade é a constante mais previsível. A força de reação do solo e o impulso irão se alterar dependendo da tarefa, do terreno, dos calçados e do comprimento dos membros, juntamente com muitas outras variáveis. Embora a anatomia individual difira, a angulação global das articulações estará dentro de certos limites, o que nos permite prever certas propensões nas interações desses quatro fatores principais.

No impacto com a superfície da marcha existe uma súbita desaceleração que começa com o contato do calcâneo. Embora o ângulo de contato do calcanhar varie (e, portanto, os ângulos da força de reação do solo variem também), a parada súbita do calcâneo desencadeia uma série de eventos nas articulações entre o pé e a coluna vertebral que será determinada pelas inclinações naturais das articulações ósseas e limitada pelos ligamentos relativamente inflexíveis.

A primeira ligação na cadeia é o tálus, que, por causa de sua posição precária sobre o sustentáculo do tálus, continua uma viagem em direção ao solo após o calcanhar ter atingido o chão. Ao contato do calcanhar, a forma do calcâneo faz com que ele se incline e gire medialmente. O tálus segue o calcâneo, também se inclinando e girando medialmente, até que a força descendente seja absorvida pelos tecidos moles na su-

perfície plantar do pé e os tendões desçam a partir da perna.

O tálus é mantido em um encaixe e em uma articulação em pino entre a tíbia e a fíbula, um esquema que permite a dorsiflexão e a flexão plantar, mas limita a rotação. Assim, a rotação do tálus no contato do calcanhar gira os ossos da perna medialmente, quase como a volta de uma chave de fenda na respectiva ranhura (Fig. 10.26). A rotação da tíbia é transferida pelos ligamentos para encorajar o fêmur a continuar, criando uma rotação medial a partir do joelho até a articulação do quadril.

No momento do contato do calcanhar e pouco depois, o quadril é flexionado (e exige que os extensores resistam a uma flexão maior) e o quadril ponderado também é aduzido para trazer o centro de gravidade do corpo sobre o pé que está se projetando à frente. À medida que a articulação do quadril do membro que está na frente é aduzida, o membro oposto (estendido) será abduzido, produzindo uma inclinação da pelve e, portanto, uma adaptação da flexão lateral por toda a coluna vertebral para amortecer o desvio do plano frontal antes de chegar à cabeça.

Retornar ao pé por um momento e ir distal em vez de proximalmente a partir do tálus é a reação do tálus e do calcâneo que desbloqueia as articulações mediotarsais, permitindo que os ossos distais do pé se adaptem à superfície e também dispersem as forças envolvidas no contato do calcanhar com os tecidos miofasciais.[20] Temos de voltar a partir dessa pronação e colocar o pé novamente supinado antes da elevação dos dedos para que os ossos e as articulações voltem a se engajar e criar uma base mais estável antecipando a fase de impulsão e a liberação iminente de energia conforme nos impulsionamos para a frente.[12,20] Uma falha na supinação aumenta completamente a tensão dos tecidos plantares que devem compensar a reduzida estabilidade proveniente das estruturas ósseas que deveriam ter sido novamente bloqueadas.

Conforme essa sequência de eventos flui para cima, o corpo pode tirar mais proveito das muitas qualidades inerentes dos tecidos miofasciais. A desaceleração inicial que deverá ocorrer entre cada uma das articulações pode ser parcialmente absorvida pela reação viscoelástica natural não newtoniana dos mucopolissacarídeos da MEC. O grau em que isso acontece é difícil de quantificar atualmente; simplesmente sabemos que isso ocorre e que o grau de enrijecimento pode variar entre os indivíduos ou mesmo de um lugar a outro no mesmo indivíduo.

Após o período de aprendizagem inicial para andar durante nosso primeiro ou segundo ano de vida, a interação entre gravidade, força de reação do solo, impulso e ângulos articulares estabelece um padrão característico de adaptação. As articulações canalizam

CAPÍTULO 10 ■ Trilhos Anatômicos no movimento

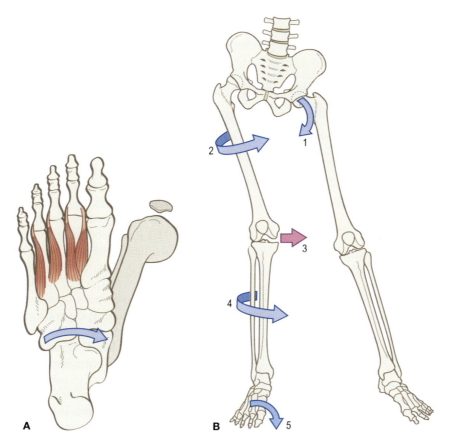

Figura 10.26 O calcâneo e o tálus giram medialmente com o contato do calcanhar, e, como uma chave de fenda que gira um parafuso (**A**), essa rotação medial na articulação tibiotalar sobe da perna para o quadril (**B**). (Parte B adaptada com permissão de Götz-Neumann K. Gehen Verstehen: Ganganalyse in der Physiotherapie. Düsseldorf, Alemanha: Thieme-Verlag, Inc.; 2002.)

as forças mecânicas para a rede de tecido mole, afetando as tensões e posições miofasciais, que por sua vez estimulam os mecanorreceptores incorporados em seu interior (ver Apêndice 1).

Alongamento, carga, pressão e cisalhamento do sistema fascial são registrados nos mecanorreceptores para ser ponderados no sistema nervoso central e transferidos em sinais neurais para as unidades motoras na musculatura, que ajustam a rigidez dos tecidos para corresponder às exigências da situação. É esse processo recursivo – mecânica, detecção, avaliação, envio de sinais motores que, por sua vez, ajustam a mecânica – que acontece todas as vezes, passo após passo, dia após dia, que cria o padrão característico de movimento que nos possibilita reconhecer um amigo mesmo quando está a alguma distância. Com o tempo, a força relativa dos músculos, a facilidade nos caminhos neurais, a tonicidade da fáscia e até mesmo as formas dos ossos e articulações "constroem" esse padrão.[21]

Mapeamento da anatomia dinâmica

Os meridianos miofasciais dos Trilhos Anatômicos fornecem um mapa com o qual analisar o funcionamento (ou o funcionamento não tão bom assim) desses padrões de movimento.

Apesar de todas as linhas estarem envolvidas, a Linha Espiral é especialmente significativa na anatomia dinâmica da marcha, pois esta é muito mais um movimento derivado de forças rotacionais. O elemento plano transversal começa no contato do calcanhar com a necessidade de desacelerar a flexão plantar e a pronação do pé, a rotação interna do membro inferior e a consequente flexão no quadril. No Capítulo 6 (Discussões 6.3 a 6.6), vimos a conexão entre o pé e a posição pélvica, com flexão/inclinação anterior do quadril que tende a criar pronação e extensão do quadril/inclinação posterior que traz o pé em direção à supinação. No entanto, isso foi realizado a partir de uma posição anatômica neutra; em outras palavras, tratava-se da postura ereta. Olhando de forma dinâmica, no contato do calcanhar com o quadril já flexionado e a perna em rotação medial, o aumento da força ao longo da porção anterior da Linha Espiral irá sobrecarregar o trato iliotibial atrás do trocanter maior, desviando sobre o glúteo máximo superior (Fig. 10.27). O músculo glúteo pode, então, ser usado para "travar" parte da rotação

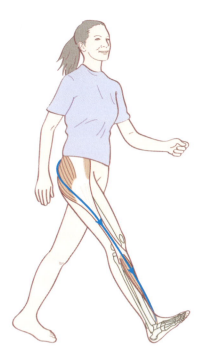

Figura 10.27 A sequência de rotações iniciadas com o contato do calcanhar acontece por causa do deslocamento do tálus sobre o calcâneo (ver Fig. 10.25 e Fig. 5.5). Toda a rotação medial que acompanha a pronação do pé e a flexão do joelho e do quadril deve ser desacelerada para dar o controle ao pé e ao joelho (ver Fig. 10.26). A força criada pela interação entre a gravidade, a reação do solo e o alinhamento natural das articulações precisa ser desacelerada pelo tecido mole apropriado – neste caso, a tração para cima do tibial anterior se conectando ao TIT, às fibras superiores do glúteo e à fáscia lombar. Dessa forma, as articulações agem como margens de rios, canalizando força para esses tecidos miofasciais.

medial do membro inferior, bem como a flexão que ocorre no quadril.

Como vimos na Linha Lateral (Cap. 5), tanto o tensor da fáscia lata (TFL) como o glúteo máximo estão encaixados dentro da mesma camada fascial, e, portanto, essa conexão modificada da Linha Espiral permanece fiel às "regras do jogo" dos Trilhos Anatômicos (Cap. 2). Ao recrutar o glúteo máximo durante o contato do calcanhar, nós também trazemos a Linha Funcional Posterior através da continuidade glútea com a fáscia toracolombar (FTL) e o latíssimo do dorso contralateral. Essa relação foi bem documentada por Vleeming (correia oblíqua posterior) e investigada como parte do mecanismo do "*Swing-walker*" por Zorn, conforme ela cria uma correia em volta da pelve.[12,22] Esse arranjo contralateral que une o membro inferior ao membro superior oposto usa uma camada superficial de miofáscia, permitindo que as camadas internas do tronco girem de forma diferente a partir dessa camada externa.

Uma vez que as forças no momento do contato do calcanhar foram negociadas com êxito, o membro progride por meio da descarga do peso e, eventualmente, pela elevação dos dedos. A rotação externa da perna de apoio (criada pelo balanço do outro membro) auxilia com a correção de volta a uma posição de supinação, dando uma base estável para as forças envolvidas. A descrição aprofundada de todos os eventos articulares e ligamentares está além do nosso objetivo aqui, mas, se rastrearmos a progressão das forças pelo tecido mole poderemos ver claramente a tensão se deslocando pelos abdutores do quadril, indo do glúteo máximo no contato do calcanhar ao glúteo médio na descarga do peso e, em seguida, pelo tensor da fáscia lata conforme o quadril entra em extensão (Fig. 10.28). Essa progressão pelo leque dos abdutores/estabilizadores pélvicos nos leva da Linha Funcional Posterior (G. Max.), que desacelera a pronação, até a Linha Espiral anterior (TFL), que pode assim ajudar com a supinação do pé.

O impulso do corpo para a frente, assim como a força da gravidade, também será desacelerado pelo contato do calcanhar, e, assim, conforme o esqueleto avança sobre o pé e entra em extensão, os tecidos anteriores são alongados (Quadro 10.1). A carga elástica será incentivada em grande parte da Linha Superficial Anterior, Linha Profunda Anterior e Linha Espiral à medida que o corpo é contido pelo contato do pé com o chão, que eventualmente é liberado conforme avançamos mediante os balanços do pé e chegamos ao ponto em que os dedos do pé deixam o solo (Fig. 10.29).

A maioria dos leitores deste livro vai estar ciente das relações de tensão que correm por todo o corpo. Ao mover a cabeça para a frente (uma falha postural muito comum), alteramos a capacidade dos movimentos da perna descritos anteriormente para carregar energia elástica a uma porção maior das Linhas Superficial Anterior e Profunda Anterior.

Como já mencionado, quando o membro entra em extensão, a linha de tensão se move para os flexores do quadril, incluindo o tensor da fáscia lata como parte da Linha Espiral (ver Fig. 10.28C). A tensão criada pelo impulso para a frente pode, portanto, ajudar com a correção do pé na direção da supinação antes da elevação dos dedos do pé por meio da Linha Espiral anteroinferior, ou seja, o trato iliotibial ligado ao tibial anterior. Isso é reforçado ainda mais pela oscilação contralateral do braço. Quando visto a partir da frente do corpo, o ombro oposto está girando em afastamento do lado da perna estendida, criando tensão através da linha serrátil/oblíquo externo/interno que adiciona mais tensão de apoio na preparação para a propulsão na elevação dos dedos (Fig. 10.30).

O balanço do braço cria um aparente paradoxo na Linha Espiral superior – os esplênios, romboides e serrátil anterior –, que não pode ser completamente encurtada de forma consistente – ou o serrátil anterior ou

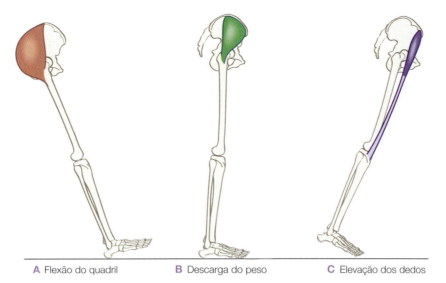

A Flexão do quadril   **B** Descarga do peso   **C** Elevação dos dedos

Figura 10.28 Conforme o corpo progride do contato do calcanhar (**A**) à aceitação do peso (**B**) e, finalmente, à elevação dos dedos do pé (**C**), a linha de tensão progride através do "leque" muscular dos abdutores do quadril.[4] A extensão do quadril criada antes da elevação dos dedos do pé vai tensionar todos os flexores anteriores que atuam dentro dos vários meridianos miofasciais. Quando as unidades miofasciais dos "expressos" (ver Cap. 2) estão envolvidas nas várias articulações, o tecido elástico explora a dinâmica do CEA para minimizar o trabalho dos músculos individuais "locais".

Quadro 10.1

Exercício 1 – Fique em pé, com os pés em uma posição confortável. Coloque um pé para trás e toque levemente o chão atrás de você, mantendo sua perna de apoio em linha reta; uma vez que os dedos dos pés tocaram, deixe seu membro relaxar e retornar. Experimente com distâncias diferentes (não tensione ou estenda demais).
O que cria o retorno? Alguns de vocês podem dizer que é a gravidade; outros, os muitos flexores do quadril. Então, repita o exercício, mas desta vez com a cabeça em uma posição ligeiramente protraída. Você sente alguma diferença? A maioria das pessoas que fazem esse exercício nota uma considerável perda de força no movimento de retorno, ainda que a gravidade tenha permanecido constante e que não tenhamos feito nada diretamente com os muitos flexores do quadril. No entanto, conseguimos alterar a tensão da LSA e da LPA e perdemos um pouco de sua contribuição elástica. Portanto, um pequeno ajuste em um segmento pode afetar a eficiência do recuo elástico em muitos segmentos distantes.

Exercício 2 – Comece com uma perna estendida para trás e na posição de elevação dos dedos – o hálux e a planta do pé em contato com o chão. Libere o contato do pé que está atrás com o chão para soltar a perna e sentir a força de sua flexão. Compare a força dessa flexão "automática" quando soltar os dedos dos pés com diferentes graus de extensão torácica e cervical.

Exercício 3 – Compare a força produzida quando você primeiro estende uma perna para trás e posiciona o pé com os dedos estendidos. Deixe a ponta do tórax para a frente conforme a perna vai para trás para maximizar confortavelmente o alcance dessa extensão. Aos poucos, traga seu tronco para cima, mantendo a planta do pé no lugar para sentir a tensão se espalhar por todas as linhas anteriores do corpo – LSA, LPA e LFA.
Mais uma vez, libere seu pé nos vários graus da extensão torácica para sentir a relação entre a posição superior do corpo e a energia elástica através da parte anterior do quadril.

Nestes exercícios, começamos a sentir como o contato do pé com o chão atua como um bloqueio que deixa o tecido ser tensionado durante a progressão da parte superior do corpo sobre ele, o que leva o membro à extensão. Qualquer limite na capacidade de estender (que pode ser no quadril ou no tórax, mas pode também ser causado por restrições em qualquer outro local – por exemplo, a incapacidade de estender o joelho, dorsiflexionar o tornozelo ou estender os dedos dos pés irá limitar o quadril) irá reduzir a capacidade de carga e, portanto, também reduzir a contribuição elástica dos tecidos anteriores da Linha Superficial Anterior, da Linha Profunda Anterior e da Linha Espiral anterior.

os romboides serão longos ou curtos, uma vez que ambos não podem estar no mesmo estado do mesmo lado (Fig. 10.31). Conforme o braço oscila para a frente, o serrátil anterior será passivamente mais curto (ou pelo menos sob menos tensão) e os romboides adjacentes serão alongados (ou sob mais tensão). Isso faz sentido quando olhamos para o tronco e a cabeça antes da elevação dos dedos. Na Figura 10.30, podemos ver que a pelve é girada para a direita e, portanto, irá incentivar a coluna e a cabeça para a mesma direção. Essa tendência será reduzida pelo balanço do braço direito e da caixa torácica para a frente, que tensiona os romboides

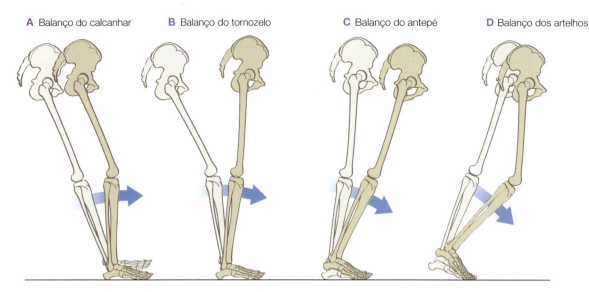

Figura 10.29 A progressão do corpo sobre o membro utiliza quatro dos chamados "balanços" sobre o pé: (**A**) o rolamento em torno do calcâneo, (**B**) a dorsiflexão no tornozelo sobre a parte superior do tálus, (**C**) o balanço sobre as cabeças dos metatarsos e, finalmente, (**D**) a extensão dos dedos do pé. Durante essa sequência, os flexores plantares da Linha Superficial Posterior, Linha Lateral e Linha Profunda Anterior, são sobrecarregados, desencadeando a catapulta que nos leva para a frente para o próximo passo. (Discutido na íntegra em "Born to Walk", Earls, 2013). (Republicado com permissão de Slack Incorporated, a partir de *Gait analysis: Normal and Pathological Function,* Perry J, Burnfield JM, 2ª edição, 2010; permissão transmitida por meio do Copyright Clearance Center, Inc.)

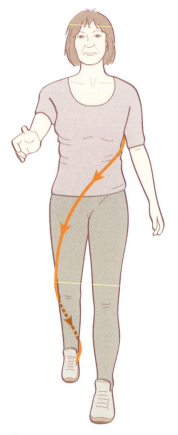

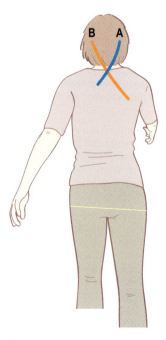

Figura 10.30 À medida que o membro inferior entra em extensão e a rotação relativa ocorre a partir da pelve até a caixa torácica e depois até o ombro do lado oposto, a porção anterior da Linha Espiral será tensionada por esse impulso, auxiliando primeiro com a supinação do pé antes da elevação dos dedos e, em seguida, com a flexão do quadril e a rotação da pelve conforme o pé deixa o chão na fase de balanço.

Figura 10.31 Quando o ombro e o braço balançam para trás no lado oposto da elevação dos dedos do pé, isso tensiona todo o conjunto da porção anterior da Linha Espiral, mas facilita a porção posterossuperior (**A**). A porção superior da Linha Espiral complementar é tensionada pelo balanço do ombro oposto para a frente (**B**). Isso mantém os olhos dirigidos para a frente durante todo o ciclo da marcha.

direitos e os esplênios esquerdos para produzir força de contrarrotação.

Quando consideramos essas forças rotacionais que atuam por todo o corpo em uma caminhada, podemos sobrepor o mapa dos Trilhos Anatômicos para ver como as longas cadeias de cooperação ajudam a estabilidade global e o conforto. As tendências de abdução e de adução são tratadas pela Linha Lateral, que inclui a capacidade dos oblíquos laterais para controlar a relação de rotação entre a pelve e a caixa torácica (Fig. 10.32).

Se sobrepusermos a Linha Profunda Anterior, veremos que ela está em posição ideal para tensionar através de todo o seu comprimento antes da elevação dos dedos. Idealmente, o tornozelo pode dorsiflexionar enquanto os dedos do pé e o joelho se estendem por completo durante o momento em que o quadril se estende, internamente gira e abduz enquanto as vértebras torácicas mantêm a extensão. Se tudo isso ocorre de forma coordenada, então uma conexão miofascial pode ser transmitida por todo o comprimento da LPA, uma força que também auxilia corrigindo para supinação e flexão do quadril na preparação para o próximo passo (Fig. 10.33).

A inclusão da cinemática articular e da natureza de recuo do tecido miofascial leva a uma compreensão mais profunda de como corrigir a disfunção desse complexo. Podemos nos informar sobre, mas não contar com, a atividade elétrica medida pelas leituras de EMG, pois essas medidas só nos dizem sobre a atividade elétrica com a unidade músculo-tendão, mas não sobre seu comprimento ou sobre a quantidade de tensão elástica armazenada na parte colagenosa dessa unidade.[12]

Se quisermos desenvolver uma compreensão dos movimentos de todo o corpo, precisamos deixar para trás as análises do "músculo individual" e analisar o corpo nas seções "locomotor" e "passageiro". Precisamos levar em conta a natureza holística dos padrões arraigados dentro do nosso sistema miofascial e compreender as (por vezes muito distantes) razões da presença deles. As continuidades da miofáscia agem para

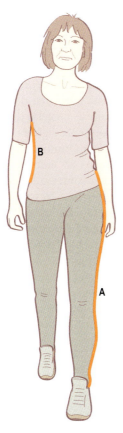

Figura 10.32 Na marcha, a Linha Lateral desacelera principalmente a necessária oscilação do corpo de um lado para o outro que cria a adução e a abdução do quadril (A), com o alongamento trocando os lados acima da pelve conforme o ílio se afasta das costelas no lado oposto da adução do quadril (B). O padrão em "X" das fibras na Linha Lateral (ver Cap. 5) também auxilia na capacidade de estabilizar em vários graus de rotação.

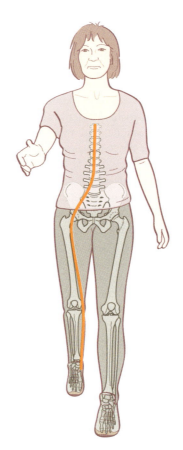

Figura 10.33 A posição do membro inferior antes da elevação dos dedos do pé deve ser ideal para ativar toda a Linha Profunda Anterior (LPA). A combinação de extensão dos dedos, dorsiflexão do tornozelo, extensão do joelho e extensão/rotação medial/abdução do quadril servirá para produzir transmissão de força pelos tecidos de toda a LPA (desde que as articulações possam se mover com sucesso nessas posições).

transferir força, para comunicar informações necessárias aos mecanorreceptores, mas também para controlar e capturar força mecânica e trabalhar de forma mais eficiente quando um contramovimento está envolvido.[18,23,24]

Expanda sua visão para incluir essas longas cadeias cooperativas de tecidos que são nossas linhas de transmissão de preferência. Podemos usar nosso corpo mais eficientemente quando todo ele está coordenado para trabalhar em conjunto no tempo e no espaço. Como terapeutas, podemos usar essas conexões para garantir que os corpos de nossos pacientes utilizem a amplitude de movimento correta em cada articulação. Tal como acontece com o resto dos exemplos deste livro, o mau alinhamento ou o momento incorreto em um segmento podem criar problemas ou para cima ou para baixo na cadeia a partir da área lesionada. Na avaliação e no tratamento de anomalias da marcha, precisamos ver todo o sistema no seu contexto, e os Trilhos Anatômicos fornecem um mapa para dar sentido prático à avaliação de todo o corpo. (Aqui termina a contribuição de James Earls.)

Uma lição de "Consciência pelo movimento"

O exercício de movimento curto e simples apresentado na próxima seção ("rolamento") inspira-se no trabalho do Dr. Moshe Feldenkrais,[25] que concebeu centenas de explorações do movimento denominadas por ele lições de "Consciência pelo movimento" (CPM). As especificidades da lição e da análise dos meridianos miofasciais relacionados com a lição constituem minha própria interpretação, mas a abordagem geral e os princípios são definitivamente retirados do trabalho de Feldenkrais.

Essa lição em particular foi escolhida por sua simplicidade e por sua aplicação em uma série de restrições somáticas comuns. E mais importante ainda, ela é um exemplo do movimento primário, representativo dos movimentos de desenvolvimento (ver a próxima seção) que são blocos de construção primários do nosso repertório do movimento diário. Muitos terapeutas do movimento afirmam que a perda ou a exclusão de qualquer uma das fases do movimento de desenvolvimento pode predispor o indivíduo, na melhor das hipóteses, a idiossincrasias estruturais ou de movimento e, na pior das hipóteses, a dificuldades. Embora seja difícil provar essa afirmação, a experiência clínica confirma que os movimentos de desenvolvimento primários têm sido extremamente úteis na descoberta de padrões disfuncionais subjacentes que revelam uma dificuldade superficial ou uma tendência a uma lesão específica.

Rolamento

A lição a seguir foi elaborada essencialmente para ser experimentada: lê-la apenas não vai transmitir sua essência. Você pode ler a lição e então praticá-la no chão, ou ter alguém que a leia para você, ou gravar o texto e reproduzi-lo enquanto você se movimenta. Cada movimento sugerido deve ser repetido várias vezes, devagar e com cuidado, explorando os sentimentos que eles criam em cada parte do corpo (Vídeo 6.4).

Muitas dessas lições (e muito mais sofisticadas) estão disponíveis em gravações de áudio e impressas a partir de diversas fontes obtidas no universo dos professores da CPM de Feldenkrais (www.feldenkraisresources.com, www.feldenkrais.com, www.feldenkraisinstitute.org).

Deite-se em decúbito dorsal com os joelhos para cima, de modo que seus pés fiquem no chão (Fig. 10.34). Comece trazendo os joelhos em direção ao chão à sua direita, e depois retorne para onde você começou. Faça isso várias vezes, permanecendo dentro dos limites do movimento fácil, e não tente alongar ou tensionar. Deixe os joelhos deslizarem um sobre o outro, para que os pés fiquem no chão, embora, eventualmente, o pé esquerdo vá por força sair do chão. Você vai sentir o peso se deslocar para o lado do quadril direito conforme você se move, e voltar para o centro conforme você traz os joelhos para cima.

Qual é a resposta adicional da parte superior do seu corpo? Você sente as costelas do lado esquerdo levantarem do chão, ou sente alguma resposta na cintura escapular? Descanse um momento.

Coloque os braços ao lado ou acima da cabeça, palmas para cima. Encontre o lugar confortável mais cômodo, novamente sem estresse ou alongamento. Se isso for muito difícil ou estressante, coloque as mãos sobre o peito e adapte o próximo conjunto de instruções para o seu conforto. Comece mais uma vez deixando os joelhos caírem para a direita, mas desta vez adicione outro movimento: cada vez que você mover os joelhos para a direita, estenda sua mão ou cotovelo direito mais acima sobre a cabeça. Ela não tem que

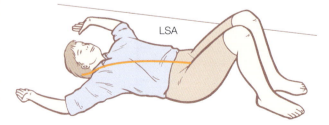

Figura 10.34 Comece deitando-se confortavelmente em decúbito dorsal e deixe os joelhos irem para a direita. A Linha Funcional Anterior direita será o elemento motor principal, mas em breve todas as linhas serão envolvidas.

ir muito longe; a parte mais importante é coordená-la com os joelhos, para que o braço que se estende conforme os joelhos vão para a direita volte para baixo conforme os joelhos tornam a ficar estendidos.

Conforme você repetir esse movimento, comece a estendê-lo para que as costelas e sua cabeça sigam os joelhos. Se deixar o braço estender mais, acabará descobrindo que eventualmente você vai rolar para o seu lado. Faça esse movimento várias vezes, movendo-se a partir de suas costas para seu lado e para as costas novamente, coordenando o braço e os joelhos. Se for mais confortável, deixe a cabeça rolar na direção do braço direito, conforme você se deitar de lado.

À medida que fizer esse movimento, você pode deixar seu braço esquerdo cruzar para o lado direito, através do peito ou sobre a cabeça, você escolhe. Deixe-o chegar ao chão à frente do seu rosto. Agora você está deitado de lado, com os joelhos para cima (quadris flexionados) e seu braço esquerdo à frente de você (Fig. 10.35). Comece então a afastar seus joelhos e cotovelos um do outro e, em seguida, aproxime-os. A maioria dos corpos vai responder a esse movimento de tal forma que, conforme os joelhos e os cotovelos se afastam um do outro, você tenderá a ir a partir do lado na direção do seu abdome. Conforme joelhos e cotovelos se aproximam uns dos outros, você tenderá a se mover deitando-se mais uma vez de lado e, eventualmente, de costas. Experimente com esse movimento, indo da flexão completa sobre as costas à extensão relaxada sobre seu abdome (Fig. 10.36).

Seja lento – não se jogue no movimento. Cuidado com a tendência de cair à medida que se move em direção ao abdome; veja se você consegue relaxar os músculos de seu tronco o suficiente para que possa ir em direção ao chão sem cair. Você consegue inverter o movimento a qualquer momento, mudar de ideia e voltar para o lado? Consegue se mover a partir das costas para o lado e para o abdome, apenas movendo seus braços e joelhos?

Agora que você está em decúbito ventral, vire a cabeça e seu rosto está para o lado direito. Traga os pés para cima, de modo que seus joelhos fiquem dobrados em ângulo reto, e comece a levar seus pés para a esquerda, como se fosse levar a margem externa de seu pé esquerdo ao chão. Como antes, deixe as pernas deslizarem uma sobre a outra, de modo que o joelho direito saia do solo apenas no final do movimento. Verifique se o movimento é confortável, e repita-o várias vezes até que seja fácil, e até mesmo elegante.

Conforme fizer o movimento, você pode descobrir que, mais uma vez, seu corpo está seguindo o movimento, que o lado direito das costelas está começando a se levantar para seguir os quadris. Sua cabeça provavelmente vai ficar confortável rolando na direção do braço esquerdo estendido. Conforme você rola para

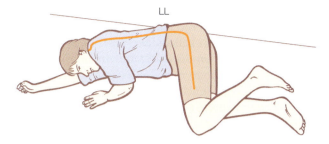

Figura 10.35 Quando você chega ao decúbito lateral, qual Linha Lateral você sente como mais alongada e menos tonificada? Você pode continuar rolando, ao afastar seus joelhos e cotovelos um do outro.

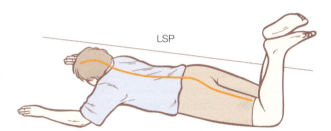

Figura 10.36 Depois de chegar à posição de decúbito ventral, você está livre para ativar a LSP de várias maneiras, principalmente erguendo seus olhos e utilizando os demais sentidos. Você pode continuar o rolamento levando os joelhos para a esquerda e deixando o restante do corpo acompanhar.

o lado esquerdo, traga joelhos e cotovelos juntos mais uma vez e você vai achar mais fácil rolar na direção de suas costas. Mais uma vez, faça esse movimento – do abdome para o lado esquerdo e para as costas – várias vezes até que ele seja fácil e coordenado.

Neste ponto você completou uma rotação de 360° com o corpo. Se tiver espaço, continue indo na direção em que você começou. Se não, vá para trás da mesma maneira que veio. Observe se ir em um sentido é mais fácil do que no outro. Pratique o rolamento em ambos os sentidos até que seja fácil e sem esforço. Faça-o de forma mais lenta do que mais rápida – fazê-lo rapidamente não é uma indicação de maestria do movimento. Se você pode fazê-lo de forma lenta, sem cair ou pular sobre lugares, e sem se lançar no movimento por meio do impulso, então você pode dizer que dominou o movimento.

Conforme executa esse movimento de forma coordenada, você poderá sentir um dobramento semelhante ao do acordeão e um desdobramento das linhas dos meridianos miofasciais.

Aula de CPM para análise das linhas

Analisando esta lição com uma lente de Trilhos Anatômicos, a parte óbvia está na linha que faz o movimento em espiral necessário para executar o rolamento. Desde que começamos a mover os membros, as Linhas Funcionais helicoidais (ver Cap. 8) são fundamentais para a produção do movimento. Quando deitamos em decúbito dorsal e levamos os joelhos à esquerda, a Linha Funcional Posterior (LFP) esquerda inicia o movimento, e a LL esquerda e a LFP direita são alongadas até que comecem a tracionar o corpo junto com elas, como uma corda em torno da parte de cima. A Linha Espiral direita e a Linha Funcional Anterior (LFA) esquerda também começam a tracionar conforme o osso do quadril direito gira para a direita, tracionando o lado esquerdo da caixa torácica junto com ele, mas a principal linha de tração é ao longo da LFP (Fig. 10.37). A LFA esquerda continua tracionando o abdome de um lado, e a LFP direita completa a tração lateral e posteriormente, todas coordenadas com as duas Linhas Espirais.

Mas, observando a lição de forma um pouco mais sutil, notamos que em cada fase do movimento as linhas cardinais se abrem na direção do chão. Quando estamos em decúbito dorsal, a Linha Superficial Posterior se abre e a Linha Superficial Anterior sutilmente se fecha ou encurta (ver Fig. 10.34). Nós nos movemos para o lado direito, abrindo a Linha Lateral direita, quer pensemos nisso dessa forma ou não. No momento em que estamos deitados sobre nosso lado direito, em geral a LL direita está mais aberta, e a LL esquerda está mais fechada (não necessariamente contraída, talvez apenas passivamente curta – ver Fig. 10.35).

Conforme rolamos a partir do lado direito para nossa superfície ventral, a LSA se abre e a LSP se fecha atrás de nós (ver Fig. 10.36). Podemos observar isso nos bebês, balançando sobre seu ventre para levantar a cabeça e fortalecer a LSP, e podemos sentir o fechamento da linha mais próxima do teto em nós mesmos, ainda que ela não seja tão marcada no corpo adulto. Para continuar para o lado esquerdo, temos de abrir a LL esquerda e fechar a direita. Uma vez que o movimento esteja dominado e que estejamos rolando livremente, podemos sentir as linhas se abrindo para o chão conforme nos aproximamos dele, e podemos sentir (como o aluno) ou ver (como o professor ou o terapeuta) onde o corpo está preso ou limitado na sua capacidade de se abrir, limitando, assim, a capacidade de outros lugares de se moverem. É essa abertura para o chão que é realmente a chave para uma fácil realização desse movimento primário, não as trações da espiral que iniciam o movimento (que em qualquer caso variam muito em seu ponto de iniciação). Procurar onde as linhas cardinais estão bloqueadas e trabalhar com essas restrições geralmente vai tornar essa sequência mais fácil do que trabalhar com as Linhas Funcional ou Espiral.

O ponto aqui é que as acomodações neurológicas sutis e subjacentes nos meridianos como um todo são fundamentais para o movimento adaptativo. Esses ajustes subjacentes ao movimento são fundamentais, e estabelecidos em nossos primeiros experimentos pré-verbais com nosso corpo. Eles são mais difíceis de ver do que alguns dos movimentos óbvios para os quais nós olhamos no início deste capítulo, mas são frequentemente a chave para desvendar e resolver um padrão.

Estágios do desenvolvimento do movimento

A seção anterior abordou o rolamento, que é a primeira mudança postural que um bebê faz por conta própria, mas não a última. Nesta seção, expandimos nossa visão para tratar de toda a progressão que vai da posição deitada à ereta, do fato de que cada um de nós deve fazer ou encontrar uma maneira bem-sucedida de conseguir ficar em pé e andar por este mundo. Revisar essa sequência sozinho ou com seus pacientes é um maravilhoso exercício de autoajuda que acalma a mente e organiza o corpo em torno da profunda lembrança desses movimentos primitivos e fundamentais.

Quase todos nós, mesmo o mais jovem ou enfermo, pode facilmente deitar de costas, uma vez que nessa posição as grandes massas corporais (cabeça, tórax, pelve e, se necessário, braços e pernas: totalizando sete) ficam apoiadas no chão (Fig. 10.38). Como sugerido na última seção, nessa posição, a LSP tende a relaxar

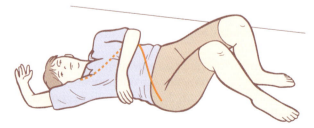

Figura 10.37 A Linha Espiral direita é o rotador principal do tronco, assistido neste movimento pela Linha Funcional Anterior esquerda, que traz o braço esquerdo em direção ao quadril direito.

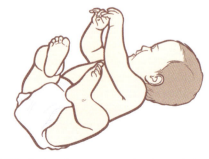

Figura 10.38 Deitar de costas, a primeira preferência postural dos bebês, sustenta todos os três pesos axiais – cabeça, tórax e pelve – e todos os quatro pesos apendiculares – braços e pernas – quando o bebê relaxa sua LSA.

no chão, enquanto a LSA aberta para o "céu", onde o perigo pode estar à espreita, tende a conter mais tônus protetor.

Depois de alguns meses de ossificação e de formação de músculos, um bebê, por meio da experimentação (principalmente quando ele tenta seguir a mãe com os olhos), acabará virando-se a partir das costas para a posição de lado e depois sobre o ventre, de forma muito parecida com a maneira como fizemos na seção precedente, onde a LSP ganha mais tônus e a LSA se acomoda no chão (Fig. 10.39). Nessa posição, o bebê sustenta para cima um dos grandes pesos – a cabeça –, dando aos olhos maior alcance e permitindo maior liberdade para rastejar ao redor. Os músculos da LSP se fortalecem ao levantar a cabeça, e a curvatura cervical secundária se fortalece e se define.

Ao olhar por cima do ombro (do lado da perna engatilhada – os bebês quase sempre têm uma perna flexionada e a outra estendida), o bebê emprega as linhas helicoidais (Espiral, Funcional e Lateral) para girar em torno da posição sentada (Fig. 10.40). O peso deve se deslocar na pelve indo da EIAS até o túber isquiático, o que acontece pelo rolamento do peso sobre o trocanter maior e na parte inferior da pelve. Sentar-se no chão exige o mesmo equilíbrio entre as três linhas sagitais, conforme descrito anteriormente, na seção sobre sentar-se em uma cadeira – a LSP, a LSA e a LPA. Ao sentar-se, a criança conseguiu levantar e sustentar duas das massas mais pesadas do corpo – a cabeça e o tórax – fora do chão. A liberdade de movimento e o alcance das mãos e dos olhos da criança foram aumentados (e você está ocupado em deixar a casa à prova de criança).

No próximo estágio do desenvolvimento, o bebê procura ir além do que está em volta e à frente usando as mãos e os joelhos para engatinhar (Fig. 10.41). Uma vez que esse estágio foi alcançado, ele requer ainda mais força das linhas cardinais, e ainda mais coordenação entre os membros por meio das Linhas Funcionais. Também é necessário mais força na LSA para manter o tronco elevado e não permitir que as vértebras lombares caiam em extrema lordose. Observe que agora o bebê já conseguiu manter três das cargas mais pesadas no ar: cabeça, tórax e pelve. Agora, a questão é: como vamos conseguir fazer tudo isso centrados sobre a pequena base de sustentação fornecida pelos pés?

A próxima etapa, geralmente realizada com a ajuda do mobiliário ou das pernas dos pais, é conseguir se ajoelhar, ao rolar um pé no chão a partir da superfície dorsal para a superfície plantar (Fig. 10.42). Nesta fase,

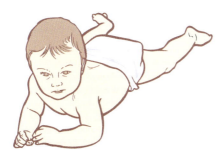

Figura 10.39 Deitar sobre o ventre, primeira mudança postural real do bebê, traz apoio para a cabeça, permitindo um movimento maior, e o prepara para sua primeira automotivação, o rastejar.

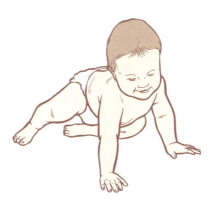

Figura 10.41 Engatinhar libera o último dos pesos axiais do chão – a pelve –, mas envolve a sustentação de todos os quatro, ou pelo menos três, membros apendiculares.

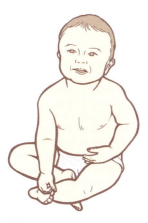

Figura 10.40 Sentar-se sustenta dois dos volumes axiais pesados acima da pelve e permite ao bebê uma liberdade mais manipulativa.

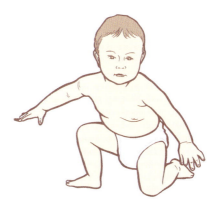

Figura 10.42 A maior precisão no equilíbrio presente ao se ajoelhar só pode ser construída a partir das competências nas fases anteriores.

todas as linhas da perna devem se reforçar e desenvolver sua coordenação para suportar o peso de todo o corpo por meio dos quadris. Mediante os estágios anteriores de rastejar e engatinhar, o peso principal foi assumido pelos ombros, mas agora o peso primário deve se estabilizar ao longo da pelve até os quadris.

Quando as pernas estão fortes o suficiente, a criança sobe em espiral, indo da posição ajoelhada à posição ereta precária, o que geralmente se manifesta como a marcha (Fig. 10.43). Embora alguns pais discordem e o desenvolvimento seja maleável e se diferencie entre os indivíduos, a maioria das crianças pode andar antes que consiga ficar confortavelmente em pé, pois o impulso é mais fácil de manter do que a estase (como ao andar de bicicleta). Na posição de caminhar ou correr, o corpo está sustentado principalmente em um só pé, com uma parte do outro – o calcanhar ou a planta do pé – fornecendo algum equilíbrio conforme a criança se move.

Ficar realmente em pé – e uma abordagem do equilíbrio das linhas que se aproximam (Fig. 10.2) – requer todo esse movimento de desenvolvimento, que fortaleceu e alinhou os ossos, desenvolveu as articulações e trouxe força e elasticidade fascial, bem como força muscular e coordenação para essas linhas longitudinais de estabilidade e apoio, tudo a serviço de uma posição em pé equilibrada e uma marcha maravilhosamente eficiente (Fig. 10.44).

Todas as atividades humanas complexas repousam no berço desse sequenciamento básico de percepção e movimento que leva o bebê de uma posição passiva deitada sobre as costas a uma posição ereta ativa no mundo. Embora você não possa se comunicar verbalmente com o bebê ao trocar sua roupa, ou ao colocá-lo e tirá-lo do assento do carro, por exemplo, durante esse primeiro ano, grande parte do que é comunicado ao bebê durante essa sequência é transmitida sinestesicamente. Isso sugere que qualquer pessoa que interage com os bebês deveria aprender habilidades básicas de manipulação para facilitar esses padrões e aliviar problemas de movimento na vida adulta.

Todos os pais e todos os terapeutas se beneficiariam com essa familiaridade tanto com essa sequência quanto com a compreensão das consequências quando ela é interrompida ou desviada. As crianças e esse processo são resilientes, por isso mesmo aquelas que são malconduzidas conseguem ficar em pé e andar, mas, ainda assim, as peças que faltam podem afetar o movimento de maneira profunda, incluindo a biomecânica, a percepção e a capacidade de responder a determinadas situações.

Contam que (e o autor ouviu isso do próprio Moshe Feldenkrais antes de seu falecimento, por isso não pode atestar sua veracidade) Moshe Feldenkrais estava sentado em uma mesa de jantar ao lado da extraordinária antropóloga Margaret Mead. E ela disse:

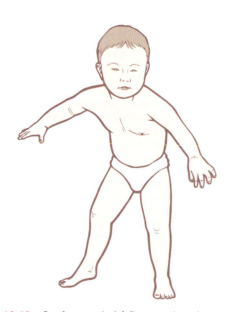

Figura 10.43 Conforme o bebê fica em cima do segundo pé (mantendo um pé totalmente apoiado e o outro apenas parcialmente), o ato de caminhar aparentemente precário fornece um impulso que faz com que esse movimento seja mantido de uma forma mais fácil no começo do que a ação realmente precária de ficar em pé.

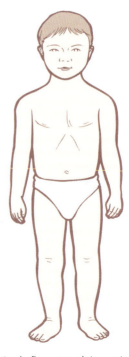

Figura 10.44 O ato de ficar completamente em pé – a postura plantígrada humana sobre os dois pés – é o produto final das muitas fases de evolução, tanto filogenética quanto ontogeneticamente.

"Nossa, sim, Feldenkrais – você é o homem do movimento. Gostaria de lhe perguntar algo: Por que os homens balineses não conseguem aprender a saltar? Eles são bons dançarinos, e coordenados de um modo diferente, mas não consigo ensiná-los a saltar de uma perna para a outra."

"Eles devem ter perdido a fase de rastejar", ponderou Feldenkrais.

"Mas é claro", disse Mead, batendo na testa, "Os balineses não deixam seus bebês tocarem o chão durante o primeiro 'ano do arroz' (sete meses), por isso eles nunca chegam a rastejar sobre seus ventres."

Observe um bebê nos estágios iniciais da estimulação de seu ventre por todo o chão durante cerca de seis meses ou mais, e você vai ver onde se encontra o movimento subjacente para transferir o peso de um pé ao outro e, assim, pular. O bebê empurra um pé conforme o outro se retrai, construindo a partir do movimento reflexo a coordenação que lhe permitirá mais tarde transferir o peso do tronco superior a cada uma das pernas – nos termos dos Trilhos Anatômicos, organizando todas as linhas do tronco em um conjunto de linhas em uma perna, e depois na outra, alternando sucessivamente. Sem essa fase gravada em seus cérebros, os homens de Bali ainda podem caminhar, correr e dançar, mas não direta e especificamente pular de um pé para o outro. Seja qual for a veracidade da vinheta ou do conceito, eles servem para ilustrar como a ausência de padrões subjacentes pode se manifestar em alterações sutis, mas específicas, na capacidade de se movimentar.

O olho experiente pode obervar o movimento para determinar quais linhas estão com desempenho insatisfatório, e que estágios de desenvolvimento foram perdidos ou distorcidos. Uma boa familiaridade com os padrões de mudança postural no movimento, conforme descrito, são um pré-requisito para esse tipo de observação.

Alguns exemplos da somática asiática

Asanas de ioga

Embora tenhamos usado várias posturas de ioga para ilustrar o alongamento ou o envolvimento das diversas linhas individuais em cada um de seus respectivos capítulos, as posturas mais complexas envolvem partes de várias linhas. Usando os desenhos de linhas simples que incluímos aqui (que não são refinados o suficiente para serem precisos em qualquer abordagem particular de ioga), podemos atribuir algumas asanas ou posturas a cada linha individual. Essas posturas têm nomes distintos nas diferentes tradições; os nomes aqui são os de uso comum.

O alongamento da Linha Superficial Anterior (e a consequente contração ao longo da Linha Superficial Posterior) pode ser visto no alcance que inicia a postura da Saudação ao Sol (Fig. 10.45A), ou nas Posturas básicas do guerreiro como a da Lua crescente (Fig. 10.45B). A Postura da ponte é um alongamento básico ajustado para a LSA (Fig. 10.45C), assim como é a postura mais avançada do Arco (Fig. 10.45D). A Postura do camelo também fornece um forte alongamento para toda a LSA (Fig. 10.45E). A Roda, ou flexão para trás, retratada na Figura 4.7A, é um forte alongamento para a LSA. Muitas dessas posturas têm quase a mesma configuração somática, simplesmente com diferentes orientações para a gravidade.

Alongar a Linha Superficial Posterior é a ação principal da Postura do cachorro olhando para baixo (Fig. 10.46A) e da postura Flexão para frente (Fig. 10.46B). A Postura da criança alonga a parte superior da LSP e permite que os joelhos se flexionem, o que facilita o alongamento na parte inferior (Fig. 10.46C). A Postura do arado também alonga fortemente a LSP (ver Fig. 4.7B).

Embora a Postura do barco (Fig. 10.46D) seja claramente um alongamento para a LSP (como se a Postura do cachorro olhando para baixo virasse de cabeça para baixo) e um desafio de força muscular para a LSA na parte da frente das pernas e do tronco, essa postura é realmente um fortalecimento do *core* que alcança o psoas e outros flexores do quadril da Linha Profunda Anterior.

A Linha Lateral é alongada pela Postura do portão mostrada na Figura 10.47A – que exibe um alongamento do lado esquerdo –, bem como pela Postura do triângulo (ver Fig. 4.17B ou Fig. 10.51). A LL também é reforçada (uma coisa boa para o que é essencialmente uma linha de estabilização) quando o corpo se mantém em linha reta apoiado em uma mão, como na Postura da prancha de lado da Figura 10.47B, em que a Linha Lateral mais próxima do chão impede que o corpo desabe do tornozelo ao ouvido. A Postura da meia-lua (não mostrada) exige um trabalho a partir da Linha Lateral mais próxima do teto.

A Linha Espiral superior é alongada pela postura simples do Sábio por qualquer uma das complexas posturas de torção (Fig. 10.48A, e ver também a Fig. 6.22). Tais posturas fortalecem um lado da Linha Espiral enquanto estimulam seu complemento. Claro, essas posturas também estimulam o *core* pélvico e da coluna, assim como as Linhas Espiral e Funcional mais superficiais. A Postura do pombo estimula os rotadores laterais profundos (um ramo da Linha Profunda Anterior) e a Linha Espiral inferior externa (bíceps femoral e fibulares – Fig. 10.48B). A Linha Espiral anteroinferior (tensor da fáscia lata e tibial anterior)

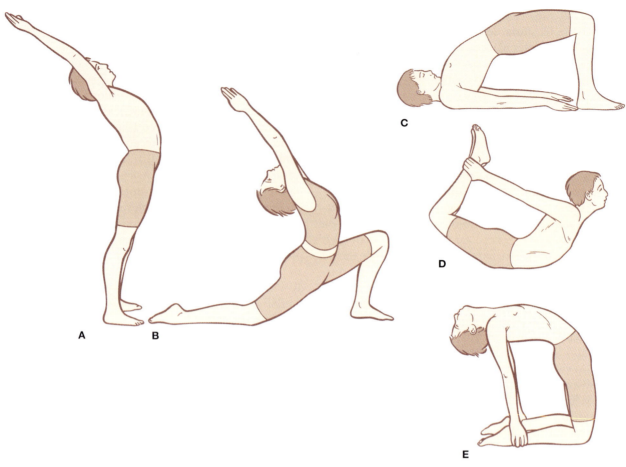

Figura 10.45 Alongamentos para a Linha Superficial Anterior. Em cada uma destas ilustrações, cada postura pode alongar ou estimular os diversos músculos ou linhas, ou ter outras intenções além do mero alongamento. Incluímos estes alongamentos aqui para uma compreensão simplificada de como a fáscia contínua dentro de uma continuidade da linha pode ser alongada, assim como as estruturas individuais. Em todos os casos, com exceção da (**C**), a hiperextensão cervical superior é uma armadilha comum.

pode ser alongada nas posturas de ataque e profunda do guerreiro ao girar o pé de trás alongado para fora (girando lateralmente a perna – ver Fig. 9.29).

Todas as Linhas do Braço são estimuladas pelas posturas que priorizam o ombro e o braço. A Postura da vaca estimula principalmente as Linhas Superficial Anterior e Posterior do Braço, enquanto a Postura da águia estimula principalmente a Linha Profunda Anterior do Braço e a Linha Profunda Posterior do Braço (Fig. 10.49A e B).

Posturas como a da Árvore (Fig. 10.50A) são principalmente posturas promotoras do equilíbrio, passando por todas as linhas que vão da parte superior do tronco até uma perna, e promovem o equilíbrio tônico e neurológico entre a Linha Lateral na parte externa da perna e a Linha Profunda Anterior na parte interna da perna. A Postura apoiada na cabeça (Fig. 10.50B) promove o equilíbrio entre todas as linhas do tronco – LSP, LSA, LL e LE, bem como a LPA e as Linhas Funcionais, enquanto usa os braços e ombros como "pernas" temporárias, ou seja, como suporte de compressão para grande parte do resto do peso do corpo.

O progresso na ioga ou em sistemas semelhantes pode ser avaliado observando o comprimento em vias individuais ou as mudanças nos ângulos das curvas das linhas na asana. As Figuras 10.51 e 10.52 mostram duas posturas – *Trikanasana* e *Parivrtta Parsvakonasana* – executadas por um professor experiente (A), um estudante de nível médio (B), e um iniciante (C). Compare as linhas para observar o progresso.

Shiatsu, acupressão ou trabalho com o polegar

A prática do shiatsu, da acupressão e de algumas outras formas de trabalho com pontos de pressão para encontrar e erradicar pontos-gatilho envolve o uso dos polegares para colocar uma pressão significativa. O polegar, como já observamos, é o ponto final da Li-

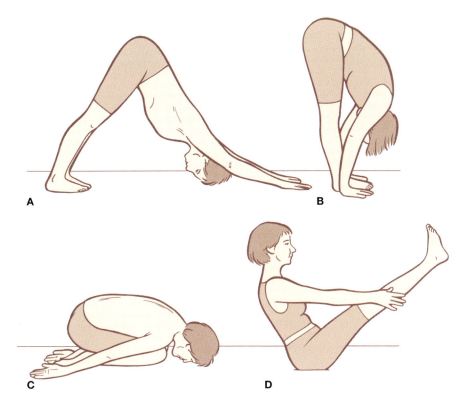

Figura 10.46 Alongamentos principais para a Linha Superficial Posterior.

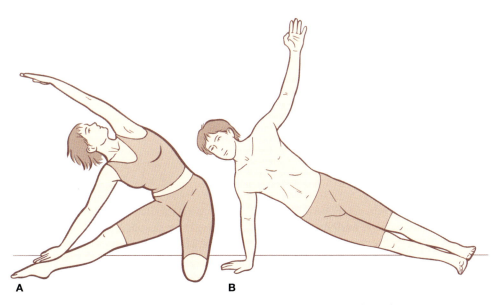

Figura 10.47 Alongamento da Linha Lateral, e um exercício de fortalecimento da Linha Lateral.

nha Profunda Anterior do Braço. Muitos músculos do braço são usados para "dar peso" e criar uma pressão sustentada usando-se o polegar – todas as quatro linhas, na verdade –, bem como os músculos de fixação para firmar o membro. Observamos que as continuidades miofasciais só podem tracionar; elas não podem empurrar. Uma vez que a pressão desce pelo dedo polegar, poderíamos esperar que a LPAB fosse a menos importante das linhas, estando em uma posição encurvada e relativamente relaxada para esse movimento em comparação com as outras linhas de estabilização do braço. Mas, por causa da conexão que vai do polegar às costelas ao longo da LPAB, ela é muito importante.

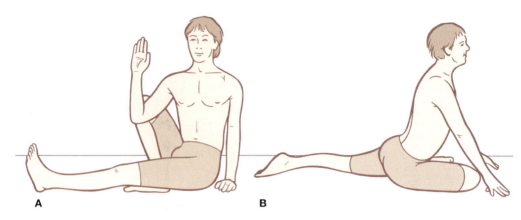

Figura 10.48 Alongamentos da Linha Espiral.

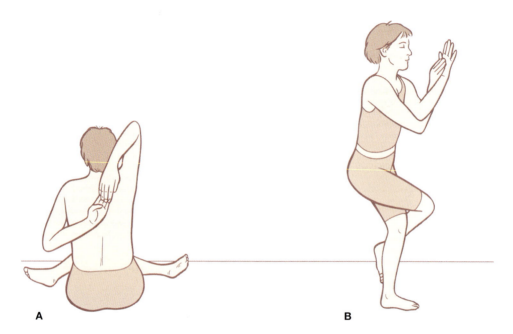

Figura 10.49 Alongamentos da Linha do Braço.

Compare a posição mostrada na Figura 10.51A com as Figuras 10.51B e 10.51C. A mulher da Figura 10.51A é uma professora experiente e diplomada. O senhor mais idoso da Figura 10.51B vem praticando há algum tempo. O indivíduo da Figura 10.51C é um aluno neófito. Da esquerda para a direita, observamos uma incapacidade progressiva no alongamento de certos meridianos miofasciais. Embora essa progressão possa ser definida em termos de músculos individuais (e tem sido; ver www.bandhayoga.com ou www.yogaanatomy.com), é mais proveitoso considerá-las em termos dessas linhas – e tal análise está mais próxima da experiência do praticante de ioga.

A diferença mais óbvia se situa na extensibilidade da Linha Lateral esquerda dos modelos. Na Figura 10.51A, a LL se abre com facilidade desde o arco lateral do pé traseiro, ascendendo pela parte externa da perna até a crista ilíaca, cruzando a cintura e as costelas até chegar ao pescoço. Atentando para as outras duas pessoas (B e C), podemos observar a tensão ao longo da parte externa da perna, a relutância dos abdutores em deixar a pelve se afastar do fêmur e a dificuldade resultante em fazer com que as costelas se afastem da pelve. Embora a maneira óbvia de medir esse quadro seja o ângulo que o tronco forma com o chão, outra maneira interessante de analisar esse fator é pelo lado oposto. Observe o espaço entre o braço direito e o quadril direito em cada fotografia. A contratura na LL inferior esquerda na Figura 10.51B e C leva à necessidade de contração ao longo da LL superior direita. Na Figura 10.51A, a LL direita do tronco pode se alongar, até ficar quase tão longa quanto a LL esquerda. Isso levaria à inesperada sugestão com relação aos dois últimos exemplos para "levantar a parte inferior da caixa

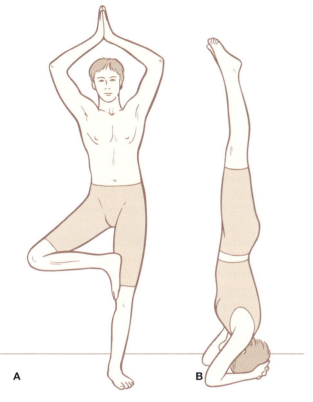

Figura 10.50 Posturas de equilíbrio.

torácica em afastamento do quadril" – alongando a LL superior direita para possibilitar uma penetração mais profunda do corpo na postura.

Uma parte enganosamente importante dessa postura está na perna da frente. O alongamento óbvio está na Linha Superficial Posterior (posteriores da coxa e complexo gastrocnêmio/sóleo). Contudo, a torção nos quadris traciona o ramo isquiopúbico, afastando-o do fêmur, o que resulta em um forte alongamento da Linha Profunda Anterior (especificamente o grupo adutor e a fáscia associada) da face medial da perna. Essa postura exige a capacidade de alongar o grupo adutor e o septo intermuscular posterior da coxa entre os adutores e os posteriores da coxa. Na Figura 10.51C, a incapacidade da parte interna da coxa direita para se alongar resulta em tensão e em leve rotação medial, conforme a fáscia traciona a parte interna do joelho direito. (Nessa postura, os professores comumente alertam seus alunos para que mantenham ambos os joelhos em rotação lateral para evitar colapso, estiramento no ligamento colateral medial e, por fim, a ocorrência de uma lesão.) Na Figura 10.51B, a parte de trás do grupo dos adutores está mais alongada, possibilitando que o túber isquiático se afaste do fêmur. Contudo, a parte anterior (flexora) do grupo dos adutores está impedindo a pelve de girar em afastamento do fêmur; em consequência, a pelve mostrada na Figura 10.51B está mais voltada para o chão em comparação com a Figura

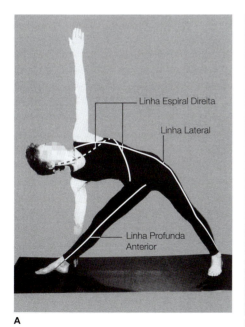
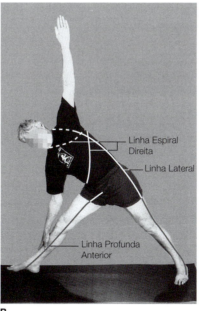
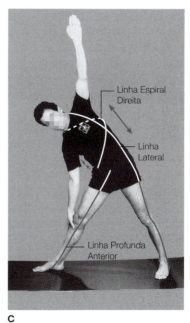

Figura 10.51 *Trikanasana* (Postura do triângulo) feita por (**A**) um professor experiente, (**B**) um aluno experiente e (**C**) um aluno iniciante.

10.51A, que ilustra uma rotação para a esquerda, mais em direção ao observador.

No tronco, a Linha Espiral direita, desde o lado direito da cabeça até o quadril direito ao longo do ombro esquerdo, está sendo alongada, enquanto seu complemento esquerdo está sendo contraído para produzir a postura. A capacidade de alongar essa linha se expressa pela capacidade da cabeça de virar em direção ao teto (embora seja possível que os modelos das Figs. 10.51B e C simplesmente tenham se esquecido, no calor do combate contra a câmera, de virar a cabeça para o teto). Uma marca muito mais reveladora da incapacidade da SPL direita de se alongar está no ângulo do esterno. Na Figura 10.51A, a caixa torácica está apontando diretamente para o observador. Na Figura 10.51B, e em menor extensão na Figura 10.51C, o esterno ainda está um pouco voltado para o chão, o que é consistente com a incapacidade da pelve de girar para a esquerda, afastando-se da coxa esquerda.

Também podemos observar a incapacidade da SPL de se alongar no ângulo do ombro e do braço esquerdos, que obviamente estão assentados na caixa torácica. Pode acontecer que a Linha Superficial Anterior do Braço esquerdo (do peitoral maior até a palma da mão) seja curta, mas, nas Figuras 51B e C, as diferenças no ângulo do braço decorrem da incapacidade da SPL direita (e/ou rotadores profundos da coluna) de permitir que a caixa torácica gire para a esquerda.

Em resumo, a Figura 10.51A demonstra uma facilidade na extensão das linhas, bem como a força necessária para sustentar o corpo, o que possibilita que a postura seja realizada de maneira completa e admirável, com suas linhas opostas equilibradas.

Excluindo qualquer anomalia genética ou lesão limitante, alcançar esse equilíbrio para os modelos das Figuras 10.51B e C é simplesmente uma questão de prática.

A postura do Ângulo Lateral Revolvido apresenta alguns dos mesmos desafios da postura do Triângulo, mas também alguns desafios diferentes (Fig. 10.52). Trata-se principalmente de uma rotação forte – uma rotação para a esquerda nessas fotografias – do tórax sobre os quadris. Atentando novamente para a progressão desde o professor experiente até o aluno neófito, observamos uma série de compensações nas linhas envolvidas.

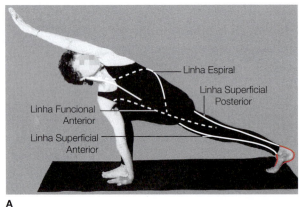

A

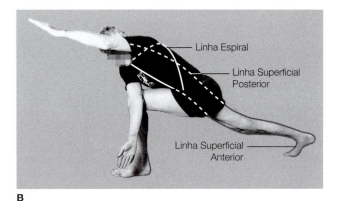

B

C

Figura 10.52 *Parivritta Parsvakonasana* (Postura invertida em ângulo lateral) feita por (**A**) um professor experiente, (**B**) um aluno experiente e (**C**) um aluno iniciante.

A torção através da pelve requer disponibilidade de comprimento ao longo da Linha Profunda Anterior. Esse aspecto está disponível na Figura 10.52A, mas na Figura 10.52B pode ser observada a incapacidade da perna direita de se estender totalmente em virtude do encurtamento nos flexores profundos do quadril. Na Figura 10.52C, a tensão nos rotadores laterais profundos e nos posteriores da coxa evita que o quadril esquerdo flexione por completo, deixando as vértebras lombares em uma posição posterior (flexionada) e a cabeça encaixada no tronco.

Na Figura 10.52A, podemos observar a capacidade da Linha Superficial Anterior de se alongar uniformemente desde o processo mastoide direito até a parte anterior da perna direita, enquanto as Figuras 52B e C revelam um encurtamento ao longo da frente do tronco e desalinhamento entre a coxa e a perna. Mais uma vez, a competência na torção fica demonstrada pelo equilíbrio entre as duas Linhas Laterais no tronco do modelo da Figura 10.52A, enquanto a Figura 10.52B mostra algum encurtamento e nosso aluno neófito exibe um encurtamento significativo ao longo do lado direito do tronco.

Certamente, é nas Linhas Espirais que as diferenças são mais evidentes. A reversão da torção entre a pelve e os ombros enfatiza a necessidade de comprimento nas espirais. A capacidade do modelo da Figura 10.52A de colocar o braço no chão e olhar para o teto depende inteiramente da sua capacidade de alongar a Linha Espiral direita do quadril direito, ao redor do ombro esquerdo, até o lado direito da cabeça. Isso também exige uma força correspondente na Linha Espiral esquerda.

Para o modelo da Figura 10.52B, é difícil afastar as costelas esquerdas do quadril direito e, assim, o braço encobre o rosto. Na Figura 10.52C são os quadris que se mostram relutantes em girar, talvez por causa da tensão nos rotadores laterais profundos, ou na Linha Funcional Posterior direita, assim como na LE.

Nos próprios braços, as Linha Superficial Anterior e a Linha Profunda Anterior do Braço, bem como a Linha Profunda Posterior do Braço, devem ser capazes de se alongar no braço esquerdo estendido, a partir de sua base nas Linhas Lateral e Funcional.

Em resumo, as linhas retas ao longo do esqueleto que podemos observar na Figura 10.52A são possíveis nessa postura em razão da disponibilidade de alongamento e fortalecimento nas linhas miofasciais. A experiência ensina que a prática de ioga cuidadosa e bem treinada transforma os B e C em A.

Geralmente, os terapeutas dessas artes apresentam problemas em seus ombros ou pescoço. Quando esses profissionais representam como eles trabalham, todos eles estão entrando em colapso em algum lugar ao longo da LPAB – em outras palavras, ao longo do meridiano miofascial que se estende desde as costelas até o peitoral menor e desde a curva interna do braço até o polegar. Quando essa linha encurta, o resto das linhas, e na maioria das vezes uma das linhas posteriores do braço, devem acionar o alerta e parar o excesso de trabalho (Fig. 10.53A). Para que aqueles que trabalham com shiatsu possam se manter saudáveis e sem dor nas articulações e nos tecidos moles, eles devem manter a LPAB aberta e alongada, de modo que a tensão e a pressão sejam distribuídas uniformemente em torno da tensegridade do braço (Fig. 10.53B). Dessa forma, a pressão é levada pelo esqueleto a partir do polegar a um complexo axial equilibrado, e não distribuída lateralmente através dos tecidos moles das Linhas do Braço.

Rolamentos no *aikido* ou no judô

Embora os membros sejam ósseos e angulares, os praticantes de artes marciais muitas vezes nos fazem pensar que seu corpo parece ser feito de borracha quando eles rolam sem esforço junto ao longo das pernas, braços e tronco. Há muitos rolamentos nas artes

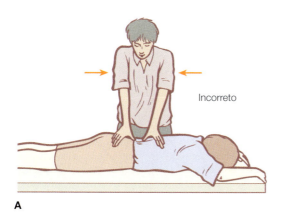
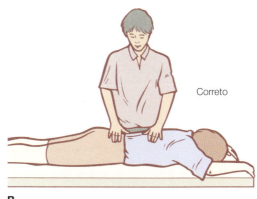

Figura 10.53 Qualquer pessoa que dependa dos polegares para criar pressão deve tomar cuidado para manter a Linha Profunda Anterior do Braço aberta e redonda. Um colapso na parte superior da LPAB é uma garantia de problemas subsequentes na mão, no cotovelo, no ombro ou no pescoço.

marciais asiáticas. Aqui discutimos um rolamento para a frente comum ao *aikido* e ao judô.

Nos termos dos Trilhos Anatômicos, podemos ver que em um rolamento para a frente o dedo mínimo é a primeira margem do corpo que entra em contato com o chão ou a esteira, trazendo nossa atenção para a Linha Profunda Posterior do Braço (Fig. 10.54A). O corpo sustenta ou se orienta sobre essa linha (embora em um rolamento real pouco peso seja colocado sobre o braço), movendo para cima a superfície da ulna na direção do tríceps.

À medida que o rolamento atinge a parte de trás do ombro, o "bastão" é passado do tríceps para o latíssimo do dorso, ou, nos termos dos Trilhos Anatômicos, da LPPB à sua extensão, a Linha Funcional Posterior. O corpo rola sobre a diagonal da LFP, sustentando então o peso de todo o corpo, atravessando a linha média das costas e no quadril oposto (Fig. 10.54B). A partir daí a Linha Lateral da perna sustenta o corpo, descendo pelo trato iliotibial e pelos fibulares conforme o pé oposto bate no chão e começa o processo de se levantar novamente (Fig. 10.54C).

Um rolamento também exige o equilíbrio adequado entre as Linhas Superficiais Anterior e Posterior, pois o excesso de contração da LSP interferirá na obtenção de uma forma suavemente arredondada para o deslocamento ao longo das vértebras lombares, e um excesso de contração da LSA, que é muito comum nos estágios iniciais da aprendizagem, causa uma hiperextensão das cervicais superiores, tornando difícil encolher e desviar a cabeça para fora do caminho e coordenar os músculos das costas.

Permanecer forte, aberto e consciente dessas linhas enquanto realiza o rolamento irá tornar o movimento mais suave e seguro. Por outro lado, o encurtamento, tensionamento ou retração dessas linhas ao tentar realizar um rolamento resultará em um movimento acidentado.

O chute no caratê

A Figura 10.55A ilustra um chute de caratê para a frente. Ele envolve a contração da Linha Superficial Anterior para criar o pontapé, e o alongamento ao longo da Linha Superficial Posterior para que ele possa acontecer. Restrições em qualquer uma dessas linhas podem afetar a capacidade do aluno para realizar essa ação.

Observe também como os braços contrabalançam a perna flexionada. As duas Linhas Anteriores do Bra-

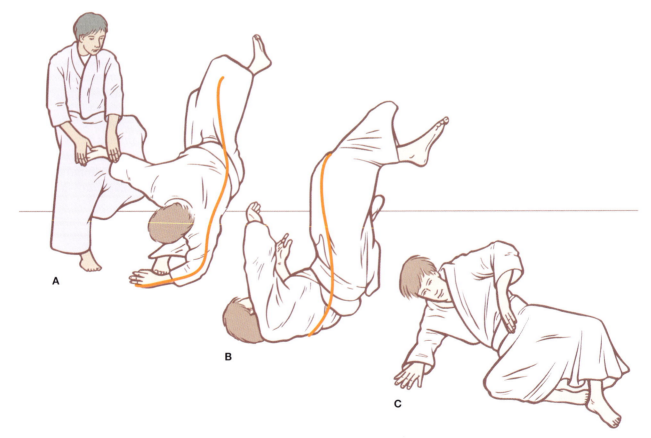

Figura 10.54 Um rolamento para a frente no *aikido* se dá ao longo da Linha Profunda Posterior do Braço, da Linha Funcional Posterior e da Linha Lateral.

ço na esquerda flexionam o braço e o trazem transversalmente ao peito, enquanto as duas Linhas Posteriores do Braço abduzem o braço direito e estendem o cotovelo. A perna esquerda e o braço direito estão estabilizados em toda a parte da frente e de trás mediante as Linhas Funcionais para proporcionar uma base para a ação do braço esquerdo e perna direita, onde a Linha Funcional Anterior adiciona força ao pontapé, e a Linha Funcional Posterior deve se alongar para permiti-lo, enquanto mantém o suporte do *core* entre as duas.

De maneira menos óbvia, a Linha Profunda Anterior está envolvida na capacidade de fazer esse pontapé trabalhar para todo o corpo. Os adutores posteriores e o septo intermuscular posterior devem se alongar para permitir que o quadril flexione por completo sem inclinar a pelve posteriormente. Sobretudo, o iliopsoas está ativo ao flexionar o quadril e manter o fêmur em flexão. Qualquer um desses fatores pode criar uma força para baixo comprimindo a coluna vertebral. Na Figura 10.55B, um pontapé lateral semelhante, podemos ver esse efeito em ação. Os tecidos da LSA permanecem alongados, mas o *core* é, no entanto, tracionado para baixo. A parte da frente da coluna vertebral está claramente encurtada desde as cervicais anteriores até o assoalho pélvico.

Há alguns anos, tive o privilégio de trabalhar com um lutador olímpico da equipe britânica de caratê. Com membros longos (e muito rápidos), esse atleta foi preparado para trazer o ouro para casa, mas houve um problema – dar o pontapé causou uma dor cada vez mais acentuada e debilitante na parte inferior de suas costas. Minha primeira linha de investigação foi na LSP, pensando que a tensão dos posteriores da coxa foi sendo repassada através do ligamento sacrotuberal ao sacro e à fáscia sacrolombar, causando com isso algum tipo de compressão radicular. Quando esse caminho se revelou infrutífero, eu o observei mais uma vez dando um pontapé e vi o que deveria ter visto antes, o que vemos na Figura 10.55B, um ligeiro encurtamento no *core* do tronco quando ele deu o pontapé. Ao examinar as estruturas da LPA, determinei que as fibras superoexteriores dos músculos psoas estavam sendo excessivamente trabalhadas, causando uma compressão da parte lombar da coluna vertebral (e, portanto, algum tipo de impacto), quando ele chutava. Ao trabalhar para nivelar a carga ao longo de todo o iliopsoas, fomos capazes de reduzir a compressão e aumentar a elasticidade da parte lombar da coluna vertebral – e, sim, esse atleta prosseguiu em seus esforços para conquistar uma medalha.

Na Figura 10.56, vemos um pontapé lateral. Aqui podemos observar a parte superior do corpo inclinando-se para fora da LSP da perna que está no chão. A Linha Lateral esquerda está encurtada em todo o seu caminho que vai da lateral da cabeça à lateral do pé para fixar o corpo em forma de "Y". A altura do pontapé depende então da capacidade da LSP de se alongar na perna de apoio, da força da LL e de sua capacidade de abdução e da capacidade do arco interior da perna que realiza o pontapé para se distanciar do ramo isquiopúbico e da parte lombar da coluna vertebral – em outras palavras, a extensibilidade da LPA, em particular nos adutores. Esse carateca em particular também parece estar sustentando o tronco com a Linha Espiral superior esquerda, se enlaçando sob as costelas do lado direito desde o lado esquerdo da cabeça até o

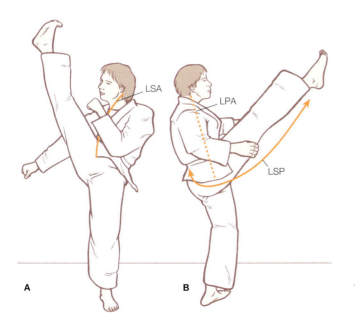

Figura 10.55   Chutes de caratê para a frente.

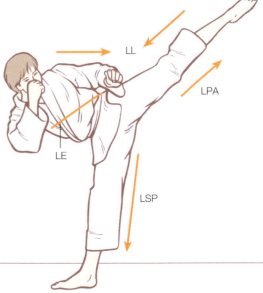

Figura 10.56   Chute de caratê lateral.

quadril esquerdo. Observe que a LL fornece pouquíssima energia para dar o pontapé; essa é essencialmente uma linha de estabilização. A força no pontapé, como ocorre com os cavalos, vem da combinação das linhas sagitais – os extensores da LSP e da LSA.

Resumo

Esses exemplos servem para mostrar algumas das direções nas quais o esquema dos Trilhos Anatômicos pode ser posto em ação. Obviamente, essas aplicações podem ser expandidas e mais detalhadas – para aquisição de habilidades originais de movimento, para treinamento pessoal e esportivo, para reabilitação e em casos de aprimoramento artístico –, mas optamos por dar, neste livro introdutório, mais amplitude do que profundidade. Outras aplicações em várias modalidades são oferecidas em vídeos (www.anatomytrains.com) e também por meio das aulas *on-line* e presenciais que a Anatomy Trains disponibiliza em todo o mundo.

Os princípios, porém, são os mesmos para todas as aplicações: procure as áreas onde o encurtamento fascial ou muscular está limitando o movimento e, em seguida, verifique o comprimento total das linhas em que essas estruturas específicas estão ativas e se manifestam. No outro lado da moeda, as regiões que estão frouxas ou têm movimento demasiado/pouquíssima estabilidade podem ser identificadas e fortalecidas de forma semelhante. Muitas vezes, o que é comumente identificado como um "glúteo médio fraco" é mais bem tratado como um problema de coordenação da Linha Lateral. Reforçar uma linha – de modo que ela como um todo responda de forma coordenada em vez de apenas um músculo específico – pode melhorar a estabilidade funcional tanto no atleta jovem como no veterano mais calejado.

Quando fizer uma avaliação funcional de um paciente ou aluno, como a FMS (Avaliação Funcional do Movimento) ou a SFMA (Avaliação Funcional Seletiva do Movimento), claro que é útil observar e avaliar quais estruturas específicas podem estar envolvidas em uma ação ou em sua restrição.[26] Talvez os exemplos neste capítulo tenham convencido o leitor sobre o valor de se fazer também uma avaliação mais global do meridiano miofascial como parte desse processo.

Observe os pacientes quando eles executarem uma ação. De preferência fique um pouco distante, de modo que todo o corpo esteja dentro do seu campo de visão. Avaliar o movimento a partir de sua visão periférica – desenvolvida originalmente, afinal de contas, para detectar o movimento – também pode ser útil, e às vezes é mais revelador do que olhar diretamente para eles. Veja se uma ou mais dessas linhas não estão restringindo o movimento em geral. Trabalhar com toda a linha na maioria das vezes traz maior liberdade,

o que o trabalho apenas com a parte obviamente afetada deixará escapar.

Ressaltamos mais uma vez: o corpo não pensa, como geralmente fazemos, em termos de músculos individuais como os promotores do movimento. O corpo pensa em termos de unidades neuromotoras individuais de dez a várias centenas de fibras musculares, recrutadas de forma coordenada com base em padrões memorizados no cerebelo, independentemente do músculo ao qual elas pertencem ostensivamente. A geração atual está presa ao conceito de músculos individualizados – mesmo depois de 30 anos tentando erradicar essa maneira de pensar, eu ainda conceitualizo em termos de nomes dos músculos –, mas as gerações vindouras vão ver o movimento de forma diferente.

Os Trilhos Anatômicos são simplesmente uma maneira mais global de mapear a interação movimento/estabilidade. Praticar a avaliação dessa forma expande suas opções de treinamento e tratamento, permitindo que você veja toda a imagem organísmica do movimento, e não apenas as "partes" da máquina.

Para concluir este capítulo, temos o prazer de incluir esta nova contribuição de Karin Gurtner no "Trilhos Anatômicos no movimento": um programa baseado nas propriedades das fáscias e nos princípios dos meridianos miofasciais, atualmente oferecido em todo o mundo. Acreditamos que quase todos os métodos de movimento são válidos – os mencionados neste livro e também os muitos outros métodos não especificamente mencionados.

Frequentemente somos questionados: "Qual é a melhor forma de movimento?". Visto que a resposta autêntica depende de uma combinação de múltiplos fatores que envolvem a idade, a psicologia, a fisiologia, a capacidade de movimento e objetivos, a resposta rápida, mas pertinente, é: "Aquele que você vai realmente fazer!". Qualquer movimento é melhor do que a inatividade, e qualquer método que nos faça – especialmente "nós" mais jovens – levantar do sofá e fazer com que nos movimentemos deve ser preferido àquela moda mais recente ou mesmo à aula absolutamente "correta" que raras vezes frequentamos.

O processo descrito e ilustrado aqui (para a versão completa, acesse www.art-of-motion.com) é um programa de movimentos de conscientização, fortalecimento e integração que são facilmente adaptáveis. Esses movimentos podem evoluir para o atleta ou ser simplificados para pessoas com deficiências diversas, constituindo uma base sólida para um programa escolar de educação física ou, se o leitor preferir, de "higiene do movimento". Referimo-nos a esse conceito no início do capítulo como "IC" – inteligência cinestésica ou alfabetização do movimento; a biblioteca *Anatomy Trains in Motion*, de explorações de movimentos interconectados, é uma contribuição significativa para a IC.

Trilhos Anatômicos no movimento – integração estrutural por meio do movimento, por Karin Gurtner

Considerando o papel que a fáscia desempenha na transmissão de força, morfogênese, imunidade e cicatrização de feridas, bem como em suas múltiplas respostas ao exercício em geral, podemos especificamente levar o corpo à integração estrutural por meio do movimento?

A Integração Estrutural (ver Apêndice 2) descreve as modalidades do trabalho corporal que procuram alterar deliberadamente a fáscia e o hábito, com o objetivo de melhorar e obter um alinhamento postural adequado, uma melhor capacidade funcional e a vitalidade dinâmica. Se "estrutura" se refere à organização de elementos dentro de um sistema, então uma estrutura bem integrada opera de maneira coerente, com todos os elementos cooperando para um **único** propósito.

Obviamente, a fáscia propriamente dita nos acompanha desde antes de nossos ancestrais rastejarem do mar para a terra, e desde que os humanos começaram a se estimular deliberadamente. Sem utilizar o termo fáscia, dançarinos, atletas, lutadores, terapeutas e iogues mais antigos utilizaram as propriedades da fáscia em seus regimes de treinamento, que, agora, estamos apoiando (e em alguns casos refutando) com base em pesquisas.

Se acrescentarmos as recentes descobertas científicas a esses antigos pontos de vista, será que poderemos aplicar uma abordagem mais segura, de longo prazo e mais abrangente ao treinamento neuromiofascial?

As sequências que se seguem expandem o conceito de como treinar a fáscia de uma maneira que apoie os objetivos da Integração Estrutural – alinhamento, facilidade e coerência.

Treinamento das propriedades fasciais

A questão neste caso não é se a fáscia contribui para o movimento, ou está nele envolvida: todo movimento voluntário envolve a transmissão de força miofascial. Contudo, nem todos os movimentos treinam as mesmas propriedades fasciais ou no mesmo grau, ou com a mesma eficiência.

Nas décadas precedentes de treinamento focado no músculo, as sequências de exercícios variavam de acordo com os objetivos – força, resistência, potência, velocidade, estabilidade ou flexibilidade. Para cada um desses objetivos era importante compreender as propriedades e o funcionamento dos tecidos musculares e dos padrões neuromotores. Mesmo que continuemos a aprender mais sobre a cibernética do movimento, hoje estamos envolvidos em uma pesquisa semelhante e em uma trajetória baseada na prática: quais são os movimentos ou exercícios, para quais populações, que melhoram quais propriedades protetoras da fáscia?

O conceito dos Trilhos Anatômicos, as explorações do Fascial Fitness® e as aplicações de pesquisas recentes em fisioterapia – isto é, todas as novas informações sobre o sensoriamento fascial que conduzem a uma nova compreensão da autorregulação – são os primeiros procedimentos de aferição voltados a explorar o mapeamento da topologia da fáscia em treinamento com a mesma especificidade usada para mapear músculos e articulações. As sequências do programa *Anatomy Trains in Motion and Myofascial Slings* que se seguem são oferecidas com o mesmo espírito de edificação de coerência em toda a rede neuromiofascial.

Treinar intencionalmente a fáscia significa saber por que você faz o que faz e o que pretende alcançar. Antes de envolver os *Anatomy Trains in Motion* (Trilhos Anatômicos em movimento), vamos revisar princípios fundamentais:

- Seu corpo, mente e emoções são, inseparavelmente, parte de você.
- O movimento é (no mínimo) uma sinergia neuromiofascial-esquelético-psicoemocional-perceptiva, que é linguística e socialmente influenciada e imponderável em sua totalidade.
- A fáscia é o sistema de tecido conjuntivo colágeno que permeia todo o corpo, e ao qual todos os outros tecidos e sistemas físicos são incorporados, contidos e com quem mantêm relações espaciais.
- Estima-se que haja 100 milhões de terminações nervosas no interstício da fáscia. Assim, este provavelmente é o órgão sensorial mais rico e mais influente da cinestesia, incluindo as terminações proprioceptivas e interoceptivas.[27,28]

Anatomicamente, os meridianos miofasciais são continuidades de músculos e fáscia. Funcionalmente, são faixas cinestésicas que exercem funções proprioceptivas e interoceptivas (psicobiológicas) – bem como de resistência à tração, tônus ativo e passivo e resiliência elástica. Essas linhas são adaptáveis, mas também estabilizadoras. Elas transmitem força em série por longas distâncias e contribuem para o equilíbrio da tensegridade do corpo. Em outras palavras, os meridianos miofasciais herdam todas as qualidades das fáscias, acrescidas dos ajustes neuromusculares oscilantes ou intensos exigidos pela adaptação e pela aplicação de carga a todo momento.

Nesta seção, cinco qualidades fasciais estão vinculadas a uma prática específica. Para fazer com que essa abordagem tenha um valor prático tangível, fornecemos dois exemplos de exercícios seguintes a cada descrição, cada um deles vinculado a vídeos. (Obviamente, os exemplos de exercícios podem envolver ou ampliar outras qualidades fasciais, além daquelas por eles representadas aqui.) Segue um guia de planejamento de aula. Esses exemplos representam uma pequena parte do repertório dos exercícios do programa *Anatomy Trains in Motion and Slings*, que podem ser encontrados no *site* www.art-of-motion.com.

1. Transmissão de força

A rede colágena transmite força; em outras palavras, a fáscia facilita e modula a comunicação mecânica por todos os tecidos do corpo. Os meridianos miofasciais traçam a transmissão de força tensional em série. A distribuição de força também ocorre em paralelo, entre estruturas miofasciais adjacentes.[29]

A transmissão de força aumenta a eficiência do movimento, diminuindo a tensão sobre partes individuais e aumentando a comunicação entre os músculos envolvidos e a fáscia. Para que a força seja transmitida de maneira eficiente e saudável, as células fasciais estão constantemente remodelando a rede, de modo a equilibrar a necessidade de suficiente resistência à tração, sem criar aderências com tecidos vizinhos (que reduzem o movimento) nem interromper a perfusão às células locais.

Na prática, o movimento linear – com exercícios dinâmicos claramente alinhados e com o uso do peso do corpo e com alongamentos ativamente sustentados – promove mais condução de força em série. Movimentos multidimensionais executados de maneira generosa e bastante lenta levam a uma distribuição mais ampla das forças.

Rolamento para baixo e alongamento das pernas com dobramento para a frente

Transmissão de força experimentada na Linha Superficial Posterior (Fig. 10.57)

Afundo e inclinação lateral

Transmissão de força experimentada na Linha Funcional Posterior (Fig. 10.58).

2. Deslizamento

A organização multidimensional das fibras oferece suporte à integridade estrutural por meio de camadas progressivas de estabilização, ao mesmo tempo que permite o movimento relativo entre elas em uma fáscia mais fluida. As membranas perifasciais entre as estruturas e o deslizamento perimisial no interior de cada músculo também permitem a ativação diferenciada dos fascículos e o tensionamento fascial nas estruturas miofasciais adjacentes, o que é essencial para uma estabilização eficiente do *core*, para a funcionalidade dos movimentos e hidratação dos tecidos.

As características comuns aos exercícios potencializadores de deslizamento são: intensidade moderada, amplitude de movimento generosa e mudanças de tensão perceptíveis entre camadas adjacentes. Em muitos casos, incorporam-se movimentos em espiral, de arqueamento, em curvatura e semelhantes a ondulações, bem como sequências em dominó (osso a osso ou camada a camada miofascial) para melhorar o deslizamento de fora para dentro. Empregam-se também exercícios de automassagem, em que a parte do corpo massageada é relaxada, e a pele e a fáscia superficial são lentamente "roladas" ou "arrastadas" com o objetivo de produzir cisalhamento e resultante hidratação nas estruturas miofasciais subjacentes.

Alongamento lateral e torções em espiral

Deslizamento experimentado intra e entre todos os meridianos miofasciais na parte superior (Fig. 10.59):

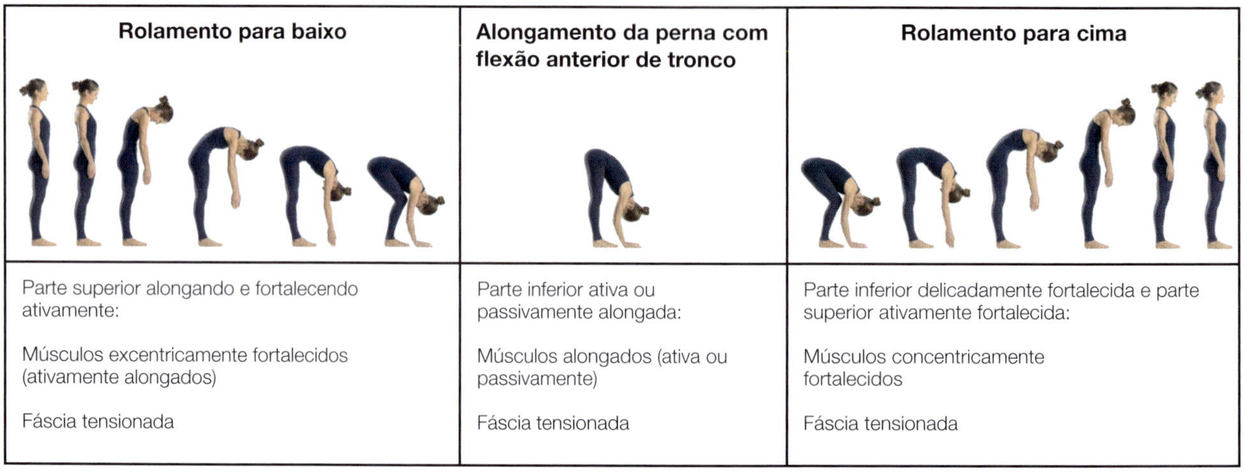

Rolamento para baixo	Alongamento da perna com flexão anterior de tronco	Rolamento para cima
Parte superior alongando e fortalecendo ativamente:	Parte inferior ativa ou passivamente alongada:	Parte inferior delicadamente fortalecida e parte superior ativamente fortalecida:
Músculos excentricamente fortalecidos (ativamente alongados)	Músculos alongados (ativa ou passivamente)	Músculos concentricamente fortalecidos
Fáscia tensionada	Fáscia tensionada	Fáscia tensionada

Figura 10.57

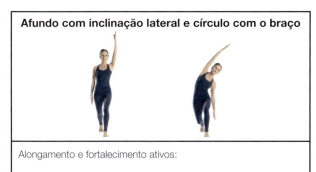

Figura 10.58

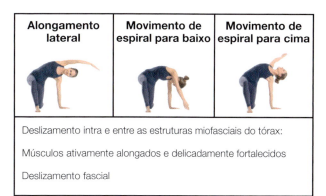

Figura 10.59

Sentar-se para trás com encurvamento para cima e arco

Deslizamento experimentado intra e entre as Linhas Superficial Anterior, Lateral, Espiral e Funcional e também a Linha Profunda Anterior desde os joelhos até o tórax (Fig. 10.60).

3. Elasticidade

A arquitetura helicoidal do colágeno confere ao tecido sua propriedade elástica. As principais características da fáscia resiliente são o padrão de dupla treliça de colágeno (especialmente na miofáscia) e a formação frisada (especialmente na porção tendínea).

Em movimentos rítmicos ou oscilantes, estruturas fasciais substanciais, como ligamentos, tendões e aponeuroses, absorvem a tensão e a liberam no recuo elástico. Esse mecanismo cinético contribui para a eficiência e a elasticidade, dando uma sensação de leveza ao caminhar, proporcionando o dobro da satisfação durante uma corrida e emprestando facilidade atlética ao movimentar o taco de golfe durante o *swing*. Em alguns casos, pode-se observar uma caminhada inelástica em pessoas idosas ou com alguma deficiência, mas a inelasticidade pode ser experimentada por todos nós nos pés cansados que sucedem a algumas horas de "caminhada" nos corredores de um museu.

O recuo elástico ainda depende da contração muscular para aumentar ou atenuar essas energias conforme a necessidade, mas a fáscia resiliente reduz ao mínimo o gasto dos músculos.[30]

Para utilizar a capacidade de armazenamento elástico da fáscia, o tecido precisa receber carga de maneira adequada e ritmada. A boa notícia é que a elasticidade pode ser (re)treinada de maneira agradável e segura. Aumente a resiliência do tecido de maneira gradual e em doses adequadas, considerando os fatores individuais. Os exercícios empregados para treinar o recuo elástico incluem quicar e saltar de maneira rítmica, movimentos de balanço, torção dinâmica da coluna vertebral e movimentos em dominó.

Dobramento dinâmico do joelho e pêndulo com os braços

Elasticidade experimentada na parte inferior dos meridianos miofasciais em todo o corpo e na Linha Funcional Posterior, com impulso adicionado pelas Linhas do Braço (Fig. 10.61).

Liberação dinâmica do quadril e torção em espiral

Elasticidade experimentada na Linha Espiral e na Linha Funcional Anterior, bem como na Linha Profunda Anterior e na LFP, reforçada pela parte mais inferior da LSP (Fig. 10.62).

4. Plasticidade

Plasticidade fascial se refere à capacidade do tecido de assumir uma nova forma mais permanentemente, o que acontece na morfogênese e no crescimento, bem como na cicatrização das feridas – e na terapia manual ou exercício especificamente aplicado.

Na prática, nos concentramos no comportamento de mudança de forma, especificamente em mudanças duradouras de comprimento. As variáveis possibilitam ou inibem as alterações na plasticidade, incluindo a densidade do colágeno e a viscosidade da substância fundamental. Para que seja obtida uma resposta de alongamento útil, há necessidade de um alongamento relaxado, geralmente com duração de um a cinco minutos. A tentativa de alongamento fascial em altas velocidades resulta em dilaceração seguida por cicatrização e, então, em encurtamento – não em alongamento.

A plasticidade neural pode acompanhar a plasticidade fascial. Uma "sensação de amolecimento" e uma mudança real da rede fascial são benéficas. Focar a nossa percepção no relaxamento promove atividade do sistema nervoso parassimpático. Posturas relaxadas

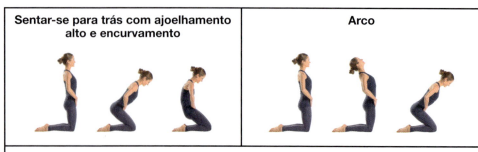

Deslizamento intra e entre estruturas miofasciais, e na parte interior do *origami* (dobradura) miofascial do abdome:

Músculos excentricamente fortalecidos (ativamente alongados) e concentricamente fortalecidos

Deslizamento fascial

Vídeo de deslizamento: anatomy-trains-in-motion.com

Figura 10.60

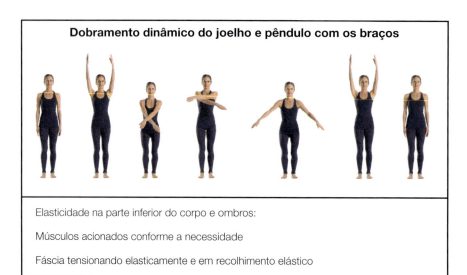

Elasticidade na parte inferior do corpo e ombros:

Músculos acionados conforme a necessidade

Fáscia tensionando elasticamente e em recolhimento elástico

Figura 10.61

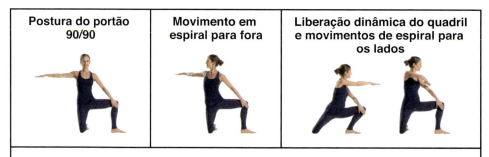

Elasticidade do pé ao ombro:

Músculos acionados conforme a necessidade

Fáscia tensionando elasticamente e em recolhimento elástico

Vídeo sobre elasticidade = anatomy-trains-in-motion.com

Figura 10.62

("restauradoras"), em que os músculos e a fáscia podem se alongar gradualmente, se prestam ao "amolecimento" fascial.

Outra forma de facilitar a flexibilidade fascial é por meio de exercícios lentos (p. ex., Tai Chi) ou de exercícios contínuos de automassagem. Os intervalos de tempo podem variar consideravelmente com a densidade da fáscia que está sendo provocada, variando de 10 a 20 segundos até alguns minutos.

Exercícios de "amolecimento" ou alongamentos sustentados podem comprometer temporariamente a integridade dos tecidos durante a remodelação – ou seja, uma sessão puxada de alongamento imediatamente antes de um jogo de futebol talvez não seja a melhor estratégia. Nesse caso, para que seja assegurado um grau saudável de responsividade miofascial, posturas de amolecimento ou massagens prolongadas devem ser complementadas nessas sequências com movimentos revigorantes, nos quais os músculos e fáscia previamente alongados são delicadamente mobilizados com o objetivo de restaurar com mais rapidez a integridade normal do tecido.

Postura do cervo com "amolecimento"

Uma sensação de "amolecimento" e de alongamento experimentada na parte central da Linha Lateral e da Linha Profunda Anterior (Fig. 10.63).

Postura do cervo "com amolecimento"

Alongamento relaxado:

Músculos passivamente alongados

Fáscia passivamente tensionada

Figura 10.63

Relaxamento	Aceno com a cabeça para cima	Aceno com a cabeça para baixo e leve pressão

Alongamento e amolecimento suaves:

Músculos suavemente alongados

Fáscia suavemente tensionada e amolecida

Vídeo sobre plasticidade: anatomy-trains-in-motion.com

Figura 10.64

Massagem no pescoço e aceno com a cabeça

Uma sensação de amaciamento e abertura experimentada na parte do pescoço da Linha Superficial Posterior (Fig. 10.64).

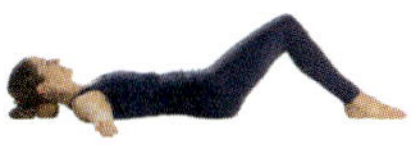

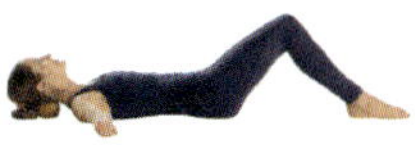

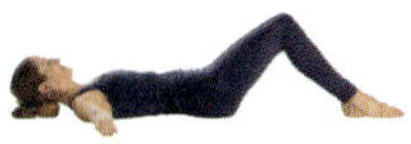

5. Cinestesia: propriocepção e interocepção

Os exercícios do programa *Anatomy Trains in Motion* fazem uso da cinestesia, tanto em seu aspecto proprioceptivo como no interoceptivo.

Os proprioceptores nos dão uma noção de nossa posição no espaço e de sua progressão em movimento. Os interoceptores – e descobrimos isso apenas recentemente – estendem-se até as miofáscias para nos dar uma noção da condição da fisiologia nesses locais. Esses sinais, que vão para a ínsula anterior e não para o córtex parietal como ocorre com a propriocepção, dão origem a motivações homeostáticas, orientando comportamentos adaptativos com forte qualidade afetiva que nos estimulam a recuperar e a manter o equilíbrio.

Embora ambos estejam intimamente interligados à nossa inteligência cinestésica, vale a pena diferenciar entre propriocepção e interocepção (ou seja, treinar a sutileza proprioceptiva e a clareza interoceptiva).

A propriocepção nos possibilita saber onde estamos no espaço, sem julgamento. A propriocepção promove a centralização das articulações e o alinhamento em geral, bem como a execução suave, bem coordenada e oportuna dos movimentos repetidos.

Interocepção é a capacidade inconsciente ou consciente de perceber como o corpo se sente sobre o que ele sente – os efeitos do movimento nos estados emocionais, que motivam mudanças de comportamento voltadas para o bem-estar. A clareza interoceptiva é intangível, pessoal e interpretativa. Na prática, a aprendizagem interoceptiva requer um movimento consciente

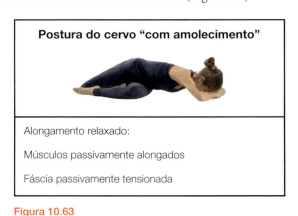

que traz consciência para a percepção das sensações corporais e para nossas respostas emocionais ao que é sentido.

Em termos de seleção de exercícios, variações incomuns, alongamentos ativos e com ação de "amolecimento" de músculos e fáscias, fortalecimento diferenciado e automassagem estimulante beneficiam tanto a propriocepção quanto a interocepção, quando executados de maneira consciente. Orientar a respiração é uma ferramenta poderosa para converter sentimentos interoceptivos negativos em positivos, promovendo uma sensação de alegria no movimento.

Perna flutuante para cima e inclinação pélvica

Coordenação proprioceptiva e consciência interoceptiva experimentadas na LPA, LSA e LSP (Fig. 10.65).

Ondulação pélvica

Coordenação proprioceptiva e consciência interoceptiva experimentadas na LPA, LSA e LSP (Fig. 10.66).

As tiras miofasciais na estratégia do movimento

Mesmo movimentos simples e pequenos tendem a empregar todos os meridianos miofasciais, pelo menos em uma função estabilizadora. É tão difícil isolar um meridiano miofascial quanto isolar um músculo. O que pode ser feito – e que tem valor prático – é se concentrar tanto na avaliação quanto no tratamento em linhas individuais e na sua função na estabilização dinâmica e no movimento coordenado.

Planejamento de aulas

Não existe uma sequência de exercícios "tamanho único", que sirva para todos os casos. Entretanto, existem maneiras de elaborar sequências que facilitam a estabilidade dinâmica, a força e a agilidade, juntamente com a resiliência geral, que têm se mostrado bem-sucedidas na prática.

O guia de planejamento de uma aula de Tiras Miofasciais em Movimento está ilustrado na Fig. 10.67 (e consultar a Tab. 10.1).

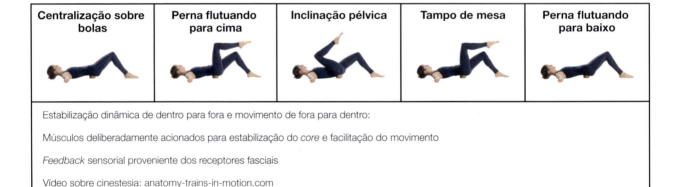

Figura 10.65

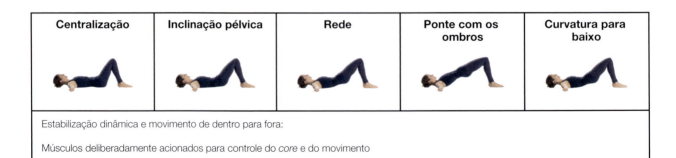

Figura 10.66

Tabela 10.1 Guia de planejamento da aula de Tiras Miofasciais em Movimento: 60 minutos

Tema	Tempo	Direção	Foco no corpo	MM: Primário	MM: Auxiliar	Qualidade energética
1. **Ao chegar:** começar a se movimentar	15-20	De fora para dentro	Sentir o movimento	Vários	Vários	Despertar
2. **Centralização:** sensação de equilíbrio		De dentro para fora	Consciência do *core*	LPA	LSP	Base
3. **Fluxo fácil:** aquecimento		De fora para dentro	Flexibilidade global	LSP LL, LB LSA	LPA, LSA LPA LPA, LSP	Energizar delicadamente
4. **Fluxo de contraste:** o núcleo da aula	25-30	De dentro para fora De fora para dentro	Expandir o objetivo e a diversidade do movimento	LE LPA, LL LF LSP, LSA	LPA, LB LB LPA, LB LPA	Energizar, desafiar, satisfazer, basear-se
5. **Fluxo suave:** relaxar	5-10	De dentro para fora	Reequilibrar	LSP, LSA, LPA	LB	Acalmar-se
6. **Absorção revigoramento:** sentir-se relaxado e desperto	5	Dentro De dentro para fora	Imobilidade Despertar	LPA LSP, LSA LE LSA, LSP	LPA, LPA, LB LPA, LB	Rejuvenescer, foco interior Vitalizar delicadamente, abrir-se para fora

LB: Linhas do Braço; LPA: Linha Profunda Anterior; LF: Linhas Funcionais; LL: Linha Lateral; MM: meridiano miofascial; LSP: Linha Superficial Posterior; LSA: Linha Superficial Anterior; LE: Linha Espiral.

Dimensão(ões) do movimento primário	Tipo de exercício primário	Movimentos primários incluídos
Movimento corporal no plano sagital, movimentos multidimensionais do braço	Mobilização	Alinhamento corporal e/ou do tronco centrado e flexão da perna Movimentos multidimensionais dos braços e ombros
Quietude	Ativação do *core*	Alinhamento corporal centrado Respiração expansiva
Movimento lento no plano sagital	Mobilização, alongamento ativo, fortalecimento	Flexão segmentar da coluna vertebral Flexão do quadril Dorsiflexão e flexão plantar
Movimento lento no plano frontal		Flexão lateral da coluna vertebral Movimento generoso dos braços e ombros
Movimento lento no plano sagital		Extensão segmentar da coluna vertebral Extensão do quadril
Movimento multidimensional em todos os planos, em ritmos diferentes e com várias intensidades	Mescla diversificada de exercícios dinâmicos rítmicos, posturas de base e movimentos relaxados, sem pressa	Movimento de todo o corpo, incluindo movimentos tridimensionais de: • Coluna vertebral, inclusive movimentos em espiral • Articulações do quadril, inclusive rotação da pelve sobre o fêmur • Ombros, inclusive movimentos da escápula estabilizada sobre o úmero Estabilização dinâmica de: • Coluna vertebral • Pelve • Cintura escapular e articulação do ombro
Movimento lento no plano sagital	Mobilização suave, alongamento e tonificação balanceados, estabilização do *core*	Flexão e extensão de: • Coluna vertebral • Articulações do quadril • Joelhos • Pés Estabilização dinâmica de: • Coluna vertebral • Pelve
Quietude Movimento nos planos sagital e transverso	Massagem nas costas, seguida por movimentos espirais suaves da coluna vertebral, seguidos por flexão, extensão e centralização da parte superior do corpo	A posição de decúbito dorsal mais confortável Flexão da coluna vertebral Movimentos multidimensionais suaves da coluna vertebral Flexão, extensão e centralização da coluna vertebral

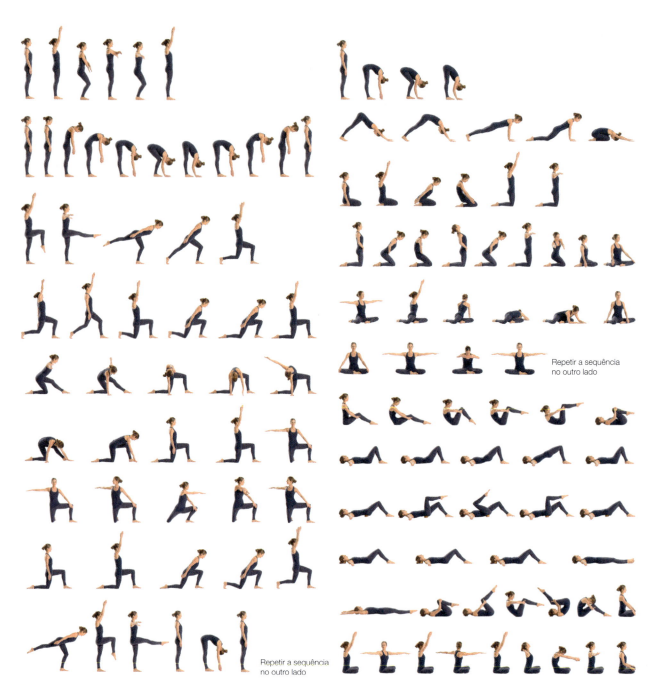

Figura 10.67 Plano de aula.

Experientes em Tiras Miofasciais em Movimento

(Vídeo da aula: anatomy-trains-in-motion.com.)

Qualquer movimento é melhor do que a imobilidade – mas quão melhor será uma prática de movimento consciente e versátil que fale de maneira específica e deliberada à complexidade interconectada de nossa natureza holística? A integração estrutural do corpo por meio do movimento pode ser aplicada à educação física e à reabilitação, bem como ao aprimoramento do desempenho esportivo ou artístico.

Queremos uma prática de movimento que envolva um espectro diversificado de qualidades fasciais, usando o mapa corporal dos Trilhos Anatômicos para navegar na complexidade holística de nossa anatomia miofascioesquelética com uma intenção clara e com instruções precisas.

A integração estrutural é um estado de envolvimento consistente com o seu movimento, não um resultado final que, uma vez alcançado, faz você se sentir bem para sempre. Embora o movimento coerente venha acompanhado de benefícios imediatos e abundantes – desde maior estabilidade e resistência a lesões até a sensação de "estar em casa" em seu corpo –, o processo de integração estrutural por meio do movimento é um compromisso vitalício consigo mesmo. Embora seja muito importante dar tempo para o envolvimento na prática de exercícios inteligentes, é ainda mais importante como você se movimenta em sua vida com relação à sua prática.

Se o movimento for ativo e realizado com alegria, ele poderá ser considerado um dos "nutrientes" mais eficientes em termos de promoção da saúde e melhora do humor. Aprenda a amar o movimento – ele fortalece sua resiliência e confiança somática. O movimento é o remédio mais eficaz do planeta, e o que tem menos efeitos colaterais. Para manter sua integridade estrutural, dê um passo a mais todos os dias, suba as escadas em vez de usar o elevador com um sorriso, faça alongamentos com prazer sem qualquer motivo quando estiver no aeroporto e pule uma poça ou salte na direção de um amigo, só porque é divertido!

Referências bibliográficas

1. Bowman K. *Move Your DNA*. Carlsborg, WA: Propriometrics Press; 2017.
2. Young D, Reynolds K, Sidell M, et al. Effects of physical activity and sedentary time on the risk of heart failure. *Circ Heart Fail*. 2014;7:21–27.
3. Myers T. Kinesthetic dystonia. *J Bodywork Mov Ther*. 1998;2(2):101–114.
4. Myers T, Frederick C. Stretching and fascia. In: Schleip R, Findley TW, Chaitow L, et al., eds. *Fascia: The Tensional Network of the Human Body*. Edinburgh: Churchill Livingstone; 2012:433–439.
5. Earls J, Myers T. *Fascial Release for Structural Balance*. London: Lotus, Berkeley: North Atlantic; 2010.
6. Anatomy Trains courses. Online. Disponível em: www.anatomytrains.com/courses. Acessado em 31 de agosto de 2019.
7. Owen N, Healy G, Mathews C, et al. Too much sitting: the population-health science of sedentary behavior. *Exerc Sport Sci Rev*. 2010;38(3):105–113.
8. Perry J, Burnfield JM. *Gait Analysis*. 2nd ed. Thorofare, NJ: Slack Inc.; 2010.
9. Earls J. *Born to Walk*. Berkeley: North Atlantic; 2014.
10. Alexander RM. Making headway in Africa. *Nature*. 1986;319:623–624.
11. Zorn A, Hodeck K. Walk with elastic fascia. In: Dalton E, ed. *Dynamic Body*. Oklahoma City: Freedom From Pain Institute; 2011.
12. Perry J, Burnfield JM. *Gait Analysis*. 2nd ed. Thorofare, NJ: Slack Inc.; 2010.
13. Premkumar K. *The Massage Connection: Anatomy and Physiology*. Baltimore: Lippincott, Williams & Wilkins; 2004.
14. Musculino J. *Kinesiology: The Skeletal System and Muscle Function*. St Louis: Mosby; 2006.
15. Fukunaga T, Kawakami Y, Kubo K, et al. Muscle and tendon interaction during human movements. *Exerc Sport Sci Rev*. 2002;30(3):106–110.
16. Sawicki GS, Lewis CL, Ferris DP. It pays to have a spring in your step. *Exerc Sport Sci Rev*. 2009;37(3):130–138.
17. Komi P, ed. *Neuromuscular Aspects of Sport Performance*. Chichester: Blackwell Publishing; 2011.
18. Blazevich A. The stretch-shortening cycle. In: Cardinale M, Newton R, Nosaka K, eds. *Strength and Conditioning: Biological Principles and Practical Applications*. Oxford: Wiley-Blackwell; 2011:209–218.
19. Oschman J. *Energy Medicine in Therapeutics and Human Performance*. Edinburgh: Butterworth Heinemann; 2003.
20. Michaud T. *Human Locomotion: The Conservative Management of Gait-Related Disorders*. Newton: Newton Biomechanics; 2011.
21. Wolff J, Wessinghage D. *Das Gesetz Der Transformation Der Knochen*. Berlin: Hirschwald; 1892.
22. Vleeming A, Pool-Goudzwaard AL, Stoeckart R, et al. The posterior layer of the thoracolumbar fascia: its function in load transfer from spine to legs. *Spine*. 1995;20:753.
23. Kawakami Y, Muraoka T, Ito S, et al. In vivo muscle fiber behavior during countermovement exercise in humans reveals a significant role for tendon elasticity. *J Physiol*. 2002;540(2):635–646.
24. Kjaer M, Langberg H, Heinemeier K, et al. From mechanical loading to collagen synthesis, structural changes and function in the human tendon. *Scand J Med Sci Sports*. 2009;19(4):500–510.
25. Feldenkrais M. *The Potent Self*. Berkeley: Frog Books; 2002.
26. Cook G. *Movement: Functional Movement Systems: Screening, Assessment, and Corrective Strategies*. Aptos, CA: On Target Publications; 2010.
27. Craig AD. *How Do You Feel?: An Interoceptive Moment with Your Neurobiological Self*. Princeton: Princeton University Press; 2015.
28. Grunwald M. *Homo Hapticus*. München: Droemer Verlag; 2017.
29. Huijing PA. Intra-, extra-, and intermuscular myofascial force transmission of synergists and antagonists: effects of muscle length as well as relative position. *Int J Mech Med Biol*. 2002;2:1–15.
30. Reeves ND, Narici MV, Maganaris CN. Myotendinous plasticity in aging and resistance exercise in humans. *Exp Physiol*. 2006;91(3):483–498.

11

BodyReading® – Análise estrutural

Será que vale a pena comparar relações posturais e estruturais de acordo com esses meridianos miofasciais? Será que essa informação pode resultar em estratégias de tratamento claras que resolvam e revertam padrões de compensação em todo o corpo?

As tentativas de análises visuais objetivas e confiáveis entre os operadores de padrões posturais globais estão repletas de dificuldades, com poucas normas estabelecidas cientificamente.[1,2] No entanto, a análise do paciente em pé pode fornecer informação clínica útil. Este capítulo apresenta um método para obter essas informações e colocá-las em uso (Vídeo 6.25). E para isso usamos apenas fotos de postura em pé; na prática, essas informações deveriam e poderiam ser corroboradas por uma história cuidadosamente ouvida, pela palpação e pela avaliação da marcha ou de outros movimentos, como os que estão detalhados no capítulo precedente.

O mapa dos Trilhos Anatômicos foi primeiramente desenvolvido como uma ferramenta de avaliação visual da postura para pacientes da Integração Estrutural (ver Apêndice 3 sobre nosso método de Integração Estrutural). Este capítulo descreve a linguagem e o método *BodyReading* (leitura corporal) que empregamos em nossos seminários de treinamento, nos quais sistematicamente expandimos essa visão geral introdutória da avaliação da postura em pé. Embora esse processo seja mais fácil de assimilar quando ensinado pessoalmente, leitores atentos serão capazes de utilizar essa ferramenta com seus próprios clientes, pacientes ou alunos, e aplicar os vários protocolos terapêuticos de maneira global e progressiva.

Certamente, muitos tentaram analisar a postura antes de nós. Do lado biomecânico, Florence Kendall e seus colegas abriram caminho para a compreensão das relações lombopélvicas, o que levou à síndrome cruzada superior de Janda.[3,4] O ponto de vista somatoemocional foi inicialmente articulado pelo incrível e complexo Wilhelm Reich, seguido pelos profissionais da bioenergética e psicólogos, cujo trabalho se concen-

tra no corpo.[5-7] Em um nível fisiológico, o trabalho de somatotipagem de William Sheldon – que mediu a ectomorfia, a mesomorfia e a endomorfia – procurou conectar a forma a fisiologias e a tendências psicológicas específicas. O trabalho de Sheldon gerou controvérsia em vários níveis, mas esse autor ainda acha válido observar o *dosha* (que é como esses somatótipos são chamados na Ayurveda), adaptando, consequentemente, o plano de tratamento.[8]

Nossa ferramenta de avaliação baseia-se no conceito de "tensegridade" apresentado no final do Apêndice 1. Terapeutas que buscam alinhamento biomecânico e outras formas de eficiência do movimento, assim como a alfabetização cinestésica (uma percepção correta do lugar que nosso corpo ocupa no espaço e de como sua posição muda), ou até mesmo o alívio psicossomático, deveriam considerar as propriedades incomparáveis que a geometria da tensegridade compartilha com o corpo humano. Estas incluem a capacidade particular da tensegridade para "relaxar no comprimento", bem como suas propriedades distributivas, acomodando tensão ou trauma local pela dispersão mediante pequenos ajustes ao longo de todo o sistema (ver Fig. A1.81).

À medida que os pacientes resolvem padrões disfuncionais, eles se aproximam mais de um equilíbrio de "tensegridade fascial coordenada" entre as linhas, criando um "neutro" resiliente e estável em torno do qual ocorre o movimento.[9] Quando a tensão acumulada é dispersada, trazendo a eficiência e o alívio desejados, os suportes dos ossos parecem literalmente flutuar dentro de uma matriz equilibrada de tecidos de colágeno tênsil, incluindo o leito ligamentar mais estreitamente aderente, bem como o sistema miofascial parietal disposto nos meridianos longitudinais, que são o assunto deste livro.

Esse tipo de modelagem da estrutura humana é um processo bem recente, mas certa sofisticação já está presente nos modelos de tensegridade de Tom Flemons (www.intensiondesigns.com – Fig. 11.1). A relação entre ossos, miofáscias e ligamentos fica ainda mais próxima quando o icosaedro de tensegridade comum é modificado para se aproximar da Figura 11.2, que tem o mesmo grupo de relações, apenas com seus pontos de inserção deslocadas: um processo que podemos ver acontecendo com a rede de tecido conjuntivo *in vivo* nos filmes do Dr. J-C. Guimberteau (ver Figs. A1.98-A1.100).

Tensegridade fascial implica uniformidade do tônus – com compensações para as diferenças de tipo de fibra muscular e variações de densidade que vão da superficial à profunda – ao longo de cada linha e entre as linhas (Vídeo 1.2). Pequenas histórias e observação clínica informal sugerem que induzir esse mesmo tônus produz aumento do comprimento, alívio, generosidade do movimento e adaptabilidade a fim de prever lesões para o paciente, tanto em termos somáticos como psicossomáticos. Para que nós e nossos pacientes alcancemos esse nível, devemos primeiro ter uma leitura precisa do ponto onde o esqueleto está literalmente em relação às suas, em alguns casos minúsculas, mas muitas vezes reveladoras, aberrações provenientes do equilíbrio simétrico vertical. Isso nos permitirá mapear com precisão os meridianos e os componentes de tecidos moles necessários para melhorar o estado de equilíbrio e sustentação.

A primeira seção deste capítulo estabelece o procedimento para avaliar uma determinada postura usando os meridianos miofasciais, enfatizando a descrição precisa da posição do esqueleto. O corpo principal do capítulo analisa a postura em pé de vários "pacientes", e esse procedimento é usado para gerar a estratégia de uma ou de várias sessões. A parte final deste capítulo esboça alguns dos elementos mais subjetivos da "leitura corporal" ou do processo de mapeamento dos Trilhos Anatômicos.

Método de avaliação postural global

Muitas formas de manipulação orientada estruturalmente usam uma análise da postura em pé como um guia na formação de uma estratégia de tratamento. Osteopatas, quiropraxistas, fisioterapeutas, terapeutas de tecidos moles e educadores do movimento tais como Alexander e professores de ioga têm usado várias grades, fios de prumo e gráficos para ajudar a avaliar a simetria e o alinhamento do paciente.[8,10-12] Nossa própria abordagem e nosso vocabulário enfatizam as inter-relações dentro do corpo da pessoa, em vez de sua relação com qualquer outra pessoa ou com um ideal platônico. Por essa razão, as fotografias que usamos não apresentam essa referência externa – com exceção, evidentemente, da linha de gravidade conforme representada na orientação da imagem.

É importante "expor", e não "impor", o uso adequado do corpo. Não há como evitar a ideia de que existem benefícios em um agradável alinhamento na posição vertical dentro do campo gravitacional forte

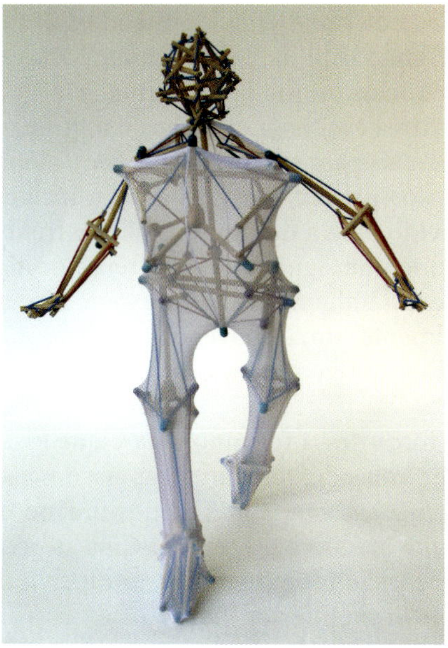

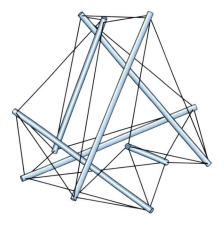

Figura 11.2 O icosaedro de tensegridade mostrado na Figura A1.80A é comumente usado pelos defensores da tensegridade como um modelo de demonstração simples. Ilustramos aqui o mesmo modelo, e, como as extremidades das cavilhas estão mais próximas umas das outras, a mesma construção se torna um tetraedro truncado. O funcionamento de nosso corpo se assemelha a este modelo ainda bem simplificado. O resultado é em (1) uma estrutura mais estável, menos deformável, (2) a parte longa dos elásticos corre paralela às cavilhas, assim como a maioria das nossas miofáscias corre paralela aos ossos, especialmente nos membros, e (3) os elásticos curtos que estão unindo as extremidades dos ossos assemelham-se aos ligamentos articulares. Dê um solavanco em um dos ossos, como em um acidente, e a tensão será transferida fortemente a esses ligamentos.

Figura 11.1 Os maravilhosos e variados modelos de Tom Flemons (www.intensiondesigns.com) demonstram claras semelhanças com os padrões posturais humanos de resposta e compensação. Com cada iteração, esses modelos se tornam mais sofisticados, e chegam mais perto do movimento humano.

e sem sombras da Terra. No entanto, a conveniência de qualquer forma convincente de simetria esquerda/direita ou até mesmo de uma postura "reta" em um paciente é muito mais duvidosa. Alinhamento e equilíbrio são dinâmicos e neurologicamente adaptativos, não estáticos e biomecanicamente fixados. Os reflexos posturais e a conexão emocional com a tensão muscular permanecem bastante profundos na estrutura do movimento do cérebro. Relações estruturais eficientes devem, portanto, ser expostas e adotadas intimamente pelos pacientes, e não impostas a eles. A ideia é ajudar o paciente no processo de "crescer a partir do padrão", não encaixá-lo em um ideal postural particular. O primeiro esquema alivia a tensão e leva a novas descobertas; o segundo acumula mais tensão àquela que já existe.

O objetivo ao fazer esse tipo de análise é entender o padrão – a "história", se assim preferirem – inerente ao arranjo musculoesquelético de cada pessoa, ainda que para tal tarefa seja possível utilizar algum método analítico. Usar esse tipo de análise apenas para identificar as "falhas" posturais para correção vai realmente limitar o pensamento do terapeuta e o empoderamento do paciente.

Uma vez que o padrão subjacente das relações foi compreendido, qualquer (ou vários) método de tratamento pode ser empregado para resolver o padrão. Aplicar os meridianos miofasciais dos Trilhos Anatômicos à postura em pé é um passo vital nesse processo de compreensão dos padrões estruturais do colapso e do encurtamento, mas não é o primeiro passo. A próxima seção expõe os cinco passos do método de análise estrutural:

1. Descrever a **geometria do esqueleto** (onde está o esqueleto no espaço, e quais são as relações intraesqueléticas?).
2. Avaliar o **padrão do tecido mole** que cria ou mantém essa posição (músculos individuais, fáscias ou meridianos miofasciais).
3. Sintetizar uma **história de integração** que explique o máximo possível do padrão geral.
4. Desenvolver uma **estratégia** de curto ou de longo prazo para resolver os elementos indesejáveis do padrão.
5. **Avaliar e rever** a estratégia à luz dos resultados observados e as descobertas da palpação.

Passo 1: um vocabulário posicional

Terminologia

Para descrever a geometria do esqueleto – a posição do esqueleto no espaço –, desenvolvemos uma linguagem simples, intuitiva, mas não ambígua, que pode ser utilizada para descrever qualquer posição no espaço, mas que usamos aqui para descrever as relações interósseas na postura em pé. O vocabulário foi criado pelo nosso antigo colega Michael Morrison.[13] Essa linguagem tem a dupla vantagem de fazer sentido para (e, assim, empoderar) os clientes, alunos e pacientes, e também de ser capaz de fornecer detalhes suficientes que satisfaçam o diálogo mais exigente entre terapeuta e terapeuta ou terapeuta e mentor. Essa terminologia tem a desvantagem da não conformidade com a terminologia médica padrão (p. ex., "varo" e "valgo", ou um pé "pronado"). Como esses termos são frequentemente usados de formas contraditórias ou imprecisas, essa desvantagem pode vir a ser uma vantagem ao longo do tempo.

Os quatro termos aqui empregados são: "*inclinação*", "*curva*", "*rotação*" e "*deslocamento*". Os termos descrevem a relação de uma porção óssea do corpo com outra ou, às vezes, com a linha de gravidade, com a horizontal ou com alguma outra referência externa. Eles são modificados com adjetivos posicionais padrão: "*anterior*", "*posterior*", "*esquerda*", "*direita*", "*superior*", "*inferior*", "*medial*" e "*lateral*". Esses modificadores, sempre que houver qualquer ambiguidade, referem-se à parte de cima ou à parte da frente da estrutura nomeada. "Esquerda" e "direita" sempre se referem à esquerda e à direita do paciente, e não do observador.

Como exemplos, em uma inclinação lateral esquerda da cabeça, o topo da cabeça iria inclinar-se para a esquerda, e a orelha esquerda se aproximar do ombro esquerdo. Um deslocamento posterior da caixa torácica em relação à pelve significa que o centro de gravidade da caixa torácica está localizado atrás do centro de gravidade da pelve – uma postura comum para as modelos de moda. Em uma rotação da caixa torácica para a esquerda em relação à pelve, o esterno se voltaria mais para a esquerda do que a sínfise púbica (enquanto os processos espinhosos torácicos podem ter se movido para a direita na parte de trás). Rotação medial do fêmur significa que a frente do fêmur está voltada para a linha média. Esse uso de modificadores é, naturalmente, uma convenção arbitrária, mas que faz sentido intuitivo para a maioria dos ouvintes (Fig. 11.3).

Uma força dessa terminologia é que esses termos podem ser aplicados em uma rápida descrição geral das principais características da postura, ou usados de forma muito precisa para trazer à tona as nossas complexas relações intersegmentares, intrapélvicas, da cintura escapular ou intertarsais.

Comparado com o quê?

Como os termos são principalmente empregados sem referência a uma grade externa ou ideal, é muito importante deixar claro exatamente *quais* são as duas

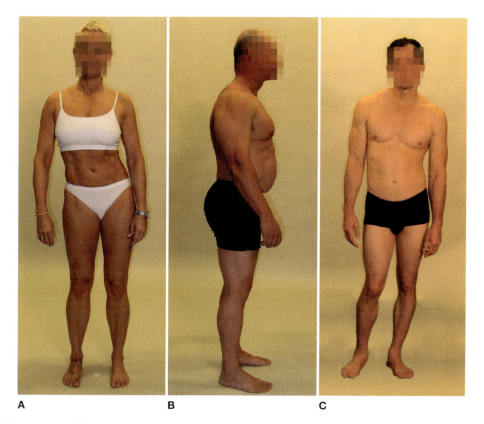

Figura 11.3 Estas posturas deliberadamente exageradas mostram (**A**) um deslocamento da pelve para a esquerda em relação aos pés, um deslocamento das costelas para a direita em relação à pelve e um deslocamento da cabeça para a esquerda em relação às costelas. Note-se que a cabeça não está deslocada em relação à pelve. Embora não possamos vê-las diretamente, podemos presumir várias curvas na coluna vertebral. A pelve tem uma inclinação à direita, e a cabeça e os ombros têm uma inclinação à esquerda. Em (**B**), vemos um deslocamento anterior da cabeça em relação às costelas, e um deslocamento anterior das costelas em relação à pelve. Isso envolve curvas posteriores tanto na curva lombar como na cervical, bem como rotações laterais em todos os quatro membros. A pelve parece ter uma inclinação anterior, mas nem as costelas nem a cabeça estão inclinadas em relação ao chão. Em (**C**), podemos ver uma inclinação da pelve à esquerda, uma inclinação da caixa torácica e da cintura escapular à direita e uma inclinação da cabeça à esquerda, com uma curva simultânea das vértebras lombares à esquerda e uma curva nas vértebras torácicas à direita. O fêmur direito mostra uma rotação lateral, enquanto o esquerdo demonstra uma rotação medial em relação à tíbia.

estruturas que estão sendo comparadas. Veja um exemplo comum que leva a muitos mal-entendidos: o que queremos dizer com "inclinação anterior da pelve" (às vezes chamada na fisioterapia uma "rotação anterior" da pelve, mas, por questão de consistência, em nossa terminologia será uma "inclinação anterior")?

Mesmo pensando que compartilhamos um entendimento comum do que constitui uma inclinação anterior da pelve, continuamos abertos à confusão, a menos que a pergunta "Comparado com o quê?" seja respondida. Se a inclinação da pelve for sempre comparada com a linha horizontal do chão, por exemplo, essa leitura não vai nos levar a protocolos proveitosos de tratamento da miofáscia do fêmur até a pelve, uma vez que esses tecidos relacionam a pelve com o fêmur, não a pelve com o chão (Fig. 11.4). Uma vez que o fêmur também pode ser em geral inclinado anteriormente, a pelve pode com facilidade estar (e muitas vezes está bastante) inclinada anteriormente em relação ao chão e, ao mesmo tempo, estar posteriormente inclinada em relação ao fêmur (ver Fig. 11.4C). Ambas as descrições são precisas, desde que o ponto de referência seja acordado – mas, na prática, muitas vezes a confusão reina sobre esse ponto.

Ao utilizar os termos que se seguem, o leitor deve ter o cuidado de especificar, sobretudo no início, os dois elementos que estão sendo comparados.

Definições: inclinação, curva, deslocamento e rotação

- ***Inclinação.*** "Inclinação" descreve desvios simples em relação à vertical ou horizontal, em outras palavras, uma parte do corpo ou elemento esquelético está mais alta de um lado do que do outro. Embora a inclinação pudesse ser descrita como uma

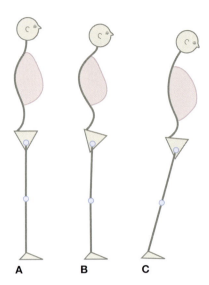

Figura 11.4 Em (**A**), a postura "neutra" está representada de forma esquemática. Se aceitamos a convenção desses esquemas, podemos ver que, em (**B**), a pelve está anteriormente inclinada – o topo da pelve se inclina para a frente – *tanto* em relação ao fêmur *quanto* em relação ao chão. Em (**C**), vemos a situação comum, mas geralmente mal avaliada, da pelve que está anteriormente inclinada em relação ao solo, mas *posteriormente* inclinada em relação ao fêmur. "Comparada com o quê?" é uma questão significativa.

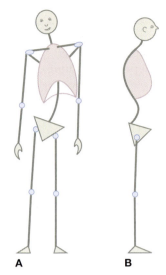

Figura 11.5 Em (**A**), a pelve está inclinada à esquerda, por causa da perna esquerda curta. Isso resultou em uma curva de compensação no lado direito da coluna vertebral, inclinação da cintura escapular à direita e deslocamento da caixa torácica à esquerda em relação à pelve. Em (**B**), vemos uma inclinação anterior da pelve, com uma curva posterior das vértebras lombares e um deslocamento anterior da cabeça por causa de uma curva anterior na parte torácica superior da coluna vertebral. O pescoço está assim anteriormente inclinado, e apenas por uma curva posterior acentuada das cervicais superiores este indivíduo é capaz de manter os olhos voltados para a frente horizontalmente – compare com a Figura 11.3B.

rotação de uma parte do corpo em torno de um eixo horizontal (esquerda-direita ou A-P), "inclinação" tem um significado comum prontamente entendido, como na Torre de Pisa.

A "inclinação" é modificada pela direção para a qual o topo da estrutura está inclinado. Assim, em uma inclinação lateral esquerda da cintura pélvica, o osso do quadril direito do paciente estaria superior ao esquerdo, e o topo da pelve apontaria para a esquerda do paciente (Fig. 11.5A). Uma inclinação anterior da cintura pélvica envolveria o osso púbico em uma posição inferior em relação às espinhas ilíacas posteriores, e uma inclinação posterior implicaria o oposto (Fig. 11.5B). Em uma inclinação da cabeça para o lado direito, a orelha esquerda estaria mais elevada do que a direita, e os planos do rosto se inclinariam para a direita (Fig. 11.5A). Em uma inclinação posterior da cabeça, os olhos se voltariam para cima, a parte de trás da cabeça se aproximaria dos processos espinhosos do pescoço e o topo da cabeça se moveria posteriormente (Fig. 11.5B). Na Figura 11.4C, as pernas como um todo estão anteriormente inclinadas, e a pelve está posteriormente inclinada em relação aos fêmures. A cabeça nesse diagrama está anteriormente inclinada – olhando para baixo –, o que é uma posição equivalente à pelve na Figura 11.4B. Portanto, nossa terminologia aplica-se de forma consistente a todo o corpo.

A inclinação é comumente aplicada à cabeça, cintura escapular, caixa torácica, pelve e ossos tarsais dos pés. Esse termo pode ser usado de forma ampla, como "uma inclinação do lado direito do tronco em relação à gravidade", ou de forma muito específica, como "uma inclinação anterior da escápula esquerda em relação à direita" ou "uma inclinação posterior dos ossos do quadril direito em relação ao sacro", ou, ainda, "uma inclinação medial do navicular em relação ao tálus". Mais uma vez, para maior clareza na comunicação e na tradução exata dessa linguagem na estratégia dos tecidos moles, é muito importante compreender com o que o termo usado está relacionado: uma "inclinação anterior da pelve em relação ao fêmur" é uma observação útil; uma simples "inclinação pélvica anterior" dá margem a confusão.

- ***Curva.*** Uma "curva" é simplesmente uma série de inclinações que resultam em uma curva, geralmente aplicada à coluna vertebral. Se a parte lombar da coluna vertebral é o lado curvado, isso pode ser descrito como uma série de inclinações entre cada uma das vértebras lombares, mas geralmente resumimos essas inclinações como uma curva – ambos os lados, para a frente ou para trás. Na curva à direita na Figura 11.5A, o topo da L1 se volta mais para o lado direito do paciente do que o topo da L5. A curvatura lombar normal tem, assim, uma curva para trás, e a parte torácica da coluna vertebral normal, uma curva para a frente. Muitas vezes, a coluna vertebral lordótica pode ser descrita como um "excesso de curva posterior nas vértebras lombares inferiores", ou pode ser especificada com mais detalhes. Uma curvatura lombar baixa, mas forte, pode ser considerada na investigação como: "as vértebras lombares têm uma forte curva posterior desde L5-S1 até a altura de L3, mas têm uma curva anterior da L3 até a T12".

Na coluna vertebral, a diferença essencial entre uma inclinação e uma curva é se o desvio do "normal" ocorre em um único segmento ou em múltiplos segmentos – em geral, trata-se da segunda opção. Se a caixa torácica está inclinada para a direita, podemos presumir que ou a pelve está igualmente inclinada para a direita, de modo que as lombares cursam em linha reta ou, mais provavelmente, como na Figura 11.5A, a parte lombar da coluna vertebral tem uma curva à direita. Além disso, a mecânica da coluna vertebral determina que a curva à esquerda nas vértebras lombares muito provavelmente envolve a tendência para uma rotação à direita de algumas dessas vértebras. A coluna vertebral pode ter uma curva não compensada, mas geralmente tem duas curvas que se compensam, e padrões mais complexos da coluna vertebral, por exemplo, a escoliose, podem ter três ou até quatro curvas ao longo das duas dúzias de segmentos vertebrais.

- *Rotação.* Na postura em pé, as rotações geralmente ocorrem em torno de um eixo vertical no plano horizontal, tanto que muitas vezes são aplicadas, por exemplo, ao fêmur, à tíbia, à pelve, à coluna vertebral, à cabeça, ao úmero ou à caixa torácica. As rotações indicam a direção para a qual a frente da estrutura mencionada está apontando. Por exemplo, em uma rotação da cabeça para a esquerda (em relação à pelve), o nariz ou o queixo teriam de estar voltados à esquerda do osso púbico (Fig. 11.6A). Na Figura 11.6A, *tanto a cabeça como a caixa torácica* giram à direita em relação à pelve. Em relação à rotação, a cabeça e *a caixa torácica* são neutras uma em relação à outra. Fazer essa observação é fundamental para a estratégia: tentar girar a cabeça dessa pessoa de volta para a posição neutra usando os músculos do pescoço não daria certo; são as estruturas entre as costelas e a pelve que governam esse padrão de rotação.

Observe que, se a caixa torácica foi girada à esquerda em relação à pelve, a cabeça pode ser girada à direita em relação à caixa torácica e ainda ser neutra em relação à pelve ou aos pés (Fig.

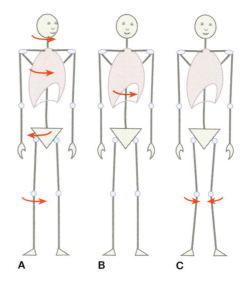

Figura 11.6 As rotações ocorrem sempre no plano horizontal em torno de um eixo vertical e, por conseguinte, são modificadas apenas à esquerda ou à direita (para estruturas axiais – (**A**)) ou medial e lateral (para estruturas emparelhadas – (**C**)). As rotações frequentemente se opõem umas às outras desde a base e superiormente (**A**). Uma rotação no meio, como em (**B**) (ou simulada na Fig. 11.3A), não é tão simples quanto parece para se desenrolar.

11.6B). Nesse caso, a estratégia terapêutica deveria considerar a torção/desequilíbrio rotacional tanto no tecido cervical como no tecido lombar (bem como nas estruturas ombro-eixo) para resolver esse padrão mais complexo. Nas estruturas pareadas, usamos rotação medial ou lateral (Fig. 11.6C). Embora esta também seja usada em relação à rotação do fêmur ou do úmero, estendemos esse vocabulário a todas as estruturas. O que é comumente chamado de escápula "protraída" seria, em nosso vocabulário, uma escápula "medialmente girada", uma vez que a superfície anterior da escápula gira para estar de frente para a linha média. O calcâneo medialmente girado muitas vezes acompanha o que é comumente chamado pé "pronado" (que poderíamos chamar, e não apenas para ser confuso, um pé "medialmente inclinado").

- *Deslocamento.* "Deslocamento" é um termo mais amplo, porém ainda útil para deslocamentos do centro de gravidade de uma parte (direita-esquerda, anterior-posterior, superior-inferior). Na dança balinesa e tailandesa há vários deslocamentos da cabeça – movimento de um lado para o outro enquanto os olhos permanecem na horizontal. A caixa torácica pode igualmente se deslocar para trás ou para o lado enquanto se mantém relativamente vertical em relação ao solo (Fig. 11.7A e B). Claro que esses deslocamentos envolvem comumente inclinações e curvas, e muitas vezes também acompanham rotações. Podemos usar a terminologia

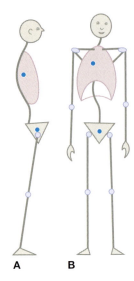

Figura 11.7 Em (**A**), há uma inclinação anterior das pernas que resulta em uma pelve anteriormente deslocada em relação aos pés, mas a pelve tem uma inclinação posterior em relação aos fêmures. A caixa torácica nesta representação está deslocada para trás em relação à pelve, e a cabeça está deslocada para a frente em relação à caixa torácica, em um padrão que é infelizmente comum no mundo ocidental. Observe que as costelas estão bastante neutras em relação aos pés, e a cabeça está bastante neutra em relação à pelve. Desfazer esse padrão envolve a liberação dos tecidos moles em quase todos os segmentos do corpo. Em (**B**), vemos a pelve neutra em relação aos pés, mas as costelas estão deslocadas à direita em relação à pelve, e a cabeça está deslocada à esquerda em relação às costelas. A pelve e a cabeça estão, portanto, relativamente neutras, mas, conforme você começar a deslocar a caixa torácica sobre a pelve por meio da manipulação ou de treinamento, a cabeça geralmente vai se deslocar à esquerda em relação à pelve, exigindo trabalho entre as costelas e a cabeça.

para especificar essas relações particulares quando isso for necessário, mas descobrimos que frases como "deslocamento lateral esquerdo da caixa torácica" ou "a cabeça é deslocada para a direita em relação à pelve" são um atalho útil ao se fazer uma avaliação inicial.

A escápula móvel está comumente deslocada em qualquer uma das seis direções modificadoras. A pelve em geral é descrita como estando anteriormente (como na Fig. 11.7A) ou posteriormente deslocada em relação ao maléolo, estando claro que algumas inclinações devem ocorrer ao longo do caminho na parte superior ou inferior da perna para que isso aconteça. O ombro protraído envolve um deslocamento lateral da escápula sobre as costelas, adicionando uma rotação medial conforme ele desliza em torno da caixa torácica. Uma postura ampla pode ser descrita como um deslocamento lateral do pé em relação aos quadris. O joelho varo envolve um deslocamento lateral (e, provavelmente, uma rotação medial também) dos joelhos.

Nenhum desses termos é mutuamente exclusivo. A caixa torácica pode ter seu centro de gravidade deslocado em relação à pelve, com ou sem inclinação e, também, com ou sem rotação. Identificar um evento não exclui os outros.

Mais alguns detalhes

Esse vocabulário simples, porém abrangente, permite um esboço rápido ou pode ser usado para descrever minuciosamente uma série de relacionamentos nos mínimos detalhes. Em nosso esboço rápido, o que no início pode ser apresentado como uma evidente "cintura escapular inclinada à direita" (como na Fig. 11.5A) pode ser visto, com um exame mais detalhado, como "uma cintura escapular inclinada à direita com uma inclinação anterior e uma rotação medial na escápula direita, e uma escápula deslocada medialmente à esquerda". Isso permite ao terapeuta ser mais detalhado ou mais geral de acordo com a necessidade. A descrição pode ser anotada rapidamente, e transmitida de forma mais precisa a outro terapeuta ou mentor em um telefonema ou e-mail quando se procura auxílio ou se descreve uma estratégia bem-sucedida que outros podem seguir.

Em relação a esse nível maior de detalhe, vale a pena se concentrar na coluna vertebral, ombros e pés para deixar claro como esse vocabulário pode ser aplicado de forma consistente. Como observado, poderíamos dar uma descrição geral (p. ex., "a coluna vertebral no tronco geralmente está girada à direita"), ou poderíamos preenchê-la com qualquer nível de detalhe necessário (p. ex., "a coluna vertebral está deslocada para o lado esquerdo e tem uma rotação à direita que vai do sacro até a L3, inclinada do lado direito e girada do lado esquerdo da L3 até T10, e girada à direita a partir de T10 até aproximadamente T6, curvada para a frente nas vértebras torácicas superiores, e novamente girada à esquerda nas cervicais para fazer com que a cabeça se volte para a mesma direção da pelve"). O esboço geral é bastante útil para se ter um controle global sobre quais meridianos miofasciais podem estar envolvidos. Nos planos de tratamento, as descrições mais detalhadas auxiliam em uma determinada estratégia para desgirar as vértebras e dar uma atenção especial ao músculo local ou até mesmo às tiras musculares específicas.

Ombros

Embora em um esboço geral a cintura escapular possa ser descrita como um todo, por exemplo, inclinação à esquerda ou à direita, ou deslocamento superior, uma estratégia mais bem fundamentada exige uma descrição muito mais detalhada de cada clavícula, escápula e úmero.

As escápulas são particularmente interessantes por causa de sua grande mobilidade. A simples descrição de um ombro como "protraído" ou "retraído" pode com facilidade – e mesmo necessariamente – levar a uma perda do detalhe que está no cerne da especificidade dos tecidos moles. Imagine uma escápula descrita da seguinte forma: "a escápula direita está girada medialmente, anteriormente inclinada e posteriormente deslocada" (Fig. 11.8). O termo "protraída" pode ser aplicado a essas escápulas, mas não distingue o grau de rotação medial, ou especifica a inclinação anterior, ou como o ombro estava posicionado no eixo A-P sobre a caixa torácica. Todas essas características, no entanto, têm implicações significativas para se compreender como a pessoa usa esse padrão e, portanto, para a nossa estratégia de trabalho. Um ombro deslocado lateralmente nos levaria direto ao serrátil anterior ou à fáscia subescapular, ou às tiras superiores do peitoral menor. O elemento da inclinação anterior nos enviaria para a parte exterior do peitoral menor e da fáscia clavipeitoral. O deslocamento posterior nos levaria a criar estratégias para o trapézio médio e a trabalhar um pouco mais a axila. Com esse nível de descrição, nos aproximamos de nosso trabalho com uma precisão muito maior. Ele também permite um discurso no campo do trabalho corporal em que o pensamento lógico pode deslocar o pensamento mágico.

Pés

O pé plantígrado humano é complexo o suficiente para justificar uma atenção especial. Quando usamos "rotação" para descrever a cabeça ou a coluna vertebral, temos um bom senso intuitivo quanto ao que isso significa. O mesmo vale para as inclinações da pelve e da cintura escapular, e rotações do úmero e do fêmur. Quando chegamos aos pés, no entanto, o eixo longitudinal dos metatarsos e do próprio pé é horizontal. Portanto, "rotação lateral" do pé vai designar que os dedos são mais laterais do que os calcanhares – mas precisamos dizer: "em relação a quê?". Será que a rotação ocorre no próprio pé, no tornozelo, no joelho ou no quadril?

Se a parte superior do pé é mais distante lateralmente do que a sola, e o peso se desloca para o lado de fora (um pé em supinação), podemos dizer que o pé está "lateralmente inclinado". Por outro lado, a inclinação para o interior do pé seria "inclinado medialmente" (ver Fig. 9.49). Nos extremos desses padrões, também podemos ter uma "rotação" *no interior* do pé, o que significa que os metatarsos apontam mais lateral ou medialmente do que o calcanhar. E, de uma forma pedante, a pessoa com joanetes pode ser descrita como tendo um "hálux girado lateralmente" ou um "dedão lateralmente girado" (ou seja, o uso da linha mediana do corpo, em vez da linha mediana do pé, como referência).

Como na maioria das vezes o calcâneo é a chave para a sustentação da parte de trás do corpo e da articulação sacroilíaca, temos também alguns exemplos de descrição do calcâneo. Para a pessoa que tem a parte superior do calcâneo mais em direção à linha mediana do corpo do que à linha inferior, diríamos que ela tem o "calcâneo medianamente inclinado". Se o calcâneo tem o lado lateral mais para a frente do que o lado medial, de modo que a frente do osso está voltada mais medialmente, ele deveria ser chamado – de forma sistemática, mas um pouco contraintuitiva – um "calcâneo girado medialmente (em relação à tíbia ou ao antepé)". Essa rotação medial e/ou inclinação medial muitas vezes acompanha o chamado pé pronado, o padrão de arco caído, mas é o quanto de cada um que vai orientar sua estratégia. Deslocar o "freio" da Linha Superficial Posterior em torno do calcâneo é vital para a restauração do arco, bem como para o alongamento do *lado de fora* do pé, ao longo da faixa lateral da fáscia plantar.

O domínio dessa linguagem exige apenas algumas horas de prática, e algumas semanas de uso regular da notação para que se tenha razoável habilidade com o processo. Naturalmente, uma linguagem mais usual tal como "arcos baixos" ou "pés pronados" pode ser usada quando atender às necessidades do momento, mas o retorno a essa terminologia pode ser usado para resolver uma ambiguidade de forma mais simples e precisa. Ela também tem uma gentil neutralidade: "joelhos medialmente deslocados com fêmures lateralmente girados" pode ser um exagero, mas para o paciente é menos humilhante do que "joelho valgo" e menos distante do que "*genu valgus*" (ver Fig. 11.6C).

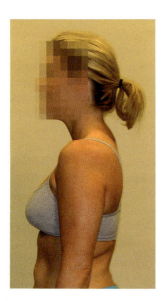

Figura 11.8 Aqui vemos ombros que estão posteriormente deslocados – em relação à caixa torácica – mas, em seguida, girados medialmente para trazer a glenoide anteriormente à margem vertebral, fazendo com que a face anterior da escápula se volte mais para a linha média; por isso, uma "rotação medial" da escápula é uma parte essencial da protração.

Uma vez que a geometria do esqueleto da postura em pé em repouso do paciente foi descrita para a satisfação do terapeuta, e anotada verbal ou pictoricamente no formulário que o leitor encontra para seu uso no Apêndice 3, passemos à segunda fase.

Passo 2: uma avaliação dos tecidos moles

O segundo passo é aplicar um modelo aos tecidos moles para ver como as relações esqueléticas do paciente, conforme descritas, podem ter sido criadas ou são mantidas. Os meridianos miofasciais dos Trilhos Anatômicos são um desses modelos, o único que aplicaremos aqui, mas estratégias de músculo único ou outros modelos disponíveis poderiam ser utilizados também.[14-18]

O Passo 2 começa com a pergunta: "Quais tecidos moles poderiam ser os responsáveis pela tração ou manutenção do esqueleto na posição descrita no Passo 1?". E logo depois a segunda pergunta: "A quais meridianos miofasciais essas unidades miofasciais pertencem, e como eles estão envolvidos no padrão?"

Por exemplo, se foi determinado que a pelve tem uma inclinação anterior (como na Fig. 11.4B), podemos então olhar os flexores do quadril para o fortalecimento dos tecidos moles – por exemplo, as miofáscias do ilíaco, pectíneo, psoas, reto femoral, do tensor da fáscia lata. Uma limitação em qualquer um dos primeiros três nos levaria para a Linha Profunda Anterior; o reto femoral pode nos levar para a Linha Superficial Anterior; o sartório (improvável, pois é demasiadamente longo e fino para a manutenção postural) poderia nos levar para a Linha Funcional Ipsilateral; e o TFL sugeriria o envolvimento da Linha Espiral ou da Linha Lateral. Por outro lado, a pelve está sendo tracionada a partir de trás pelos eretores (Linha Superficial Posterior) ou pelo quadrado do lombo (Linha Profunda Anterior ou Linha Lateral).

Se o ombro no lado direito costuma ficar mais longe dos processos espinhosos do que o da esquerda, poderíamos verificar se o serrátil anterior está superencurtado. Se o tratamento só desse músculo resultar em um reposicionamento estável da escápula, está tudo muito bem, mas, se não, temos de avaliar o resto da Linha Espiral esquerda: as costelas do lado direito estão mais perto da EIAS esquerda do que vice-versa, como na Figura 11.5A? Talvez o alongamento dos músculos oblíquos externos da direita e internos da esquerda, bem como da fáscia que os acompanha, permita que o trabalho sobre o serrátil fortaleça e integre.

Mas é possível descobrir que a escápula não está sendo tracionada para um deslocamento lateral e inferior por um serrátil curto, mas sim que ela está medialmente girada (e isso muitas vezes envolve algum deslocamento lateral). Nesse caso, podemos suspeitar do peitoral menor (que puxa para baixo e para dentro do processo coracoide para criar uma rotação ou inclinação medial anterior, ou ambas). Se o tratamento do peitoral menor e da fáscia associada não resolver o problema, uma alternativa é trabalhar sobre qualquer parte da Linha Superficial Anterior, da Linha Profunda Anterior do Braço ou da Linha Funcional Anterior para ver se "alimentar" o peitoral menor a partir de suas conexões do tronco inferior pode ajudar o trabalho localizado a ter melhor absorção.

Não devemos nos esquecer de que porções de linhas podem estar envolvidas sem afetar todo o meridiano. É igualmente importante manter uma visão ampla do meridiano, uma vez que, em nossa experiência de ensino, os terapeutas de quase todas as escolas acabam caindo no hábito mecanicista de tentar nomear os músculos individuais por qualquer posição dada. Claro que isso não está errado, apenas desnecessariamente limitado e, por fim, frustrante, uma vez que deixa de fora a fáscia e os efeitos mais distantes.

Esse processo de "leitura corporal" do Passo 2 é esboçado mais adiante usando fotografias de pacientes. Ainda que muitas formas possíveis de análise da distribuição dos tecidos moles pudessem ser usadas nessa fase, temos um preconceito compreensível em empregar o esquema dos meridianos miofasciais dos Trilhos Anatômicos aqui. Esse processo de cinco passos, no entanto, pode permanecer independentemente de qualquer método em particular.

Conforme a familiaridade com o sistema aumenta, não são necessários mais do que um ou dois minutos para analisar quais linhas podem estar envolvidas na criação do padrão que você observou no Passo 1. Rotações do tronco e da perna geralmente envolvem a Linha Profunda Anterior ou a Linha Espiral, ou ambas. Rotações do braço envolvem a Linha Profunda Anterior do Braço ou a Linha Profunda Posterior do Braço. Discrepâncias entre os lados muitas vezes envolvem porções da Linha Lateral no lado de fora e da Linha Profunda Anterior no *core*. O equilíbrio entre elementos das Linhas Superficiais Anterior e Posterior é sempre avaliado e observado. Caso se verifique que os músculos individuais estão criando um padrão, podemos verificar em que linhas esse músculo também está envolvido. O posicionamento relativo entre as linhas e seus planos fasciais também é importante (p. ex., a LSA é inferior em relação à LSP, a LPA está em posição "caída" em relação às linhas mais superficiais etc.).

Em resumo, a análise do padrão dos tecidos moles no Passo 2 geralmente constata onde os tecidos parecem estar curtos ou fixos, onde eles parecem estar demasiado longos ou fracos e onde a trama biológica das linhas perdeu seu drapeado natural, ou seja, o padrão comum em que a Linha Superficial Posterior migrou para cima no esqueleto enquanto a Linha Superficial

Anterior migrou para baixo, independentemente do tônus muscular permanente (ver Fig. 4.5). Esses elementos também podem ser indicados no formulário de leitura corporal na prática.

Passo 3: o desenvolvimento de uma história de integração

Na terceira etapa reunimos esses "fios" dos tecidos moles e esquelético para tecer uma história – uma visão inclusiva do padrão musculoesquelético e do movimento, com base no histórico do paciente e no conjunto de todos os fatores que podemos ver ou perguntar.[19] Uma versão simples (e focalizada em um único ponto) desse processo pode parecer da seguinte forma:

Um paciente se apresenta com dor no ombro no seu lado direito dominante. Quando olhamos para o padrão do paciente, observamos um encurtamento na Linha Espiral esquerda, na Linha Funcional Anterior direita e na Linha Lateral direita, que não é muito diferente da postura exagerada da Figura 11.3C. O paciente é um ávido jogador de tênis, e, ao vê-lo simular uma partida, observamos que todas essas três linhas estão encurtadas para tracionar o ombro para baixo e para a frente, em afastamento da caixa torácica. Essa tentativa de curto prazo para ganhar mais força tem consequências negativas de longo prazo, pois sobrecarrega o trapézio, os romboides, e/ou levantador da escápula, e desestabiliza o equilíbrio do ombro, a cabeça e o pescoço.

Com base nisso, você constrói a história de que o ato de jogar tênis agressivamente encurtou o lado direito e tracionou o ombro para fora do tronco. A estratégia é alongar essas linhas, e fazer o "atleta de fim de semana" compreender que deve centralizar seus golpes no meio do corpo, e não para fora no ombro. Isso, além de melhorar seu jogo (claro que depois de uma interrupção temporária que alguns pacientes não podem suportar), vai permitir que ele jogue por mais tempo.

Mas, certamente, também é possível que o ombro esteja sendo tracionado para fora do tronco axial e o encurtamento do lado direito seja anterior ao interesse pelo tênis, então não se prenda tanto à sua história e esteja pronto a abandoná-la diante de novas informações.

Inclua o máximo que puder na história que você está construindo, relacionando os vários elementos em um todo. Na vida real, a história pode ser muito mais complexa, e pode ter um forte componente somatoemocional. Sua história pode não contar com todos os elementos observados; afinal de contas, o paciente teve uma vida longa, e nem tudo se encaixa ordenadamente como em um quebra-cabeça. A tentativa de relacionar

a pelve inclinada (e a dor sacroilíaca que a acompanha) com o joelho em rotação medial e o tornozelo inclinado medialmente no lado oposto é um desses elementos instrutivos. A história pode ajudá-lo a determinar por onde começar, mesmo que esse ponto esteja a alguma distância do local da dor, tensão, ou lesão.

Talvez você se lembre daquelas inteligentes caixas chinesas de quebra-cabeça de madeira, em que, para abrir a gaveta, vários pequenos pedaços de madeira teriam de deslizar uns sobre os outros, sucessivamente. Como uma criança, você se esforça para abrir a gaveta, até que algum adulto venha lhe mostrar a sequência. Da mesma forma, na terapia manual, lutamos para consertar alguma parte lesionada. O que o mapa dos Trilhos Anatômicos, e em particular esse método de leitura corporal, faz por nós é mostrar onde estão – o caminho para o outro lado da "caixa" – os outros pedaços que precisam ser previamente movidos, para, quando voltarmos para a área lesionada, ela simplesmente "se encaixar" no lugar mais facilmente. É a aplicação da tensegridade.

Colocar os desalinhamentos esqueléticos observados e as trações dos tecidos moles em uma história abrangente e autoconvincente é um processo subjetivo, muito sujeito a revisão à luz da experiência, mas um processo valioso, no entanto.

Passo 4: o desenvolvimento de uma estratégia

A partir da história do Passo 3, o quarto passo é formular uma estratégia para o próximo movimento, uma sessão, ou uma série de sessões, com base nessa visão do padrão global. Continuando esse processo com o nosso paciente jogador de tênis (novamente com a condição de que estamos examinando apenas um fator entre a enorme variedade que qualquer paciente poderia apresentar), decidimos trabalhar a Linha Lateral direita do quadril à axila, escalar a Linha Espiral esquerda do quadril esquerdo até a escápula direita, e pela Linha Funcional Anterior em direção à frente do ombro direito – tudo em uma tentativa de remover os elementos posturais que estão tracionando o ombro para fora de sua posição apoiada na caixa torácica. Podemos depois aplicar uma terapia de pontos-gatilho, alívio posicional e fricção das fibras cruzadas – o que for apropriado para a lesão específica – na estrutura com problemas (talvez o tendão supraespinal, ou o tendão do bíceps), com a certeza de que nosso tenista tem muito mais chance de cura e de permanecer curado se o ombro estiver em uma posição em que ele possa fazer seu trabalho corretamente, sem esforço extra. Depois de alongar os tecidos superencurtados, podemos elaborar uma lição de casa que o paciente fará para fortalecer e tonificar os tecidos superalongados.

Ao trabalhar problemas mais complexos, a estratégia pode exigir mais de uma sessão. A estratégia geral da Integração Estrutural (assim como nós a ensinamos – ver o Apêndice 3) envolve exploração e restauração de cada linha ao longo de um período com cerca de uma dúzia de sessões, resultando em uma série coerente de sessões, cada uma com uma estratégia diferente. Com o papel de cada linha anotado no histórico, é bem possível permanecer em uma estratégia de tratamento de múltiplas sessões sem abordar a parte lesionada (exceto como paliativo) até que ela se mostre adequada e frutífera.

Se a estratégia for orientada para menos lesões/dores, e o trabalho estiver sendo usado para melhorar o desempenho ou como um "tônico" para a postura e o movimento, a história e a estratégia são ainda importantes para desenrolar os detalhes do padrão único e individual de cada pessoa.

Passo 5: avaliação e revisão da estratégia

Reavalie os Passos de 1 a 4 em função dos resultados e das novas informações. Depois de completar a estratégia do Passo 4 em nosso suposto paciente, descobrimos que basicamente o ombro está reposicionado, mas agora a imobilidade ou um ritmo escapular sincopado ficou evidente entre a escápula e o úmero na parte de trás, por isso revisamos/renovamos nossa estratégia para incluir os tecidos do infraespinal e do redondo menor da Linha Profunda Posterior do Braço.

Depois de concluir qualquer estratégia de um determinado tratamento, uma avaliação honesta é necessária para saber se ela funcionou ou não, e quais são, precisamente, os resultados. Somos obrigados a fazer um reexame corajoso, ou seja, retornar ao Passo 1. Se nossa estratégia funcionou, as relações esqueléticas estarão alteradas. Podemos anotá-las, e ir para o Passo 2 para ver que novo grupo de tecidos moles podemos abordar para mudar o padrão com o objetivo de conseguir maior equilíbrio e sustentação. Se não houve nenhuma mudança, então a nossa estratégia estava errada e vamos para o Passo 2 para desenvolver outra estratégia, abordando um grupo diferente de tecidos moles na esperança de liberar o esqueleto para voltar ao equilíbrio. Se várias estratégias sucessivas falharem, é hora de procurar um mentor, encaminhar o paciente a outro terapeuta ou descobrir alguma nova estratégia ainda não tentada.

Virtude

É muito importante observar aqui que não é nenhuma virtude ter uma estrutura simétrica, equilibrada. Todo mundo tem uma história, e boas histórias sempre envolvem algum desequilíbrio. Sem dúvida, as pessoas mais interessantes e talentosas com as quais tivemos o prazer e o desafio de trabalhar tiveram estruturas fortemente assimétricas, e viveram longe de sua postura ideal. Por outro lado, algumas pessoas com estruturas naturalmente equilibradas enfrentam poucas contradições internas e, portanto, podem ser monótonas e menos envolvidas. Ajudar pessoas que têm uma estrutura muito fora de seu padrão para que tenham um padrão mais equilibrado não as torna menos interessantes, embora talvez isso lhes permita ser mais pacíficas ou menos neuróticas ou ter menos dor. Assim, neste momento, vamos deixar claro que não estamos atribuindo qualquer vantagem moral definitiva a ser ereto e equilibrado. Cada história pessoal, com tantos fatores envolvidos, tem de ser desdobrada e resolvida, desdobrada e resolvida mais e mais ao longo do arco de uma vida. É nosso privilégio como terapeutas estruturais estarmos presentes, como "parteiras", no nascimento de um significado adicional dentro da história do indivíduo.

Análise postural de cinco "pacientes"

As análises que seguem para esses pacientes foram feitas unicamente com base nas fotografias incluídas neste livro. Elas foram escolhidas para demonstrar padrões particulares e porque as compensações são facilmente visíveis mesmo nas fotos pequenas que o formato do livro permite. Pessoalmente, desvios muito pequenos (mas mesmo assim importantes) podem ser observados, anotados e tratados.

Com exceção de um grupo, temos tanto conhecimento da história ou acesso aos seus padrões de movimento quanto o leitor. Qualquer processo fotográfico envolve necessariamente alguns elementos subjetivos – principalmente a casualidade do posicionamento dos próprios pacientes. Dentro dessas limitações, vamos percorrer os passos desse processo. Claro que, na prática, a história do paciente, os relatos subjetivos, os padrões de movimento na marcha e em outras atividades e, o mais importante, a repetição dos padrões observados seria parte de nossa avaliação. Esta seção é projetada simplesmente para dar ao leitor alguma prática olhando dessa maneira a compensação postural.

Paciente 1 (Fig. 11.9A-E)

Quando olhamos uma paciente em potencial primeiramente de frente (**A**), é bom adicionar as vantagens e os pontos fortes que o paciente traz ao processo colaborativo antes de detalharmos quaisquer problemas que dizem respeito a ele ou a nós mesmos. Aqui vemos uma jovem forte que parece firmemente apoiada, razoavelmente bem alinhada, com um longo *core*, e

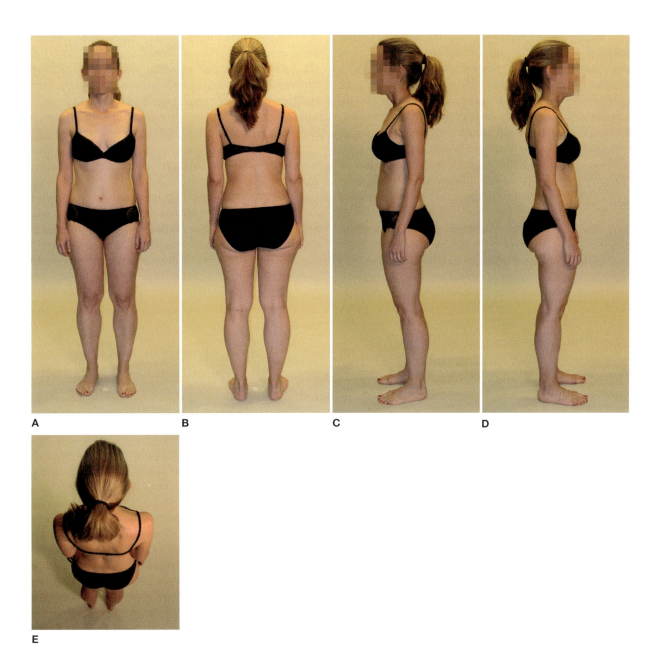

Figura 11.9 Paciente um.

com um comportamento gentil e um brilho saudável. Há um ligeiro sentimento "para baixo" no rosto e no peito que vai contra essa vitalidade básica, com uma tensão mais profunda naquilo que Phillip Latey chamaria "o punho do meio" ou perda de energia do coração, observado na relativa falta de profundidade na caixa torácica.[20] Nesta paciente, a base e a capacidade de resposta muscular evidentes são qualidades que nos ajudarão em nossa jornada se pudermos despertá-las.

Passo 1

Após ter anotado essas considerações gerais (e um pouco carregadas de juízo de valor, por isso considere--as em termos), vamos ao Passo 1, descrevendo o mais objetivamente possível a posição relativa do esqueleto. Olhando para os desvios laterais da parte da frente, esta paciente apresenta a pelve com uma ligeira inclinação para a esquerda, o que provoca um leve deslocamento à esquerda da caixa torácica (observe a diferença entre a cintura à esquerda e à direita para ver esse desequilíbrio). Isso se combina com uma inclinação das costelas para a direita que traz o manúbrio de volta para a linha mediana. Os ombros contrabalançam isso com uma ligeira inclinação para a direita.

A vista das costas (**B**) mostra a mesma imagem um pouco mais claramente, e mostra que a perna esquerda é a mais ponderada. Isso faz algum sentido, porque a rotação está na perna direita. Como mostrado pela patela, o fêmur direito parece estar girado medialmente em relação à tíbia-fíbula, que parecem giradas lateralmente. De costas, também podemos ver que os ombros parecem medialmente deslocados (retraídos), lateralmente inclinados (rotação para baixo) e superiormente deslocados (levantados).

Se olharmos os lados (**C** e **D**), veremos a cabeça deslocada para a frente; assim podemos presumir uma curva anterior nas vértebras torácicas superiores e uma curva posterior (hiperextensão) nas cervicais superiores. A Dra. Ida Rolf teria pedido que ela prendesse os cabelos no alto da cabeça, para que não atuassem como um contrapeso à posição da cabeça. Podemos ver que os ombros, especialmente o esquerdo, estão superior e posteriormente deslocados em relação à caixa torácica. O ombro direito, embora mais bem situado em geral sobre as costelas, tem uma ligeira inclinação anterior. (Leitura feita a partir da margem vertebral da escápula: a esquerda está vertical como um penhasco, a direita está um pouco inclinada como um telhado.)

As vértebras lombares têm uma curva longa, que dialoga com sua longa estrutura do *core*, mas que para a parte torácica da coluna vertebral significa uma curvatura torácica anterior bastante acentuada. A longa curvatura lombar tem relação com seus joelhos, que são ligeiramente deslocados posteriormente (hiperextensão). A pelve, no entanto, parece bastante neutra em relação tanto ao fêmur, em termos de inclinação, como aos pés, em termos de deslocamento, embora alguns pudessem achar que ela tem uma ligeira inclinação anterior.

Olhando de cima para baixo (**E**), e usando os pés como referência, podemos ver uma ligeira rotação à esquerda da pelve sobre os pés e uma leve rotação à direita das costelas sobre a pelve (para isso, olhe a linha do sutiã), enquanto os ombros estão novamente girados à esquerda sobre as costelas.

Passo 2

Avançando pelo Passo 2, fazemos as seguintes suposições com base nas observações que realizamos no Passo 1. Olhando a partir da lateral, podemos ver que a Linha Superficial Anterior (LSA) está tracionada para baixo ao longo da maior parte do seu comprimento. O encurtamento que vai do processo mastoide ao osso púbico é facilmente visível, e o encurtamento ao longo da parte da frente da canela o acompanha.

A Linha Superficial Posterior (LSP) está tracionada para cima a partir dos calcanhares até os ombros, e encurtada em todo o pescoço e na parte de trás de sua cabeça.

A Linha Lateral (LL) direita é mais curta do que a linha esquerda da orelha ao quadril, enquanto a LL inferior esquerda é mais curta do que a linha direita na parte externa da perna.

Poderíamos esperar que a Linha Espiral (LE) superior direita fosse mais curta do que seu complemento à esquerda, pois as costelas do lado direito são atraídas para o quadril esquerdo, e a cabeça está ligeiramente inclinada para a esquerda. A LE anteroinferior (TFL, TIT, e tibial anterior) está encurtada na perna direita, onde a perna esquerda mostra um equilíbrio mais igualmente tonificado.

O peitoral menor está tracionando o ombro direito para a frente sobre as costelas, e há alguma adução acontecendo em ambos os braços, provavelmente por causa do coracobraquial ou da miofáscia da parte de trás da axila. Os úmeros parecem um pouco girados lateralmente para seu corpo (ver a fossa cubital), mas não muito.

Passo 3

Transformar todas essas observações em uma história coerente exigiria reuni-las em uma história completa, mas, em geral, podemos dizer que a maior parte do padrão desta mulher é construído sobre:

1. O encurtamento e o movimento para baixo da fáscia na parte da frente do corpo, restringindo a excursão das costelas e o posicionamento da cabeça, exigem uma compensação (elevação e deslocamento) nos ombros e nas costas.
2. Ela tem a perna direita ligeiramente mais longa (provavelmente funcional, mas não podemos afirmar sem fazer um exame manual), que é responsável por várias coisas: a torção na perna direita está tentando igualar o comprimento da perna, a inclinação da pelve resulta da discrepância do comprimento, e o deslocamento nas costelas para longe do quadril elevado é uma compensação comum. Além disso, as pequenas torções no tronco e nas pernas são decorrentes da tentativa de acomodar as diferenças no que parece ser um forte regime de exercícios.

Passo 4

Com base nessa avaliação, podemos ir para o Passo 4, uma estratégia geral que conduz a um plano de tratamento específico. Os principais elementos do plano global para esta paciente podem incluir:

1. Levante os tecidos de toda a LSA, especialmente nas áreas da canela, peito e ângulo subcostal, a fáscia do pescoço e o esternocleidomastóideo.
2. Solte os tecidos da LSP desde o ombro até o calcanhar.
3. Alongue o tecido da LL direita entre o quadril e a orelha, especialmente nas costelas inferiores e na

lateral do abdome. Alongue os tecidos da LL esquerda por todo o lado externo da perna esquerda.

4. Alongue os tecidos da LE superior direita desde o quadril esquerdo, passe pelo ventre, em torno do ombro direito e passe novamente pelo occipital esquerdo.
5. Afrouxe e abra os tecidos da LE direita inferior e trabalhe em torno do joelho para reverter a tensão no joelho direito.
6. Libere a Linha Profunda Anterior do Braço, especialmente o complexo peitoral menor/coracobraquial à direita. Afrouxe a Linha Superficial Posterior do Braço e a Linha Profunda Posterior do Braço para deixar que as escápulas encontrem sua posição correta mais longe da coluna vertebral, e para equilibrar o manguito rotador.
7. Levante os tecidos da Linha Profunda Anterior ao longo do lado medial de ambas as pernas, e especialmente na virilha esquerda, que conduz ao lado esquerdo da parte lombar da coluna vertebral (complexo do psoas). Alongue os tecidos na parte profunda anterior do pescoço que estão ancorando a cabeça no peito e prevenindo a excursão do peito.

Esse esquema abrange pelo menos várias sessões, e pode ser sequenciado de acordo com os princípios de tratamento dos Trilhos Anatômicos e do trabalho de relaxamento miofascial (ver Apêndice 3). O plano de tratamento sempre estará sujeito ao Passo 5, reavaliando a partir das novas observações, das informações da paciente e da experiência palpatória.

Paciente 2 (Fig. 11.10A-E)

Aqui vemos um senhor de meia-idade, claramente ativo e muito interessado no que acontece no mundo. Ele mostra bom equilíbrio básico da frente para trás, bom tônus muscular para sua idade e pés firmemente apoiados. O apoio do *core* através da pelve é fundamentalmente bom, e a estrutura é basicamente aberta. Dito isso, uma boa leitura dessas fotos nos mostra algumas compensações significativas.

Passo 1

Olhando de frente, a característica mais proeminente é a inclinação da caixa torácica à direita que ajuda a criar um deslocamento da cabeça para a direita. Esta foto nos oferece outros detalhes: a parte inferior da perna direita está girada lateralmente e a perna direita é mais curta do que a esquerda (novamente, apenas pela foto não sabemos se isso é anatômico ou funcional). Em ambos os casos, isso cria uma inclinação para a direita até a pelve, e toda a estrutura do corpo

parece "cair" na virilha direita, com o quadril esquerdo sendo comprimido.

Observando isso desde a parte de trás, a inclinação medial (pronação) do pé direito e a torção nos tecidos da perna direita são proeminentes, a inclinação à direita da pelve é de novo visível, juntamente com a inclinação e o deslocamento da caixa torácica à direita. A isso se adiciona a inclinação da cintura escapular à direita, a inclinação do pescoço para a direita e uma inclinação compensatória da parte de trás cabeça para a esquerda no pescoço. Podemos imaginar – mas teríamos de fazer testes de palpação para confirmar – uma ligeira curva à esquerda nas vértebras lombares, uma curva mais forte à direita nas vértebras torácicas superiores e uma curva à esquerda nas cervicais superiores.

Na observação a partir da lateral, a postura da cabeça para a frente predomina, e notamos a disparidade entre a curvatura lombar mais rasa e a curva posterior profunda das cervicais médias a superiores. Os ombros estão um pouco deslocados posteriormente, anteriormente inclinados para contrabalançar a cabeça. É interessante que o tronco parece posteriormente deslocado em relação ao fêmur quando se olha o lado direito, porém mais alinhado sobre o fêmur quando se olha o lado esquerdo. Isso é contrabalançado pela visão de cima (**E**), na qual é evidente uma ligeira rotação que vai da pelve aos ombros, embora "saibamos" que o corpo não pode ter deslocamentos e curvas que ele mostra sem rotações de acompanhamento.

Passo 2

Com base nesse esboço das características proeminentes, observamos que a LSP foi tracionada para cima ao longo de todo o seu comprimento, mas especialmente do sacro até os ombros. Os músculos suboccipitais também estão travados. De forma similar, a LSA está tracionada para baixo ao longo de toda a sua extensão, um pouco semelhante à Paciente 1, embora com um padrão mais masculino.

Do lado esquerdo, a LL está tracionada para cima a partir do arco lateral até o ombro, e depois tracionada para baixo a partir da orelha até o ombro. O trabalho nesse lado deve avançar nas duas direções a partir da região do ombro. À direita, a LL está tracionada para baixo um pouco acima do joelho, e acima a partir do arco até o joelho, por isso o trabalho desse lado deve avançar a partir do meio da coxa em ambos os sentidos.

A LE superior esquerda é claramente a mais curta das duas LE, tracionando a cabeça para uma inclinação lateral esquerda, tracionando o ombro direito para a frente e tracionando o arco costal direito na direção do quadril esquerdo. Nas pernas, a LE inferior esquerda está tracionada para cima na sua face posterior, desde o arco lateral até o quadril, ao passo que a LE

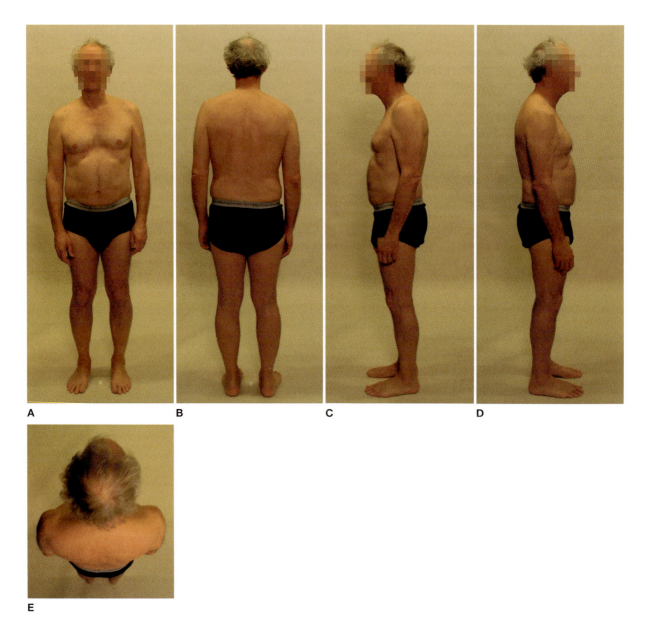

Figura 11.10 Paciente dois.

direita inferior é mais curta na frente, tracionando a EIAS para baixo na direção da inclinação medial do arco interno.

A diferença no nível das mãos é ocasionada pela inclinação da cintura escapular, que também nesse cliente se apoia sobre a inclinação da caixa torácica. O trabalho com a posição da caixa torácica é provavelmente a maneira mais eficaz de os braços irem mais para fora, embora algum trabalho suplementar com a Linha Profunda Anterior do Braço à direita, e com a Linha Profunda Posterior do Braço à esquerda, seja útil. A Linha Funcional Anterior direita está claramente mais curta do que seu complemento.

Na Linha Profunda Anterior, vemos um encurtamento na virilha direita, que está presa à linha interna da perna direita em todo o percurso que desce até o arco interno. Esse encurtamento está claramente tracionando a coluna vertebral, criando uma tensão compensatória no quadrado do lombo oposto e em outros tecidos da parte inferior esquerda das costas. Também podemos imaginar que o tecido profundo no lado esquerdo do pescoço – os escalenos médios e posteriores em particular – está sob tensão excêntrica (superalongados).

Passo 3

A história aqui se concentra no encurtamento na virilha direita; boa parte da outra padronização no tronco deriva das compensações para essa tração para baixo da perna direita na posição em pé. Quer o arco medial caído no pé direito seja anterior ou posterior à tração na virilha, o arco parece suave em comparação com o quadril. O deslocamento das costelas e da cabeça, a inclinação do ombro e a rotação do tronco procedem desse encurtamento.

Esse padrão de rotação, combinado com a forte postura da cabeça para a frente, é responsável por quase toda a padronização compensatória que vemos neste senhor.

Passo 4

A estratégia para o tecido mole poderia começar levantando a LSA e soltando a LSP, dando especial atenção aos tecidos do pescoço para liberar os suboccipitais (suspeitamos de anos de uso de óculos ou de trabalho no computador). Seria importante liberar a lâmina fascial que cursa atrás do músculo reto do abdome, e a redução da curva cervical e o posicionamento da cabeça em cima no corpo deveria começar com esse trabalho na LSA e na LSP.

O trabalho na LL já foi descrito anteriormente. No lado esquerdo, trabalhe os tecidos da LL para cima desde o ombro até a orelha para alongar o lado esquerdo do pescoço, mas trabalhe para baixo, a partir do ombro até o tornozelo, para ajustar esse lado inferior. No lado direito, o tecido tem de ser levantado desde acima do joelho até a orelha, e reposicionado para baixo a partir do meio da coxa até o arco lateral. Podemos supor com alguma garantia que os abdutores no lado esquerdo estão excessivamente curtos e comprimidos e exigem algum trabalho de abertura.

A LE esquerda exigirá um alongamento desde a EIAS esquerda através do ventre até as costelas do lado direito, e ao redor do tronco até o lado esquerdo do pescoço na parte de trás. A LE superior esquerda deve exigir um trabalho e um movimento mais substanciais que sua homóloga do lado direito. Nas pernas, a parte posterior de ambas as LE poderia descer na direção do arco externo, mas na perna direita a LE anteroinferior precisa de elevação desde o arco até a EIAS. O arco caído e a rotação medial do joelho em relação à tíbia e ao pé são os dois indicadores para isso.

Os ombros e os braços exigirão um trabalho de equilíbrio, uma vez que a caixa torácica tomou uma posição mais relaxada e centrada.

A chave para esse padrão geral, no entanto, reside no trabalho na Linha Profunda Anterior, que tem uma possibilidade, se a diferença do comprimento da perna não for anatômica, de abrir a virilha direita e permitir que a parte superior do corpo se endireite sozinha. A partir da virilha, o complexo do psoas se estende até a parte lombar da coluna vertebral, e a liberdade que vem do encurtamento na perna direita vai fazer toda a diferença para as vértebras lombares, a caixa torácica e o pescoço.

Paciente 3 (Fig. 11.11A-E)

Nosso terceiro modelo é uma jovem que apresenta uma estrutura que é superficialmente semelhante à do Paciente 2, mas com algumas diferenças fundamentais. Ela tem uma estrutura forte e robusta, bem musculosa e fundamentada, com um olhar brilhante e atento no alto da estrutura. No entanto, essa força muscular é construída em torno de algumas aberrações esqueléticas que gostaríamos de abordar antes que ela faça mais exercícios de fortalecimento muscular.

Passo 1

A cabeça mostra uma inclinação à esquerda e um deslocamento à direita em relação ao pescoço. A cintura escapular está inclinada para a direita, assim como a caixa torácica debaixo dele. A pelve também está inclinada para a direita, mas o alinhamento dos três principais segmentos de peso do tronco – cabeça, costelas e pelve – mostra que deve haver uma curva à esquerda tanto nas vértebras lombares como na parte superior da porção torácica da coluna vertebral/parte inferior da porção cervical da coluna vertebral (ambas visíveis na foto da parte de trás).

Embora esta mulher pareça ter a virilha direita um pouco puxada para dentro – uma versão mais suave do que vimos no Paciente 2 –, a causa não é a mesma. Aqui, as pernas são do mesmo comprimento, e o padrão vem quase inteiramente de uma torção na pelve na parte superior dos fêmures, não uma diferença nos fêmures fazendo-se sentir na pelve.

Abaixo da pelve, os joelhos têm um deslocamento lateral (varo), assentados sobre pés bonitos, largos e bem apoiados. A diferença no comprimento do braço deve-se, mais uma vez, à inclinação da caixa torácica, não a uma diferença inerente entre os braços.

Olhando a partir de cima, e não esquecendo de usar os pés como referência, podemos ver a rotação e a inclinação da pelve para a direita em relação aos pés, e a rotação das costelas para a esquerda em relação à pelve.

Essas rotações de alguma forma explicam a diferença que vemos entre as imagens da esquerda e da direita. Ambas mostram uma ligeira postura anterior da cabeça, e ambas mostram um deslocamento anterior da pelve sobre os pés, mas esses deslocamentos no lado direito são muito mais aparentes do que à esquerda. Ambos os joelhos mostram um deslocamento posterior (hiperextensão de bloqueio).

Ambos os lados apresentam uma inclinação anterior da pelve em relação ao fêmur, o que conduz à curvatura lombar longa, que nós denominamos curvatura posterior das vértebras lombares. Essa curvatura posterior deixa a caixa torácica com uma inclinação posterior, o que ajuda a manter a cabeça no topo do

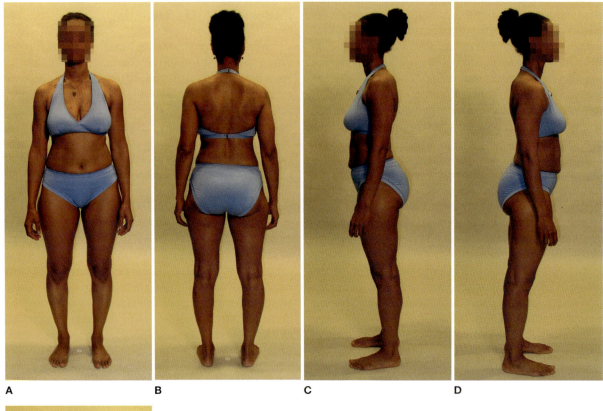

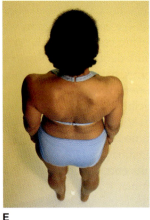

Figura 11.11   Paciente três.

corpo. Levante a caixa torácica na parte de trás e segure-a na posição vertical e você verá a cabeça ir mais para fora na parte da frente. Trabalho de alongamento com os escalenos anteriores e o esternocleidomastóideo seria necessário para "abrir as pinças" do ângulo entre a parte torácica e a parte cervical da coluna vertebral.

Passo 2

Podemos ver alguma tração para baixo na LSA superior, embora geralmente o encurtamento na LSP aja como uma corda de arco e empurre o esqueleto para a frente na LSA. Assim, a LSA seria avaliada como "comprimida"; no entanto, isso não seria um apelo para afrouxá-la, mas sim para aliviar a LSP entre os ombros e os calcanhares. Os posteriores da coxa, os eretores lombares e os multífidos exigem ser trabalhados.

Em relação às LL, ambas as LL na coxa estão precisando se soltar, e os abdutores estarão curtos por causa da abdução postural das articulações do quadril. Na parte superior do corpo, a LL à direita precisa de elevação desde a cintura até as cervicais, e o lado esquerdo precisa ser solto da orelha até a cintura, embora as estruturas mais profundas desse lado, como o iliocostal e o quadrado do lombo, precisem de um sério alongamento.

Tal como no Paciente 2, a LE esquerda está mais curta do que a direita na parte superior do corpo, com a LE anteroinferior mais curta à direita, e a parte posteroinferior da LE mais curta do lado esquerdo.

As Linhas Posteriores do Braço, tanto a Profunda quanto a Superficial, precisam de relaxamento nos tecidos proximais para permitir que os ombros se apoiem mais confortavelmente na caixa torácica.

A Linha Profunda Anterior, o *core*, é novamente a chave para abrir essa estrutura. As pernas formam um arco; portanto, a linha interna da perna é a corda do arco, curta do tornozelo ao ramo isquiático. O encurtamento por todo o complexo do psoas à direita e os rotadores laterais profundos à esquerda vão ter toda a nossa atenção para destorcer a pelve. O equilíbrio em torno da parte lombar da coluna vertebral seria nosso trabalho seguinte, para relaxar o lado direito do pescoço a partir das estruturas profundas do peito.

Passo 3

Não sabemos se a torção da pelve não poderia ser ocasionada por algo interno, tal como um útero retrovertido, mas esse é certamente o ponto central dessa estrutura. Isso exige uma compressão da Linha Profunda Anterior abaixo dela, encurvando as pernas para a formação de um arco, o que está puxando o tronco para baixo e torcendo-o acima, apesar de todo o esforço da paciente para permanecer equilibrada e simétrica ao fazer seus exercícios. A chave para destravar essa estrutura é liberar a pelve a partir de baixo, da frente e da parte de trás.

Passo 4

Ela não vai exigir muito trabalho no meio da LSA, mas vai exigir trabalho no peito e no pescoço para liberar a cabeça das costelas, e nas canelas para destravar os joelhos. A LSP, no entanto, vai exigir um trabalho considerável para desfazer o "arco", e para soltar o tecido por trás das curvas cervical e lombar.

As LL principalmente precisam se espalhar nas duas direções a partir da cintura, mas a linha direita precisa de muito levantamento no quadrante superior, e de uma liberação mais específica nos abdominais laterais e no quadrado do lombo do lado esquerdo. Como foi dito, esses seriam os movimentos preliminares para que a pelve pudesse se liberar do torque que está aplicando nos quadris abaixo e na coluna vertebral acima. Isso significa trabalhar principalmente a Linha Profunda Anterior, relaxando a fáscia do adutor e a linha de fáscia dentro da tíbia associada com o compartimento posterior profundo da perna. Os dois lados do pectíneo precisarão ser trabalhados para reduzir a inclinação anterior, mas a aparente rotação à direita da pelve sobre o fêmur sugere que o pectíneo direito vai exigir um pouco mais de atenção.

Liberar e equilibrar a pelve vai deixar a respiração mais fácil. Neste momento, ela está comprimindo os abdominais superiores para se interpor entre a pelve e as costelas, e isso está restringindo a respiração. Com a inclinação posterior das costelas, o diafragma se volta para a frente, em vez de para baixo em direção ao assoalho pélvico, reduzindo a eficácia da porção posterior do diafragma.

Quando a rotação pélvica começar a ficar mais livre (não é preciso esperar até que ela seja perfeita), os músculos da coluna vertebral podem ser tratados para desfazer a rotação da coluna vertebral e das costelas. Isso também nos dá a oportunidade de afrouxar a miofáscia nos ombros posteriores, para que eles possam assentar-se nas "novas" caixa torácica e coluna vertebral.

Paciente 4 (Fig. 11.12A-E)

Este homem com tendência ectomórfica (cabeça grande, ossos longos e finos e músculos longos e finos) está, apesar disso, relativamente bem musculoso e apresentando uma atitude gentil e alegre. O equilíbrio que ele possa ter conquistado pode ser melhorado trabalhando tecidos moles.

Passo 1

Ao analisar a imagem lateral, o relativamente bom alinhamento (em comparação com a Paciente 3, por exemplo) mostra, no entanto, o mesmo padrão de um arco que vai do calcanhar ao ombro, contrabalançando a postura da cabeça para a frente. Outra maneira de colocar isso é que a cabeça está sobre a pelve e os ombros estão sobre os calcanhares. A pelve está um pouco deslocada anteriormente em relação aos pés, e anteriormente inclinada em relação ao fêmur. A caixa torácica está posteriormente deslocada em relação tanto à cabeça como à pelve, e também um pouco inclinada posteriormente.

As duas escápulas estão muito giradas medialmente para trazer a glenoide para a frente. Sem essa mudança, os ombros estariam bem atrás do resto do corpo.

Embora haja um equilíbrio relativamente bom entre a direita e a esquerda, podemos ver algumas compensações subjacentes. A cabeça se inclina para a direita, enquanto o pescoço se inclina para a esquerda. Os ombros parecem ligeiramente inclinados para a direita, como mostra a imagem da parte de trás. A caixa torácica parece levemente inclinada para a esquerda, assim como a pelve. O peso está claramente caindo mais sobre a perna esquerda.

As próprias pernas parecem ter um bom equilíbrio de medial a lateral, com um ligeiro deslocamento late-

256　Trilhos Anatômicos

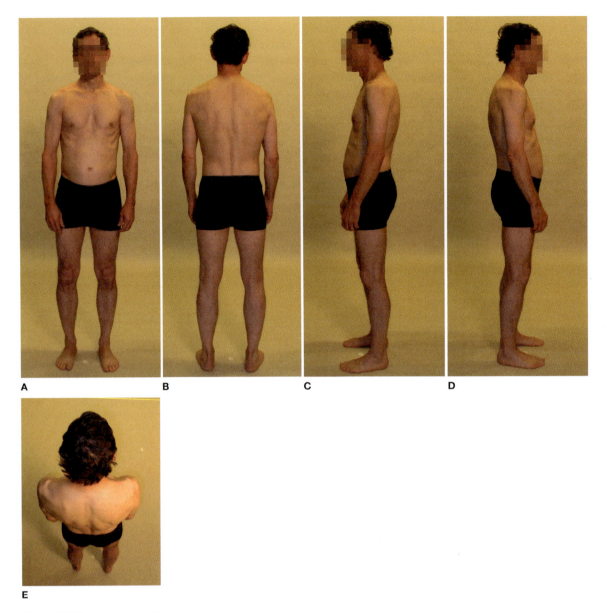

Figura 11.12 Paciente quatro.

ral nos joelhos, mas não tão proeminente quanto na Paciente 3. A perna direita gira lateralmente na altura do quadril.

Visto de cima, parece haver uma suave rotação da pelve para a esquerda sobre os pés, e uma leve rotação para a direita correspondente das costelas sobre a pelve, com os ombros acompanhando. Podemos inferir, então, que as cervicais devem girar um pouco à esquerda para que os olhos se alinhem com a pelve e os pés.

Passo 2

A LSA está tracionada para baixo de forma clássica ao longo de toda a sua extensão, e a LSP correspondentemente aumenta para cima desde os calcanhares até os ombros. A LSA precisa de uma atenção especial nas áreas do peito e do pescoço, e, na LSP, os suboccipitais exigem abertura e diferenciação. (Sabemos que os óculos desempenham um papel aqui.)

As LL não estão muito desequilibradas aqui, embora os abdutores pareçam curtos em ambos os lados, em especial o esquerdo. Acima, o lado direito do tronco e o lado esquerdo do pescoço podem utilizar um pouco mais de comprimento.

Neste caso, a LE direita está mais curta, e isso faz com que a cabeça se incline para a direita, e também puxa o ombro esquerdo na direção da coluna e do pescoço. As duas LE poderiam ser tonificadas, para trazer o ventre para dentro e levar o conjunto formado pela parte superior do tórax e o ombro para a frente.

Os ombros e os braços serão ajudados levantando-se o peito e trazendo as costelas para a frente e para cima, mas as Linhas Anteriores do Braço, Profunda e Superficial, também vão ajudar nesse deslocamento.

Aqui, o comprimento do *core* é contrabalançado pela rigidez dessa área, por isso, abrir a Linha Profunda Anterior da parte interna do tornozelo até a parte anterior do pescoço vai ajudar a abrir o movimento, trazer a pelve de volta à sua inclinação anterior e abrir os tecidos internos da caixa torácica.

Passo 3

Essa estrutura mostra vestígios (e aqui vamos dar realmente asas à imaginação) de que ele foi o típico "magricelo" quando criança. Embora agora ele seja claramente um adulto tanto na forma como na função, esses vestígios podem ser vistos nos braços, na pelve e no tórax, e provavelmente ainda "conduzem" este senhor de uma maneira sutil. O "recuo" do peito, o tamanho e o peso da cabeça são provavelmente os fatores mais relevantes que norteiam essa estrutura; leve o peito para cima e para a frente de maneira integrada e muitas das compensações remanescentes serão resolvidas.

Passo 4

A LSA deve ser levantada ao longo de todo o seu comprimento, e a LSP abaixada. O peito exigirá muita atenção, e sob o arco costal, bem como o pescoço, para permitir que a frente das costelas se levante e assim elas levantem a cabeça.

As LL poderiam ser trabalhadas a partir da cintura, mas, além de ter certeza que os abdutores estavam um pouco mais longos, elas não estão no centro do nosso trabalho. A LE esquerda, no entanto, poderia ter alguma atenção alongando-a para longe da rotação predominante.

As extensões superiores do peitoral menor (LPAB) e do serrátil anterior precisarão de alongamento, assim como o manguito rotador da LPPB – afrouxar os músculos do manguito para que os romboides e o trapézio possam ser um pouco tonificados para retrair as escápulas.

Alongar as estruturas da Linha Profunda Anterior afastará o arco remanescente das pernas, e ajudará a pelve a retornar para sua inclinação anterior. Um trabalho mais extenso (ajudado por uma abordagem visceral) permitirá que o tecido mediastinal endotorácico ceda, permitindo que as costelas subam e apoiem a cabeça.

Paciente 5 (Fig. 11.13A-F)

Esta jovem em muito boa forma apresenta um bom equilíbrio de base, um *core* longo e tônus muscu-lar obviamente bem treinado. No entanto, até mesmo ela mostra tendências que, se não forem controladas, podem causar problemas mais tarde na vida.

Passo 1

Olhando de frente, a característica mais evidente é o deslocamento das costelas para a esquerda em relação à pelve. Se nós "lermos" a cintura, poderemos ver que a partir do lado da cintura temos apenas que sair um pouco horizontalmente antes de podermos baixar verticalmente o trocanter. Se fizermos o mesmo à direita, veremos quão mais longe temos de ir na horizontal antes de podermos baixar claramente o trocanter maior verticalmente (Fig. 11.13F). Essa é uma boa maneira de ler o deslocamento das costelas sobre a pelve; medir o espaço entre os braços e o corpo, embora funcione neste caso, não é uma boa ferramenta de medição.

O deslocamento das costelas está correlacionado com a inclinação à direita da caixa torácica, e a inclinação à direita da cintura escapular o acompanha. O pescoço se inclina um pouco à esquerda para contrabalançar a inclinação à direita das costelas, por isso sua cabeça está inclinada para a esquerda sobre o atlas-áxis, mas ainda está inclinada para a direita em relação ao solo.

Um terceiro e mais sutil efeito do deslocamento do peso para a esquerda pode ser visto no joelho esquerdo, onde a pressão sobre o lado medial é claramente visível, e a rotação no joelho entre o fêmur girado medialmente sobre a tíbia girada lateralmente aumenta ainda mais a tensão através dessa articulação. Nessa idade ela pode não sentir nada disso, mas o cenário está sendo armado para problemas de ligamento cruzado anterior ou ligamento colateral medial dentro de alguns anos.

Ao olhar a foto lateral, e trabalhando a partir de baixo, podemos ver que os calcanhares estão anteriormente deslocados – empurrados para dentro do pé, por assim dizer – de modo que a maior parte do corpo está posicionada sobre o antepé (ver Cap. 3, para uma discussão mais aprofundada do "Calcanhar como uma flecha"). Os joelhos tendem à hiperextensão, e a pelve está tanto anteriormente deslocada em relação aos pés como anteriormente inclinada em relação ao fêmur.

Há uma curva posterior forte e acentuada nas vértebras lombares, que coloca a caixa torácica em uma inclinação posterior. A parte inferior do pescoço tem uma inclinação anterior (novamente, se mantivermos a caixa torácica vertical, a cabeça irá mais longe para a frente), e o occipital está deslocado anteriormente sobre o atlas.

Na maioria das vezes, os deslocamentos são acompanhados por rotações, por isso, olhando de cima, vemos uma rotação da pelve à direita sobre os pés, uma

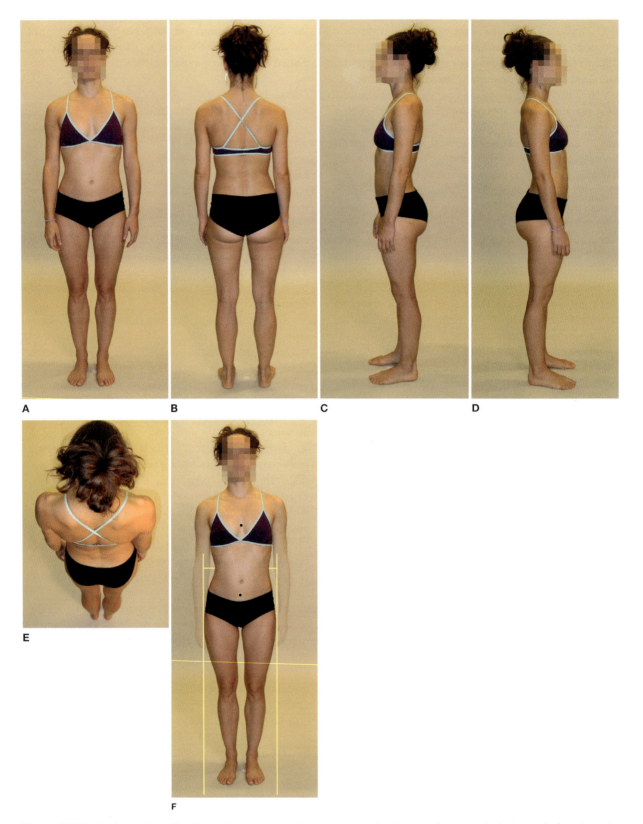

Figura 11.13 Paciente cinco. Em (**F**) medimos horizontalmente a partir da cintura até uma vertical chegando à parte externa do trocanter maior. As costelas muitas vezes estão deslocadas para o lado com a distância horizontal mais curta entre os dois.

rotação à esquerda das vértebras lombares e torácicas inferiores, uma rotação à direita nas vértebras torácicas superiores (que são acompanhadas pelos ombros) e, portanto, implicitamente, deve haver uma ligeira rotação à esquerda nas cervicais para trazer os olhos para a frente.

Por fim, observamos que o calcâneo esquerdo está inclinado medialmente, enquanto o antepé direito parece medialmente inclinado.

Passo 2

A óbvia discrepância entre a parte da frente e as costas chama nossa atenção para a relação entre a LSA e a LSP. A LSA está "para cima" principalmente no peito e também no pescoço, mas nas canelas ela está tracionando fortemente para baixo. Na LSP, a região lombar é um lugar óbvio para um alongamento, mas os posteriores da coxa inferiores também imploram pelo alongamento.

A LL esquerda está curta do quadril ao tornozelo, e a LL direita precisa de alongamento da cintura até a orelha. O deslocamento nas costelas vai exigir uma soltura um pouco complexa na região lombar de ambos os lados. O tecido está claramente tracionado em todo o lado esquerdo, mas o tecido que vai da 12ª costela às vértebras lombares está visivelmente mais curto do lado direito. Mais uma vez, a LE esquerda superior será mais curta do que sua contraparte no lado direito.

A Linha Profunda Anterior está mais curta no interior da perna esquerda do que da direita, e provavelmente está mediando a torção da pelve sobre os pés. Obviamente, a Linha Profunda Posterior está envolvida com a confusão na área lombar e o deslocamento das costelas.

Passo 3

Gostaríamos de saber se algo aconteceu com a perna direita para fazê-la transferir o peso para a esquerda, mas na ausência de uma história como referência, ou do relato contado pela própria paciente, podemos apenas supor. De todo modo, quase tudo nessa estrutura é resultado desse deslocamento, que desce para os pés e sobe para a cabeça. Parece haver uma ligeira questão de maturidade na pelve – ela parece "mais jovem" do que o resto – com os joelhos bloqueados para trás, a pelve na frente dos pés e a parte superior do corpo inclinada para trás.

Passo 4

Para esta pessoa, a estratégia de tratamento teria de lidar em algum grau com as questões que envolvem a parte da frente e as costas antes de abordar a questão principal do deslocamento e inclinação da costela. A LSP precisaria ser abaixada e aberta nas vértebras

lombares, e tentar mover a parte inferior da perna sob a parte superior. Ao mesmo tempo, a parte inferior da LSA teria de ser levantada, e a via anterior da Linha Profunda Anterior aberta para que a pelve pudesse retornar a uma inclinação neutra.

Uma vez que esses tecidos eram um pouco resilientes, as questões esquerda-direita poderiam ser abordadas, liberando a LL no lado esquerdo do quadril até o tornozelo e a LL à direita desde o quadril até a orelha. A LE esquerda poderia ser liberada, e só então seria proveitoso ir para o complexo do psoas no lado esquerdo, levantar as vértebras lombares para cima e para longe do quadril esquerdo e reinstalar as costelas em um lugar mais equilibrado.

Também poderíamos pensar em obter mais estabilidade através do calcanhar esquerdo e o arco medial direito/antepé, o que equilibraria a cabeça sobre o pescoço.

Os adutores da Linha Profunda Anterior em ambos os lados, talvez mais no lado direito, estão envolvidos com a manutenção da torção entre a pelve e os pés. O psoas está claramente tracionando a caixa torácica para a esquerda, mas a tensão passiva no psoas direito pode estar contribuindo para a rotação à esquerda nas vértebras torácicas inferiores. Equilibrar esses tecidos seria a principal tarefa de nossa interação com essa jovem bem condicionada. Essas manipulações deveriam aliviar a tensão nos joelhos, mas, mesmo se isso não ocorresse, os próprios joelhos exigiriam alguma atenção.

Pacientes 4 e 5 (Figs. 11.12A-E e 11.13A-E)

Se o leitor está intrigado com esse tipo de análise postural, experimente examinar esses dois outros pacientes da mesma maneira que analisamos as estruturas dos três pacientes precedentes. O que se pode descobrir em termos de desvios, inclinações, curvaturas e rotações? Como você estruturaria sua "história" postural? Teste a si próprio para ver o que consegue detectar.

Resumo

Apresentamos deliberadamente essas fotos sem recorrer às histórias ou sintomas dos pacientes, para que pudéssemos ver de forma objetiva a estrutura e as compensações posturais, sem o filtro daquilo que já "sabemos" sobre eles. Na prática, naturalmente, os dois se juntam na parte do processo de narração. Mesmo assim, os relatos que os pacientes fazem de suas próprias histórias podem ser decepcionantes, o que valoriza mais ainda a análise objetiva dos pacientes ou das fotos antes de começar a ouvir a história deles, o que por vezes pode levar o terapeuta a um caminho mais fácil.

Eis um exemplo simples: a parte inferior da perna direita de um jovem atendido se projetava lateralmente para fora do joelho mais do que no lado esquerdo. (Em nossa linguagem, a parte inferior da perna direita estava inclinada medialmente, ou, quando ele estava com os pés unidos e paralelos, o joelho direito parecia deslocado medialmente. Na prática diária, damos a esse padrão o apelido de "perna de apoio", pois geralmente atua como um "pezinho" de bicicleta.)

Quando questionado sobre isso, ele relatou que aos 22 anos havia sofrido um acidente de esqui e batera contra uma árvore, fraturando seriamente a parte inferior da perna direita. Mais tranquilos quanto à origem do padrão, fomos trabalhar. Intrigado sobre a forma como a região estava respondendo, pedi-lhe para trazer fotos de si mesmo antes do acidente, e de preferência com menos roupas. Na sessão seguinte, ele trouxe uma foto sua aos 15 anos, em uma praia, pegando uma bola. A perna direita estava claramente manifestando o mesmo padrão, por isso obviamente ele era anterior ao acidente de esqui. Descobrimos que o padrão inicial começou quando ele tinha três anos e seu triciclo caiu sobre a perna durante uma queda. Alguém o levantou, verificou se havia algum osso fraturado, acalmou-o e o liberou para continuar brincando. Mas a tensão nos tecidos moles permaneceu e acabou levando às compensações de apoio, acima e abaixo da perna. O que podemos supor é que, quando bateu contra a árvore, ele protegeu automaticamente as partes do seu corpo que estavam claras em sua imagem corporal, mas a parte inferior da perna direita ficara parcialmente fora da sua imagem cinestésica por um longo tempo – o que Hanna chama amnésia sensório-motora.[21] Assim, essa área do corpo pode não ter recebido a mesma quantidade de atenção, ou ter sido capaz de reagir mais rapidamente, de modo que, quando as circunstâncias eram semelhantes, era mais propensa a lesões. De todo modo, isso ilustra a necessidade de olhar a história dentro do próprio corpo, assim como a interpretação do paciente, que deve ser ouvido, mas com certa prudência.

Este capítulo introduziu um método de análise postural – ou, mais especificamente, padrões habituais de compensação global – que aumenta a eficiência e a eficácia das terapias manuais/do movimento. As maiores vantagens da utilização da abordagem dos meridianos miofasciais dos Trilhos Anatômicos nesse tipo de análise são as seguintes:

- Ela incentiva o desenvolvimento de uma terminologia comum que pode ser usada por vários métodos de tratamento.
- Essa descrição também pode ser facilmente compreendida pelos pacientes e por outras pessoas que não fazem parte da profissão.

- A descrição é objetiva, própria para cada pessoa e isenta de valor.
- Ela leva a planos de tratamento específicos que são hipóteses testáveis.

A intenção não é negar o valor de outras abordagens; vimos muitas vezes que praticamente qualquer ponto de acesso à visualização do sistema humano pode finalmente ser acompanhado de uma descrição útil. Essa abordagem dos meridianos miofasciais dos Trilhos Anatômicos progride desde a geometria do esqueleto para uma estratégia do tecido mole ou de trabalho do movimento sem recorrer a declarações carregadas de juízo de valor como "Ela está deprimida" ou "Ele não respira corretamente", ou "Ela não tem os pés na terra, porque não trabalhou suas questões com o 'pai'". Por outro lado, isso nos permite definir um contexto pessoal e inclusivo onde o paciente é visto não apenas como "um ombro congelado" ou "um rompimento do LCA" ou um par de pés chatos.

A minha esperança, e das muitas pessoas que contribuíram para as ideias expostas aqui, é que esse esquema ou algo parecido possa começar a preencher as lacunas não só entre as modalidades, mas também entre o artista e o cientista que vive dentro de cada um de nós. As mesmas duas tendências, é claro, crescem dentro de cada uma das comunidades de terapia manual e do movimento, bem como entre os profissionais da "medicina espacial" como um todo. Este livro é dedicado ao trabalho incansável dessas diversas pessoas que, juntas, criaram o renascimento da prática e da cura do movimento.

Elementos subjetivos

Para completar o lado "artístico" da *BodyReading* (leitura corporal), incluímos algumas sugestões mais subjetivas para usar essas ideias na prática.

Enquanto o método que se acaba de descrever é extremamente útil para encontrar nosso caminho de trabalho, as avaliações menos objetiváveis, no entanto, têm valor significativo. Os quatro elementos seguintes podem ser incluídos, dependendo da predileção do terapeuta ou do paciente, no processo de avaliação visual:

1. Faça a avaliação na frente de um espelho de corpo inteiro, você e o paciente olhando para a imagem

Para muitas pessoas, especialmente para aqueles pacientes que fazem isso pela primeira vez, ser visto em roupas íntimas enquanto está sendo avaliado (e talvez sendo julgado inadequado) pode trazer lembranças desagradáveis de um namoro ou de experiências médicas. Muitos desses sentimentos podem ser contornados com seu paciente de pé na frente do espelho, e você atrás e um pouco de lado (assim você pode ver diretamente tanto as costas dele como a parte da frente no espelho), e perguntar-lhe o que ele está vendo. A maioria das pessoas no mundo ocidental tem uma lista longa e detalhada sobre o que está errado com seu corpo, e uma lista curta e vaga sobre o que está certo. Posicionar vocês dois na frente de um espelho coloca ambos no mesmo time; por outro lado, ficar na frente de seu paciente e apontar seus problemas pode torná-los adversários.

2. Observe sua primeira impressão

Sua primeira impressão traz uma riqueza de informações, e apenas algumas delas se tornarão evidentes para você.[22] Aprenda a captar as percepções efêmeras que você tem à primeira vista; na maioria das vezes elas contêm intuições que só se tornarão claras para você mais tarde. Não fale sobre elas com o paciente, mas guarde essas observações. É surpreendente para nós como muitas vezes uma avaliação inicial e grosseira revela-se correta ao longo do caminho.

3. Não deixe de observar pelo menos três aspectos positivos

Em cada uma das análises anteriores observamos alguns aspectos positivos. É surpreendente como muitos terapeutas só falam sobre os problemas e as deficiências do paciente. Os pacientes vêm até nós com problemas que desejam resolver, por isso é natural que os dois se concentrem nos problemas. Em determinado momento, no entanto, há muito mais coisas corretas acontecendo com a pessoa que está diante de você do que coisas erradas. Tenha muito cuidado para não reduzir seu paciente a um conjunto de falhas. Fazer isso pode ser prejudicial para o paciente – não é estimulante para a autoestima receber uma longa lista de áreas em que seu aspecto ou movimento está aquém do ideal.

Focar apenas os problemas também não é bom para o terapeuta – você pode perder os pontos fortes que ajudarão os dois a atravessar os tempos difíceis e chegar ao novo território que você delimitou. Uma boa pele é indicativa de um sistema nervoso responsivo; impassibilidade pode indicar uma boa base; um sorriso ansioso indica um entusiasmo do qual você pode fazer uso – observar essas coisas para si mesmo, ou, melhor ainda, em voz alta para o paciente, pode facilitar o caminho que leva a uma discussão dos objetivos reais, bem como lhe mostrar onde a fisiologia atual do paciente pode ser de grande ajuda.

4. Descreva os problemas que você vê na linguagem objetiva esboçada anteriormente

A linguagem inclinação-curva-deslocamento-rotação é menos carregada de juízo de valor e, portanto, menos crítica do que muitas outras formas de relatar os problemas dos nossos pacientes. Essas descrições vão levá-lo ao Passo 1 do processo de cinco passos já descrito. A disciplina de reduzir cada coisa que você vê a uma constatação objetiva torna muito mais fácil abordar o paciente por inteiro de forma inocente e com humildade. Tirar conclusões precipitadas pode fazer você morrer na praia.

E você também pode considerar importante a avaliação de alguns dos seguintes parâmetros mais subjetivos. (Estes são oferecidos para avaliações extras, praticamente úteis e rápidas, com referências para um estudo mais aprofundado quando necessário. Nenhum dos parâmetros a seguir é essencial para o processo dos Trilhos Anatômicos por si só.)

A. Todos os sistemas se comunicam

No Apêndice 1, observamos que há três redes em todo o corpo, e todas elas se comunicam consigo mesmas e umas com as outras. É um exercício subjetivo, mas vale a pena lembrar-se delas quando olhar o paciente pela primeira vez. Qual é o estado da rede neural? (Os olhos e a pele estão claros? As respostas do paciente são oportunas e adequadas, ou inábeis e desajeitadas?) Qual é o estado da rede fluida? (Como é a cor da pele, e ela é consistente em todo o corpo?) Qual é o estado da rede fibrosa? (Ela é frouxa ou rígida? Tonificada ou colapsada?) (Ver Fig. A1.60, para mais detalhes.)

B. Dominância do tecido

Embora seja menos comum nos dias de hoje, anotar em que ponto o paciente se encontra na escala endo, meso e ectomórfica vale infinitamente a pena, pois o ectomórfico irá responder de forma bastante diferente à terapia manual em relação ao endomórfico. Você não pode abordar Cassius (que tem uma "aparência magra e faminta") da mesma maneira que aborda Falstaff (que já nasceu com "um abdome arredondado" e cuja voz foi "perdida gritando e cantando hinos").[8]

Estudantes de Ayurveda vão notar a semelhança com os *doshas*.

C. Orientações somatoemocionais

Uma vez que muitos dos padrões que as pessoas apresentam inconscientemente expressam emoções (em especial aquelas que não são reconhecidas), vale a pena olhar para ver alguns dos indícios mais evidentes.

- Na maioria das vezes, a inclinação pélvica anterior indica uma orientação simpática, ou ergotrópica, (uma natureza sanguínea ou colérica), enquanto a inclinação posterior da pelve frequentemente acompanha uma natureza trofotrópica, orientada de forma parassimpática (fleumática ou melancólica).[23]
- Padrões de respiração muitas vezes giram em torno de uma extremidade ou outra do ciclo respiratório. As pessoas cujo padrão está preso à expiração tendem à depressão e à introspecção, dependem demais de seu próprio mundo interno, enquanto aquelas que estão presas em torno do fim do ciclo da inspiração tendem a uma falsa cordialidade, dependem demais das impressões e respostas dos outros para a imagem de si mesmo (Fig. 11.14A e B).
- Vários psicoterapeutas de orientação somática unem padrões estruturais particulares com as correspondentes tendências psicológicas e respostas comportamentais comuns.[5-7,15,16] Qualquer um desses sistemas tipológicos pode ser útil, embora minha experiência mostre que eles não são totalmente confiáveis e podem ser armadilhas classificatórias tentadoras.

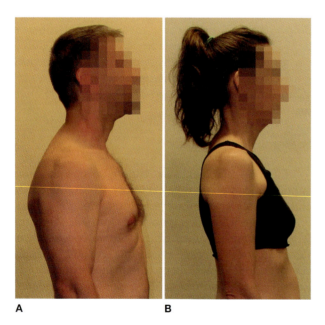

Figura 11.14 Apesar de estarmos claramente olhando para fotos estáticas, o homem da esquerda mostra sinais de estar "preso na inspiração" – com seu padrão respiratório movendo-se em torno do final da inspiração –, enquanto a mulher à direita mostra sinais de estar "presa na expiração" – com seu padrão de respiração oscilando em torno do fim do espectro da expiração.

D. Orientação perceptiva

De acordo com Godard, existem duas orientações primárias – uma constrói uma base firme para se lançar, ou se lança para construir uma base firme.[19] Aqui está um teste simples para determinar qual é a dominante: fique atrás do paciente e peça-lhe que salte levemente sobre a planta dos pés. Não importa quão alto ou bem ele faz isso. Faça dois testes, repetindo por alguns segundos cada um destes movimentos durante os saltos sucessivos: (1) levante-o suavemente (menos de 1 kg) pelos lados da caixa torácica conforme ele vai para cima, ou (2) pressione levemente seus ombros na direção do chão conforme ele desce. Quando o paciente salta, qual movimento produz o resultado mais organizado – aquele que pressiona ou aquele que levanta?

Aqueles para os quais uma ligeira pressão para baixo resulta em uma "mola" mais organizada são orientados para o chão; aqueles para os quais até mesmo alguns gramas de elevação de sua parte produzem um grande resultado em termos de altura e prazer alcançados são orientados para o ambiente ao seu redor.

E. Orientação interna e externa/cilindros

Sultan, com base nos modelos de preferência flexão-extensão na versão de Upledger da Terapia Craniossacral, postulou um tipo Interno e Externo, que tem prevalecido no Rolf Institute of Structural Integration (www.rolf.org).[14,24]

Uma avaliação semelhante pode ser feita de cada segmento: é fácil ver que o ser humano é constituído de dois cilindros justapostos quando se olha para as pernas, por que é essencialmente o que somos, e cada cilindro pode girar medial ou lateralmente (interna ou externamente). Imagine que esses dois cilindros se estendem para o tronco. Na pelve, essas duas preferências de rotação têm um nome – são largura interna e largura externa –, mas o fenômeno se estende até o abdome, costelas e ombros. Se os cilindros são girados medialmente, esse segmento do corpo parece largo na parte de trás e estreito na parte da frente. Se os cilindros são girados lateralmente, o segmento parece mais largo na parte da frente e mais estreito na parte de trás.

Esses padrões podem, por vezes, se alternar, com o segmento inferoposterior/abdome em rotação externa, contrabalançado por um segmento do tórax em rotação interna (Fig. 11.15). Nesses casos, a parte estreita dos segmentos requer alargamentos repetidos, e os segmentos onde a rotação se desloca da parte interna para a externa frequentemente terão complicações.

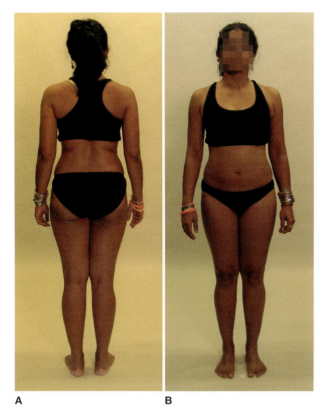

A **B**

Figura 11.15 Neste modelo, vemos uma forma leve da alternância dos "cilindros". Na região do tronco, os cilindros estão virados para fora, de modo que a parte da frente parece mais larga do que a parte de trás. Na pelve e nas pernas, os "cilindros" parecem estar virados para dentro, fazendo a parte de trás parecer mais larga do que a área correspondente na frente.

F. Rotação primária

Todos com que trabalhei ou que observei nesses 35 anos de prática têm uma rotação principal para a coluna vertebral. (Galáxias e DNA crescem em espiral, por que não nós? Observe as fotos de fetos de Lennart Nilsson e outros[25] – cada um pode ser visto como tendo uma espiral nascente na coluna. Isso poderia ser uma parte natural do desenvolvimento, ou deve ser considerado uma aberração?) Observar a direção dessa rotação, seu grau e as áreas específicas de contrarrotação que sempre a acompanham são sempre dados essenciais para a soltura mais eficiente de todo o padrão.

Para observar a rotação vertebral rapidamente sem o benefício de uma radiografia, posicione-se atrás do paciente. Coloque os polegares sobre as duas espinhas ilíacas posterossuperiores (EIPS), com seus dedos repousando no quadril. Se necessário, faça a desrotação da pelve do paciente para que as EIPS fiquem igualmente alinhadas com os calcanhares (eliminando assim, temporária e artificialmente, qualquer rotação nas pernas). Agora iguale para baixo as costas do paciente a partir de cima, como vemos em todas as imagens "E"

anteriores (o terapeuta de baixa estatura pode precisar de um banquinho para avaliar um paciente alto).

Ao observar os tecidos a cerca de 2 cm de cada lado dos processos espinhosos, podemos ver qual lado é mais anterior ou posterior (mais perto de você ou mais longe). Essas diferenças apenas raramente se devem ao desenvolvimento diferencial dos eretores em ambos os lados da coluna vertebral. Em qualquer nível da coluna vertebral, o lado mais próximo de você indica o sentido da rotação da coluna vertebral conforme os processos transversos empurram posteriormente o tecido miofascial sobrejacente.

Em nossa experiência, a maioria dos pacientes irá mostrar uma rotação dominante na área toracolombar, que nós denominamos rotação "primária" (Fig. 11.16). Contrarrotações ocorrem com frequência nas pernas ou no pescoço, mas às vezes também dentro da própria área toracolombar. Com pouca frequência, pode ser difícil dizer qual é a rotação primária e qual é a rotação secundária; nesse caso, a continuação da terapia pode clarear a imagem, ou as duas rotações podem de fato ser quase iguais e, portanto, a designação "primária" tem menos significado. Com a prática, podemos coletar informações muito detalhadas e específicas sobre as rotações inerentes à coluna vertebral usando esse método.

Outra avaliação simples do movimento pode render ainda mais informações: ajoelhe-se atrás do paciente, novamente com as mãos firmando a pelve e os polegares sobre a EIPS. Dê ao paciente a instrução de "olhar por cima do ombro". Ao não dizer qual o ombro, você lhe permite escolher, e eles quase sempre escolhem o seu lado preferencial – o lado com a rotação primária. Conforme eles giram, encoraje-os a usar todo o tronco para virar, enquanto com suas mãos você mantém a pelve estável em relação aos pés. Observe onde a coluna gira. Peça-lhe para virar para o lado oposto, e observe a diferença. Qualquer pessoa

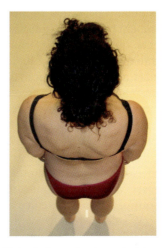

Figura 11.16 Rotação toracolombar primária para a direita.

com uma rotação principal significativa terá diferenças palpáveis ou observáveis no lugar onde, na coluna vertebral, a rotação ocorre nos dois lados.

G. Posição pélvica

A atenção dada à inclinação pélvica e ao deslocamento em nosso sistema produz quatro tipos básicos com base na posição pélvica:

- Inclinação anterior, deslocamento anterior – esse padrão produz um padrão de lordose conhecido.
- Inclinação anterior, deslocamento posterior – privilegiada por crianças aprendendo a ficar em pé.
- Inclinação posterior, deslocamento anterior – privilegiada por neuróticos reprimidos em todos os lugares.
- Inclinação posterior, deslocamento posterior – privilegiada por encanadores e mateiros (essa posição produz o "sorriso vertical" na parte superior da parte de trás do jeans).

Estratégias peculiares de tecido mole para cada um desses tipos de posição pélvica podem ser encontradas em outros lugares.[26] Em nossa experiência, é necessário fazer concessões liberais para padrões individuais em qualquer uma dessas tipologias.

H. Distribuição do peso nos pés

Avaliar por onde o peso desce ao longo dos pés é algo útil. Ao deixar cair um fio de prumo real ou imaginário ao longo dos tornozelos em uma visão lateral, podemos ver se o peso está predominantemente sobre os dedos dos pés ou calcanhares, em essência um controle sobre o equilíbrio entre a Linha Superficial Anterior e a Linha Superficial Posterior (Fig. 11.17).

Uma visão da parte da frente pode ser utilizada para avaliar quanto de peso está sendo tomado pelo arco interno, e quanto pelo arco lateral. Os desgastes dos sapatos também podem ser indicativos nesse sentido. Geralmente, quanto mais peso for tomado pelo arco lateral, tanto mais a Linha Profunda Anterior precisa ser alongada e abaixada na direção do arco medial. Quanto mais peso for tomado pelo arco medial, mais a Linha Lateral precisa ser aliviada e baixada, enquanto a Linha Profunda Anterior e a parte anteroinferior da Linha Espiral precisam ser energizadas, tonificadas e levantadas.

A visão anterior ou posterior também irá mostrar se uma perna está carregando significativamente mais peso do que a outra. (Todos nós temos alguma discrepância na descarga de peso, e todos nós temos uma postura descontraída, do tipo "esperando o ônibus" em que transferimos a maior parte do peso para uma das

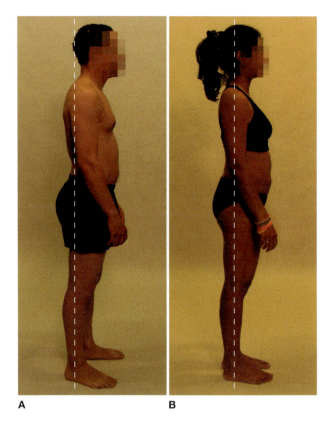

Figura 11.17 Mesmo se colocarmos a linha vertical bem na frente do tornozelo, observe o quanto do corpo repousa na frente do pé nessas posturas comuns.

pernas). A única maneira de medir isso com precisão, no entanto, é pedir que o paciente dê um passo sobre duas balanças, com um pé em cada uma delas, e, sem olhar para as leituras, tente ficar uniformemente sobre ambos os pés. O total das duas leituras da balança, é claro, será igual ao peso total da pessoa, mas as duas balanças não estarão necessariamente suportando o mesmo peso. Esse teste em geral mostra que o relato do paciente sobre o "equilíbrio" é na verdade significativamente mais ponderado em um pé ou no outro. Se você ajustar o paciente para que as balanças mostrem pesos iguais, ele vai insistir que elas estão fortemente ponderadas para a perna que estava tomando menos peso na avaliação inicial. Esse é mais um exemplo de como os relatos do paciente nem sempre são confiáveis e necessitam ser alimentados com a observação aguda do terapeuta.

I. Equilibrando as metades

Embora as seguintes interpretações precisem ser tomadas com certa prudência, uma vez que as realidades são bastante complexas, essas simplificações, embora subjetivas, ainda são bastante úteis. No início, uma rápida olhada na postura em pé pode dividir o corpo em três grupos de "metades": qual grupo possui as maiores discrepâncias entre uma e outra metade? É bom ter a resposta em mente para dar ênfase ao tratamento conforme a terapia avança.

- Uma linha média sagital divide o corpo em direita e esquerda. Diferenças significativas entre direita e esquerda muitas vezes apontam para conflitos internos entre o *animus* e a *anima* (tendências masculina e feminina). Não é tão simples como direita = masculino e esquerda = feminino. Mas as pessoas com diferenças significativas, complexas e intratáveis entre os dois lados, que muitas vezes envolvem os olhos e a forma da cabeça, bem como diferenças estruturais no tronco e nas pernas, irão revelar uma batalha significativa, expressa em formas exclusivamente individuais no trabalho, relacionamentos, esforço artístico ou sexualidade, entre seus aspectos internos masculinos e femininos (Fig. 11.18).
- A linha média coronal divide o corpo da frente para trás. Claro que essas duas "metades" não são simétricas, mas mesmo assim podemos observar o equilíbrio entre as duas. Os fortes desequilíbrios nessa dimensão são frequentemente expressos como diferenças no modo como a pessoa se apresenta em público e como ela age ou se sente em privado (Fig. 11.19).

A linha que passa pela cintura divide as partes de cima e de baixo (a linha exata pode variar individualmente de uma cintura "império" até um pouco acima das cristas ilíacas). A obesidade ou o desenvolvimento muscular pode, por vezes, ocultar a estrutura óssea subjacente, mas o que se está procurando aqui é uma uniformidade de proporção entre o ombro e a cintura pélvica, e entre o tronco e as pernas, ou entre a parte superior do corpo e a inferior. As pessoas com mais peso e substância nas pernas e na pelve e não nas costelas e ombros tendem ao introvertido; aquelas com um tronco largo e ombros em cima da pelve e pernas menores tenderão ao extrovertido (Fig. 11.20).

J. Maturidade somática

Compreender o tipo de padronização na geometria do esqueleto e nos meridianos miofasciais de tensão pode levar a um nível diferente de visão e, assim, a um nível mais profundo do trabalho. Uma das contribuições mais interessantes que podem ser feitas por

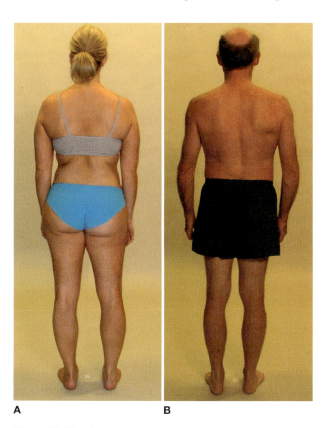

A **B**

Figura 11.18 A vista posterior é muitas vezes a mais fácil – porque tendemos a fazer a parte da frente parecer mais alinhada – para ver fortes discrepâncias direita-esquerda, como nessas duas estruturas.

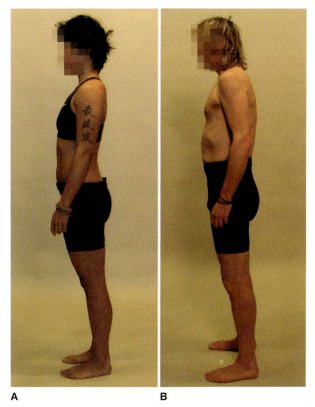

A **B**

Figura 11.19 A vista lateral é o lugar para ver as diferenças entre a parte anterior e a posterior, pois o que você vê na frente não é necessariamente o que vê na parte de trás.

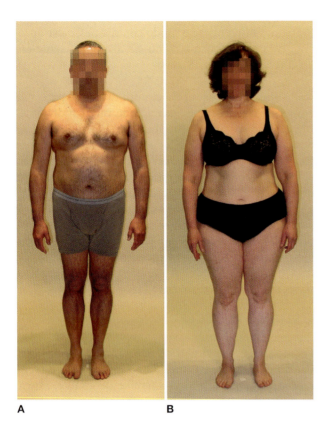

Figura 11.20 Embora uma grande cintura escapular acima de um estreita cintura pélvica seja essencialmente um padrão masculino, e seu oposto mais frequentemente encontrado na mulher (como nestas imagens), você encontrará também padrões complementares.

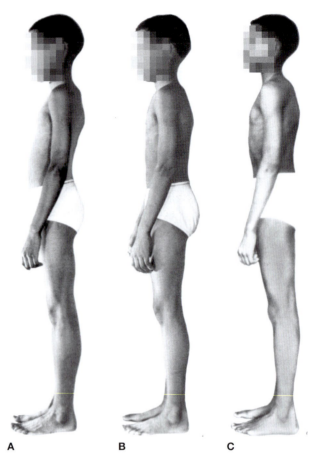

Figura 11.21 Reginald antes da intervenção (**A**), depois (**B**), e um ano mais tarde, sem nenhum trabalho adicional (**C**). [De Toporek (1981), reproduzida com permissão de Robert Toporek (www.newbabymassage.com).][27]

um bom trabalho manual e do movimento está relacionada com o desenvolvimento maturacional (Vídeo 6.26). Como um exemplo do que pode ser conseguido, observe as fotos de Reginald de lado, (**A**) antes da Integração Estrutural, (**B**) logo após a conclusão de uma série de sessões (sob a direção da Dra. Ida Rolf) e (**C**) um ano depois, sem mais nenhum trabalho (Fig. 11.21). As imagens foram reajustadas apenas para deixá-las aproximadamente do mesmo tamanho, uma vez que Reginald presumivelmente cresceu ao longo do ano.

Antes do trabalho, Reginald mostra uma resposta postural randomizada comum: joelhos hiperestendidos, pelve anteriormente inclinada, caixa torácica inclinada posteriormente e pescoço inclinado anteriormente, entre outras coisas. Seus ombros não estão integrados nem com o pescoço nem com a caixa torácica, essencialmente pendurados na parte de trás do corpo, colocando pressão sobre as vértebras torácicas superiores e sobre os músculos peitorais superficiais e profundos. Em (**B**), uma imagem pós-trabalho corporal, ele está comprovadamente mais reto, mas não comprovadamente melhor. (Uma pessoa que viu apenas as duas primeiras imagens nos acusou de "colonialismo somático", dizendo: "Você tirou sua naturalidade e deu-lhe a postura de um garotinho branco mirrado! O que há de bom nisso?".)

A imagem (**C**), com o intervalo de um ano para deixar o trabalho se estabilizar, conta uma história diferente. Com os joelhos descansando mais confortavelmente para a frente (mas avisamos que, nesse tocante, Reginald "recuou" um pouco ao longo do ano), a pelve assumiu uma posição mais horizontal em relação à sua antiga inclinação anterior. (E note que esse parâmetro melhorou desde o final do trabalho.) Com a pelve horizontal, a caixa torácica pode se orientar verticalmente, com uma redução da curvatura lombar (ver a seção no Cap. 3 sobre curvas primárias e secundárias). Com o jugo da cintura escapular agora envolta confortavelmente sobre a caixa torácica, em vez de pendurada atrás dela, o peito e os músculos do peito estão mais livres para se desenvolverem, por isso Reginald completa, aprofunda e parece um rapaz diferente. Nossa alegação é que, deixado a si mesmo, o rapaz do lado esquerdo não teria se desenvolvido e se tornado o rapaz à direita em um ano, mas o rapaz do meio poderia (e se tornou). Após o trabalho inicial, "essência composta de tempo" na gravidade é o único remédio necessário para fazer o trabalho.

Observe que a melhora não está completa. O Reginald da imagem **C** restabeleceu a tensão nos joelhos e tornozelos que estava presente em **A**, mas não em **B**. Nem todos os elementos em um padrão respondem a um determinado tratamento.

Você consegue ver vestígios do menininho dentro do padrão postural do homem de meia-idade na Figura 11.22? Você consegue ver que a pelve da jovem na Figura 11.23 parece "mais jovem" do que o resto de sua estrutura? Essas observações são clinicamente úteis? Na última parte deste capítulo, passamos por cima da linha de remediação da ineficiência biomecânica ao reino do psicólogo somático. Em nossa opinião, ser capaz de reconhecer tais restrições, analisar os padrões subjacentes e realizar essas potencialidades é um dos trabalhos mais importantes para os terapeutas manuais do próximo século. O mapa dos Trilhos Anatômicos, embora não especificamente de desenvolvimento, é um caminho para ver tais padrões subjacentes.

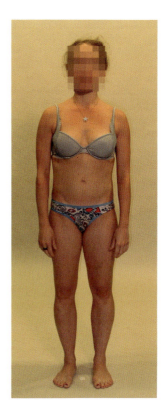

Figura 11.23 Enquanto o resto da estrutura cresceu, e tudo tenha crescido em tamanho, a pelve desta jovem mulher, que, no entanto, é forte e equilibrada, continua sendo "jovem" e imatura em relação ao restante do corpo. Vemos isso acontecer algumas vezes com trauma sexual, mas um início de carreira na ginástica artística, anomalias hormonais ou genéticas, bem como outros fatores ainda não medidos, podem estar em jogo também.

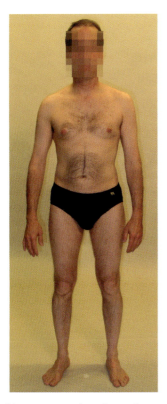

Figura 11.22 Mesmo que este seja um homem adulto completamente maduro, você pode ver os vestígios de menino em sua estrutura corporal? A cabeça é a cabeça de um adulto; o corpo é o de uma criança com idade entre três e seis anos. O que isso significa? Ele pode ser desenvolvido e amadurecido neste momento?

Referências bibliográficas

1. Comeaux Z, Eland DO, Chila A, et al. Measurement challenges in physical diagnosis: refining inter-rater palpation, perception. *J Bodyw Mov Ther*. 2001;5(4):245–253.
2. Sutton C, Nono L, Johnston RG, et al. The effects of experience on the inter-reliability of osteopaths to detect changes in posterior superior iliac spine levels using a hidden heel wedge. *J Bodyw Mov Ther*. 2012;3:1–8.
3. Kendall F, McCreary E. *Muscles, Testing and Function*. 3rd ed. Baltimore: Williams and Wilkins; 1983.
4. Janda V. Muscles and cervicogenic pain syndromes. In: Grand R, ed. *Physical Therapy of the Cervical and Thoracic Spine*. New York: Churchill Livingstone; 1988.
5. Reich W. *Character Analysis*. New York: Simon and Schuster; 1949.
6. Kurtz R. *Body Centred Psychotherapy*. San Francisco: Liferhythms; 1990.
7. Lowen A. *The Language of the Body*. New York: Hungry Minds;1971.
8. Sheldon WH. *The Varieties of Human Physique*. New York: Harper;1940.
9. McGill S. *Back Mechanic*. Ontario: Backfitpro Inc; 2015.
10. Aston J. *Aston Postural Assessment Workbook*. San Antonio, TX: Therapy Skill Builders; 1998.

11. Keleman S. *Emotional Anatomy*. Berkeley: Center Press; 1985.
12. Alexander RM. *The Human Machine*. New York: Columbia University Press; 1992.
13. Morrison M. *A Structural Vocabulary*. Boulder, CO: Rolf Institute; Rolf Lines; 2001.
14. Sultan J. *Toward a structural logic: the internal–external model. Notes on Structural Integration* 1992;86:12–18. *Available from Dr Hans Flury, Badenerstr 21, 8004 Zurich, Switzerland.*
15. Keleman S. *Emotional Anatomy*. Berkeley: Center Press; 1985.
16. Pierrakos J. *Core Energetics*. San Francisco: Liferhythms; 1990.
17. Aston J. *Aston Postural Assessment Workbook*. San Antonio, TX: Therapy Skill Builders; 1998.
18. Busquet L. *Les Chaînes Musculaires*. Vol. 1–4. Frères, Mairlot: Maîtres et Cles de la Posture; 1992.
19. McHose C, Frank K. *How Life Moves*. Berkeley: North Atlantic Books; 2006. *Hubert Godard's work is most accessible in English via this book.*
20. Latey P. Themes for therapists (series). *J Bodyw Mov Ther.* 1997;1:44–52, 107–116, 163–172, 222–230, 270–279.
21. Hanna T. *Somatics*. Novato, CA: Somatics Press; 1968.
22. Gladwell M. *Blink*. New York: Little, Brown & Co; 2005.
23. Gellhorn E. The emotions and the ergotropic and trophotropic systems. *Psychol Forsch.* 1970;34:48–94.
24. Smith J. *Structural Bodywork*. Edinburgh: Churchill Livingstone; 2005.
25. Nilsson L. *The miracle of life*. Boston: WGBH Educational Foundation; 1982. Disponível em: www.lennartnilsson.com. Online. Acessado em 14 de janeiro de 2013.
26. Gaggini L. *The Biomechanics of Alignment*. 6th ed. Boulder, CO: Connective Tissue Seminars; 2005. www.connectivetissue.com.
27. Toporek R. *The promise of Rolfing children*. Transformation News Network; 1981.

Apêndice 1

Uma revisão da fáscia

Autorregulação biomecânica

Introdução

As páginas a seguir foram elaboradas com o objetivo de contextualizar o uso amplamente difundido da palavra "fáscia". A história completa de como o nosso corpo faz a autorregulação de sua estrutura e movimentos se estende muito além da definição clínica (bem como da definição popular) de fáscia, passando sem interrupções por vários pontos, desde a expressão genética no interior de cada célula no nível molecular até as ações e interações de todo o organismo (Fig. A1.1; Vídeo B1). Essa é uma história complicada, mas atualmente ela pode ser compreendida no que diz respeito às implicações práticas para a reabilitação, o treinamento e todas as formas de terapia – e também para a educação física: como a próxima geração de crianças aprenderá a habitar seus corpos?

Os testes a seguir mostram como a fáscia ajuda a matéria viva a autorregular seu crescimento e forma, a manter seus processos fisiológicos e a promover a motivação para alcançar seus objetivos. Cada uma das seções que seguem pode ser abordada separadamente, embora elas sejam interdependentes. Lidas em ordem, cada seção oferece uma narrativa básica dessa nova história – desde definições até componentes, propriedades, aplicações no treinamento e na reabilitação e, finalmente, a mudança conceitual mais ampla que vem surgindo. Essas incursões se concentram na arquitetura e no equilíbrio estrutural, evitando discussões sobre aspectos químicos ou sobre doenças do tecido conjuntivo.

Além da anatomia, o estudo contextual da fáscia conduz o leitor à embriologia, antropologia, geometria, engenharia, hidro e termodinâmica, neurologia, medicina e vários outros campos em que – sem dúvida alguma – um grau avançado seria útil. Embora se tenha tentado ao máximo oferecer informações precisas, é fato que as pesquisas certamente poderão substituir alguns de nossos pontos de vista durante a existência desta edição, e algumas de suas suposições podem acabar se revelando equivocadas. O autor assume toda a responsabilidade por quaisquer imprecisões, já se desculpando por eventuais falhas, e aproveita para agradecer todas as contribuições de outros autores nos campos de pesquisa e de aplicação terapêutica em rápida evolução.

Olhar para o que todos viram e ver o que ninguém mais viu – essa é a essência de todas as surpreendentes descobertas que estão detalhadas neste compêndio. No Capítulo 1, mostramos que os Trilhos Anatômicos fazem parte do desdobramento histórico dessa nova compreensão, com base em ideias anteriores das cadeias cinéticas, continuidades fasciais, neurologia da detecção e do movimento e teoria dos sistemas em geral (ver Fig. A1.4). No livro, continuamos desmontando o conceito estrutural "musculoesquelético" com a meta de construir um novo "mundo em conformidade com a fáscia".

No seu nível mais básico, o que perderemos se seguirmos o modelo padronizado implícito no termo "musculoesquelético" para a fáscia? No modelo atual, os músculos são vistos como inseridos apenas em suas extremidades proximal e distal e, exclusivamente, nos ossos (origem e inserção). Essa biomecânica de alavancas de "músculo único" de Newton/Borelli, que vem sendo utilizada nos últimos 400 anos, ignora três ligações existentes em todos os músculos, com vigoroso efeito na biomecânica *in vivo*:

- As conexões longitudinais exploradas neste livro, bem como no trabalho de "correias fasciais" de Vleeming e Lee,[1-3] ou as linhas de Hoepke ou Meziére – ver Figs. 1.26-28.[4]
- As conexões latitudinais do tecido areolar ("penugem") e os septos intermusculares entre um músculo e seus vizinhos,[5] bem como com os ligamentos da articulação cruzada pelo músculo,[6] e para a camada unitária externa da fáscia profunda (ver Fig. A1.6).

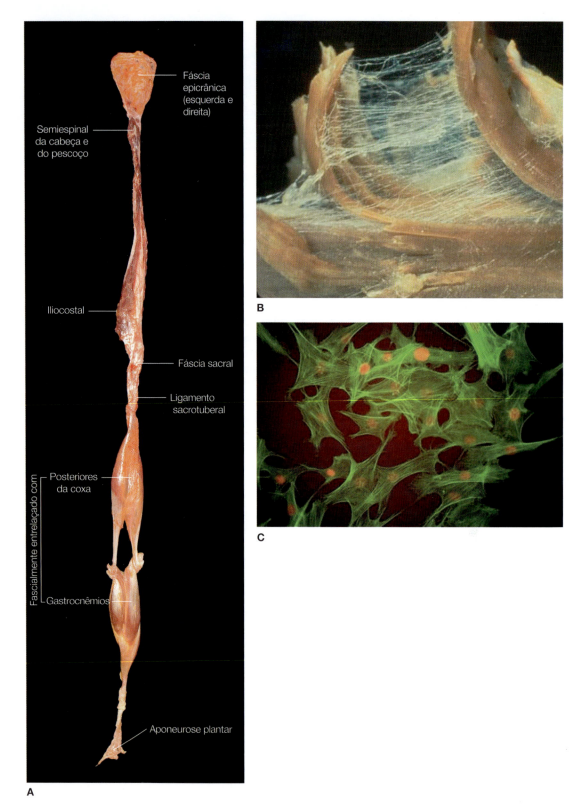

Figura A1.1 (**A**) Espécime de tecido fresco do meridiano miofascial chamado Linha Superficial Posterior, dissecado intacto por Todd Garcia, dos Laboratories of Anatomical Enlightenment. (**B**) A dissecação das fibras do músculo liso mostra a fáscia endomisial que circunda e recobre. (**C**) Artistas antigos e artistas da Renascença se esforçaram por descobrir um "ideal" geométrico para a forma humana, mas o equivalente moderno está surgindo com base em uma consideração das necessidades espaciais das células consideradas individualmente, o que poderia determinar um "ideal" geométrico para cada corpo. (A, Foto por cortesia do autor; este espécime é explicado no vídeo que pode ser visto no *site* que o acompanha. B, Reproduzida com permissão de Ronald Thompson; este e outros gráficos estão disponíveis e são explicados em Fascial Tensegrity, disponível no *site* www.anatomytrains.com. C, Foto por cortesia de Donald Ingber.)

- As conexões fasciais aos feixes neurovasculares em suas bainhas, que, se encurtadas, aderidas, traumatizadas ou torcidas, podem restringir o movimento da área (ver Fig. A1.10).

Abordamos essas especificidades no momento oportuno neste volume, mas primeiramente abordaremos o contexto mais amplo do sistema fascial. Os argumentos oferecidos neste capítulo são resumidos (em menos detalhes) no programa *Fascial Tensegrity* (Tensegridade fascial), *How Fascia Moves* (Como a fáscia se move) e em outros *webinars* disponíveis no *site* www.anatomytrains.com.

Metamembrana – por que precisamos de fáscia?

A antiga música nos ensina: "Benditos sejam os laços que unem", e a fáscia é o tecido que une nossas células, resultando em nossa forma característica. Nosso sistema fascial evoluiu como uma resposta simples, mas elegante, ao desafio de nos tornarmos um organismo multicelular. Embora possamos facilmente imaginar grandes globos de protoplasma indiferenciado, mas ainda altamente organizado, formando um espectro fluido (um "fluxo", conforme idealizado por Aristóteles), a vida no planeta Terra se comprometeu desde seus primórdios a construir-se em torno de uma unidade básica e multiplamente repetida – a célula (algo semelhante à visão de Demócrito para o "**átomo**") (Fig. A1.2).

A ciência moderna postula que, metade dos cerca de 3,6 bilhões de anos em que a vida floresceu, todos os organismos eram unicelulares – primeiro como um simples protista procariota, que mais tarde se combinou simbioticamente para produzir a célula eucariótica familiar.[7] Os chamados animais "superiores" –, incluindo os seres humanos, que são o foco deste livro – não são feitos de células cada vez maiores; são, ao contrário, agregados coordenados de quantidades cada vez maiores desses minúsculos complexos de gotículas de bioquímica integrada.

No nosso caso, algo em torno de 10^8 ou 10^9 (de 40 a 70 trilhões é a melhor estimativa mais recente) dessas pequenas células ativas trabalham de alguma forma em conjunto (juntamente com mais um número semelhante de bactérias entéricas em nosso intestino) para produzir o evento que conhecemos como nós mesmos. Podemos reconhecer feixes dessas células, mesmo depois de anos sem vê-los, ou a uma grande distância, observando seu modo característico de movimento. O que mantém a nossa sopa de células em constante mudança sob uma forma física tão consistente?

Embora pequenos grupos de células possam "enganchar" suas membranas umas nas outras por meio de proteínas adesivas (Fig. A1.3), grandes grupos de

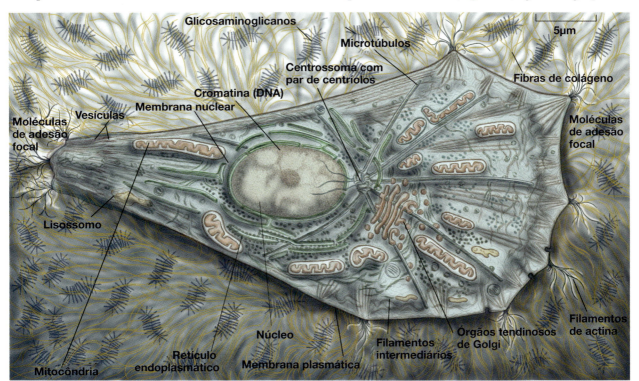

Figura A1.2 A célula eucariótica típica é uma subunidade de vida complicada e semi-independente, com unidades semi-independentes em seu interior, como as mitocôndrias. Todos os animais de grande porte, inclusive nós, são feitos de trilhões dessas gotículas integradas de gel oleoso ionizado.

células dependerão de uma estrutura mais robusta para evitar que sejam amassadas pela gravidade e pelo restante das forças que enfrentamos na superfície do nosso planeta. O sistema fascial, secretado no espaço intercelular pelos tecidos conjuntivos, é o modo inventado pela vida para manter as populações celulares organizadas e trabalhando juntas.

Como na sociedade humana, as células de um organismo multicelular combinam autonomia individual com interação social. Em nossos próprios tecidos, podemos identificar quatro tipos básicos de células: neural, muscular, epitelial e células do tecido conjuntivo (cada um com múltiplos subtipos) (Fig. A1.4). Poderíamos simplificar demais a situação dizendo que cada um desses tipos enfatiza uma das funções compartilhadas por todas as células em geral (e o óvulo fecundado e as células-tronco em particular). Por exemplo, todas as células fazem condução ao longo das suas membranas, mas os neurônios tornaram-se excelentes nisso (custando-lhes sua capacidade para contrair ou se reproduzir bem). Todas as células contêm pelo menos alguma actina e são, portanto, capazes de contração interna, mas as células musculares se tornaram mestres nessa arte. As células epiteliais também se contraem, mas de forma bem fraca. Em vez disso, se especializam em revestir superfícies, onde há necessidade de rápidas trocas químicas para a absorção da nutrição e na secreção de hormônios, enzimas, moléculas mensageiras e outras citocinas na mistura fluida de nossos corpos.

O quarto tipo, as células do tecido conjuntivo, são geralmente menos eficazes na contração (com uma exceção importante, explicada mais adiante neste capítulo) e bastante boas como condutores iônicos, mas sua especialidade é a secreção de uma prodigiosa quantidade de uma incrível variedade de produtos colagenosos viscosos dentro do espaço intercelular, que se combinam e passam por mudanças para formar nossos ossos, cartilagens, ligamentos, tendões, articulações e lâminas fasciais (Fig. A1.5). Em outras palavras, são essas células que criam o substrato estrutural para circundar e estruturar todas as outras, construindo o "estofo" forte e maleável que nos mantém unidos. Por sua vez, esse material torna-se o ambiente comparti-

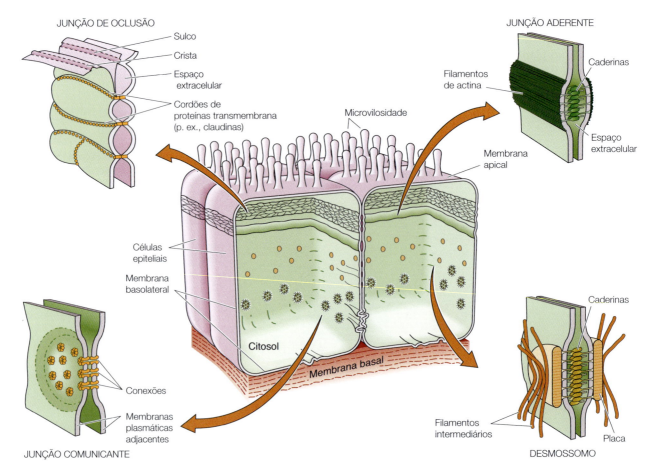

Figura A1.3 Um pequeno número de células pode se manter unido – e assim criar uma estrutura de tecido, por meio de adesões célula a célula. Grandes quantidades de células dependem de um "exoesqueleto" ou "metamembrana" para mantê-las ligadas umas com as outras. O sistema fascial é essa metamembrana.

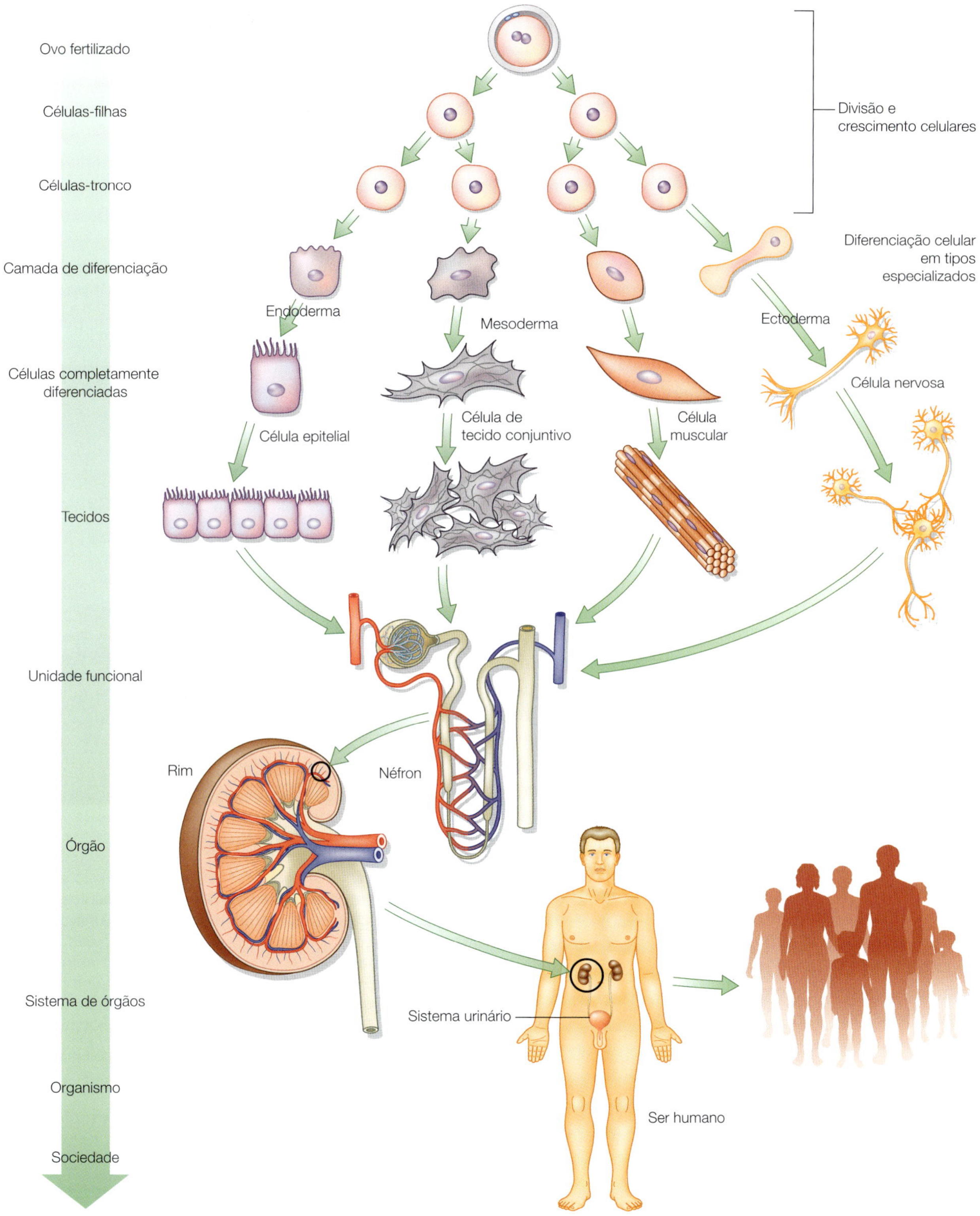

Figura A1.4 Cada um dos principais tipos de células do organismo se especializa em uma das funções compartilhadas pelo óvulo original e as suas células-tronco, por exemplo, secreção, condução, contração ou apoio. As células especializadas se combinam em tecidos, órgãos, organismos e sociedades.

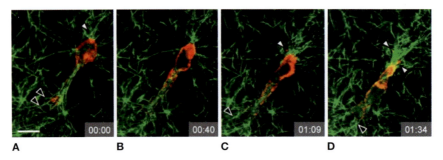

Figura A1.5 Fotos retiradas de um vídeo sobre a migração de uma célula de melanoma através de uma treliça de colágeno em 3-D ao longo de uma hora de trabalho. Observe como o colágeno (verde) é remodelado pela passagem da célula, por meio de uma interação com as integrinas na superfície da célula. (De Friedl, 2004, com permissão de Springer-Science+Business Media.)

lhado e comunicativo para todas as nossas células – o que Varela[10] denominou uma forma de "exossimbiose" – moldando-nos e permitindo que nossos 70 trilhões de células coordenem os movimentos com intenção organísmica. Se uma membrana contém apenas uma célula, a "metamembrana" da fáscia contém todo o nosso organismo.

A rede de fáscias que abrange todo o corpo é o ambiente organizador das células, o alambique para toda a nossa fisiologia. E não podemos deixar que a palavra "ambiente" entre em nossa discussão sem citar o mestre desse termo, Marshall McLuhan:[11] "Ambientes não são invólucros passivos, mas sim processos ativos que são invisíveis. As regras básicas, a estrutura pervasiva e os padrões gerais dos ambientes escapam a uma percepção fácil". De alguma maneira, isso pode explicar por que o ambiente celular da matriz extracelular permaneceu essencialmente "invisível" ao longo de alguns séculos de estudo.

Não é mais esse o caso. As pesquisas sobre o papel e a função da fáscia, embora ainda incipientes, estão bem encaminhadas.[12] Ao que parece, estamos à beira de uma compreensão radicalmente nova de como nos moldamos no espaço. Consequentemente, partes das páginas a seguir vão além da pesquisa atualmente em curso, abordando algumas das promissoras vertentes a que o estudo de nosso sistema fascial pode nos conduzir.

Observamos que toda a nossa fisiologia envolve a matriz do tecido conjuntivo. Ficou claro que o sistema fascial é completamente biológico – em uma microescala, produzido e mantido internamente por nossas células (Fig. A1.6). Portanto, depende do funcionamento de nossa genética, de nossa dieta e de nossa respiração diária. Contudo, o sistema fascial também é totalmente mecânico, a ponto de ser cada vez mais substituível, em uma macroescala, por próteses manufaturadas. É importante que uma compreensão integral do nosso sistema autorregulador biomecânico se estenda ininterruptamente, desde as trocas epigenéticas no núcleo da célula até o organismo biopsicossocial como um

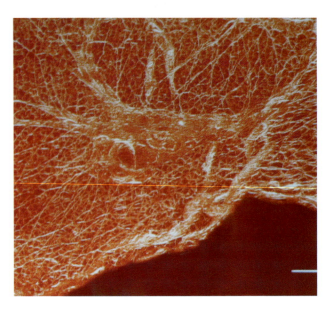

Figura A1.6 A matriz fascial da parte inferior da perna (de um rato) mostra a continuidade histológica entre os músculos sinergistas e até mesmo antagonistas. Essa reconstrução em 3-D, utilizando três secções congeladas dos compartimentos crurais anterior e lateral, realça as estruturas do tecido conjuntivo dentro de cada secção. As divisões menores são as fibras endomisiais que cercam cada fibra do músculo. As "divisões" entre esses músculos – tão definidas em nossos livros de anatomia – são quase imperceptíveis. (Reproduzida com permissão do Prof. Peter Huijing, PhD, Faculteit Bewegingswetenschappen, Vrije Universiteit Amsterdam.)

todo. Esse é nosso objetivo ambicioso; para tanto, vale a pena ler as seções a seguir.

Definições

"Fáscia" – de maneira semelhante a "estresse" – é um termo médico que escapou para uma cultura mais ampla, com um significado mais geral. Ao longo deste livro, usamos "fáscia" em seu sentido mais amplo, para discutir suas implicações. Mas, como acontece com qualquer termo médico, "fáscia" tem uma definição precisa, que é importante que seja mantida para as pesquisas e aplicações à patologia. Os termos que o acompanham, como matriz extracelular, rede de tecido conjuntivo, rede de colágeno, miofáscia e interstício, também precisam ser diferenciados. Começamos nossa descida até o "mundo dos *nerds*" com um conjunto mais preciso de definições (Fig. A1.7).

Fáscia

Nós nos referimos a esse complexo que permeia todo o corpo como "a fáscia", ou a rede fascial. Na fisioterapia, a palavra "fáscia" é geralmente aplicada de maneira mais limitada às grandes folhas de tecido interligado que revestem, circundam e contêm os tecidos musculares em particular. Do ponto de vista médico, de acordo com o Fascial Research Congress, "uma fáscia" é "uma bainha, um folheto, ou qualquer outra agregação dissecável de tecido conjuntivo que se forma sob a pele para prender, envolver e separar músculos e outros órgãos internos".[13]

Essa é uma definição vaga, que depende das habilidades de dissecação do técnico e de quão aguçados são seus olhos com relação ao que constitui "uma fáscia". O livro *Gray's Anatomy* lamenta que "a prática de atribuir um nome a qualquer agregação grande o suficiente para que possa ser dissecada tem valor duvidoso".[14] O problema é uma das limitações da identificação humana na criação de Deus. Como argumentamos no Capítulo 1, a fáscia começa como um todo, vive como um todo e termina a vida como um todo; portanto, quais propriedades uma determinada parte deve ter para que mereça receber uma nomenclatura diferenciada? Que parte desse sistema merece ter seu próprio rótulo? O debate sobre a nomenclatura anatômica prossegue e provavelmente não será resolvido em um futuro próximo. Felizmente, nosso objetivo neste livro não é decidir a nomenclatura dos detalhes. Além disso, a fáscia é muito maleável e, portanto, muito variável de uma pessoa para outra e dentro de uma mesma pessoa de um momento para outro, ou de um ponto a outro. Trata-se de um sistema definido não pela consistência anatômica, mas pela adaptabilidade individualizada.

Mais importante ainda, a experiência no laboratório de dissecação nos mostra que qualquer subconjunto de uma fáscia, desde a menor peça dissecável até qualquer grande estrutura que você queira nomear, perde sua forma ao ser removida do corpo. Isso **não** ocorre nos cadáveres quimicamente "fixados", usados na maioria das faculdades de medicina, que fornecem o material de base para a maior parte dos modernos livros didáticos e atlas de anatomia. Remova um pouco da fáscia de um cadáver da faculdade e ela permanecerá na forma que tinha quando fazia parte do corpo – porque a fáscia foi "fixada" no lugar com formaldeído.

Na última década, este autor teve o privilégio de dissecar cadáveres de tecidos não tratados, sem uso de formaldeído ou de qualquer outro fixador, em um estado muito mais próximo do tecido vivo. Remova qualquer pedaço de tecido não tratado, prive-o de seu contexto mecânico – e ele se converterá em uma bolha disforme. Puxe suas pontas, como aconteceria no contexto do corpo, e ele novamente assumirá sua forma organizada (Fig. A1.8). Essa propriedade não fica evidente para aqueles que trabalharam com cadáveres embalsamados – e com os atlas que procedem desses corpos.

Nota: a estrutura fascial depende do contexto e reverte para o "disforme" quando privada desse contexto. O conjunto de relações com o todo é o que importa – e foi exatamente isso o que se perdeu nas muitas sepa-

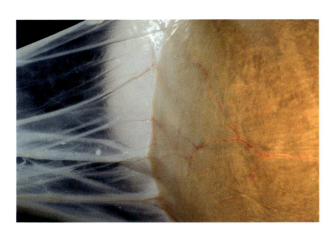

Figura A1.7 A rede fascial, considerada um todo, mescla uma malha de fibras mais robustas com um "mingau" de coloides esponjosos. Com a mudança de proporções, orientação e química dessas subunidades, a fáscia responde em sua própria estrutura com a alteração das forças – imediatamente e ao longo do tempo. (© FasciaResearchSociety.org/Plastination.)

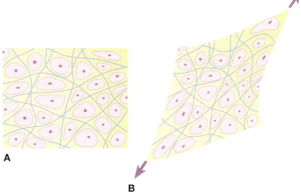

Figura A1.8 (**A**) A MEC (matriz extracelular) é projetada para permitir o livre fluxo dos metabólitos a partir do sangue para a célula e retornar ao fluxo do líquido intersticial e da linfa. (**B**) O estresse mecânico crônico em uma área resulta no aumento da deposição das fibras de colágeno e na diminuição da hidratação da substância fundamental da MEC, o que resulta na diminuição da nutrição para determinadas células em "correntes contrárias" causadas pelo aumento da matriz.

rações da fáscia com uma lâmina nos últimos séculos (ver Fáscia e tensegridade, neste Apêndice). Isso também demonstra a constante capacidade da fáscia de se ajustar, ao criar uma estrutura de acordo com as forças atuantes no momento.[8]

E se imaginarmos que, em vez de usar uma lâmina afiada, imergimos um animal ou um ser humano em alguma forma de detergente ou solvente que lava e arrasta todo o material celular, deixando apenas o tecido colágeno do sistema fascial? Poderíamos ver todo o *continuum*, desde a camada basal elástica da pele, passando pelo "traje de neoprene" adiposo/areolar subcutâneo, até a fina túnica fibrosa que envolve os músculos do corpo (fáscia profunda), avançando pelo material "de algodão" que dá suporte a músculos e órgãos e que tem continuidade com a armação coriácea que dá suporte à cartilagem e aos ossos (Fig. A1.9).

Contudo, a linguagem nos deixa na mão – até mesmo essa descrição de camadas sugere uma separação que não existe no corpo *in vivo*. Seria tudo uma rede, conectada da cabeça aos pés, da pele aos ossos, densa em alguns pontos e rarefeita como uma teia de aranha em outros, mas revelando a forma externa e interna de todo o corpo, à exceção dos cabelos.

Se pudéssemos fixar tal preparação no espaço de maneira que ela simplesmente não desabasse como um balão estourado, isso nos ajudaria a observar esse órgão fascial como um *continuum*. (As primeiras tentativas de obtenção de tal imagem estão em andamento, mas estão se deparando com inúmeras dificuldades técnicas.) Essa imagem enfatizaria a natureza unitária e moldante, em vez de simplesmente ser vista como paredes que fazem separações. É uma verdade científica que começamos e terminamos inteiros; não somos montados em partes, por mais convenientes e úteis que essas imagens mecânicas sejam para nós.

Todo trabalho de nomear partes do corpo impõe uma distinção artificial, percebida pelo homem, em um evento que é unitário. Considerando que, no presente livro, nos esforçamos para manter nossa visão sobre a natureza total, indivisa e onipresente dessa rede, optamos por apontar para sua singularidade, denominando a estrutura inteira "fáscia". Entretanto, talvez haja mais sucesso no que pretendemos transmitir para o leitor se esse todo for descrito como "o sistema fascial".

O sistema fascial

O Fascial Research Congress define o sistema fascial como um *continuum* tridimensional de tecidos conjuntivos fibrosos frouxos e densos macios, contendo colágeno, que permeiam o corpo. Essa definição incorpora elementos como tecido adiposo, bainhas adventícias e neurovasculares, aponeuroses, fáscias

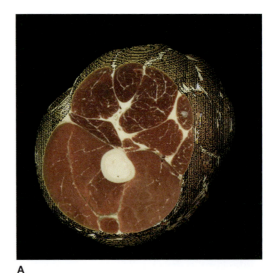

A

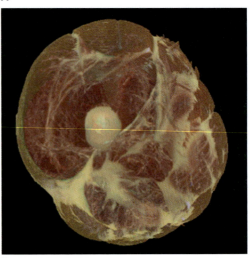

B

Figura A1.9 Secção da coxa, cedida pela National Library of Medicine's Visible Human Project, de Jeffrey Linn, pelo profissional Rolf. A vista mais conhecida (**A**) inclui músculo e fáscia do epimísio (mas não a gordura e as camadas areolares mostradas na Fig. A1.24). A vista (**B**) nos dá o primeiro indício de como o sistema fascial se pareceria se apenas esse sistema fosse removido do conjunto do corpo. (Reproduzida com permissão de Jeffrey Linn.)

profundas e superficiais, epineuro, cápsulas articulares, ligamentos, membranas, meninges, expansões miofasciais, periósteos, retináculos, septos, tendões, fáscias viscerais e todos os tecidos conjuntivos intramusculares e intermusculares, incluindo o endomísio, o perimísio e o epimísio. O sistema fascial envolve, se entrelaça e interpenetra todos os órgãos, músculos, ossos e fibras nervosas, dotando o corpo de uma estrutura funcional e proporcionando um ambiente que possibilita uma ação integrada de todos os sistemas do corpo.

A realidade se parece mais com isso – e é o que vemos ao dissecar um cadáver não preservado com formol. Boa parte desse sistema fascial deve ser cortada para a obtenção das imagens que comumente estão impressas nos atlas de anatomia. Artérias ou nervos que parecem flutuar livre e separadamente nas ilustrações de Netter ou Sobotta estão, na verdade, escondidos sob as túnicas adventícias, e protegidos, circundados e firmemente fixados a todas as outras estruturas fasciais locais listadas acima (Fig. A1.10). Uma imagem realista mostraria apenas gordura e fáscia, o que não seria de grande utilidade. Contudo, as imagens "úteis" criadas para esses atlas obscurecem a imagem que falta do sistema fascial como um todo – o contexto que circunda todas as nossas outras estruturas.

Grande parte do que segue é uma definição expandida do sistema fascial; portanto, deixaremos que a definição acima permaneça por enquanto. Contudo, percebemos que pode ser difícil definir as bordas de tal sistema. A título ilustrativo, ossos e cartilagens são rotineiramente desconsiderados; o sistema fascial se constitui apenas de tecidos moles. Porém, a rede de colágeno se estende ininterruptamente dos tecidos moles – o periósteo e o pericôndrio – para dentro e através dos ossos e cartilagens. Veremos, na seção sobre embriologia, que os tecidos duros são formados a partir dos mesmos processos que formam os tecidos moles, e que não há descontinuidade entre a rede de tecidos moles e duros. Afora os tecidos duros, o sistema fascial é tão pervasivo, tão "ambiental", que fica difícil confiná-lo e delineá-lo da maneira redutora como nós, humanos, gostamos de analisar as coisas. Talvez devêssemos subir um degrau e, com isso, obter uma visão mais ampla.

Tecido conjuntivo

A família de células do sistema fascial é substancial, mas é apenas parte do amplo filo formado pelo tecido conjuntivo (Fig. A1.11).

De acordo com o livro *Gray's Anatomy*:[9]

Os tecidos conjuntivos desempenham vários papéis essenciais no corpo, tanto estrutural, uma vez que muitos dos elementos extracelulares possuem propriedades mecânicas especiais, quanto defensivo, um papel que tem base celular. Eles muitas vezes também possuem importantes papéis tróficos e morfogenéticos, organizando e influenciando o crescimento e a diferenciação dos tecidos circundantes.

Vamos deixar a discussão do suporte defensivo oferecido pelas células do tecido conjuntivo para os imunologistas. Abordaremos o papel trófico e morfogenético dos tecidos conjuntivos mais adiante neste capítulo, quando falarmos de embriologia e tensegridade.[15-17] Mas, por enquanto, vamos nos preocupar com a função de suporte mecânico das células do tecido conjuntivo e com seus produtos oferecidos ao corpo em geral e ao sistema locomotor em particular.

Assim, quando dizemos "tecidos conjuntivos", estamos nos referindo a células adiposas, eritrócitos e leucócitos do sangue, as células da glia no encéfalo e todo o nosso sistema imune. Intrigantes informações recentes conectam esses dois sistemas[18] – o imune e o de suporte estrutural. Para os nossos propósitos, consideramos os "tecidos conjuntivos" como sendo uma grande "escova" que abriga tecidos de maneira semelhante ao que faz a fáscia, mas sem uma função mecânica. Dito isso, o termo "tecidos conjuntivos" é comumente usado para designar a porção fibrosa e tendínea da rede fascial.

O tecido conjuntivo tem um nome muito apropriado. Embora suas paredes de tecido tenham a função de direcionar líquidos e produzir bolsas, sacos e tubos distintos, suas funções unificadoras superam em muito as funções de separação. Esse tecido liga todas as células do corpo às suas vizinhas e até conecta, como veremos, a rede interna de cada célula ao aspecto mecânico de todo o corpo. De acordo com Snyder,[19] do ponto de vista fisiológico, o tecido conjuntivo também "conecta as múltiplas áreas da medicina".

Se o "tecido conjuntivo" é um conjunto demasiadamente grande, se "uma fáscia" é um alvo demasiadamente pequeno e se o termo preciso é "sistema fascial", atentamos agora para os produtos fabricados por esse

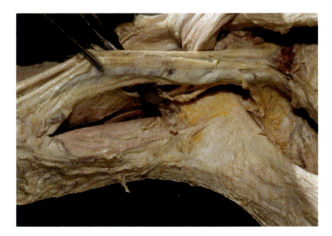

Figura A1.10 O plexo braquial de nervos, artérias e veias envoltos e protegidos pelo septo intermuscular medial de fáscia que faz parte da Linha Superficial Anterior do Braço e divide a Linha Profunda Anterior da Linha Profunda Posterior do Braço. Frequentemente, os vasos e nervos são retratados como se estivessem flutuando dentro do corpo, mas na realidade essas estruturas estão envolvidas, muitas vezes juntas como mostra a fotografia, em túnicas que estão presas a estruturas miofasciais próximas e muitas vezes firmemente inseridas no periósteo. (Foto do autor.)

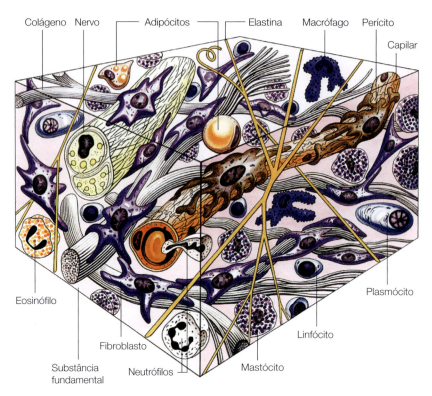

Figura A1.11 Todos os tecidos conjuntivos envolvem concentrações variadas de células, fibras e substância fundamental interfibrilar (proteoaminoglicanos). (Reproduzida com permissão de Williams, 1995.)

sistema. Se quiser, você pode substituir por "rede colagenosa" ou "tecido conjuntivo"; usaremos "matriz extracelular", conforme está descrito no livro *Gray's Anatomy*. Aqui neste Apêndice vamos usar simplesmente "fáscia" ou "sistema fascial".[20]

A matriz extracelular (MEC)

As células de tecido conjuntivo introduzem uma ampla variedade de substâncias ativas estruturalmente dentro do espaço intercelular, incluindo os vários tipos de colágeno, bem como fibras de elastina e de reticulina e as proteínas interfibrilares gelatinosas vulgarmente conhecidas como "substância fundamental", ou mais recentemente como glicosaminoglicanos (GAG) e proteoglicanos.

O *Gray's Anatomy* chama esse complexo mucopolissacarídeo proteico de matriz extracelular:

O termo matriz extracelular (MEC) é aplicado à soma total de substância extracelular dentro do tecido conjuntivo. Essencialmente a MEC consiste em um sistema de fibrilas de proteínas insolúveis e complexos solúveis compostos de polímeros de carboidratos ligados às moléculas de proteína (ou seja, são proteoglicanos) que ligam água. Mecanicamente, a MEC evoluiu para distribuir as tensões do movimento e da gravidade enquanto mantém ao mesmo tempo a forma dos diferentes componentes do corpo. Ela também proporciona o ambiente físico-químico das células que nela estão inseridas, formando uma estrutura à qual elas aderem e na qual podem se mover, mantendo um meio apropriadamente poroso, hidratado, iônico, através do qual os metabólitos e os nutrientes podem se difundir livremente.[21]

Essa declaração é rica, ainda que um pouco densa; o restante deste capítulo é uma expansão dessas poucas frases, mostradas na Figura A1.11.

O Dr. James Oschman, PhD, refere-se à MEC como "a matriz viva", ressaltando que "a matriz viva é um trabalho em rede 'supramolecular' contínuo e dinâmico que se estende para todos os cantos e recantos do corpo: uma matriz nuclear no interior de uma matriz celular no interior de uma matriz de tecido conjuntivo. Em essência, quando você toca um corpo humano, está tocando um sistema intimamente conectado, composto por praticamente todas as moléculas dentro do corpo ligadas entre si" (Fig. A1.12).[22]

Frequentemente, a teia fascial é considerada "morta" ou inerte e, certamente, caracterizada como passiva. Na verdade, veremos quão ativamente essa teia está se acomodando e se ajustando às mudanças momentâneas e sustentadas em vários níveis. A seguir, vamos examinar a capacidade de resposta dos componentes da MEC; contudo, analisadas em conjunto, as células do tecido conjuntivo e seus produtos agem como um *espectro*, como o nosso "órgão de forma".[10]

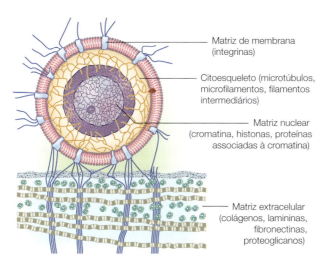

Figura A1.12 A representação mais atual, na qual o material nuclear, a membrana nuclear e o citoesqueleto estão todos ligados mecanicamente por intermédio das integrinas e das proteínas laminares à MEC circundante. (Adaptada de Oschman, 2000.[41])

Nossa ciência dedicou mais tempo às interações moleculares que dizem respeito à nossa função e foi menos exaustiva sobre como moldamos a nós mesmos, nos movemos através de ambientes e absorvemos e distribuímos o impacto em todas as suas formas – endógeno e exógeno. Considera-se que nossa forma é adequadamente descrita pela nossa atual compreensão da anatomia, mas a maneira de pensar sobre a forma é em parte resultado das ferramentas que temos à nossa disposição. Para os primeiros anatomistas, a faca foi a principal ferramenta. "Anatomia" é, afinal de contas, separar as partes com uma lâmina. De Galeno a Vesalius e depois, até a nossa época, as ferramentas de caça e de açougueiro é que foram aplicadas ao corpo, e tais ferramentas nos apresentaram as distinções fundamentais que hoje consideramos banais (Fig. A1.13). Essas facas (mais tarde bisturis e depois os *lasers*) cortam muito naturalmente ao longo das barreiras bilaminares do tecido conjuntivo entre as diferentes regiões, enfatizando as distinções lógicas dentro da matriz extracelular, mas ocultando o papel da rede de tecido conjuntivo sincício considerado um todo (Fig. A1.14; Vídeo 6.20). Mais uma vez, constatamos a necessidade de uma imagem do sistema fascial como uma entidade única – não dividida e sintonizada com todas as forças em jogo em nossos trilhões de células operacionais –, não como nossa imagem industrial comum teria, como um conjunto de partes individuais.

Os componentes da MEC serão mais detalhados nas páginas que seguem; mas, para maior clareza, a MEC inclui todas as "coisas" entre nossas células – substância fibrosa, aquosa e fundamental.

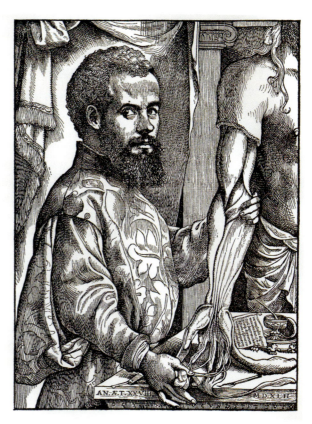

Figura A1.13 Vesalius, assim como os outros primeiros anatomistas que tiveram a oportunidade de estudar o corpo humano, usou uma faca para expor as estruturas. Essa herança de refletir sobre o corpo usando uma lâmina ainda está muito presente e afeta nossa reflexão sobre o que acontece dentro de nós mesmos. "Um músculo" é um conceito derivado não da fisiologia registrada, mas diretamente da abordagem do corpo feita com um bisturi. (Reproduzida com permissão de Saunders JB, O'Malley C. Dover Publications, 1973.)

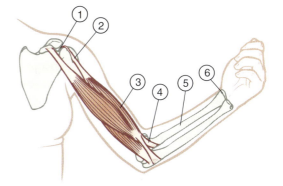

Figura A1.14 A parte de tração das forças mecânicas é transmitida pelos tecidos conjuntivos, e todos estes estão ligados uns aos outros. A cápsula da articulação (1) é contínua à inserção do músculo (2), que é contínuo à fáscia do epimísio (3), que é contínuo ao tendão (4), que é contínuo ao periósteo (5), que é contínuo à cápsula da articulação (6) etc. Para as dissecações dessas continuidades no braço, ver Figuras 7.4 e 7.29.

Rede de colágeno

A rede fibrosa é a parte hidrofóbica da fáscia – pode ser úmida, mas não absorve água. Essa rede é constituída principalmente por colágeno, mas contém também elastina e reticulina, conforme será detalhado a seguir. É essa rede de colágeno que veríamos se mergulhássemos o corpo em solvente dissolvendo todas as células, géis e líquidos.

Na minha mente, quando dei início a essa busca em 1975, essa "teia de aranha" de colágeno era a fáscia em sua totalidade. Em um estudo mais aprofundado, verificamos que as fibras brancas de colágeno formam a parte mais forte e mais facilmente vista da fáscia; contudo, disposto entre as fibras, encontra-se o gel transparente da substância fundamental, que tem propriedades maravilhosas quando mesclado a essa rede de colágeno, e o líquido intersticial ou linfático, que é a terceira perna essencial desse banco.

A rede de colágeno está ilustrada na Figura A1.9 – apenas a rede de colágeno, abstraída de tudo que a cerca.

Substância fundamental

A substância fundamental, parte da MEC, é um gel aquoso praticamente amorfo composto por mucopolissacarídeos ou glicosaminoglicanos, tais como ácido hialurônico, condroitina, queratina, laminina, fibronectina e heparina. Esses coloides semelhantes a samambaias são parte do ambiente de quase todas as células vivas (Fig. A1.15). Imediatamente fora da membrana da maioria das células situa-se o glicocálice ("cálice de açúcar"). Géis coloidais similares, em menores concentrações, ocupam o espaço intersticial.

Esses mucoides ligam a água de tal modo que facilitam a distribuição dos metabólitos (pelo menos quando esses coloides estão suficientemente hidratados) e, ao mesmo tempo, fazem parte da barreira do sistema imunológico, sendo muito resistentes à propagação de bactérias.

Esse gel de proteoglicanos forma uma "cola" contínua, mas altamente variável, que ajuda as células a se manterem unidas e ainda terem a liberdade de trocar as inumeráveis substâncias necessárias para viver. Em uma área ativa do corpo, a substância fundamental altera constantemente o seu estado para satisfazer as necessidades locais (Fig. A1.16). Em áreas "presas" ou "fixas" do corpo, ela tende a desidratar para se tornar mais viscosa, mais semelhante ao gel, e a se tornar um repositório para metabólitos e toxinas. O líquido sinovial nas articulações e o humor aquoso do olho são exemplos nos quais a substância fundamental pode ser encontrada em grandes quantidades, mas quantidades menores do que as distribuídas através de todos os tecidos moles.

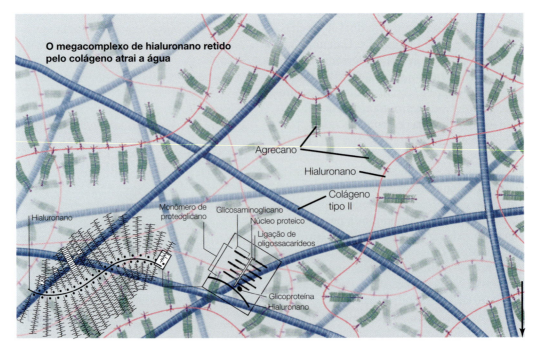

Figura A1.15 O muco esponjoso do sistema fascial é um gel de moléculas semelhantes a samambaias que se espalham pelos espaços intercelular e interfibrilar, absorvendo água e ligando-a ao tecido dinâmico, que, ao mesmo tempo, estabiliza, lubrifica e absorve choques. Esse gel aquoso é o fundo que pode ser visto na Figura A1.2.

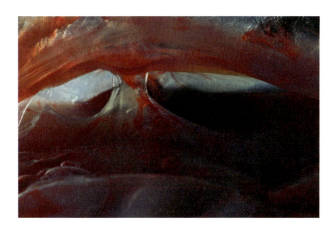

Figura A1.16 Os géis de mucopolissacarídeo e fibras mais robustas são capazes de se combinar para compor um espectro completo de "materiais de construção", desde os mais macios e flexíveis até os mais rígidos e confiáveis. (© FasciaResearch-Society.org/Plastination.)

Interstício

Essa palavra "nova" descreve algo muito semelhante à MEC, mas de um ponto de vista mais baseado em líquidos. Conforme foi dito, o sistema do tecido conjuntivo é a origem tanto de nosso sistema imune quanto do chassi estrutural que é a base de nossa discussão. Disso surge a pergunta: como o interstício e o sistema do tecido conjuntivo estão relacionados? Acontece que os pesquisadores do câncer estavam "escalando essa montanha" pelo outro lado, e agora eles estão se encontrando com os "alpinistas estruturais" no cume.

"Por meio de quais canais o câncer produz metástases?" Essa é uma questão candente na busca pela cura do câncer. Ao fazer cortes histológicos para examinar essa questão, os pesquisadores foram confrontados com uma parede densa de colágeno nas lâminas histológicas, sem canais suficientemente calibrosos para possibilitar que as células agressivas se esgueirassem. Essa foi a verdade absoluta recebida por toda uma geração, talvez mais.

Isso mudou após o desenvolvimento de um sistema de obtenção de imagens para o exame do tecido conjuntivo *in vivo*, em que uma rede normalmente irregular de canais podia ser observada com clareza avançando entre os capilares e os canais linfáticos e as células por eles supridas. Esse achado foi uma surpresa total – os pesquisadores jamais tinham observado as aberturas desses canais em nenhuma de suas lâminas preparadas por técnica histológica.

Foi só quando retornaram à preparação das lâminas que perceberam seu "erro". No processo de levar o delgado corte de tecido para a lâmina, ele perdia a hidratação que mantinha os poros abertos, de modo que tais poros estavam sempre fechados. No corpo, eles estavam abertos para funcionamento. Na verdade, tais poros eram fundamentais para o funcionamento do "sistema de água e esgoto" do corpo. Sabemos agora da existência de uma camada de líquido entre cada plano fascial.

Os pesquisadores se apressaram em publicar sobre o "novo sistema de órgãos" que descobriram (Fig. A1.17A, B).[23] Obviamente, "novo" sistema de órgãos era "coisa do passado" para os pesquisadores estruturais das fáscias: o interstício era a substância fundamental, que vinha sendo catalogada havia anos no lado estrutural, especialmente por meio dos vídeos e textos pioneiros do Dr. Jean-Claude Guimberteau (Fig. A1.17C).[24]

Essas duas vertentes da pesquisa estavam interessadas na "perfusão" – como o fluxo de líquidos no corpo é efetivo ou, por outro lado, perturbado no atendimento à população celular local. Aqui, o achado fundamental é ficar sabendo da existência de canais ou condutos no interior da substância fundamental (que nenhuma das vertentes conhecia) onde o líquido flui mais rápido e também mais facilmente do capilar para a célula e vice-versa.[25] Outras partes da substância fundamental eram mais semelhantes a um gel e resistentes ao fluxo de líquido e à migração celular, enquanto as "correntes" menos resistentes no interior do complexo possibilitavam maior fluxo de líquido. Em geral, esses canais eram consistentes e regulares quando deixados sozinhos e, às vezes, revestidos por fasciácitos indiferenciados. (Guimberteau e Thiese se conheceram recentemente. O autor, examinando o trabalho desses pesquisadores, supõe que os condutores descritos por Thiese são as cordas orvalhadas filmadas *in vivo* por Guimberteau, como pode ser visto mais adiante. O tempo dirá.)

Contudo, esses canais não estavam revestidos por epitélios e, portanto, não eram vasos, como os capilares ou os canais linfáticos. Esses canais eram mais parecidos com as trilhas não pavimentadas utilizadas pelos animais em suas andanças pela floresta. Se um galho cair no caminho, os animais logo encontrarão um desvio e formarão outro caminho através da vegetação rasteira. Da mesma forma, esses condutos na substância fundamental, ou matriz fluida, se o leitor preferir, não eram vasos no sentido formal, mas o interstício ainda é o trajeto final essencial (e ajustavelmente adaptável) entre o sistema sanguíneo e as populações celulares mais fixas, que dependem do recebimento de nutrientes e da coleta de seus resíduos.

Portanto, para resumir os termos anteriores e torná-los claros quando o leitor os encontrar em outros contextos:

- O tecido conjuntivo é um enorme reino de células, que inclui todas as células do sangue e imunes,

bem como as células estruturais, que serão nosso foco na seção a seguir.
- O sistema fascial é o ducado estrutural do reino do tecido conjuntivo, que abrange todas as células e seus produtos – os tecidos à base de colágeno.
- A fáscia é a única parte dissecável do sistema fascial, muitas vezes atribuída a estruturas específicas, como "fáscia toracolombar", "trato iliotibial" ou "fáscia plantar". (E muitas vezes equivocadamente nomeada – a fáscia plantar e a fáscia toracolombar superficial são, na verdade, "aponeuroses" – um amplo folheto para inserção dos músculos – e o trato iliotibial é simplesmente uma densa seção da fáscia lata maior.) Neste livro, e na cultura popular, "fáscia" é frequentemente um apelido inexato para o sistema fascial.
- A matriz extracelular (MEC) consiste nos produtos celulares (mas sem as células em si) que estão intercalados entre as nossas células, incluindo as redes fibrosas, a substância fundamental mucosa e a água a esta ligada.
- O interstício é quase o mesmo que a substância fundamental, mas descreve especificamente os caminhos de menor resistência para o fluxo de líquido através da MEC.

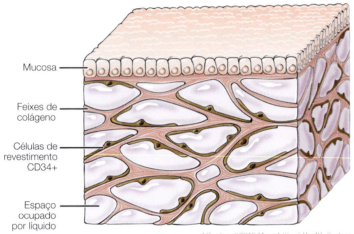

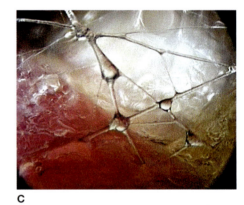

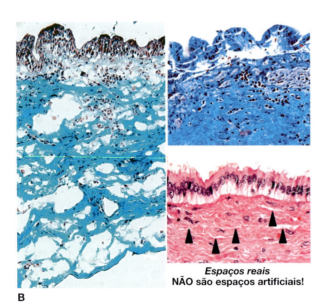

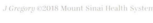

Figura A1.17 Há muito tempo oculto em decorrência dos nossos métodos histológicos, o recém-descoberto "interstício" expande nosso conhecimento de como as substâncias se difundem através do espaço entre as células. Os condutores ocos, elásticos e úmidos do sistema de absorção de colágeno interagem com os vacúolos para criar uma série de cordames e velas que mudam a cada alteração nas forças internas ou externas. Pode-se dizer que essa rede areolar pegajosa forma um sistema adaptativo por todo o corpo, possibilitando inúmeros pequenos movimentos subjacentes aos nossos esforços voluntários mais amplos. (A, Ilustração de Jill Gregory. Impresso com permissão do Mount Sinai Health System, licenciado sob CC BY-ND. B, Cortesia do Dr. Neil Thiese. C, Cortesia do Dr. J-C Guimberteau.)

Tendo em vista que os Trilhos Anatômicos se concentram especificamente na fáscia muscular, conhecida como miofáscia, é importante ter em mente, enquanto estamos no campo das definições, as divisões no interior da fáscia que envolvem e revestem o músculo.

Miofáscia

Miofáscia, conforme foi observado no Capítulo 1, denota o casamento do músculo e do tecido fascial onde quer que exista músculo. Embora a fáscia apareça em muitos lugares do corpo onde o músculo está ausente, sempre que o músculo estiver presente a fáscia deverá estar lá para dar forma, direcionar sua força contrátil e fixá-lo a um osso, cartilagem ou outra estrutura fascial qualquer para imprimir estabilidade ou movimento. O músculo sem fáscia é como se fosse um hambúrguer, incapaz de exercer força direcionada.

A fáscia no interior do músculo, como a fáscia por todo o corpo, é parte de um único sistema; portanto, as três divisões que estamos prestes a estabelecer são, na verdade, uma – uma rede, um sistema que responde como um todo (Fig. A1.18). Mas vale a pena estabelecer distinções.

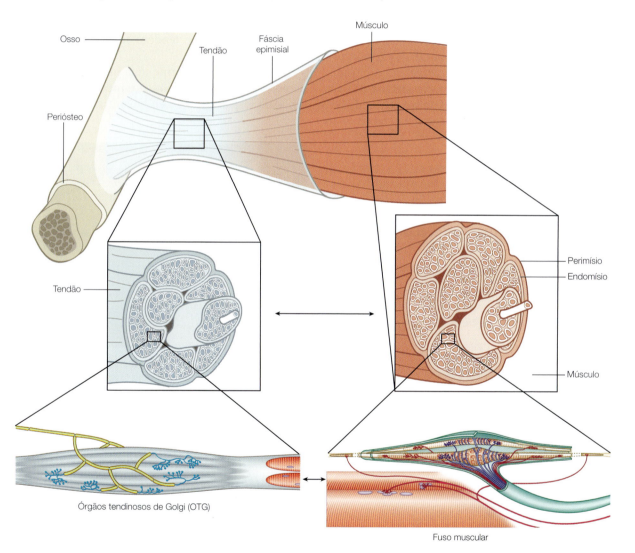

Figura A1.18 Nível superior: nossas tradições de nomenclatura em anatomia implicam que um tendão, ligamento, periósteo e músculo são unidades identificáveis separadas. Embora esses termos sejam úteis, isso não deve obscurecer o fato de que todas essas estruturas nomeadas se mesclam sem interrupção. Pode ser mais válido começar com a ideia de que a rede fascial abre sacos e compartimentos em todo o seu corpo para cada órgão existente – 600 músculos, 200 ossos, uma dúzia de órgãos viscerais e um sistema nervoso central com muitas extensões delgadas. Nível médio: a estrutura interna da "unidade miofascial" que chamamos de "um músculo" está, na verdade, organizada em subunidades – fascículos separados por um perimísio lubrificante, como mostrado nesta figura. Nível inferior: além disso, fusos musculares específicos se ligam através da teia fascial a órgãos tendinosos de Golgi específicos, e essas estruturas se reportam ao mesmo ponto na medula espinal. O músculo pode ser a unidade principal da anatomia, mas o encéfalo organiza os movimentos em termos de subunidades individuais que "ligam e desligam" no enfrentamento dos desafios apresentados à rede miofascial em geral.

Em torno de cada célula muscular longa e multinucleada situa-se o endomísio, a menor divisão da fáscia no interior do músculo (Fig. A1.19). Na verdade, o endomísio é pequeno a ponto de não ser visível a olho nu nem dissecável; então, tecnicamente, ele não é "uma fáscia" – mas é parte indivisível da miofáscia, e, assim, para nós, é fáscia, seja qual for a definição formal.

As fibras endomisiais não avançam na mesma direção que o músculo, mas em um arranjo de treliça dupla, como um saco de cebola de malha comum ao redor da célula. O ângulo das fibras mede 63° em relação à direção das fibras musculares, possibilitando que o músculo se contraia ou se estenda sem ser limitado pela fáscia circundante. Esse arranjo regular – a treliça dupla e o ângulo consistente – se perderá se o músculo não for exercitado, submetido a cargas ou alongado. Sem as forças organizadoras, a fáscia interna passa a ficar aleatoriamente direcionada, como as fibras do feltro, perdendo parte de sua eficiência na transmissão das forças com fidelidade.

O perimísio também se encontra no interior do músculo, entre os fascículos (feixes de 10 a 100 fibras musculares – Fig. A1.20). O perimísio possibilita o deslizamento no interior do músculo, um fenômeno que só recentemente foi reconhecido, graças à ultrassonografia. Quando os fascículos se contraem, frequentemente precisam deslizar sobre os fascículos próximos que não estão se contraindo naquele momento. Quando o perimísio fica "pegajoso" por falta de hidratação ou de movimento, ocorre a perda desse deslizamento dentro do músculo e a eficiência do movimento fica comprometida.

Epimísio é o que todos chamam de "fáscia" – o revestimento aderente que envolve o músculo, molda o músculo e se acomoda às suas contrações e alongamentos (Fig. A1.21). À observação, fica evidente que o epimísio tem continuidade com as inserções tendíneas em cada extremidade do músculo. Não fica tão óbvio que o endomísio também está conectado ao tendão. O perimísio, por ser mais macio e mais lubrificante, tem menos efeito sobre os tendões em ambas as extremidades do músculo.

Para que o leitor forme uma imagem precisa, podemos considerar o tendão surgindo do periósteo de um osso, espalhando-se ao encontrar o tecido mus-

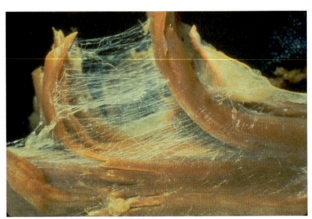

Figura A1.20 O perimísio é uma camada mais frouxa, areolar, semelhante a algodão, que envolve fascículos de 10 a 100 fibras musculares e que possibilita o deslizamento no interior dos músculos, entre os fascículos. (Reproduzida com permissão de Ronald Thompson.)

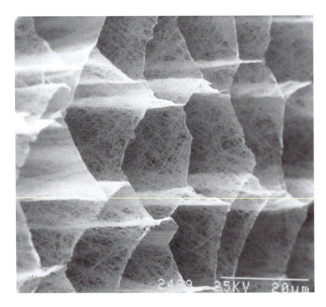

Figura A1.19 O endomísio é muito pequeno para ser chamado de "fáscia" pela definição anatômica, mas é parte essencial da rede miofascial e, portanto, do sistema fascial. Uma longa célula muscular multinucleada se encaixa em cada uma das aberturas do "favo de mel". Observe que as fibras endomisiais não estão avançando na mesma direção do músculo, mas em um ângulo que possibilita o alongamento e também a contração concêntrica. (Reproduzida de Purslow PP. Muscle fascia and force transmission. J Bodyw Mov Ther 2010;14:411-17, Copyright 2010, com permissão da Elsevier.)

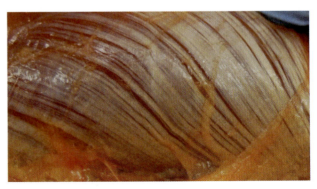

Figura A1.21 O epimísio é o revestimento aderente que envolve o músculo – na fotografia, a superfície altamente direcional do músculo vasto lateral. Como o endomísio, esse direcionamento tem continuidade com o tendão. (Foto do autor.)

cular para circundá-lo com epimísio e, em seguida, envolvê-lo com endomísio até o nível de uma célula isolada; com isso, o perimísio, macio e mais líquido, pode deslizar no interior do músculo. À medida que o tecido muscular se rarefaz, essas camadas fasciais mais uma vez se enrolam firmemente formando um tendão, que tem continuidade com o periósteo do osso-alvo (ver Fig. A1.18).

Fáscia intermuscular – "penugem"

A discussão da fáscia no músculo seria incompleta sem incluir a fáscia entre os músculos (Fig. A1.22). Ignorada por muito tempo, tendo em vista que o bisturi a divide entre um músculo e o outro, essa fáscia intermuscular (apelidada de "penugem" pelo anatomista Gil Hedley, e imortalizada em vários vídeos hilariantes e informativos – https://www.gilhedley.com/clips) foi exaustivamente estudada por Huijing e seu grupo em Amsterdã.[5] Esses pesquisadores demonstraram conclusivamente que essa fáscia ignorada é um vigoroso transportador de força miofascial para os lados, de um músculo para seus vizinhos.

Os Trilhos Anatômicos concentram-se nas conexões longitudinais que percorrem o corpo para cima e para baixo, como uma fieira de salsichas. A fáscia intermuscular, por outro lado, transmite força ao longo das linhas de latitude; um exemplo seria a distribuição do choque da aterrissagem depois de um salto dos flexores plantares para **todos** os tecidos da perna, o que obviamente é muito mais eficiente do que concentrar a força apenas nos músculos que a recebem (ver Fig. A1.6).

Como o perimísio, a fáscia areolar macia (frouxa) – a penugem situada entre os músculos – e a fáscia que envolve a gordura sob a pele, não parecem ser, a princípio, um importante transmissor de força – mas são. Se uma lâmina é a sua ferramenta, é compreensível por que esse fenômeno tenha sido ignorado, mas não é mais aceitável deslizar o bisturi entre os músculos para isolá-los para, em seguida, considerar sua função nesse estado isolado. A fáscia intermuscular é outro elemento de ligação, um elemento não listado nos livros, mas ainda assim um importante fator para a transmissão eficiente das forças.

Para que o leitor possa perceber esse quadro por si mesmo, coloque o dedo na pele do antebraço oposto. Você pode mover a pele com o dedo por um ou dois centímetros em qualquer direção; pode até mesmo beliscar a pele e puxá-la, afastando-a de seu corpo. "Então, trata-se de um tecido muito macio e frouxo", você diz, "que é incapaz de transmitir muita força". Bastante razoável. Mas agora mova sua pele para cima pelo braço, o mais longe que puder do seu relógio. Em cerca de 3 a 5 cm (depende da elasticidade de sua pele original), o tecido mole vai "travar" e começar a transmitir uma força considerável, o suficiente para mover o mostrador do relógio em uma dúzia de centímetros de distância. O tecido mole "trava", com força suficiente para que seu dedo não seja mais capaz de puxar a pele; seu dedo escorregará sobre a superfície, independentemente da força com que exercer a tração (ver Fig. A1.8).

O que está acontecendo sob sua pele é exatamente o que está acontecendo entre os músculos: o tecido conjuntivo frouxo intermuscular possibilita uma fácil movimentação entre os músculos até que ele bloqueie e transfira força. Isso é característico de redes areolares frouxas – uma mobilização muito fácil dentro de uma amplitude curta, até que o limite seja alcançado e a rede "trave" para transmitir a força com a mesma fidelidade de um tendão. O tecido perimisial no interior do músculo também se comporta assim; mas, pelo que sabemos, raramente há movimento suficiente no interior do músculo a ponto de alcançar o ponto de travamento do perimísio. Contudo, entre músculos e na gordura sob a pele, esse esquema de "frouxo até travar" nos dá o máximo de adaptabilidade local, ao mesmo tempo que proporciona a máxima distribuição das tensões em situações de alta carga.

"Estratificação" fascial

Embora o sistema fascial seja uma rede, o conceito de camadas é amplamente usado e útil (Fig. A1.23). É importante dizer desde o início que, embora todas essas camadas apresentem histologia diferente, sempre há zonas de transição e fibras que ligam cada camada à seguinte. Apenas nos espaços abertos das articula-

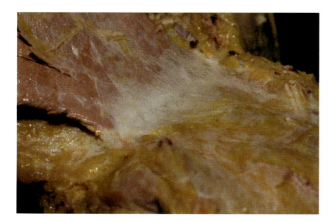

Figura A1.22 A fáscia areolar intermuscular, denominada "penugem" por Gil Hedley, tem como objetivo transferir força nos extremos de carga, velocidade e desidratação, mas possibilitar o deslizamento (i. e., a transferência de carga baixa para nenhuma carga) em movimentos lentos e de pouca amplitude. Em regiões de inflamação ou de imobilidade, como é comum nesse caso entre o subescapular à esquerda e o serrátil anterior à direita, o tecido intermuscular exerce um efeito de arrasto sobre o movimento. (Foto do autor.)

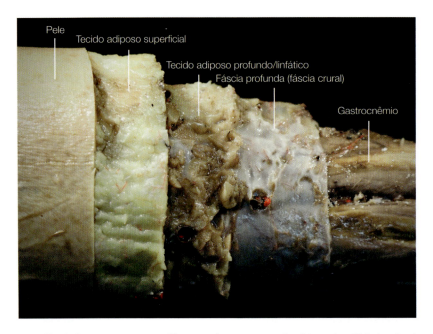

Figura A1.23 Camadas na fáscia fornecem uma metáfora amplamente reconhecida e de utilidade, desde que o leitor tenha em mente que a rede de colágeno está ausente apenas nos espaços abertos das articulações sinoviais. Em outras palavras, todas essas camadas estão interligadas e dependem do bisturi para que sejam separadas. (© FasciaResearchSociety.org/Plastination.)

ções observa-se ausência de fibras colágenas unindo as superfícies. Nesses casos, apenas o líquido sinovial – substância fundamental pura, constituída principalmente de hialuronano – une os dois ossos. Em todos os outros lugares, as fibras colágenas avançam entre as camadas e precisam ser divididas com um bisturi para que essas camadas distintas sejam criadas.

A camada mais externa da fáscia é muito fina; a derme é um "forro de carpete" altamente elástico e robusto para a pele. Obviamente é muito difícil penetrar a pele com qualquer coisa afora uma ponta afiada ou lâmina; o arranjo semelhante ao do feltro e uma proporção maior de fibras de elastina resistem a todos os objetos contusos, até que eles venham em nossa direção com a velocidade de um projétil.

O próximo nível sob a pele é a camada adiposa, que varia muito em espessura. Uma "bucha" fascial frouxa (areolar) envolve a gordura, e essa camada foi denominada camada subcutânea, hipoderme ou fáscia superficial. Seja qual for o nome que se der, esse traje de gordura, linfa, nervo e fáscia é uma expressão externa dos órgãos internos (Fig. A1.24).

Abaixo dessa malha de gordura e fáscia, encontramos um tecido fino, mas muito forte, que forma uma túnica ao redor de todo o sistema muscular, conhecido como fáscia profunda. Essa fáscia forma uma malha ao redor de todo o corpo, proporcionando algo estável ao qual a gordura se agarra, mas principalmente para sustentar os músculos, envolvendo-os firmemente aos os-

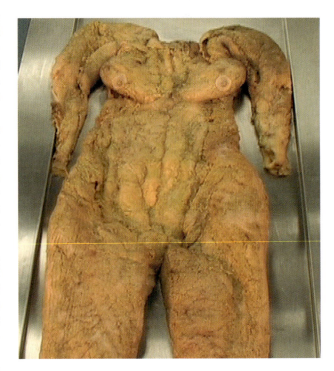

Figura A1.24 Extraordinária dissecação de um monobloco da camada areolar/adiposa da fáscia preenche o que a imagem da Figura A1.9 não mostrou. Essa imagem não inclui a camada dérmica da pele, mas inclui a gordura, a matriz de colágeno em torno da gordura e, claro, os diversos leucócitos no nível histológico. (© Gil Hedley, 2005 – www.gilhedley.com. Reproduzida com permissão.)

sos. Quando essa camada é removida em um cadáver não tratado, os músculos ficam moles, como o tríceps braquial de um preguiçoso que não sai da frente da televisão. A fáscia profunda é chamada de fáscia crural na perna, fáscia lata na coxa, fáscia abdominal sobre o ventre, fáscia peitoral sobre o tórax, fáscia superficial do pescoço à volta do pescoço e aponeurose epicrânica sob o couro cabeludo – mas, no fim das contas, tudo isso forma uma malha única, um *collant* que nos contém.

Profundamente a esse *collant*, temos o epimísio dos músculos descrito acima, e no tecido muscular também teríamos o perimísio e o endomísio já descritos em seção anterior, embora sejam demasiadamente pequenos para serem visualizados aqui.

O que se pode ver é a linha branca do septo ("parede") intermuscular fascial, nesse local entre as partes superficial e profunda do quadríceps femoral (ver Cap. 4 ou Fig. A1.9). Essa parede desaparece quando o corpo é dissecado da maneira usual – metade da parede acompanha o reto femoral, e a outra metade segue o vasto intermédio abaixo. Se pudéssemos tornar invisível o tecido muscular, essa fáscia permaneceria como uma parede, como na Fig. A1.9. Se o deslizamento ficar limitado por desidratação ou aderências, esse septo atuará como provocando atrito, não como um lubrificante.

A camada periosteal, onde os músculos efetivamente se inserem, pode ser encontrada na borda externa do osso. O periósteo é intensamente inervado e muito ativo do ponto de vista fisiológico. É o periósteo que dói, mais do que o osso, quando você bate com a canela. Teremos mais a dizer sobre o periósteo e o desenvolvimento ósseo na seção sobre embriologia.

Componentes fasciais

Como construir um corpo

Como um experimento, imagine que vamos construir um corpo a partir de coisas que podem ser compradas em uma loja de informática ou de material de construção do bairro. O que precisaríamos comprar? Vamos imaginar que já temos o computador para a execução do projeto, e que já obtivemos pequenos servomotores para os músculos; mas, então, o que precisaríamos comprar para construir um modelo funcional real da estrutura do corpo? Em outras palavras, que tipo de materiais estruturais as células do tecido conjuntivo podem moldar?

Você pode sugerir madeira ou tubo de PVC para os ossos, algum tipo de silicone ou plástico para a cartilagem, discos intervertebrais e as válvulas do coração. Poderíamos encher nosso carrinho de compras com barbante, corda e arame de todos os tipos, dobradiças,

tubos de borracha, algodão para preencher os lugares vazios, filme plástico e sacos de plástico de todos os tamanhos para selar as coisas externas, óleo e graxa para lubrificar as superfícies móveis, vidro para as lentes do olho, com uma boa quantidade de tecido e sacos de plástico, filtros e esponjas de vários tipos. E o que faríamos sem o Velcro® e a fita adesiva?

A lista poderia continuar, mas o ponto é este: as células do tecido conjuntivo constituem correlatos biológicos de todos esses materiais e de outros, por jogar de forma criativa com a função das células e os dois elementos da MEC – o fluido disponível, a matriz de fibra resistente e a substância fundamental viscosa (Vídeo 6.19). Como veremos, as fibras e a substância fundamental formam, na verdade, um espectro contínuo de materiais de construção, mas o mais comum é usar a distinção entre as duas (fibra de colágeno não solúvel em água e proteoglicanos hidrofílicos). A MEC, como veremos na seção sobre biotensegridade, é realmente contínua com a matriz intracelular também, mas reforço por enquanto a utilidade da distinção entre o que está fora da célula e o que está dentro.[26]

Elementos fasciais

A lista de elementos do tecido conjuntivo é curta, tendo em vista que não vamos explorar os aspectos químicos de suas muitas variações menores:

- células que secretam os materiais intercelulares, a saber:
- fibras resistentes de colágeno e elastina, e
- a substância fundamental pegajosa, em
- meio formado pelo líquido intersticial do corpo.

Células
Fibroblastos

Como um todo, o tecido conjuntivo tem a mais ampla variedade de tipos de células, mas muitas delas são itinerantes no corpo: células sanguíneas, vermelhas e brancas (eritrócitos e leucócitos). Também fazem parte do tecido conjuntivo os mastócitos, as células pigmentares, as células gliais, as células adiposas, as células linfáticas e as células produtoras de sangue (hematopoiéticas) da medula óssea. Estamos especificamente interessados nas células que produzem e mantêm a MEC, e elas exibem maior limitação em termos de categoria, consistindo principalmente em fibroblastos (fabricantes de fibras – Fig. A1.25).

Entretanto, a família dos fibroblastos é diversificada e as células podem ser convertidas de um tipo para outro, embora os limites dessa interconversão ainda não estejam totalmente estabelecidos. Osteócitos (células ósseas) e condrócitos (células da cartilagem), células adiposas e até células do músculo liso podem derivar

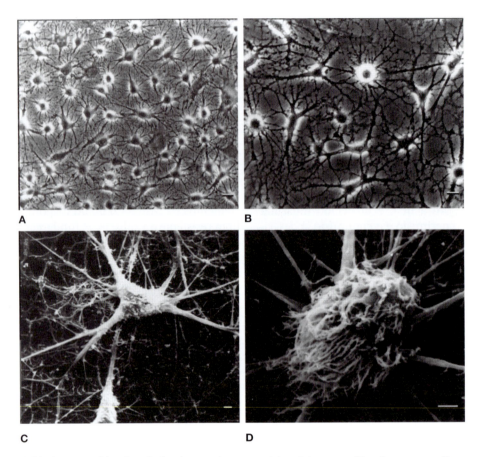

Figura A1.25 (A) Células em tecido relaxado (canto superior esquerdo) projetam pseudópodes para monitorar a rede nas proximidades e para fazer contato com outras células da vizinhança. (B, C, D) À medida que a carga de tecido se intensifica, o citoplasma é puxado em direção ao corpo celular, enquanto se prepara para construir mais estrutura. Os fibroblastos têm uma conexão íntima com a rede de fibras criada e mantida por eles (ver Fig. A1.12). (A-D de Valentich JD, Popov V, Saada JI, Powell DW. Phenotypic characterization of an intestinal subepithelial myofibroblast cell line. Am J Physiol 1997;272(5 Pt 1): C1513-24.)

dos fibroblastos, que têm propriedades pluripotenciais como as células-tronco mesenquimais, das quais os próprios fibroblastos derivam. O tipo de célula e sua função podem ser convertidos tanto por agentes químicos (p. ex., fatores de crescimento trófico) como por mudanças mecânicas na MEC local, porque as células "grudam como Velcro®" à MEC por meio de ligantes.[27]

Portanto, os fibroblastos são células altamente generalizadas e versáteis, que rastejam ao longo da matriz – estabelecendo uma nova matriz onde as cargas criam mais carga piezoelétrica e removendo o colágeno antigo e molecularmente "gasto" por meio de enzimas proteolíticas. Os fibroblastos são os plantadores e também os podadores de nosso "jardim fascial".

Um atributo interessante dos fibroblastos é que, quando a matriz circunjacente está solta e frouxa, as células estendem processos para dentro da matriz, tornando os corpos celulares pequenos e usando os processos para monitorar tecidos locais e para entrar em contato com outros fibroblastos. À medida que a matriz circundante vai sofrendo carga e sendo puxada, submetida a tensão, os fibroblastos então tracionam esses processos, o citoplasma se reúne no corpo e as engrenagens começam a girar a fim de produzir mais matriz, de modo a enfrentar a nova carga (ver Fig. A1.25, A-D).

Essas engrenagens proteogênicas movem-se lentamente, de modo que uma nova carga momentânea incidente na matriz não produzirá mais fáscia – mas sim uma carga sustentada ou repetitiva.

Essa interconvertibilidade torna problemática uma classificação precisa dessa grande família de células. Como podemos ver na Tabela A1.1, o osso tem três tipos de células – um para construir novo osso (osteoblasto), um para "comer" o osso velho (osteoclasto) e outro para sua manutenção (osteócito). A cartilagem apresenta apenas um tipo de célula, o condrócito. Na fáscia em si, temos os fibroblastos, que podem se converter em miofibroblastos, que estão a meio caminho entre os fibroblastos e as células musculares lisas.

Tabela A1.1 Materiais de construção

Tipo de tecido	Células	Tipos de fibras (proteínas de fibras insolúveis)	Elementos interfibrilares, substância fundamental, proteínas de ligação de água
Osso	Osteócitos, osteoblastos, osteoclastos	Colágeno	Substituído por sais minerais, carbonato de cálcio, fosfato de cálcio
Cartilagem	Condrócitos	Colágeno e elastina	Sulfato de condroitina
Ligamentos	Fibroblastos	Colágeno (com elastina)	Proteoglicanos mínimos entre fibras
Tendão	Fibroblastos	Colágeno	Proteoglicanos mínimos entre fibras
Aponeurose	Fibroblastos	Colágeno opaco	Alguns proteoglicanos
Gordura	Adiposas	Colágeno	Mais proteoglicanos
Aureolar frouxo	Fibroblastos, células brancas do sangue, adiposas, mastócitos	Colágeno e elastina	Proteoglicanos suficientes
Sangue	Células brancas e vermelhas	Fibrinogênio	Plasma

Células do tecido conjuntivo criam uma variedade impressionante de materiais de construção alterando uma variedade limitada de fibras e elementos interfibrilares. A tabela mostra apenas os principais tipos de tecidos conjuntivos estruturais, do mais sólido ao mais fluido.

Miofibroblastos

Uma das conversões que os fibroblastos podem fazer é organizar mais fibras de actina no interior da célula para que se transformem em um miofibroblasto (MFB – Fig. A1.26). Isso possibilita que grandes lâminas de fáscia possam ser consideradas contráteis – o único exemplo que conhecemos de contração ativa em uma fáscia. Apressemo-nos a acrescentar que esse mecanismo funciona apenas sob circunstâncias definidas e interessantes.

Na verdade, sabemos agora que todas as células são como "Velcro®" para a MEC, que todas elas contêm pelo menos alguma actina e são, portanto, capazes de exercer alguma tração sobre a matriz. No entanto, os MFB são capazes de exercer força contrátil clinicamente significativa – o suficiente, por exemplo, para influenciar a estabilidade lombar.[28] Os MFB constituem um meio-termo entre uma célula do músculo liso (normalmente encontrada nas vísceras na extremidade de um nervo motor autônomo) e o fibroblasto tradicional (a célula que primeiro constrói e depois mantém a matriz de colágeno). Uma vez que ambas as células do músculo liso e dos fibroblastos se desenvolvem a partir do mesmo primórdio mesodérmico, não é de admirar (em retrospectiva, como de costume) que o corpo possa encontrar alguma utilidade para a célula de transição entre as duas, mas, como essas células têm algumas características surpreendentes, isso impediu que elas fossem mais cedo reconhecidas. Aparentemente, a evolução encontrou usos variáveis para essa célula, pois os MFB têm vários fenótipos importantes que vão dos fibroblastos ligeiramente modificados até as células musculares lisas quase típicas.[29,30]

A contração crônica dos MFB desempenha um papel nas contraturas crônicas como a contratura da fáscia palmar de Dupuytren, fibromatose da fáscia plantar, ou capsulite adesiva no ombro.[29] Os MFB são claramente muito ativos durante a cicatrização de feridas e a formação de cicatrizes, ajudando a reunir o corte na metamembrana e a construir novos tecidos.[31] Para ser breve, vamos deixar que o leitor siga as referências para esses papéis possivelmente intrigantes na patologia do corpo para que possamos definir melhor nosso objetivo declarado de descrever como a fáscia funciona normalmente.

Agora está claro que os MFB ocorrem na fáscia saudável e especialmente nas lâminas de fáscias, como a fáscia lombar, a fáscia lata, a fáscia crural e a fáscia plantar. Eles também têm sido encontrados nos ligamentos, meniscos, tendões e nas cápsulas de órgãos. A densidade dessas células pode variar de forma positiva com a atividade física e o exercício, mas, de todo

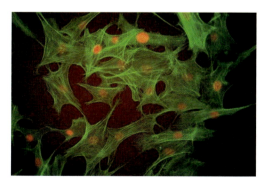

Figura A1.26 Uma consideração das necessidades espaciais das células individuais pode determinar uma geometria "ideal" para cada corpo. (Imagem cedida por Donald Ingber.)

modo, a densidade é altamente variável em diferentes partes do corpo e entre as pessoas.

Os miofibroblastos se contraem em um movimento espiral, como ocorre com as células musculares lisas, não no movimento linear das fibras musculares esqueléticas. Portanto, eles tracionam toda a folha da fáscia – digamos, a fáscia crural de sua perna quando você está em uma longa viagem de avião, espremendo o líquido de seus pés de volta ao sistema venoso. Essa ação também pré-tensiona a lâmina fascial, possibilitando que ela aguente uma carga maior e mantenha sua rigidez. Os MFB tornam o sistema mais rígido, transformando-o de uma bola de esponja em uma bola rígida.

Um aspecto muito surpreendente dessas células é que – ao contrário de todas as outras células musculares no corpo, lisas ou estriadas – elas *não* são estimuladas a se contrair por meio da sinapse neural normal. Portanto, estão fora do alcance do controle consciente, ou mesmo do controle inconsciente, como nós normalmente entendemos. Os fatores que induzem a contração de longa duração e de baixa energia dessas células são: (1) tensão mecânica prolongada que atravessa os tecidos em questão, e (2) citocinas específicas e outros agentes farmacológicos, tais como óxido nítrico (que relaxa os MFB) e histamina, mepiramina e oxitocina (que estimulam a contração). Surpreendentemente, nem a noradrenalina nem a acetilcolina (neurotransmissores comumente usados para contrair o músculo), nem a angiotensina ou a cafeína (bloqueadores dos canais de cálcio) têm algum efeito sobre esses MFB. Muitos MFB estão localizados perto dos vasos capilares, o melhor lugar para entrar em contato com esses agentes químicos.[29]

A contração, quando ocorre, vem muito lentamente em comparação com qualquer contração muscular, levando de 20 a 30 minutos para se formar e mantendo-se durante mais de uma hora antes de retroceder lentamente. Com base nos estudos *in vitro*, até hoje, esse sistema não é de reação rápida, sendo, no entanto, construído para cargas mais prolongadas, agindo tão lentamente como acontece sob o estímulo químico líquido, e não sob o estímulo neural. Um aspecto do ambiente líquido é, naturalmente, o seu pH, e um pH ácido, mais baixo na matriz, tende a aumentar a contratilidade desses MFB.[32] Portanto, as atividades que produzem mudanças de pH no meio interno, como um transtorno do padrão de respiração, sofrimento emocional ou alimentos que produzem ácidos, poderiam induzir um enrijecimento geral no corpo fascial. E com isso finalizamos esta breve incursão pela química, que é mais bem abordada em outros lugares.[33]

Os MFB também induzem a contração através da matriz em resposta à carga mecânica, como seria de esperar. Com a lenta resposta dessas células, leva por volta de 15 a 30 minutos ou mais antes de a fáscia em questão ficar mais tensa e rígida. Essa rigidez ocorre porque os MFB puxam a matriz de colágeno, "enrugando-a" (Fig. A1.27).

Células fibroblásticas normais são incapazes de aumentar o grau de tensão ou de formar os tipos de ligações intracelulares e extracelulares necessários para tracionar significativamente a MEC (Fig. A1.28). Sob estresse mecânico, no entanto, certos fibroblastos irão se diferenciar em um proto-MFB, que constrói mais fibras de actina e as conecta às moléculas de adesão focal próximas da superfície da célula (Fig. A1.28B). Além disso, um estímulo mecânico e químico adicional pode resultar na diferenciação completa do MFB, caracterizada por um conjunto completo de conexões entre as fibras e as glicoproteínas da MEC através da membrana do MFB para as fibras de actina conectadas ao citoesqueleto (Fig. A1.28C).

A contração produzida por essas células – que muitas vezes se organizam, como vagões de trem, em sincício linear como as células musculares também o fazem – pode gerar rigidez ou encurtamento de grandes áreas nas lâminas de fáscia onde muitas vezes residem, bem como estabelecer uma fáscia adicional de reforço (Fig. A1.5).

Essa descoberta, embora ainda em seus estágios iniciais em termos de investigação, promete inúmeras implicações relativas à capacidade do corpo para ajustar a rede fascial. Essa forma de "pré-estresse" – um meio-termo entre a contração imediata do puro músculo e a remodelação da fibra de criação mostrada pelo fibroblasto puro – pode preparar o corpo para cargas maiores ou facilitar a transferência de cargas de uma fáscia para a outra. Em termos de capacidade de resposta do sistema miofascial, vemos um espectro de capacidade contrátil:

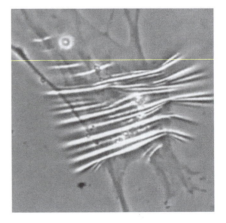

Figura A1.27 Uma contração de miofibroblastos (MFB) pode produzir "dobras" visíveis sobre o substrato *in vitro*, demonstrando a capacidade da força motriz do MFB para afetar a matriz circundante. (De Hinz et al.[34] Cedido pelo Dr. Boris Hinz, do Laboratory of Tissue Repair and Regeneration, da Faculty of Dentistry da Universidade de Toronto.)

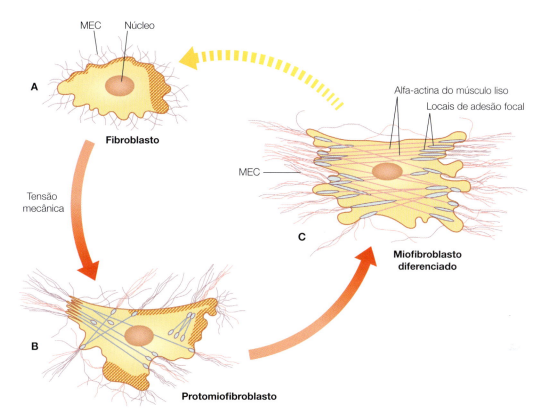

Figura A1.28 Supõe-se que os MFB se diferenciam em duas fases. Apesar de os fibroblastos normais terem actina em seu citoplasma e integrinas que os conectam à matriz, eles não formam complexos de adesão ou mostram fibras de estresse (**A**). Na fase de proto-MFB, eles formam fibras de estresse e complexos de adesão através da membrana da célula (**B**). Os MFB maduros mostram mais fibras de estresse permanentes formadas pela actina do músculo liso, assim como extensas adesões focais que permitem a tração da actina através da membrana para a MEC (**C**). (Adaptada de Tomasek J et al. Nature Reviews. Molecular Cell Biology; 2002.[28])

- O ajustamento quase instantâneo do músculo esquelético.
- A contração espiral mais generalizada da célula do músculo liso.
- O pré-estresse continuado do MFB nas lâminas maiores.
- O mais passivo, mas ainda responsivo, fibroblasto.

Levando em consideração como esses MFB podem ser estimulados por carga mecânica (fibrosa) ou por agentes químicos líquidos, também podemos detectar nesse sistema a dança entre as redes neural, vascular e fibrosa que vai contribuir para moldar o que aqui chamamos de "Medicina Espacial": como o corpo sente e se adapta às mudanças de forma causadas pelas forças internas ou externas (ver Fáscia como sistema, p. 314).

Outras células

Recentemente, a Dra. Carla Stecco propôs um novo tipo de célula, apelidado de "fasciácito", que reveste as bordas dos planos fasciais, garantindo que as superfícies apropriadas sejam capazes de deslizar umas sobre as outras, produzindo o hialuronano lubrificante (ácido hialurônico; ver Glicosaminoglicanos, a seguir).[35]

Um último tipo de célula, os telócitos, foi recentemente identificado, e suas propriedades estão sendo avaliadas.[36] Os telócitos parecem ser os monitores e "varredores de rua" no final da cadeia do tecido conjuntivo. Essas células estão providas de telópodes longos e sinuosos – os processos celulares mais longos do corpo, com exceção dos axônios neurais – que chegam aos tecidos entrando em contato com todos os tipos de células locais, "ouvindo" se há danos ou mudanças no sistema.

"O consenso é que os telócitos podem formar um extenso sistema intercelular de transmissão das informações e executivo... utilizando correntes elétricas, pequenas moléculas, exossomos – e possivelmente eventos elétricos no interior do citoesqueleto – para modular a homeostase, a atividade das células-tronco, o reparo de tecidos, a peristalse, a atividade anticâncer e outras funções complexas em muitos órgãos."[37]

Fibroblastos e todas as suas relações, incluindo células ósseas e cartilaginosas, fasciácitos e miofibroblastos, e o misterioso telócito, atuam na fáscia construindo, mantendo e reparando a MEC para o bem de todas as células que vivem nesse meio.

Fibras

Neste ponto, vamos voltar nossa atenção para os elementos que se encontram entre essas células – primeiro as robustas fibras hidrofóbicas e, em seguida, os elementos interfibrilares. Existem três tipos básicos de fibras: a reticulina, a elastina e o onipresente colágeno (Fig. A1.29).

- A reticulina é uma fibra muito fina, um tipo de colágeno imaturo (atualmente listado como colágeno tipo III) que predomina no embrião, mas que é amplamente substituído por colágeno no adulto. A reticulina não se agrupa em fibras grandes, mas como uma malha que é usada para suporte em tecidos conjuntivos frouxos.
- A elastina, como o próprio nome indica, é empregada em áreas como orelha, pele ou ligamentos específicos, onde há necessidade de uma grande elasticidade de deformação. (Essas fibras elásticas podem ser mais bem classificadas como outro tipo de colágeno.[38])
- O colágeno é, de longe, a proteína mais comum no corpo. O colágeno é encontrado na derme da pele, ossos, tendões, fáscias, cápsulas de órgãos e muitas outras áreas; pode ser observado com facilidade – na verdade, inevitavelmente – em qualquer dissecação ou mesmo em qualquer corte de carne. Essas fibrilas se agregam formando feixes espessos de 2 a 10 μm de diâmetro e fornecem ao tecido conjuntivo uma alta resistência à tração (500 a 1.000 kg/cm^2).

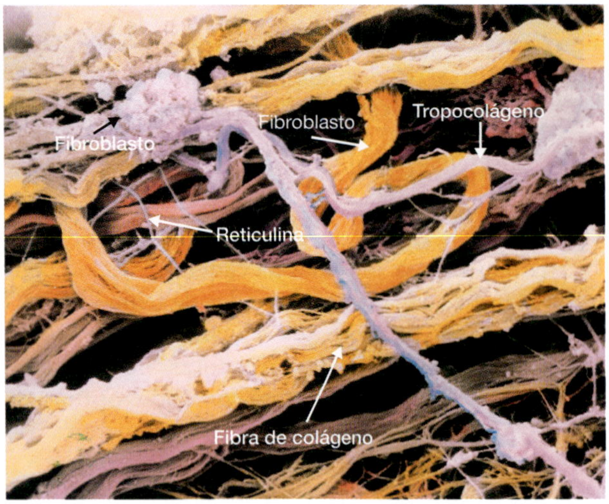

Atualmente, já foram identificadas cerca de duas dúzias de tipos de fibras colágenas (Tab. A1.2), mas no momento não vamos nos preocupar com tais distinções. O colágeno tipo I constitui cerca de 90% do colágeno corporal. Essas fibras são compostas de aminoácidos que são montados como peças de LEGO® no retículo endoplasmático e envolvem açúcares no complexo de Golgi do fibroblasto, sendo em seguida extrudados para o espaço intercelular. Nesse espaço, eles espontaneamente (nas condições descritas mais adiante) se modelam em diversos tipos de conjuntos. Exemplos que atestam a versatilidade do colágeno como material de construção são a córnea transparente do olho, as valvas do coração, os fortes tendões do pé, o pulmão esponjoso e as delicadas membranas que circundam o encéfalo – todos construídos com colágeno.

Todas essas fibras repelem ionicamente a água– elas podem ficar úmidas, mas não vão absorver água ou alterar sua estrutura molecular na presença dessa substância. Em todos os tecidos, essas fibras interagem com a substância fundamental, que consiste em vários tipos de glicoproteínas e mucopolissacarídeos.

A molécula do colágeno consiste em três cadeias de aminoácidos proteicos, enroladas em uma tripla hélice e mantidas nessa configuração por uma cadeia de glicina situada no centro da hélice (Fig. A1.30).

Figura A1.29 Essa fotomicrografia mostra muito claramente os fibroblastos (roxo) no terço superior durante a extrusão do tropocolágeno, que se combina à molécula de colágeno de três filamentos, que aparecem no terço inferior. Há também fibras de elastina amarelas torcidas e minúsculas fibras de reticulina no terço médio. (© Prof. P. Motta/Dept. of Anatomy/University "La Sapienza", Rome/Science Photo Library. Reproduzida com permissão.)

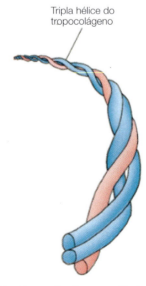

Figura A1.30 O colágeno tipo I se compõe de duas cadeias alfa 1 (I) idênticas (em azul) e de uma cadeia alfa 2 (I) (em rosa). (De Gartner LP. Textbook of Histology, 4e. Elsevier, 2017.)

Tabela A1.2 Tipos de colágeno

Tipo	Aspectos característicos	Função	Localização no corpo
I	Tipo mais abundante	Resiste à tensão	Derme, tendões, ligamentos, cápsulas de órgãos, ossos, dentina, cemento
II	Fornece heterofibrilas com colágeno tipo IX	Resiste à tensão	Cartilagem hialina, cartilagem elástica
III	Abundante no tecido elástico	Forma o arcabouço estrutural do baço, fígado, linfonodos, músculo liso, tecido adiposo	Sistema linfático, baço, fígado, sistema cardiovascular, pulmão, pele
IV	Interação com o colágeno tipo IV, laminina, nidogênio, integrina	Forma a malha da lâmina densa da lâmina basal, fornecendo suporte e filtração	Lâminas basais
V	Forma o núcleo das fibrilas tipo I; liga-se ao sulfato de heparina do DNA, trombospondina, heparina e insulina	Associado ao colágeno tipo I, também com a substância fundamental da placenta	Derme, tendão, ligamentos, cápsulas de órgãos, osso, cemento, placenta
VI	Muitas ligações cruzadas de dissulfeto	Ligamentos, pele, placenta, cartilagem	Funciona como ponte entre células e matriz
VII	Forma feixes compostos por dímeros firmemente presos em placas de fixação e nas lâminas basais	Forma as fibrilas de fixação que prendem a lâmina densa à lâmina reticular subjacente	Junção da epiderme e derme
VIII		Córnea, endotélio	Sustentação de tecidos, rede porosa
IX	Interage com glicosaminoglicanos na cartilagem	Associa-se com fibras de colágeno tipo II	Cartilagem
X		Zona hipertrófica da placa de crescimento da cartilagem	Ligação do cálcio
XI	Forma o núcleo das fibrilas tipo II	Associado com fibras de colágeno tipo I e também com fibras de colágeno tipo II	Tecido conjuntivo colagenoso; cartilagem
XII	Domínio transmembrana simples	Associado com fibras de colágeno tipo I	Tendões, ligamentos e aponeuroses
XIII			
XIV	Associado com o tipo I	Disseminado em muitos tecidos conjuntivos	Modula as interações das fibrilas
XV	Contém fator antiangiogênico	Membranas basais epiteliais e endoteliais	Estabiliza as células do músculo esquelético e microvasos
XVI-XVII			
XVIII		?	Lâmina reticular da membrana basal
XVIV-XXIII			
XXIV	Exibe características estruturais exclusivas do colágeno fibrilar dos invertebrados	Osso, córnea	Regulação da fibrinogênese tipo I
XXV	Domínio extracelular depositado nas placas beta-amiloides	Neurônios	Adesão dos neurônios
XXVI	Ligações dissulfeto são sintetizadas no domínio não colagenoso N-terminal	Testículo e ovário em desenvolvimento e no adulto	Desconhecido
XXVII	Presença de imperfeição na hélice tripla	Cartilagem, olho, orelha, pulmões	Associação com fibrilas tipo II
XXVIII-XXIX			

Adaptada de: Deshmukh SN, Dive AM, Moharil R, et al. Enigmatic insight into collagen. Journal of Oral and Maxillofacial Pathology 2016; 20(2): 276-83; e Gartner LP, Textbook of Histology 4e, Elsevier, 2017.

Glicosaminoglicanos (GAG)

Misturados ao líquido com as fibras colágenas, encontram-se os mucopolissacarídeos da substância fundamental (Fig. A1.31). Todos os mucopolissacarídeos são hidrofílicos, o que significa que eles absorvem e se ligam à água como esponjas, e mudarão sua estrutura e propriedades na presença (ou ausência) de líquido intersticial. Como o muco em nosso nariz, esses GAG podem variar em teor de água, indo do líquido transparente e mais seroso que escorre do seu nariz em um dia de inverno, passando por uma consistência intermediária, de clara de ovo, até um muco mais viscoso, quase sólido, que nos acompanha se estivermos em um local de clima seco.

O "mais forte" dos GAG é o hialuronano (HA), que forma uma estrutura em haste na qual as "samambaias" de proteoglicano se prendem. Há indicações de que as cadeias longas de HA tornam o tecido "pegajoso" e incapaz de deslizar, enquanto as cadeias muito curtas de HA são indicativas de processos inflamatórios. No meio desses extremos situa-se o comprimento "certo" que possibilita o deslizamento, mas mantém o tecido longe do "congelamento" do movimento reduzido e, além disso, também longe do "fogo" da inflamação. Quando o fermento da inflamação se extingue, o HA pode novamente formar cadeias mais longas, para manter a estabilidade e um teor normal de água. Quando as cadeias se tornam muito compridas, a terapia manual ou o movimento podem ajudar a quebrá-las e a fazer com que seu tamanho volte a se situar em uma faixa intermediária saudável.

Os proteoglicanos, ou a parte "samambaia" da cadeia, têm um núcleo proteico em que se prendem os GAG. Cada complexo GAG tem múltiplos pontos para ligação de moléculas de água; e a água assim unida aos GAG é conhecida como água "ligada" (em oposição à água "livre" que se move pelo interstício). Portanto, essas moléculas de água ligadas estão dispostas em fileiras, como soldados; estas, por sua vez, organizam (ligam) as moléculas de água próximas em uma ma-

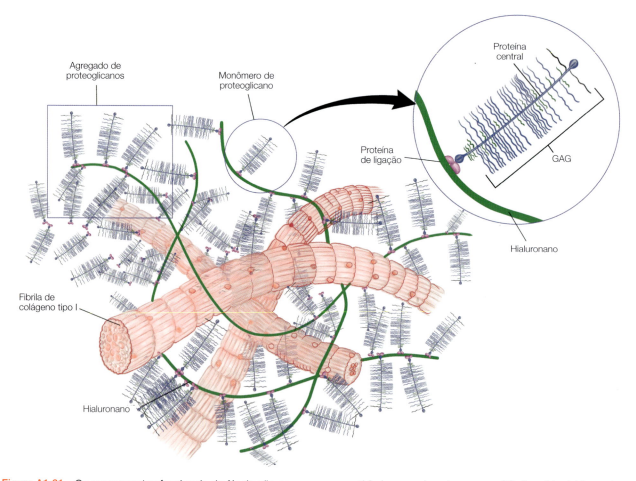

Figura A1.31 Os componentes funcionais da fáscia são poucos em quantidade, mas de natureza versátil. A matriz rigidamente ordenada das moléculas de colágeno nas fibras colágenas maiores (em rosa) exclui a maior parte da água e fornece um componente ligeiramente elástico, mas fundamentalmente não extensível. As cadeias de hialuronano (em verde) determinam a viscosidade – elas ficam mais longas (e "pegajosas") no tecido túrgido, mas são curtas e hiper-reativas no tecido inflamado. O terceiro componente é constituído pelos géis de GAG que se abrem como folhas de samambaia para a ligação de água – o quarto e universal elemento do espaço intersticial – em um cristal líquido frouxo.

triz de cristal líquido. Esse arranjo iônico possibilita simultaneamente o livre fluxo de líquidos ao longo dos condutos do interstício ao mesmo tempo que (como observamos anteriormente) desestimula a disseminação de bactérias em nosso sistema.

Essa qualidade hidrofílica significa que os GAG são muito versáteis no manuseio das forças dentro do corpo; isso será discutido de maneira mais aprofundada na seção Propriedades e respostas das fáscias à intervenção, a seguir. Os GAG são: sulfato de condroitina, o GAG mais prevalente no corpo e com amplo uso na cartilagem; heparina, um anticoagulante; e, evidentemente, o HA, a peça fundamental da capacidade de deslizamento dos tecidos.

Considerados em conjunto com outros mucopolissacarídeos, como a fibronectina e a laminina, os GAG formam a base do que poderíamos chamar de "adessoma" – a cola do corpo. As fibras entrelaçam as células, juntando-as; e o material mucoso as cola umas às outras. Isso é fácil de constatar no caso do sulfato de condroitina, que é a parte semelhante ao silício da cartilagem; também vale para o hialuronano, que, como a clara do ovo, pode lubrificar e "agarrar", dependendo de seu teor de água e da velocidade com que é mobilizado.

Discussão

A Tabela 1.1 resume a maneira pela qual as células alteram as fibras e os elementos interfibrilares do tecido conjuntivo para formar todos os materiais de construção necessários para a nossa estrutura e o movimento. Tomemos um exemplo comum: os ossos encontrados nas florestas ou vistos em sua aula de biologia (presumindo que você tenha idade suficiente para ter lidado com esqueletos de ossos verdadeiros e não de plástico) são realmente apenas metade de um osso. O objeto duro e quebradiço que vulgarmente chamamos osso é, de fato, apenas uma parte do material do osso original – a parte de sais de cálcio, a parte interfibrilar na tabela. A parte fibrilar, o colágeno, foi retirada do osso por secagem ou cozimento no momento da sua preparação; caso contrário, ela iria apodrecer e cheirar mal.

Talvez seu professor de ciências o tenha auxiliado a compreender isso quando o fez pegar um osso de galinha fresco e imergi-lo em vinagre em vez de cozinhá-lo. Ao fazer isso durante alguns dias (e trocando o vinagre, uma ou duas vezes), você pode sentir um tipo diferente de osso. O ácido do vinagre dissolve os sais de cálcio e o que resta é o elemento fibrilar do osso, uma rede de colágeno cinza exatamente com a mesma forma do osso original, mas assemelhando-se muito ao couro. É até mesmo possível dar um nó nesse osso. Claro que o osso vivo inclui ambos os elementos, e assim combina a resistência do colágeno às forças de tração e de cisalhamento com a relutância dos sais minerais em sucumbir às forças de compressão.

Para tornar a situação mais complexa (como sempre), a relação entre o elemento fibroso e os sais de cálcio muda ao longo de sua vida. Em uma criança, a proporção de colágeno é mais elevada, por isso os ossos longos vão se quebrar com menos frequência, uma vez que são mais resilientes à tração.[38] Quando se quebram, muitas vezes o fazem como um galho verde na primavera (Fig. A1.32A), fraturando no lado que está sob tensão e dobrando-se como um tapete no lado que está sendo comprimido. Os ossos jovens são difíceis de quebrar, mas também difíceis de juntar corretamente, embora muitas vezes se fixem com rapidez suficiente por causa da capacidade de resposta do sistema jovem e da prevalência do colágeno para se entrelaçar novamente.

Em uma pessoa mais velha, ao contrário, na qual o colágeno está um tanto desgastado e deteriorado, e por isso a proporção de sais minerais é mais elevada, é mais provável que o osso se quebre como um galho velho da parte inferior de um pinheiro (Fig. A1.32B): em linha reta através do osso em uma fratura limpa. É facilmente colocado de volta no lugar, mas é difícil de curar, precisamente porque é a rede de colágeno que deve atravessar a fratura, e entrelaçar primeiramente a si mesma, para fornecer um andaime fibroso para os sais de cálcio preencherem a abertura e recriarem o apoio de compressão sólida. Por essa razão, fraturas ósseas em pessoas idosas geralmente são fixadas com

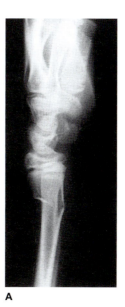
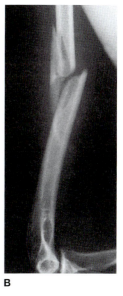

Figura A1.32 (**A**) O osso jovem, com maior teor de fibra, se rompe como a madeira verde, comprimindo de um lado, fragmentando-se do outro. (**B**) O osso velho, com um teor de cálcio apatita proporcionalmente maior, quebra-se com facilidade como a madeira seca. (Reproduzida com permissão de Dandy, 1998.)

pinos para proporcionar um contato sólido entre as superfícies durante o tempo necessário para que a rede de colágeno remanescente se conecte com o outro lado da fratura.

Do mesmo modo, os vários tipos de cartilagem apenas refletem diferentes proporções dos elementos no interior dela. A cartilagem hialina – como a do nariz – representa a distribuição-padrão entre o colágeno e o sulfato de condroitina semelhante ao silicone. A cartilagem elástica – como a da orelha – contém mais fibras de elastina amareladas dentro da condroitina. A fibrocartilagem – como na sínfise púbica ou nos discos intervertebrais – tem uma proporção maior de colágeno fibroso resistente em comparação com a quantidade de condroitina.[39] Dessa forma, podemos ver que o osso e a cartilagem são formas muito densas de tecido fascial – de tal modo que a distinção entre tecido "mole" e "duro" é uma diferença de grau, em vez de uma verdadeira diferença de tipo.

Em relação à gordura, os terapeutas manuais experientes vão reconhecer que alguns tipos de gordura permitem que sua mão acesse com mais facilidade as camadas abaixo delas, enquanto outras gorduras são menos maleáveis, parecendo repelir a mão do terapeuta e resistir às tentativas de sentir através dela. (Sem nenhum preconceito implícito aqui, mas o autor não consegue deixar de pensar em alguns ex-jogadores de rúgbi que ele conhece.) A diferença aqui não é tanto na química da própria gordura, mas na proporção e na densidade dos favos colagenosos da fáscia que envolvem e mantêm as células de gordura na camada subcutânea.

Em resumo, as células do tecido conjuntivo reúnem a necessidade combinada de flexibilidade e estabilidade nas estruturas animais, misturando uma pequena variedade, sobretudo de fibras colágenas – densas ou frouxas, dispostas regular ou irregularmente –, no interior de uma matriz de substância fundamental que varia de bastante fluida a uma textura de clara de ovo, até glutinosa, plástica e, finalmente – quando o componente plástico é substituído por minerais –, sólida cristalina. Jogando com essas duas variáveis, as células constroem a ampla variedade de materiais mecanicamente ativos necessários para manter nossa estrutura, embora tendo a adaptabilidade ao movimento em constante mudança.

De um ângulo mais especulativo, os elementos fibrilares e interfibrilares juntos apresentam uma treliça molecular suficientemente regular (Fig. A1.33), especialmente quando submetidos a cargas uniformes, formando um "cristal líquido". A quais frequências essa "antena" biológica é sensível? Como se pode sintonizá-la com um espectro mais amplo de frequências? É possível torná-la mais coesa ou harmoniosa consigo própria? Que movimento ou outra prática dá suporte a essa coesão, e em que tipos de pessoas? Este é um desafio da medicina espacial – descobrir o que funciona para quem, em termos do uso do movimento como terapia e também como alimento para construir a ordem no corpo e resistir às forças do envelhecimento.

Embora essa ideia possa parecer rebuscada, detectou-se que a fáscia tem propriedades elétricas, que foram pouco estudadas até agora; atualmente estamos vislumbrando alguns dos mecanismos de tal "sintonização" (pré-estresse – consultar a seção sobre tensegridade, mais adiante).[41-44] Supõe-se que o uso das benéficas cinesioterapia ou terapia manual poderia aumentar a coesão do complexo fibra-GAG-água, levando a uma saúde melhor.

Propriedades das fáscias

É vital que tenhamos uma compreensão flexível das propriedades das fáscias se pretendemos intervir na estrutura e no movimento humanos – e, na próxima seção, exploraremos as aplicações. Quais são as propriedades desse gel fibroso? Embora nossa metáfora de "materiais de construção" tenha se distanciado um pouco para mostrar a variedade de materiais que o tecido conjuntivo tem à sua disposição, ela fica aquém do alvo ao retratar a versatilidade e a capacidade de resposta da matriz, mesmo depois de ter sido produzida

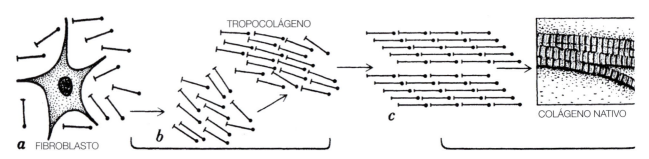

Figura A1.33 As moléculas de colágeno, fabricadas no fibroblasto e expelidas no espaço intercelular, são polarizadas para que se orientem ao longo da linha de tensão e criem uma faixa para resistir a essa tensão. Em um tendão, quase todas as fibras se alinham em fileiras, como soldados. (Reproduzida com permissão de Juhan, 1987.[40])

e extrudada pelos fibroblastos no espaço intercelular. As células do tecido conjuntivo não apenas produzem todos esses materiais como esses elementos também se reorganizam e remodelam a si mesmos e às suas propriedades – obviamente dentro de certos limites – em resposta às várias demandas sobre eles impostas pelas atividades específicas e pelas lesões, mesmo depois de terem sido depositados e incorporados à rede fascial. Como poderiam os elementos intercelulares supostamente "inertes" mudar em resposta à demanda?

Dando continuidade por um momento à metáfora, o corpo humano é um "edifício" talentoso que é facilmente mobilizável, que se autorrepara se estiver danificado e, na verdade, se reconstrói em curto e longo prazos para responder às diferentes condições prevalecentes. O treinamento e a reabilitação podem colaborar com essas propriedades para melhorar o desempenho, reduzir lesões e acelerar a cura.

Diferenças genéticas na fáscia

Todos sabemos que o sistema imune (cuja origem se dá, em grande parte, do tecido conjuntivo) é responsável por diferenças genéticas nos tipos sanguíneos, alergias e reações imunes; assim, não surpreende que nossa rede fascial mostre variação genética. Embora este autor saiba pouco sobre variações genéticas na fáscia, uma variável é muito relevante para o terapeuta manual e para o treinador: a rigidez da rede fascial.

A tensão da rede fascial varia ao longo de um espectro que vai do "Viking" (provavelmente desenvolvida em climas mais árticos: densa e estável, gerando muito atrito e, portanto, calor com o movimento, e rápida de reparar) *versus* "Dançarino do templo" (provavelmente desenvolvida em climas mais tropicais, altamente elástica e flexível, menos estável, com deslizamento de baixo atrito e mais lenta em termos de reparo) (Fig. A1.34).[45,46]

Os "Vikings", bem preparados para tarefas pesadas, tendem a ficar na sala de musculação puxando pesos, enquanto os "dançarinos do templo", naturalmente flexíveis, estão do outro lado do corredor no estúdio, fazendo ioga – e reforçando as tendências que essas pessoas já apresentam naturalmente. Talvez seja melhor para os dois grupos se eles trocarem de lugar algumas vezes na semana.

Os "Vikings" parecem ter mais fibroblastos; portanto, mais fáscia é depositada no corpo. Assim, preservar a flexibilidade é um desafio para os Vikings. Os mesmos fibroblastos cuidarão de um ferimento e o remendarão rapidamente. Os dançarinos do templo, por outro lado, têm menos fibroblastos e, portanto, mais flexibilidade, menos estabilidade articular e demoram mais para cicatrizar as feridas.

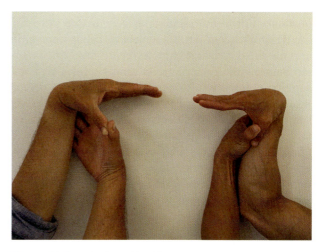

Figura A1.34 A "frouxidão ligamentar", medida pelo teste Beighton ou por testes semelhantes, parece ser uma questão de expressão genética, sendo em geral uma condição da rede como um todo, e não apenas dos ligamentos. Alguns indivíduos tendem a um estilo de fáscia mais "Viking", caracterizado por menor amplitude de movimento, articulações estáveis, cicatrização rápida de feridas e alto grau de atrito (produção de calor) no movimento (à esquerda) em comparação com aqueles que tendem para o lado do "Dançarino do templo", com uma amplitude de movimento mais ampla, articulações menos estáveis, reparo lento de lesões e atrito reduzido no movimento (à direita). Não está claro o que dietas, tratamentos ou terapias podem fazer para mudar a posição de uma pessoa nesse espectro. Indivíduos nos extremos do espectro estão próximos de uma condição patológica.

Para verificar onde você está nesse espectro de tensão ou frouxidão, faça esta avaliação, baseada na pontuação de Beighton: flexione o punho a 90° e, usando a outra mão, dobre o polegar para baixo em direção ao lado flexor do seu antebraço. Quanto mais flexível você for, mais próximo o polegar ficará do braço. Se você tiver uma fáscia "Viking", não nem chegará perto. Se você "passar" nesse teste, verifique se seu cotovelo passa dos 180° – outro sinal de "frouxidão ligamentar" (assim denominado na fisioterapia; contudo, esse termo detona uma frouxidão geral na rede como um todo, não apenas nos ligamentos).

Essas afirmações precisam de dois qualificadores: (1) Estamos todos inseridos ao longo de um espectro entre os dois extremos e (2) outros fatores – dieta, história, treinamento – podem ter influência aqui.

Exploraremos as aplicações dessa propriedade no final desta seção.

Fluidez

A fáscia está toda molhada. Embora falemos de tecido sendo "desidratado", qualquer célula realmente desidratada está morrendo. "Hidratar suas células" é, portanto, um termo relativo; as células que são realmente secas necrosam, enquanto as células em uma área de fluxo reduzido simplesmente não funcionam tão bem quanto poderiam. As únicas células vivas na superfície do corpo são os globos oculares, e você os molha regularmente para mantê-los assim. O resto de sua pele é coberto por centenas de camadas de células mortas, até que você chegue a qualquer coisa viva. Quando você "esfolia", remove algumas camadas dessas células mortas. Quando você raspa sua pele o suficiente para que ela "umedeça", então você "cavou" até as células vivas – mas não por muito tempo, pois, se elas forem deixadas expostas ao mundo exterior, morrerão e formarão uma crosta. Células secas são células mortas.

As fibras colágenas e de elastina não absorvem água, mas estão sempre em um ambiente úmido. Contudo, o gel mucoso, a substância fundamental, absorve água como uma esponja. O líquido intersticial está enriquecido com "aromas" de hormônios, neuropeptídeos, citocinas de estresse e vesículas de RNA mensageiro agrupado. Altamente iônico, o gel líquido representa um verdadeiro "matagal" contra a expansão do crescimento bacteriano, ao mesmo tempo que permite condutos através do gel para a nutrição.

A água em geral, e os dois terços do corpo que são constituídos basicamente por água, é ainda um elemento misterioso, como tem sido desde Tales e os gregos. A peculiar disseminação de proteínas semelhantes a samambaias (os GAG) através da água conduz ao que Gerald Pollack chama de "a quarta fase da água".[47] Esse arranjo é ideal para a construção da viscosidade, que possibilita o deslizamento em movimentos lentos e de baixa carga, mas que proporciona estabilidade e máxima transmissão de força em situações de carga alta e rápida. Nossa água rica em gel é uma artista na mutação veloz.

Viscosidade

Os GAG conferem viscosidade a todos os nossos tecidos, não somente à miofáscia. A água tem viscosidade própria (imagine-se pulando de uma ponte muito alta para ter uma experiência impactante com a viscosidade da água). A disseminação das glicoproteínas conecta ainda mais as moléculas de água em uma matriz que as deixa relutantes em se mover. Qualquer onda de força em movimento rápido é amortecida nesse mini (mas contínuo) amortecedor. As enormes macromoléculas dos GAG são organizadas como uma gelatina. Basta um pequeno pacote de gelatina para fazer com que toda uma tigela grande de água fique "ligada". Em seu corpo, os GAG ligam sua água intersticial em uma gelatina fina, mas conectada, que é viscosa – e essa viscosidade é um elemento vital. Não somos apenas sacos de água, somos sacos de gelatina.

Experimente bater palmas com força. Você quebrou algum osso? Agora pressione as palmas das mãos lentamente, mas com força, mexa-as uma na outra e sinta quão perto da superfície estão as bordas de suas falanges. Por que elas não se lesionam quando você bate palmas? Ou quando, em um jogo de beisebol, você pega uma bola arremessada a 140 km/h? O gel em seus tecidos absorve e distribui a força na velocidade do som através da água, muito tempo antes que qualquer resposta neural possa ocorrer.

Esse é o primeiro exemplo de autorregulação biomecânica – como nosso sistema fascial evoluiu para responder, policiar e se reparar fora do aparelho neurorregulador.

Quando você aterrissa vigorosamente sobre os pés, a mesma coisa acontece com a planta do pé, com suas colunas de células adiposas bem envoltas na fáscia – forças que, de outra forma, estariam concentradas no calcâneo, distribuídas mais amplamente no tarso e na perna.

A viscosidade muda quase que instantaneamente – no mesmo nanossegundo que você pega uma bola rápida, seu líquido sinovial está efetivamente "sólido", transferindo a força de movimento rápido das falanges para os metacarpais e para os carpais, mas uma fração de segundo depois o líquido sinovial volta a fluidificar para que você possa manipular a bola para lançá-la para a primeira base.

Não sabemos como a dieta, a prática ou a genética podem afetar a viscosidade do tecido, mas essa é uma propriedade vital e útil do sistema fascial.

Deslizamento

Altas densidades de hialuronano e menores densidades de colágeno no líquido possibilitam que as estruturas fasciais deslizem mais umas sobre as outras, enquanto uma fáscia intermuscular ou superficial densificada pode atuar como uma "aderência", reduzindo localmente o deslizamento.[48] A imobilidade é a principal causa da perda de deslizamento; contudo, inflamação, traumatismo, química inadequada ou sobrecarga também podem reduzir o deslizamento disponível nos tecidos miofasciais.

Argumenta-se que o que chamamos de "alongamento" da miofáscia, como é comumente ensinado em aulas de ioga e nas sessões de aquecimento antes de exercícios, seria na verdade descrito mais adequadamente como "deslizamento crescente" intra e entre os músculos. Há uma colocação mais geral de que muitas das técnicas de terapia manual e do movimento estão simplesmente diminuindo a densidade e aumentando a hidratação de qualquer área local que seja o foco do terapeuta ou treinador. Isso, por sua vez, sugere a primazia do reconhecimento de padrões nos movimentos ou o *BodyReading* descrito no Capítulo 11 – para a identificação de áreas-chave que perderam a capacidade de deslizar.

Elasticidade

A breve declaração, em todas as palestras do autor até datas bem avançadas neste século, foi "músculo é elástico, fáscia é plástica".[49,50] Embora essa seja uma generalização clinicamente útil para o terapeuta manual, definitivamente não é verdadeira. O assunto "alongamento" é um tema tenso com o qual tentamos lidar em outro livro e, por isso, não vamos repeti-lo aqui.[51] Mas a elasticidade é, definitivamente, uma propriedade da fáscia.

É curioso como a fáscia pode ser elástica. Isso ficou claro na elasticidade variável da orelha e da pele, mas tal propriedade se deve às fibras de elastina presentes nesses tecidos. Agora sabemos que mesmo construções de colágeno puro, como tendões, ligamentos e aponeuroses, têm propriedades elásticas que possibilitam o breve armazenamento de uma energia significativa em intervalos curtos de extensão e um recuo onde a energia armazenada é "devolvida" por ocasião do encurtamento. O tendão/aponeurose do calcâneo, por exemplo, é bastante complacente; demonstrou-se que, quando o humano corre sobre o antepé, o tríceps sural (sóleo e gastrocnêmio) basicamente se contrai isometricamente, enquanto o tendão cicla em alongamento e encurtamento (Fig. A1.35).[52-55]

Esse armazenamento/retorno é utilizado em todas as etapas (ver Cap. 10, análise da marcha de James Earls) e, certamente, em cada passada dos corredores. A recente tendência da corrida descalça deu origem a pesquisas sobre como os tendões podem ser treinados para reduzir sua histerese, passando a se comportar menos como colchões que se amoldam ao impacto, e mais como molas de aço.[56]

A MEC apresenta uma combinação de propriedades viscosas e elásticas, e aqui a informação importante é que as propriedades elásticas podem aumentar em resposta ao treinamento específico (Fig. A1.36).[56,58] Tendo em vista que o salto elástico em um movimento rítmico é uma característica observável de jovens saudáveis, e considerando que o armazenamento e o recuo da elasticidade fascial estão implicados na corrida eficiente e nos exercícios rápidos,[59] sugerimos que se deve cultivar a elasticidade fascial, que pode contribuir para manter tais capacidades até a velhice. Em nossa época de sedentarismo, esta é uma descoberta importante: precisamos estimular a retenção da elasticidade dos tecidos do corpo.

Um uso comum da elasticidade fascial pode ser observado no onipresente ciclo de alongamento-encurtamento, no qual a fáscia (e o músculo) são "pré-

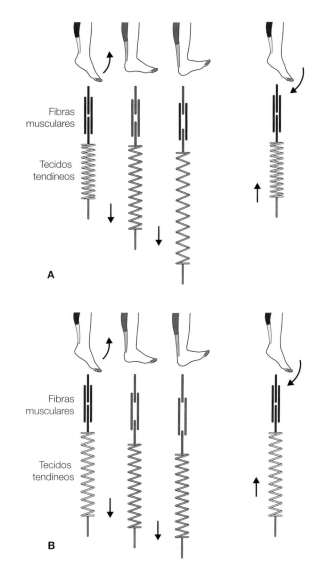

Figura A1.35 Foi uma surpresa para a maioria dos pesquisadores quando estudos revelaram que, nas corridas, nas caminhadas e na maioria dos saltos, as forças elásticas estavam sendo armazenadas temporariamente nas partes fasciais da estrutura miotendínea. O músculo opera em eficiência quase isométrica, tensionando apenas o suficiente para manter seu comprimento. A energia armazenada é devolvida no recuo elástico uma fração de segundo depois, o que pode ser utilizado com vantagem por um corredor, saltador ou dançarino. (Com permissão de Kawakami Y, Muraoka T, Ito S, et al. *In vivo* muscle fibre behaviour during counter-movement exercise in humans reveals a significant role for tendon elasticity. J Physiol 2002;540:635-46. John Wiley and Sons.)

-tensionados" por um contramovimento preparatório.[60] Agachar-se antes de um salto, mobilizar a raquete para trás antes de um saque, ou balançar um *kettlebell* para trás antes de levantá-lo para a frente seriam, todos, exemplos dessa estratégia comum. O uso desse contramovimento preparatório torna o esforço subsequente mais suave e menos sujeito a lesões.

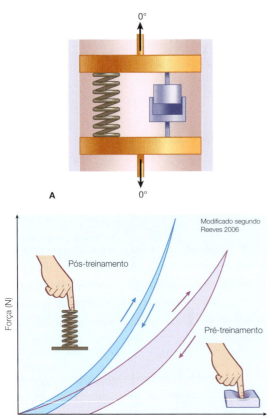

Figura A1.36 (**A**) A fáscia combina propriedades elásticas (mola) e viscoelásticas (amortecedoras, plásticas ou amortecedoras de impacto). (**B**) Essas propriedades podem ser treinadas. (Ilustração modificada segundo Reeves et al., 2006.[56] Redesenhada de Schleip e Müller[57] com permissão do Dr. Robert Schleip e de fascialnet.com.)

Para aproveitar ao máximo o recuo elástico, um corredor descalço manterá o tibial posterior, em um primeiro exemplo, em contração isométrica. Durante a aceitação do peso, a unidade miotendínea é alongada, mas o músculo não se alonga de forma apreciável, mantendo um limite eficiente para a tensão excêntrica no músculo. Isso transfere a deformação para o tendão, que se alonga e, em seguida, recua elasticamente, impulsionando o corredor para a frente com menor custo do que efetivamente com um alongamento/encurtamento concêntrico. A elasticidade é eficiente, sobretudo em qualquer esforço de resistência.[61]

Às vezes – como no caso de um jogador de basquete que aterrissa depois de um salto e quer girar – a necessidade não é coletar o recuo elástico, mas amortecê-lo. Ao coordenar o músculo para relaxar e alon-

gar naquele momento, a energia elástica é absorvida de volta do tendão, sem movimento. A elasticidade dos ligamentos do quadril e da coluna vertebral, especialmente o grande ligamento nucal entre os lados do pescoço, une os ligamentos dos pés por serem áreas privilegiadas em que a propriedade elástica é essencial.

Transmissão de força

Apesar de sua natureza gelatinosa, sua tendência viscosa de se deformar sob pressão lenta e de saltar elasticamente diante de pressões curtas e rápidas, a rede de colágeno é um transmissor altamente eficiente de força tensional.[38,62-66] Exercendo pouca força até que a rede fibrosa se alongue à posição de "travamento", toda fáscia é capaz de lidar com forças consideráveis, como o leitor pode sentir em nosso experimento do dedo no antebraço, descrito previamente.[67]

A transmissão e distribuição de forças são a principal função da miofáscia e da fáscia profunda circundante, que a restringe. Os Trilhos Anatômicos traçam linhas comuns de transmissão de força ao longo de todos os tecidos constituintes do corpo (Fig. A1.37).

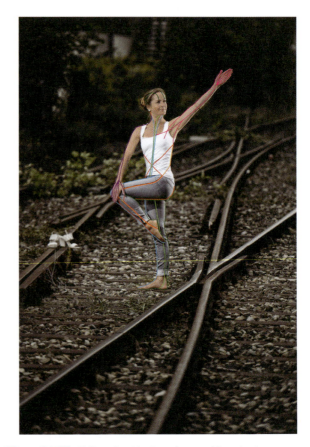

Figura A1.37 Trilhos Anatômicos é um gráfico de vias comuns de transmissão de força miofascial em seres humanos. Um princípio fundamental deste livro – apenas parcialmente comprovado até o momento em que foi escrito – é que a transmissão de força miofascial ocorre além das inserções musculares.

Plasticidade

Se combinarmos a viscosidade com a elasticidade, obteremos a plasticidade fascial, outra característica única do sistema fascial dos mamíferos. Essa característica é empregada pelos iogues, pelos herdeiros de Ida Rolf e, cada vez mais, na arena desportiva a fim de criar mudanças permanentes nas vias de transmissão de força miofascial.

Ao ser estirado, o reflexo miotático de um músculo tentará contraí-lo para que retorne ao seu comprimento de repouso antes de ceder, por fim adicionando mais células e sarcômeros a fim de preencher a lacuna.[68] Se a fáscia for esticada rapidamente, se romperá (a forma mais frequente de lesão do tecido conjuntivo; Vídeo 4.2). Se o alongamento for aplicado devagar o suficiente e se a fáscia tratada for delgada e saudável o suficiente para ser complacente, ela se deformará plasticamente: mudará seu comprimento e essa mudança será mantida. Estique lentamente uma sacola de plástico comum para ver em ação um modelo para esse tipo de plasticidade: a sacola vai esticar e, ao soltá-la, a área esticada persistirá, não ocorrendo recuo, como ocorreria com uma mola ou com uma faixa elástica de borracha.

O mecanismo de deformação plástica da fáscia (viscoelasticidade em oposição à elasticidade) ainda não foi entendido por completo; porém, tendo em vista que efetivamente ocorre deformação, a fáscia não retrocede. A lógica – e, portanto, o padrão de tensão muscular – definitivamente pode retroceder. Mas, uma vez esticada plasticamente, a fáscia não vai retornar. Voltaremos a esse assunto a seguir, na seção sobre as respostas da fáscia à intervenção.

Contudo, os fibroblastos são capazes de produzir uma nova fáscia, em substituição à antiga. Se você colocar as duas superfícies em aposição novamente e mantê-las no lugar – como se estivesse voltando por uma via conhecida –, seu sistema fascial depositará novas fibras que irão religar a área.[69] Mas esse processo levará algum tempo (na ordem de alguns meses), e não é a mesma coisa que o recuo elástico intrínseco ao próprio tecido. É essencial que esse conceito seja integralmente compreendido para que se tenha sucesso na aplicação da manipulação fascial que vem a seguir. Em nossa experiência, os terapeutas dão frequentes declarações de sua experiência prática que traem a crença subjacente de que a fáscia é voluntariamente elástica ou contrátil, mesmo que eles "saibam" que isso não é verdade. A plasticidade da fáscia é sua natureza essencial – seu presente para o corpo e também a chave para que seus padrões de longo prazo sejam desvendados. Voltaremos à contratilidade e à elasticidade fascial no nível celular na seção sobre tensegridade, a seguir.

Remodelagem – plasticidade sistêmica

As células – os fibroblastos e seus "primos" – estão constantemente remodelando sua MEC. Como a fáscia "sabe" como remodelar? O fibroblasto secreta a matriz para o espaço intercelular, mas não a ordena nos vários estados de matriz disponíveis – tendão, estado areolar, cartilagem etc.

Quando o estresse passa por um material, ele acaba deformando-o, nem que seja apenas um pouco, pois isso "estica" as ligações entre as moléculas. Nos materiais biológicos, isso cria um ligeiro fluxo elétrico através do material conhecido como carga piezelétrica (piezo = pressão) (Fig. A1.38A e B).[71] Essa carga, representativa da tensão através do tecido, pode ser "lida" pelas células na vizinhança da carga, e os fibroblastos são capazes de responder aumentando, reduzindo ou alterando os elementos intercelulares na área.

As próprias moléculas de colágeno são polarizadas, com uma extremidade positiva e outra negativa, de modo que, uma vez extrudadas da célula, elas irão se orientar, como uma agulha de bússola, ao longo das linhas de tensão. Faça isso um milhão de vezes e uma tira é criada em resposta à tensão, como ilustra a Figura A1.39.

Um exemplo: a cabeça do fêmur da maioria das pessoas é feita de osso esponjoso, poroso. Uma análise das trabéculas dentro do osso mostra que elas são construídas de uma forma brilhante, na visão de um engenheiro, para resistir às forças que estão sendo transmitidas a partir da pelve para a diáfise do fêmur. Esse arranjo nos fornece ossos que são os mais leves possíveis dentro dos parâmetros de segurança, e pode ser facilmente explicado pela ação da seleção natural.

Mas a situação é mais complexa do que isso; o osso interno é moldado para refletir não só as necessidades das espécies, mas também a forma e a atividade individual. Se fôssemos seccionar o fêmur de uma pessoa com uma postura e de outra com um uso e uma postura diferentes, veríamos que cada cabeça do fêmur tem trabéculas ligeiramente diferentes, projetadas precisamente para resistir melhor às forças que essa pessoa em particular cria de forma característica (Fig. A1.38C). Sob esse ponto de vista, o tecido conjuntivo responde à exigência.

Seja qual for a exigência que você faz ao corpo – esforço contínuo ou passar o dia no sofá vendo televisão, correr 80 km por semana ou ficar agachado 50 horas por semana nas plantações de arroz –, os elementos extracelulares são alterados ao longo do trajeto da tensão para atender à exigência dentro dos limites impostos pela nutrição, idade e síntese de proteínas (genética).

No osso as correntes de estresse executam esse aparente milagre de remodelação preferencial dentro

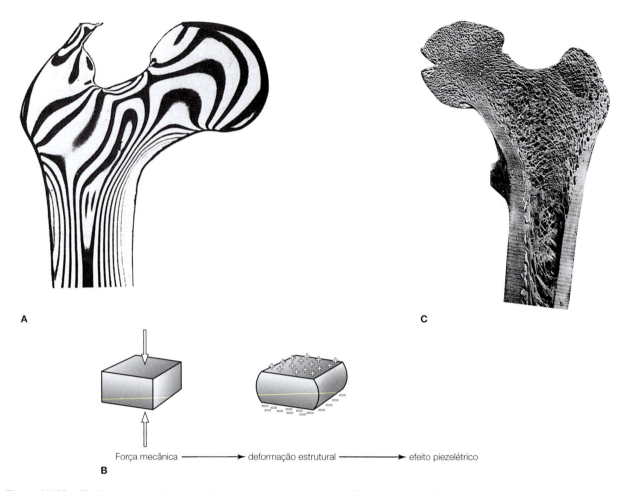

Figura A1.38 "Praticamente todos os tecidos do corpo geram campos elétricos quando são comprimidos ou alongados [que são] representativos das forças que atuam sobre os tecidos envolvidos... contendo informações sobre a natureza precisa dos movimentos que estão ocorrendo... Um dos papéis dessa informação está no controle da forma" (Oschman 2000, p. 52). (**A**) Linhas de estresse em um modelo de fêmur de plástico pressionado. (**B**) Qualquer força mecânica que cria deformação estrutural cria um efeito piezelétrico, que em seguida se distribui em torno do sistema de tecido conjuntivo. (**C**) As trabéculas ósseas que se formam em resposta aos estresses individualizados. (A, De von Knieff, 1977.21 Reproduzida com permissão de Williams, 1995. Reproduzida com permissão de Oschman, 2000.[41] Reproduzida com permissão de Williams,1995.)

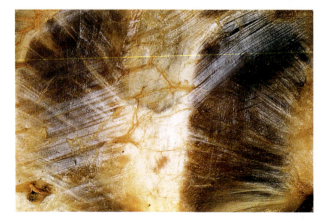

Figura A1.39 Uma dissecação da fáscia peitoral superficial na região do esterno. Observe como uma das pernas do evidente "X" em todo o esterno, da parte direita superior até a parte inferior esquerda na foto, é mais prevalente do que a outra, quase certamente como resultado de padrões de uso. (Reproduzida com permissão de Ronald Thompson.)

dos elementos intercelulares por meio de uma associação esparsa, mas ativa, de dois tipos de osteócitos: os osteoblastos e os osteoclastos. Cada um deles é enviado com ordens simples: os osteoblastos modelam um novo osso; os osteoclastos limpam o osso velho. Os osteoblastos têm a autorização para depositar o novo osso onde bem desejarem – desde que esse lugar esteja dentro do periósteo. Os osteoclastos podem "comer" qualquer osso, exceto aquelas partes que são carregadas piezeletricamente (mecanicamente estressadas).[72] Permitir que as células operem livremente sob essas regras ao longo do tempo significa a produção de uma cabeça do fêmur que é especificamente projetada tanto para resistir às forças individuais que passam através dela quanto para ser capaz de mudar (com algum tempo para a reação) para se deparar com novas forças quando elas são aplicadas de forma consistente.

Esse mecanismo explica como os ossos dos pés dos bailarinos ficam mais resistentes durante um estágio de dança no verão: dançar mais cria forças maiores que criam o aumento do estresse que reduz a capacidade dos osteoclastos para removerem osso enquanto os osteoblastos continuam a remodelá-lo – e o resultado é um osso mais denso. Isso também explica em parte por que o exercício é útil para as pessoas com osteoporose incipiente: as forças criadas pelo aumento do estresse sobre os tecidos servem para desencorajar a absorção osteoclástica. O processo inverso opera nos astronautas e cosmonautas privados da força da gravidade que cria a carga de pressão através dos ossos: os osteoclastos fazem a festa e os heróis que regressam devem ser transportados em cadeiras de rodas para fora da nave até que seus ossos, de volta à gravidade, tornem-se menos porosos.

Essa extraordinária capacidade de responder às exigências explica a grande variedade de formas das articulações em todo o espectro humano, apesar da média das consistentes imagens na maioria dos livros de anatomia. Um recente estudo detalhou nítidas diferenças na estrutura da articulação subtalar.[73] Diferenças menores podem ser observadas em todo o corpo. Na Figura A1.40A vemos uma vértebra torácica "normal". No entanto, na Figura A1.40B, podemos ver o corpo distorcido à medida que a pressão cria uma exigência para a remodelação de acordo com a lei de Wolff,[74] e a formação de esporões hipertróficos conforme o periósteo é afastado dos tecidos conjuntivos e músculos circundantes por causa do excesso de tensão (ver também o Cap. 3 sobre o esporão de calcâneo). Muitas vezes uma fratura não soldada pode ser revertida criando-se um fluxo de corrente através da ruptura, reproduzindo o fluxo piezelétrico normal, por meio do qual o colágeno se orienta e começa o processo de preenchimento da abertura, que é seguido pelos sais de cálcio e pela cura completa.[15,75]

Esse mesmo processo de resposta ocorre em toda a rede fibrosa extracelular, e não apenas no interior dos ossos. Podemos imaginar uma pessoa que desenvolve, por qualquer motivo (p. ex., miopia, depressão, simulação ou lesão), uma "queda" comum: a cabeça vai para a frente, o peito se retrai, as costas se curvam (Fig. A1.41). A cabeça, pelo menos um sétimo do peso corporal na maioria dos adultos, deve ser impedida de cair ainda mais para a frente por alguns músculos da parte de trás. Esses músculos devem permanecer em contração isométrica (carga excêntrica) durante o tempo todo em que essa pessoa está acordada.

Os músculos são projetados para contrair e relaxar sucessivamente, mas esses músculos específicos estão agora sob uma tensão excêntrica constante, uma tensão que lhes rouba sua capacidade plena e facilita o desenvolvimento de pontos-gatilho. A tensão é transmitida através da fáscia, dentro e ao redor do músculo

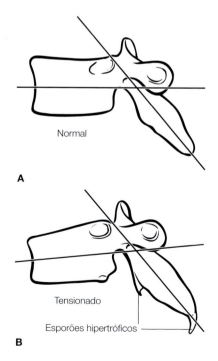

Figura A1.40 Até mesmo os ossos acabam alterando sua forma dentro de certos limites, adicionando e subtraindo massa óssea, em resposta às forças mecânicas ao seu redor. (Reproduzida com permissão de Oschman, 2000.[41])

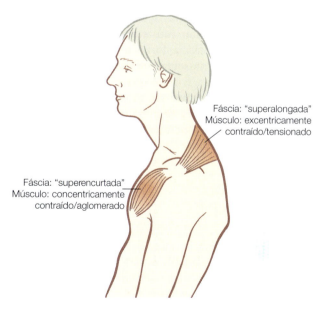

Figura A1.41 Quando segmentos corporais são puxados para fora do lugar e os músculos são obrigados a manter posições estáticas – esticada/contraída ("superalongado") ou encurtada/contraída ("superencurtado") –, vemos o aumento da ligação fascial na matriz extracelular circundante (MEC), bem como um aumento nos pontos-gatilho e "nós".

(e muitas vezes mais além em ambas as direções ao longo dos meridianos miofasciais). Essencialmente, esses músculos ou partes de músculos estão sendo forçados a agir como faixas (ver Fig. A1.8).

Deformações mais graves da rede fascial podem exigir mais tempo; programa de ginástica terapêutica; manipulação periarticular (como a que é encontrada na osteopatia e na quiropraxia); apoio externo, como órteses ou aparelhos; ou mesmo uma intervenção cirúrgica, mas o processo descrito anteriormente é contínuo e onipresente. Grande parte da restauração do equilíbrio postural, seja por meio do esquema dos Trilhos Anatômicos ou de outro modelo qualquer, pode ser obtida com o uso de técnicas não invasivas.

Respostas da fáscia à intervenção

Podemos transportar os achados em relação às propriedades em medidas práticas para o profissional que trabalha na área? Certamente existem indicadores, mas poucas certezas ainda. Dividimos o texto a seguir em uma seção para profissionais do movimento e outra para terapeutas manuais, embora as áreas desses profissionais muitas vezes se sobreponham.

Treinamento da fáscia

É importante enfatizar desde o início que o treinamento da fáscia não é novo, apesar de toda a recente atenção dada à fáscia nos círculos de treinamento.[76] Nossa rede de tecido conjuntivo sempre esteve junto a nós; não podemos evitar seu treinamento e alongamento nem possibilitar (ou atrapalhar) sua tarefa de autorreparação. A fáscia fornece um substrato para que todo o tecido muscular trabalhe na estrutura esquelética e articular. É claro que os treinadores e fisioterapeutas sempre tiveram isso em mente – como tendões, ligamentos e inserções individuais considerados partes distintas. Atualmente, a fáscia como sistema interativo – a tese deste livro – está sendo mais levada em conta pelos profissionais das áreas do atletismo e do desempenho.

Todos os métodos – dança, artes marciais, ioga, técnica de Alexander, condicionamento de força ou qualquer um dos seus desdobramentos modernos – treinam nossa fáscia de uma maneira ou de outra. (Na verdade, o ato onipresente de sentar, que praticamos no mundo ocidental, é também uma forma de "treinamento fascial" ou de "alongamento" que pode ocupar muitas horas da semana de um trabalhador de escritório, com alguns efeitos deletérios – consultar a seção sobre Sentar no Cap. 10.) O quadro que surge das pesquisas sugere que nosso trabalho poderá ser mais eficaz se estivermos cientes das propriedades e respostas

fasciais, além do suporte nutricional, da coordenação neurológica e da força e equilíbrio musculares.

O outro lado da moeda é que "fáscia" não é um milagre nem a resposta a todos os problemas de treinamento; é um evento prático, um tecido versátil e variável que lida com uma variedade de demandas derivadas do movimento dentro das capacidades generosas, mas não ilimitadas, de um tecido biológico.

Como sempre ocorre diante de um conceito recém-criado, o entusiasta menos informado pode fazer afirmações exageradas. No entanto, a imagem oferecida pelas pesquisas em desenvolvimento, referenciada para o restante desta seção, sugere que está por vir uma reformulação bastante radical de nossos conceitos básicos sobre a anatomia, digna do demasiadamente empregado termo "mudança de paradigma". O estudo da fáscia está introduzindo a relatividade de Einstein – somente depois de transcorrido um século – no mundo do treinamento do movimento e da medicina de reabilitação. Especialmente excitante é o vínculo estabelecido entre o treinamento do movimento, a ciência do encéfalo e a epigenética, uma área que promete fornecer dados objetivos sobre qual programa de movimento seria mais adequado para uma determinada pessoa.

Aqui, mais uma vez nos concentraremos na função da fáscia saudável. A disfunção fascial, a patologia e as complexidades da dor corporal estão além dos objetivos deste livro. O que vem a seguir é tão somente um conjunto parcial e truncado de pontos essenciais; o leitor poderá ter acesso a um quadro mais completo das pesquisas relevante em outros textos.[57,76-81]

A aplicação saudável de carga remodela positivamente a arquitetura fascial

Talvez o achado mais significativo para os treinadores é que a aplicação regular de carga (leia-se: exercício) dentro dos limites saudáveis do tecido induz a um padrão de dupla treliça espiral regular ao longo da miofáscia, enquanto a não aplicação de uma carga regular acarreta uma arquitetura irregular semelhante à do feltro (Fig. A1.42).[82-84] Esse padrão de treliça é o mais eficiente para a transmissão de força miofascial, bem como para a perfusão dos líquidos.

A não aplicação de uma carga à fáscia também reduz o "franzido" molecular na fáscia ao longo do tempo, o que não só fornece um primeiro "salto" saudável de elasticidade ao tecido, mas também é o método pelo qual os órgãos tendinosos de Golgi (OTG) leem a carga incidente no tecido.[84,85] Se o franzido for reduzido em virtude da inatividade, a percepção da carga será menos precisa (Fig. A1.43).[86] Assim, a pessoa sedentária que abandona o sofá ou que deixa o leito de hospital para retornar ao exercício enfrenta dois desafios

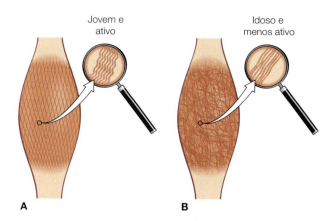

- Staubesand (1996) observou uma **treliça** de orientação bidirecional nas fáscias de mulheres jovens em comparação com mulheres mais idosas.
- Jarvinen (2002): a **imobilização** induz a um arranjo multidirecional do colágeno e redução do "franzimento".
- Wood (1998) relatou um aumento na formação do "**franzimento**" do colágeno em ratos que correm diariamente.

Figura A1.42 A aplicação de uma carga saudável leva à formação de uma treliça espiral regular na miofáscia (**A**). A vida sedentária deixa a fáscia sem direcionamento de forças e com orientação aleatória, como se percebe em (**B**). (Redesenhada de Schleip e Müller[57]; reproduzida de Robert Schleip e fascialnet.com.)

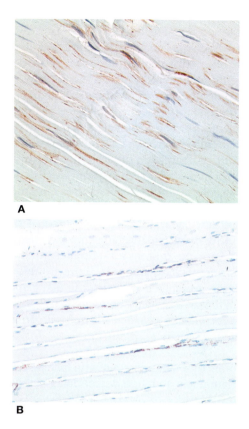

Figura A1.43 Franzido saudável (**A**) fornece uma primeira resposta de elasticidade e também é o meio pelo qual os órgãos tendinosos de Golgi são capazes de avaliar a carga. Um franzido reduzido (**B**) se traduz em menor vigor e menor sensibilidade à carga. (Reproduzida com permissão do Dr. Robert Schleip e fascialnet.com.)

fasciais, além de sua fraqueza muscular: remodelar a dupla treliça em espiral e reconstruir o franzido (e, portanto, a sensibilidade).

Esses dois desafios dependem de escalas de tempo mais longas do que a da construção muscular, pois a renovação do colágeno na fáscia menos vascularizada é muito mais lenta do que a renovação da proteína no músculo bem irrigado; assim, no início de qualquer novo programa de treinamento, essa é uma ocasião mais provável para a ocorrência de lesões, quando os músculos estão se distanciando de sua fáscia de suporte.[87] Depois de alguns meses, a fáscia já se "recuperou" e a probabilidade de lesão diminui.

Parte do processo de treinamento é uma remodelação forçada da fáscia conforme as células musculares crescem em volume ou número, ultrapassando seus limites. Esse chamado "romper e reparar" é um processo normal que efetivamente envolve dor em decorrência da liberação da Substância P; contudo, essa remodelação de pequenas lacerações é realizada dentro de um dia ou pouco mais, dependendo de sua fisiologia – do sono, da alimentação e do repouso.

Aproveitando a elasticidade

Como vimos anteriormente, a elasticidade pode ser treinada. A água é espremida lentamente para fora dos tendões à medida que estes constroem a infraestrutura elástica. Esteja você praticando corrida, pulando corda ou balançando pesos – sempre estímulos de elasticidade-salto-recuo elástico –, estará acumulando juventude em seu corpo, ao mesmo tempo que mantém a elasticidade.

Para aproveitar o recuo elástico, há apenas uma janela de um segundo (na verdade 0,8 a 1,2 segundo[88]) entre a aceitação do peso e o recuo elástico. Você não aumenta a elasticidade do corpo nas velocidades da ioga ou do Tai Chi. (Essas artes conferem muitos benefícios, mas a elasticidade fascial não é um deles.) Até mesmo o ciclismo é lento demais para aumentar a elasticidade. Observe as panturrilhas de um ciclista – isso é força muscular, e a fáscia em torno dos gastrocnêmios é forte, mas não necessariamente elástica.

Para sentir o poder da elasticidade, coloque primeiro a mão na coxa, levante o dedo indicador e, usando os músculos, bata com ele na perna. Use toda a força muscular possível. Para verificar o poder da elasticidade, levante o dedo indicador até sua hiperextensão total com a outra mão e, em seguida, solte-o para sentir a força elástica no tendão. Coordene ambos para obter a maior potência.

Aproveitando a plasticidade

Tornar a fáscia "mais longa" (aumentando o deslizamento e, portanto, a amplitude eficaz de movimento) depende do movimento lento ou "mantido" na amplitude final do deslocamento, ou em suas proximidades, em que a fáscia na área-alvo "bloqueia", mantendo o alongamento por tempo suficiente para que o reflexo de estiramento desapareça e os músculos relaxem. Só então começa o aumento do deslizamento plástico na fáscia; portanto, permaneça no alongamento por pelo menos 30 a 90 segundos **depois** que os músculos tiverem relaxado.[89]

Se a elasticidade não ocorre nas velocidades da ioga e do Tai Chi, a plasticidade não ocorre nas velocidades atléticas. Para que as fibras e a substância fundamental interajam de maneira alongada, é preciso que ocorra uma tensão sustentada no limite do alongamento, e não uma tensão passageira no meio da trajetória, para que seja recuperada a capacidade de cisalhamento entre os planos fasciais.

Treine mais globalmente o sistema fascial, usando vetores variáveis ao longo das cadeias cinéticas longas

O treinamento isolado de grupos musculares individuais com movimentos lineares pode esculpir bem esses músculos, mas talvez não se estenda aos tecidos fasciais vizinhos, necessários à saúde do corpo no movimento funcional.[90] Como exemplo, treinar o quadríceps femoral na posição sentada, com a aplicação do peso nos tornozelos e com a extensão dos joelhos – como é comum em muitas academias –, pode fortalecer esses músculos, mas não vai construir a necessária força concomitante nos ligamentos da articulação SI e no piriforme contralaterais (para fechamento forçado), o que levará à probabilidade de disfunção e dor na pelve.[1]

O treinamento dos meridianos miofasciais em cadeias cinéticas abertas ou fechadas aumenta a força fascial entre os músculos e ao redor deles, possibilitando maior coordenação entre a iniciação proximal e o retardo distal (Fig. A1.44; Vídeo 1.2).[90]

A variação da carga, do ritmo e dos vetores de tração ou de alongamento durante o treinamento – como no trabalho com tacos ou cordas, *kettlebells* ou *parkour*; aparelhos de musculação e pesos livres tendem a ser mais lineares – garante um desenvolvimento uniforme da fáscia de suporte de sustentação nos músculos e ao redor deles. Por outro lado, a lógica sugere que a repetição dos mesmos exercícios, katas ou asanas de ioga da mesma maneira, dia após dia, treinará apenas determinados caminhos da fáscia que estão sendo submetidos à carga, deixando a fáscia próxima livre da carga, destreinada e desequilibrada (e, portanto, sujeita a lesões quando os eventos do seu cotidiano chegam

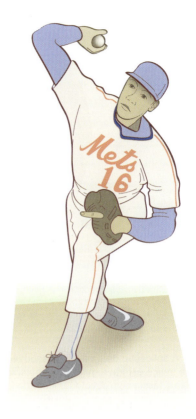

Figura A1.44 O treinamento de cadeias miofasciais longas aproveita ao máximo os braços de alavanca longos, a coordenação, a elasticidade fascial e o movimento tipo chicote de iniciação proximal com retardo distal.

até você de ângulos diferentes). Não que a repetição em si seja ruim – as rotinas são inestimáveis para a absorção dos detalhes de uma dança ou arte marcial complexas; contudo, rotinas exclusivamente repetidas, sem variação, têm valor questionável como preparação para a vida real.

Os ligamentos estabilizam dinamicamente as articulações em todos os ângulos

Assumimos que os ligamentos são estruturas passivas até alcançarmos o final da amplitude do movimento, momento em que elas entram em ação para salvar as articulações.[91] As dissecações cuidadosas de Van der Waal mostram que os ligamentos não são o sistema paralelo que pensávamos que fossem: em sua maioria, os ligamentos dinamicamente ligados em série com os músculos circunjacentes.[6] Nosso método de dissecação comum apenas os fazia parecer separados, quando deslizávamos o bisturi entre o músculo e o ligamento para quebrar sua conexão natural (Fig. A1.45).

As implicações dessa descoberta simples, mas radical, para o fortalecimento articular são vastas e levarão tempo para serem avaliadas e aplicadas. Só a

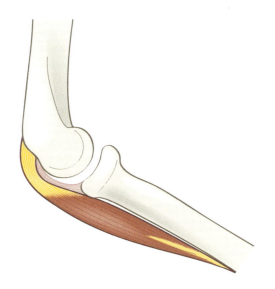

Figura A1.45 A maioria dos ligamentos atua em série com os músculos próximos, não em paralelo como descrito na maioria dos textos. (Segundo van der Waal, 2009.)

percepção de que os ligamentos estão sendo treinados em todos os ângulos de movimento já é reveladora. Novamente, recomenda-se explicitamente a prática de exercícios multivetoriais e o investimento de tempo suficiente para construir ou alongar os ligamentos.

O treinamento fascial exige uma perseverança cuidadosa

A maior parte das lesões corporais envolve a fáscia.[92] Uma perseverança cuidadosa funciona em três escalas de tempo. Em primeiro lugar, os músculos se desenvolvem mais rápido do que a fáscia, graças à lenta renovação do colágeno; assim, um programa para adquirir resiliência fascial deve ser realizado com uma visão de longo prazo, como o promovido pela ioga e pelas artes marciais. Tendo em vista que a meia-vida do colágeno é de cerca de um ano, faz-se necessário um período de 6 a 24 meses (dependendo da idade, exercício e nutrição) para que ocorra uma mudança completa no sistema fascial.[87] A atitude ansiosa pré-verão, de forçar os músculos para que "bombem" dentro de poucas semanas, é a receita certa para a ocorrência de lesões das junções miotendíneas (com base em mais de 40 anos de experiência empírica).

Em segundo lugar, as pesquisas confirmam que, no nosso corpo, a fáscia gosta da ideia de treinos puxados escalonados, pois precisa de um tempo para recuperação. Depois de um estímulo vigoroso (alongamento ou trabalho muscular), os fibroblastos são estimulados a produzir mais fáscia (sobretudo nos "Vikings") e as enzimas destruidoras da fáscia, como as colagenases e outras proteinases, começam a quebrar a fáscia degenerada e mais velha.[93] Vinte e quatro horas após o treino, ocorre uma perda final de colágeno. Isso significa que o sistema pode estar um pouco mais fraco e, portanto, não estará pronto para outro estímulo vigoroso; contudo, em 48 horas observa-se um ganho líquido e em 72 horas o sistema terá alcançado a estabilização na maior parte das pessoas e estará pronto para outro estímulo forte (Fig. A1.46).

Em terceiro lugar, a maioria das lesões ocorre quando o tecido da fáscia local está submetido a carga, sendo então exigido que se mova com muita rapidez. Uma situação parecida pode ser ilustrada pela sacola de plástico comum: se a esticarmos devagar, ela se deformará plasticamente ao longo de uma distância considerável; se for esticada rapidamente, ela se romperá. Em nossa experiência, um movimento ou exercício que possa ser executado lentamente está pronto para ser executado com rapidez e de maneira mais segura, em vez que começar tentando aprendê-lo rapidamente primeiro – uma estratégia que pode levar à ruptura local do tecido e à necessidade de uma recuperação prolongada.

Cada cliente é diferente

Detalhamos as diferenças entre um "Viking" e um "Dançarino do templo" – e eles não responderão da mesma maneira ao treinamento. À medida que essa e outras diferenças genéticas na fáscia forem sendo compreendidas, os programas de treinamento deverão levar em conta essas diferenças, em vez de usar uma estratégia única para todos. As pessoas com frouxidão ligamentar podem receber sessões de alongamento, tendo em vista a sua afinidade natural por tal movimento; contudo, será melhor que esses clientes combatam essa

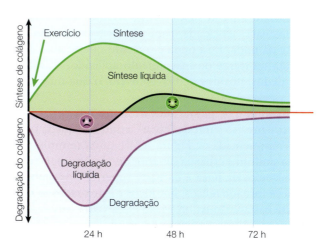

Figura A1.46 O treinamento pesado perturba os fibroblastos, que, por sua vez, dissolvem o colágeno antigo e criam novas fibras. Transcorridas 24 horas, esse processo resulta em uma degradação líquida, mas em uma síntese líquida após 72 horas. (Ilustração modificada segundo Magnusson et al., 2010.[93] Redesenhada de Schleip e Müller[57] com permissão do Dr. Robert Schleip e de fascialnet.com.)

tendência a construir um equilíbrio mais resiliente. Os "Vikings" devem equilibrar suas tarefas pesadas com alongamentos sustentados e com movimentos ondulantes não direcionados, para que se mantenham flexíveis.

Na arte do treinamento, fazer a coisa certa para cada cliente é um trabalho para toda a vida. Um bom treinador ou professor de movimento é capaz de trabalhar com todos os tipos de pessoas, não apenas com pessoas que tenham um tipo de corpo semelhante ao deles.

Terapia manual e fáscia

Nenhuma terapia manual pode ter como alvo apenas a fáscia. Cada intervenção prática, como cada sessão de treinamento, envolverá os quatro tipos de tecido. Dito isso, tratar uma fáscia curta ou aderida é uma tarefa que requer paciência. As respostas neuromusculares são rápidas; já as respostas fasciais são lentas. Quão lentas? O leitor pode observar a velocidade recomendada por nós nos vídeos que acompanham este livro, mas a palavra de ordem é "ouvir o tecido", pois cada pessoa é diferente.

Frequentemente nos deparamos, por exemplo, com a fáscia sobre o esterno, ilustrada na Figura A1.39, um local onde a fáscia está frequentemente presa ao periósteo esternal e aos tecidos articulares esternocondrais. O que vai determinar nossa velocidade? Primeiro, vamos fundo o suficiente para envolver as camadas fasciais entre a base da pele e a parte da frente do osso. Conforme levamos o tecido em sentido cefálico (em direção à cabeça), podemos sentir uma onda, não bem sob nossos dedos, mas cerca de um centímetro à frente deles. Preste atenção a essa onda e ajuste sua velocidade, para não ficar atrás nem na frente da onda. Essa onda é o tecido que se abre e se hidrata na frente do instrumento aplicador – isto é, seus dedos, nós dos dedos, cotovelo, o que quer que você esteja usando.

Aí surge a pergunta: onde devemos interferir? Primeiro, é preciso parar de "caçar" a dor. Na "queda para trás" representada na Figura A1.41 (uma reminiscência da síndrome cruzada superior de Vladimir Janda[94]), os músculos da nuca e da parte superior dos ombros terão se tornado tensos, fibróticos e estressados, o que exigirá bastante trabalho. Mas a tração concêntrica que está acontecendo na frente do corpo – seja no tórax, abdome, quadris ou outro lugar qualquer – deverá ser alongada primeiro, e as estruturas inferiores reorganizadas para apoiar o corpo em sua posição "nova" (ou, mais frequentemente, "original", natural).

Em outras palavras, os terapeutas manuais devem avaliar seus pacientes ou clientes de forma global, devem agir localmente e, em seguida, aplicar suas técnicas globalmente para integrar nossos "remédios" locais em toda a estrutura da pessoa. Ao planejar nossa terapia com essa estratégia global-local-global, estamos agindo exatamente como a própria MEC age (Vídeo 6.23), como veremos a seguir na seção sobre tensegridade. As células do tecido conjuntivo produzem MEC em resposta às condições locais, que por sua vez afetam as condições globais que interferem nas condições locais em um interminável processo recursivo.[10] Uma boa compreensão dos meridianos miofasciais auxilia na organização da nossa busca pelo "culpado silencioso" e pelas necessárias descompensações globais – revertendo a espiral descendente de uma imobilidade crescente.

De volta à nossa queda para trás: eventualmente, fibroblastos na área (e as células-tronco mesenquimais ou fibroblastos extras que podem migrar para a região) secretam mais colágeno no interior e ao redor do músculo para criar uma faixa melhor. As longas moléculas de colágeno, secretadas no espaço intercelular pelos fibroblastos, são polarizadas e se orientam como agulhas de bússola ao longo da linha de tensão mecânica (ver Fig. A1.33). Essas moléculas se interligam com múltiplas pontes de hidrogênio por meio da "cola" interfibrilar (proteoglicanos ou proteínas da substância fundamental, como a decorina), formando uma matriz de fibrilas semelhante a uma faixa ao redor do músculo.

A Figura A1.39 ilustra de maneira muito clara esse fenômeno. A figura mostra a dissecação de algumas das fibras fasciais que passam sobre o esterno, entre os dois músculos peitorais. Se compararmos as fibras que avançam da parte superior direita para a inferior esquerda, podemos ver que tais fibras são mais densas e mais fortes do que as que avançam da superior esquerda para a inferior direita. Isso indica a ocorrência habitual de maior tensão naquela direção, talvez pelo fato de a pessoa ser sinistra ou (em uma opinião inteiramente especulativa) por ela trabalhar como motorista de ônibus de uma cidade grande que usa mais a mão esquerda para girar o volante horizontal. Essa tensão causou o surgimento de linhas de piezoeletricidade, e os fibroblastos responderam depositando colágeno novo, que se orientou ao longo das linhas de tensão para produzir mais resistência.

Enquanto isso, o músculo sobrecarregado e subnutrido pode manifestar redução na função, com dor em pontos-gatilho e fraqueza, juntamente com a diminuição da hidratação na substância fundamental circunjacente e com maior toxicidade dos metabólitos. Felizmente – e essa é a verdade cantada pela Integração Estrutural, ioga e outras terapias miofasciais – esse processo funciona muito bem ao contrário: é possível diminuir a tensão por meio de manipulação ou de treinamento, a fáscia pode ser enzimaticamente reabsorvida e o músculo pode ser restaurado à sua função completa. Contudo, são necessários dois elementos para a resolução bem-sucedida dessas situações, seja por meio do movimento ou da manipulação:

1. Uma reabertura do tecido em questão, para ajudar a restaurar o fluxo de líquido, a função muscular e as conexões com o sistema sensório-motor, e
2. Um alívio da tração biomecânica que causou inicialmente o aumento da tensão naquele tecido.

Se considerados isoladamente, qualquer um desses elementos produz resultados temporários ou insatisfatórios. O segundo ponto nos incita a olhar mais além de apenas "perseguir a dor" e lembra a advertência da importante fisioterapeuta Diane Lee: "São as vítimas que gritam, não os criminosos". Cuidar das vítimas e prender os bandidos locais é a ação abordada pelo primeiro elemento; ir atrás dos "figurões" é a função do segundo elemento.

Na estrutura humana raramente tais "figurões" são percebidos pelo cliente como dolorosos. As áreas secundárias podem estar doloridas para o cliente, ou sensíveis ao toque, ou quando esticadas. Em geral, as áreas primárias importantes estão "entorpecidas" para o cliente, sendo função do terapeuta manual ser capaz de identificar a causa, em vez de "ser pego" mexendo nos efeitos. Para reforçar essa percepção, desenvolva as habilidades de *BodyReading* descritas no Capítulo 11 (e consulte o *webinar BodyReading* no *site* www.anatomytrains.com/product/bodyreading-visual-assessment-of-the-anatomy-trains-webinar-series/).

A terapia manual tem à sua disposição ferramentas muito limitadas para a obtenção de elasticidade nos tecidos fasciais – isso é tarefa dos exercícios de aplicação rítmica de carga. Por outro lado, a terapia manual é bastante adequada para a produção de mudanças plásticas, com um trabalho lento e específico em tecidos encurtados e densificados com o objetivo de restaurar a capacidade de deslizamento.

O cliente também pode recorrer à autoajuda com sua miofáscia, utilizando algum dos sistemas de Autoliberação Miofascial (*Self-Myofascial Release*, SMR) existentes, com bolas, bastões ou outros instrumentos que ficam cada vez mais sofisticados, ano após ano.[95-98] Essas ferramentas vibram, têm botões ou outros atrativos promocionais exclusivos – mas a essência dessas práticas é a atenção, a parte consciente. Apenas rolar para cima e para baixo sobre um instrumento não é uma atividade necessariamente benéfica por si só, sendo menos provável ainda se sua mente e atenção estiverem em outro lugar. Quanto progresso obtém um corredor de esteira que está totalmente ligado em seus fones de ouvido?

Um programa preventivo de conscientização estrutural (chame-o de "alfabetização cinestésica") também poderia ser produtivamente incorporado à educação pública.[99-102]

O ingresso da palavra "consciência" nos conduz à relação entre o sistema nervoso e o sistema fascial.

Cinestesia fascial

A cinestesia – nossa percepção do corpo no espaço e em movimento – é única entre os sentidos porque é difícil imaginar uma vida sem ela. Podemos nos imaginar como cegos ou surdos, ou vivendo sem paladar ou olfato; mas poderíamos viver sem nosso "senso de identidade", que está tão ligado ao que sentimos em nossos corpos?[103-105]

Muitas vezes chamada de sexto sentido, mas na verdade integrando vários "sentidos", a apreciação de nosso eu interior evoluiu desde uma sensação muito simples de alongamento nos tecidos para a coordenação complexa e sofisticada necessária para tocar flauta, retirar o apêndice, escalar um paredão rochoso ou lidar com um adolescente rebelde. Mas podemos facilmente isolar a cinestesia: feche os olhos e toque o nariz com o dedo anular da mão não dominante. Apenas o seu sentido cinestésico pode ajudá-lo a fazer isso.

A versão resumida da história neuromiofascial a ter em mente é a seguinte: o encéfalo ouve a fáscia e fala com os músculos. As terminações nervosas mecanossensíveis são abundantes na fáscia e no espaço intersticial. Contudo, não foi descoberto qualquer nervo motor inervando uma fáscia, e o único caso de contração ativa na fáscia, causada pelos miofibroblastos (ver componentes fasciais acima), não é modulado pelos nervos.

Acontece que a fáscia é o órgão mais conectado do corpo, com mais nervos sensitivos do que os que temos no olho ou na língua.[106] Mas só obtemos informações de cada terminação se ela se mover. Se for mantida "parada" no tecido e não estimulada, ela terminará "morrendo" para a imagem corporal. Parte do objetivo da terapia manual ou do treinamento de movimento é criar uma imagem corporal tão completa quanto possível no cliente, sem vazios ou lacunas de áreas "esquecidas" do corpo. "Lembrança de si mesmo" é uma parte importante – ou melhor, vital – de qualquer processo terapêutico restaurador.

Vamos dividir a cinestesia do sistema fascial em propriocepção, interocepção e nocicepção. A primeira divisão é mais objetiva – "Onde estou no espaço?" A segunda é mais subjetiva: "Como me sinto em relação ao que estou sentindo?". A terceira divisão é a percepção da dor. Todas são importantes e dependem intensamente das informações passadas pelo sistema fascial.

Propriocepção na fáscia

Sua percepção de si mesmo no espaço é elaborada a partir de diversas fontes – a orelha interna, os olhos (se eles estiverem abertos), a articulação temporomandibular, a articulação do quadril e os sensores da pele na planta dos pés aparecem amplamente em nossa orientação interna –, mas atuam também as terminações nervosas implantadas nos tecidos miofasciais e fasciais.

É importante que essas terminações aprendam a trabalhar, pois isso não vem automaticamente. Muito disso provém de nosso primeiro ano de vida, quando, depois de alguns meses de quedas, ficamos muito bons em combinar a percepção interior de nosso corpo com o mundo exterior.

(Embora você só precise entrar em uma sala cujo piso seja 5 cm mais baixo do que você pensava que seria para entender a precisão do seu sistema em "adivinhar"/calcular o que está prestes a encontrar, como o sistema pode ser enganado, e o grau do choque que invade o sistema quando este se prepara para o conjunto errado de forças.)

Propriocepção é a palavra dada especificamente para nosso senso de posição no espaço e para como estamos nos movendo. Costumamos falar sobre "sentir o alongamento em nossos músculos", mas temos, talvez, seis vezes mais receptores na fáscia ao redor de qualquer músculo do que no músculo em si.[107] O tecido muscular em geral está comparativamente entorpecido, em comparação com a fáscia à sua volta. (Os músculos ricos em terminações nervosas, por exemplo, os suboccipitais, e os músculos dos olhos, língua e região plantar, são exceções.)

Fica evidente que o encéfalo está vitalmente interessado no que está acontecendo nos interstícios na fáscia. Juntamente com o sistema vestibular e os muitos sensores cutâneos, precisamos de absolutamente todos os sensores fasciais para saber o que está acontecendo com nosso corpo no espaço.[108] Aqui, a sugestão é que a demolição de nossos dados sensoriais ("sem dor, sem ganho") funcionará como um atalho para a ocorrência de lesão fascial de curto ou longo prazo, e que o cultivo de um senso refinado de propriocepção, interocepção e cinestesia será de grande valia para o refinamento de nossas habilidades e para estendê-las até a velhice.

Portanto, aqui a primeira surpresa é que o músculo fornece menos sensação e que os tecidos colagenosos circundantes fornecem mais sensação, mais informações. Em termos de resposta, a fáscia fica limitada à lenta fisiologia que detalhamos anteriormente na seção sobre plasticidade fascial, enquanto o sistema neuromuscular pode responder em frações de segundo para ajustar a tensão na rede miofascial.

A propriocepção faz uso de cinco terminações receptoras básicas no corpo miofascial, cada uma delas com subtipos que não iremos detalhar: fusos musculares, órgãos tendinosos de Golgi (OTG), corpúsculos de Pacini, terminações de Ruffini e terminações nervosas livres (Fig. A1.47).

Sem revisar todos os dados conhecidos sobre essas terminações, observamos que os fusos musculares são o único tipo de receptor no interior dos músculos – o restante se localiza no interstício ou na própria fáscia. O fuso é uma minúscula cápsula fascial que envolve algumas fibras de elastina, com a terminação anuloespiral envolvendo-as. À medida que o músculo é alongado ou contraído, a terminação informa a mudança no comprimento, o que também fornece ao encéfalo informações, ao longo do tempo, acerca da velocidade de mudança do comprimento. Podemos observar que mesmo os fusos musculares intramusculares estão "lendo" a mudança no comprimento do tecido conjuntivo para inferir a mudança no comprimento do músculo, mesmo assim vamos dar esse crédito aos músculos.

Esses fusos nos oferecem a chance de "enganar" a medula espinal, fazendo-a pensar que o músculo foi alongado graças ao ajuste do fuso em suas terminações – o chamado sistema motor Gama. O fuso, "pensando" que o músculo está se alongando, envia uma mensagem à medula espinal; e aquela porção do músculo governada por esse fuso é reflexamente contraída. Isso possibilita que os movimentos ocorram de maneira muito mais suave, mas apenas naqueles movimentos em que "sabemos" o que vai acontecer e podemos, portanto, nos preparar. O sistema Gama não nos ajuda em movimentos novos – compare a concentração da criança nova, que está aprendendo a amarrar os sapatos, com os movimentos reflexos de um praticante habitual de corrida (ver Fig. A1.18).

Assim, os fusos musculares nos oferecem uma leitura do comprimento do músculo e nos dão a oportunidade de pré-programar movimentos conhecidos, mas não nos dizem nada sobre a carga incidente. Essa é a função do OTG, um receptor de estiramento fundamental localizado por todo o sistema fascial. Seu mecanismo é simples: uma terminação sensitiva se enrola entre as fibras de um tendão (ou de outra fáscia). Essas fibras são enrugadas e onduladas e ficam mais retificadas à medida que a fáscia vai assumindo mais carga. A terminação nervosa simplesmente mede o grau em que esse "enrugamento" se retificou para obter uma leitura da quantidade de carga que está incidindo no tecido em questão (ver Fig. A1.43).

Se o enrugamento não estiver mais presente, seja em decorrência da idade ou pela inatividade, os OTG não poderão ler corretamente a carga; assim, a percepção do paciente idoso ou fora de forma talvez não seja tão refinada quanto poderia ser.

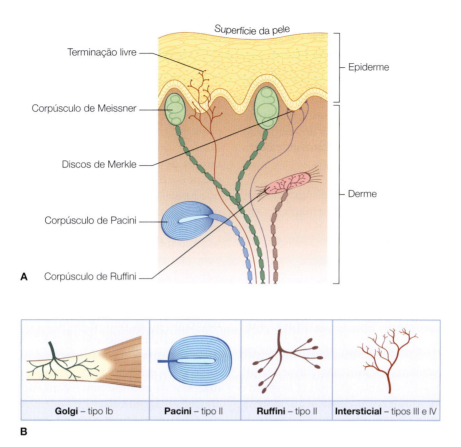

Figura A1.47 O sistema nervoso tem uma grande quantidade de receptores generalizados na fáscia intersticial e também desenvolveu terminações especializadas para alongamento, carga, pressão e cisalhamento.

Para visualizar todo o quadro, se você fechar os olhos e estender a mão com o cotovelo flexionado, e se alguém deixar cair um livro em sua mão, sua mão irá abaixar e depois subir novamente, quando o fuso sentir a mudança repentina de comprimento, e também alertará a medula espinal para que ela corrija o músculo, para que volte ao seu comprimento de repouso anterior. No que diz respeito ao fuso, qual a diferença entre a leitura inicial e a leitura resultante? Nenhuma: é uma leitura idêntica à anterior, porque o músculo tem o mesmo comprimento de antes. Mas você terá a nítida sensação de que as coisas estão diferentes; agora você é capaz de sentir o peso do livro, mesmo que o fuso diga que tudo voltou ao normal.

O peso do livro – a carga – é medido pela retificação do enrugamento no tendão, e esse enrugamento fica ainda levemente retificado no final. Por isso o sentimos e registramos como "peso na mão". Continue adicionando livros e, eventualmente, o reflexo OTG irá incentivar o músculo a relaxar cada vez mais, para que não ocorra lesão ao tendão. Mas essas duas máquinas simples – uma para comprimento e outra para carga – fazem a maior parte do trabalho de nos dizer o que está acontecendo em nosso corpo.

Há mais um fato importante sobre os fusos e OTG para a tese aqui discutida. Há alguns anos, pensávamos que os fusos e OTG se distribuíam aleatoriamente pelos músculos e tendões. Hoje sabemos que o músculo é embalado em seções (chamadas de fascículos) pela fáscia, e que estes se estendem aos tendões, na forma de feixes identificáveis no interior do tendão. Além disso, sabemos que o fuso muscular e os OTG associados a um determinado feixe de fascículos estão ligados à medula espinal (ver Fig. A1.18).

Esse é um conceito muito importante, que devemos assimilar e entender, por enfatizar que o encéfalo não pensa em termos de músculos inteiros. Concebíamos o corpo dessa maneira em razão do nosso método de dissecação, porém o sistema nervoso não organiza os movimentos em termos de músculos específicos, mas em termos dessas unidades neuromotoras distintas existentes no interior do músculo, cada uma com seu próprio suprimento de fusos e OTG vinculados.

Fora do tecido muscular propriamente dito podemos observar outras terminações sensitivas especializadas, bem distribuídas e inteligentes na rede fascial, como:

- OTG externos ao tendão, que medem a carga nos tecidos circunjacentes
- Corpúsculos de Pacini, que medem a pressão
- Terminações de Ruffini, que medem o cisalhamento entre planos fasciais adjacentes
- A terminação mais prolífica de todas, as terminações nervosas livres que informam um pouco de tudo e também se conectam aos tratos nociceptivos (de dor) (Fig. A1.47).[109]

Voltaremos à nocicepção na fáscia, mas primeiro precisamos compreender as novas informações sobre interocepção.

Interocepção

Prestar atenção. Essa é a nossa tarefa interminável e intransferível.

Mary Oliver

O que quer que esteja acontecendo com o tecido sob nossas mãos, também estamos nos comunicando com o sistema nervoso do cliente. O sistema nervoso é o "criador de significado", e nossa construção de significados tem várias camadas. A interocepção é parte do processo de coletar os dados relevantes em meio aos inúmeros sinais intermináveis que recebemos de nosso corpo. Os terapeutas lidam com a percepção e, portanto, devem estudar como o encéfalo percebe o corpo e a interface corpo-mente. São muitas as coisas que a ciência ainda precisa descobrir sobre como sentimos o corpo em movimento e como nossos pacientes "dão sentido" ao nosso trabalho neles próprios.

Ao estudar como o encéfalo monitora o corpo na cinestesia, os cientistas fizeram uma diferenciação entre propriocepção e interocepção. Tradicionalmente, a propriocepção tem sido aplicada (como é o nosso caso) ao nosso sentido de posição no espaço, incluindo todos os receptores que listamos nas miofáscias parietais. Originalmente, a interocepção era atribuída aos sinais provenientes dos nossos órgãos. Como os proprioceptores, os interoceptores também são principalmente modificações dos receptores de estiramento, mas também incluem os termoceptores e outros parâmetros regulatórios. A percepção do estiramento na bexiga ou no reto nos diz que precisamos encontrar logo um banheiro. A ausência de estiramento no estômago nos informa que é hora de almoçar ou jantar. Os receptores de estiramento em nossos pulmões modulam a respiração, e receptores semelhantes em nossas artérias ajudam a regular a pressão arterial.

Em outras palavras, a interocepção pode ser descrita como um *sentido da posição fisiológica do corpo* (ao contrário do literal sentido de posição dos proprioceptores); portanto, é uma conexão para "*como nos sentimos sobre o que sentimos*".[110] Representamos nosso corpo a partir de dentro com a interocepção. Por outro lado, representamos como nosso corpo está se relacionando com o mundo exterior – o que estamos tocando, qual é seu peso e o que estamos movendo – por meio da sensação na pele (somestética) e da propriocepção.

Isso possibilita uma distinção clara, mas, como muitas de nossas presunções sobre o maquinário do nosso corpo – nunca tão simples quanto gostaríamos que fosse –, não verdadeira. Recentemente, descobrimos que a interocepção se estende ao nosso corpo musculoesquelético e também aos órgãos. "Como você se sente sobre o que você sente" está presente em nosso eu do movimento, bem como em nosso eu fisiológico (Quadro A1.1).

Para sentir isso, simplesmente mantenha um dos braços para o lado e para fora, na altura do ombro – em outras palavras, ombro abduzido, cotovelo estendido. Mantenha-o lá enquanto você lê. Desde o início, você pode apreciar a propriocepção – a contração no deltoide e no trapézio, os receptores articulares que lhe dizem onde está seu braço e quanto ele pesa sem você ter que olhar para ele.

Com o passar do tempo, porém, você começará a notar outras sensações. Você começará a procurar desculpas para abaixar o braço. Não é doloroso, exatamente, e não há dano tecidual ao manter o braço elevado por alguns minutos, mas agora sabemos que são os interoceptores que estão permitindo que lhe seja informado "como você se sente com relação ao que você sente" até mesmo na fáscia, nos músculos e nas articulações.

Você pode abaixar seu braço a qualquer momento agora, mas é um teste interessante deixar seu braço lá o máximo possível para observar o processo de interocepção – quão irritado e agitado você pode ficar, conforme aumentam as sensações. A propriocepção é emocionalmente neutra; a interocepção – de seus órgãos ou de seu corpo musculoesquelético – tem uma força motivadora intrínseca. Os seguidores de Wim Hoff se testam contra esses tipos de sentimentos interoceptivos tomando banhos de gelo e coisas assim, e pode ser muito válida a expansão dos limites da tolerância às sensações dessa maneira.

A diferença de sensações ocorre porque as terminações interoceptivas atiçam uma parte diferente do encéfalo, em comparação com as terminações proprioceptivas. De acordo com o pesquisador fascial Dr. Robert Schleip, "essas sensações são desencadeadas pela estimulação de terminações nervosas sensitivas não mielinizadas (terminações nervosas livres) que se projetam para o córtex insular, em vez do córtex somatossensitivo primário, que geralmente é considerado o principal alvo das sensações proprioceptivas".

Quadro A1.1 Ferramentas para valorizar seu próprio "sentido de sentir"

Movimentos mais lentos: no trabalho corporal, a velocidade é inimiga da sensibilidade – quanto mais devagar você avançar, mais você sentirá. Quando fazemos práticas com movimentos lentos, como ioga ou Tai Chi, ocasiões nas quais possibilitamos que a mente se mova além da sequência em si (o aspecto proprioceptivo), podemos desviar nossa atenção para o modo como os movimentos são percebidos no corpo (o aspecto interoceptivo). Tente desacelerar suas técnicas para que possa ser capaz de ouvir profundamente – a outra pessoa com suas mãos, se estiver fazendo terapia manual, ou em movimento consigo mesmo ou com seu paciente.

Meditação respiratória simples: essa desaceleração é especialmente eficaz para o sistema autônomo quando você a aplica à respiração. Concentre-se no frescor do ar ao inspirar e no calor do ar ao expirar – e observe as sensações dentro de você como resultado da respiração mais lenta.

Mude sua rotina: pegue suas experiências de "piloto automático" e transforme-as em algo novo. Fazer repetidamente determinada sequência de ioga ou de treinamento irá resultar no domínio da habilidade, mas a introdução de novidades com a mudança de sua rotina pode possibilitar que você "ouça" mais profundamente. Até mesmo a mudança de posição da sua maca de massagem na sala ou da música que você põe para tocar durante as sessões podem resultar em uma sintonia mais fina de sua consciência interoceptiva.

Automassagem: ao utilizar qualquer ferramenta de SMR (*self myofascial release*) – por exemplo, um rolo de espuma ou bolas –, diminua a velocidade e sinta. Você vai abrir espaço para uma resposta parassimpática profunda e uma percepção (ouvir) geral mais profunda das pistas proprioceptivas e interoceptivas.

Embora as terminações interoceptivas sejam importantes para nos ajudar a manter a homeostase no corpo, essas sensações não têm apenas um aspecto sensorial, mas também se fazem acompanhar por aspectos afetivos, motivacionais ou emocionais. O alívio que você sentia quando sua mãe esfregava algum "dodói" seu foi atribuído à teoria das "comportas" de dor, mas nesse caso o mecanismo parece se dar por meio de seus interoceptores – você ainda pode sentir a dor, mas se sente melhor com relação a isso porque os interoceptores foram acalmados por sua mãe.

A interocepção desconfortante e a alteração no processamento na ínsula estão associadas a problemas como a síndrome do intestino irritável, transtornos alimentares, ansiedade, depressão, alexitimia (cegueira emocional), transtornos esquizofrênicos, transtorno de estresse pós-traumático (TEPT) e, possivelmente, fibromialgia.[110] Foi proposto que as vias neurais associadas à interocepção podem ser consideradas um componente essencial para a consciência, uma parte fundamental da "presença".

Os interoceptores podem ser considerados uma extensão do eu orgânico para o eu neuromotor. Essas respostas se integram perfeitamente ao alarme simpático do sistema nervoso autônomo e à calma restauradora parassimpática. Essas questões estão além dos nossos objetivos neste livro e são tratadas com competência em outros textos[111-113] (consultar também o *webinar* sobre estresse em www.anatomytrains.com/product/physiology-emotional-release-webinar/).

Nocicepção – fáscia e dor

O problema da dor no corpo ainda é um mistério, e este livro não o resolverá. Embora exista uma forte associação entre a dor e o dano tecidual, temos incidentes de dor sem lesão. (Como ao manter o braço elevado do experimento anterior, ou no tradicional teste de laboratório de colocar os dedos em água gelada. Não há dano, mas, se a situação permanecer por tempo suficiente, você certamente retirará seus dedos do gelo.) Por outro lado, muitas pessoas desenvolvem miomas graves ou outros tumores, ou sofreram acidentes que resultaram em lesões, mas não sentem dor. A primeira indicação do câncer de mandíbula que acabaria por levar Freud à morte foi uma gota de sangue pingando de sua barba no papel que ele estava lendo – um quadro indolor, mas certamente com a presença de danos teciduais.[114]

Apenas as terminações nervosas livres são capazes de transmitir sinais de dor, e apenas até os tratos nociceptivos.[109,115] O recente modelo biopsicossocial para a dor localiza a percepção da dor no sistema nervoso central (SNC), um evento de nível de processamento superior.[116] Isso contrasta com o discurso comum dos profissionais do corpo sobre "a dor armazenada no corpo" – uma frase que este autor usa com frequência. Essa conversa é metafórica – toda percepção, até onde sabemos, acontece no SNC.

Mas o SNC também é uma metáfora. Pense desta maneira: o prurido também é transportado via tratos nociceptivos. Isso não significa que precisamos coçar o SNC para aliviar o prurido. A percepção do prurido está no SNC, mas nem por isso coçamos nosso encéfalo – basta, por exemplo, coçar a picada do inseto no braço, e isso aliviará a sensação no SNC. Da mesma maneira que ocorre com a dor no corpo, tocar uma área que "transporta a dor" pode ajudar a mudar a interpretação da sensação no SNC. A dor é no corpo? Certamente algo que se relaciona com a dor está lá.

Futuras pesquisas deverão resolver essa questão para nós; e este autor acredita que, no processo, iremos revolucionar nossa compreensão de como o sistema nervoso funciona, pois nosso entendimento do controle do movimento pelo encéfalo – um assunto que nem sequer tentamos abordar neste livro – atualmente ainda é muito rudimentar. Enquanto isso, para aqueles leitores que desejam prosseguir com a questão da dor fascial e miofascial, recomendamos as referências 117 e 118.

Fáscia como sistema

A fim de construir uma nova imagem do sistema fascial agindo como um todo, e com esses conceitos introdutórios já estabelecidos, podemos agora circunscrever nossa introdução especial para a fáscia no interior de três ideias específicas, mas interligadas:

- Fisiologicamente, olhando para ele como um dos "sistemas de comunicação holística".
- Embriologicamente, por meio da visão de seu arranjo de "bolsa dupla".
- Geometricamente, comparando-o com uma estrutura de "tensegridade".

Essas metáforas são apresentadas em termos breves e gerais ao nos ocuparmos do nosso propósito original de expor os meridianos fasciais do conceito dos Trilhos Anatômicos. Embora certos aspectos dessas metáforas antecipem a investigação de apoio, nesse ponto parece ter utilidade alguma exploração especulativa. A anatomia foi exaustivamente explorada nos últimos 450 anos. Novas descobertas e novas estratégias terapêuticas não virão da descoberta de novas estruturas, mas de um olhar diferente para as estruturas já conhecidas.

Tomadas em conjunto, as seguintes seções expandem a noção do papel da rede fascial como um todo, e formam uma estrutura de suporte para o conceito de Trilhos Anatômicos. Este apêndice termina com uma nova imagem de como o sistema fascial pode colocar todos esses conceitos trabalhando juntos *in vivo* – para funcionar como o nosso sistema regulatório biomecânico.

As três redes holísticas

Vamos começar com um exercício mental, alimentado pela seguinte pergunta: quais sistemas fisiológicos do corpo, se pudéssemos por meio de uma mágica extraí-los intactos, iriam nos mostrar a forma precisa do corpo, por dentro e por fora? Em outras palavras, quais são os sistemas verdadeiramente holísticos?

Imagine se pudéssemos por meio de uma mágica tornar invisível cada parte do corpo, e deixar visível apenas determinado sistema anatômico, de modo que pudéssemos ver esse sistema em pé no espaço e se movendo como na vida. Quais sistemas nos mostrariam a forma exata e completa do corpo em questão?

Há três respostas positivas para a nossa questão em termos anatômicos, palpáveis: o sistema nervoso, o sistema circulatório e o sistema fibroso (fáscia) – temos de admitir que é uma concepção bem banal, pois Vesalius publicou em 1548 desenhos com versões de cada um deles. Vamos examinar cada um deles (com pleno conhecimento de que todos são sistemas líquidos que estão separados incompletamente, interligados, e nunca funcionam um sem o outro), antes de passar a olhar para as suas semelhanças e especificidades e especular sobre seu lugar na experiência somática de consciência.

A rede neural

Se pudéssemos tornar tudo invisível em torno do sistema nervoso e deixá-lo em pé como na vida (um pedido exagerado até mesmo para a magia, considerando a fragilidade do sistema nervoso), veríamos a forma exata do corpo, totalmente e com todas as variações individuais (Fig. A1.48). Veríamos o cérebro, é claro, inexplicavelmente omitido por Vesalius e a medula espinal, que ele deixou encoberta pelas vértebras. Todos os principais troncos dos nervos espinhais e cranianos iriam se ramificar em galhos cada vez menores até que alcançássemos os minúsculos tentáculos que se insinuam em todas as partes da pele, do sistema locomotor e dos órgãos. Vesalius apresenta apenas os grandes troncos nervosos, sendo os menores muito delicados para seus métodos. Uma versão mais moderna e detalhada, embora ainda mostre apenas a representação dos grandes troncos nervosos, pode ser vista na fotografia Sacred Mirrors no *site* www.alexgrey.com.

Veríamos claramente cada órgão da cavidade ventral do sistema autônomo transparente se estendendo a partir dos troncos simpático e parassimpático. O sistema digestório é rodeado pelo plexo submucoso, que tem tantos neurônios espalhados ao longo dos quase 8 m do sistema digestório quanto o cérebro.[119] O coração seria particularmente vívido com os feixes e nós de nervos que o mantêm ajustado.

Naturalmente, esse sistema não está distribuído de forma igual por toda parte; a língua e os lábios são dez vezes mais densamente inervados do que a parte posterior da perna. As partes mais sensíveis (p. ex., as mãos, o rosto, os órgãos genitais, os músculos dos olhos e do pescoço) apareceriam com maior densidade em nossa "pessoa neural" transparente, enquanto os tecidos dos ossos e das cartilagens, que, ao contrário, são densos, seriam mais escassamente representados. Nenhuma parte do corpo, no entanto, com exceção dos lúmens abertos dos tubos circulatório, respiratório e digestório, ficaria de fora.

Se o seu sistema nervoso está funcionando corretamente e não há nenhuma parte de você que você não possa sentir (consciente ou inconscientemente), então todo o corpo está representado nessa rede. E nenhum gânglio nervoso opera por si só, em separado do restante do sistema nervoso.

Se vamos coordenar as ações de trilhões de entidades quase independentes, precisamos desse sistema informativo que "ouve" o que está ocorrendo em todo o organismo, avalia a totalidade das muitas impressões separadas e produz rapidamente respostas químicas e mecânicas coordenadas, tanto para as condições externas quanto internas. Portanto, cada parte do corpo tem de estar em contato estreito com os ultrarrápidos tentáculos do sistema nervoso.

A unidade funcional desse sistema é o neurônio isolado, e seu centro fisiológico é claramente o maior e o mais denso plexo de neurônios em seu interior – o cérebro.

A rede líquida

Da mesma forma, se tornássemos tudo invisível menos o sistema vascular, teríamos mais uma vez uma representação transparente que nos mostraria a forma exata do corpo em questão (Fig. A1.49). Centrado em torno da bomba incessante do coração, suas principais artérias e veias vão e vêm dos pulmões, e para fora

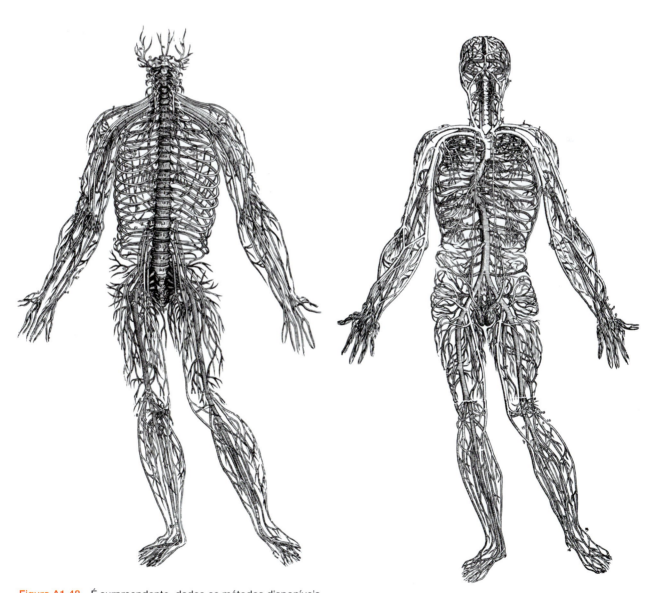

Figura A1.48 É surpreendente, dados os métodos disponíveis na época, que Vesalius tenha feito uma versão tão precisa do delicado sistema nervoso. Uma versão moderna e estritamente cuidadosa apenas desse sistema não incluiria a coluna vertebral, como Vesalius fez, e, certamente, incluiria também o cérebro, os nervos autônomos e as muitas fibras mais finas que ele não teve condições de dissecar. (Reproduzida com permissão de Saunders JB, O'Malley C. Dover Publications, 1973.)

Figura A1.49 Vesalius, em 1548, também criou uma imagem completa do segundo sistema de nosso corpo, o sistema circulatório. Também aqui, por ter realizado seu trabalho em meados do século XVI, apenas os vasos maiores foram incluídos. Ainda estavam no futuro William Harvey e a descoberta da rede circulatória fechada de capilares. (Reproduzida com permissão de Saunders JB, O'Malley C. Dover Publications, 1973.)

através da aorta e das artérias para os órgãos e todas as partes do corpo através da vasta rede de capilares.

Embora o conceito possa ser visto claramente na primeira tentativa feita por Vesalius, observe que em sua concepção as veias e as artérias não se juntam umas com as outras – se passariam mais dois séculos para que William Harvey descobrisse os capilares e a natureza fechada da rede circulatória. A descrição completa iria mostrar dezenas de milhares de quilômetros (cerca de 100.000 km) de redes de capilares, dando-nos outro "corpo vascular" transparente que estaria completo até o detalhe mais ínfimo (Figs. A1.50-A1.52; ou ver o sistema completo modelado na página www.bodyworlds.com). Se incluíssemos as circulações linfática e do líquido cerebrospinal em nossas considerações sobre o sistema vascular, o nosso "humano líquido" estaria ainda mais completo, até as nuances mais finas de tudo, exceto cabelo e algumas lacunas criadas pelas partes avasculares da cartilagem e do osso denso.

Em qualquer organismo multicelular – e isso é especialmente verdadeiro para aqueles que se arrastaram para a terra seca – as células internas, que não estão em comunicação direta com o mundo exterior, dependem do sistema vascular para trazer alimento químico desde as bordas exteriores do organismo até o meio, e transportar a química tóxica do centro para a borda, onde ela pode ser dispersada. Os órgãos da cavidade ventral – os pulmões, o coração, o sistema digestório e

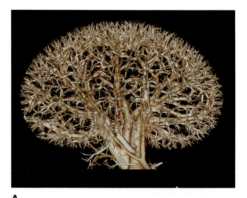

A

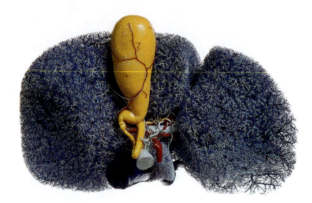

Figura A1.50 Molde do sistema venoso dentro do fígado, vista inferior. A bolsa no centro é a vesícula biliar. (© Ralph T. Hutchings. Reproduzida de Abrahams et al., 1998.)

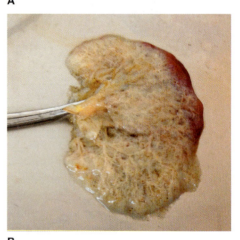

B

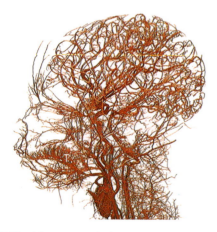

Figura A1.51 Mesmo a partir da representação desse pequeno número de grandes artérias, podemos observar algo sobre essa pessoa. Você pode imaginar que é uma pessoa da etnia nilo--hamítica, por exemplo, mas na realidade é um bebê a termo. (© Ralph T. Hutchings. Reproduzida de Abrahams et al., 1998.)

Figura A1.52 (**A**) BriteVu® é um novo agente de contraste usado na avaliação da vasculatura de órgãos, neste caso um rim de rato. Este rim foi submetido a uma tomografia computadorizada a 21 μm, que mostra claramente os vasos de menor e maior calibre no interior do órgão. Imagem por cortesia do Dr. Scott Echols e www.ScarletImaging.com. (**B**) Rim amplamente descelularizado (alguns epitélios roxos permanecem na borda externa) com o uso de uma combinação de detergentes e sais para revelar a estrutura fascial interna – as fibras não hidrofílicas de sua MEC (matriz extracelular). Observe a semelhança entre a estrutura vascular interna em A e a estrutura fascial interna frouxa aqui, que possibilita a rápida troca de líquidos necessária ao complexo processo de seleção realizado pelo rim. Com agradecimentos ao professor e dissecador da Anatomy Trains Prof. Laurice D. Nemetz por criar o processo (seguindo a Dra. Doris Taylor) e a imagem resultante nos Laboratories of Anatomical Enlightenment.

os rins – são projetados para fornecer esse serviço para as células internas do corpo. Para fornecer um abrangente e completo "mar interior" com correntes nutritivas e de limpeza, a rede de capilares deve penetrar na vizinhança imediata da maioria das células individuais, de qualquer tipo, para serem capazes de entregar os produtos por meio da difusão a partir das paredes dos capilares. As lesões cartilaginosas e ligamentares demoram mais para cicatrizar porque suas células estão tão distantes das margens desse mar interior que devem contar com a infiltração vinda de mais longe.

A rede fibrosa

Pode não ser nenhuma surpresa, em razão do nosso assunto, que o sistema fascial é a nossa terceira rede de comunicação de todo o corpo; a única surpresa é quão pouco, até recentemente, a importância dessa rede tinha sido reconhecida e estudada como um todo (Fig. A1.53).

Se tornássemos invisíveis todos os tecidos do corpo humano, com exceção dos elementos fibrilares do tecido conjuntivo, veríamos todo o corpo, por dentro e por fora, de forma semelhante às redes neural e vascular, embora, mais uma vez, as áreas de densidade possam diferir. Os ossos, cartilagem, tendões e ligamentos seriam grossos como uma fibra de couro, de modo que a área ao redor de cada articulação fosse especialmente bem representada. Cada músculo seria revestido por essa fibra e impregnado em uma rede de "algodão-doce" em torno de cada célula muscular e feixe de células (ver Fig. A1.1B). O rosto seria menos denso, como nos

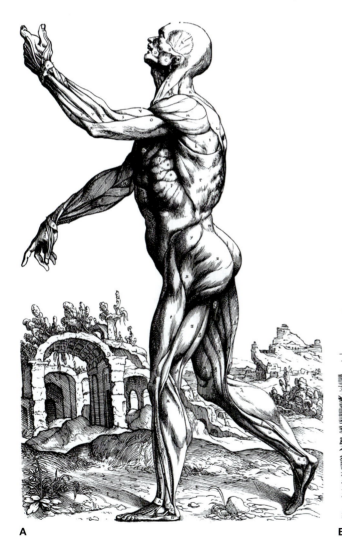
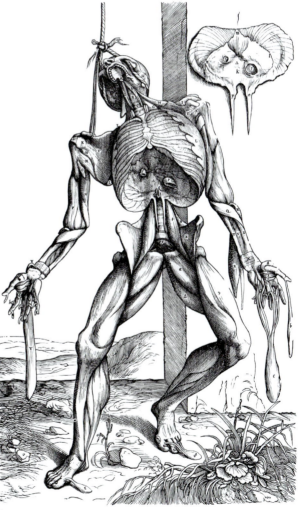

A B

Figura A1.53 (**A**) Vesalius mostra a rede fibrosa de uma forma conhecida – como uma camada de músculos –, mas as camadas sobrepostas da trama fascial foram removidas. (**B**) A segunda vista mostra uma camada mais profunda da musculatura; septos fasciais preencheriam todos os intervalos e as linhas entre os músculos. Em (**B**), observe a linha preta que se estende desde a parte inferior do diafragma até o arco interno do pé, e a compare com a Linha Profunda Anterior (ver Cap. 9). (Reproduzida com permissão de Saunders JB, O'Malley C. Dover Publications, 1973.)

órgãos mais porosos, como o baço e o pâncreas, embora mesmo estes estejam revestidos por bolsas mais densas e resistentes. Ainda que se organize em múltiplos planos cruzados, ressaltamos mais uma vez que nenhuma parte dessa rede seria distinta ou separada da rede como um todo; cada uma dessas bolsas, cordões, lâminas e redes duras como o couro está ligada à outra, da cabeça aos dedos do pé. O centro dessa rede seria nosso centro mecânico de gravidade, que no corpo em pé está localizado no meio da parte inferior do ventre, conhecido nas artes marciais como o "hara".

A declaração audaciosa é de que a rede fascial permeia então o corpo como parte do ambiente imediato de cada célula. Sem o apoio da rede, o cérebro seria como um creme inconsistente, o fígado se espalharia pela cavidade abdominal e acabaríamos como uma poça aos nossos próprios pés. Somente nos lúmens abertos do trato respiratório e digestório existe uma ligação, fortalecendo, conectando e separando a rede de fáscia ausente. Mesmo nos tubos do aparelho circulatório, repletos de fluxo sanguíneo, ele próprio um tecido conjuntivo, existe o potencial para a fibra formar um coágulo que estanque um vazamento (e em alguns lugares onde não precisamos de um, como quando a placa se deposita em uma artéria).

Não poderíamos extrair 1 centímetro cúbico, e muito menos a libra de carne de Shylock, sem levar conosco um pouco dessa malha de colágeno. Ao mínimo toque entramos em contato com o tônus dessa rede, registrando-o, conscientes disso ou não, e afetando-o, seja qual for a nossa intenção.

Essa rede onipresente tem muito de uma treliça molecular regular (ver Fig. A1.33A) para ser qualificada como um cristal líquido, o que nos leva a questionar em quais frequências essa "antena" biológica está sintonizada, e como ela pode ser ajustada a um espectro mais amplo de frequências, ou harmonizada no interior de si mesma. Embora essa ideia possa parecer absurda, as propriedades elétricas da fáscia foram observadas, mas pouco estudadas até hoje, e agora estamos vislumbrando alguns dos mecanismos de tal "sintonização" (pré-estresse – ver a seção sobre tensegridade mais adiante).[41-44]

Contrastando com as redes neural e vascular, a rede fascial ainda tem de ser representada tal como é por algum artista conhecido atualmente. A representação de Vesalius que mais se aproxima é o conhecido desenho do corpo sem a pele (Fig. A1.53), que certamente nos dá uma ideia da estrutura da trama do corpo fibroso, mas realmente mostra a miofáscia – músculo e fáscia juntos – com ênfase nítida no músculo. Esse é um prejulgamento que ainda faz parte de muitas anatomias, incluindo aquelas amplamente usadas na atualidade: a fáscia é em grande parte removida e descartada para dar acesso visual aos músculos e aos outros tecidos subjacentes.[120-122]

Essas representações comuns também removeram e descartaram duas camadas fasciais superficiais importantes: a derme, que fornece um revestimento protetor para a pele, e a camada areolar adiposa, com seu estoque bem provido de células brancas do sangue (Fig. A1.24). Se deixássemos essas espessas camadas em toda a imagem, veríamos o equivalente animal de uma "casca" de um cítrico sob a pele muito fina. A remoção dessas camadas e do resto do "material envolvente" ajuda a contribuir para uma visão da rede fascial como um andaime "morto" em torno das células, a ser separado e descartado do caminho para as "coisas boas". Atualmente, no entanto, estamos nos esforçando para inverter essa tendência a criar uma imagem da rede fascial com *todo o resto* (incluindo as fibras musculares) removido.

Novos métodos de representar a anatomia nos aproximaram muito dessa imagem. O terapeuta da Integração Estrutural, Jeffrey Linn,[123] utilizando o conjunto de dados do Visible Human Project, criou a Figura A1. 9 eliminando matematicamente tudo o que não era fáscia em um corte da coxa; ele nos oferece a melhor aproximação de um "humano fascial" que ainda temos – embora essa visão também omita as duas camadas fasciais superficiais.

Caso fosse possível estender esse método para todo o corpo, veríamos uma representação anatômica inteiramente nova. Veríamos as lâminas fasciais organizando os líquidos corporais na direção das áreas de fluxo. Reconheceríamos os septos intermusculares como cabos de estais que servem de suporte e as membranas semelhantes à vela como elas realmente são (Vídeo 6.21). As articulações densamente representadas seriam reveladas como um sistema de órgãos de movimento do tecido conjuntivo.

Levará ainda algum tempo antes que tais métodos possam ser usados para mostrar todo o sistema fascial, pois isso incluiria (como não mostra a Fig. A1.9, mas sim a Fig. A1.1B) a "lã de algodão" impregnando cada músculo, assim como o sistema perineural de oligodendrócitos, as células de Schwann, as células gliais e as gorduras auxiliares que abraçam o sistema nervoso, bem como o complexo de bolsas, ligamentos e "teias de aranha" que contêm, fixam e organizam os sistemas dos órgãos ventrais.

E, se pudéssemos depois obter essa representação em movimento, veríamos as forças de tensão e de compressão deslocando-se através dessas lâminas e planos, sendo reunidas e acomodadas em todos os movimentos normais.

A toranja fornece uma boa metáfora para o que estamos tentando visualizar (Fig. A1.54). Imagine que com algum tipo de mágica você pudesse extrair todo o suco de uma toranja sem destruir sua estrutura interna. Você ainda teria a forma da toranja intacta com a casca da derme e camadas areolares, e veria todas as paredes das seções que suportam os gomos (que, quando dissecadas, se tornariam as membranas de parede dupla, pois cada metade dessa parede pertence a um gomo – assim como nosso septo intermuscular em uma dissecação comum). Além disso, veríamos todas as pequenas paredes transparentes que separavam as células individuais de suco no interior de cada gomo. A rede fascial fornece o mesmo serviço dentro de nós, exceto que ela é construída a partir de colágeno flexível em vez de celulose mais rígida. As bolsas fasciais organizam nosso "suco" em feixes independentes que resistem ao chamado de gravidade para que se acumulem na parte inferior. Esse papel de direção e organização dos líquidos no interior do corpo é fundamental para um entendimento de como a terapia manual ou cinética dessa matriz pode afetar a saúde.

Quando gira a toranja sob a sua mão antes de fazer um suco, você está quebrando essas paredes, e é isso que facilita a extração do suco. O trabalho fascial (claro que aplicado de uma forma mais criteriosa) faz o mesmo em um ser humano, deixando nossos "sucos" mais livres para fluir para as áreas de nossa anatomia que são mais "secas".

Se tivéssemos de adicionar os elementos interfibrilares ou da substância fundamental ao nosso humano fascial, essa imagem seria substancialmente preenchida, os ossos se tornariam opacos com os sais de cálcio, a cartilagem translúcida com a condroitina, e todo o "mar" do espaço intercelular glutinoso com os glicosaminoglicanos (GAG) ácidos (Vídeo 6.12).

Vale a pena focar nosso microscópio por um momento para ver essa cola açucarada em ação. Para o leigo, o correlato mais próximo para os GAG é mucoso.

Na Figura A1.8, imaginamos nós mesmos no nível celular (semelhante à Fig. A1.11). As células são deliberadamente deixadas em branco e indefinidas; elas poderiam ser quaisquer células – células do fígado, do cérebro, musculares. Bem próximo está um capilar; quando o sangue é empurrado na direção do capilar por meio da sístole do coração, suas paredes se expandem e algum sangue é forçado – a parte de plasma, pois as células vermelhas do sangue são demasiado rígidas para passarem – na direção do espaço intersticial. Esse líquido carrega com ele oxigênio, nutrientes e mensageiros químicos transportados pelo sangue, e todos eles têm como destino essas células.

No meio encontra-se o material que ocupa a região intercelular: as fibras do tecido conjuntivo, a mucosa substância fundamental interfibrilar e o próprio líquido intersticial, que é muito semelhante (de fato, facilmente permutável) ao plasma do sangue e à linfa. O plasma, denominado líquido intersticial quando é empurrado através das paredes dos capilares, deve passar pelo corredor polonês da matriz do tecido conjuntivo – tanto fibrosa quanto glutinosa – para obter nutrientes e outras moléculas mensageiras para as células-alvo. O líquido assim procede através dos condutores – vias não revestidas, descritas na seção anterior sobre o interstício. Quanto mais densa a malha de fibra e menos hidratada a substância fundamental, mais difícil esse trabalho se torna. As células perdidas nas "contracorrentes" da circulação dos líquidos não funcionarão de forma plena. (Ver Fig. A1.8.)

A facilidade com que os nutrientes fazem isso para as células-alvo é determinada pela:

- Densidade da matriz fibrosa (Vídeo 6.20).
- Viscosidade da substância fundamental no interstício.

Se as fibras são muito densas, ou a substância fundamental muito desidratada e viscosa, essas células não serão cuidadosamente bem alimentadas e hidratadas. É a principal intenção das intervenções manuais

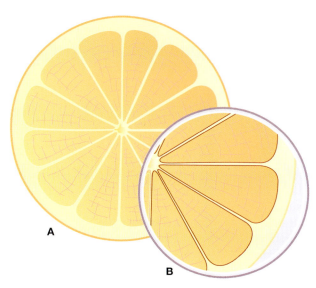

Figura A1.54 A estrutura de uma pessoa não é diferente de uma toranja. A pele é muito parecida com a nossa própria pele – projetada para lidar com o mundo exterior. A casca é semelhante ao "terno de gordura", visto na Figura A1.24, que todos nós vestimos. Cada segmento é separado do seguinte pela parede que vemos quando, para o café da manhã, cortamos a toranja ao meio. (**A**) Mas, se a descascamos e separamos os gomos como faríamos com uma laranja, percebemos que o que se parece com uma única parede na verdade são duas paredes – cada metade permanece com cada gomo. (**B**) Os septos intermusculares são da mesma forma. Geralmente os separamos com uma faca, por isso pensamos neles como simplesmente o epimísio de cada músculo. No entanto, assim como as paredes são deixadas depois de comer uma toranja, as paredes são o que restam na Figura A1.9, e podemos ver como as estruturas são fortes, dignas de uma consideração à parte.

e do movimento – muito além do valor educativo que elas possam ter – abrir esses dois elementos para permitir o livre fluxo de nutrientes para essas células, e eliminar os produtos residuais. A condição das fibras e da substância fundamental é, naturalmente, determinada em parte pelos fatores genéticos e nutricionais, bem como pelo exercício, mas áreas locais podem estar sujeitas a um "entupimento", quer através da fibra ou da "cola", quando o excesso de tensão, um trauma ou um movimento insuficiente permitiram que esse entupimento ocorresse. Uma vez que a obstrução for dispersa, por qualquer meio, o livre fluxo das substâncias químicas de e para as células permite que a célula pare de funcionar somente no metabolismo, o modo de "sobrevivência" recupera essa sua função "social" especializada, seja pela contração, secreção ou condução. E, como diz Paracelso:[124] "Há apenas uma doença e seu nome é o congestionamento".

Voltando ao nível macro, precisamos de uma observação final sobre a distribuição da rede em geral: vale a pena fazer uma separação, apenas para a análise clínica, entre os elementos fibrosos que habitam as duas grandes cavidades do corpo – dorsal e ventral (Fig. A1.55).

A dura-máter, a aracnoide e a pia-máter são bolsas de tecido conjuntivo que envolvem e protegem o cérebro, e por sua vez estão cercadas e inundadas pelo líquido cerebrospinal (LCE) (ver Fig. A1.16). Essas membranas surgem a partir da crista neural, uma área especial na junção entre a mesoderma e a ectoderma no embrião em desenvolvimento.[125] Elas interagem com o sistema nervoso central e o LCE para produzir uma série de pulsos palpáveis dentro da cavidade dorsal e, por extensão, para a rede fascial como um todo.[126-128] Esses pulsos são bem conhecidos dos osteopatas cranianos e de outras pessoas que os utilizam terapeuticamente, embora o mecanismo ainda não seja bem compreendido, e até mesmo a existência desses movimentos de onda ainda seja negada por alguns.[129,130]

Além dos bilhões de neurônios que compõem o cérebro e a medula espinal, no interior da cavidade dorsal existem células adicionais do tecido conjuntivo que circundam e impregnam todo o sistema nervoso, a chamada rede perineural. Esses astrócitos, oligodendrócitos, células de Schwann e outras neuróglias são "em maior número [do que os neurônios], mas receberam menos atenção, porque não eram considerados como diretamente envolvidos na transmissão neural", de acordo com Charles Leonard.[131] De fato, as neuróglias superam os neurônios em uma proporção de 10 para 1. Atualmente, elas estão "começando a lançar uma sombra sobre a brilhante atuação dos neurônios".

Durante o desenvolvimento, as células de suporte orientam os neurônios ao seu destino final, fornecem nutrientes para os neurônios, criam barreiras de prote-

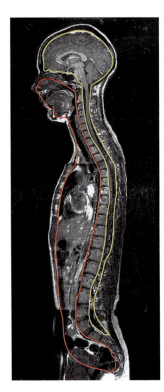

Figura A1.55 O tema deste livro é a miofáscia no chassi locomotor do corpo. Mas a rede de tecido conjuntivo se estende até as cavidades dorsal (amarelo) e ventral (vermelho), para cercar e recobrir os órgãos. (Imagem fornecida pelo Dr. N. Roberts, Magnetic Resonance Centre, da Universidade de Liverpool. Reproduzida com permissão de Williams, 1995.)

ção, secretam substâncias químicas neuroprotetoras e, literalmente, fornecem a cola e o esqueleto para manter o sistema nervoso unido. Uma pesquisa recente apontou a participação da neuróglia na função cerebral, particularmente na área das emoções.[132] As neuróglias aparentemente também atuam como "porteiros" para a sinapse, separando quais dos neuropeptídios podem entrar no espaço sináptico para afetar a transmissão neural, bem como ajudando a varrer o excesso de neurotransmissores na fenda sináptica.[133]

Se pudéssemos suspender o sistema perineural intacto do corpo, ele iria mostrar o contorno exato do sistema nervoso, visto que cada nervo, tanto central quanto periférico, está coberto ou envolvido por esse sistema. Esses revestimentos aceleram a transmissão do sinal neural (fibras mielinizadas transmitem mais rápido do que fibras não mielinizadas). Muitas das chamadas doenças "neurológicas", como doença de Parkinson, poliomielite, neuropatia diabética ou esclerose múltipla, são de fato problemas da neuróglia, que então interrompem o trabalho fácil entre os próprios nervos.

As células perineurais também têm seu próprio sistema de transmissão de sinal, talvez um precursor mais antigo para as capacidades digitais altamente específicas da transmissão neuronal. No funcionamento normal e na cicatrização de feridas, as ondas lentas de corrente contínua que percorrem a rede perineural ajudam a organizar a geração e a regeneração, e podem agir como uma espécie de "marca-passo" de integração para o organismo.[15,134,135]

No desenvolvimento embriológico, as células perineurais assumem um papel morfogenético. Por exemplo, as células do neocórtex nascem nas profundezas do cérebro, nas margens dos ventrículos. No entanto, elas devem se localizar de forma incrivelmente precisa em uma camada com exatamente seis células de espessura, sobre a própria superfície do cérebro. Esses neurônios em desenvolvimento usam longas extensões da neuróglia vizinha, deslizando pela extensão como um mergulhador que usa uma corda guia, para atingir sua exata posição final na superfície do cérebro através da rede de apoio do tecido conjuntivo.[136]

A tentação de dar um passo maior que a perna e conferir a essa rede perineural um papel na consciência é quase irresistível.[137,138]

Na cavidade ventral, a rede fibrosa organiza os tecidos orgânicos, proporcionando alguns dos suportes tróficos e os morfogenéticos mencionados no início deste apêndice na citação do *Gray's Anatomy*, e à qual voltaremos em breve. As bolsas que envolvem o coração, os pulmões e os órgãos abdominais se desenvolvem a partir dos revestimentos do celoma durante o desenvolvimento embrionário (Vídeo 4.10). O resultado é uma série de "pudins" de órgãos com espessuras diferentes em bolsas de tecido, ligadas frouxa ou fortemente à coluna e entre elas, e que se movem dentro de um intervalo limitado pelas ondas contínuas do diafragma muscular no meio e, em menor grau, por outros movimentos corporais, bem como pelas forças exógenas, como a gravidade.

De acordo com uma observação interessante feita pelo fisioterapeuta e osteopata francês Jean-Pierre Barral, essas superfícies de interface das membranas serosas que se deslocam umas sobre as outras poderiam ser consideradas uma série de "articulações" interorgânicas.[139] Ele fez um estudo fascinante sobre a excursão normal dos órgãos dentro de suas bolsas fasciais durante a respiração, bem como sobre sua motilidade inerente (um movimento semelhante ao pulso craniossacral). Segundo Barral, os ligamentos que unem esses órgãos às estruturas vizinhas determinam seus eixos normais de movimento. Quaisquer aderências menores adicionais que restrinjam ou distorçam esses movimentos (que são, afinal, repetidos perto de 17 mil vezes por dia) podem não só afetar de forma adversa a função do órgão ao longo do tempo, mas também expandir-se para a superestrutura miofascial circundante.

Se a cavidade dorsal contém uma seção da rede fibrosa, e a cavidade ventral outra, o livro que você tem em mãos representa o terceiro segmento da rede fascial: a miofáscia do sistema locomotor que circunda ambas as cavidades. É interessante que uma abordagem terapêutica tenha derivado de cada uma dessas seções da rede fascial. Terapeutas tanto da manipulação visceral quanto da craniana assumem que os efeitos das torções e restrições em seus respectivos sistemas se refletem na estrutura musculoesquelética. Essa é uma afirmação que não desejamos refutar, embora assumamos que tais efeitos se efetuem em ambos os sentidos. Para ser bem claro, no entanto, o nosso campo para o resto deste livro está (arbitrariamente) confinado à porção de toda a rede fascial que compreende o sistema miofascial "voluntário" ao redor do esqueleto.

Medicina espacial

Isso sugere que uma abordagem completa para o "corpo fibroso" – uma abordagem de "medicina espacial", se você assim desejar – seria mais eficiente se feita por um profissional que tenha habilidades em quatro áreas intimamente e em definitivo ligadas, mas ainda distintas:

- As meninges e o perineuro que circundam e permeiam os tecidos predominantemente ectodérmicos da cavidade dorsal, em geral tratados pelos métodos semelhantes à osteopatia craniana, terapia craniossacral, técnica sacro-occipital, e métodos que lidam com a tensão neural adversa nas bainhas dos nervos cranianos e periféricos.
- As bolsas peritoneal, pleural e pericardial, bem como seus anexos ligamentares que circundam e permeiam os tecidos predominantemente endodérmicos da cavidade ventral, são abordados pelas técnicas e conhecimentos de manipulação visceral e métodos asiáticos de relaxamento dos órgãos.
- A "bolsa externa" (ver a seção seguinte sobre embriologia para uma explicação sobre esse termo) da miofáscia, que contém todos os meridianos miofasciais aqui descritos e produz as muitas formas de tecidos moles do corpo, tais como tensão-contratensão, terapia do ponto-gatilho, liberação miofascial e integração estrutural, finalmente.
- A "bolsa interna" do periósteo, cápsulas articulares, ligamentos espessos, cartilagem e ossos que compõem o sistema esquelético respondem às técnicas conjuntas de mobilização e de impulso comuns à quiropraxia e à osteopatia, bem como às técnicas de relaxamento dos tecidos moles profundos encontrados na integração estrutural.

Um quinto conjunto de habilidades que abrange todas essas quatro áreas é definir todas elas em movimento, o que implica a série de competências em movimento abordadas pela fisiatria, medicina de reabilitação, fisioterapia, ioga, Pilates, Feldenkrais, a Técnica de Alexander e uma série de programas de treinamento pessoal e postural, inclusive nossos próprios programas de Trilhos Anatômicos no Treinamento e dos Trilhos Anatômicos no Movimento no Capítulo 10.

E quando poderemos criar um programa educacional em que os terapeutas estejam familiarizados com todos esses cinco conjuntos de habilidades? Muitas escolas defendem a inclusão, mas são extremamente poucos os terapeutas que podem navegar por todo o corpo fibroso com facilidade e também defini-lo em movimento.[140,141]

Três redes holísticas: um resumo

Será muito proveitoso comparar as semelhanças e as diferenças entre essas três redes holísticas, antes de abordar a origem embrionária dessa rede fascial.

Todas as três são redes

No início, observamos que todas são redes complexas, com uma forma de *core* central fundamental geneticamente determinado, embora elas pareçam estar distribuídas de modo caótico (em seu sentido matemático) em seus limites externos. Essa natureza fractal sugere que elas seriam bastante instáveis em suas estruturas de menor escala, mas bastante estáveis nas suas estruturas maiores. Como exemplo, a aorta em

cada um de nós é determinada em grande parte geneticamente e apresenta uma forma bastante regular. Se obtivéssemos um quadrado de pele do tamanho de um selo postal de cada uma de nossas mãos e examinássemos os vasos sanguíneos ao microscópio, a estrutura geral seria semelhante entre uma pessoa e outra. Entretanto, o mapa detalhado dos capilares seria completamente diferente entre as pessoas. *In vivo*, é óbvio que essas três redes também estão completamente entrelaçadas umas às outras, tanto funcional quanto anatomicamente, e todo esse exercício de separação é apenas uma fantasia útil (Tab. A1.3 e ver Fig. A1.58).

Todas as três são construídas a partir de tubos

Também podemos observar que todas as unidades dessas redes são tubulares. O tubo cilíndrico é uma forma biológica fundamental – todos os primeiros organismos multicelulares tinham uma forma basicamente tubular, que ainda se encontra no próprio *core* de todos os animais superiores.[142] Cada um desses sistemas comunicantes também é construído em torno de unidades tubulares (Fig. A1.56). (É claro que esses tubos não esgotam o assunto sobre o uso dos tubos no corpo, pois o sistema digestório é um tubo, a medula espinal é um tubo, bem como os bronquíolos, os nefrônios do rim, o ducto colédoco e os outros ductos glandulares – eles estão, literalmente, em todos os lugares.)

O neurônio é um tubo unicelular que mantém um desequilíbrio de íons de sódio no exterior do tubo e de íons de potássio no interior até que um poro na membrana se abra por meio de um potencial de ação. O capilar é um tubo que contém sangue com paredes

Tabela A1.3 Resumo das redes de comunicação holística

Variável	Neural	Líquida Todas as redes Todas tubulares	Fibrosa
Tipo de tubo	Unicelular (neurônio)	Multicelular (capilares)	Produtos celulares (fibrila)
Informação	Digital codificada/binária	Química	Mecânica (tensão/compressão)
Função	Simulador de ambiente	Equilíbrio do meio (mar interno)	Organização espacial
Metáfora celular	Metanúcleo	Metacitoplasma	Metamembrana
Velocidade da transmissão	Segundos	Minutos-horas	1. Velocidade do som (transmissão de força) 2. Dias-anos (ajustamento/compensação)
Elemento	Tempo	Matéria	Espaço
Consciência	Memória temporal	Memória emocional	Sistemas de crença

A tabela resume as informações transportadas nas três redes de comunicação holística. Pode haver exceções e ressalvas para essas generalizações, mas a ideia geral permanece. A questão de fundo (que tipo de consciência existe em cada sistema) é pura especulação do autor, baseada na observação e na experiência empírica. Ela representa um apelo para que a consciência se expanda além do domínio do cérebro e inclua o conhecimento acumulado do restante do sistema nervoso, a sabedoria química do sistema líquido e a sabedoria espacial encontrada no semicondutor de cristal fluido da rede do tecido conjuntivo.

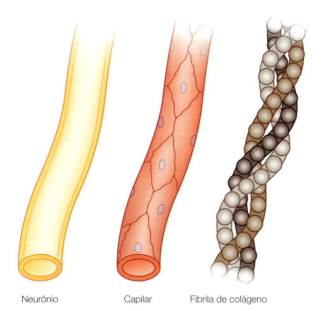

Neurônio Capilar Fibrila de colágeno

Figura A1.56 Cada uma das principais redes de comunicação do corpo é composta por subunidades tubulares. Os nervos são tubos unicelulares, os tubos capilares são multicelulares e os tubos com as fibras de colágeno são produtos celulares, tecidos pelos fibroblastos.

de células epiteliais que limitam o caminho do fluxo de glóbulos vermelhos, embora permitindo a difusão do plasma e a fuga das células sanguíneas brancas. A unidade básica da rede fascial é a fibrila de colágeno, que não é celular como as outras duas, mas sim um produto celular. A forma molecular, no entanto, também é tubular, uma hélice tripla (como uma corda de cordões triplos). Alguns sugeriram que esse tubo também tem um centro oco, embora se isso é verdade ou se algo flui através desse pequeno tubo ainda está aberto a investigação.[143] Assim, enquanto todas as redes são tubulares, a construção dos tubos não é a mesma.

Nem mesmo a escala. Os axônios dos "tubos" nervosos têm um diâmetro que vai de cerca de 1 μm a 20 μm,[144] enquanto os capilares podem variar de 2 μm a 7 μm.[145] O "tubo" colágeno é muito menor; cada fibra tem apenas de 0,5 a 1,0 μm de diâmetro, mas é muito longo e parecido com um cabo.[146] Se uma corda tripla – uma hélice tripla como a fibra de colágeno – tivesse 1 cm de espessura, ela deveria ter mais do que 1 m de comprimento para coincidir com os contornos de uma molécula de colágeno.

Todas as três transmitem informações

Embora cada uma dessas redes se comunique, a informação transportada por elas difere. A rede neural transporta informação codificada, geralmente em uma forma binária: ligada ou desligada. A lei de Starling determina que ou os estímulos aplicados a um nervo atingem o limiar para que ele reaja ou não o atingem e ele permanece quieto.[147] O sistema nervoso, em outras palavras, funciona em frequência modulada (FM) e não em amplitude modulada (AM). Um ruído alto não produz picos maiores no oitavo nervo craniano, ele simplesmente produz mais picos – interpretados pelo lobo temporal como um ruído mais alto. Mas, qualquer que seja a informação enviada, ela é codificada como "pontos e traços" e deve ser decodificada corretamente.

Como um exemplo da limitação dessa codificação, pressione a palma de sua mão sobre a órbita de seu olho fechado até que "veja" uma luz. Havia alguma luz? Não, a pressão apenas estimulou o nervo óptico. Este vai para uma parte do cérebro que só pode interpretar os sinais de entrada como luz. Portanto, o sinal "pressão" foi erroneamente decodificado como "luz". O famoso neurologista Oliver Sacks produziu alguns livros que detalham muitas histórias das condições em que o sistema neurológico "engana" seu dono e o leva a ver, sentir ou acreditar que o mundo é algo diferente do que aparece para o resto de nós. Um de seus livros menos célebres, *A Leg to Stand on [Com uma perna só]*,[148] relata sua experiência pessoal de amnésia sensório-motora que é tão relevante para o terapeuta manual ou do movimento.

A rede circulatória transporta informação química ao redor do corpo em um meio líquido. As inúmeras trocas de substâncias físicas reais (em oposição à informação codificada realizada pelo sistema nervoso) se passam através desses antiquíssimos condutos.

Embora seja preciso ficar claro que esses dois sistemas funcionam perfeitamente no corpo vivo, a diferença entre esses dois tipos de informação transmitida é facilmente explicada. Se eu desejo erguer um copo até minha boca, posso conceber essa ideia em meu cérebro (talvez estimulado pela sede, talvez por meu desconforto em um primeiro encontro amoroso, isso não importa), transformá-la em um código de pontos e traços, e enviá-lo para através da coluna vertebral, através do plexo braquial, e até o meu braço. Se alguma "agência de segurança" interceptou essa mensagem a meio caminho entre os dois, o sinal real não terá qualquer sentido – apenas uma série de bifurcações ligado--desligado, como no código Morse. Na junção neuromuscular, o significado da mensagem é decodificado – e os músculos relevantes se contraem de acordo com a sequência codificada.

Suponhamos, porém, que, a fim de executar comandos do sistema nervoso, as mitocôndrias do músculo necessitem de mais oxigênio. Simplesmente não é possível para mim, mesmo que eu possa conceber essa ideia em meu cérebro, codificar algum sinal que poderia ser decodificado em algum lugar abaixo do sistema nervoso como uma molécula de oxigênio. Pelo contrário, é necessário que a própria molécula de oxigênio seja capturada do ar pelo agente surfactante na fronteira do epitélio do alvéolo, atravesse essa camada superficial, sobre o espaço intersticial e a camada de tecido conjuntivo, passe através da parede capilar alveolar, "mergulhe" através do plasma até encontrar uma célula de glóbulo vermelho, passe através da membrana da célula vermelha do sangue e se ligue a uma espessa molécula de hemoglobina, percorra com a célula vermelha do sangue até o braço, desprenda-se da hemoglobina, escape do glóbulo vermelho, passe com o plasma através da parede capilar, passe entre as fibras e a substância fundamental no espaço intersticial e abra caminho através da membrana da célula em questão, para finalmente entrar no ciclo de Krebs para elevar o meu braço. Por mais complexa que essa série de eventos possa parecer, isso está acontecendo milhões e milhões de vezes a cada minuto em seu corpo.

Esses sistemas têm correlações sociais, que podem igualmente servir para ilustrar as diferentes funções das redes neurais e circulatórias. É cada vez mais comum para nós, como sociedade, codificar dados em uma forma irreconhecível e decodificá-los na outra ponta. Embora este livro possa ser uma forma primitiva de tal codificação, chamadas telefônicas, vídeos e a internet oferecem um exemplo melhor. Minha filha vive longe de mim; quando eu escrevo "eu te amo" no e-mail, isso é transformado em um padrão de elétrons que não tem qualquer semelhança com a mensagem em si, e nem significado para qualquer outra pessoa que possa interceptá-la ao longo do caminho. Na outra ponta, porém, há uma máquina que decodifica os elétrons e novamente os transforma em uma mensagem com o significado que eu espero que lhe provoque um sorriso. Isso é muito semelhante à forma como a rede neural coordena tanto a percepção sensorial quanto a reação motora.

Se, por outro lado, um e-mail ou um telefonema simplesmente não puder fazê-lo, e ela precisar de um verdadeiro abraço, devo entrar em minha pequena "célula de sangue", o meu automóvel, e viajar pelos "capilares" das estradas e "artérias" das rotas aéreas até chegar à proximidade física que permite um verdadeiro abraço, e não um virtual. Essa é a forma como a rede líquida circulatória trabalha para proporcionar uma troca química direta.

O terceiro sistema, o fascial, transmite informações mecânicas – a interação entre a tensão e a compressão – ao longo da rede fibrosa, dos proteoglicanos glutinosos, e até mesmo através das próprias células (Vídeo 4.9). Observe, por favor, que *não* estamos falando aqui dos fusos musculares, dos órgãos tendinosos de Golgi e de outros receptores de alongamento, já abordados. Esses órgãos de sentido proprioceptivo são como o sistema nervoso se informa, à sua maneira codificada de sempre, sobre o que está acontecendo na rede miofascial. O sistema fibroso tem uma maneira muito mais

antiga de "falar" consigo mesmo: simples puxões e empurrões, comunicando-se ao longo da fibra da fáscia e da substância fundamental, de fibra para fibra e de célula para célula, diretamente (Fig. A1.57).[149]

A transmissão biomecânica da informação mecânica tem sido estudada menos do que a comunicação neural ou circulatória, mas é claramente importante.[150] Voltaremos às suas particularidades na seção sobre tensegridade. Por ora, podemos constatar que os meridianos miofasciais dos Trilhos Anatômicos são simplesmente alguns caminhos comuns para esse tipo de comunicação tênsil.

Um movimento de tração na rede fascial é comunicado através de todo o sistema como um fio puxado em um suéter, ou uma tração na extremidade de uma rede de balanço vazia. Na maior parte do tempo, essa comunicação acontece fora do nosso nível de consciência, mas por meio dela criamos uma forma para nós mesmos, registrada no cristal líquido do tecido conjuntivo, um padrão reconhecível de postura e de "maneira de agir" (definida como "postura em ação" – nossos padrões característicos de fazer – de acordo com Feldenkrais[40]), que tendemos a manter, a menos que ocorra alteração para o melhor ou o pior.

Assim como o tipo de informações transportadas, a escala de tempo de comunicação no interior desses sistemas também difere. O sistema nervoso é amplamente considerado o mais rápido, trabalhando em milissegundos para segundos a uma velocidade que vai de 10 a 270 km/h – não como a eletricidade na velocidade da luz.[147] A mensagem neural mais lenta, uma dor latejante, corre ao longo de minúsculos nervos a cerca de 1 m por segundo, e por isso pode demorar cerca de dois segundos para ir, em um homem alto, do dedo que foi arrancado de seu pé até seu cérebro. Outras mensagens passam mais rapidamente, mas ainda

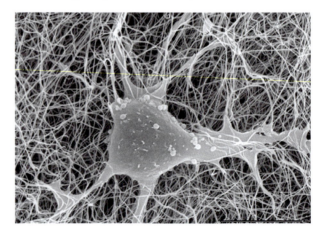

Figura A1.57 O tecido conjuntivo forma um sincício – uma continuidade de células e fibras intercelulares – no qual as células podem exercer tensão através de toda a rede da MEC (ver também Fig. A1.25). (Reproduzida com permissão de Jiang H, Grinnell F. American Society for Cell Biology, 2005.)

na mesma ordem – o tempo de reação de um lutador de artes marciais treinado é de 1/30 de um segundo a partir da recepção de um estímulo até o início de uma resposta em movimento. Isso se aproxima do tempo de reação para um arco reflexo simples como a resposta do reflexo patelar.

O sistema circulatório trabalha em uma escala de tempo mais lenta. O padrão é que a maioria das células vermelhas do sangue retornem através do coração a cada 1,5 minuto.[147] Apesar de o cinema usar de forma recorrente o argumento de que a droga causa um nocaute instantâneo, mesmo as drogas injetáveis demoram alguns minutos para chegar ao cérebro. Muitos níveis químicos no sangue (p. ex., os níveis de sal e açúcar) oscilam em ciclos de várias horas, de modo que podemos estabelecer o ritmo médio de resposta desse sistema de minutos até horas. É claro, muitos ritmos líquidos trabalham em escalas mais lentas – do pulso lento da "maré longa" (cerca de 90 segundos) no sistema cranial até o ciclo de 28 dias do sistema menstrual.

O sistema nervoso e os sistemas líquidos se desenvolveram em conjunto, tanto no indivíduo quanto em nossa espécie, por isso a divisão entre eles é meramente um exercício analítico. Ainda assim, a distinção é proveitosa.

A escala de tempo do sistema fascial é interessante na medida em que tem dois ritmos; pelo menos os dois nos interessam. Por um lado, o jogo de tensão e compressão se comunica pelo corpo como uma "vibração" mecânica que se desloca à velocidade do som. Isso equivale aproximadamente a 1.100 km/h, que é mais de três vezes mais rápido do que o sistema nervoso. Assim, ao contrário da sabedoria convencional, a rede fibrosa se comunica mais rapidamente do que o sistema nervoso. É possível sentir essa comunicação quando se anda de uma sala para outra onde há um desnível inesperado, para cima ou para baixo. O sistema nervoso, que ajusta as molas dos músculos responsivos ao nível esperado do solo, não está preparado para o forte choque que efetivamente ocorre, que é então absorvido quase que totalmente pelo sistema fascial em uma fração de segundo. Mais adiante retomaremos o mecanismo dessa comunicação imediata na seção sobre tensegridade; mas, agora, observemos que cada nuance da mudança das forças mecânicas é "percebida" e comunicada ao longo da trama da rede fibrosa.

Por outro lado, a velocidade com que esse sistema responde com a compensação por todo o corpo estrutural é muito mais lenta. Os terapeutas que trabalham com a estrutura corporal muitas vezes descobrem que a dor no pescoço deste ano foi construída no ano passado pela dor na parte média das costas, que por sua vez deriva de um problema sacroilíaco de três anos atrás, e que de fato vem de uma tendência ao longo da

vida de não levar a sério a entorse do tornozelo. Uma cuidadosa anamnese é sempre necessária quando se trabalha com o sistema de fibras, pois mesmo os pequenos incidentes podem repercutir mais adiante em algum espaço e tempo distantes do incidente inicial.

Esses padrões de compensação, muitas vezes com uma fixação na miofáscia bem distante do local da dor, são o "feijão com arroz" dos terapeutas da Integração Estrutural. "Onde você pensa que é, não é" foi um dos aforismos Ida Rolf. Outro: "Se os seus sintomas melhoram, isso não é bom para você." O interesse dela estava em resolver padrões de compensação, não apenas em erradicar sintomas, que então tendem a aparecer alguns meses ou mesmo anos mais tarde sob outra forma.

Por exemplo, uma mulher de meia-idade veio ao meu consultório algum tempo atrás queixando-se de dores no lado direito do pescoço. Como trabalhava em um escritório, ela tinha certeza de que a dor estava relacionada com seu trabalho no computador e com o "esforço repetitivo" de usar teclado e *mouse*. Ela já havia tentado todos os meios de cura, foi a um quiropata, um fisioterapeuta e um massagista. Cada um desses métodos ofereceu alívio temporário, mas, "assim que recomeço a trabalhar, ela volta".

Quando diante de uma situação como essa, há duas possíveis "causas": a que é oferecida, que o trabalho realmente está produzindo o problema ou, inversamente, que alguma outra área do padrão do paciente não está apoiando a nova posição exigida pela sua mesa de trabalho. Ao examinar essa mulher (usando o método de observação demonstrado no Cap. 11), verificamos que a caixa torácica tinha se deslocado para a esquerda, deixando o suporte para fora sob o ombro direito (um padrão semelhante pode ser visto na Fig. 1.14). A caixa torácica tinha se deslocado para a esquerda para tirar o peso do pé direito. Este não compartilhava a sua parte do peso desde uma leve lesão no lado medial do joelho enquanto praticava esqui três anos antes. Agora todo o padrão foi colocado na faixa neuromiofascial.

Ao trabalhar manualmente com os tecidos do joelho e da perna (cicatrizados há muito tempo, mas ainda não recuperados), e em seguida com o quadrado do lombo, iliocostal e outros determinantes da posição da caixa torácica, conseguimos apoiar o ombro direito a partir de baixo, de modo que ele não fique mais "pendurado" a partir do pescoço. A mulher foi capaz de apontar e clicar quantas vezes desejasse sem que o problema "relacionado ao trabalho" voltasse.

Em resumo, podemos ver o tecido conjuntivo como uma viva e responsiva matriz de treliça de cristal semicondutor, armazenando e distribuindo informações mecânicas. Como uma das três redes anatômicas que governam e coordenam todo o corpo, a MEC pode ser vista como uma espécie de *metamembrana*, de acordo com Deane Juhan.[151] Assim como a membrana é atualmente vista envolvendo o interior bem como a superfície de uma célula, a metamembrana fibrosa circunda e dá suporte a todas as nossas células, tecidos, órgãos e até nós mesmos. Desenvolvemos essa ideia ainda mais na seção sobre embriologia, adiante.

Todos os sistemas se entrelaçam

É evidente que examinar essas redes holísticas separadas umas das outras tem sido apenas mais um truque analítico reducionista – elas sempre estão interagindo, e assim têm sido sempre presentes no indivíduo e na espécie, desde o começo dos tempos (Fig. A1.58). Poderíamos facilmente falar de uma única rede "neuromiofascial" que abrangesse todas essas três redes que atuam isoladamente para responder às mudanças no ambiente (Vídeo 4.9).[152] Não podemos separar inteiramente a comunicação mecânica da rede fibrosa da comunicação neurológica que deveria ocorrer quase simultaneamente. Da mesma forma, nenhuma dessas redes pode ser considerada em separado da química dos líquidos que traz o alimento que permite principalmente que cada uma delas trabalhe. Na verdade, cada um dos sistemas biológicos é fundamentalmente um sistema químico fluido, e assim dependente do fluxo.

Persisto nessa metáfora para mais uma imagem: cada sistema tem um conjunto de "embaixadores" que trabalham em ambas as direções, com a capacidade de alterar o estado dos outros sistemas e mantê-los interinformados (Fig. A1.59). Os hormônios e os neurotransmissores informam a rede circulatória sobre o que a rede neural está "pensando"; os neuropeptídios e outros produtos químicos semelhantes aos hormônios mantêm o sistema nervoso atualizado sobre o que o sistema circulatório está "sentindo". A rede circulatória alimenta as proteínas da rede fibrosa e mantém a turgescência dentro das bolsas do sistema de pressão dentro do corpo; a rede fibrosa orienta o fluxo dos líquidos, permitindo e restringindo para melhor ou para pior, como já descrito anteriormente. Ela também afeta o tônus dos miofibroblastos através da química dos fluidos, como foi observado anteriormente.

O sistema nervoso se alimenta no sistema fibroso por meio dos nervos motores que alteram o tônus dos músculos. Para o clínico, talvez a perna mais interessante desse banquinho de três pernas seja o conjunto de mecanorreceptores que se alimentam de informação a partir da rede fascial e a devolvem ao sistema nervoso – ver a seção sobre propriocepção e interocepção, acima. Essa rede fascial é o maior "órgão sensorial" no corpo, superando até mesmo os olhos ou os ouvidos em sua rica diversidade e proliferação de receptores de alongamento principalmente.[153]

O número desses nervos sensoriais ultrapassa com frequência o dos nervos motores em qualquer nervo periférico dado na razão de aproximadamente 3 para 1.

Essas terminações especializadas pegam e repassam informações sobre mudanças no alongamento, carga, pressão, vibração e força tangencial (cisalha-

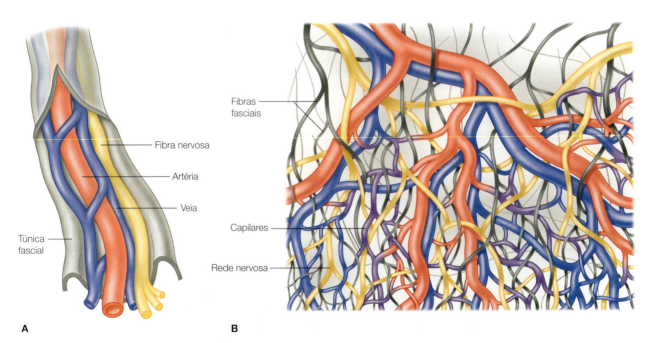

Figura A1.58 Os sistemas neural, vascular e fascial correm paralelamente nos feixes neurovasculares (**A**) que se estendem até as vísceras para fora na direção dos membros e recessos mais distantes do corpo, com os tecidos conjuntivo e neural forjando o caminho. Quando chegam ao seu destino, no entanto, eles se espalham em três redes emaranhadas que juntas ocupam o mesmo espaço (**B**).

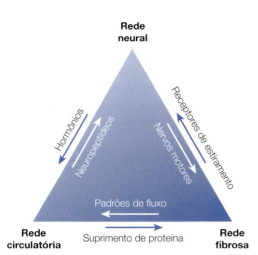

Figura A1.59 As relações entre essas redes holísticas são complexas. Cada uma delas tem "embaixadores" nas outras redes para alterar seu estado e manter os sistemas interinformados e regulados.

mento). As terminações nervosas livres são especialmente interessantes, na medida em que são as mais abundantes (elas estão até no interior do osso), estão conectadas às funções interoceptivas e autônomas, como a vasodilatação, e podem funcionar como mecanorreceptores ou nociceptores (dor).[154]

Obviamente, o sistema nervoso é altamente responsivo e pode mudar o tônus muscular em resposta aos sinais. Descrevemos anteriormente como o sistema fascial tem suas próprias respostas (geralmente mais lentas) às mudanças mecânicas. Entrelaçadas conjuntamente, como sempre estão em uma pessoa viva, apontam para uma rica diversidade de modos de intervenção em próprio corpo fibroso ou na rede neurológica no seu interior.

Aplicação da medicina espacial

Vamos demonstrar a abordagem da medicina espacial a esse entrelaçamento dos três sistemas com um exemplo: as pessoas que se deprimem, por qualquer motivo, geralmente expressam esse sentimento de forma somática, como se sua respiração estivesse presa – em geral, para o observador, a aparência revela um peito retraído, sem excursão completa das costelas para cima durante a inspiração. Pense na situação inversa: poucas pessoas com um peito alto, estufado, saem por aí dizendo: "Estou tão deprimido".

A postura depressiva pode começar como uma percepção dentro da representação nervosa do ego contra o mundo que envolve culpa, dor ou ansiedade, mas que logo se expressa por meio do sistema motor como um padrão recorrente de contração. Depois de um tempo, esse padrão de contração crônica é acomodado pelo sistema fascial, estendendo-se muitas vezes para todo o corpo – o padrão no peito exige compensação nas pernas, no pescoço e nos ombros, bem como nas costelas e nos sistemas de pressão da cavidade ventral. A diminuição da respiração cria, por sua vez, um equilíbrio diferente da química no sangue e em outros líquidos corporais, diminuindo o oxigênio e elevando os níveis de cortisol. Uma simples alteração na taxa de recaptação da serotonina com medicamentos antidepressivos (a abordagem da medicina material/farmacológica), ou mesmo uma mudança na percepção interna da autoestima (a abordagem da medicina temporal/psiquiátrica), podem não ser totalmente eficazes na mudança de todo esse padrão, porque ele também está inscrito em um hábito de movimento, em um "conjunto" da rede fascial.

Na medicina moderna, os aspectos neural e químico de tais padrões são muitas vezes considerados, ao passo que o aspecto "Medicina Espacial" desses padrões é muitas vezes ignorado. O tratamento eficaz considera todos os três caminhos, mas os métodos de tratamento individual tendem a favorecer um mais do qualquer outro. É o velho ditado: "Se sua mão é um martelo, tudo parece um prego". Seja qual for a ferramenta que estamos usando para intervir, é bom lembrar-se de todos esses três sistemas de comunicação holística e sua relativa dominância em cada pessoa.

Considerar o sistema fibroso como um "ramo igual do governo (fisiológico)" com o objetivo de descobrir quais condições têm um componente de medicina espacial/corpo fibroso preencherá uma lacuna existente nos últimos 400 anos de anatomia e fisiologia.

Embriologia/morfologia fascial/a teoria da bolsa dupla

Quando a BBC perguntou ao grande naturalista britânico J. B. S. Haldane se seu estudo ao longo da vida lhe tinha ensinado algo sobre a mente do Criador, ele respondeu: "Ora, claro que sim, ele mostra um excessivo apreço pelos besouros". (Haldane gostava tanto dessa resposta que deu um jeito para que a mesma pergunta fosse feita várias vezes, para que pudesse encantar a si mesmo e aos outros com pequenas variações para a mesma réplica.)

Para o anatomista moderno, diante da mesma pergunta, a resposta pode apenas ser: "um apreço exagerado pela bolsa dupla". As bolsas de duas camadas aparecem tantas vezes na anatomia do tecido conjuntivo, geralmente derivadas da embriologia, que vale a pena se desviar um pouco para uma breve exploração antes de retornar à sua relevância para a teoria dos Trilhos Anatômicos *per se*. Nós também aproveitamos a oportunidade, já que estamos falando em embriologia, para apontar algumas das maiores balizas no desenvolvimento da rede fascial em geral.

Cada célula é envolvida por uma bolsa dupla (Fig. A1.60), o coração e os pulmões são envolvidos por uma bolsa dupla, assim como o abdome; e o cérebro também está envolvido por pelo menos duas bolsas, senão três. O argumento desta seção é o de que vale a pena olhar para o sistema musculoesquelético também como um sistema de bolsa dupla.

Se voltarmos aos primórdios, descobriremos que o óvulo, mesmo antes de ser expulso do folículo ovariano (Fig. A1.61), é cercado pela bolsa dupla interna e externa da teca.[155] Uma vez liberado, como a maioria das células, o óvulo é delimitado por uma membrana de fosfolipídio bilaminar, que atua como uma bolsa dupla em torno do conteúdo da célula.

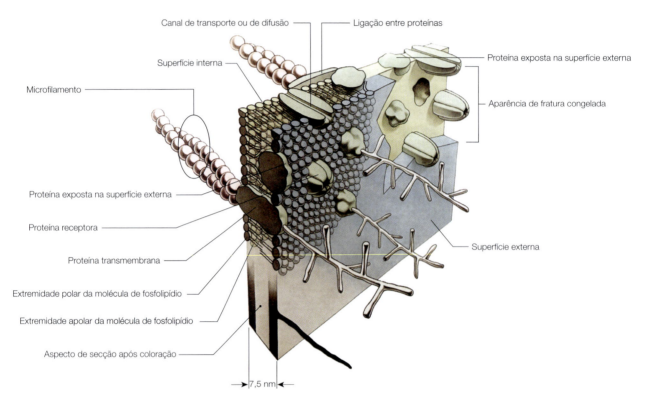

Figura A1.60 A membrana bilaminar da célula forma o modelo original para a imagem da bolsa dupla que se repete ininterruptamente na microanatomia. (Reproduzida com permissão de Williams, 1995.)

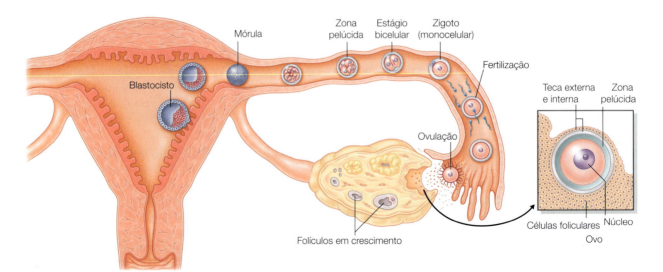

Figura A1.61 A zona pelúcida mucosa cerca o óvulo e continua como uma membrana organísmica em torno da mórula e do blastocisto até ficar mais fina e se desintegrar no final da primeira semana de desenvolvimento embrionário, conforme a blastosfera se expande, se diferencia e se prepara para a implantação.

O óvulo expulso do folículo na ovulação está ainda rodeado por outra membrana, um revestimento translúcido de gel mucopolissacarídeo chamado zona pelúcida (Fig. A1.62), um glicocálice especialmente espesso, através do qual o esperma vencedor deve passar antes de atingir a verdadeira membrana do ovo. Normalmente nossa imagem da fecundação é darwiniana, com a vitória sendo dada ao espermatozoide que nada mais rápido e é mais agressivo, mas o fato é que entre 50 e 1.000 espermatozoides mais rápidos batem inutilmente sua cabeça contra a zona pelúcida, fazendo depressões com a hialuronidase em suas cabeças (e morrendo) até que algum outro, mais lento e sortudo, entre em contato com a membrana celular propriamente dita e faça de fato a fertilização.

Quando o óvulo fertilizado se divide, é essa zona pelúcida que contém o zigoto (Fig. A1.62A). Como o óvulo inicial é enorme, isso permite que ele se divida várias vezes dentro da zona pelúcida, e cada conjunto sucessivo de células ocupa quase a mesma quantidade de espaço que a grande célula inicial. Assim, essa casca de "substância fundamental" em torno do zigoto forma a primeira *metamembrana* para o organismo. É o primeiro dos produtos do tecido conjuntivo a fazer isso, e mais tarde será acompanhado por elementos fibrilares de reticulina e de colágeno (Vídeo 1.1). Mas esse exsudado mucoso é o ambiente organísmico inicial, e a membrana organísmica original.

Com a primeira divisão, uma pequena quantidade de citoplasma escapa das duas células-filhas, formando uma fina película de líquido que circunda as duas células, e entre as células e a zona pelúcida (Fig. A1.62B).[156] Esse é o primeiro indício da matriz líquida, o líquido linfático ou fluido intersticial, que será o principal meio de troca entre a comunidade de células no interior do organismo.

Observe também que, embora a única célula esteja organizada em torno de um ponto, o organismo de duas células é organizado em torno de uma linha desenhada entre os dois centros das células. O zigoto logo irá alternar entre esses dois centros – a organização em torno de um ponto e depois a organização em torno de uma linha. Além disso, o organismo de duas células se assemelha a dois balões (dois sistemas pressurizados) empurrados juntos, de modo que sua borda é um diafragma de camada dupla, outra forma popular em toda a embriogênese.

As células continuam a se dividir, criando uma mórula com cerca de 50-60 células ("grupo de bagas") ainda dentro dos limites da zona (ver Fig. A1.61). Depois de cinco dias, a zona afinou e desapareceu, e a mórula se expande em uma blastosfera (Fig. A1.63A), uma esfera aberta de células (que ecoa então na forma da esfera original do óvulo).

Na segunda semana de desenvolvimento, essa blastosfera invagina sobre si mesma durante a gastrulação (Fig. A1.63B). A gastrulação é um processo fascinante em que certas células em um "canto" da esfera enviam pseudópodes que se unem às outras células e, em seguida, criam primeiro uma fossa, enrolando-se nas ex-

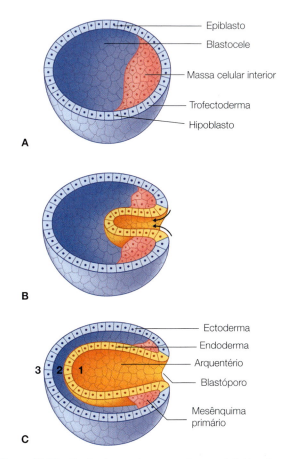

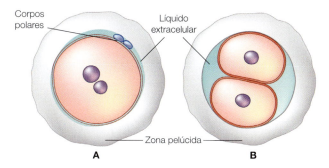

Figura 1.62 Depois de o óvulo ser fertilizado, sua membrana e a zona pelúcida pegajosa envolvem o mesmo espaço (**A**). Com a primeira divisão celular, o organismo de duas células é mantido no lugar pela metamembrana da zona (**B**). Esta continua como o limite organísmico até o estágio de blastocisto.

Figura A1.63 O primeiro movimento autônomo definitivo do embrião é dobrar a blastosfera sobre si mesmo para formar uma bolsa dupla; esta conecta o epiblasto e o hipoblasto na membrana bilaminar. Esse movimento forma a primeira bolsa dupla.

tensões, depois uma cratera, e finalmente um túnel que cria uma camada interna e uma externa de células (Fig. A1.63C).[157] Essa é a forma básica da bolsa dupla, uma meia que ao longo do caminho virou do avesso, ou uma xícara de duas camadas. Observe que essa forma antiga semelhante ao tunicado cria três espaços potenciais:

1. O espaço dentro da bolsa interna.
2. O espaço entre a bolsa interna e a externa.
3. O ambiente que vai além da bolsa externa.

Se a "boca" da estrutura está aberta, então não existe qualquer diferença entre o espaço 1 e o espaço 3, mas, se o esfíncter da boca está fechado, existem três zonas distintas separadas pelas duas bolsas.

O resultado dessa inversão são as duas bolsas do âmnio e o saco vitelino, com o conhecido disco trilaminar do ectoderma, mesoderma e endoderma imprensado no meio (Fig. A1.64 – observe a semelhança entre a forma bicelular com o "diafragma" intermediário na Fig. A1.62 – agora, o que irá se transformar no bebê é o diafragma entre o saco vitelino – a "mãe" – e o âmnio – o "pai"). O ectoderma, em contato com o saco e o líquido amniótico, vai formar o sistema nervoso e a pele (e é por isso associado à "rede neural", como descrito anteriormente). O endoderma, em contato com o saco vitelino, vai formar os revestimentos de todos os nossos tubos circulatórios, bem como os órgãos do canal alimentar, junto com as glândulas (e é a principal fonte da rede vascular líquida). O mesoderma entre os dois irá formar todos os músculos e os tecidos conjuntivos (sendo assim, o precursor da rede fibrosa), bem como o sangue, a linfa, os rins, a maioria dos órgãos genitais e as glândulas do córtex adrenal.[157]

A formação da rede fascial

Vamos deixar de lado por um momento a bolsa dupla e acompanhar o desenvolvimento da rede fibrosa no interior do embrião, essa especialização celular inicial no interior do embrião; é um momento muito importante que ocorre em cerca de duas semanas no processo de desenvolvimento. Até este ponto, a maioria das células é cópia carbono uma da outra; não houve quase nenhuma diferenciação. Portanto, um arranjo espacial não é crucial – embaralhar um baralho de cartas não fará nenhuma diferença se todas forem cópias da mesma carta. Durante esse tempo, a "cola" mucosa entre as células e suas junções intermembranosas são suficientes para manter o pequeno embrião intacto (ver Fig. A1.62 e A1.3). Agora, no entanto, como ocorre uma crescente especialização, torna-se imperativa a manutenção de arranjos espaciais concretos enquanto o movimento ainda é permitido, pois o embrião começa a aumentar exponencialmente em tamanho e a se dobrar em uma complexidade inimaginável.

Quando olhamos mais de perto essa camada do meio, o mesoderma, vemos um espessamento no meio abaixo da linha primitiva chamada notocorda, que acabará formando a coluna vertebral – corpos vertebrais e discos. Bem na lateral desta, no mesoderma paraxial, está uma seção especial do mesoderma chamada mesênquima (literalmente, a "bagunça no meio").[157] As células mesenquimais, que são as células-tronco embrionárias dos fibroblastos e outras células do tecido conjuntivo, migram entre as células em todo o organismo para habitar todas as três camadas (Fig. A1.65). Ali elas secretam reticulina (uma forma imatura de colágeno, com fibras muito finas) no espaço intersticial.[158] Essas fibras de reticulina se ligam umas às outras, quimicamente e como o Velcro®, para formar uma rede em toda a extensão do corpo – apesar de

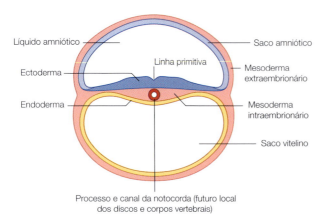

Figura A1.64 A gastrulação, um movimento giratório de dentro para fora da "meia" embrionária, forma o disco trilaminar (ectoderma, mesoderma e endoderma) entre os dois grandes sacos do âmnio e o vitelino (corte transversal). Essa ação transforma a bolsa dupla em um tubo. Repare como a forma se assemelha à Figura A1.62B.

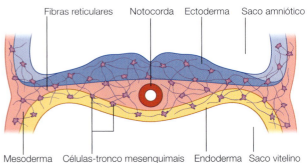

Figura A1.65 As células mesenquimais do mesoderma paraxial se dispersam através de todas as três camadas do embrião para formar a rede reticular, a precursora e o alicerce para a rede fascial, a fim de manter relações espaciais entre as rápidas diferenciações celulares.

neste ponto o corpo inteiro ter apenas cerca de 1 mm de comprimento.

Sublinhemos a esse respeito que algumas dessas células mesenquimais pluripotentes são retidas nos tecidos do corpo, prontas para se converterem em qualquer função de tecido conjuntivo que se fizer mais necessária. Caso nos alimentemos demais, elas podem se converter em células de gordura para lidar com o excesso; quando nos ferimos, elas podem se tornar fibroblastos e ajudar a curar a ferida, ou, se estamos sujeitos a uma infecção bacteriana, elas podem se converter em células brancas do sangue e lutar contra a infecção.[19] Elas são um exemplo perfeito da adaptabilidade suprema e da capacidade de resposta do sistema de tecido fibroso/conjuntivo às nossas necessidades de mudança. Esse é um tipo de "capacidade vital" que pode se esgotar com o passar do tempo diante de doenças, sofrimento traumático contínuo, inflamação, lesão persistente e dieta excessiva/purgativa.

As fibras reticulares que essas células mesenquimais geram serão gradualmente substituídas, uma a uma, por fibras de colágeno, mas o fato é: essa é a fonte de nossa rede fibrosa singular, e o argumento por trás da nossa preferência por "fáscia" no singular em vez do plural "fáscias". Embora possamos, para fins analíticos, falar de fáscia plantar, de ligamento falciforme, de tendão central do diafragma, de fáscia lombossacral, ou dura-máter, cada uma delas é uma distinção imposta pelo homem a uma rede que é, na verdade, *unitária* da cabeça aos pés e desde o nascimento até a morte. Apenas com uma faca essas ou quaisquer outras partes individuais podem ser separadas do conjunto. Essa rede fibrosa pode se desgastar com a idade, ser dilacerada por uma lesão ou ser dividida com um bisturi, mas a realidade fundamental é a unidade de toda a rede de colágeno.[159] A nomeação das partes tem sido uma das nossas atividades humanas favoritas desde o Gênesis, e na verdade uma forma muito útil, desde que não percamos de vista a totalidade fundamental.

Uma vez que as três camadas e a rede de ligação da fáscia estão estabelecidas, o embrião realiza uma magnífica proeza de auto-*origami*, dobrando-se e redobrando-se para formar um ser humano a partir desse arranjo trilaminar simples (Fig. A1.66A). O mesoderma se estende para a parte da frente a partir do meio, formando as costelas, os músculos abdominais e a pelve, criando e apoiando o canal alimentar endodermal interno (Fig. A1.66B). Ele também se estende em torno das costas, formando o arco neural da coluna vertebral e da abóbada craniana do crânio que circunda e protege o sistema nervoso central (as fáscias dentro dessas cavidades já foram brevemente descritas neste capítulo no final da seção sobre a rede fibrosa – Fig. A1.66C). Uma das últimas partes do *origami* é a dobra que traz as duas metades do palato unidas. Uma vez que é um dos últimos tijolos no muro dos estágios do desenvolvimento, se faltar um tijolo abaixo dela isso pode resultar em uma fissura do palato, o que explica por que isso é um defeito congênito tão comum (Fig. A1.67).[161]

Bem na lateral do mesênquima, perto da borda do embrião, encontram-se os tubos do celoma intraembrionário.[162] Esse tubo (e também, curiosamente, o primeiro indício de circulação) corre sobre cada lado do embrião, juntando-se na frente da cabeça. Esses tubos irão formar as bolsas fasciais do tórax e do abdome. A própria parte de cima do tubo de celoma vai, por meio da dobragem sagital, passar na frente da face e em volta do coração em desenvolvimento junto com a bolsa dupla do pericárdio e do endocárdio (Fig. A1.68), e formar também a parte central do diafragma. A parte superior de cada lado irá se dobrar em volta dos pulmões com a bolsa dupla da pleura visceral e parietal

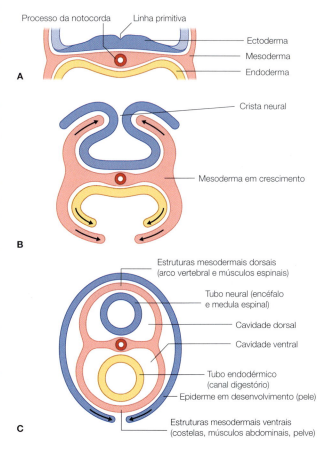

Figura A1.66 A camada do meio do disco trilaminar, vista aqui (bem como nas Figs. A1.64 e A1.65) no corte transversal, cresce tão rápido que as células transbordam em torno das outras duas camadas para formar dois tubos – neural e digestivo – e cercá-los em duas cavidades de proteção – cavidades dorsal e ventral. Parte do ectoderma "escapa" para formar a pele – outro tubo externo a todos os outros.

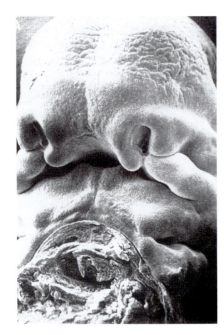

Figura A1.67 No *origami* complexo do desenvolvimento embriológico, a formação do rosto, base do crânio e da parte superior do pescoço é especialmente complicada. Uma das últimas dobras, vistas na foto sob as órbitas oculares em desenvolvimento, traz as duas metades do palato em conjunto, e por isso esta é uma área comum de defeitos congênitos. (Reproduzida com permissão de Larsen, 1993.[159])

(Fig. A1.69). As partes superiores e inferiores vão ser separadas pela invasão das duas cúpulas do diafragma. A parte inferior do lado de fora de cada tubo irá se dobrar para formar a bolsa dupla do peritônio e do mesentério.

A bolsa dupla e a tripla em torno do cérebro e da medula espinal é mais complexa, desenvolvendo-se a partir da crista neural, a área onde o mesoderma "pinça" o ectoderma (com a pele do lado de fora e o sistema nervoso central no interior), de forma que as meninges (a dura-máter e pia-máter) se formem de uma combinação dessas duas camadas germinais.[163]

A bolsa dupla no sistema musculoesquelético

Sei que não demos a devida atenção a essa fascinante área da morfogênese, mas temos de voltar ao assunto em questão – os meridianos miofasciais no sistema musculoesquelético.

Com todo esse "excessivo carinho" pela bolsa dupla, será que não poderíamos procurar algo semelhante no sistema musculoesquelético? Claro que sim: a bolsa fibrosa em torno dos ossos e dos músculos pode ser vista como tendo quase a mesma forma observada na maneira como a bolsa fascial envolve os órgãos (Fig. A1.70; Vídeo 6.21). A bolsa interna envolve os ossos e a bolsa externa envolve os músculos.

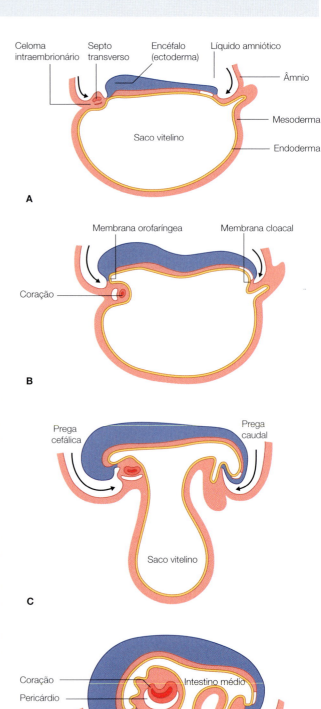

Figura A1.68 O corte sagital do embrião durante a 4ª semana. O tubo do celoma intraembrionário que percorre o embrião é dividido em seções separadas que cercam "duplamente" o coração conforme ele se dobra na direção do peito a partir do septo transversal "acima" da cabeça. Um processo semelhante ocorre a partir do lado com os pulmões no tórax e com os intestinos na cavidade abdominopélvica. (Adaptada de Moore e Persaud, 1999.[125])

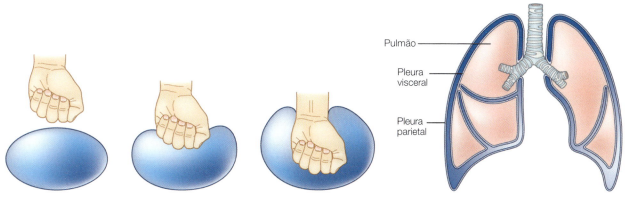

Figura A1.69 Embora eles tenham formas diferentes quando atingem estágios maduros, a estrutura fundamental do balão pressionado para formar uma bolsa dupla pelo tecido do órgão é encontrada em torno de todos os sistemas de órgãos, neste caso na pleura de camada dupla em torno do pulmão.

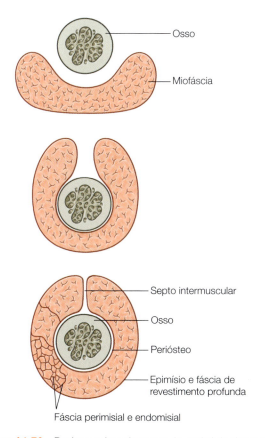

Figura A1.70 Podemos imaginar, sendo embriologicamente correto ou não, que os ossos e os músculos compartilham um padrão de bolsa dupla semelhante.

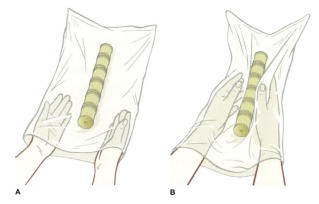

Figura A1.71 Execute você mesmo esta pequena demonstração com um saco plástico comum e alguns carretéis ou objetos cilíndricos similares para ver como os ossos e o tecido muscular interagem em uma "bolsa dupla" contínua dos planos fasciais.

Para criar um modelo simples para essa ideia, imagine uma sacola de plástico comum sobre um balcão com sua extremidade aberta em nossa direção (Fig. A1.71). Agora coloque alguns carretéis de linha na parte superior do saco em uma fila que vai até o meio. Insira suas mãos dentro do saco de ambos os lados dos carretéis e junte-as acima deles. Temos então:

1. Os carretéis.
2. Uma camada interna de plástico.
3. As mãos.
4. Outra camada externa de tecido plástico.

Substitua "carretéis" por "ossos", "mãos" por "músculos" e "plástico" por fascial e conseguimos o que queríamos.

O sistema locomotor humano é, como quase todas as outras estruturas fasciais no corpo, construído em forma de bolsa dupla – embora isso seja uma especulação (Fig. A1.72). O conteúdo da bolsa interna inclui tecidos muito duros – osso e cartilagem – que se alternam com tecido quase totalmente líquido – líquido sinovial; os carretéis e os espaços entre eles no nosso modelo simples. A bolsa fibrosa interna que encerra esses materiais é chamada *periósteo* quando é uma luva aderente em torno dos ossos, e *cápsula articular* quando é uma luva de ligamentos em torno das articulações.

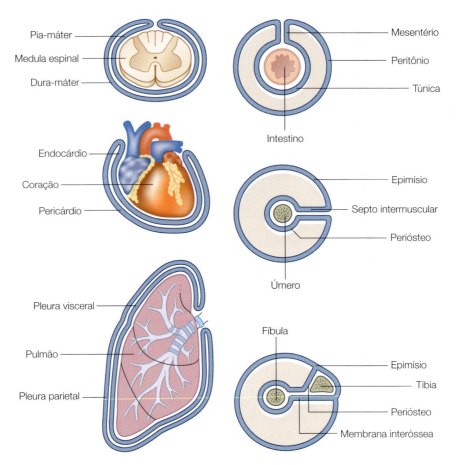

Figura A1.72 A análise da fáscia da parte superior do braço e da parte inferior da perna revela um duvidoso "eco" semelhante no padrão de disposição por meio de outras camadas orgânicas fasciais em "bolsa dupla".

Esses elementos do tecido conjuntivo são contínuos uns aos outros, e sempre estiveram unidos dentro da rede fascial, mas, como são separados para a análise, eles tendem a permanecer separados em nossa concepção. Essa concepção é extremamente reforçada para todos os estudantes pelos desenhos anatômicos onipresentes nos quais todas as outras tramas em torno de um ligamento são cuidadosamente raspadas para expô-lo como se fosse uma estrutura separada, e não apenas um espessamento dentro dessa bolsa interna contínua da rede (Fig. A1.73). Tomados em conjunto, os ligamentos e periósteos não formam estruturas separadas, mas sim uma bolsa interna contínua em torno dos tecidos osteoarticulares. Mesmo os ligamentos cruzados do joelho – muitas vezes apresentados como se fossem estruturas independentes – fazem parte dessa bolsa interna contínua.

O conteúdo da bolsa externa – onde nossas mãos estavam no modelo – é uma geleia fibrosa quimicamente sensível que chamamos músculo, que é capaz de alterar seu estado (e o seu comprimento) muito rapidamente em resposta à estimulação do sistema nervoso. O lado externo da bolsa, chamamos fáscia de cobertura profunda – a fáscia profunda. A parte de parede dupla entre os nossos polegares chamamos de septo intermuscular (ver Fig. 5.7A). Nossos tendões são os nossos dedos, fazendo tração sobre os carretéis para dentro. De acordo com essa concepção, os músculos individuais são simplesmente bolsos dentro da bolsa externa, que está "presa por baixo" à bolsa interna nos lugares que chamamos "ligações musculares" ou "inserções". As linhas de tração criadas pelo crescimento e pelo movimento dentro dessas bolsas criam uma "fibra" – um invólucro e uma trama – tanto para o músculo quanto para a fáscia.

Neste ponto, precisamos novamente nos lembrar de que o músculo nunca se insere no osso. As células musculares são capturadas no interior da rede fascial como peixes dentro de uma rede. O seu movimento puxa a fáscia, que está ligada ao periósteo, e este puxa o osso.

Há de fato apenas um músculo; ele simplesmente se pendura em torno das 600 ou mais bolsas fasciais (Fig. A1.74). Temos de conhecer as bolsas e compreender a "fibra" e os espessamentos na fáscia em torno do músculo – ou seja, ainda precisamos conhecer os músculos e suas inserções. No entanto, é bem mais fácil sermos seduzidos pela imagem mecânica conveniente

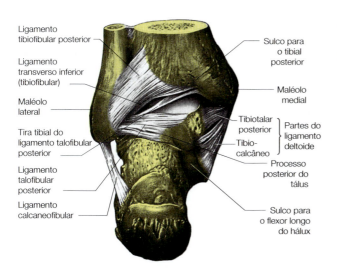

Figura A1.73 Os ligamentos que vemos separados e detalhados nos livros de anatomia são realmente apenas espessamentos na parte da "bolsa óssea" que envolve continuamente parte do sistema musculoesquelético de bolsa dupla, denominada pelos osteopatas "leito ligamentar". (Retirada de um espécime no museu do Royal College of Surgeons da Inglaterra, com a autorização do Conselho. Reproduzida com permissão de Williams, 1995.[147])

em músculos individuais em detrimento de uma visão sobre os efeitos sinérgicos ao longo desses meridianos fasciais e correias.

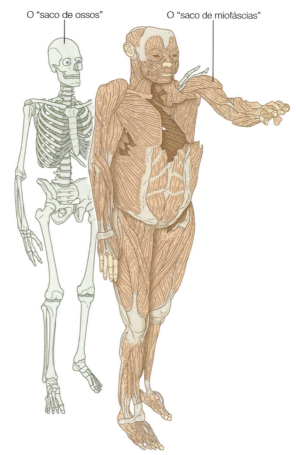

de que um músculo "começa" aqui e "acaba" ali e, portanto, sua função é aproximar esses dois pontos, como se o músculo realmente operasse nesse vácuo. Útil, sim. Definitivo, não.

Os músculos se inserem nos outros músculos pelos seus lados, encadeiam-se em série com os ligamentos e se inserem nos feixes neurovasculares próximos – essas "inserções" são pouco consideradas na anatomia moderna, mas as pesquisas relatadas neste texto demonstram a importância de cada uma e de todas essas estruturas, em nossa avaliação da biomecânica eficiente.[5,6,164]

Os músculos e ligamentos são quase universalmente estudados como unidades isoladas, como na Figura A1.75. Esse estudo não considera os efeitos longitudinais através dessa bolsa externa que são o foco deste livro, nem os efeitos latitudinais (regionais) que agora são expostos pela pesquisa.[165] Agora está claro que a fáscia distribui a tensão lateralmente para as estruturas miofasciais vizinhas; de modo que a tração sobre o tendão em uma extremidade não é necessariamente recebida de forma completa pela inserção na outra extremidade do músculo (ver Fig. A1.6).[166] O foco sobre o isolamento dos músculos nos deixou cegos a esse fenômeno, que em retrospecto é definitivamente uma maneira ineficiente de conceber um sistema sujeito a estresses variados. É muito mais eficiente distribuir a força o mais amplamente possível – com o uso das propriedades viscoelásticas do meio discutido anteriormente. Da mesma forma, temos nos concentrado

Figura A1.74 As vias dos Trilhos Anatômicos são algumas das linhas de tração contínuas comuns no interior desse "saco de músculos", e as "estações" são onde as bolsas externas se agarram na bolsa interna da articulação e do tecido periosteal em torno dos ossos. Esta imagem, redesenhada a partir de uma foto dos corpos plastinados do projeto Korperwelten do Dr. Gunter van Hagens, mostra mais claramente do que qualquer outra a natureza conectada da miofáscia e a falácia (ou limitação, pelo menos) da imagem do "músculo individual ligando dois ossos". Para ligar esta imagem a este capítulo, a "bolsa interna" seria o leito ligamentar ao redor do esqueleto, no lado esquerdo da imagem, como se nosso esqueleto fosse revestido com filme plástico. A "bolsa externa" seria a fáscia que circunda (e recobre) o tecido da figura que está à direita na imagem. Para preparar este espécime, o Dr. van Hagens removeu grandes pedaços de toda a bolsa miofascial e os remontou como um todo. O efeito real é bastante comovente; o esqueleto quase toca o ombro do "homem músculo", como se dissesse: "Não me deixe, não posso me mover sem você". (A preparação anatômica plastinada original é parte da coleção da exposição artística/científica intitulada Korperwelten – "Mundos do corpo"). O autor recomenda essa exposição sem reserva por seu visual maravilhoso, bem como pela potência de suas muitas ideias. Uma pequena degustação pode ser feita pela visitação ao site (www.bodyworlds.com) e aquisição do catálogo ou vídeo.

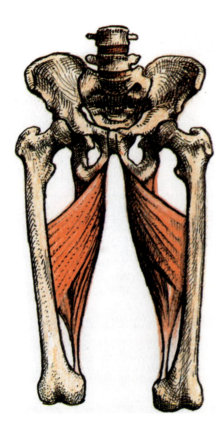

Figura A1.75 Compare a realidade viva da continuidade miofascial nas Figuras 9.18 e A1.86 com o único músculo isolado ilustrado aqui. Não importa o quanto podemos aprender com esta excelente e rara representação do estranho adutor magno, a prática comum de isolar os músculos nas anatomias resulta em reflexões "particuladas" que nos distanciam da integração sintética que caracteriza o movimento animal. (Reproduzida com permissão de Grundy, 1982.)

tas e outros com a mobilização articular –, bem como as bolsas duplas internas das meninges, do peritônio celômico e da pleura, também é muito útil, mas não está dentro do âmbito deste livro. Dada a natureza unificada da rede fascial, podemos supor que o trabalho em qualquer área dentro da rede pode propagar ondas de sinalização ou linhas de tração que poderiam afetar uma ou mais das outras. É como cada pesquisador escreve ao final de seu artigo: "há necessidade de mais pesquisas".

Transcorridos os nove meses de gestação *in utero*, emergimos do útero para mais cerca de nove meses de gestação *ex utero*, um período poderoso para o aprendizado do desenvolvimento motor, conforme foi descrito na seção sobre movimento evolutivo do Capítulo 10. O tempo "gestacional" nos possibilita dobrar o tamanho de nossos encéfalos, além de solidificar os ossos e as cartilagens, fortalecer os músculos e tracionar as lâminas fasciais, como o trato iliotibial e a aponeurose plantar em funcionamento.

Será mais fácil entender a unidade da rede fascial se observarmos seu início unificado. As conexões entre as meninges, inserções viscerais e bolsas externas e internas de fáscia ao redor do sistema musculoesquelético – cada qual tem seu próprio ritmo no âmbito da rede maior. Cada conexão responde às suas próprias abordagens manuais ou de movimento, de modo que nas próximas décadas o desenvolvimento de princípios unificados e de suas aplicações será tarefa da medicina espacial.

Quando se aplica o esquema dos Trilhos Anatômicos a essa visão, os meridianos miofasciais podem então ser vistos como longas linhas de tração através da bolsa externa – a bolsa miofascial – que tanto formam, deformam, reformam, estabilizam e movem as articulações e o esqueleto – a bolsa interna. Chamaremos as linhas da miofáscia contínua dentro da bolsa externa de "vias", e os lugares onde a bolsa externa se prende à bolsa interna de "estações" – não pontos extremos, mas simplesmente paradas ao longo do caminho – de pontos de transmissão ou "frenagem". Alguns dos septos intermusculares – aqueles que correm na superfície ou na parte profunda como as paredes dos gomos da toranja – juntam a bolsa externa à bolsa interna em um único balão fascial (comparar a ilustração inferior da Fig. A1.70 com a realidade da Fig. A1.9).

Os Trilhos Anatômicos mapeiam o desenho das linhas de tração na bolsa externa, e dão início à discussão de como trabalhar com elas. O trabalho com a bolsa interna – a manipulação dos tecidos periarticulares como praticada pelos quiropraxistas, osteopa-

Fáscia e tensegridade – o sistema musculoesquelético como uma estrutura de tensegridade

Para resumir nossos argumentos até agora, colocamos o sistema fibroso como uma extensa rede fisiológica corporal responsiva com o mesmo nível de importância e abrangência dos sistemas circulatório e nervoso. Os meridianos miofasciais são padrões discerníveis úteis dentro da parte locomotora desse sistema.

Em segundo lugar, temos observado a aplicação frequente da bolsa dupla (uma esfera voltada para si mesma) nas fáscias do corpo. Os meridianos miofasciais descrevem padrões da "trama" dentro da bolsa miofascial parietal conectada à parte de baixo (e, portanto, capaz de se mover) da bolsa osteoarticular interna.

A fim de completar nossa imagem particular do sistema fascial em ação e sua relação com os Trilhos Anatômicos, pedimos ao nosso persistente leitor um pouco de paciência enquanto colocamos uma última peça no quebra-cabeça: ver a arquitetura do corpo à luz da geometria da "tensegridade" (Vídeo 1.2).

Abordando primeiramente a "geometria", citamos o biólogo celular Donald Ingber, que menciona outros autores: "Tal como foi sugerido por D'Arcy W. Thompson, zoólogo escocês do início do século XX, que citou Galileu, que por sua vez citou Platão: o livro da Natureza pode na verdade ser escrito na linguagem da geometria".[167] A geometria tem sido aplicada com sucesso às galáxias e aos átomos, mas aquela que temos aplicado a nós mesmos geralmente se resume a alavancas, vetores e planos inclinados, e se baseia na teoria newtoniana do "músculo isolado" baseada em Newton e aplicada por Borelli, esboçada no Capítulo 1. Embora tenhamos aprendido muito com a visão padronizada da mecânica que fundamenta a nossa compreensão atual da cinesiologia, essa linha de investigação ainda não produziu modelos convincentes de movimentos tão fundamentais como a marcha humana (ver alguns novos argumentos a esse respeito na contribuição de James Earls no Cap. 10). Conseguir que um robô jogue xadrez é relativamente fácil, mas fazê-lo andar não é.

Uma nova compreensão da mecânica da biologia celular, no entanto, está prestes a expandir o pensamento cinesiológico atual, e a dar também uma nova relevância para a pesquisa da geometria divina e da proporção ideal do corpo humano feita pelos antigos e pelos artistas do Renascimento. Embora ainda engatinhe, a pesquisa recente resumida nesta seção promete uma nova forma frutuosa de aplicar essa antiga ciência da geometria a serviço da cura moderna. Esta seção mostra como a medicina espacial trabalha sem interrupção ao longo de diversos níveis de escala, desde o plano molecular até o plano organísmico (ver Fig. A1.4).

Nesta seção, vamos examinar o nível macroscópico da arquitetura do corpo como um todo, e depois no nível microscópico da conexão entre a estrutura celular e a matriz extracelular. Assim como os elementos fundamentais fibrosos hidrofílicos e hidrofóbicos de tecido conjuntivo discutidos anteriormente (ver seção anterior sobre os componentes fasciais), esses dois níveis, na verdade, fazem parte de um todo contínuo, mas são úteis para a discussão da distinção macro/micro.[168] Enquanto o argumento no nível macro é diretamente relevante para os Trilhos Anatômicos, ambos os níveis contêm implicações para todo o espectro de terapia manual e do movimento na medicina. Os argumentos que eu, humildemente, então apresento merecem a sua atenção.

A "tensegridade" foi cunhada a partir da frase "integridade da tensão" pelo *designer* R. Buckminster Fuller (que trabalhou a partir de estruturas originais desenvolvidas pelo artista Kenneth Snelson – Fig. A1.76A e B). Trata-se de estruturas que mantêm sua

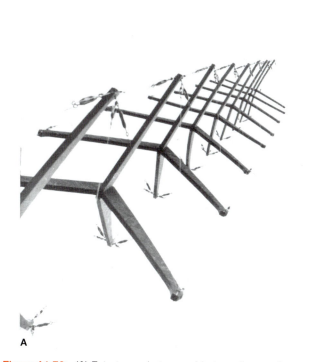
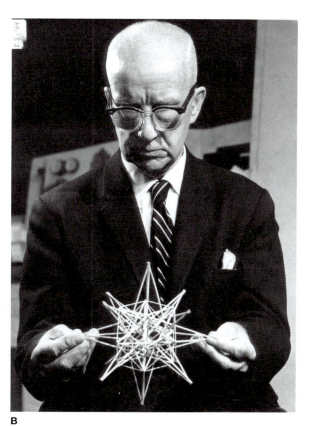

A **B**

Figura A1.76 (A) Estruturas de tensegridade mais complexas como este mastro começam a imitar a coluna ou a caixa torácica. (B) O *designer* R. Buckminster Fuller com um modelo geométrico. (Reproduzida com a permissão do Buckminster Fuller Institute.)

integridade em virtude, principalmente, de um equilíbrio das contínuas forças de tração tecidas através da estrutura, em vez de depender das forças de compressão contínuas como qualquer parede ou coluna comum. "A tensegridade descreve um princípio de relação estrutural em que a forma estrutural é garantida pelos comportamentos tensionais finitamente fechados, compreensivelmente contínuos, do sistema, e não pelos comportamentos descontínuos e exclusivamente locais do membro compressivo."[169]

Observe que as teias de aranha, os trampolins e os guindastes, embora tão maravilhosos como são, estão ancorados na parte externa e, portanto, não são "finitamente fechados". Toda estrutura de animais em movimento, incluindo a nossa, deve ser "finitamente fechada", ou seja, independente e capaz de se manter unida se ficar de pé, apoiada sobre a cabeça, ou voar através do ar em um mergulho do cisne. Além disso, apesar de toda a estrutura ser finalmente mantida unida por um equilíbrio entre tensão e compressão, estruturas de tensegridade, de acordo com Fuller, caracterizam-se pela *tensão contínua em torno da compressão localizada*. Isso se parece com algum "corpo" que você conhece?

"Uma surpreendentemente extensa variedade de sistemas naturais, incluindo átomos de carbono, moléculas de água, proteínas, vírus, células, tecidos e até mesmo seres humanos e outros seres vivos, é construída usando... a tensegridade."[167] Todas as estruturas são compromissos entre estabilidade e mobilidade, e "bancos de poupança e fortalezas" estão solidamente na extremidade da estabilidade, enquanto "pipas e polvos" ocupam a extremidade da mobilidade (Vídeo 6.11). Estruturas biológicas repousam no meio desse espectro, amarradas entre necessidades muito diferentes de rigidez e mobilidade que podem mudar a todo momento (Fig. A1.77). Eficiência, adaptabilidade, facilidade de montagem hierárquica, armazenamento de energia elástica e a pura beleza das estruturas de tensegridade são recomendadas a qualquer pessoa que queira construir um sistema biológico.[171]

Explicar o movimento, a interconexão, a capacidade de resposta e a padronização da tensão do corpo sem a tensegridade é simplesmente incompleto e, portanto, frustrante. Com a tensegridade incluída como parte de nosso pensamento e da modelagem, a sua convincente lógica arquitetural está nos levando a reexaminar toda nossa abordagem de como os organismos iniciam o movimento, se desenvolvem, crescem, se movimentam, estabilizam-se, respondem ao estresse e reparam danos.[150]

Macrotensegridade: como o corpo controla o equilíbrio entre tensão e compressão

Existem apenas duas maneiras de oferecer apoio neste universo físico – por meio da tensão ou da compressão; fixando firmemente ou suspendendo. Nenhuma estrutura é totalmente baseada em uma ou na outra dessas maneiras; todas as estruturas misturam e com-

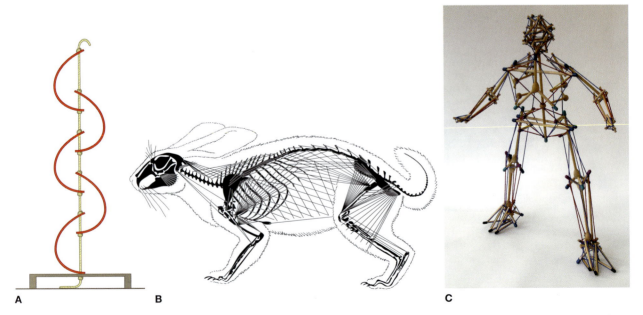

Figura A1.77 (**A**) Uma estrutura semelhante à tensegridade em que o "núcleo" tensional é mantido no ar por estruturas em forma de costelas. (**B**) Uma interpretação que se assemelha à tensegridade de um coelho. Este foi criado desenhando-se uma linha reta desde as origens até as inserções para os músculos do coelho. (Comparar com a Fig. 1.4A.) (**C**) Uma tentativa de "engenharia reversa", um ser humano em forma de tensegridade, uma linha fascinante de investigação desenvolvida pelo inventor Tom Flemons. (B, de Young, 1957. Reproduzida com permissão da Oxford University Press.)[170] C, © 2008 TE Flemons, www.intensiondesigns.com)

binam essas duas forças de maneiras variadas em momentos diferentes. A tensão varia com a compressão sempre a 90°: tencione uma corda e sua circunferência entra em compressão; exerça pressão em uma coluna e sua circunferência tenta distribuir a tensão. Mescle essas duas forças centrípetas e centrífugas fundamentais para criar padrões complexos de flexão, cisalhamento e torção. Uma parede de tijolo ou uma mesa no chão fornece um exemplo dessas estruturas que se inclinam para o lado da compressão do apoio (Fig. A1.78A). Apenas se você empurrar a parede de lado as forças de tensão subjacentes se tornarão evidentes. O apoio tensional pode ser visto em uma lâmpada pendurada, na roda de bicicleta ou na órbita suspensa da Lua (Fig. A1.78B). Só nas marés na Terra o lado compressivo de 90° desse fio de gravidade tensional invisível entre a Terra e a Lua pode ser observado.

O nosso próprio caso é ao mesmo tempo um pouco mais simples e mais complexo: nossa miofáscia e a malha colagenosa fornecem uma rede contínua de tensão restringida, ainda que ajustável, em torno dos ossos e cartilagens individuais, tanto quanto os balões de líquido incompressível dos órgãos e músculos que empurram para fora contra essa membrana de tração restritiva (Vídeo 6.16). Em última análise, os tecidos mais duros e as bolsas pressurizadas podem ser vistos como uma "boia" dentro dessa rede tênsil, o que nos leva à estratégia de ajustar os membros de tensão com o objetivo de mudar de forma confiável qualquer desalinhamento (ou mesmo a tensão intraóssea interna) dos ossos (Fig. A1.79).

Estruturas de tensegridade são extremamente eficazes

A parede de tijolo na Figura A1.78 (ou praticamente qualquer edifício da cidade) é um bom exemplo da classe comum de contraste de estruturas baseadas na compressão contínua. O tijolo do topo repousa sobre o segundo tijolo, o primeiro e o segundo tijolos repousam sobre o terceiro, os três primeiros repousam sobre o quarto e assim por diante até o tijolo de baixo, que deve suportar o peso de todos os tijolos acima dele e transmitir esse peso para a terra. Um edifício alto, como a parede descrita acima, também pode estar sujeito às forças de tração – quando, por exemplo, há um vento que sopra lateralmente –, de modo que os "tijolos", mais resistentes à compressão, são reforçados com barras de aço resistentes à tração. Essas forças são mínimas, porém, em comparação com as forças de compressão oferecidas pela gravidade que opera sobre o pesado edifício. Prédios, no entanto, raramente são medidos em termos de eficiência de projeto tal como o desempenho por quilo. Quem de nós sabe o quanto pesa a nossa casa?

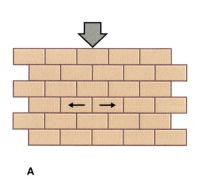

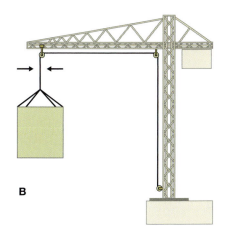

Figura A1.79 Um modelo complexo mostra como a pelve, por exemplo, poderia ser composta de unidades de tensegridade com pré-estressadas menores. (Foto e conceito cedidos por Tom Flemons, www.intensiondesigns.com.)

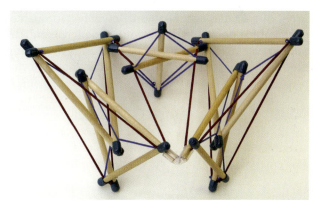

Figura A1.78 Há duas formas de sustentar objetos no nosso universo: tensão ou compressão, suspensão ou suporte. Paredes suportam um tijolo em cima do outro para criar uma estrutura de compressão contínua. (**A**) Um guindaste suspende objetos por meio da tensão no cabo. (**B**) Observe que a tensão e a compressão são sempre exercidas em ângulo de 90°: a parede tensiona horizontalmente conforme a pressão cai verticalmente, enquanto o cabo entra em compressão horizontalmente conforme a tensão puxa verticalmente.

Estruturas biológicas, por outro lado, foram submetidas aos parâmetros rigorosos do projeto da seleção natural.[167] Esse imperativo para a eficiência material e energética levou ao emprego generalizado de princípios de tensegridade:

Toda matéria está sujeita às mesmas restrições espaciais, independentemente da dimensão ou posição... É possível que as estruturas de tensegridade totalmente trianguladas possam ter sido selecionadas por meio da evolução por causa da sua eficiência estrutural – sua elevada resistência mecânica utilizando um mínimo de materiais.[172]

Forças de tração naturalmente se transmitem através da menor distância entre dois pontos, de modo que os elementos elásticos de estruturas de tensegridade estejam precisamente posicionados para que suportem melhor o esforço aplicado. Por essa razão, estruturas de tensegridade oferecem uma quantidade máxima de força para qualquer quantidade dada de material.[169] Além disso, tanto as unidades de compressão quanto os membros de tração nas estruturas de tensegridade podem eles mesmos ser construídos a partir de um modelo de tensegridade, aumentando ainda mais a eficiência e a relação "desempenho/quilo" (Fig. A1.80). Essas hierarquias imbricadas podem ser vistas desde a menor até as maiores estruturas do nosso universo.[173,174]

Agora, a nossa impressão em geral aceita e amplamente ensinada é que o esqueleto é uma estrutura de compressão contínua, como a parede de tijolos: que o peso da cabeça repousa sobre a sétima vértebra cervical, a cabeça e o tórax repousam sobre a quinta vértebra lombar e assim por diante até os pés, que devem suportar todo o peso do corpo e que transmitem o peso para a terra (Fig. A1.81). Esse conceito é reforçado no modelo de esqueleto da sala de aula, mesmo que essa representação deva ser reforçada usando-se um equipamento rígido e pendurado em um suporte externo. De acordo com o conceito comum, os músculos (leia-se: miofáscia) penduram-se nesse esqueleto estruturalmente estável e o movem para todos os lados, da mesma forma que os cabos movimentam um guindaste (Fig. A1.82). Esse modelo mecânico contribui para a imagem tradicional das ações dos músculos individuais sobre os ossos: o músculo aproxima as duas inserções e, portanto, afeta a superestrutura esquelética, que depende da física.

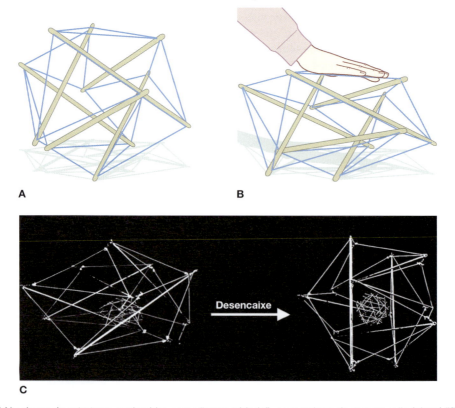

Figura A1.80 (A) Na classe de estruturas conhecidas como "tensegridade", os membros de compressão (pinos) "flutuam" sem tocar uns nos outros em um "mar" contínuo de membros de tensão equilibrada (elásticos). Quando deformados pelas inserções em um meio externo ou por forças externas, a tensão é distribuída por toda a estrutura, não localizada na área a ser deformada. (B) A pressão pode ser transferida para as estruturas de um nível mais elevado ou mais baixo de uma hierarquia de tensegridade. (C) Aqui vemos um modelo dentro de um modelo, representando mais ou menos o núcleo dentro de uma estrutura celular, e podemos ver como ambos podem ser deformados ou reformados pela aplicação ou liberação de forças externas à "célula". (Foto cedida por Donald Ingber.)

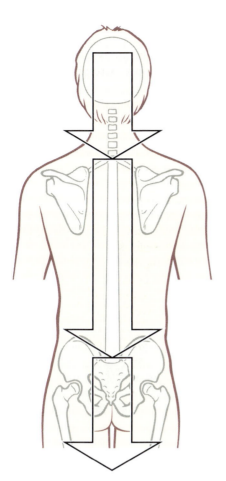

Figura A1.81 Em razão da facilidade de construção e da simplicidade das estruturas de compressão contínua, e como usamos muitas delas para viver e trabalhar, não surpreende que os princípios da tensegridade tenham permanecido ignorados por tanto tempo. Esta figura mostra um modelo conhecido de compressão contínua do corpo – a cabeça apoiada na C7, a parte superior do corpo descansando na L5, e todo o corpo descansando como uma pilha de tijolos sobre os pés.

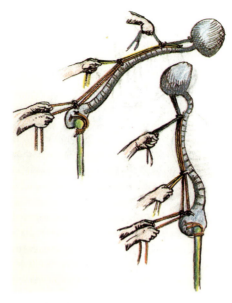

Figura A1.82 Os músculos eretores da espinha podem ser vistos como um guindaste funcionando, segurando a cabeça no alto e puxando a coluna na direção de suas curvas primárias e secundárias. A biomecânica atual parece ser mais sinérgica, menos isolada, exigindo um modelo mais complexo do que a análise cinesiológica tradicional. (Reproduzida com permissão de Grundy, 1982.)

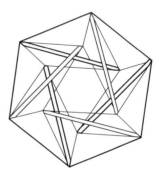

Figura A1.83 Um simples icosaedro de tensegridade não parece tão simples quando você tenta fazer um. (Reproduzida com permissão de Oschman, 2000.[41])

Nesse modelo mecânico tradicional, as forças são localizadas. Se uma árvore cair em um canto do seu edifício retangular, esse canto entrará em colapso, talvez sem danificar o resto da estrutura. A maioria das terapias manipulativas modernas funciona a partir desta ideia: se uma parte está machucada, é porque as forças localizadas foram além dos limites dos tecidos locais, e são necessários alívio e reparo locais.

Estruturas de tensegridade são distribuidoras de tensão

Um modelo de tensegridade do corpo esboça uma imagem completamente diferente – as forças são distribuídas, em vez de serem localizadas (Fig. A1.83; Vídeo 1.2). É difícil descrever uma estrutura de tensegridade real – oferecemos várias fotos aqui, embora construir e manusear uma dê uma imediata percepção das propriedades e das diferenças de pontos de vista tradicionais da estrutura – mas os princípios são simples. (Alguns *kits* com instruções para a construção da estrutura retratada na Fig. A1.80, bem como modelos mais complexos, estão disponíveis na página www.anatomytrains.com.)

Como qualquer outra, uma estrutura de tensegridade combina tensão e compressão, mas aqui os membros de compressão são ilhas flutuantes em um mar de tensão contínua. Os membros de compressão empurram para fora contra os elementos de tensão que puxam para dentro. Enquanto os dois conjuntos de forças estão equilibrados, a estrutura é estável. É claro que, em um corpo, esses membros de tração muitas vezes se expressam como membranas fasciais, como é o caso da fáscia lata ou da fáscia toracolombar, e não apenas como cordas tendíneas ou ligamentares (Fig. A1.84).

A estabilidade de uma estrutura de tensegridade é, no entanto, geralmente menos rígida, porém mais resiliente do que a estrutura de compressão contínua. Coloque peso sobre um "canto" de uma estrutura de tensegridade e toda a estrutura – tanto as cordas quanto os pinos – cederá um pouco para se acomodar (ver Fig. A1.80A e B). Coloque peso em excesso e a estrutura acabará quebrando – mas não necessariamente em algum lugar perto de onde o peso foi colocado. Porque as tensegridades distribuem tensão por toda a estrutura ao longo das linhas de tensão, a estrutura de tensegridade pode "ceder" em algum ponto fraco longe da área de tensão aplicada ou pode simplesmente quebrar ou colapsar.

Em uma análise semelhante, uma lesão corporal em qualquer local pode ser posta em movimento por tensões de longo prazo em outras partes do corpo. A lesão ocorre em determinado local por causa da fraqueza inerente ou de uma lesão anterior, e nem sempre e puramente por causa da tensão local. Descobrir essas vias e aliviar a tensão crônica em algum lugar longe da parte dolorosa torna-se, então, uma parte natural de uma recuperação do bem-estar e da ordem sistêmica, bem como da prevenção de futuras lesões.

Por isso podemos ver os ossos como membros de compressão primária (embora eles também possam carregar tensão) e a miofáscia como membros de tensão circundante (embora balões grandes, como a cavidade abdominopélvica, e balões menores, como as células e os vacúolos, também possam transportar as forças de compressão). O esqueleto é apenas aparentemente uma estrutura de compressão contínua: elimine os tecidos moles e observe o barulho dos ossos até o chão, pois eles não estão ligados uns aos outros, mas pendurados em superfícies de cartilagem escorregadias. É evidente que o equilíbrio dos tecidos moles é o elemento essencial que mantém nosso esqueleto na posição ereta – em especial aqueles de nós que andam precariamente sobre duas pequenas bases de apoio durante a elevação do centro de gravidade acima deles (Fig. A1.85).

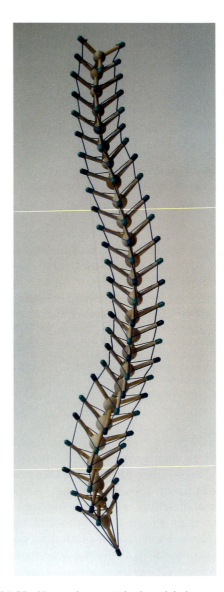

Figura A1.85 Uma coluna vertebral modelada com vértebras de madeira com processos suportados por "ligamentos" elásticos, de tal forma que os segmentos de compressão de madeira não se tocam. Esta estrutura responde até mesmo a pequenas alterações na tensão através dos elásticos com uma deformação em toda a estrutura. É discutível se este modelo simples realmente reproduz os mecanismos da coluna vertebral, mas é possível dizer que a coluna vertebral funciona de forma semelhante à tensegridade? (Foto e conceito cedidos por Tom Flemons, www.intensiondesigns.com.)

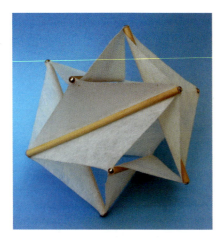

Figura A1.84 Enquanto a maioria das esculturas de tensegridade é feita com componentes que se assemelham a cabos de tensão, neste modelo (e no corpo) os componentes de tensão são mais membranosos, como na pele de um balão. (Foto e conceito cedidos por Tom Flemons, www.intensiondesigns.com.)

De acordo com esse conceito, os ossos são vistos como "espaçadores" que empurram para fora em direção ao tecido mole, e o tônus da miofáscia de tração torna-se o determinante da estrutura equilibrada (Fig. A1.86). Os membros de compressão impedem que uma estrutura desabe sobre si mesma; os membros tensionais mantêm os suportes de compressão relacionados entre si de formas específicas. Em outras palavras, se você deseja alterar as relações entre os ossos, altere o equilíbrio tensional através do tecido mole, e os ossos vão se reorganizar. Essa metáfora fala da força da manipulação dos tecidos moles aplicada sequencialmente, e implica uma fraqueza inerente das manipulações de curto prazo com impulso repetitivo de alta velocidade destinadas aos ossos. Um modelo de tensegridade do corpo – não disponível na época do trabalho pioneiro dos Drs. Andrew Taylor Still e Ida Rolf – está mais próximo da visão original desses pesquisadores.[175,176]

Mesmo a parte do corpo que parece mais sólida – a cavidade neurocraniana – foi curiosamente modelada como uma estrutura de tensegridade, trazendo o trabalho do Dr. William Sutherland para esse mesmo campo (Fig. A1.87).[177]

Nessa visão de tensegridade, os meridianos miofasciais dos Trilhos Anatômicos descritos neste livro são faixas contínuas frequentes (embora não exclusivas) ao longo das quais essa tensão de tração passa pelas miofáscias externas de um osso ao outro. As inserções musculares ("estações" em nossa terminologia) são onde a rede de tração contínua se insere nos suportes compressivos, relativamente isolados, que empurram para fora. Os meridianos contínuos que são vistos nas fotos de dissecação ao longo deste livro resultam, essencialmente, de se virar o bisturi de lado para separar essas estações do osso logo abaixo, mantendo a conexão através da trama a partir de um "músculo" para outro (Fig. A1.88). Nosso trabalho busca um tônus equilibrado ao longo dessas linhas e lâminas de tração para que os ossos e os músculos flutuem no interior da fáscia em equilíbrio resiliente, como podemos observar em quase todos os momentos no incomparável Fred Astaire (Fig. A1.89).

Um espectro de estruturas dependentes de tensão

Alguns autores não concordam de forma alguma com essa ideia de macrotensegridade, vendo-a como uma modelagem espúria da estrutura humana e do movimento.[178] Outros, particularmente o ortopedista Stephen Levin, MD, que foi o pioneiro da ideia de "biotensegridade" por mais de trinta anos (www.biotensegrity.com), vê o corpo como inteiramente construído por meio de níveis de escala dife-

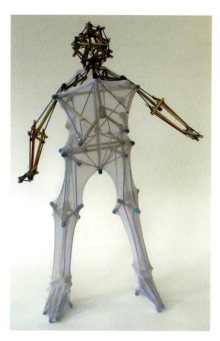

Figura A1.86 O apoio do corpo em uma representação simples da tensegridade. Esta estrutura é resiliente e responsiva, como um ser humano real, mas é evidentemente estática em comparação com as nossas respostas miofasciais coordenadas. A posição dos suportes de madeira (ossos) é dependente do equilíbrio dos elásticos (miofáscias) e da "membrana" fascial superficial circundante. Os pés, joelhos e pelve desse modelo têm respostas muito realistas à pressão. Se pudéssemos integrar a coluna vertebral mostrada na Figura A1.85 e uma estrutura craniana mais complexa (como na Figura A1.88 ou ver na página www.tensegrityinbiology.co.uk), teríamos um modelo de trabalho mais próximo. (Foto e conceito cedidos por Tom Flemons, www.intensiondesigns.com.)

rentes de sistemas de tensegridade encaixados hierarquicamente uns dentro dos outros.[172,179,180] Levin afirma que superfícies ósseas dentro de uma articulação não podem ser completamente empurradas em conjunto, mesmo com empurrões ativos durante uma cirurgia artroscópica, embora outros citem pesquisas para mostrar que o peso é na verdade transmitido através do joelho por meio dos tecidos mais duros do osso e da cartilagem.[181,182]

São necessárias mais pesquisas para quantificar a constituinte das forças de tração e de compressão em torno de uma articulação ou em torno do sistema como um todo, para ver se ela pode ser analisada de forma condizente com a engenharia da tensegridade. É evidente, porém, que as noções tradicionais de planos inclinados e alavancas precisam, no mínimo, de uma atualização – ou até mesmo de uma revisão total – à luz da evidência crescente da "compressão flutuante" como um princípio universal de construção em nossa biomecânica.

Concessões devem ser feitas, nessa visão de tensegridade, para a realidade do corpo em movimento. Em

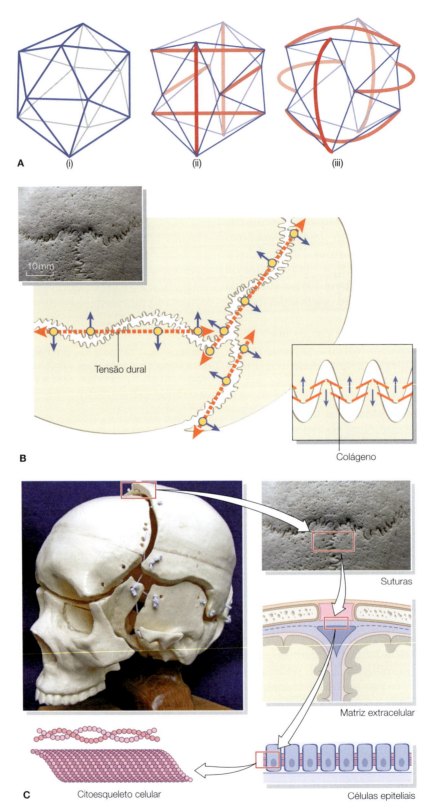

Figura A1.87 O trabalho do Dr. Graham Scarr modela o crânio como uma estrutura de tensegridade. (A) Em nossa unidade de icosaedro simples, pinos retos podem ser substituídos por outros curvos. (B) Por causa das suturas onduladas, as membranas dural e periosteal atuam para manter as suturas separadas, assegurando a patência sutural. (C) Este processo é uma tensegridade que vai do todo até o nível celular. (A e B adaptadas com permissão de Scarr G., A model of the cranial vault as a tensegrity structure and its significance to normal and abnormal cranial development. Int J Osteopath Med, 2008; 11:80-89. C adaptada com a permissão de Scarr (2008) e Scarr G. Simple geometry in complex organisms. J Bodyw Mov Ther 2012; 14:424-444.)

nossa opinião, o corpo percorre uma gama, em diferentes indivíduos, em diferentes partes do corpo, e em movimentos diferentes em várias situações, que vai da segurança oferecida por uma estrutura de compressão contínua até o controle sensível da tensegridade pura, autossuficiente. Denominamos esse ponto de vista "espectro dependente de tensão" – o corpo operando por meio de diferentes sistemas mecânicos dependentes da necessidade local.

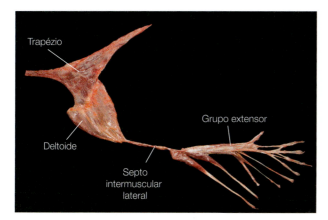

Figura A1.88 Esta dissecação mostra claramente como, alterando-se o ângulo do bisturi em 90°, é possível demonstrar uma continuidade fascial sobre as inserções distais de um músculo (ou da estrutura dos tecidos moles) até o próximo, formando uma linha fascial contínua de tensão a partir do crânio e da coluna vertebral até a parte de trás dos dedos – Linha Superficial Posterior do Braço (ver Cap. 7).

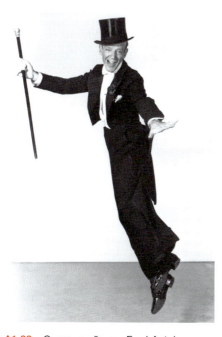

Figura A1.89 Quem, a não ser Fred Astaire, encarna a leveza e resposta fácil sugeridas pelo modelo de tensegridade do funcionamento humano? Enquanto o restante de nós se esforça da melhor maneira possível tentando não comprimir a coluna a exemplo das pilhas de tijolos, os ossos dele flutuam sempre com uma postura raramente vista em outros seres humanos.

Pensava-se que a hérnia de disco era certamente o resultado de se tentar usar a coluna como uma estrutura de compressão contínua, contrariamente ao seu projeto. Evidências recentes, no entanto, apontam para microtensões no anel por excessos de fricção na rotação como uma causa mais frequente do que a compressão traumática direta.[183,184] O senso comum diz que um saltador de longa distância ao aterrissar no ponto mais distante de seu salto depende momentânea, mas definitivamente, da resistência à compressão de todos os ossos e cartilagens da perna tomados em conjunto. (Embora, mesmo nesse caso, em que os ossos da perna podem ser pensados como uma "pilha de tijolos", a força de compressão é distribuída através da rede de colágeno dos ossos, e para os tecidos moles do corpo inteiro em modo de "tensegridade".) Nas atividades diárias, o corpo utiliza um espectro de modelos estruturais que vai da tensegridade até um padrão mais baseado na compressão.[185]

Observando a série que vai da pura compressão de uma pilha de blocos até a tensegridade autossuficiente da Figura A1.86, um veleiro oferece uma das várias estruturas "intermediárias" (Fig. A1.90). Uma vez ancorado o veleiro, o mastro se manterá de pé por conta própria, mas, quando você "vê as velas inflando e se arredondando com o vento a favor", como escreveu poeticamente Shakespeare no seu "Sonho de uma noite de verão", o mastro em plena carga deve ser reforçado com brandais e estais tensionais ou acabará se quebrando (Vídeo 1.2). Por meio dos cabos de tração, as forças são distribuídas em torno do barco, e o mastro pode ser mais fino e mais leve do que deveria ser. Nossa coluna vertebral é construída da mesma forma, de modo que depende do equilíbrio dos "estais" do membro de tensão (os eretores da espinha, mais especificamente o longuíssimo do dorso) em torno dela para reduzir a necessidade de tamanho e peso extras na estrutura da

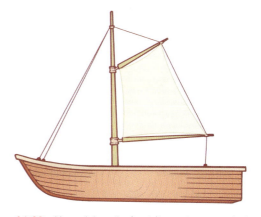

Figura A1.90 Um veleiro não é estritamente uma estrutura de tensegridade, ainda que a integridade estrutural dependa um pouco dos elementos de tensão – brandais, estais, adriças e escotas que retiram parte do excesso de tensão para que o mastro possa ser menor do que deveria ser.

coluna vertebral, especialmente nas vértebras lombares (Fig. A1.91).

As estruturas de Frei Otto, bela arquitetura biomimética membranosa que se fundamenta nos princípios de tensão, mas não é pura tensegridade autônoma (porque está ancorada e depende de suas conexões com o solo), podem ser vistas no aeroporto de Denver ou no *site* www.freiotto.com (Fig. A1.92). Aqui podemos ver, especialmente com as estruturas de cabos e membranas que caracterizam o Munich Olympiazentrum, outra exploração de um equilíbrio tensão-compressão que se inclina fortemente na direção de uma dependência do lado tensional do espectro. O núcleo é flexível, suspenso apenas pelo equilíbrio das cordas ligadas aos seus "processos". Com as cordas no lugar, puxá-las pode colocar o mastro em qualquer lugar dentro do hemisfério definido pelo seu raio. Corte as cordas, e o núcleo flexível cairia no chão, incapaz de suportar qualquer coisa. Essa disposição assemelha-se aos músculos iliocostais, vistos na borda exterior dos eretores na Figura A1.91.

Embora estejamos convencidos de que a arquitetura geral do corpo acabará sendo completamente descrita pela matemática da tensegridade, a declaração mais segura neste momento é que ela pode ser potencialmente utilizada dessa maneira, mas muitas vezes, e infelizmente, é usada de forma menos eficaz, como descrito anteriormente (ver Fig. A1.81). Ainda que este seja um assunto para futuras pesquisas e discussões, o que está claro é que a rede fascial interligada de tração do corpo é contínua e se retrai em direção aos ossos, que empurram para fora contra a malha da rede. O nosso corpo distribui tensão – especialmente a tensão sustentada de longo prazo – dentro de si em uma tentativa de igualar as forças sobre os tecidos. É clinicamente evidente que o relaxamento em uma parte do corpo pode produzir alterações em um lugar distante da intervenção, embora o mecanismo nem sempre seja evidente. Tudo isso aponta para que a tensegridade seja uma ideia pelo menos digna de consideração, talvez uma geometria primária para a construção de um ser humano. Os modelos do inventor Tom Flemons (www.intensiondesigns.com e Figs. A1.79, A1.84-A1.86) são maravilhosamente sugestivos. Esses primeiros "diagramas de força" da postura plantígrada no ser humano abordam, mas ainda não replicam, em sua resiliência e em seu comportamento, um modelo de arquitetura humana. Eles estão brilhantemente suspensos em homeostase, mas certamente não são automotivadores (trópico) como ocorre com uma criatura biológica.

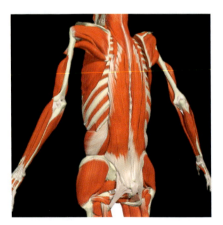

Figura A1.91 De modo semelhante à Figura A1.90, os eretores, especificamente o longuíssimo, agem como nossos "estais" na coluna vertebral, permitindo que ela fique menor do que deveria caso fosse, de outro modo, uma estrutura de compressão contínua. O iliocostal é construído e age como o mastro na Figura A1.92, ao lado. (Imagem cedida por Primal Pictures, www.primalpictures.com)

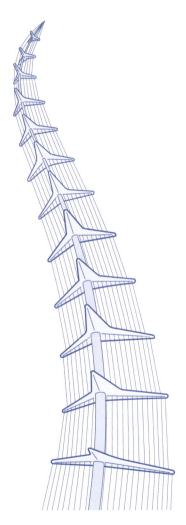

Figura A1.92 Este mastro de Frei Otto depende ainda mais fortemente da tensão para sua integridade. O núcleo é flexível e cairia sem os cabos para segurá-lo. Ao ajustar os cabos e depois prendê-los, este mastro pode se transformar em um suporte sólido em um bom número de posições diferentes.

Pré-estresse e armazenamento de energia elástica

(A elasticidade fascial como propriedade foi mais bem discutida anteriormente neste apêndice.) Cada sistema de tensegridade contém energia armazenada – isso é inerente ao sistema: os membros de compressão têm uma força compressiva constante, eles empurram para fora enquanto a rede tensional elástica puxa em direção ao centro. A estrutura de tensegridade em repouso é uma situação de harmonização entre forças opostas, não equilíbrio. Deforme a tensegridade, como na Figura A1.80, e a energia adicional será armazenada para ser "devolvida" quando a força de deformação for retirada, e a estrutura retorna à sua forma original e ao equilíbrio de forças.

Se qualquer elemento de tensegridade se romper – uma escora de compressão, um elástico ou uma junção –, esse equilíbrio dinâmico é perturbado e a estrutura vai mudar de forma até que desmorone completamente ou outro ponto de equilíbrio seja atingido. Nos nossos corpos, podemos observar isso em ação: em uma ferida que corta a derme, vemos que os lados da ferida se afastam um do outro, e rapidamente surge um edema no local, passivamente "sugado" pelos GAG esponjosos uma vez que o "aperto" da restrição tensional das camadas dérmica e profunda foi aliviado pela abertura do corte. Os miofibroblastos (ver a seção anterior sobre células), devem puxar os dois lados ao mesmo tempo e a nova trama da fáscia deve reparar os danos para restaurar o equilíbrio dinâmico entre o desejo de se expandir da substância fundamental por meio da absorção de água e o da tensão circunferencial da malha de colágeno circundante. A hidratação relativa dos nossos tecidos e especialmente a substância fundamental intersticial é determinada pelo equilíbrio entre essas forças centrípetas e centrífugas.

Uma vez que consideramos esses modelos de tensegridade em movimento e em situações de carga diferentes, precisamos de mais adaptabilidade. Estruturas de tensegridade frouxa são "viscosas" – elas exibem uma deformação fácil e uma mudança da forma líquida, mas entrarão em colapso sob qualquer carga significativa. Aperte as membranas ou as faixas de tração – especialmente se isso for feito regularmente de maneira sistemática – e a estrutura acabará se tornando cada vez mais resiliente, quase rígida, com uma resistência semelhante à da coluna. Em outras palavras, aumentar o pré-estresse aumenta a capacidade da estrutura para aceitar uma carga sem deformação.

Como colocado por Ingber:[167] "Um aumento na tensão de um dos membros resulta no aumento da tensão nos membros em toda a estrutura, mesmo aqueles no lado oposto". Todos os elementos estruturais interconectados de um modelo de tensegridade se reorganizam em resposta a um estresse local. E, conforme a tensão aplicada aumenta, um número maior de membros vai permanecer na direção da parte tensional do estresse aplicado, resultando em um enrijecimento linear do material (embora distribuído de forma não linear) (Fig. A1.93).

Certamente isso é uma reminiscência da reação da resposta do sistema fibroso ao estresse de tração que descrevemos no início deste apêndice. Pegue um chumaço de algodão e puxe suavemente as extremidades para ver como de repente as fibras multidirecionais se acomodam à tração exercida até que o alongamento pare de forma brusca conforme as fibras alinhadas vão se ligando. Nosso corpo fibroso reage de forma semelhante quando confrontado com uma tensão extra, assim como uma estrutura de tensegridade ou as armadilhas de dedos chinesas. Podemos continuar puxando, superar essas forças de ligação e rasgar ao meio a bola de algodão ou a armadilha de dedo chinesa. Quando isso acontece no corpo, temos uma lesão fascial.

Em outras palavras, as estruturas de tensegridade mostram resiliência, ficando mais rígidas à medida que recebem cargas até o ponto de ruptura ou colapso.

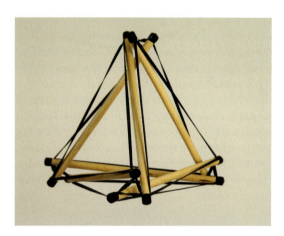

Figura A1.93 Uma ligeira modificação do icosaedro das Figuras A1.80 e 1.83 – basta deslizar as extremidades dos pinos ao longo das faixas de borracha para que o resultado seja um tetraedro ligeiramente truncado e se aproxime mais da situação humana real. Nesta forma, os elásticos "miofasciais" correm em uma paralela mais próxima dos pinos "ósseos" (como a maioria dos músculos faz, especialmente em nossos membros). As pequenas tiras de elástico perto dos vértices atuam como uma espécie de "ligamento" que mantém os pinos/ossos unidos, mas sem se tocarem, o que, em uma aproximação bastante precisa, Fuller chamou de "beijo tímido". Os ossos humanos (com exceção do hioide e de alguns sesamoides) não flutuam em isolado esplendor; eles estão muito unidos nas articulações, as quais direcionam e limitam de forma definitiva o movimento entre os ossos, quando se compara com a total liberdade oferecida pela tensegridade idealizada das Figuras A1.80 e A1.83. Aplique uma súbita pressão externa a este modelo para ver por que tantas lesões por impacto resultam em lesão no ligamento em vez de lesão muscular.

Como afirmado anteriormente, quando uma estrutura de tensegridade recebe uma carga antecipadamente, em especial pela contração dos membros de tensão ("pré-estresse"), a estrutura é capaz de suportar mais de uma carga sem deformar. Ser ajustável em termos de "pré-estresse" permite que a estrutura biológica baseada na tensegridade enrijeça rápida e facilmente (com contração muscular), a fim de suportar cargas maiores de estresse ou de impacto sem deformar e, com a mesma rapidez, descarregar o estresse, para que a estrutura como um todo seja muito mais móvel e responsiva às cargas menores (Fig. A1.94).

A consequência é uma maior "estratégia de rigidez facial" em situações previsíveis de sobrecarga (levantar peso, deslocar um piano) e uma "estratégia de controle neuromuscular" em condições de situações imprevisíveis de baixa carga (pular sobre um córrego, jogar pingue-pongue).[187] (Cargas elevadas e imprevisibilidade constituem a receita para a ocorrência de lesão.)

Nós descrevemos duas maneiras pelas quais o sistema miofascial pode remodelar em resposta ao estresse ou à antecipação de estresse: (1) a rápida e óbvia – o tecido muscular pode se contrair muito rapidamente por capricho do sistema nervoso dentro das faixas fasciais para pré-estressar uma área ou linha de fáscia; (2) estresses de longo prazo podem ser acomodados pela remodelação da MEC em torno dos padrões de estresse, adicionando matriz onde ela seja mais necessária (ver Fig. A1.94). A contração dos miofibroblastos (MFB) é uma forma de meio-termo de acrescentar pequenos níveis de pré-estresse às lâminas fasciais.[154,188]

O papel essencial dos miofibroblastos, já discutido anteriormente, fornece uma transição perfeita entre o mundo dos tecidos e ossos da macrotensegridade para o mundo citoesquelético da microtensegridade, que será objeto de nosso próximo e final mergulho no esoterismo da fáscia.

Autorregulação biomecânica – microtensegridade: como as células equilibram tensão e compressão

Até este ponto, discutimos tensegridade no nível macroscópico, em relação com nosso modelo dos Trilhos Anatômicos. Ao discutir os MFB, vimos como a estrutura celular interna poderia se ligar à macroestrutura da MEC. O limite do argumento da geometria da tensegridade foi recentemente reforçado por uma extensa pesquisa, agora mais conhecida pelo nome de mecanobiologia, que dá importância ao treinamento do movimento e à intervenção manual de todos os tipos. Antes de abordarmos a tensegridade, vamos mais uma vez recorrer ao microscópio. Aqui encontramos um novo conjunto de conexões com um indício inesperado para o efeito do movimento e reposicionamento na função celular, incluindo até mesmo a expressão epigenética.

Podemos perdoar uma pessoa que, com base neste livro e excetuando-se os poucos parágrafos sobre os MFB, pense que as células "flutuam" de forma independente dentro da MEC que estamos descrevendo, e de fato foi assim que eu mesmo ensinei por vários anos. Gostaria de enfatizar que "A medicina tem feito grandes coisas, concentrando-se na bioquímica dentro das células, enquanto os terapeutas manuais e do movimento se concentram no que se passa entre as células". A célula era vista como "um balão cheio de água", no qual as organelas flutuam da mesma maneira que a célula flutua no meio da MEC.

Essa nova pesquisa – e aqui nós dependemos muito do trabalho do Dr. Donald Ingber e de sua competência no Children's Hospital em Boston – demoliu completamente qualquer separação. Foi demonstrado definitivamente que existe um "sistema musculoesquelético" muito estruturado e ativo no interior da célula,

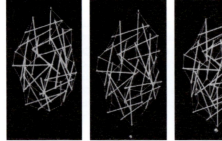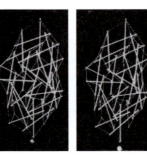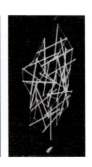

Figura A1.94 Ao "pré-estressar" uma estrutura de tensegridade, ou seja, colocar antecipadamente uma pressão especial sobre ela, notamos que (1) muitos dos membros, tanto de compressão como de tensão, tendem a se alinhar ao longo das linhas de tensão, e (2) a estrutura fica "mais firme" – preparada para lidar com mais carga sem alterar muito a forma. (Reproduzida com permissão de Wang et al., 1993.[186])

o chamado citoesqueleto, ao qual cada organela está ligada e ao longo do qual elas se movem.[189] O citoesqueleto não é um nome muito adequado na medida em que ele também contém moléculas de actomiosina que podem se contrair para exercer uma força no interior da célula, sobre a membrana da célula ou – como se viu em relação aos MFB – através da membrana até a matriz localizada além, por isso na célula ele realmente corresponde ao sistema musculoesquelético ou miofascial. Essas conexões mecanicamente ativas – microtúbulos resistentes à compressão, microfilamentos de tração e elementos interfibrilares – ocorrem desde o funcionamento interno de quase todas as células e na MEC, uma relação mutuamente ativa que definitivamente coloca um fim à ideia de que células independentes flutuam dentro de um mar de produtos "mortos" do tecido conjuntivo.

Há tempos se sabe que a "bolsa dupla" da membrana celular dos fosfolipídios está repleta de proteínas globulares que oferecem locais receptores e canais iônicos tanto dentro quanto fora da célula, aos quais muitos produtos químicos, mas altamente específicos, podem se ligar, mudando a atividade da célula de várias formas (ver Fig. A1.60). A pesquisa de Candace Pert resumida em *Molecules of Emotion*, que faz das endorfinas uma palavra familiar, é um exemplo dos tipos de ligações em que a química além da célula, que se liga a esses receptores de membrana cruzada, afeta o funcionamento fisiológico dentro da célula.[190]

O "adessoma"

A descoberta recente, e ainda mais relevante para o nosso trabalho, é que, além desses quimiorreceptores, algumas das proteínas globulares transmembrana (uma família de produtos químicos conhecidos como integrinas [incluindo selectinas, caderinas e uma série de novas adições às moléculas de adesão – o adessoma]) são mecanorreceptores que comunicam tensão e compressão a partir do entorno celular – a MEC – para o interior da célula, e até mesmo para o núcleo (Fig. A1.95). Por isso, além da regulação química, podemos agora acrescentar a ideia de mecanorregulação celular.

No início da década de 1980, pensava-se nos círculos científicos que as proteínas da substância fundamental e da matriz adesiva estavam ligadas ao sistema do citoesqueleto intracelular.[189] É essa ligação – a partir do núcleo ao citoesqueleto às moléculas de adesão focal no interior da membrana, através da membrana com as integrinas e outros conectores transmembrana e, em seguida, através do glicocálice[191] e dos proteoglicanos, tais como a fibronectina, à própria rede de colágeno (Fig. A1.96) – que é extraordinariamente forte nos MFB, trabalhando em geral a partir da célula até a própria matriz, mas o mesmo tipo de processo de regulação mecânica estende-se a todas as células, muitas vezes trabalhando de fora para dentro: movimentos no ambiente mecânico da MEC podem afetar, para melhor ou para pior, o modo de funcionamento das células.

Embora seja evidente que algum tipo de adesão celular é necessário para manter o corpo unido, a sinalização mecânica dentro do "adessoma", agora chamada mecanotransdução, se estende até desempenhar um papel importante em uma ampla variedade de doenças, incluindo asma, osteoporose, insuficiência cardíaca, aterosclerose e acidente vascular cerebral, bem como em problemas mecânicos mais óbvios, como

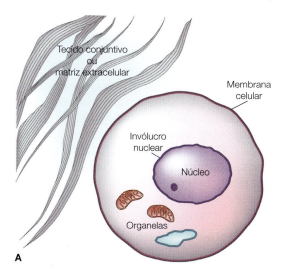
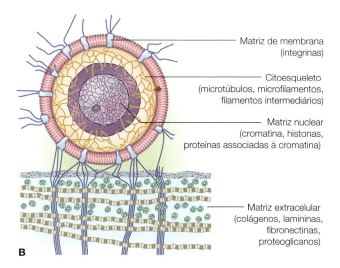

Figura A1.95 Duas representações sobre a relação entre a célula e a MEC circundante. (**A**) A visão tradicional, em que cada elemento tem a sua autonomia. (**B**) A representação mais atual, na qual o material nuclear, a membrana nuclear e o citoesqueleto estão todos ligados mecanicamente por intermédio das integrinas e das proteínas laminares à MEC circundante. (Adaptada de Oschman, 2000.[41])

lombalgia e dores nas articulações.[192] De maneira menos óbvia, ela ajuda a orientar tanto o desenvolvimento embrionário quanto uma variedade de processos no organismo totalmente formado, incluindo a coagulação sanguínea, a cicatrização de feridas e a erradicação da infecção.[167,193]

Por exemplo:

Um exemplo impressionante da importância da adesão para o funcionamento adequado das células vem de estudos da interação entre os componentes da matriz e as células epiteliais mamárias. As células epiteliais em geral formam a pele e a mucosa da maioria das cavidades do corpo; elas estão geralmente dispostas em uma única camada sobre uma matriz especializada chamada lâmina basal. As células epiteliais especiais que revestem as glândulas mamárias produzem leite em resposta ao estímulo hormonal. Se as células epiteliais mamárias são removidas de ratinhos e cultivadas em placas de laboratório, elas rapidamente perdem sua forma regular, cuboide, e a capacidade de produzir proteínas de leite. Se, no entanto, elas são cultivadas na presença de laminina (a proteína adesiva básica na lâmina basal), recuperam sua forma usual, organizam uma lâmina basal e reúnem-se em estruturas semelhantes a glândulas capazes de produzir uma vez mais os componentes do leite.[194]

Em outras palavras, os receptores mecânicos e as proteínas da MEC estão ligados dentro da célula em um sistema de comunicação por meio das integrinas na superfície da célula. Essas conexões agem para alterar a forma das células e dos seus núcleos (ver Fig. A1.80C) e, com isso, suas propriedades fisiológicas. Como as células respondem às mudanças na mecânica do seu entorno?

A resposta das células depende do tipo de células envolvidas, de seu estado no momento e da composição específica da matriz. Às vezes as células respondem mudando de forma. Outras vezes elas migram, proliferam, se diferenciam ou reorganizam suas atividades de maneira mais sutil. Geralmente, as várias mudanças emanam das alterações na atividade dos genes.[194]

A informação transmitida nessas "moléculas mecânicas" semelhantes a molas viaja da matriz para dentro da célula para alterar a expressão genética ou metabólica e, se for o caso, para fora da célula de volta para a matriz:

Descobrimos que, quando aumentamos o estresse aplicado às integrinas (moléculas que atravessam a membrana celular e ligam a matriz extracelular ao citoesqueleto interno), as células responderam tornando-se cada vez mais rígidas, assim como fazem os tecidos como um todo. Além disso, as células vivas poderiam ficar rígidas ou flexíveis pela variação do pré-estresse no citoesqueleto, alterando, por exemplo, a tensão nos microfilamentos contráteis.[167]

O real mecanismo das conexões entre a matriz extracelular e a matriz intracelular é geralmente efetuado por inúmeras ligações fracas – uma espécie de efeito Velcro® –, em vez de alguns pontos fortes de inserção. Os MFB, com suas conexões muito fortes, seriam uma exceção. Essas ligações de adesão focal e integrina externa respondem às condições de mudanças conectando e desconectando rapidamente nos locais dos receptores quando a célula, por exemplo, está migrando.[195] Estressar mecanicamente os quimiorreceptores na superfície da célula – aqueles envolvidos no metabolismo, como no trabalho de Pert – não transmite força dentro da célula de maneira eficiente. Esse trabalho de comunicar a imagem de tensão e de compressão local é deixado exclusivamente para as moléculas de adesão, principalmente as integrinas, que aparecem "em praticamente todos os tipos de células no reino animal".[167]

Isso nos leva a um quadro muito diferente da relação entre biomecânica, percepção e saúde. As células não flutuam como "ilhas" independentes dentro de um mar "morto" da matriz intercelular. Elas estão conectadas a uma matriz (e ativas em seu interior) que é responsiva e que muda ativamente, uma matriz que está se comunicando de forma significativa com a célula por meio de numerosas conexões (ver Fig. A1.95B e A1.96).

As conexões são ligadas por meio de uma geometria de tensegridade de todo o corpo, e estão em constante mudança em resposta à atividade da célula, à atividade do corpo (conforme se comunicam mecanicamente ao longo dos trilhos da matriz de fibras) e à condição da própria matriz.[196]

Microtensegridade e saúde biomecânica ideal

Parece que as células se reúnem e se estabilizam de forma muito parecida com aquela como nós, enquanto organismos, o fazemos – como um sistema ativado por tensões. Por meio da sinalização tensional, as células se comunicam e se movem pelos ambientes locais por meio de moléculas adesivas, e o sistema músculo-fascial-esquelético como um todo funciona em grande parte como uma tensegridade. Segundo Ingber: "Apenas a tensegridade, por exemplo, pode explicar como a cada vez que você move seu braço sua pele estica, sua matriz extracelular se estende, suas células distorcem e as moléculas interligadas que constituem a estrutura interna da célula sentem a tração – tudo sem qualquer ruptura ou descontinuidade".[167]

A soma total da matriz, os receptores e a estrutura interna da célula constituem nosso corpo "espacial".

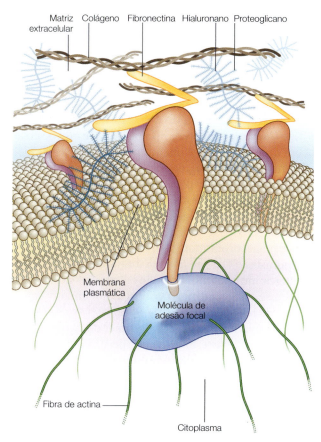

Figura A1.96 As integrinas – "flutuando" na membrana de fosfolipídios – realizam conexões semelhantes ao Velcro® entre os elementos celulares apresentados na Figura A1.95 e os elementos extracelulares da MEC.

Embora essa pesquisa definitivamente demonstre sua capacidade de resposta biológica, uma questão permanece a respeito de esse sistema ser "consciente" em qualquer sentido real, como postulado no início deste capítulo, ou se nós percebemos seu funcionamento apenas por meio dos receptores neurais de alongamento e fusos musculares dispostos ao longo do músculo e do interstício do corpo fibroso.

Uma intervenção estrutural – de qualquer tipo – trabalha por meio desse sistema como um todo, mudando as relações mecânicas entre um número incontável de partes individuais ligadas à tensegridade, e ligando a percepção do nosso eu cinestésico à interação dinâmica entre células e matriz.

A pesquisa sobre as integrinas está apenas começando a nos mostrar os primórdios da "medicina espacial" – e a importância da saúde espacial:

Para investigar mais ainda a possibilidade, outros [pesquisadores no meu grupo] desenvolveram um método para projetar formas e função celulares. Eles forçaram células vivas a assumirem diferentes formas – esféricas ou achatadas, redondas ou quadradas –, colocando-as em pequenas "ilhas" adesivas compostas de matriz extracelular. Cada ilha adesiva foi cercada por uma superfície semelhante ao Teflon® para que as células não pudessem aderir.[194]

Com uma simples modificação da forma das células, eles puderam trocar células entre os diferentes programas genéticos. As células que foram alongadas e se propagaram achatadas tornaram-se mais propensas a se dividirem, enquanto as células arredondadas que foram impedidas de se propagarem ativaram o gene do suicídio apoptótico. Quando as células não são nem muito expandidas, nem muito confinadas, elas não gastam energia se dividindo ou morrendo. Em vez disso, elas se diferenciaram em um uso de tecido específico; as células capilares formam tubos capilares ocos, as células do fígado secretam proteínas que normalmente o fígado fornece para o sangue, e assim por diante.

Assim, a informação mecânica aparentemente combina com os sinais químicos para dizer à célula e ao citoesqueleto o que fazer. Células muito achatadas, com seus citoesqueletos sobrecarregados, sentem que mais células são necessárias para cobrir o substrato circundante – como no reparo de feridas – e que a divisão celular é necessária. O arredondamento e a pressão indicam que muitas células estão competindo pelo espaço na matriz e que as células estão se proliferando em demasia; algumas devem morrer para evitar a formação de tumores. Entre esses dois extremos – onde coisas realmente acontecem – a função normal e "perfeita" dos tecidos é estabelecida e mantida. A compreensão de como essa mudança ocorre poderia levar a novas abordagens no tratamento do câncer e na reparação dos tecidos e talvez até mesmo à criação de substitutos de tecido artificial.[196]

A nova proporção

Esta pesquisa aponta o caminho em direção a um papel holístico para a distribuição mecânica de estresse e tensão no corpo que vai muito além de simplesmente lidar com a dor de tecidos localizada.[196] Se cada célula tiver um ambiente mecânico ideal, então há uma "postura" ideal – provavelmente um pouco diferente para cada indivíduo, baseada na genética, na epigenética e nos fatores de uso pessoal – em que cada célula do corpo está em seu equilíbrio mecânico adequado para a função ideal. Isso poderia levar a uma formulação nova e cientificamente baseada na antiga busca da proporção humana "ideal" – um ideal não construído sobre a geometria da proporção ou nas harmonias musicais, mas no "lar" mecânico ideal de cada célula.

Por isso, criar um tônus uniforme entre os meridianos miofasciais e ainda mais em toda a rede de colágeno poderia ter profundas implicações para a saúde, ao mesmo tempo celular e geral. "Muito simplesmente, a transmissão de tensão através de uma matriz de tensegridade proporciona um meio para distribuir as forças para todos os elementos interconectados e, ao mesmo tempo, unir ou 'sintonizar' todo o sistema mecanicamente como um só."[196]

Para os terapeutas manuais e do movimento, esse papel de harmonizar todo o sistema fascial pode ter efeitos de longo prazo na saúde imunológica, na melhora da fisiologia e na prevenção de desarranjos futuros, bem como na autopercepção e na integridade pessoal. É esse propósito maior, juntamente com a coordenação do movimento, o aumento do alcance e o alívio da dor, que é realizado quando buscamos compensar a tensão para produzir um tônus uniforme – como as cordas de uma harpa ou o cordame de um veleiro – através dos meridianos miofasciais dos Trilhos Anatômicos (ver Fig. 1.1).

Mas na verdade todas as células estão envolvidas no que poderíamos chamar um "campo de tensão" (para mais detalhes, ver também o apêndice sobre os meridianos da acupuntura). Quando a necessidade da célula por espaço é perturbada, há uma série de movimentos compensatórios, mas, se o arranjo espacial adequado não for restaurado pelas compensações, a função das células fica comprometida – que é o que esta pesquisa deixa claro.[28] A mão ou o olho do terapeuta experiente pode detectar distúrbios e excessos no campo de tensão, embora uma forma objetiva de medir esses campos fosse bem-vinda. Uma vez descobertos, uma variedade de métodos de tratamento pode ser avaliada e tentada para aliviar o estresse mecânico.

O mecanossoma autoajustável

O corpo tem de aliviar e distribuir o estresse continuamente. O mecanismo para fazê-lo – um fascinante sistema de adaptação fractal nos tecidos conjuntivos – foi recentemente descoberto e documentado. Não podemos deixar o mundo da fáscia sem compartilhar algumas das ideias e das belas imagens que vieram do trabalho do cirurgião plástico e da mão francês Dr. Jean-Claude Guimberteau (Vídeo 6.13).[24,197] Essas imagens mostram a interface entre microtensegridade e macrotensegridade (uma distinção artificial em primeiro lugar, visto que a tensegridade trabalha continuamente ao longo dos níveis de escala) em ação no corpo vivo (Fig. A1.97).

Dessa maneira, muitas das imagens, tanto verbais quanto visuais, que apresentamos aqui são tomadas a partir de experimentos laboratoriais *in vitro* ou a partir de tecido cadavérico. Mas, com a devida permissão, as fotos nesta seção foram feitas *in vivo* durante a cirurgia. E elas demonstram muito bem o funcionamento saudável da fáscia normal, revelando uma nova descoberta surpreendente de como as camadas fasciais "deslizam" umas sobre as outras.

As camadas fasciais na mão, especificamente no túnel do carpo, devem deslizar umas sobre as outras, mais do que em quaisquer outras superfícies pertinentes, por isso é compreensível que um cirurgião da mão fosse buscar mais precisão sobre essa questão (Vídeo 6.12). Cada plano fascial, no entanto, tem de deslizar sobre o outro se o movimento não tiver de ser desnecessariamente restringido. No entanto, ao fazer dissecações, não se veem planos fasciais deslizando livremente uns sobre os outros; o que se vê, em vez disso, é uma delicada "penugem" fascial ou ligações cruzadas mais fortes que conectam planos mais superficiais com os mais profundos, bem como lateralmente entre os epimísios.[198] Isto se adéqua à imagem de "uma fáscia única" de continuidade que é o motivo deste livro, mas que questiona o que constitui o movimento "livre" dentro da rede fascial (Fig. A1.98).

Esse movimento dentro do túnel do carpo e com os tendões da parte inferior das pernas em torno do maléolo é normalmente representado nas anatomias como tendo bainhas tenossinoviais ou bursas especializadas para os tendões correrem no interior – muitas vezes representadas em azul nos atlas de anatomia como o Netter's[120] ou o Gray's.[147] O Dr. Guimberteau introduziu sua câmera dentro dessas supostas bursas do "sistema deslizante" e chegou a uma revelação surpreendente que não se aplica apenas à sua especialização, que é a área da mão, mas a muitas das áreas intersticiais frouxas do corpo: não há nenhuma descontinuidade entre o tendão e seus arredores. A guerra necessária entre a necessidade de movimento e a necessidade de manter conexão é resolvida por um con-

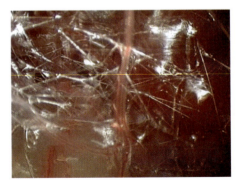

Figura A1.97 Fotos reais *in vivo* da rede de tecido conjuntivo feitas pelo Dr. J. C. Guimberteau mostram as diferentes formas poligonais do sistema microvacuolar de deslizamento – nesta imagem assemelham-se às trabéculas dos ossos. Podemos ver aqui como os capilares são mantidos dentro da rede de tecido conjuntivo extensível. (Com permissão do Dr. J. C. Guimberteau, cirurgião plástico especializado em mão, e da Endovivo Productions. Essas ilustrações foram obtidas de "Strolling under the skin" e de vídeos subsequentes, disponíveis em www.anatomytrains.com.)

APÊNDICE 1 ■ Uma revisão da fáscia   353

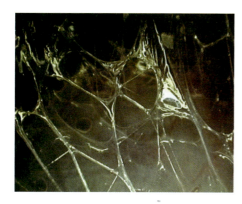

Figura A1.98 "As fibrilas, feitas de colágeno e elastina, delimitam os microvacúolos onde se cruzam entre elas. Esses microvacúolos são preenchidos com geleia hidrofílica feita de proteoaminoglicanos." O que uma foto ainda não consegue transmitir é a forma fractal e espumosa como essas estruturas microvacuolares rolam umas sobre as outras, se tornam mais elásticas, se reconstroem, se misturam e se separam. Guimberteau combina as previsões feitas pela geometria da tensegridade com os conceitos do sistema de pressão da manipulação visceral proferidos por outro francês, Jean-Pierre Barral. Esse sistema responde a todas as forças sob a pele – tensegridade e um ótimo uso do espaço/embalagem mais próxima, pressão osmótica, tensão superficial, adesões celulares e gravidade. As fibrilas ocas pegajosas, elásticas em interação responsiva constante com os vacúolos, criam uma gama de cordões e velas que muda a cada tração ou movimento vindo do lado de fora. Essa rede areolar pegajosa poderia formar um sistema adaptativo em todo o corpo (aproximadamente refletido pelo termo "interstício") que permitisse a miríade de pequenos movimentos subjacentes ou esforços voluntários maiores. (Fotos e citações de Promenades Sous La Peau. Paris: Elsevier; 2004. Com permissão do Dr. J. C. Guimberteau, cirurgião plástico especializado em mão, e da Endovivo Productions.)

sentadas sempre que imaginamos os sistemas de deslizamento da maneira que temos feito tradicionalmente (Fig. A1.99).

Esse tipo de arranjo de tecido ocorre em todo o corpo, e não apenas no pulso. Sempre que as superfícies fasciais devem deslizar umas sobre as outras, na ausência de uma membrana serosa real, os proteoglicanos com bolhas de gel de colágeno aliviam os pequenos, mas necessários, deslocamentos entre a pele e o tecido subjacente, entre os músculos, entre os vasos e nervos e todas as estruturas adjacentes, acomodando uma grande variedade de forças automaticamente. Esse arranjo está quase literalmente em todos os lugares do nosso corpo; é a tensegridade trabalhando a cada segundo.

Há pouco a acrescentar a essas imagens; elas falam por si sós. Para ver esse sistema em movimento, os vídeos do Dr. Guimberteau estão disponíveis nas páginas www.endovivo.com e www.anatomytrains.com. (Nenhuma foto pode mostrar como os microvacúolos e as microtrabéculas reorganizam-se para acomodar

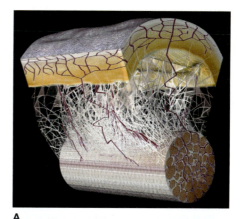

A

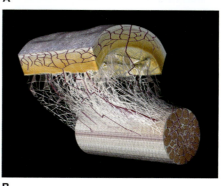

B

Figura A1.99 O "sistema colagenoso microvacuolar de absorção", organizado da pele ao tendão, mostra como não há nenhuma descontinuidade entre os planos fasciais, apenas uma relação espumosa de polígonos que dá sustentação ao suprimento vascular para o tendão, enquanto ainda permite o deslizamento em múltiplas direções. (Com permissão do Dr. J. C. Guimberteau, cirurgião plástico especializado em mão e da Endovivo Productions.)

junto fractalmente dividido e em constante mudança de bolhas poliédricas que ele chamou de "sistema de absorção colagenosa multimicrovacuolar".[24]

A pele dessas bolhas é formada a partir de elastina e colágeno dos tipos I, II, IV e VI. As bolhas são preenchidas com 80% de água, 5% de gordura e 15% de proteoaminoglicanos hidrofílicos. As moléculas, semelhantes a samambaias, da mistura açúcar-proteína (GAG) se espalham através do espaço, transformando o conteúdo do microvacúolo em uma geleia ligeiramente viscosa. Quando o movimento ocorre entre as duas camadas mais organizadas em ambos os lados (o tendão, por exemplo, e o retináculo dos músculos flexores), essas bolhas rolam e deslizam em torno uma das outras, juntando-se e dividindo-se como as bolhas de sabão fazem, em um caos aparentemente incoerente. O "caos", entendido matematicamente, na verdade esconde uma ordem implícita. Essa ordem subjacente permite que todos os tecidos dentro dessa complexa rede sejam vascularizados (e, portanto, nutridos e reparados), não importando para qual direção ela está sendo esticada, e sem as dificuldades logísticas apre-

as forças exercidas pelo movimento interno ou externo.) Os "suportes" trabeculares (na verdade, partes das bordas entre os vacúolos) mostrados nas Figuras A1.97-A1.99, que combinam fibras de colágeno com os mucopolissacarídeos glutinosos, mudam espontaneamente os pontos nodais, quebram e reformam, ou se esticam de volta à forma original. Também não é visível nas imagens estáticas como cada um desses estais pegajosos é oco, com líquido movendo-se pelo meio desses suportes semelhantes a bambu (que talvez sejam idênticos aos condutos visualizados no interstício – ver seção acima sobre movimento dos líquidos na fáscia, Fig. A1.100).

O trabalho de Guimberteau reúne os conceitos de tensegridade em um nível ao mesmo tempo macroscópico e microscópico. Ele mostra como todo o sistema organísmico é construído em torno dos balões de pressão comuns tanto à manipulação da osteopatia craniana quanto da manipulação visceral. Ele sugere um mecanismo pelo qual até mesmo um leve toque na pele pode atingir profundamente a estrutura do corpo. E demonstra como o uso econômico de materiais pode resultar em um sistema dinâmico de autoajuste.

Autorregulação biomecânica

Uma última observação pessoal, no entanto familiar, sobre o método científico: não é a simples observação, mas observar compreendendo, que faz a diferença. Eu e muitos outros somanautas observamos esses microvacúolos conforme dissecamos o tecido. Todo ano, durante uma aula nos Alpes, dissecamos o cordeiro pascal imediatamente após seu abate e antes de ele se tornar o jantar. Durante anos observei essas bolhas entre a pele e a fáscia profunda e em outros tecidos areolares, mas desprezei-as como produtos do processo de morte ou da exposição ao ar. A Figura A1.101A é uma foto microscópica que fizemos durante uma dissecação de tecidos frescos seis meses antes de conhecermos o trabalho do Dr. Guimberteau. Essa fotografia faz parte de um pequeno vídeo (Vídeo 4.2), no qual estávamos assistindo ao comportamento das fibras fasciais e da substância fundamental, mas ignorando completamente o papel dos microvacúolos nas amostras de tecido; mais uma vez eles foram descartados como um produto sem importância (Fig. A1.101B).

Em resumo, podemos ver que os 70 trilhões de células que chamamos de "nós" são mantidas no lugar por meio dessa extensa rede corporal de fibras elásticas variáveis em um gel viscoso de glicoproteína hidratada variável. As células são guiadas até o lugar e esticadas (ou não) até sua forma adequada, e essa forma pode alterar sua função epigenética. Esse ambiente tensional está mudando constantemente com as forças endógenas e exógenas do fluxo líquido à gravidade.

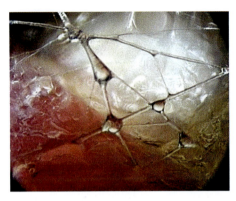

Figura A1.100 As fibrilas pegajosas, ocas, elásticas em interação responsiva constante com os vacúolos criam uma gama de cordões e velas que muda a cada tração ou movimento vindo do lado de fora. Mais uma vez, a foto ainda não consegue transmitir o dinamismo e a capacidade de remodelar instantaneamente que caracteriza esse tecido onipresente. Pode-se dizer que essa rede areolar pegajosa forma um sistema adaptativo em toda a extensão do corpo que permite os pequenos ajustes subjacentes aos esforços voluntários maiores. (Com permissão do Dr. J. C. Guimberteau, cirurgião plástico especializado em mão e da Endovivo Productions.)

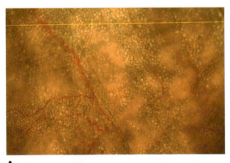

A

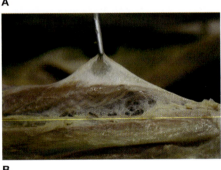

B

Figura A1.101 (A) Microvacúolos embutidos nos proteoaminoglicanos pegajosos com capilares que correm através deles. Esta foto foi feita com um microscópio usando tecido humano durante uma dissecação conduzida pelo autor alguns meses antes de conhecer o trabalho do Dr. Guimberteau. Na época, não sabíamos o que estávamos olhando; em retrospecto, sua importância é óbvia. (B) Bolhas semelhantes são visíveis a olho nu na dissecação de animais frescos, ou ocasionalmente, como aqui, em cadáveres embalsamados. Mais uma vez, antes de entrar em contato com o trabalho de Guimberteau, consideramos isso um artefato, uma consequência da morte ou da exposição do tecido durante a dissecação e, portanto, não percebemos o significado do que estávamos vendo. (A, foto cedida por Eric Root. B, foto do autor.)

Essa visão – que não é visionária, sendo o que podemos compreender atualmente sobre fisiologia – está tão além do que o público sabe sobre "fáscia" ("Sim, sim, eu conheço sobre fáscia, eu uso o rolo de espuma depois de treinar.") que requer um novo termo para sua compreensão de maneira abrangente. Guimberteau, como já foi observado, o chama de "sistema de absorção colagenosa multimicrovacuolar". Bordoni o chama de RAIN – *rapid adapability of internal network* (adaptabilidade rápida da rede interna).[199] Optamos por chamá-lo de BARS – *biomechanical auto-regulatory system* (sistema autorregulador biomecânico) –, uma vez que ele se estende de tudo o que está catalogado pelo termo "sistema fascial" até a própria programação genética de nossas células. Qualquer que seja seu nome final (que na verdade pouco importa), essa nova visão da fisiologia humana tem o potencial de reunir a fisioterapia, a educação física e o desempenho atlético, juntamente com elementos da psicologia e da medicina, à medida que conecta os mecanismos no interior de cada célula ao todo orgânico.

É claro que o BARS opera com a ajuda do sistema nervoso, mas tem muitas funções regulatórias que operam além, mais rapidamente e em um nível inferior ao da percepção do sistema nervoso humano. Os elementos viscosos atuam como um amortecedor de choque, um líquido não newtoniano que apresenta propriedades auxéticas para absorver e dissipar forças rápidas; por exemplo, já informamos que o líquido sinovial nas articulações dos dedos é efetivamente "sólido" no momento do impacto de uma bola e efetivamente líquido um segundo depois, conforme você maneja a bola em sua mão para arremessá-la de volta. Os elementos de gel possibilitam a livre perfusão para as células e mantêm um nível de hidratação adequado aos tecidos internos. Os elementos fibrosos mantêm a forma geral e a aposição dos elementos anatômicos.[200] Em termos de saúde, isso tudo funciona em conjunto como um sistema regulador biomecânico extremamente bem projetado.

O desafio para pesquisadores e profissionais das próximas décadas é integrar essa visão completamente nova de como nossas células se mantêm unidas e se ajustam, funcionando perfeitamente desde o material genético no interior do núcleo até o organismo como um todo. Nossas práticas de treinamento, reabilitação e educação física em todas as suas variantes – o que chamamos de "medicina espacial" – irão crescer para se adequar a esse modelo, com benefícios para todos aqueles que têm um corpo que se move.

Referências bibliográficas

1. Vleeming A, Stoeckart R. The role of the pelvic girdle in coupling the spine and the legs: a clinical-anatomical perspective on pelvic stability. In: Vleeming A, Mooney V, Stoeckart R, eds. *Movement, Stability, and Lumbopelvic Pain, Integration of Research and Therapy*. Edinburgh: Elsevier; 2007.
2. Vleeming A, Pool-Goudzwaard AL, Stoeckart R, et al. The posterior layer of the thoracolumbar fascia: its function in load transfer from spine to legs. *Spine*. 1995;20:753.
3. Lee DG. *The Pelvic Girdle*. 3rd ed. Edinburgh: Elsevier; 2007.
4. Busquet L. Les chaînes musculaires. In: Frères M, Mairlot MB, eds. *Maîtres Et Clés de la Posture*. Vol. 1–4. Paris: Frison-Roche; 1992.
5. Huijing PA. Intra-, extra-, and intermuscular myofascial force transmission of synergists and antagonists: effects of muscle length as well as relative position. *Int J Mech Med Biol*. 2002;2:1–15.
6. Van der Waal JC. The architecture of connective tissue as parameter for proprioception – an often overlooked functional parameter as to proprioception in the locomotor apparatus. *Int J Ther Massage Bodywork*. 2009;2(4):9–23.
7. Margulis L, Sagan D. *What Is Life?* New York: Simon and Schuster; 1995:90–117.
8. Guimberteau J. *Strolling Under the Skin*. Paris: Elsevier; 2004.
9. Williams P. *Gray's Anatomy*. 38th ed. Edinburgh: Churchill Livingstone; 1995:75.
10. Varela F, Frenk S. The organ of form. *J of Soc Bio Structure*. 1987;10:73–83.
11. McLuhan M, Gordon T. *Understanding Media*. Corte Madera, CA: Gingko Press; 2005.
12. *Fascia Research Society*. Disponível em: https://fasciaresearchsociety.org/.
13. *Fascia Congress. Fascia glossary of terms*. Disponível em: https:// fasciacongress.org/congress/fascia-glossary-of-terms/. Acessado em 25 de abril de 2019.
14. Williams P. *Gray's Anatomy*. 38th ed. Edinburgh: Churchill Livingstone; 1995:782.
15. Becker RO, Selden G. *The Body Electric*. New York: Quill; 1985.
16. Sheldrake R. *The Presence of the Past*. London: Collins; 1988.
17. Kunzig R. Climbing through the brain. *Discover Magazine*. 1998;(August):61–69.
18. Benias PC, Wells RG, Sackey-Aboagye B, et al. Structure and distribution of an unrecognized interstitiumin human tissues. *Sci Rep*. 2018;(March):article 4947.
19. Snyder G. *Fasciae: Applied Anatomy and Physiology*. Kirksville, MO: Kirksville College of Osteopathy; 1975.
20. Langevin HM, Huijing P. Communicating about fascia:history, pitfalls, and recommendations. *Int J Ther Massage Bodywork*. 2009;2(4):3–8. *This gives a fuller discussion of the terminological issues*.
21. Williams P. *Gray's Anatomy*. 38th ed. Edinburgh: Churchill Livingstone; 1995:80.
22. Oschman J. *Energy Medicine*. Edinburgh: Churchill Livingstone; 2000:48.
23. Rettner R. Meet your interstitium, a newfound "organ". *Sci Am*. 2018;(March).
24. Guimberteau J. The subcutaneous and epitendinous tissue behavior of the multimicrovacuolar sliding system. In: Schleip R, Findley TW, Chaitow L, et al, eds. *Fascia: The Tensional Network of the Human Body*. Edinburgh: Churchill Livingstone; 2012:143–146.
25. Friedl P. Intravital microscopy of the tumor microenvironment: escape and relevance for immunotherapy. *J Acquir Immune Defic Syndr*. 2019;81:42.
26. Oschman J. *Energy Medicine*. Edinburgh: Churchill Livingstone; 2000:45–46.
27. Alberts B, Johnson A, Lewis J, et al. *Molecular Biology of the Cell*. 4th ed. New York: Garland Science; 2002.

28. Tomasek J, Gabbiani G, Hinz B, et al. Myofibroblasts and mechanoregulation of connective tissue modeling. *Nat Rev Mol Cell Biol.* 2002;3:349–363.

29. Schleip R, Klinger W, Lehmann-Horn F. Fascia is able to contract in a smooth muscle-like manner and thereby influence musculoskeletal mechanics. In: Leipsch D, ed. *Proceedings of the 5th World Congress of Biomechanics.* Munich: Medimand S.r.l.; 2006:51–54.

30. Langevin H, Cornbrooks CJ, Taatjes DJ. Fibroblasts form a bodywide cellular network. *Histochem Cell Biol.* 2004;122:7–15.

31. Gabbiani G, Hirschel B, Ryan G, et al. Granulation tissue as a contractile organ, a study of structure and function. *J Exp Med.* 1972;135:719–734.

32. Papelzadeh M, Naylor I. The in vitro enhancement of rat myofibroblast contractility by alterations to the pH of the physiological solution. *Eur J Pharmacol.* 1998;357(2–3):257–259.

33. Chaitow L, Bradley D, Gilbert C. *Multidisciplinary Approaches to Breathing Pattern Disorders.* Edinburgh: Elsevier; 2002.

34. Hinz B, Gabbiani G, Chaponnier C. The NH2-terminal peptide of α–smooth muscle actin inhibits force generation by the myofibroblast in vitro and in vivo. *J Cell Biol.* 2002; 157(4):657–663.

35. Stecco C, Fede C, Macchi V, et al. The fasciacytes: a new cell devoted to fascial gliding regulation. *Clin Anat.* 2018;31: 667–676.

36. Chaitow L. Telocytes: connective tissue repair and communication cells. *J Bodyw Mov Ther.* 2017;21(2):231–233.

37. Edelstein L, Smythies J. The role of telocytes in morphogenetic bioelectrical signaling. *Front Mol Neurosci.* 2014;7:41.

38. Van den Berg F. Extracellular matrix. In: Shleip R, Findley TW, Chaitow L, et al., eds. *Fascia: The Tensional Network of the Human Body.* Edinburgh: Churchill Livingstone; 2012:165–170.

39. Williams P. *Gray's Anatomy.* 38th ed. Edinburgh: Churchill Livingstone; 1995:475–477.

40. Feldenkrais M. *The Potent Self.* San Francisco: Harper Collins; 1992.

41. Oschman J. *Energy Medicine.* Edinburgh: Churchill Livingstone; 2000.

42. Ho M. *The Rainbow and the Worm.* 2nd ed. Singapore: World Scientific Publishing; 1998.

43. Sultan J. Lines of transmission. In: *Notes on Structural Integration.* Rolf Institute; 1988.

44. Keleman S. *Emotional Anatomy.* Berkeley: Center Press; 1985.

45. Wall ME, Banes AJ. Early responses to mechanical load in tendon: role for calcium signaling and gap junction intercellular communication. *J Musculoskelet Neuronal Interact.* 2005;5(1):70–84.

46. Banes A, Archambault J, Tsuzaki M, et al. Regulating signaling and gene expression in tendon cells with mechanical load. *Annual International Conference of the IEEE Engineering in Medicine and Biology – Proceedings.* 2002;1:429–433.

47. Pollack G. *The Fourth Phase of Water.* Seattle: Ebner & Sons; 2013.

48. Fede C, Angelini A, Stern R, et al. Quantification of hyaluronan in human fasciae: variations with function and anatomical site. *J Anat.* 2018;233(4):552–556.

49. Rolf I. *The Body Is a Plastic Medium.* Boulder, CO: Rolf Institute; 1959.

50. Currier D, Nelson R, eds. *Dynamics of Human Biologic Tissues.* Philadelphia: FA Davis; 1992.

51. Myers T, Frederick C. Stretching and fascia. In: Schleip R, Findley T, Chaitow L, et al, eds. *Fascia, the Tensional Network of the Human Body.* Edinburgh: Churchill Livingstone; 2012: 433–439. (2nd ed. planned for 2020)

52. Bobbert M, Huijing P, van Ingen Schenau G. A model of the human triceps surae muscle-tendon complex applied to jumping. *J Biomech.* 1986;19:887–898.

53. Muramatsu T, Kawakami Y, Fukunaga T. Mechanical properties of tendon and aponeurosis of human gastrocnemius muscle in vivo. *J Appl Physiol.* 2001;90:1671–1678.

54. Fukunaga T, Kawakami Y, Kubo K, et al. Muscle and tendon interaction during human movements. *Exerc Sport Sci Rev.* 2002;30:106–110.

55. Alexander RM. *Tendon Elasticity and Muscle Function.* School of Biology: University of Leeds, Leeds; 2002.

56. Reeves ND, Narici MV, Manganaris CN. Myotendinous plasticity in aging and resistance exercise in humans. *Exp Physiol.* 2006;91(3):483–498.

57. Schleip R, Müller G. Training principles for fascial connective tissues: scientific foundation and suggested practical applications. *J Bodyw Mov Ther.* 2013;17:103–115.

58. Kubo K, Kanehisa H, Miyatani M, et al. Effect of low-load resistance training on the tendon properties in middle-aged and elderly women. *Acta Physiol Scand.* 2003;178(1):25–32.

59. Kawakami Y, Muraoka T, Ito S, et al. In vivo muscle fiber behavior during countermovement exercise in humans reveals a significant role for tendon elasticity. *J Physiol.* 2002;540(2): 635–646.

60. Roberts TJ, Marsh RL, Weyand PG, et al. Muscular force in running turkeys: the economy of minimizing work. *Science.* 1997;75(5303):1113–1115.

61. Daniel E, Lieberman D, Bramble D. The evolution of marathon running capabilities in humans. *Sports Med.* 2007;37(4–5): 288–290.

62. Huijing P. Force transmission and muscle mechanics. In: Schleip R, Findley TW, Chaitow L, et al, eds. *Fascia: The Tensional Network of the Human Body.* Edinburgh: Churchill Livingstone; 2012:113–116.

63. Huijing P. Myofascial force transmission, An introduction. In: Schleip R, Findley TW, Chaitow L, et al, eds. *Fascia: The Tensional Network of the Human Body.* Edinburgh: Churchill Livingstone; 2012:117–122.

64. Richter P. Myofascial Chains, a review of different models. In: Schleip R, Findley TW, Chaitow L, et al, eds. *Fascia: The Tensional Network of the Human Body.* Edinburgh: Churchill Livingstone; 2012:123–130.

65. Levin S, Martin D-C. Biotensegrity, the mechanics of fascia. In: Schleip R, Findley TW, Chaitow L, et al, eds. *Fascia: The Tensional Network of the Human Body.* Edinburgh: Churchill Livingstone; 2012:137–142.

66. Guimberteau J-C. The subcutaneous and epitendinous tissue behavior of the multimicrovacuolar sysetm. In: Schleip R, Findley TW, Chaitow L, et al, eds. *Fascia: The Tensional Network of the Human Body.* Edinburgh: Churchill Livingstone; 2012:143–148.

67. https://www.youtube.com/watch?v=r0uQYBQoBcc. Also see the many pioneering dissection films of Gil Hedley, including the remarkable ability of the subcutaneous fascial network to transmit force, at www.gilhedley.com.

68. Williams P, Goldsmith G. Changes in sarcomere length and physiologic properties in immobilized muscle. *J Anat.* 1978;127:459.

69. Williams P. *Gray's Anatomy.* 38th ed. Edinburgh: Churchill Livingstone; 1995:413.

70. von Knief J-J. Quantitative Untersuchung der Verteilung der Hartsubstanzen in Knochen in ihrer Beziehung zur lokalen mechanischen Beanspruchung. Methodik und biomechanische Problematik dargestellt am Beispiel des coxalen Femurendes. *Z Anat Entwickl-Gesch.* 1967;126:55–80.

71. Williams P. *Gray's Anatomy*. 38th ed. Edinburgh: Churchill Livingstone; 1995:448–452.
72. Williams P. *Gray's Anatomy*. 38th ed. Edinburgh: Churchill Livingstone; 1995:415.
73. Hively W. Bruckner's anatomy. *Discover Magazine*. 1998;11:111–114.
74. Wolff J, Wessinghage D. *Das Gesetz Der Transformation Der Knochen*. Berlin: Hirschwald; 1892.
75. Bassett CAL, Mitchell SM, Norton L, et al. Repair of nonunions by pulsing electromagnetic fields. *Acta Orthop Belg*. 1978;44:706–724.
76. Lindsey M, Robertson C. *Fascia: Clinical Application for Health and Human Performance*. New York: Delmar; 2008.
77. Schleip R, Findley T, Chaitow L, et al., eds. *Fascia, the Tensional Network of the Human Body*. Edinburgh: Churchill Livingstone; 2012.
78. Schleip R, Bayer J. *Fascial Fitness*. London: Lotus Publishing; 2018.
79. *Anatomy Trains*. Online. Disponível em: www.anatomytrains.com. Acessado em 6 de setembro de 2019.
80. Myers T. *Fascial fitness: training in the neuromyofascial web*. Online. Disponível em: https://www.anatomytrains.com/wp-content/uploads/2013/06/Fascial_Fitness__Training_in_the_Neuromyofascial_Web1.pdf. Acessado em 6 de setembro de 2019.
81. Earls J, Myers T. *Fascial Release for Structural Balance*. London: Lotus, Berkeley: North Atlantic; 2010.
82. Staubesand J, Li Y. Zum Feinbau der Fascia cruris mit besonderer, Berücksichtigung epi- und intrafaszialer, Nerven. *Manuelle Medizin*. 1996;34:196–200.
83. Staubesand J, Baumbach KUK, Li Y. La structure fin de l'aponévrose jambiére. *Phlebol*. 1997;50:105–113.
84. Jarvinen TA, Jozsa L, Kannus P, et al. Organization and distribution of intramuscular connective tissue in normal and immobilized skeletal muscles. An immunohisto chemical, polarization and scanning electron microscopic study. *J Muscle Res Cell Motil*. 2002;23:245–254.
85. Wood TO, Cooke PH, Goodship AE. The effect of exercise and anabolic steroids on the mechanical properties and crimp morphology of the rat tendon. *Am J Sports Med*. 1988;16:153–158.
86. Franchi M, Torricelli P, Giavaresi G, Fini M. Role of moderate exercising on Achilles tendon collagen crimping patterns and proteoglycans. *Connect Tissue Res*. 2013;54(4–5).
87. Neuberger A, Slack H. The metabolism of collagen from liver, bones, skin and tendon in normal rats. *Biochem J*. 1953;53:47–52.
88. Kubo K, Kawakami Y, Fukunaga T. Influence of elastic properties of tendon structures on jump performance in humans. *J Appl Physiol*. 1999;87(6):2090–2096.
89. Schoenau E. From mechanostat theory to development of the "functional muscle-bone-unit". *J Musculoskelet Neuronal Interact*. 2005;5(3):232–238.
90. Gracovetsky S. *The Spinal Engine*. New York: Springer Verlag; 1989.
91. Hamilton N, Weimar W, Luttgens K. *Kinesiology: The Scientific Basis of Human Motion*. New York: McGraw Hill; 2011.
92. Renstrom P, Johnson RJ. Overuse injuries in sports. A review. *Sports Med*. 1985;2(5):316–333.
93. Magnusson SP, Langberg H, Kjaer M. The pathogenesis of tendinopathy: balancing the response to loading. *Nat Rev Rheumatol*. 2010;6:262–268.
94. Janda V. Muscles and cervicogenic pain syndromes. In: Grand R, ed. *Physical Therapy of the Cervical and Thoracic Spine*. New York: Churchill Livingstone; 1988.
95. *MELT method*. Online. www.meltmethod.com. Acessado em 6 de setembro de 2019.
96. *Tune Up Fitness*. Online. www.tuneupfitness.com. Acessado em 6 de setembro de 2019.
97. *Yamuna*. Online. www.yamunausa.com. Acessado em 6 de setembro de 2019.
98. *Ellen Saltonstall*. Online. www.ellensaltonstall.com. Acessado em 6 de setembro de 2019.
99. Myers T. Kinesthetic dystonia. *J Bodyw Mov Ther*. 1998;2(2):101–114.
100. Myers T. Kinesthetic dystonia. *J Bodyw Mov Ther*. 1998;2(4):231–247.
101. Myers T. Kinesthetic dystonia. *J Bodyw Mov Ther*. 1999;3(1):36–43.
102. Myers T. Kinesthetic dystonia. *J Bodyw Mov Ther*. 1999;3(2):107–116.
103. Cole J. *Losing Touch: A Man Without His Body*. Oxford: Oxford University Press; 2016.
104. Schleip R, Mechsner F, Zorn A, Klingler W. The bodywide fascial network as a sensory organ for haptic perception. *J Mot Behav*. 2014;46(3):191–193.
105. Mitchell JH, Schmidt RF. Cardiovascular reflex control by afferent fibers of the skeletal muscle receptors. In: Shepherd JT, et al., eds. *Handbook of Physiology 2*. Vol. III. Part 2. Baltimore: Waverly Press, Inc; 1997:623–658.
106. Grunwald M. *Homo Hapticus*. Munchen: Droemer Knauer; 2018.
107. Barker D. The morphology of muscle receptors. In: Barker D, Hunt C, McIntyre A, eds. *Handbook of Sensory Physiology*. Vol. II. Muscle receptors. New York: Springer Verlag; 1974.
108. Schleip R. Fascial plasticity – a new neurobiological explanation. Part 1. *J Bodyw Mov Ther*. 2003;7(1):11–19.
109. Hoheisel U, Taguchi T, Mense S. Nociception: the thoracolumbar fascia as a sensory organ. In: Schleip R, Findley T, Chaitow L, et al., eds. *Fascia, the Tensional Network of the Body*. Edinburgh: Churchill Livingstone; 2012.
110. Craig AD. *How Do You Feel? An Interoceptive Moment with Your Neurobiological Self*. Princeton, NJ: Princeton U Press; 2015.
111. Porges S. *The Polyvagal Theory*. New York: WW Norton & Co; 2011.
112. van der Kolk B. *The Body Keeps the Score*. New York: Penguin; 2015.
113. Selye H. *The Stress of Life*. 2nd ed. New York: McGraw Hill; 1978.
114. Gay P. *Freud: A Life for Our Time*. New York: WW Norton & Co; 1988.
115. Bagg M, McCauley J, Mosely GL, Benedict MW. Recent data from radiofrequency denervation trials further emphasise that treating nociception is not the same as treating pain. *Br J Sports Med*. 2019;53(13):841–842.
116. Mosley GL, Gatchel RJ, Peng YB, et al. The biopsychosocial approach to chronic pain: scientific advances and future directions. *Psychol Bull*. 2007;133(4):581–624.
117. Pongratz D, Mense S, Spaeth M. *Soft-Tissue Pain Syndromes*. Bingham, NY: Haworth Press; 2016.
118. Taguchi T, Tesarz J, Mense S. The thoracolumbar fascia as a source of low-back pain. *Pain*. 2009;138:119–129.
119. Gershon M. *The Second Brain*. New York: Harper Collins; 1998.
120. Netter F. *Atlas of Human Anatomy*. 2nd ed. East Hanover, NJ: Novartis; 1997.
121. Clemente C. *Anatomy: A Regional Atlas*. 4th ed. Philadelphia: Lea and Febiger; 1995.
122. Rohen J, Yoguchi C. *Color Atlas of Anatomy*. 3rd ed. Tokyo: Igaku-Shohin; 1983.
123. Ver www.anatomytrains.com. *Access to a movie version of this image plus many other fascinating views can be obtained at this*

website. Developed by Jeffrey Linn using the Visible Human Data Project.

124. Read J. *Through Alchemy to Chemistry*. London: Bell and Sons; 1961.

125. Moore K, Persaud T. *The Developing Human*. 6th ed. London: WB Saunders; 1999.

126. Magoun H. *Osteopathy in the Cranial Field*. 3rd ed. Kirksville, MO: Journal Printing Company; 1976.

127. Upledger J, Vredevoogd J. *Craniosacral Therapy*. Chicago: Eastland Press; 1983.

128. Milne H. *The Heart of Listening*. Berkeley: North Atlantic Books; 1995.

129. Ferguson A, McPartland J, Upledger J, et al. Craniosacral therapy. *J Bodyw Mov Ther*. 1998;2(1):28–37.

130. Chaitow L. *Craniosacral Therapy*. Edinburgh: Churchill Livingstone; 1998.

131. Leonard CT. *The Neuroscience of Human Movement*. St Louis: Mosby; 1998.

132. Fields RD. The other half of the brain. *Sci Am*. 2004;290(4):54–61.

133. Koob A. *The Root of Thought: Unlocking Glia*. NY: FT Science Press; 2009.

134. Becker R. A technique for producing regenerative healing in humans. *Frontier Perspectives*. 1990;1:1–2.

135. Oschman J. *Energy Medicine*. Edinburgh: Churchill Livingstone; 2000:224.

136. Kunzig R. Climbing up the brain. *Discover Magazine*. 1998; 8:61–69.

137. Oschman J. *Energy Medicine*. Edinburgh: Churchill Livingstone; 2000:[Ch 15].

138. Becker R. Evidence for a primitive DC analog system controlling brain function. *Subtle Energies*. 1991;2:71–88.

139. Barral J-P, Mercier P. *Visceral Manipulation*. Seattle: Eastland Press; 1988.

140. Schwind P. *Fascial and Membrane Technique*. Edinburgh: Churchill Livingstone Elsevier; 2003. (German), 2006 (English).

141. Paoletti S. *The Fasciae*. Seattle: Eastland Press; 2006 (English).

142. Wainwright S. *Axis and Circumference*. Cambridge, MA: Harvard University Press; 1988.

143. Erlingheuser RF. *The Circulation of Cerebrospinal Fluid Through the Connective Tissue System*. Academy of Applied Osteopathy Yearbook; 1959.

144. Fawcett D. *Textbook of Histology*. 12th ed. New York: Chapman and Hall; 1994:276.

145. Rhodin J. *Histology*. New York: Oxford University Press; 1974:353.

146. Rhodin J. *Histology*. New York: Oxford University Press; 1974:135.

147. Williams P. *Gray's Anatomy*. 38th ed. Edinburgh: Churchill Livingstone; 1995.

148. Sacks O. *A Leg to Stand on*. New York: Summit Books; 1984.

149. Grinnell F. Fibroblast-collagen-matrix contraction: growth-factor signalling and mechanical loading. *Trends Cell Biol*. 2002;10:362–365.

150. Discher D, Dong C, Fredberg JJ, et al. Biomechanics: cell research and applications for the next decade. *Ann Biomed Eng*. 2009;37(5):847–859.

151. Juhan D. *Job's Body*. Barrytown, NY: Station Hill Press; 1987.

152. Schleip R. *Explorations in the Neuromyofascial Web. Rolf Lines*. Boulder, CO: Rolf Institute; 1991.

153. Grunwald M. *Homo Hapticus*. Munchen: Droemer Verlag; 2018.

154. Schleip R. Active fascial contractility. In: Imbery E, ed. *Proceedings of the 1st International Congress of Osteopathic Medicine, Freiburg, Germany*. Munich: Elsevier; 2006:35–36.

155. Moore K, Persaud T. *The Developing Human*. 6th ed. London: WB Saunders; 1999:23.

156. Moore K, Persaud T. *The Developing Human*. 6th ed. London: WB Saunders; 1999:30.

157. Moore K, Persaud T. *The Developing Human*. 6th ed. London: WB Saunders; 1999:53–56.

158. Moore K, Persaud T. *The Developing Human*. 6th ed. London: WB Saunders; 1999:60.

159. Schultz L, Feitis R. *The Endless Web*. Berkeley: North Atlantic Books; 1996:8–10.

160. Larsen WJ. *Human Embryology*. New York: Churchill Livingstone; 1993:328.

161. Moore K, Persaud T. *The Developing Human*. 6th ed. London: WB Saunders; 1999:216–221.

162. Moore K, Persaud T. *The Developing Human*. 6th ed. London: WB Saunders; 1999:60–71.

163. Moore K, Persaud T. *The Developing Human*. 6th ed. London: WB Saunders; 1999:61–63.

164. Wilke Jan, Krause F, Vogt L, Banzer W. What is evidence-based about myofascial chains: a systematic review. *Arch Phys Med Rehabil*. 2016;97(3):454–461.

165. Huijing PA, Baan GC, Rebel GT. Non-myotendinous force transmission in rat extensor digitorum longus muscle. *J Exp Biol*. 1998;201:682–691.

166. Huijing PA, Yaman A, Ozturk C, et al. Effects of knee joint angle on global and local strains with human triceps surae muscle: MRI analysis indicating in vivo myofascial force transmission between synergistic muscles. *Surg Radiol Anat*. 2011; 33(10):869–879.

167. Ingber D. The architecture of life. *Sci Am*. 1998;(January): 48–57.

168. Ingber D. The origin of cellular life. *Bioessays*. 2000;22: 1160–1170.

169. Fuller B. *Synergetics*. New York: Macmillan; 1975:[Ch 7].

170. Young JZ. *The Life of Mammals*. NY: Oxford University Press; 1957.

171. Levin SM. *Space Truss: A Systems Approach to Cervical Spine Mechanics*. San Antonio: IOP publishing; 1988.

172. Levin S. A suspensory system for the sacrum in pelvic mechanics: biotensegrity. In: Vleeming A, ed. *Movement, Stability, and Lumbopelvic Pain*. 2nd ed. Edinburgh: Elsevier; 2007.

173. Lakes R. Materials with structural hierarchy. *Nature*. 1993;361: 511–515.

174. Ball P. *The Self-Made Tapestry; Pattern Formation in Nature*. New York: Oxford University Press; 1999.

175. Still AT. *Osteopathy Research and Practice*. Kirksville, MO: Journal Printing Company; 1910.

176. Rolf I. *Rolfing*. Rochester, VT: Healing Arts Press; 1977.

177. Scarr G. A model of the cranial vault as a tensegrity structure, and its significance to normal and abnormal cranial development. *Int J Osteopath Med*. 2008;11:80–89.

178. Simon H. The organization of complex systems. In: Pattee H, ed. *Hierarchy Theory*. New York: Brazilier; 1973.

179. Levin S. The scapula is a sesamoid bone. *J Biomech*. 2005; 38(8):1733–1734.

180. Levin S. *The Importance of Soft Tissues for Structural Support of the Body*. Spine: State of the Art Reviews; 1995:9(2).

181. Tyler T. Online. Disponível em: http://hexdome.com/essays/floating_bones/index.php. Acessado em 6 de setembro de 2019.

182. Ghosh P. The knee joint meniscus, a fibrocartilage of some distinction. *Clin Orthop Relat Res*. 1987;224:52–63.

183. Hu SS, Tribus C, Tay B, et al. Lumbar disc herniation section of Disorders, diseases, and injuries of the spine. In: Skinner HB, ed. *Current Diagnosis and Treatment in Orthopedics*. 4th ed. New York: McGraw-Hill; 2006:246–249.

184. Werbner B, Spack K, O'Connell GD. Bovine annulus fibrosus hydration affects rate-dependent failure mechanics in tension. *J Biomech*. 2019;89:34–39. doi:10.1016/j.jbiomech.2019.04.008. [Epub 2019 Apr 10]

185. Myers T. Tensegrity continuum. *Massage*. 1999;5/99:92–108. *This provides a more complete discussion of this concept, plus an expansion of the various models between the two extremes.*

186. Wang N, Butler JP, Ingber DE. Mechanotransduction across the cell surface and through the cytoskeleton. *Science*. 1993; 260(5111):1124–1127.

187. Brown S, McGill S. How the inherent stiffness of the in vivo human trunk varies with changing magnitudes of muscular activation. *Clin Biomech (Bristol, Avon)*. 2008;23(1):15–22.

188. Shleip R, Findley T, Chaitow L, et al. *Fascia: The Tensional Network of the Human Body*. Edinburgh: Churchill Livingstone; 2012:157–164.

189. Ingber DE. Cellular tensegrity revisited I. Cell structure and hierarchical systems biology. *J Cell Sci*. 2003;116:1157–1173.

190. Pert C. *Molecules of Emotion*. New York: Scribner; 1997.

191. Saladin K. *Anatomy & Physiology: The Unity of Form and Function*. 5th ed. McGraw Hill; 2010:94–95. *Glycocalyx refers to extracellular glycoprotein produced by cells. The slime on the outside of a fish is considered a glycocalyx. External to the plasma membrane, all animal cells have a fuzzy coat called the glycocalyx. Only identical twins have chemically identical glycocalices; everyone else is unique. The glycocalyx is a type of identification that the body uses to distinguish between its own healthy cells and transplanted tissues, diseased cells, and invading organisms. The glycocalyx also includes the cell-adhesion molecules that enable cells to adhere to each other and guide the movement of cells during embryonic development. This definition marries the structural and immunological functions of the ECM and its attendant cells.*

192. Ingber D. Mechanobiology and the diseases of mechanotransduction. *Ann Med*. 2003;35:564–577.

193. Ingber D. Mechanical control of tissue morphogenesis during embryological development. *Int J Dev Biol*. 2006;50: 255–266.

194. Horwitz A. Integrins and health. *Sci Am*. 1997;(May):68–75.

195. XVIVO. *Scientific Animation*. Online. Disponível em: http://www.xvivo.net/the-inner-life-of-the-cell. Acessado em 6 de setembro de 2019. *If a video could be included in a book, this one from XVIVO commissioned by Harvard would be front and center – go here for a visual feast of mechanotransduction.*

196. Ingber DE. Cellular mechanotransduction: putting all the pieces together again. *FASEB J*. 2006;20:811–827.

197. Guimberteau JC. *Promenades Sous La Peau; Strolling Under the Skin: Edition Bilingue*. Paris: Elsevier Masson SAS; 2004.

198. Hedley G. *Fascia and stretching: the fuzz speech*. Online. Disponível em: https://www.youtube.com/watch?v=_FtSP-tkSug. Acessado em 6 de setembro de 2019. *No mention of fascial fuzz can be complete without reference to Gil Hedley's "fuzz speech".*

199. Bordoni B, Marelli F, Morabito B, Castagna R. A new concept of biotensegrity incorporating liquid tissues: blood and lymph. *J Evid Based Integr Med*. 2018; https://doi.org/10.1177/25156 90X18792838.

200. Gatt R, Vella Wood M, Gatt A, et al. Negative Poisson's ratios in tendons: an unexpected mechanical response. *Acta Biomater*. 2015;24:201–208. doi:10.1016/j.actbio.2015.06.018. [Epub 2015 Jun 20]

Apêndice 2

Uma observação sobre os meridianos de latitude: o trabalho do Dr. Louis Schultz (1927-2007)

Este livro preocupa-se principalmente com as conexões miofasciais que percorrem toda a extensão do corpo e dos membros, os meridianos longitudinais, se você preferir. O que descrevemos, é claro, são apenas algumas das inúmeras conexões fasciais dentro do corpo. Outro grupo, identificado e descrito pelo falecido Dr. Louis Schultz e pela Dra. Rosemary Feitis, DO,[1] são faixas e tiras horizontais locais dentro da miofáscia do corpo, que funcionam um pouco como retináculos. Como os retináculos no tornozelo ou no punho, elas são espessamentos na camada de revestimento profundo da fáscia e na camada areolar do tecido conjuntivo frouxo (superficial às camadas miofasciais que acabamos de discutir; ver também a discussão sobre a exploração dessa camada por Guimberteau no final do Apêndice 1), que restringe, para o bem ou para o mal, o movimento dos tecidos subjacentes.

Esses retináculos são discutidos detalhadamente no livro *The Endless Web*. No entanto, aprendi essas ideias diretamente com o Dr. Schultz, com quem tenho uma dívida de gratidão. Neste livro, todas as ideias sobre embriologia fascial e conectividade fascial foram inspiradas pelo ensinamento dele, e os meridianos miofasciais descritos são extensões do seu conceito original.

Essas faixas não são descritas nos livros de anatomia tradicionais, mas são facilmente visíveis e muitas vezes palpáveis nas camadas mais superficiais do tecido. A Figura A2.1 mostra sete faixas que costumam ser vistas no tronco. O posicionamento exato delas varia, assim como seu grau de tensão ou de restrição.

A faixa do peito – que corresponde grosseiramente à posição da tira do sutiã – é visível na parte da frente da maioria das pessoas, no xifoide ou um pouco acima do nível dele. É fácil ver como uma excessiva rigidez ou contenção nessa faixa restringiria a respiração, bem como o livre movimento da LSA, LFA e LE na musculatura superficial sob a faixa. As outras faixas são mais variáveis, mas imediatamente identificáveis em muitas pessoas. Uma vez que as faixas se encontram superfi-

cialmente, elas tendem a restringir a deposição de gordura; as faixas podem muitas vezes ser identificadas nos contornos do tecido adiposo.

Essas faixas podem restringir ou desviar a tração através dos meridianos miofasciais superficiais, reunir as linhas em um nível horizontal ou restringir o livre fluxo do movimento através de um meridiano que passa sob a faixa.

No desalinhamento postural ou estrutural a natureza de contenção das faixas é aumentada para tentar estabilizar uma estrutura instável. Curiosamente, as faixas ocorrem no nível das transições da coluna vertebral (Fig. A2.2); com uma foto semelhante de outro autor na Fig. A2.3):

- A articulação esfenobasilar se conecta com a faixa do olho.
- A articulação craniocervical se conecta com a faixa do queixo.
- A articulação cervicotorácica se conecta com a faixa da clavícula.
- O gínglimo dorsal (um gínglimo mediotorácico funcional, geralmente em torno do nível da T6) se conecta com a faixa do peito.
- A transição toracolombar se conecta com a faixa umbilical.
- A transição lombossacral se conecta com a faixa inguinal.
- A articulação sacrococcígea se conecta com a faixa da virilha.

A tentação de ligar ainda mais esses níveis com os plexos autônomos ou glândulas endócrinas é quase irresistível.

Schultz e Feitis oferecem algumas intrigantes correlações pitorescas para eventos emocionais e de desenvolvimento em conexão com essas faixas. Como nosso propósito aqui é menos explicativo e mais descritivo, simplesmente apontamos a existência empírica dessas faixas e indicamos ao leitor o livro *The Endless*

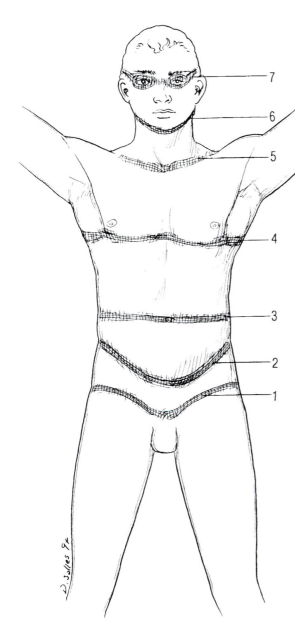

Figura A2.1 Os retináculos do corpo: as sete faixas corporais do tronco (ver também Fig. A2.2). O Dr. Schultz descreveu outro grupo útil de meridianos fasciais: os meridianos de latitude. A maior parte dessas faixas está nas camadas mais superficiais da fáscia, mas elas podem ter conexões nas camadas subjacentes e podem, portanto, afetar a transmissão do trabalho dos meridianos miofasciais descritos neste livro. (Reproduzida com permissão de Schultz e Feitis, 1996.)

Web para o desenvolvimento dessas e de outras ideias relacionadas.

1. A faixa mais inferior no tronco (faixa púbica) estende-se desde o osso púbico, na parte da frente do outro lado da virilha (que é assim encurtada), em torno da parte superior do trocanter maior do fêmur e pelas nádegas, incluindo a articulação do sacro e do cóccix.

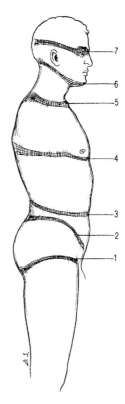

Figura A2.2 Vista lateral das faixas do corpo. Os meridianos de latitude cingem o corpo em vários níveis (principalmente, e por favor anote, nos níveis de transições da coluna vertebral). (Reproduzida com permissão de Schultz e Feitis, 1996.)

2. A faixa transversal à parte inferior do abdome (faixa inguinal) é frequentemente mais proeminente nos homens. Ela conecta as duas projeções dos ossos pélvicos na parte da frente (as espinhas anterossuperiores do ílio) e muitas vezes mergulha ligeiramente para baixo na frente, como um arco invertido. Sua margem inferior tende a incluir o ligamento inguinal, conectando a faixa que desce para a região do osso púbico. Essa faixa se estende lateralmente ao longo da margem superior das grandes asas do ílio, terminando na articulação lombossacral.

3. A terceira faixa atravessa o abdome (ventre/faixa umbilical) e talvez seja a mais variável em termos de localização. Ela pode cruzar na altura do umbigo (criando às vezes um vinco na parede abdominal que se estende para ambos os lados do umbigo), ou pode estar a meio caminho entre o umbigo e o arco costal médio (unindo os dois lados do arco costal). Em ambos os casos, ela se estenderá lateralmente para formar um arco que vai do abdome até cada um dos lados das costelas inferiores – particularmente até a ponta livre da 11ª costela. Ela se desloca para trás ao longo das costelas inferiores, terminando na junção das vértebras torácicas e lombares.

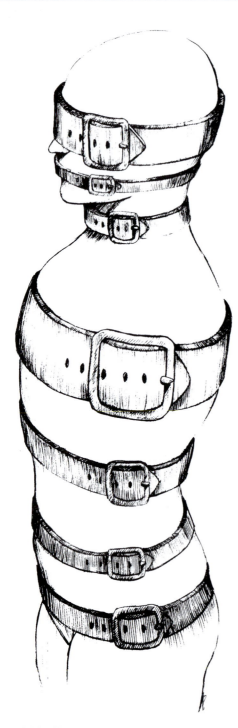

Figura A2.3 Esta visão um tanto mais pessimista das faixas horizontais do corpo, elaborada a partir do brilhante *Emotional Anatomy*[2] de Keleman, mostra, no entanto, como esses meridianos de latitude atuam como controles na pulsação, fluxo, pressão e da forma dos tubos internos e bolsas do organismo. (Reproduzida com permissão de Keleman, 1985.[1])

4. A quarta faixa está na região logo abaixo dos mamilos (faixa do peito) e é visualmente a mais evidente. Em geral é uma região deprimida e imóvel no peito; a pele parece colada sobre as costelas e os músculos. Lateralmente, estende-se ao longo da margem inferior do peitoral maior, transversal ao lado mediolateral do tórax, e desce pela margem lateral do latíssimo do dorso, onde ela começa a correr paralela à escápula em direção ao braço. A faixa parece amarrar a ponta inferior da escápula à parte de trás das costelas e inclui o gínglimo dorsal da coluna vertebral. Quando essa faixa é pronunciada, a região no meio do peito não é apenas mais baixa: há também uma incapacidade para expandir as costelas lateralmente ao respirar.

5. A quinta faixa na altura dos ombros (faixa da clavícula) envolve a clavícula e é parte do tecido que cola a clavícula às 1ª e 2ª costelas na parte da frente. Ela pode ser sentida como um coxim de tecido logo abaixo e profundo à clavícula. Estende-se lateralmente até a ponta do ombro, com algumas fibras que se espalham para dentro da axila. A faixa continua até a parte de trás do lado interno e do lado externo da margem superior da escápula, e termina na junção das vértebras cervicais e torácicas.

6. A área abaixo do queixo (faixa do queixo) é uma área de concentração de fibras e enchimento que inclui o osso hioide e a base da mandíbula, passando logo abaixo da orelha e incluindo a base do crânio, onde se junta à primeira vértebra cervical (atlas).

7. A parte superior da faixa (faixa do olho) é a mais difícil de visualizar. Origina-se na ponte do nariz, passa pelas órbitas oculares e acima das orelhas e inclui a parte de trás do crânio, logo acima da crista occipital e do ínio (a protuberância na parte posterior do crânio).

Referências bibliográficas

1. Schultz L, Feitis R. *The Endless Web*. Berkeley: North Atlantic Books; 1996.
2. Keleman S. *Emotional Anatomy*. Berkeley: Center Press; 1985.

Apêndice 3

Integração estrutural

Desde a publicação inicial, o esquema dos Trilhos Anatômicos serviu a um campo amplo de profissionais manuais e do movimento, incluindo ortopedistas, fisiatras, enfermeiros, ortodontistas, fisioterapeutas, osteopatas, quiropraxistas, massagistas, professores de ioga, atletas e seus treinadores físicos, praticantes das artes marciais, *personal trainers* e psicólogos com especialidades centradas no corpo.

O mapa dos Trilhos Anatômicos é o resultado de nossa própria tentativa de organizar uma série progressiva de sessões para desvendar as compensações posturais e funcionais discutidas ao longo do livro e avaliadas no Capítulo 11 (um exemplo de gráfico para anotar essas avaliações é mostrado na Fig. A3.1). Essa "receita" para trabalhar as linhas de progressão segue os mesmos princípios que aprendi com a Dra. Ida Rolf (ver Fig. 1.15), e a abordagem resultante mantém o termo que ela criou para isso – "integração estrutural". Aqueles que se graduam no nosso programa do Kinesis Myofascial Integration (KMI – www. anatomytrains.com/kmi) são certificados em integração estrutural e elegíveis para se filiar à International Association of Structural Integrators (IASI – www. theIASI.org) (Fig. A3.2).

A ideia na integração estrutural é usar a manipulação do tecido conjuntivo (trabalho miofascial) e a reeducação do movimento para alongar o corpo e organizá-lo em torno de seu eixo vertical. Ao "remodelar" a capa miofascial sobre a estrutura esquelética (ver Fig. A1.74; Vídeo 1.1) ou chegar ao objetivo dos "ossos flutuantes" da tensegridade fascial coordenada, se você preferir (ver Fig. A1.77), vemos geralmente maior simetria em torno dos planos euclidianos. Isso restaura o sentimento de "elevação" conforme a pessoa se alonga a partir de qualquer padrão aleatório que ela possa ter tido rumo a um potencial/energia cinética mais altos de um alinhamento vertical confortável. Em termos físicos, esse processo visa a reduzir o momento de inércia em torno do eixo vertical, preparando o corpo para todos os movimentos disponíveis sem preparação inicial (Figs. A3.3 e A3.4).

A abordagem KMI difere um pouco das outras escolas derivadas do método Rolf, uma vez que nossa série de doze sessões de manipulação dos tecidos moles é baseada em torno da leitura e do tratamento das continuidades miofasciais coesivas dos Trilhos Anatômicos, em vez de seguir qualquer fórmula definida. Incluímos este breve guia para mostrar como nossa abordagem específica para esse método se desenrola, na esperança de que isso possa ser útil para outros que desejam colocar os Trilhos Anatômicos em prática (Vídeo 1.5). Claro que uma visão geral omite muitas complexidades e a aplicação que varia de acordo com as peculiaridades individuais. Algumas das técnicas concretas empregadas no programa de treinamento são apresentadas por escrito neste livro, outras aparecem no *Fascial Release for Structural Balance*,[1] outras em nossas apresentações de vídeo, e outras ainda (por razões de segurança) apenas em nossos programas de treinamento.

Portanto, sob a condição de que este Anexo não se destine a limitar a experimentação e a inovação, apresentamos um esboço de como o mapa dos Trilhos Anatômicos é atualmente aplicado em nossos programas de treinamento. Este Anexo talvez signifique menos para os terapeutas do movimento, porém mais para os terapeutas manuais, especialmente para aqueles que empregam técnicas miofasciais "diretas".

A ordem geral nos procedimentos de liberação miofascial impõe que comecemos com as linhas mais superficiais – a Linha Superficial Anterior, a Linha Superficial Posterior, a Linha Lateral e, finalmente, a Linha Espiral. Essa primeira etapa é seguida pelo trabalho com aquilo que é popularmente chamado de *core*, reunido na Linha Profunda Anterior. A etapa final do processo exige sessões de integração que reúnem o *core* e a "luva" superficial em uma sinfonia coordenada de movimento com uma postura e um "desempenho" relaxados "agradáveis".

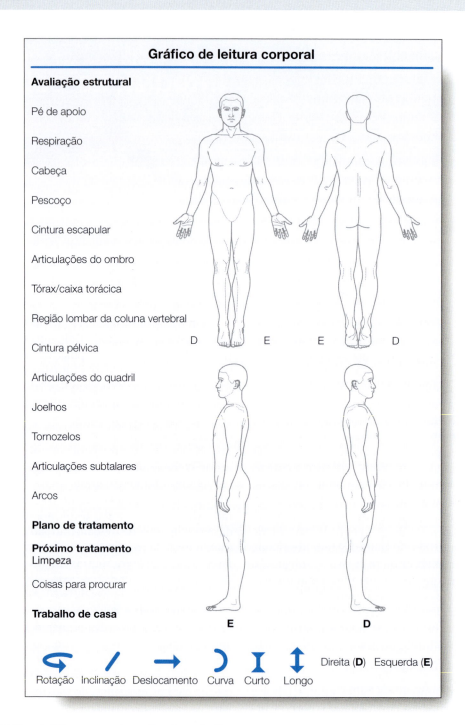

Figura A3.1 Gráfico de leitura corporal para fins de avaliação.

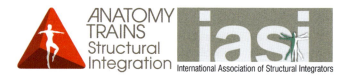

Figura A3.2 Logotipo da Anatomy Trains Structural Integration, uma marca de Integração Estrutural baseada nos Trilhos Anatômicos, e logotipo da International Association of Structural Integrators, a organização profissional para terapeutas de Integração Estrutural em todo o mundo.

APÊNDICE 3 ■ Integração estrutural

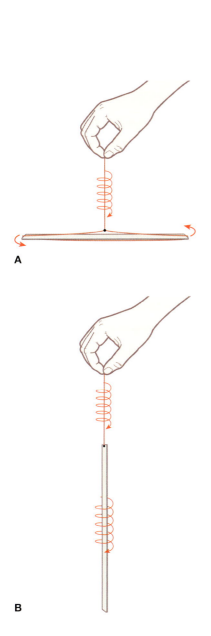

Figura A3.3 Como a vara mostrada no alto e a vara mostrada abaixo têm a mesma massa, a vara abaixo tem um "momento de inércia" inferior. Imaginando que a vara está suspensa a partir do seu meio, seriam necessárias muitas voltas no cordão para que ela começasse a se mover. Abaixo, podemos intuir que apenas algumas voltas do cordão bastariam para que a vara se movesse rapidamente. A massa é a mesma em ambas; a diferença entre as duas é a distância a partir do eixo de rotação da massa. O mesmo efeito pode ser visto na patinação artística, em que a patinadora começa a girar lentamente com os braços abertos. Quando ela aproxima os braços do corpo, diminuindo seu momento de inércia, a velocidade aumenta e a torna indistinta. Abrir os braços permite que ela diminua novamente a velocidade. Curvar-se, adotar uma postura ampla ou qualquer uma das inclinações e dos deslocamentos descritos no Capítulo 11 aumentará nosso momento de inércia e tornará muito mais difícil estabilizar o movimento, que precisará do excesso de tensão muscular e da ligação fascial que força a compressão nas articulações.

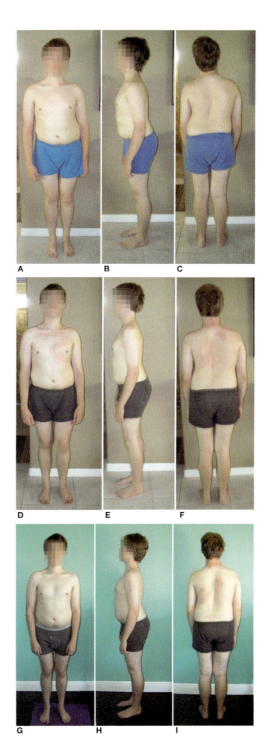

Figura A3.4 A maioria dos pacientes consegue um momento de inércia menor em torno do eixo vertical durante o processo de integração estrutural. Aqui vemos uma criança com um desequilíbrio considerável antes da integração estrutural (**A-C**), no meio do processo (**D-F**) e no final (**G-I**). Observe o estabelecimento progressivo do alinhamento em torno de um eixo central. Após alguns meses de tempo de "absorção", este menino estaria pronto para dar continuidade ao processo de mais intervenção até que não houvesse mais nada a ser alcançado. Prescrever exercícios específicos entre rodadas de Integração Estrutural poderia ser muito útil se a criança aderisse, mas os resultados apresentados foram obtidos apenas por meio da intervenção manual. (Cortesia de Lauree Moretto.)

Ao olhar para a sequência global antes de delinear cada sessão (Fig. A3.5), notamos alguns elementos que diferem de outras abordagens semelhantes:

1. As Linhas do Braço e da miofáscia do ombro, em particular, têm um trabalho significativo de diferenciação em cada uma das primeiras quatro sessões, uma vez que a miofáscia dos braços é ainda mais superficial do que as Linhas Anterior, Posterior e Laterais. Elas têm uma sessão exclusiva no final, quando o conjunto do ombro e do braço deve ser reintegrado ao novo suporte do tronco descompensado. As Linhas Funcionais, que juntam os braços à perna contralateral na parte da frente e de trás do tronco, geralmente também são consideradas durante essas sessões de integração.
2. O trabalho de abrir a parte inferior da perna, linha por linha, compartimento por compartimento, acontece nas primeiras cinco sessões, dando muito tempo para abrir, descolar e equilibrar os fundamentos da nossa estrutura. Essa área é novamente abordada para a integração na 9ª sessão e também na 12ª.
3. As quatro sessões intermediárias realmente exploram e reorganizam o *core* de uma maneira não tentada por outras abordagens do trabalho corporal. Essas sessões estendem as ligações do "*core*" para além do significado usual do assoalho pélvico e dos músculos abdominais internos a uma unidade fascial coerente que se estende desde a parte inferior do pé até o crânio. A última delas, a 8ª sessão (para o pescoço e a cabeça) é o pivô entre a diferenciação e a integração – ela tanto completa a primeira como inicia a segunda.

Com a condição de que cada sessão difira na ênfase, método e ordem dependendo do padrão individual do paciente, as sessões se desdobram do modo descrito a seguir (mais pormenores sobre a abordagem de cada linha listada podem ser encontrados nos capítulos, bem como no *site* www.anatomytrains.com).

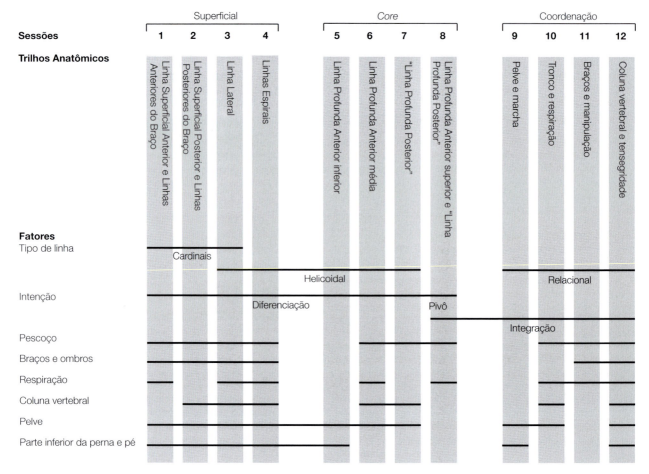

Figura A3.5 A receita dos Trilhos Anatômicos em um diagrama resumido.

A "receita" dos Trilhos Anatômicos

Sessões superficiais

1ª sessão

Abra a Linha Superficial Anterior e diferencie as Linhas Superficial Anterior e Profunda Anterior do Braço do corpo axial (Fig. A3.6).

Objetivos:
- Introduzir com sucesso o paciente no profundo trabalho fascial direto.
- Abrir a respiração na parte da frente, soltar os padrões de medo.
- Em geral, levantar a Linha Superficial Anterior e abrir as porções proximais das Linhas Anteriores do Braço.

Estruturas-chave (Vídeos 3.1-3.3):
- Retináculos do tornozelo e fáscia crural.
- Arco subcostal e fáscia esternal.
- Esternocleidomastóideo e fáscia superficial do pescoço.

2ª sessão

Abrir a Linha Superficial Posterior, e diferenciar a Linha Superficial Posterior e a Linha Profunda Posterior do Braço do corpo axial (Fig. A3.7).

Objetivos:
- Aprofundar o toque na fáscia espessa e fortalecer as fibras de resistência da musculatura posterior.
- Melhorar a base de apoio, trazendo o paciente para suas pernas e pés.
- Trazer o equilíbrio inicial às curvas primária e secundária.
- Em geral, soltar a Linha Superficial Posterior, e mesmo o tônus das Linhas Posteriores do Braço.

Estruturas-chave (Vídeos 3.4, 3.6):
- Aponeurose plantar.
- Fáscia dos músculos posteriores da coxa.
- Eretores da espinha.
- Músculos suboccipitais.

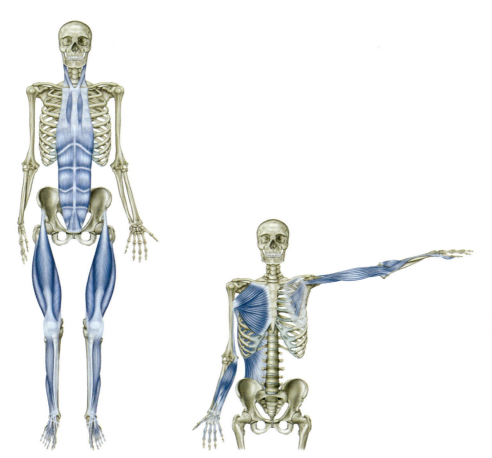

Figura A3.6 A 1ª sessão concentra-se em levantar a Linha Superficial Anterior e abrir as duas Linhas Anteriores do Braço.

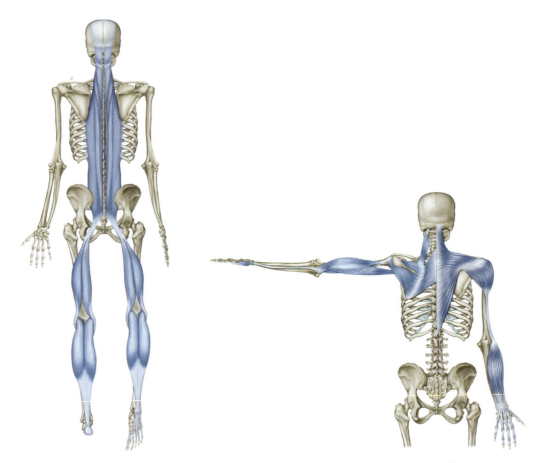

Figura A3.7 A 2ª sessão restringe a Linha Superficial Posterior e abre as duas Linhas Posteriores do Braço.

3ª sessão

Abrir a Linha Lateral, diferenciar todas as quatro Linhas do Braço de cima até embaixo e abrir as faces laterais da Linha Profunda Anterior em ambas as extremidades da caixa torácica (Fig. A3.8).

Objetivos:
- Abrir os lados do corpo, estender as "asas" da respiração.
- Contatar e equilibrar o sistema de estabilização do corpo.
- Contatar o *core* lateral do corpo.

Estruturas-chave (Vídeos 3.8-3.10):
- Fáscia fibular.
- Trato iliotibial.
- Costelas laterais.
- Quadrado do lombo e miofáscia do escaleno.

4ª sessão

Equilibrar as miofáscias superficiais em relação ao equilíbrio do tônus tanto da Linha Espiral esquerda quanto da direita (Fig. A3.9).

Objetivos:
- Aliviar as restrições em qualquer uma das rotações superficiais.
- Equilibrar a correia em torno da escápula.
- Equilibrar a correia sob os arcos do pé.
- Completar o trabalho nas linhas de luva superficiais.

Estruturas-chave (Vídeos 3.12, 6.9, 6.24):
- Complexo rombosserrátil.
- Oblíquos abdominais.
- Correia do tibial anterior-fibular longo.

Sessões para o *core*

5ª sessão

Abrir a parte inferior da Linha Profunda Anterior, e equilibrar com a Linha Lateral (Fig. A3.10).

Objetivos:
- Construir apoio para a parte interna da perna.
- Abrir e equilibrar o compartimento do adutor.
- Relaxar a pelve a partir de baixo.

APÊNDICE 3 ■ Integração estrutural

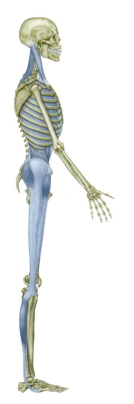

Figura A3.8 A 3ª sessão centra-se na Linha Lateral e equilibra os ombros na direção dela.

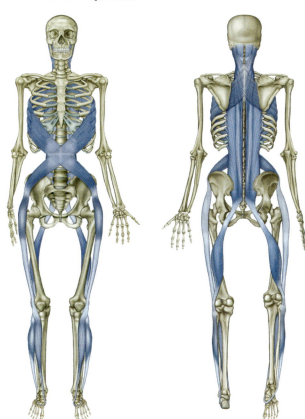

Figura A3.9 A 4ª sessão equilibra a dupla hélice das Linhas Espirais, incluindo a correia sob o arco do pé e a posição da escápula em relação à cabeça e às costelas.

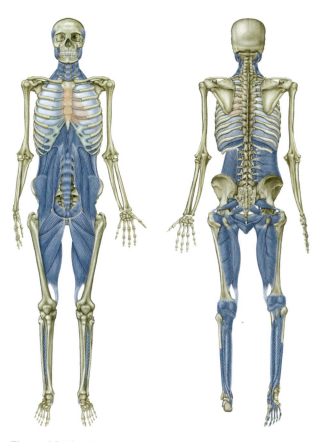

Figura A3.10 As sessões para o *core*, que começam na 5ª sessão, concentram-se na Linha Profunda Anterior, que vai do arco interior para cima e passa ao redor da pelve e das vísceras até chegar à mandíbula.

Estruturas-chave (Vídeos 3.17, 6.3):
- Compartimento posterior profundo da perna.
- Grupo adutor.
- Assoalho pélvico/levantador do ânus.
- Inserções do complexo do psoas no trocanter menor.

6ª sessão

Abrir a porção do tronco da Linha Profunda Anterior e revisitar as Linhas Anteriores do Braço, especialmente a Linha Profunda Anterior do Braço (Figs. A3.6 e A3.10).

Objetivos:
- Procurar apoio e posicionamento adequados para as lombares.
- Equilibrar o psoas e o diafragma para liberar a "respiração mais profunda".
- Encontrar reciprocidade entre o assoalho pélvico e o diafragma respiratório.

Estruturas-chave:
- Psoas.
- Diafragma.

- Ligamento longitudinal anterior, inserções viscerais (Fig. A3.11).
- Lâminas profundas de miofáscia abdominal.

7ª sessão

Abrir a "Linha Profunda Posterior", relacionar com a Linha Profunda Anterior, dando atenção às questões da bolsa interna de sustentação desde o calcâneo até os túberes isquiáticos, ao sacro até o gínglimo mediodorsal da coluna vertebral (Fig. A3.12).

Objetivos:
- Alinhar o suporte ósseo na parte de trás do corpo.
- Liberar os movimentos intrínsecos do sacro.
- Aliviar as curvas e a rotação da coluna vertebral.

Estruturas-chave (Vídeo 6.7):
- Piriforme e rotadores laterais profundos.
- Músculos do assoalho pélvico.
- Calcâneos.
- Músculos multífidos e transversoespinais.

8ª sessão

Abrir porções do pescoço e da cabeça da Linha Profunda Anterior e da Linha "Profunda Posterior", e relacionar com as Linhas do Braço (Fig. A3.13).

Objetivos:
- Alinhar a cabeça em cima do corpo.
- Equilibrar a mandíbula e o "viscerocrânio".
- Começar a integração por meio do pescoço.

Estruturas-chave:
- Osso esfenoide.
- Articulação temporomandibular e músculos mandibulares.
- Complexo hioide.
- Vértebras cervicais, músculos anteriores profundos do pescoço.

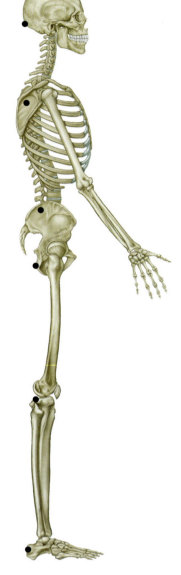

Figura A3.12 A 7ª sessão trabalha com os tecidos mais profundos na parte posterior do corpo para alinhar os principais pontos ósseos – calcanhares, túberes isquiáticos, articulações sacroilíacas, gínglimos mediodorsais e o occipital. Os rotadores laterais profundos são a chave para esta sessão.

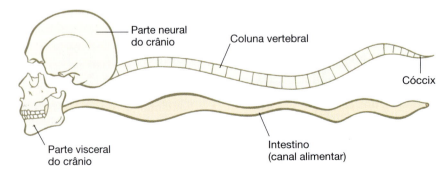

Figura A3.11 As "sessões para o core", especialmente a 6ª sessão, fazem uma grande separação e um "espaço" adequado entre o corpo neuromuscular distinto (que Maria Montessori chamou o "homem branco", mais acima) e o corpo visceral (que ela chamou de o "homem vermelho", abaixo). A divisão está bem no ligamento longitudinal anterior, correndo desde o cóccix e o ânus em direção caudal até a separação entre o viscerocrânio e o neurocrânio, na extremidade superior.

APÊNDICE 3 ■ Integração estrutural 371

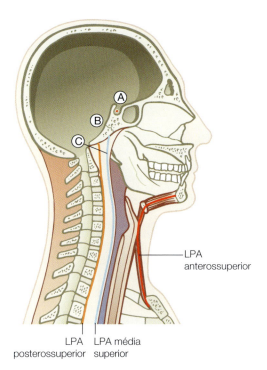

Figura A3.13 A 8ª sessão é uma oportunidade de "colocar a cabeça no lugar". Em um nível mais profundo, trata-se de reunir as várias fisiologias do pescoço e da cabeça, onde o ectoderma, o mesoderma e o endoderma estão muito próximos (ver Fig. A1.63).

Sessões de integração (Fig. A3.14)

9ª sessão

Promover o equilíbrio do tônus, o movimento generoso e a integração nas sete linhas que percorrem a pelve e as pernas, com ênfase na marcha e na sustentação pélvica.

10ª sessão

Promover o equilíbrio do tônus, o movimento generoso e a integração nas onze linhas que percorrem através e ao redor da caixa torácica, com ênfase na respiração e na integração funcional do tronco.

11ª sessão

Promover o equilíbrio do tônus, o movimento generoso e a integração equilibrada nas quatro linhas dos braços e na cintura escapular, com ênfase na integração funcional dos movimentos do braço do paciente (Vídeos 3.13-3.15).

12ª sessão

Promover o equilíbrio dos músculos profundos da coluna vertebral, e o equilíbrio do tônus em todo o corpo, com ênfase na integração dos movimentos da coluna vertebral.

Princípios de tratamento

A receita que acabamos de descrever se origina nos seguintes princípios:

1. Deve haver *energia* suficiente disponível – nutricional, física, hormonal etc. – para alcançar os objetivos estabelecidos, tanto para o terapeuta como para o paciente. Se a energia disponível for insuficiente, então é preciso descobrir mais ou persuadir o paciente a reduzir suas expectativas.
2. Use a energia disponível para buscar maior *adaptabilidade* funcional e do tecido em qualquer região.
3. Por meio da nova adaptabilidade do tecido, mude as relações segmentares para ganhar maior *sustentação*.
4. Uma vez que a sustentação melhorou, busque o *alívio* dos padrões de tensão subjacentes.
5. Quando o alívio ocorrer, *integre* o novo padrão na função do dia a dia e na postura.

Diretrizes para a estratégia

Oferecemos uma orientação geral no uso do sistema dos meridianos miofasciais dos Trilhos Anatômicos na terapia manual:

- *Na avaliação palpatória, inicie a partir da área afetada/restrita/lesionada/dolorosa e mova ao longo dos trilhos.* Se o tratamento em uma área local não estiver funcionando, procure outras áreas ao longo do meridiano que possam trazer resultados na área afetada (p. ex., se os posteriores da coxa não cedem à manipulação direta ou alongamento, tente em outros lugares ao longo da Linha Superficial Posterior – a fáscia plantar ou as regiões suboccipitais podem ser boas opções).
- *O trabalho sobre os meridianos muitas vezes pode ter efeitos distantes.* Qualquer que seja o mecanismo, o trabalho em uma área de um meridiano pode mostrar seu efeito em algum lugar bem distante, para cima ou para baixo do meridiano envolvido. Certifique-se de reavaliar toda a estrutura periodicamente para ver que efeitos globais seu trabalho está produzindo.
- *Trabalhe o tecido do meridiano na direção em que você quer que ele vá.* Se você está simplesmente afrouxando um elemento muscular de um meridiano, a direção não é tão crucial. Mas ela será fundamental se você estiver mudando a relação entre os planos fasciais. "Coloque-a onde ela deve estar e comece o movimento", foi um resumo conciso do método da Dra. Ida Rolf. Frequentemente, por exemplo, os tecidos da Linha Superficial Anterior precisam se mover para cima em relação aos teci-

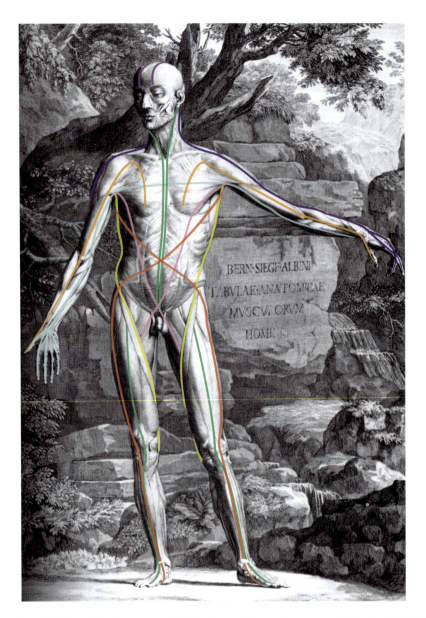

Figura A3.14   As sessões de integração são uma oportunidade para harmonizar e coordenar os doze meridianos miofasciais, movendo-se progressivamente pelo corpo. A 9ª sessão lida com a pelve e as pernas; a 10ª sessão, com o tronco e a melhora da respiração; a 11ª sessão, com os ombros e os braços, e a 12ª sessão, com a coluna vertebral e o pescoço em relação com todo o corpo. (Agradecemos o uso do brilhante desenho de Albinus, cortesia de Dover Publications.)

dos da Linha Superficial Posterior, que precisam se mover a fim de baixo a fim de "distribuir o tecido" da miofáscia de maneira mais eficaz sobre um esqueleto equilibrado (ver Fig. 4.5).

- *Trabalhe de fora para dentro, e depois de dentro para fora*. Resolva as compensações nas camadas mais superficiais primeiro, tanto quanto for possível, antes de abordar os padrões mais profundamente enraizados. Em geral, procure resiliência e adaptabilidade uniformes nas Linhas Superficial Anterior e Superficial Posterior, e nas Linhas Lateral e Espiral, antes de tentar desemaranhar a Linha Profunda Anterior. Abordar os padrões profundos muito rapidamente, antes de soltar as camadas sobrejacentes, pode resultar em padrões de condução mais profundos ou reduzir a coerência do corpo, em vez de resolver os problemas. Uma vez que alguma resiliência e equilíbrio estejam estabelecidos na Linha Profunda Anterior, retorne às questões remanescentes nas linhas mais superficiais, e distribua as Linhas do Braço e as Linhas Funcionais sobre a estrutura reequilibrada.

Princípios do corpo e uso da mão

Os princípios gerais para a manipulação da fáscia e da miofáscia são os seguintes:

- *Preste atenção.* Embora tendamos a prestar atenção em como entramos em contato com o cliente ou paciente, ou seja, no que sai de nossas mãos em direção ao paciente, menos tempo é dado no treinamento para aquilo que o terapeuta está sentindo, ou seja, o que está chegando até seu braço *vindo* do paciente. Veja se você está atento ao que o tecido está lhe dizendo em todos os momentos.
- *Sobreposição.* Vá apenas até o ponto em que a primeira camada oferece resistência, e então trabalhe dentro e ao longo dessa camada.
- *Ritmo.* A velocidade é o inimigo da sensibilidade; mova-se na taxa de "fusão" do tecido ou abaixo dela.
- *Mecânica do corpo.* Um mínimo de esforço e tensão por parte do terapeuta leva a uma máxima sensibilidade e transmissão da intenção para o paciente. Usar seu peso e "essência composta de tempo" é sempre melhor do que usar sua força para induzir uma mudança do tecido. Princípios da mecânica do corpo são amplamente ensinados no treinamento e amplamente ignorados na prática.
- *Movimento.* O movimento do paciente faz o trabalho miofascial mais eficaz. A cada vez que você se mover, busque uma direção do movimento para dar ao paciente. Mais uma vez: "coloque-a onde ela deve estar e comece o movimento". O movimento do paciente, mesmo um pequeno movimento, sob suas mãos serve no mínimo a dois propósitos:
  - Permite que o terapeuta sinta com facilidade em qual nível da miofáscia ele está engajado.
  - Envolve o paciente ativamente no processo, aumentando a propriocepção dos fusos musculares e dos receptores de alongamento fascial.
- *Dor.* A dor é uma sensação acompanhada pela "intenção motora do paciente de evitá-la". É uma razão para parar, reduzir ou desacelerar; ou, se houver necessidade de entrar na região para a terapia, deve-se obter o consentimento completo e informado do cliente.
- *Trajetória.* Cada movimento tem uma trajetória ou um arco – um começo, um meio e um fim, e cada movimento envolve profundidade, direção e duração. Cada sessão tem um arco, cada série de sessões tem um arco – saiba onde você está nesses arcos sobrepostos.

Objetivos

Os objetivos do trabalho miofascial ou do movimento incluem o seguinte:

- *Imagem corporal completa.* O paciente tem acesso às informações provenientes de todo o corpo cinestésico, assim como acesso motor a elas, com áreas mínimas de imobilidade, conservação ou "amnésia sensório-motora".
- *Alinhamento esquelético e sustentação.* Os ossos são alinhados de tal forma que permitem um esforço mínimo e um equilíbrio máximo para o repouso e a ação.
- *Tensegridade/palintonicidade.* Os tecidos miofasciais são equilibrados em torno da estrutura do esqueleto de tal modo que há uma uniformidade geral do tônus, em vez de ilhas de alta tensão ou de tecidos frouxos. O oposto da integração estrutural é o isolamento estrutural.
- *Comprimento.* O corpo vive toda a sua extensão, tanto no tronco como nos membros, e nos músculos como nas articulações, em vez de se mover no encurtamento e na compressão.
- *Resiliência.* A capacidade de suportar o estresse sem quebrar, e de retomar uma existência equilibrada quando o estresse é removido. Em última análise, resiliência é a capacidade de aprender a partir de situações estressantes.
- *Capacidade de manter e liberar carga somatoemocional.* A capacidade de manter uma carga emocional sem demonstrá-la e liberá-la na ação ou simplesmente deixá-la ir quando o tempo é apropriado.
- *Unidade de intenções com consciência difusa.* Integração estrutural implica a capacidade de se concentrar em qualquer tarefa ou percepção enquanto se mantém uma consciência periférica difusa de tudo o que está acontecendo em torno dessa atividade focada. Foco sem consciência contextual gera um fanático; consciência sem foco gera um avoado.
- *Redução do esforço.* Esforço reduzido na posição em pé e em movimento – menos tensão "parasita" ou movimento compensatório desnecessário envolvido em determinada tarefa.
- *Amplitude de movimento.* Generosidade do movimento, menos restrição em determinada atividade, e que – dentro dos limites de saúde, idade, história e composição genética – está disponível dentro da amplitude de movimento humano.
- *Redução da dor.* Estar em pé e em atividade seja tão livre de dor estrutural quanto possível.

Referência bibliográfica

1. Earls J, Myers T. *Fascial Release for Structural Balance*. Berkeley: North Atlantic; London: Lotus Publishers; 2010.

Apêndice 4

Meridianos miofasciais e medicina asiática

Os meridianos miofasciais dos Trilhos Anatômicos evoluíram apenas dentro da tradição anatômica ocidental. No início, omitimos deliberadamente qualquer comparação com a acupuntura e os meridianos similares utilizados na medicina tradicional asiática, a fim de enfatizar a base anatômica dessas continuidades. A estreita relação entre os dois, no entanto, é inevitável, especialmente à luz da recente investigação que expõe os efeitos da acupuntura sobre e através da matriz extracelular produzida pelas células do tecido conjuntivo. Aqui incluímos uma comparação entre os meridianos de acupuntura, as linhas Sen da massagem Thai Yoga e os Trilhos Anatômicos. Como todos nós estamos estudando o mesmo corpo humano, não é surpreendente que encontremos sobreposição perto do cume de duas diferentes estradas de ascensão.

Para corrigir nossa ignorância sobre a medicina asiática, pedimos aos Dr. Peter Dorsher,[1] Dr. C. Pierce Salguero,[2-6] Dra. Helene Langevin[7-22] e Dr. Phillip Beach, DO[21-23] que nos ajudassem a descrever com precisão esses meridianos e trazer à tona seus detalhes. Há muita variação entre as muitas tradições da medicina asiática na forma como os meridianos são retratados, por isso escolhemos o caminho mais percorrido e não nos aventuramos pela vegetação de tais variações.

Como as ilustrações feitas pelo Dr. Dorsher mostram, as continuidades miofasciais da Linha Superficial Anterior (LSA), Linha Superficial Posterior (LSP) e Linha Lateral (LL) mostram uma significativa sobreposição com as continuidades energéticas do meridiano do estômago, da bexiga e da vesícula biliar, respectivamente (Fig. A4.1A-D).

As quatro Linhas do Braço, desde a Superficial Anterior até a Superficial Posterior, correspondem muito de perto aos meridianos do pericárdio, pulmão, intestino delgado e Triplo Aquecedor, respectivamente (Fig. A4.2A-D).

A Linha Profunda Anterior, que é acessível apenas ocasionalmente perto da superfície do corpo, corresponde ao meridiano do fígado, que também viaja atra-vés e ao redor das vísceras ventrais, mas em algumas áreas é paralelo ao meridiano do rim que atravessa a linha interna da perna (Fig. A4.3A,B).

Quando se trata das chamadas linhas helicoidais – a Linha Espiral e as Linhas Funcionais –, encontramos um problema, já que elas se cruzam na linha mediana anterior e posterior do corpo para se juntarem biomecanicamente com as estruturas do outro lado do corpo, ao passo que nenhum meridiano da acupuntura cruza a linha mediana. O meridiano do estômago é o que mais se aproxima da porção anterior da Linha Espiral; quando combinada com o meridiano da bexiga, a maior parte da Linha Espiral é duplicada, mas essa correspondência é um pouco artificial (Fig. A4.4).

Se desviarmos nossa atenção para as linhas Sen usadas na tradicional massagem Thai, descobriremos que, enquanto nenhum meridiano atravessa a face posterior, muitas linhas parecem se encontrar e se cruzar no umbigo ou *hara* na parte anterior (Fig. A4.5).

Especificamente, a linha de Kalatharee cruza na frente, juntando (e espelhando o mapa dos Trilhos Anatômicos) a frente do braço (Linha Superficial Anterior do Braço) através da linha mediana do corpo ao fêmur contralateral (Linha Funcional Anterior) e conectando a partir do adutor longo através da linha interna da perna ao arco interno (por meio da Linha Profunda Anterior – Fig. A4.6).

Uma pesquisa recente enfatiza a ligação tanto na forma como na função entre o funcionamento da acupuntura e da rede fascial em geral. As constatações feitas pela proeminente pesquisadora de acupuntura e neurocientista Dra. Helene Langevin e outros mostraram que o tecido conjuntivo – especificamente os proteoglicanos hidrofílicos juntamente com as fibras de colágeno e fibroblastos – serpenteia em torno da extremidade da agulha de acupuntura quando ela é girada no lugar, criando efeitos mecânicos detectáveis no tecido (Fig. A4.7). Esses efeitos foram observados a 4 cm de distância do local da inserção da agulha (visto ter sido esse o limite do campo de visão; novos experi-

APÊNDICE 4 ■ Meridianos miofasciais e medicina asiática 375

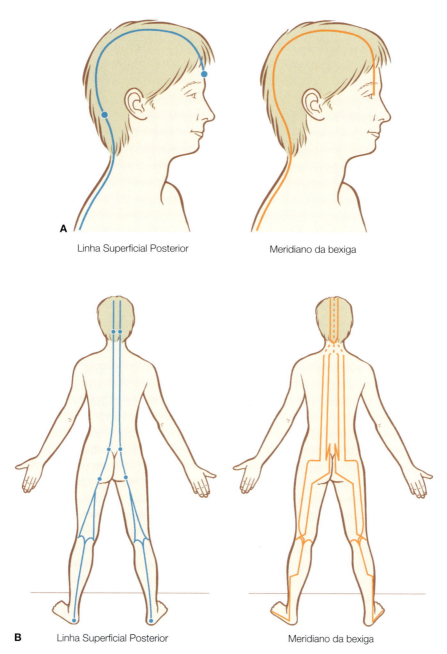

Figura A4.1 Há uma correspondência bastante estreita entre a via das Linhas Anteriores, Posteriores e Laterais e a dos meridianos da bexiga (**A-B**), do estômago (**C**), e vesícula biliar (**D**), respectivamente. (Usada com a permissão do Dr. Peter Dorsher.)

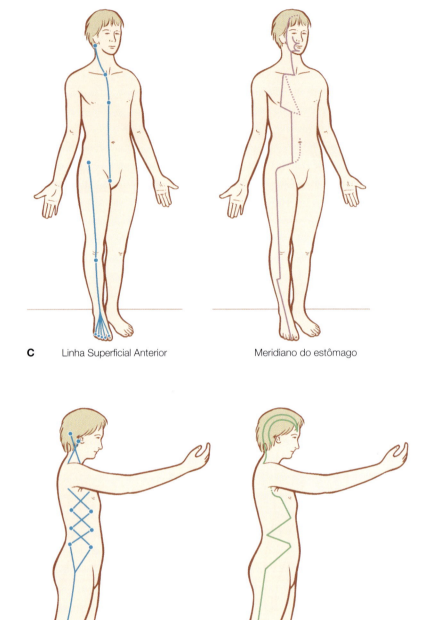

C Linha Superficial Anterior   Meridiano do estômago

D Linha Lateral   Meridiano da vesícula biliar

Figura A4.1 *(continuação)* Há uma correspondência bastante estreita entre a via das Linhas Anteriores, Posteriores e Laterais e a dos meridianos da bexiga (**A-B**), do estômago (**C**) e vesícula biliar (**D**), respectivamente. (Usada com a permissão do Dr. Peter Dorsher.)

APÊNDICE 4 ■ Meridianos miofasciais e medicina asiática 377

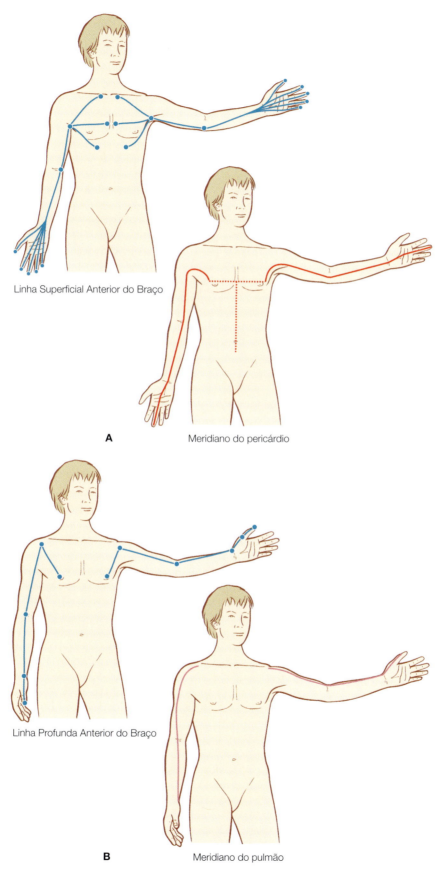

Figura A4.2 Há uma correspondência muito próxima entre as vias das quatro Linhas do Braço e os meridianos do pericárdio (**A**), pulmão (**B**), Triplo Aquecedor (**C**) e intestino delgado (**D**). (Reproduzida com a permissão do Dr. Peter Dorsher.)

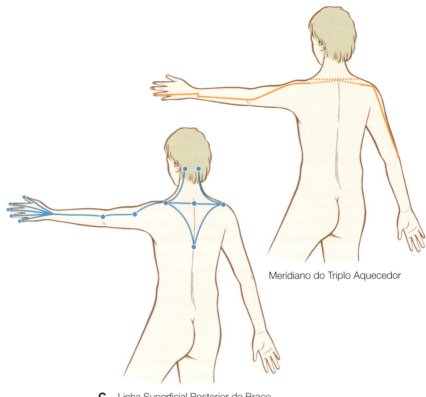

C Linha Superficial Posterior do Braço

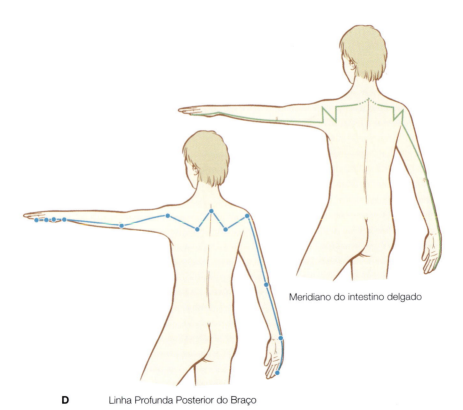

D Linha Profunda Posterior do Braço

Figura A4.2 *(continuação)* Há uma correspondência muito próxima entre as vias das quatro Linhas do Braço e os meridianos do pericárdio (**A**), pulmão (**B**), Triplo Aquecedor (**C**) e intestino delgado (**D**). (Reproduzida com a permissão do Dr. Peter Dorsher.)

APÊNDICE 4 ■ Meridianos miofasciais e medicina asiática 379

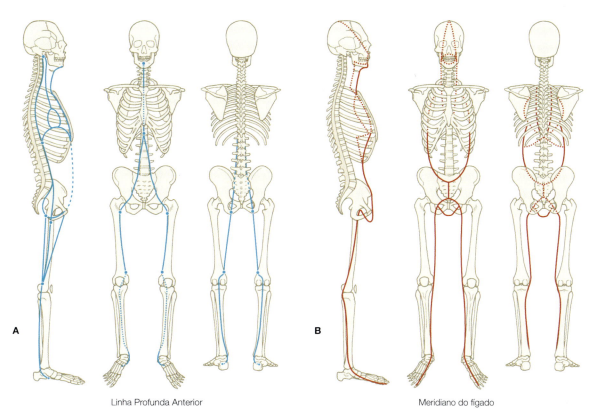

Linha Profunda Anterior   Meridiano do fígado

Figura A4.3 A Linha Profunda Anterior corresponde ao meridiano do fígado, embora a linha interna da perna também pareça ter muito em comum com o meridiano do rim, que termina no arco interno, assim como a Linha Profunda Anterior. (Reproduzida com a permissão do Dr. Peter Dorsher.)

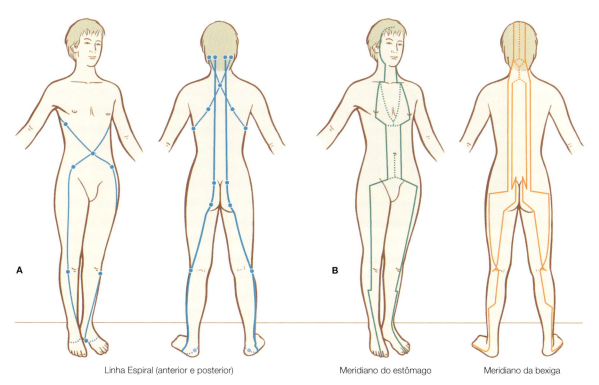

Linha Espiral (anterior e posterior)   Meridiano do estômago   Meridiano da bexiga

Figura A4.4 O conjunto das continuidades miofasciais da Linha Espiral pode encontrar seu equivalente na combinação do meridiano do estômago e do meridiano da bexiga, mas é um pouco forçado falar em correspondência. Por outro lado, a Linha Espiral "parasita" as Linhas Anteriores, Posteriores e Laterais – compartilhando músculos e fáscia com cada uma delas –, de modo que talvez não seja tão forçado dizer que esse meridiano também deriva de outros meridianos. (Reproduzida com a permissão do Dr. Peter Dorsher.)

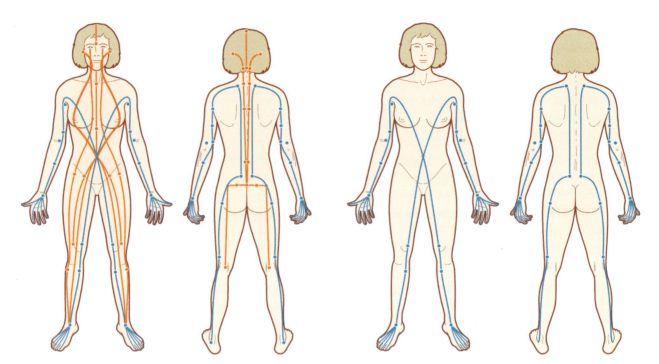

Figura A4.5 Embora nenhum meridiano da acupuntura tradicional cruze a linha mediana sagital, as linhas Sen da tradicional massagem Thai Yoga cruzam a linha mediana na frente no *hara*. (Adaptada de Salguero CP. Traditional Thai medicine: Buddhism, Animism, Ayurveda. Prescott: Hohm Press, 2007, e reproduzida com a permissão de C. Pierce Salguero, www.taomountain.org.)

Figura A4.6 A linha Kalatharee ecoa particularmente a Linha Funcional Anterior, ligando a Linha Superficial Anterior do Braço, atravessando a linha mediana até a Linha Profunda Anterior na perna do lado oposto. (Adaptada de Salguero CP. The encyclopedia of Thai massage. Forres, Scotland: Findhorn Press, 2004, e reproduzida com a permissão de C. Pierce Salguero, www.taomountain.org.)

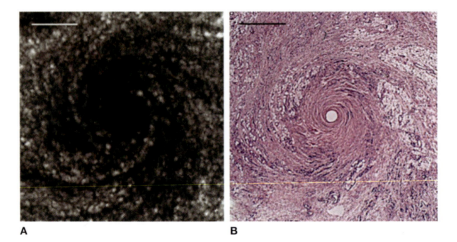

Figura A4.7 Tem sido demonstrado que a rotação das agulhas na acupuntura "serpenteia" a matriz extracelular em torno do eixo da agulha (em um rato, pelo menos). Mas ainda não está claro se essa interação claramente visível entre a agulha e a MEC tem efeito terapêutico. Imagens acústicas e ópticas de tecido subcutâneo com rotação unidirecional da agulha. (**A**) Amostra de tecido fresco fotografada com microscopia acústica de escaneamento por ultrassom; (**B**) a mesma amostra de tecido foi fixada com formalina depois da imagem por ultrassonografia, embebida em parafina, seccionada e colorida com hematoxilina/eosina para exame histológico. Escala: 1 mm. (Reproduzida com permissão de Langevin et al., 2002.)

mentos estão em andamento para estabelecer se o efeito pode ser detectado a uma distância maior).

Além disso, Langevin postulou que meridianos de acupuntura oriental podem seguir os planos fasciais intermusculares ou intramusculares. Essas constatações, em conjunto, vinculam os possíveis efeitos da estimulação da acupuntura com a transdução mecânica dentro dos planos fasciais da matriz extracelular (MEC) detalhados no Apêndice 1 (embora, naturalmente, outros efeitos também possam estar ocorrendo com a acupuntura). Langevin encontrou uma correspondência de 80% no braço entre os locais dos pontos tradicionais da acupuntura e esses planos fasciais da divisão no tecido conjuntivo intersticial.

Isso sugere que a "sinalização" clara e a ação a distância associada à acupuntura está conectada no nível celular e histológico com os novos canais de comunicação de mecanotransdução sendo descobertos entre as células do tecido conjuntivo, como fibroblastos e leucócitos, e do interstício – o complexo da MEC em torno deles. Mais pesquisas prometem ser emocionantes para o campo da acupuntura, educação e reabilitação do movimento, bem como manipulação terapêutica, uma vez que essas abordagens se reagrupam em uma teoria de "campo unificado".

Por fim, existe uma dúvida pertinente de saber se o sistema dos Trilhos Anatômicos e o do mapa da acupuntura não poderiam, ambos, surgir das mesmas respostas organísmicas para o desenvolvimento, o movimento e a proteção do corpo. O osteopata australiano Phillip Beach desenvolveu o conceito do "campo contrátil" (CC) e a hipótese dos campos lateral, dorsal, ventral, helicoidal, apendicular, radial e quiral. Os campos externos correspondem às linhas dos meridianos de acupuntura, mas a associação com músculos e órgãos é mais complexa do que o mapeamento que forma a maior parte deste livro.

Para citar Beach:

A biociência tem procurado em vão pelos meridianos. Sem uma moderna compreensão daquilo que foi mapeado, a medicina convencional tende a rejeitar o conceito de meridianos. Usando uma metodologia disponível para os chineses, ou seja, o recuo de um estímulo nocivo aliado ao modelo do CC, os meridianos são pensados como "linhas emergentes de controle de forma".

Quando agulhados ou aquecidos, vetores de recuo se desenvolvem ao longo da parede do corpo em padrões previsíveis e sensíveis. Uma agulha cega vai provocar um campo de contratilidade que o modelo CC nos ajuda a entender. Em essência é a hipótese de que os chineses mapearam um número mínimo de linhas, exatamente no local certo, para controlar com precisão e de forma previsível a forma hu-

mana sutil nas três dimensões. Forma e função estão geralmente correlacionadas. A correlação entre o modelo CC e o mapa dos meridianos chinês profundamente detalhado e cheio de nuances é estranha. Foi o mapa dos meridianos que sugeriu ao autor a associação entre os órgãos dos sentidos e os CC, uma associação que estava conceitualmente fora do radar a partir de uma perspectiva musculoesquelética convencional.[23]

"Controle da forma" pode ser o princípio orientador que une a resposta de sinalização através do tecido conjuntivo e o curso estranho, mas intuitivamente adequado, das linhas dos meridianos em todo o corpo. Juntamente com o trabalho de Becker, que sugere que a rede de tecido conjuntivo poderia ter tido funções de sinalização e de contração que eram anteriores à rede muscular organizada, as linhas e/ou os campos contráteis dos Trilhos Anatômicos poderiam representar linhas primitivas de retração distantes dos estímulos nocivos ou linhas de alcance em direção aos estímulos favoráveis.[24,25]

Referências bibliográficas

1. Dorsher PT. Myofascial pain: rediscovery of a 2000-year-old tradition? *Med Acupunct.* 1995;85(9):e42.
2. Salguero CP. *A Thai Herbal.* Forres, Scotland: Findhorn Press; 2003.
3. Salguero CP. *The Encyclopedia of Thai Massage.* Forres, Scotland: Findhorn Press; 2004.
4. Salguero CP. *The Spiritual Healing of Traditional Thailand.* Forres, Scotland: Findhorn Press; 2006.
5. Salguero CP. *Thai Massage Workbook: Basic and Advanced Course.* Forres, Scotland: Findhorn Press; 2007.
6. Salguero CP. *Traditional Thai Medicine: Buddhism, Animism, Ayurveda.* Prescott: Hohm Press; 2007.
7. Langevin HM, Bouffard NA, Badger GJ, et al. Subcutaneous tissue fibroblast cytoskeletal remodeling induced by acupuncture: evidence for a mechanotransduction-based mechanism. *J Cell Physiol.* 2006;207(3):767–774.
8. Langevin HM, Storch KS, Cipolla MJ, et al. Fibroblast spreading induced by connective tissue stretch involves intracellular redistribution of (- and (-actin. *Histochem Cell Biol.* 2006;14:1–9.
9. Langevin HM, Konofagou EE, Badger GJ, et al. Tissue displacements during acupuncture using ultrasound elastography techniques. *Ultrasound Med Biol.* 2004;30:1173–1183.
10. Langevin HM, Cornbrooks CJ, Taatjes DJ. Fibroblasts form a body-wide cellular network. *Histochem Cell Biol.* 2004;122:7–15.
11. Langevin HM, Yandow JA. Relationship of acupuncture points and meridians to connective tissue planes. *Anat Rec.* 2002;269:257–265.
12. Langevin HM, Rizzo D, Fox JR, et al. Dynamic morphometric characterization of local connective tissue network structure using ultrasound. *BMC Syst Biol.* 2007;1:25.
13. Bouffard NA, Cutroneo K, Badger GJ, et al. Tissue stretch decreases soluble TGF-(1 and type-1 procollagen in mouse subcutaneous connective tissue: evidence from ex vivo and in vivo models. *J Cell Physiol.* 2008;214(2):389–395.
14. Storch KN, Taatjes DJ, Boufard NA, et al. Alpha smooth muscle actin distribution in cytoplasm and nuclear invagi-

nations of connective tissue fibroblasts. *Histochem Cell Biol.* 2007;127(5):523–530.

15. Langevin HM, Bouffard NA, Churchill DL, et al. Connective tissue fibroblast response to acupuncture: dose-dependent effect of bi-directional needle rotation. *J Altern Complement Med.* 2007;13:355–360.

16. Langevin HM, Sherman KJ. Pathophysiological model for chronic low back pain integrating connective tissue and nervous system mechanisms. *Med Hypotheses.* 2007;68:74–80.

17. Langevin HM. Connective tissue: a body-wide signaling network? *Med Hypotheses.* 2006;66(6):1074–1077.

18. Iatridis JC, Wu J, Yandow JA, et al. Subcutaneous tissue mechanical behavior is linear and viscoelastic under uniaxial tension. *Connect Tissue Res.* 2003;44(5):208–217.

19. Langevin HM, Yandow JA. Relationship of acupuncture points and meridians to connective tissue planes. *Anat Rec B New Anat.* 2002;269:257–265.

20. Langevin HM, Churchill DL, Wu J, et al. Evidence of connective tissue involvement in acupuncture. *FASEB J.* 2002;16:872–874.

21. Langevin HM, Churchill DL, Fox JR, et al. Biomechanical response to acupuncture needling in humans. *J Appl Physiol.* 2001;91:2471–2478.

22. Langevin HM, Churchill DL, Cipolla MJ. Mechanical signaling through connective tissue: a mechanism for the therapeutic effect of acupuncture. *FASEB J.* 2001;15:2275–2282.

23. Beach P. *Muscles and Meridians.* Edinburgh: Churchill Livingstone; 2010.

24. Becker RO, Selden G. *The Body Electric.* New York: Quill; 1985.

25. Becker R. A technique for producing regenerative healing in humans. *Frontier Perspect.* 1990;1:1–2.

Apêndice 5

Trilhos Anatômicos em quadrúpedes – investigações iniciais

Rikke Schultz, DVM, Tove Due, DVM e Vibeke Elbrønd, DVM, PhD

Embora o autor seja fascinado por animais há muito tempo, o animal que claramente é o que mais precisa de ajuda nesta época da história é o *Homo sapiens domesticus*. Portanto, o animal humano é o assunto deste livro. No entanto, somos gratos por disponibilizar este relatório sobre sequências miofasciais elaborado pelos médicos-veterinários: Dr. Rikke Schultz e seus colegas, Dra. Vibeke Elbrønd e Dra. Tove Due.[1,2] Agradecemos também a Pamela Ecklebarger da Equus-Soma pelo mapeamento das linhas do cavalo realizado pelo autor.

Thomas Myers

Introdução

Como na medicina convencional, até o momento a fáscia vem sendo amplamente negligenciada na medicina veterinária. A primeira edição do *Trilhos Anatômicos*, em 2001, nos inspirou inicialmente a dissecar cavalos e, em seguida, cães, a fim de verificar se esses meridianos miofasciais também estavam presentes em nossos amigos de quatro patas (Fig. A5.1). Todos os animais estudados tinham sido mortos por eutanásia por outros motivos que não o estudo.

Depois de estudar intensivamente a literatura anatômica equina e compará-la com o mapeamento dos Trilhos Anatômicos em seres humanos, redigimos um esboço de um manual de dissecação antes de dar início ao trabalho. Fizemos duas dissecações-piloto antes de iniciar um curso de dissecação para colegas com experiência em profissões da medicina holística, como acupuntura, osteopatia e quiropraxia. O trabalho de dissecação teve continuidade, e até agora já dissecamos mais de 50 cavalos e aproximadamente 35 cães e gatos, sempre ajudados por estudantes de veterinária.

Essas dissecações foram muito esclarecedoras por terem nos dado a oportunidade de entender o corpo dos quadrúpedes e sua biomecânica, equilíbrio e estabilização do ponto de vista fascial. A fáscia é a base anatômica para uma completa compreensão das modalidades holísticas mencionadas previamente, bem como das disfunções locomotoras comuns à medicina veterinária convencional.

A estratégia de começar com as dissecações de equinos foi boa, pois as fáscias desses animais precisam ser fortes para dar sustentação ao pesado conteúdo abdominal, bem como para fornecer elevados níveis de energia cinética e potencial para a locomoção. As estruturas fasciais do cavalo podem ser visualizadas com facilidade e, portanto, são fáceis de trabalhar, em comparação com as fáscias de cães e gatos, que são significativamente mais finas. Potros recém-nascidos também têm fáscias muito delgadas – o que é mais uma indicação da lei de Wolff: a densidade e a força fasciais são moduladas pelas cargas produzidas ao longo do crescimento, uso e locomoção (Fig. A5.2).

Neste texto, descrevemos resumidamente as linhas com ênfase nas diferenças em relação às linhas humanas. Tivemos que renomear algumas das linhas de modo a dar sentido anatômico em relação à orientação nos quadrúpedes. No processo, apresentamos uma visão geral de alguns dos sintomas mais comumente observados em caso de disfunção das linhas.

Confirmamos a presença de linhas semelhantes no corpo/tronco de quadrúpedes e humanos, com um acréscimo. Os membros dos quadrúpedes são diferentes dos membros humanos, tanto em termos de anatomia quanto de locomoção. De modo especial, os segmentos distais dos equinos são fundidos e, portanto, as linhas se misturam nessa região. Nas patas anteriores, descrevemos quatro linhas em cavalos. Até o momento, apenas duas delas foram dissecadas e isoladas em cães.

Meridianos miofasciais em cavalos

Linha Superficial Dorsal

A Linha Superficial Posterior (LSP) humana foi denominada Linha Superficial Dorsal (LSD; Fig. A5.3) em animais. A LSD começa/termina na parte de trás

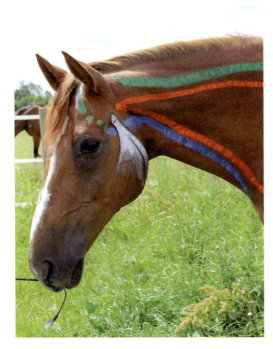

Figura A5.1 Fusão da Linha Superficial Dorsal (verde), Linha Superficial Ventral (azul) e Linha Lateral (laranja) ao redor da articulação temporomandibular (ATM), mostrando a importância de uma postura de cabeça bem equilibrada para possibilitar um equilíbrio corporal ideal. (© V.S. Elbrønd.)

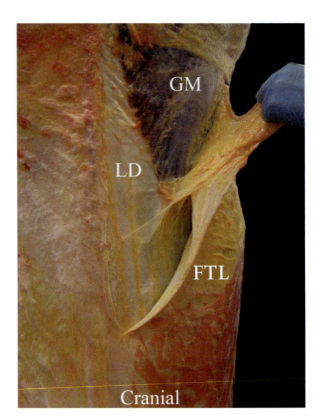

Figura A5.2 Dorso de cavalo dissecado, mostrando duas camadas da densa e espessa fáscia toracolombar (FTL). A fáscia reveste o músculo glúteo médio (GM), que se origina do epimísio do músculo longuíssimo do dorso (LD). (© V.S. Elbrønd.)

(superfície plantar) da(s) falange(s) distal(is) (osso do casco no cavalo) do membro posterior. A partir desse ponto, a LSD acompanha os tendões flexores em sentido proximal aos músculos da coxa, até se inserir no túber isquiático da pelve. A LSD continua ao longo do ligamento sacrotuberal e, a partir do ílio, avança para a frente por meio dos músculos eretores da espinha até os músculos longos do pescoço.

Da crista occipital, a LSD continua na fáscia e músculo temporal que passa por trás do olho e se insere na mandíbula. Algumas das fibras do músculo temporal se fundem com o músculo masseter. A principal diferença em relação à LSP humana está no envolvimento do músculo temporal e em sua conexão com a mandíbula e o músculo masseter.

Linha Superficial Ventral

A Linha Superficial Anterior (LSA; Fig. A5.4) foi renomeada para Linha Superficial Ventral (LSV). A LSV também começa/termina nas falanges distais, mas na superfície dorsal, com a inserção dos tendões extensores. A LSV acompanha o tendão proximalmente até os músculos extensores por meio de duas vias diretas, o ligamento patelar e o músculo extensor da coxa.

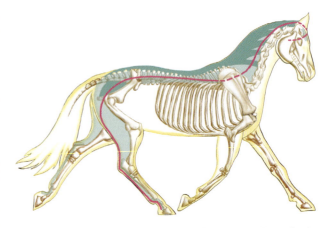

Figura A5.3 Linha Superficial Dorsal. (Desenho de Inger Recht © Fascialines.com.)

Na articulação do quadril, a LSV passa pelo ligamento acessório do quadril (que é específico do cavalo) conectado ao tendão pré-púbico, passa pelos músculos do abdome e tórax, estendendo-se até o esterno. A partir do esterno, a LSV acompanha o músculo esternomandibular (cavalo) e esterno-occipital (cão) até a mandíbula, terminando no músculo masseter.

Observamos divergências com as linhas humanas em várias regiões. Curiosamente, a conexão mecânica da perna ao abdome por meio da pelve é mais curta nos equinos e nos cães, em comparação com o que ocorre nos humanos, em virtude do quadril flexionado da postura quadrúpede.

Ainda em comparação com os humanos, os animais também têm músculos torácicos diretos mais distintos. O músculo esternomandibular, específico dos equinos (uma parte do músculo esternocefálico), promove a interessante e importante conexão da LSD com a LSV na mandíbula e ao redor da articulação temporomandibular. A maioria dos treinadores competentes de cavalos sabe da grande importância de um trabalho eficaz para o equilíbrio dentário no equilíbrio da articulação temporomandibular (ATM) dessa espécie. Essa interação das linhas dorsal e ventral com a mandíbula pode explicar o porquê de tal importância. Um argumento semelhante se aplica à importância de uma apara adequada dos cascos e do uso de ferraduras, sobretudo nas patas traseiras.

Essas duas linhas agem de maneira antagônica: a LSD estende a coluna e a LSV a flexiona. Para a ocorrência elástica e flexível dos movimentos dorsais, desejável nos esportes equinos, as duas linhas devem funcionar em um equilíbrio adequado (Fig. A5.5). Essas duas linhas podem ser consideradas uma versão ampliada da teoria do "arco e corda" apresentada por Sleiper em 1946, que explicou o movimento dorsal e a sustentação nos animais.

Nos cavalos, o problema mais comum é uma LSD concentricamente contraída. Isso faz com que ocorra hiperextensão das costas e do pescoço (dorso côncavo); assim, a linha perde sua mobilidade e flexibilidade. Nesse ponto, a LSV está excentricamente carregada e, portanto, muito fraca, o que dá ao cavalo uma aparência de "barriga grande".

Essa postura também é assumida naturalmente quando o cavalo manifesta uma resposta simpática causada por medo, raiva ou dor. A postura diminui a capacidade de flexão da parte superior do pescoço e de recolhimento da parte posterior. Além disso, ocorre redução da flexão lateral e da rotação da coluna vertebral quando as facetas articulares das vértebras em extensão ficam rigidamente travadas.

Em cães, a LSV costuma estar muito contraída, causando hiperflexão da coluna vertebral. Essa diferença pode ser explicada pela diferença entre um animal saltador (o cavalo) e um animal predador (o cão). A LSV tensa no cão faz com que o dorso do animal fique encurvado, com problemas para olhar para seu dono. Problemas de alinhamento da patela também são uma queixa relacionada com a LSV muito frequente em cães.

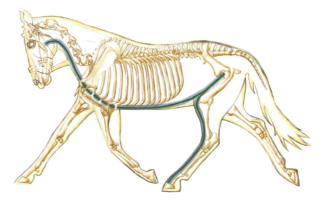

Figura A5.4 Linha Superficial Ventral. (Desenho de Inger Recht © Fascialines.com.)

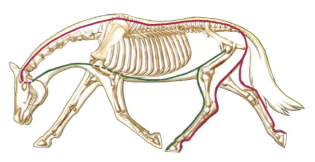

Figura A5.5 O equilíbrio LSD/LSV é essencial para uma biomecânica eficiente. (Desenho de Inger Recht © Fascialines.com.)

Linha Profunda Dorsal

Em contraste com as linhas nos seres humanos, constatamos a presença de uma Linha Profunda Dorsal (LPD), que se inicia com os músculos dorsais da cauda (ver Discussão 3.2). Esses músculos se conectam com o ligamento supraespinal e com músculos intrínsecos profundos, por exemplo, os músculos multífidos do sacro no cavalo e as vértebras lombares caudais no cão. Nos cavalos, os músculos multífidos abrangem até cinco segmentos vertebrais. Esses músculos têm continuidade com os músculos suboccipitais e com a crista occipital, assim como com o ligamento nucal, a continuação elástica do ligamento supraespinal a partir do nível da junção cervicotorácica.

Dos músculos da cauda, existe uma conexão com o músculo semimembranáceo, que se insere profundamente na coxa, ao fêmur. Ainda está em discussão se esta última conexão deve ser incluída na linha.

A LPD estabiliza a coluna, controla os movimentos de ajuste fino e está envolvida na propriocepção. Em particular, a contração crônica da linha diminui a flexão/extensão lateral da articulação atlantoccipital e, portanto, enrijece toda a coluna. Em geral, a linha fica muito tensa em cães com problemas dorsais crônicos, por exemplo, espondilose e prolapso de disco; nesses dois problemas do dorso canino os benefícios do tratamento da LPD são espantosos.

Linha Profunda Ventral

No cavalo, a LPV (aproximadamente equivalente à Linha Profunda Anterior no ser humano; Fig. A5.6) tem seu início na face medial do membro posterior, avançando até os músculos mediais profundos da coxa, o sartório e os adutores, prosseguindo até a pelve. Na pelve e em ambas as espécies, a LPV se expande em um espectro verdadeiramente tridimensional do peritônio e da pleura nas cavidades abdominal e torácica.

Para facilitar o entendimento, descrevemos a LPV em três vias, como feito em humanos. A via mais dorsal acompanha o ligamento espinhal ventral proveniente dos músculos ventrais da cauda até os músculos longos da cabeça e pescoço (músculo longo do pescoço e da cabeça), fazendo sua inserção sobre a sutura esfenobasilar na base do crânio.

A segunda via acompanha o músculo sartório e a miofáscia, que se funde com a fáscia do músculo iliopsoas e continua no diafragma e seu pilar (crural). A LPV ainda inclui a pleura relacionada com o pulmão, o pericárdio e o mediastino, bem como o esôfago e a traqueia, chegando até a região faríngea.

A terceira via acompanha o assoalho pélvico, a parede abdominal e então a parte ventral do diafragma, a partir de onde tem continuidade no ligamento esternopericárdico (que, nos cavalos, é muito espesso e longo, seguindo ao longo da superfície dorsal do esterno, a fim de manter o coração posicionado). No cão, esse ligamento se estende do pericárdio até a parte ventral do diafragma. Em direção ao crânio, a linha acompanha os músculos infra-hióideos na superfície ventral da traqueia até o osso hioide e termina na parte rostral da mandíbula.

Essa linha contém áreas que conectam os tecidos dorsais e ventrais. A presença do diafragma é uma semelhança óbvia, mas uma das diferenças em relação aos seres humanos é a presença das "conexões" pericárdicas que, em virtude da postura ereta da nossa espécie, situam-se no topo do diafragma. Nos animais de postura quadrúpede, o pericárdio está vinculado com o esterno. Esse conjunto apresenta uma conexão dorsoventral entre a coluna vertebral e o esterno, por meio da firme inserção da aorta ventral na coluna no coração e no pericárdio e por meio do ligamento esternopericárdico ao esterno (Fig. A5.7).

Na região faríngea dos cavalos, o osso hioide se articula com o osso temporal na articulação temporo-hióidea. É dessa maneira que a base do crânio equino

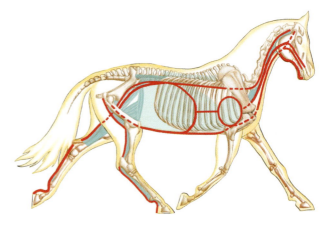

Figura A5.6 A Linha Profunda Ventral avança paralelamente à Linha Profunda Anterior no ser humano. (Desenho de Inger Recht © Fascialines.com.)

se conecta via faringe, laringe e osso hioide à mandíbula, além da articulação temporomandibular.

Ainda em cavalos, a conexão fascial entre os músculos sartório e iliopsoas é importante, pois este último músculo só é acessível por via intrarretal, e não externamente. O trabalho no músculo sartório afetará indiretamente o complexo do psoas.

Outra importante conexão se dá entre os músculos psoas e os pilares do diafragma. Esse contato concomitantemente fascial e funcional enfatiza a congruência entre os problemas lombares e respiratórios que, na medicina veterinária convencional, costuma ser esquecida.

Problemas no pescoço são sequelas comuns da flexão e imobilidade lombar da LPV, que podem acarretar dificuldades de equitação no cavalo e espondilose e prolapso de disco no cão.

Observa-se uma diferença entre a linha LPA equina e a humana nos músculos escalenos. Os cavalos apresentam apenas os escalenos médio e ventral. O músculo ventral encontra-se em íntima proximidade com a traqueia e o esôfago situado ventralmente a ela, desde a primeira costela até C4 a C7. O escaleno médio é muito curto, estendendo-se apenas da primeira costela até C7.

Existe uma grande proximidade anatômica entre a LPV e o sistema nervoso autônomo. Na região toracolombar, o tronco simpático está situado imediatamente paravertebral e, portanto, encontra-se em íntima conexão com a via dorsal da LPV – e com a junção entre o corpo visceral e o corpo neuromuscular.

O nervo vago, o principal representante do sistema parassimpático, situa-se na metade caudal do mediastino; situa-se dorsal e ventralmente ao esôfago e distribui ramos para órgãos e estruturas ao longo do caminho. Em seguida, o nervo continua caudalmente através do hiato esofágico diafragmático, emitindo

APÊNDICE 5 ■ Trilhos Anatômicos em quadrúpedes – investigações iniciais   387

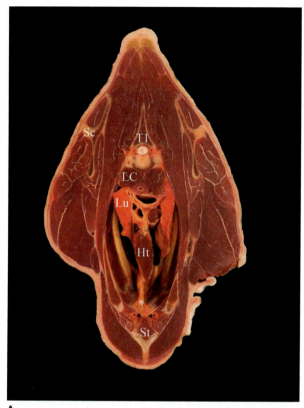

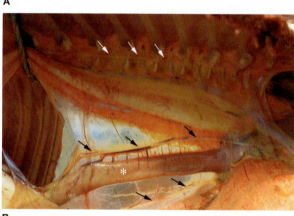

O mesmo se aplica à íntima relação topográfica entre os sistemas nervoso simpático e parassimpático nos gânglios da parte caudal do pescoço e cranial do tórax (em seres humanos, parte inferior do pescoço e superior do tórax). Esses gânglios diferem entre as espécies animais em número; no cavalo, por exemplo, alguns se combinam formando o grande *ganglion stellatum* (gânglio estrelado). Esses gânglios se situam nas proximidades da abertura torácica cranial (cefálica) e das estruturas que a atravessam, pertencentes à LPV.

Linha Lateral

Verificamos que a Linha Lateral (LL; Fig. A5.8) percorre duas vias, dependendo de a coluna estar em flexão ou em extensão, ao longo de uma via superficial e outra mais profunda. A linha começa com o compartimento extensor da pata traseira e prossegue proximalmente em direção ao tubérculo crural (*tuber coxae*). Nesse ponto, a linha se divide na parte superficial relacionada com a flexão da coluna vertebral e, na parte profunda, relacionada com a extensão da coluna. A parte superficial inclui o músculo cutâneo do tronco que reveste o abdome e o tórax, que avança sobre a escápula até o músculo cutâneo do pescoço. A linha continua até o músculo braquiocefálico e termina no processo mastoide.

A parte profunda acompanha os músculos abdominais desde o tubérculo crural até a última costela (18ª nos cavalos e 13ª nos carnívoros). A partir daí, a linha prossegue pelos músculos intercostais sob a escápula até o músculo esplênio, terminando também no processo mastoide do osso temporal. A LL termina logo atrás da ATM; a LSD logo na frente, vinda de cima; e a LSV por baixo. Pode-se então perceber que a ATM – tão importante, tanto no cavalo quanto no cão – está circundada pelas três linhas superficiais.

Figura A5.7   (A) Seção transversa de um tórax equino no nível da abertura torácica cranial (cefálica). A seção representa várias estruturas da Linha Profunda Ventral. Na cavidade torácica estão localizados os lobos craniais do pulmão e o coração, bem como o robusto ligamento esternopericárdico (*), que se origina do esterno (ST). Atrás dos lobos pulmonares, podem ser observadas as primeiras costelas e, entre elas, o esôfago e a traqueia. Escápula (Sc), processo espinhoso de T1 e os músculos longos do pescoço (LC). (B) Parte caudal do mediastino equino na cavidade torácica, uma parte da Linha Profunda Ventral. Observe no mediastino o esôfago (*) e os ramos dorsal e ventral dos nervos vago (flechas pretas). Dorsalmente, ao longo das vértebras torácicas, vê-se o tronco simpático (flechas brancas). (A, B, © V.S. Elbrønd.)

longos axônios pré-ganglionares para a maioria dos órgãos abdominais. Portanto, o nervo vago está incrustado na parte intermediária da LPV.

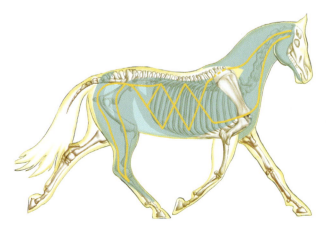

Figura A5.8   Linha Lateral. (Desenho de Inger Recht © Fascialines.com.)

Em geral, a LL realiza a flexão lateral da coluna vertebral. As LL direita e esquerda se estabilizam entre si. Quando bem equilibrado, o animal pode se mover em linha reta. Mas, se estiver desequilibrado, terá a tendência de se mover para o lado encurtado. A LL conecta a LSD e a LSV, e essas três linhas delineiam o tronco e o pescoço.

Os sintomas de uma linha lateral disfuncional são a limitação na flexão lateral, que constitui um grande problema em cavalos de equitação. Essa disfunção também é frequentemente observada nos padrões de marcha em caninos.

A principal diferença entre as LL em seres humanos e em animais é a nítida divisão entre as partes superficial e profunda. O cavalo tem um músculo cutâneo do tronco particularmente bem desenvolvido, que aparenta ter função estabilizadora sobre o tronco.

Linhas Funcionais

Isolaram-se também nesses animais equivalentes das Linhas Funcionais (LF; Fig. A5.9). Começando no lado axial do úmero, o músculo latíssimo do dorso avança até a lâmina superficial da fáscia toracolombar, que cruza a linha mediana sobre o topo das vértebras lombares. A partir daí, tem continuidade com a fáscia glútea e o músculo glúteo superficial no lado contralateral. Essa linha se funde distalmente na cabeça lateral do músculo quadríceps (o equivalente do vasto lateral nos seres humanos).

No cavalo, a linha continua na parte lateral da fáscia do joelho e no ligamento lateral da patela, cruzando para o lado medial por meio de fibras oblíquas distais à patela. Em seguida, a linha se dirige à fáscia medial do joelho e ao ligamento patelar medial, prosseguindo proximalmente com o músculo grácil.

Ventralmente (e de maneira semelhante à Linha Funcional Anterior em humanos), o músculo grácil ilustra um belo cruzamento de fáscias na superfície ventral do osso púbico. A linha continua contralateralmente em sentido cranial até o músculo reto do abdome. A linha termina no músculo peitoral ascendente e em uma ampla conexão fascial com o músculo latíssimo do dorso na região axilar, onde a linha começou.

Tanto em cavalos como em cães, a função da parte dorsal da LF é girar a coluna em extensão; já a parte ventral da linha tem como função estabilizar, retificar e apoiar a flexão da coluna vertebral. Além disso, as LF esquerda e direita se equilibram entre si durante o trote. Portanto, um trote elegante e sutil, com uma boa fase de suspensão, depende de as LF estarem em bom funcionamento e equilibradas. Se uma das LF estiver disfuncional, causará extensão do dorso e da pelve naquela diagonal, com concomitante encurtamento da passada.

A principal diferença entre a LF em equinos e em humanos é a presença dos diversos ligamentos patelares que estruturam a base para a continuidade da linha do lado lateral ao medial, distalmente à patela. Frequentemente são observados problemas patelares em cães e cavalos; a LF desempenha um papel importante em ambas as espécies.

Linha Espiral

Para muitos, a Linha Espiral (LE; Fig. A5.10) é a mais difícil de imaginar, porque ela cruza três vezes a linha mediana. Sua complexidade também dá origem a muitos problemas biomecânicos.

Em cavalos e cães, a parte espiral da linha tem seu início no processo mastoide abaixo da orelha. A linha acompanha o músculo esplênio ao longo do pescoço e, no nível da junção cervicotorácica (C6-T1), cruza a linha mediana profundamente à parte funicular do ligamento da nuca. Nessa região, a linha se conecta ao músculo romboide no lado contralateral, insere-se no aspecto medial da escápula, e a miofáscia se dirige à parte torácica do músculo serrátil ventral. Neste ponto ela se conecta caudal e ventralmente ao músculo oblíquo externo do abdome, que se transfere para o músculo abdominal oblíquo interno ventralmente na linha alba. Este é o cruzamento ventral, a segunda vez em que a linha mediana é cruzada.

A continuação da linha prossegue para o tubérculo crural. A partir daí, ela avança distalmente no mem-

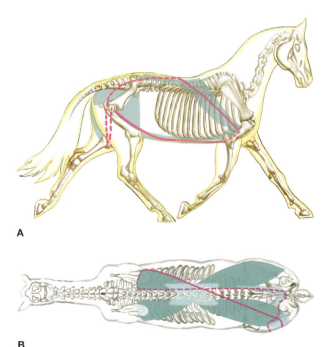

Figura A5.9 (**A**, **B**) Linhas Funcionais. (Desenho de Inger Recht © Fascialines.com.)

APÊNDICE 5 ■ Trilhos Anatômicos em quadrúpedes – investigações iniciais

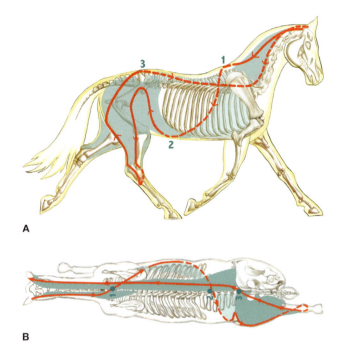

Figura A5.10 (**A**, **B**) Linha Espiral. (Desenho de Inger Recht © Fascialines.com.)

bro posterior, circunda o jarrete por meio do músculo fibular e gira proximalmente na parte profunda do músculo bíceps femoral. Em seguida, continua no ligamento sacrotuberal até o sacro, onde passa pela linha mediana pela terceira vez no tubérculo sacral. A partir desse ponto, segue o mesmo curso que a LSD até a crista occipital e o processo mastoide. No cão, também se observa um caminho reto ao longo da LSD no lado ipsilateral.

No dorso, a parte espiral da linha ajuda a girar a coluna vertebral flexionada e a parte reta se desenrola e equilibra o tronco no sentido de deixar a coluna em posição neutra. A LE é o principal controlador da caminhada de quatro batidas (marcha batida ou *toelt* nos cavalos islandeses) e do galope de três batidas. Ambas as marchas envolvem rotação da coluna vertebral.

Um problema comum, tanto em cães como em cavalos, é a contração estática da LE esquerda com uma retração do membro dianteiro direito e protração oposta do membro dianteiro esquerdo. Ao mesmo tempo, a coluna vertebral é flexionada lateralmente para a esquerda e girada para a direita. Essa postura transfere muito peso para o membro dianteiro direito, que tem menos amplitude de movimento. Todo esse padrão é explicado por um encurtamento maior em uma LE do que na outra.

Em cavalos, essa situação é especialmente problemática na marcha em círculo, nos movimentos laterais e no galope. Em cães, a tensão na linha espiral é muito nitidamente observada no galope, havendo desequilí-

brio em exercícios como sentar e deitar. A nádega cai para o lado; e em todos os exercícios o animal tem dificuldade de virar para um dos lados.

Linhas dos Membros Dianteiros

Nos animais, as linhas dos membros superiores (braços) foram renomeadas como Linhas do Membro Dianteiro (Fig. A5.11) e compreendem a Linha de Protração (LPMD), que funcionalmente se encontra em íntima correlação com a Linha de Adução (LAdMD). A Linha de Retração (LRMD) é inseparável da Linha de Abdução (LAbMD). Esperava-se, desde o início, que as linhas dos membros dianteiros dos quadrúpedes deveriam ser bastante diferentes das linhas dos braços humanos, em razão da mobilidade muito reduzida das articulações do ombro e do cotovelo dos quadrúpedes. Essas linhas são antagônicas entre si.

Sem clavícula não há articulação entre o tórax e o membro anterior em cavalos e cães – existem apenas inserções musculares e tendíneas. O terço superior do lado medial da escápula pode ser considerado um ponto de rotação ou um centro de movimento dos principais movimentos locomotores, ou seja, a protração e a retração do membro.

Além desses dois movimentos principais, há a adução e a abdução, bem como a rotação medial e lateral/pronação e supinação, que estão mais presentes nos carnívoros que nos cavalos. A linha de protração compreende músculos que promovem a rotação da parte proximal da escápula em uma direção caudal (parte torácica do músculo trapézio) e da extremidade distal da escápula em uma direção cranial (os músculos omobraquial e braquiocefálico).

Do músculo trapézio, a linha prossegue até o músculo supraespinal, continuando com o músculo bíceps por meio dos músculos e tendões extensores, e terminando na superfície dorsal da falange/falanges distais. Assim, a protração está acoplada à extensão, mas também à adução e, na fase de aterrissagem, à rotação medial.

A linha de adução (LAdMD) tem íntima relação com a LPMD e contém os músculos subclávio e peitoral transverso, tracionando o membro dianteiro próximo ao tronco.

A LRMD compreende os músculos que promovem a rotação da extremidade proximal da escápula cranialmente (os músculos romboide e trapézio torácico cervical) e, na extremidade distal, faz sua rotação caudalmente (músculo latíssimo do dorso). A partir dos músculos romboide e trapézio, a linha segue para o músculo infraespinal, continuando no músculo tríceps; depois, acompanha os músculos e tendões flexores, terminando na superfície palmar do osso(s) falângico(s) distal(is). Portanto, a retração está relacionada

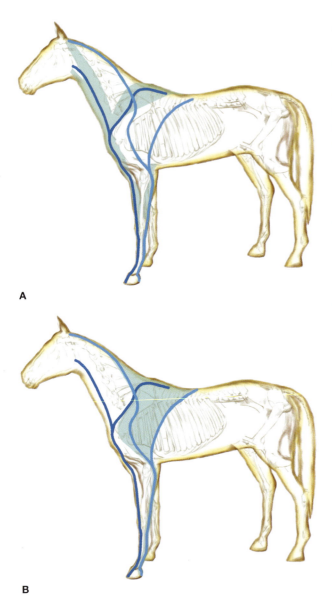

Figura A5.11 (**A**, **B**) Linhas do Membro Dianteiro. (Desenho de Inger Recht © Fascialines.com.)

à flexão, bem como à abdução e à rotação lateral. Os principais músculos na Linha de Abdução são o deltoide e o latíssimo.

Essas quatro linhas devem estar equilibradas para que o animal se equilibre corretamente sobre os membros dianteiros. Uma contração excessiva das LRMD fará com que o membro dianteiro fique demasiadamente afastado, por baixo do corpo; o inverso se aplica se houver excessiva contração das LPMD (Fig. A5.12).

Tratamento das linhas em animais

Os seres humanos são tão educados que muitas vezes seus terapeutas podem "ficar impunes", sem receber o *feedback* merecido, mesmo com a aplicação de tratamentos um tanto dolorosos, como o trabalho da fáscia pode ser em certas ocasiões. Os animais não são tão educados. Eles "falam" com insistência: se o profissional quiser evitar mordidas, coices e arranhões, bem como sobreviver enquanto faz seus tratamentos, deve buscar abordagens indolores. É preciso que o alongamento da fáscia seja muito suave, mas isso pode ser difícil de conseguir em animais de pele muito solta, como os gatos e muitas raças de cães. Uma técnica eficaz e suave para a manipulação da fáscia é o TTouch de Linda Tellington-Jones.[3]

Um de nós, o Dr. Tove Due, desenvolveu um sistema de testes e pontos para as linhas. Os testes foram parcialmente desenvolvidos a partir daqueles usados para seres humanos nos Trilhos Anatômicos. Os pontos não são pontos de acupuntura conhecidos, embora alguns estejam próximos. Há um ponto por linha, exceto para as linhas helicoidais, que têm um ponto para cada cruzamento da linha mediana. A linha/cruzamento única é testada, tratada com o ponto correspondente, e, em seguida, testada novamente. A liberação de uma linha disfuncional/contraída pode ser instantaneamente observada no reteste. Os pontos podem ser tratados de diferentes maneiras, por exemplo, com acupuntura, acupressão, vibrações do diapasão (a fáscia tem muitos receptores de Pacini, que reagem às vibrações), *laser* e cinesiotape. Os animais respondem muito bem, até mesmo a técnicas suaves.

Liberar as linhas é uma ferramenta extra no arsenal terapêutico; por sua vez, isso libera tensões secundárias e compensatórias em muitos casos. Ao fazer isso, com frequência o problema básico se revela mais claramente e pode ser resolvido – seja o movimento limitado das articulações vertebrais, seja uma tensão craniossacral, seja a claudicação.

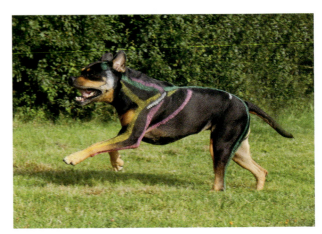

Figura A5.12 Três dos meridianos miofasciais em um cão. Linha Superficial Dorsal (LSD) em verde, Linha de Retração do Membro Dianteiro (LRMD) em rosa e Linha de Protração do Membro Dianteiro (LPMD) em amarelo. As pequenas linhas brancas representam a espinha da escápula e o tubérculo crural. (© V.S. Elbrønd.)

A compreensão desse sistema tridimensional das linhas fasciais aumenta a possibilidade de revelar a causa básica de um problema e possibilita o tratamento da causa em lugar do sintoma, o que é demasiadamente comum na medicina veterinária e também na medicina humana.[4,5]

Considerações finais

Foi instrutivo dissecar e estudar os Trilhos Anatômicos/Linhas Cinéticas Miofasciais em animais. Visualizar a fáscia como um sistema de interação completo nos fornece respostas para muitas disfunções da locomoção. Para que os veterinários em geral tratem a causa e não apenas o sintoma manifestado por seu paciente, essas descrições das linhas são úteis como uma base anatômica para abordagens mais holísticas às disfunções biomecânicas. Mais informações estão disponíveis em www.fascialines.com.

Referências sobre as linhas em animais

1. Elbrønd VS, Schultz RM. Myofascia – the unexplored tissue: myofascial kinetic lines in horses, a model for describing locomotion using comparative dissection studies derived from human lines. *Medical Research Archives.* 2015;3. Disponível em: https://journals.ke-i.org/index.php/mra/article/view/125.
2. Schultz RM, Due T, Elbrønd VS. *Equine Myofascial Kinetic Lines – for Professional Tregatment. Anatomy, Function, Symptoms and Treatment.* Denmark: Fascialines.com Ap; 2020.
3. Tellington-Jones L. *The Ultimate Horse Behavior and Training Book.* North Pomfret, VT: Trafalgar Square Books; 2006. www.ttouch.com.
4. Wanless M. *Rider Biomechanics An Illustrated Guide: How to Sit Better and Gain Influence* 2017. Shropshire: Kenilworth Press.
5. Wanless M. 2017 *The New Anatomy of Rider Connection: Structural Balance for Rider and Horse.* North Pomfret, VT: Trafalgar Square Books, United States; 2017.

Terminologia dos Trilhos Anatômicos

Nesta seção é apresentado um glossário dos termos específicos usados neste livro. A maior parte da terminologia anatômica padrão não está incluída e pode ser encontrada em qualquer dicionário médico.

Bifurcação Uma região onde planos fasciais tanto convergem de dois para um plano como divergem de um para dois planos.

Conexão mecânica Uma conexão entre duas vias por meio de uma estação onde a ligação passa através de um osso intermediário. Isso significa que o osso deve se mover para transmitir força ao longo do meridiano.

Continuidade miofascial Duas ou mais estruturas miofasciais adjacentes e conectadas.

Descarrilamento Uma ligação dentro de um meridiano miofascial que se aplica apenas em determinadas condições.

Estação Um lugar onde a continuidade miofascial ou via na bolsa miofascial "externa" está "presa" ou inserida na cinta fascial do osso da bolsa ligamento--osso "interna" – em outras palavras, uma inserção muscular.

Expresso Um expresso é um músculo multiarticular que, portanto, desfruta de múltiplas funções.

Linha cardinal Uma linha cardinal corre o comprimento do corpo em uma das quatro superfícies principais: a Linha Superficial Posterior (LSP) na parte posterior, a Linha Superficial Anterior (LSA) na parte anterior, e a Linha Lateral (LL) nos lados direito e esquerdo.

Linha secundária Uma via alternativa ao meridiano miofascial primário, muitas vezes menor e empregada somente sob certas condições.

Linhas helicoidais Linhas que atravessam o corpo em uma espiral, incluindo as Linhas Funcionais, as Linhas Espirais, as Linhas do Braço (na prática) e porções da Linha Lateral.

Local Um local é um músculo de uma única articulação que duplica uma das funções de um expresso vizinho ou sobrejacente.

Meridiano miofascial Um cordão conectado de (pelo menos) estruturas fasciais ou miofasciais, uma linha dos Trilhos Anatômicos.

Rotatória Uma região onde muitas continuidades miofasciais se unem, que está, portanto, sujeita a uma série de vetores diferentes; em linguagem simples, um marco ósseo onde muitos músculos se encontram, como a espinha ilíaca anterossuperior (EIAS).

Superalongado Termo utilizado para designar a condição fascial de um músculo tenso mantido em estado mais alongado do que seu comprimento eficiente usual. Tal músculo sob tensão é conhecido em fisioterapia como "carregado excentricamente".

Superencurtado Termo utilizado para designar a condição fascial de um músculo tenso mantido em estado mais encurtado do que seu comprimento eficiente usual. Tal músculo "aglomerado" ou encurtado é conhecido em fisioterapia como "carregado concentricamente". Mas os termos superalongado e superencurtado se referem especificamente à condição fisiológica da fáscia.

Trilhos Anatômicos O sistema de doze meridianos miofasciais descritos neste livro.

Via Um único elemento miofascial ou fascial em um meridiano miofascial.

Anatomia/fisiologia

Fáscia Para os propósitos deste livro, este termo refere-se à rede de colágeno que se estende por todo o corpo ou qualquer parte dele.

Substância fundamental Outro nome para os proteoglicanos hidrófilos que constituem os vários elementos interfibrilares coloides de tecido conjuntivo.

Terminologia dos Trilhos Anatômicos

Tensegridade Estruturas que combinam tensão e compressão, sendo os membros de tensão determinantes para a integridade da estrutura, em que os membros de compressão estão isolados em um mar de tensão contínua.

Tixotropia A tendência de coloides (tais como a substância fundamental) de se tornarem mais fluidos quando agitados pela adição de energia mecânica ou térmica, e de se tornarem mais sólidos ou gelatinosos quando o fluido ou a energia é extraído ou quando permanecem em repouso.

Siglas e abreviações

ECM Esternocleidomastóideo
EIAS Espinha ilíaca anterossuperior
EIPS Espinha ilíaca posterossuperior
LLA Ligamento longitudinal anterior
PE Processo espinhoso (das vértebras)
PT Processo transverso (das vértebras)
TFL Tensor da fáscia lata
TI Túber isquiático
TIT Trato iliotibial
TTL Transição toracolombar (T12-L1)

Linhas

Cardinal

LL Linha lateral. Corre desde o lado de baixo do pé até o lado da perna e do tronco, sob o complexo do ombro até o lado do pescoço e do crânio.
LSA Linha Superficial Anterior. Corre do topo dos dedos do pé até a parte da frente da perna e sobe pelo tronco até o topo do esterno, passando pelo lado do pescoço até a parte de trás do crânio.
LSP Linha Superficial Posterior. Corre desde o lado de baixo do pé, passa pela parte de trás da perna até o sacro, sobe pelas costas até o crânio e ao longo do crânio até a testa.

Helicoidal

LE Linha Espiral. Corre desde o lado do crânio, passa pelo pescoço até o ombro e as costelas do lado oposto, e volta passando pelo abdome até a frente do quadril, pelo lado de fora do joelho, lado interno do tornozelo, e sob o arco do pé; retorna subindo pela perna e chegando ao crânio.
LFA Linha Funcional Anterior. Sai de um ombro, passa pela frente do abdome e chega à perna do lado oposto.
LFP Linha Funcional Posterior. Sai de um ombro e passa pela parte de trás da perna do lado oposto.

Braços

LPAB Linha Profunda Anterior do Braço. Desce desde as costelas, passa na parte da frente do braço e vai até o polegar.
LPPB Linha Profunda Posterior do Braço. Corre dos processos espinhosos, passando pela escápula até a parte de trás do braço e do dedo mínimo.
LSAB Linha Superficial Anterior do Braço. Desce desde o esterno e as costelas, passa pelo interior do braço até a palma da mão.
LSPB Linha Superficial Posterior do Braço. Corre desde os processos espinhosos acima do ombro e na parte de fora do braço até a parte de trás da mão.

Core

LPA Linha Profunda Anterior. Uma linha central que começa profunda na planta do pé e sobe pelo interior da perna até a frente da articulação do quadril, atravessando a pelve até a frente da coluna vertebral e subindo pela cavidade torácica até a mandíbula e a parte inferior do crânio.

Bibliografia

Abrahams PH, Hutchings RT, Marks SC Jr. *McMinn's Colour Atlas of Human Anatomy*. 3.ed. London: Mosby; 1998.

Alexander RM. Making headway in Africa. *Nature*. 1986;319:623-624.

Alexander RM. *Tendon elasticity and muscle function*. Leeds: School of Biology, University of Leeds; 2002.

Alexander RM. *The Human Machine*. New York: Columbia University Press; 1992.

Anatomy Trains courses. Online. Disponível em: www.anatomytrains.com/courses.

Aston J. *Aston Postural Assessment Workbook*. San Antonio, TX: Therapy Skill Builders; 1998.

Ball P. *The Self-Made Tapestry; Pattern Formation in Nature*. New York: Oxford University Press; 1999.

Banes A, Archambault J, Tsuzaki M, et al Regulating signaling and gene expression in tendon cells with mechanical load. *Annual International Conference of the IEEE Engineering in Medicine and Biology – Proceedings?* 2002;1:429-33.

Barker D. The morphology of muscle receptors. In: Barker D, Hunt C, McIntyre A, eds. *Handbook of Sensory Physiology*. Vol. II. Muscle receptors. New York: Springer Verlag; 1974.

Barlow W. *The Alexander Technique*. New York: Alfred A Knopf; 1973.

Barnes J. *Myofascial Release*. Paoli, PA: Myofascial Release Seminars; 1990.

Barral JP, Mercier P. *Urogenital Manipulation*. Seattle: Eastland Press; 1988.

Bassett CAL, Mitchell SM, Norton L, et al. Repair of non-unions by pulsing electromagnetic fields. *Acta Orthop Belg*. 1978;44:706-724.

Beach P. Meridians: emergent lines of shape control. *AJCAM*. 2007;2(1):5-8.

Beach P. Meridians: emergent lines of shape control. *Med Acupuncture*. 2007;19(2):79-84.

Beach P. *Muscles and Meridians*. Edinburgh: Churchill Livingstone; 2010.

Beach P. The manipulation of shape – muscles and meridians. *N Z J Acupunct*. 2004.

Beach P. What is the meridian system encoding? Part 1. *Eur J Orient Med*. 1997;2(3):21-28.

Becker R. A technique for producing regenerative healing in humans. *Frontier Perspectives*. 1990;1:1-2.

Becker R. Evidence for a primitive DC analog system controlling brain function. *Subtle Energies*. 1991;2:71-88.

Becker RO, Selden G. *The Body Electric*. New York: Quill; 1985.

Biel A. *Trail Guide to the Body*. Boulder, CO: Discovery Books; 1997.

Biel A. *Trail Guide to the Body*. 3.ed. Boulder, CO: Discovery Books; 2005.

Blazevich A. The stretch-shortening cycle. In: Cardinale M, Newton R, Nosaka K, eds. *Strength and Conditioning: Biological Principles and Practical Applications*. Oxford: Wiley-Blackwell; 2011:209-218.

Bobbert M, Huijing P, van Ingen Schenau G. A model of the human triceps surae muscle-tendon complex applied to jumping. *J Biomech*. 1986;19:887-898.

Bogduk N. *Clinical Anatomy of the Lumbar Spine and Sacrum*. 3.ed. Edinburgh: Churchill Livingstone; 1997.

Bouffard NA, Cutroneo K, Badger GJ, et al. Tissue stretch decreases soluble TGF-β1 and type-1 procollagen in mouse subcutaneous connective tissue: evidence from ex vivo and in vivo models. *J Cell Physiol*. 2008;214(2):389-395.

Briggs J. *Fractals*. New York: Simon and Schuster; 1992.

Brown S, McGill S. How the inherent stiffness of the in vivo human trunk varies with changing magnitudes of muscular activation. *Clin Biomech (Bristol, Avon)*. 2008;23(1):15-22.

Busquet L. Les chaînes musculaires. In: Frères M, Mairlot MB, eds. *Maîtres Et Clés De La Posture*. Vol. 1-4. Paris: Frison-Roche; 1992.

Chaitow L, Bradley D, Gilbert C. *Multidisciplinary Approaches to Breathing Pattern Disorders*. Edinburgh: Elsevier; 2002.

Chaitow L, DeLany J. *Clinical Applications of Neuromuscular Techniques*. Vol. 1, 2. Edinburgh: Churchill Livingstone; 2000.

Chaitow L. *Craniosacral Therapy*. Edinburgh: Churchill Livingstone; 1998.

Chaitow L. *Soft-Tissue Manipulation*. Rochester, VT: Thorson; 1980.

Chaudhry H, Schleip R, Ji Z, et al. Three-dimensional mathematical model for deformation of human fasciae in manual therapy. *J Am Osteopath Assoc*. 2008;108(8):379-390.

Clemente C. *Anatomy, a Regional Atlas of the Human Body*. 3.ed. Philadelphia: Lea and Febiger; 1987.

Clemente C. *Anatomy: A Regional Atlas*. 4.ed. Philadelphia: Lea and Febiger; 1995.

Cole J. *Pride and a Daily Marathon*. London: MIT Press; 1995.

Comeaux Z, Eland DO, Chila A, et al. Measurement challenges in physical diagnosis: refining inter-rater palpation, perception. *J Bodyw Mov Ther*. 2001;5(4):245-253.

Currier D, Nelson R, eds. *Dynamics of Human Biologic Tissues*. Philadelphia: FA Davis; 1992.

Damasio A. *Descartes Mistake*. New York: GP Putnam; 1994.

Dart R. Voluntary musculature in the human body: the double-spiral arrangement. *Br J Phys Med*. 1950;13(12NS):265-268.

Discher D, Dong C, Fredberg JJ, et al. Biomechanics: cell research and applications for the next decade. *Ann Biomed Eng*. 2009;37(5):847-859.

Dorsher PT. Myofascial pain: rediscovery of a 2000-year-old tradition? *Med Acupunct*. 2009;85(9):e42.

Dorsher PT. Myofascial meridians as anatomical evidence of meridian channels. *Med Acupunct*. 2009;21(2):1-7.

Earls J. *Born to Walk*. Berkeley: North Atlantic; 2014.

Earls J, Myers T. *Fascial Release for Structural Balance*. London: Lotus, Berkeley: North Atlantic; 2010.

Ellis A, Wiseman N, Boss K. *Fundamentals of Chinese Acupuncture*. Brookline, MA: Paradigm; 1991.

Erlingheuser RF. *The circulation of cerebrospinal fluid through the connective tissue system*. Academy of Applied Osteopathy Yearbook; 1959.

Fawcett D. *Textbook of Histology*. 12.ed. New York: Chapman and Hall; 1994:276.

Feldenkrais M. *Awareness Through Movement*. New York: Penguin; 1977.

Feldenkrais M. *Body and Mature Behavior*. New York: International Universities Press; 1949.

Feldenkrais M. *The Potent Self*. San Francisco: Harper Collins; 1992.

Feldenkrais M. *The Potent Self*. Berkeley: Frog Books; 2002.

Ferguson A, McPartland J, Upledger J, et al. Craniosacral therapy. *J Bodyw Mov Ther*. 1998;2(1):28-37.

Fields RD. The other half of the brain. *Sci Am*. 2004;290(4):54-61.

Fox E, Mathews D. *The Physiological Basis of Physical Education*. 3.ed. New York: Saunders College Publications; 1981.

Fukunaga T, Kawakami Y, Kubo K, et al. Muscle and tendon interaction during human movements. *Exerc Sport Sci Rev*. 2002;30:106-110.

Fuller B. *Synergetics*. New York: Macmillan; 1975:[Ch 7].

Gabbiani G, Hirschel B, Ryan G, et al. Granulation tissue as a contractile organ, a study of structure and function. *J Exp Med*. 1972;135:719-734.

Gellhorn E. The emotions and the ergotropic and trophotropic systems. *Psychol Forsch*. 1970;34:48-94.

Gershon M. *The Second Brain*. New York: Harper Collins; 1998.

Ghosh P. The knee joint meniscus, a fibrocartilage of some distinction. *Clin Orthop Relat Res*. 1987;224:52-63.

Gladwell M. *Blink*. New York: Little, Brown & Co; 2005.

Gleick J. *Chaos*. New York: Penguin; 1987.

Godelieve D-S. *Le Manuel Du Mezieriste*. Paris: Editions Frison-Roche; 1995.

Gorman D. *The Body Moveable*. Guelph, Ontario: Ampersand; 1978.

Gracovetsky S. *The Spinal Engine*. New York: Springer Verlag; 1989.

Grinnell F. Fibroblast-collagen-matrix contraction: growth-factor signalling and mechanical loading. *Trends Cell Biol*. 2002;10:362-365.

Grundy JH. *Human Structure and Shape, Noble Books*. Chilbolton, Hampshire: 1982.

Guimberteau J. *Strolling Under the Skin*. Paris: Elsevier; 2004.

Guimberteau J. The subcutaneous and epitendinous tissue behavior of the multimicrovacuolar sliding system. In: Shleip R, Findley TW, Chaitow L, et al, eds. *Fascia: The Tensional Network of the Human Body*. Edinburgh: Churchill Livingstone; 2012:143-146.

Hamilton N, Weimar W, Luttgens K. *Kinesiology: The Scientific Basis of Human Motion*. New York: McGraw Hill; 2011.

Hanna T. *Somatics*. Novato, CA: Somatics Press; 1968.

Hedley G *Fascia and stretching: the fuzz speech*. Online. http://www.youtube.com/watch?v=_FtSP-tkSug. Acessado em 8 de setembro de 2019.

Hildebrand M. *Analysis of Vertebrate Structure*. New York: John Wiley; 1974.

Hively W. Bruckner's anatomy. *Discover Magazine*. 1998;(11):111-114.

Ho M. *The Rainbow and the Worm*. 2.ed. Singapore: World Scientific Publishing; 1998.

Hoepke H. *Das Muskelspiel Des Menschen*. Stuttgart: Gustav Fischer Verlag; 1936.

Hoheisel U, Taguchi T, Mense S. Nociception: the thoracolumbar fascia as a sensory organ. In: Schleip R, Findley T, Chaitow L, et al, eds. *Fascia, the Tensional Network of the Body*. Edinburgh: Churchill Livingstone; 2012.

Hopkins Technology LLC. *Complete acupuncture*. CD-ROM. Hopkins, MN: Johns Hopkins University; 1997.

Horwitz A. Integrins and health. *Sci Am*. 1997;May:68-75.

Hu SS, et al. Lumbar disc herniation section of Disorders, diseases, and injuries of the spine. In: Skinner HB, ed. *Current Diagnosis and Treatment in Orthopedics*. 4.ed. New York: McGraw-Hill; 2006:246-249.

Langevin HM, Huijing P. Communicating about fascia: history, pitfalls, and recommendations. *Int J Ther Massage Bodywork*. 2009;2(4):3-8.

Huijing PA. Intra-, extra-, and intermuscular myofascial force transmission of synergists and antagonists: effects of muscle length as well as relative position. *Int J Mech Med Biol*. 2002;2:1-15.

Huijing PA, Yaman A, Ozturk C, et al. Effects of knee joint angle on global and local strains with human triceps surae muscle: MRI analysis indicating in vivo myofascial force transmission between synergistic muscles. *Surg Radiol Anat*. 2011;33:869-879.

Huijing PA, Baan GC, Rebel GT. Non-myotendinous force transmission in rat extensor digitorum longus muscle. *J Exp Biol*. 1998;201:682-691.

Iatridis JC, Wu J, Yandow JA, et al. Subcutaneous tissue mechanical behavior is linear and viscoelastic under uniaxial tension. *Connect Tissue Res*. 2003;44(5):208-217.

Ingber D. The architecture of life. *Sci Am*. 1998;January:48-57.

Ingber D. Mechanical control of tissue morphogenesis during embryological development. *Int J Dev Biol*. 2006;50:255-266.

Ingber D. Mechanobiology and the diseases of mechanotransduction. *Ann Med*. 2003;35:564-577.

Ingber D. The origin of cellular life. *Bioessays*. 2000;22:1160-1170.

Ingber DE. Cellular mechanotransduction: putting all the pieces together again. *FASEB J*. 2006;20:811-827.

Ingber DE. Cellular tensegrity revisited I. Cell structure and hierarchical systems biology. *J Cell Sci*. 2003;116:1157-1173.

Janda V. Muscles and cervicogenic pain syndromes. In: Grand R, ed. *Physical Therapy of the Cervical and Thoracic Spine*. New York: Churchill Livingstone; 1988.

Jarmey C. *The Atlas of Musculo-Skeletal Anatomy*. Berkeley: North Atlantic Books; 2004.

Jarvinen TA, Jozsa L, Kannus P, et al. Organization and distribution of intramuscular connective tissue in normal and immobilized skeletal muscles. An immunohisto chemical, polarization and scanning electron microscopic study. *J Muscle Res Cell Motil*. 2002;23:245e254.

Juhan D. *Job's Body*. Tarrytown, NY: Station Hill Press; 1987:61.

Kapandji I. *Physiology of the Joints*. Vol. 1-3. Edinburgh: Churchill Livingstone; 1982.

Kapandji I. *The Physiology of the Joints*. Vol. 3. Edinburgh: Churchill Livingstone; 1974.

Kass L. *The Hungry Soul*. New York: Macmillan; 1994.

Kawakami Y, Muraoka T, Ito S, et al. In vivo muscle fiber behavior during countermovement exercise in humans reveals a significant role for tendon elasticity. *J Physiol*. 2002;540(2):635-646.

Keleman S. *Emotional Anatomy*. Berkeley, CA: Center Press; 1985.

Kendall F, McCreary E. *Muscles, Testing and Function*. 3.ed. Baltimore: Williams and Wilkins; 1983.

Kjaer M, Langberg H, Heinemeier K, et al. From mechanical loading to collagen synthesis, structural changes and function in the human tendon. *Scand J Med Sci Sports*. 2009;19(4):500-510.

Komi P, ed. *Neuromuscular Aspects of Sport Performance*. Chichester: Blackwell Publishing; 2011.

Koob A. *The Root of Thought: Unlocking Glia*. NY: FT Science Press; 2009.

Kubo K, Kanehisa H, Miyatani M, et al. Effect of low-load resistance training on the tendon properties in middle-aged and elderly women. *Acta Physiol Scand*. 2003;178(1):25-32.

Kunzig R. Climbing through the brain. *Discover Magazine*. 1998;8:61-69.

Kurtz R. *Body Centred Psychotherapy*. San Francisco: Liferhythms; 1990.

Langevin H, Cornbrooks CJ, Taatjes DJ. Fibroblasts form a body-wide cellular network. *Histochem Cell Biol*. 2004;122:7-15.

Langevin HM, Churchill DL, Wu J, et al. Evidence of connective tissue involvement in acupuncture. *FASEB J*. 2002;16:872-874.

Langevin HM, Bouffard NA, Badger GJ, et al. Subcutaneous tissue fibroblast cytoskeletal remodeling induced by acupuncture: evidence for a mechanotransduction-based mechanism. *J Cell Physiol*. 2006;207(3):767-774.

Langevin HM, Bouffard NA, Churchill DL, et al. Connective tissue fibroblast response to acupuncture: dose-dependent effect of bi-directional needle rotation. *J Altern Complement Med*. 2007;13:355-360.

Langevin HM, Churchill DL, Cipolla MJ. Mechanical signaling through connective tissue: a mechanism for the therapeutic effect of acupuncture. *FASEB J*. 2001;15:2275-2282.

Langevin HM, Churchill DL, Fox JR. Biomechanical response to acupuncture needling in humans. *J Appl Physiol*. 2001;91:2471-2478.

Langevin HM, Churchill DL, Wu J, et al. Evidence of connective tissue involvement in acupuncture. *FASEB J*. 2002;16:872-874.

Langevin HM, Konofagou EE, Badger GJ, et al. Tissue displacements during acupuncture using ultrasound elastography techniques. *Ultrasound Med Biol*. 2004;30:1173-1183.

Langevin HM, Rizzo D, Fox JR, et al. Dynamic morphometric characterization of local connective tissue network structure using ultrasound. *BMC Syst Biol*. 2007;1:25.

Langevin HM, Sherman KJ. Pathophysiological model for chronic low back pain integrating connective tissue and nervous system mechanisms. *Med Hypotheses*. 2007;68:74-80.

Langevin HM, Storch KS, Cipolla MJ, et al. Fibroblast spreading induced by connective tissue stretch involves intracellular redistribution of α- and β-actin. *Histochem Cell Biol*. 2006;14:1-9.

Langevin HM, Yandow JA. Relationship of acupuncture points and meridians to connective tissue planes. *Anat Rec B New Anat*. 2002;269:257-265.

Langevin HM. Connective tissue: a body-wide signaling network? *Med Hypotheses*. 2006;66(6):1074-1077.

Latey P. Themes for therapists (series). *J Bodyw Mov Ther*. 1997;1:44-52, 107-16, 163-72, 222-30, 270-9.

Lee DG. *The Pelvic Girdle*. 3.ed. Edinburgh: Elsevier; 2004.

Leonard CT. *The Neuroscience of Human Movement*. St Louis: Mosby; 1998.

Levin S. A suspensory system for the sacrum in pelvic mechanics: biotensegrity. In: Vleeming A, ed. *Movement, Stability, and Lumbopelvic Pain*. 2.ed. Edinburgh: Elsevier; 2007.

Levin S. The importance of soft tissues for structural support of the body. *Spine State Art Rev*. 1995;9(2).

Levin S. The scapula is a sesamoid bone. *J Biomech*. 2005;38(8):1733-1734.

Levin SM. *Space Truss: A Systems Approach to Cervical Spine Mechanics*. San Antonio: IOP Publishing; 1988.

Lindsey M, Robertson C. *Fascia: Clinical Applications for Health and Human Performance*. New York: Delmar; 2008.

Lowen A. *The Language of the Body*. New York: Hungry Minds; 1971.

Luttgens K, Deutsch H, Hamilton N. *Kinesiology*. 8.ed. Dubuque, IA: WC Brown; 1992.

Magnusson SP, Langberg H, Kjaer M. The pathogenesis of tendinopathy: balancing the response to loading. *Nat Rev Rheumatol*. 2010;6:262e268.

Magoun H. *Osteopathy in the Cranial Field*. 3.ed. Kirksville, MO: Journal Printing Company; 1976.

Mann F. *Acupuncture*. New York: Random House; 1973.

Margulis L, Sagan D. *What Is Life?* New York: Simon and Schuster; 1995:90-117.

Matsumoto K, Birch S. *Hara diagnosis: reflections on the sea*. Paradigm Publications; 1988.

McHose C, Frank K. *How Life Moves*. Berkeley: North Atlantic Books; 2006.

McLuhan M, Gordon T. *Understanding Media*. Corte Madera, CA: Gingko Press; 2005.

Meert G. *Venolymphatic Drainage Therapy*. Edinburgh: Churchill Livingstone; 2012.

Michaud T. Human Locomotion: *The Conservative Management of Gait-Related Disorders*. Newton: Newton Biomechanics; 2011.

Milne H. *The Heart of Listening*. Berkeley: North Atlantic Books; 1995.

Moore K, Persaud T. *The Developing Human*. 6.ed. London: WB Saunders; 1999.

Morrison M. *A Structural Vocabulary*. Boulder, CO: Rolf Institute; Rolf Lines; 2001.

Morrison M. *Further thoughts on femur rotation and the psoas*. Rolf Lines, Rolf Institute.

Muramatsu T, Kawakami Y, Fukunaga T. Mechanical properties of tendon and aponeurosis of human gastrocnemius muscle in vivo. *J Appl Physiol*. 2001;90:1671-1678.

Murphy M. *Notes for a workshop on the psoas*. Unpublished: 1992.

Muscolino J. *The Muscular System Manual*. Hartford, CT: JEM Publications; 2002.

Musculino J. *Kinesiology: The Skeletal System and Muscle Function*. St Louis: Mosby; 2006.

Myers T, Frederick C. Stretching and fascia. In: Schleip R, Findley T, Chaitow L, et al, eds. *Fascia, the Tensional Network of the Human Body*. Edinburgh: Churchill Livingstone; 2012:433-439.

Myers T. Extensor coxae brevis. *J Bodyw Mov Ther*. 2009;12(3):62-68.

Myers T. Fans of the hip joint. *Massage Magazine No. 75*; January 1998.

Myers T. *Fascial fitness: training in the neuromyofascial web*. Online. Disponível em: www.ideafit.com/fitness-library/fascial-fitness; acessado em 8 de setembro de 2019.

Myers T. Hanging around the shoulder. *Massage Magazine*; 2000 (abril-maio).

Myers T. Kinesthetic dystonia. *J Bodyw Mov Ther*. 1998;2(2):101-114.

Myers T. Kinesthetic dystonia. *J Bodyw Mov Ther*. 1998;2(4):231-247.

Myers T. Kinesthetic dystonia. *J Bodyw Mov Ther*. 1999;3(1):36-43.

Myers T. Kinesthetic dystonia. *J Bodyw Mov Ther*. 1999;3(2):107-116.

Myers T. Poise: psoas-piriformis balance. *Massage Magazine*; 1998 (março/abril).

Myers T. Tensegrity continuum. *Massage*. 1999;5/99:92-108.

Myers T. The anatomy trains. *J Bodyw Mov Ther*. 1997;1(2):91-101.

Myers T. The anatomy trains. *J Bodyw Mov Ther*. 1997;1(3):134-145.

Myers T. The psoas pseries. *Massage Bodywork*. 1993;março-novembro.

Myers T. Treatment approaches for three shoulder 'tethers'. *J Bodyw Mov Ther*. 2007;11(1):3-8.

Netter F. *Atlas of Human Anatomy*. 2.ed. East Hanover, NJ: Novartis; 1997.

Neuberger A, Slack H. The metabolism of collagen from liver, bones, skin and tendon in normal rats. *Biochem J*. 1953;53:47-52.

Nilsson L. *The miracle of life*. Boston: WGBH Educational Foundation; 1982. Online. Disponível em: www.lennartnilsson.com; acessado em 8 de setembro de 2019.

Oschman J. *Energy Medicine in Therapeutics and Human Performance*. Edinburgh: Butterworth Heinemann; 2003.

Oschman J. *Energy Medicine*. Edinburgh: Churchill Livingstone; 2000.

Oschman J. *Readings on the Scientific Basis of Bodywork*. Dover, NH: NORA; 1997.

Paoletti S. *The Fasciae*. Seattle: Eastland Press; 2006. (English).

Papelzadeh M, Naylor I. The in vitro enhancement of rat myofibroblast contractility by alterations to the pH of the physiological solution. *Eur J Pharmacol*. 1998;357(2-3):257-259.

Peck D, Buxton D, Nitz A. A comparison of spindle concentrations of large and small muscles. *J Morphol*. 1984;180:245-252.

Perry J, Burnfield JM. *Gait Analysis*. 2.ed. Thorofare, NJ: Slack Inc.; 2010.

Pert C. *Molecules of Emotion*. New York: Scribner; 1997.

Pierrakos J. *Core Energetics*. Mendocino, CA: LifeRhythm; 1990.

Platzer W. *Locomotor System*. Stuttgart: Thieme Verlag; 1986.

Premkumar K. *The Massage Connection: Anatomy and Physiology*. Baltimore: Lippincott, Williams & Wilkins; 2004.

Prigogine I. *Order Out of Chaos*. New York: Bantam Books; 1984.

Read J. *Through Alchemy to Chemistry*. London: Bell and Sons; 1961.

Reeves ND, Narici MV, Maganaris CN. Myotendinous plasticity in aging and resistance exercise in humans. *Exp Physiol*. 2006;91(3):483-498.

Reich W. *Character Analysis*. New York: Simon and Schuster; 1949.

Renstrom P, Johnson RJ. Overuse injuries in sports. A review. *Sports Med*. 1985;2(5):316-333.

Rhodin J. *Histology*. New York: Oxford University Press; 1974:135-353.

Roberts TJ, Marsh RL, Weyand PG, et al. Muscular force in running turkeys: the economy of minimizing work. *Science*. 1997;75(5303):1113-1115.

Rohen J, Yoguchi C. *Color Atlas of Anatomy*. 3.ed. Tokyo: Igaku-Shohin; 1983.

Rolf I. *Rolfing*. Rochester, VT: Healing Arts Press; 1977.

Rolf I. *Rolfing*. Rochester, VT: Healing Arts Press; 1989:170.

Rolf I. *The Body Is a Plastic Medium*. Boulder, CO: Rolf Institute; 1959.

Ross L, Lamperti E. *Atlas of Anatomy*. New York: Thieme; 2006.

Sacks O. *A Leg to Stand on*. New York: Summit Books; 1984.

Saladin K. *Anatomy & Physiology: The Unity of Form and Function*. 5.ed. McGraw Hill; 2010:94-95.

Salguero CP. *A Thai Herbal*. Forres, Scotland: Findhorn Press; 2003.

Salguero CP. *Thai Massage Workbook: Basic and Advanced Course*. Forres, Scotland: Findhorn Press; 2007.

Salguero CP. *The Encyclopedia of Thai Massage*. Forres, Scotland: Findhorn Press; 2004.

Salguero CP. *The Spiritual Healing of Traditional Thailand*. Forres, Scotland: Findhorn Press; 2006.

Salguero CP. *Traditional Thai Medicine: Buddhism, Animism, Ayurveda*. Prescott: Hohm Press; 2007.

Sawicki GS, Lewis CL, Ferris DP. 2009 It pays to have a spring in your step. *Exerc Sport Sci Rev*. 2009;37(3):130-138.

Scarr G. A model of the cranial vault as a tensegrity structure, and its significance to normal and abnormal cranial development. *Int J Osteopath Med*. 2008;11:80-89.

Schleip R, Findley T, Chaitow L, et al, eds. *Fascia, the Tensional Network of the Human Body*. Edinburgh: Churchill Livingstone; 2012.

Schleip R, Klinger W, Lehmann-Horn F. Fascia is able to contract in a smooth muscle-like manner and thereby influence musculoskeletal mechanics. In: Leipsch D, ed. *Proceedings of the 5th World Congress of Biomechanics*. Munich: Medimand S.r.l.; 2006.

Schleip R, Müller G. Training principles for fascial connective tissues: scientific foundation and suggested practical applications. *J Bodyw Mov Ther*. 2013;17:103-115.

Schleip R. Active fascial contractility. In: Imbery E, ed. *Proceedings of the 1st International Congress of Osteopathic Medicine, Freiburg, Germany*. Munich: Elsevier; 2006:35-36.

Schleip R. *Explorations in the Neuromyofascial Web. Rolf Lines*. Boulder, CO: Rolf Institute; 1991. (abril/maio).

Schleip R. Fascial plasticity – a new neurobiological explanation. Part 1. *J Bodyw Mov Ther*. 2003;7(1):11-19 (part 1).

Schleip R. Fascial plasticity. *J Bodyw Mov Ther*. 2003;7(1):11-19.

Schleip R. *Lecture notes on the adductors and psoas*. Rolf Lines, Rolf Institute. 11/88 www.somatics.de.

Schoenau E. From mechanostat theory to development of the 'functional muscle-bone-unit'. *JMNI*. 2005;5(3):232-238.

Schuenke M, Schulte E, Schumaker U. *Thieme Atlas of Anatomy*. Stuttgart: Thieme Verlag; 2006.

Schultz L, Feitis R. *The Endless Web*. Berkeley: North Atlantic Books; 1996.

Schwind P. *Fascial and Membrane Technique*. Edinburgh: Churchill Livingstone Elsevier; 2003. (German), 2006 (English).

Shacklock M. Neurodynamics. *Physiotherapy*. 1995;81:9-16.

Sheldon WH. *The Varieties of Human Physique*. New York: Harper; 1940.

Sheldrake R. *The Presence of the Past*. London: Collins; 1988.

Shleip R, Findley TW, Chaitow L, et al, eds. *Fascia: The Tensional Network of the Human Body*. Edinburgh: Churchill Livingstone; 2012.

Simon HA. The organization of complex systems. In: Pattee H, ed. *Hierarchy Theory*. New York: Brazilier; 1973.

Simons D, Travell J, Simons L. *Myofascial Pain and Dysfunction: The Trigger Point Manual*. Vol. 1. 2.ed. upper half of body. Baltimore: William & Wilkins; 1998.

Singer C. *A Short History of Anatomy and Physiology From the Greeks to Harvey*. New York: Dover; 1957.

Smith J. *Structural Bodywork*. Edinburgh: Churchill Livingstone; 2005.

Snyder G. *Fasciae: Applied Anatomy and Physiology*. Kirksville, MO: Kirksville College of Osteopathy; 1975.

Sole R, Goodwin B. *Signs of Life: How Complexity Pervades Biology*. New York: Basic Books; 2002.

Staubesand J, Baumbach KUK, Li Y. La structure fin de l'aponévrose jambiére. *Phlebol*. 1997;50:105-113.

Staubesand J, Li Y. Zum Feinbau der Fascia cruris mit besonderer, Berücksichtigung epi- und intrafaszialer, Nerven. *Manuelle Medizin*. 1996;34:196-200.

Stecco L. *Fascial Manipulation for Musculo-Skeletal Pain*. Padua: PICCIN; 2004.

Still AT. *Osteopathy Research and Practice*. Kirksville, MO: Journal Printing Company; 1910.

Storch KN, Taatjes DJ, Boufard NA, et al. Alpha smooth muscle actin distribution in cytoplasm and nuclear invaginations of connective tissue fibroblasts. *Histochem Cell Biol*. 2007;127(5):523-530.

Sultan J Lines of transmission. In: *Notes on structural integration*. Rolf Institute; 1988.

Sultan J. Toward a structural logic: the internal–external model. *Notes on Structural Integration*. 1992;86:12-18.

Sutcliffe J, Duin N. *A History of Medicine*. New York: Barnes and Noble; 1992.

Sutton C, Nono L, Johnston RG, et al. The effects of experience on the inter-reliability of osteopaths to detect changes in posterior superior iliac spine levels using a hidden heel wedge. *J Bodyw Mov Ther*. 2012;3:1-8.

Tittel K. *Beschreibende Und Funktionelle Anatomie Des Menschen*. Munich: Urban & Fischer; 1956.

Tomasek J, Gabbiani G, Hinz B, et al. Myofibroblasts and mechanoregulation of connective tissue modeling. *Nat Rev Mol Cell Biol*. 2002;3:349-363.

Tyler T. Online. Disponível em: http://hexdome.com/essays/floating_bones/index.php; acessado em 8 de setembro de 2019.

Upledger J, Vredevoogd J. *Craniosacral Therapy*. Chicago: Eastland Press; 1983.

Van den Berg F. Extracellular matrix. In: Shleip R, Findley TW, Chaitow L, et al, eds. *Fascia: The Tensional Network of the Human Body*. Edinburgh: Churchill Livingstone; 2012:165-170.

Van der Waal JC. The architecture of connective tissue as parameter for proprioception – an often overlooked functional parameter as to proprioception in the locomotor apparatus. *IJTMB*. 2009;2(4):9-23.

Varela F, Frenk S. The organ of form. *J Soc Biol Struct*. 1987;10:73-83.

Vleeming A, ed. *Movement, Stability, and Lumbopelvic Pain*. 2.ed. Edinburgh: Elsevier; 2007.

Vleeming A, Pool-Goudzwaard AL, Stoeckart R, et al. The posterior layer of the thoracolumbar fascia: its function in in load transfer from spine to legs. *Spine*. 1995;20:753.

Vleeming A, Stoeckart R, Volkers ACW, et al. Relation between form and function in the sacroiliac joint. Part 1: clinical anatomical concepts. *Spine*. 1990;15(2):130-132.

Vleeming A, Stoeckart R. The role of the pelvic girdle in coupling the spine and the legs: a clinical-anatomical perspective on pelvic stability. In: Vleeming A, Mooney V, Stoechart R, eds. *Movement, Stability, and Lumbopelvic Pain, Integration of Research and Therapy*. Edinburgh: Elsevier; 2007:[Ch 8].

Vleeming A, Volkers ACW, Snijders CA, et al. Relation between form and function in the sacroiliac joint. Part 2: biomechanical concepts. *Spine*. 1990;15(2):133-136.

Wainwright S. *Axis and Circumference*. Cambridge, MA: Harvard University Press; 1988.

Wall ME, Banes AJ. Early responses to mechanical load in tendon: role for calcium signaling and gap junction intercellular communication. *J Musculoskelet Neuronal Interact*. 2005;5(1):70-84.

Williams P, Goldsmith G. Changes in sarcomere length and physiologic properties in immobilized muscle. *J Anat*. 1978;127:459.

Williams P. *Gray's Anatomy*. 38.ed. Edinburgh: Churchill Livingstone; 1995:75.

Wilson FR. *The Hand*. New York: Vintage Books/Pantheon Books; 1998.

Wolff J, Wessinghage D. *Das Gesetz Der Transformation Der Knochen*. Berlin: Hirschwald; 1892.

Wood TO, Cooke PH, Goodship AE. The effect of exercise and anabolic steroids on the mechanical properties and crimp morphology of the rat tendon. *Am J Sports Med*. 1988;16:153-158.

XVIVO Scientific Animation. Online. Disponível em: http://www.xvivo.net/the-inner-life-of-the-cell; acessado em 8 de setembro de 2019.

Zorn A, Hodeck K. Walk with elastic fascia. In: Dalton E, ed. *Dynamic Body*. Oklahoma City: Freedom From Pain Institute; 2011.

Índice remissivo

A

Abdome 30, 67, 153, 189, 193, 215
Abertura da continuidade miofascial 103
Academia 47
Acomodações neurológicas 216
Actina 291
Acupressão 220
Acupuntura 374, 380
Ações globais 28
Adaptabilidade funcional 371
Aderências 69
Adessoma 349
Adolescentes 97
Adução do quadril 213
Alavancas 6, 192
Alfabetização
  cinestésica 188
  do movimento 228
Alinhamento
  biomecânico 238
  do joelho 117
  esquelético 373
Alongamentos 11, 45, 51, 74, 91, 174, 188, 221
  da Linha do Braço 222
  da Linha Espiral 222
  da Linha Lateral 221
  da pele 169
  e movimentos sagitais 66
  globais 51
  para a Linha Superficial Anterior 220
Alternância fáscia/músculo 139
Amplitude de movimento 373
Análise
  da fáscia 334
  das linhas 215
  estrutural 238

postural 248
Anatomia 29, 38, 279
  dinâmica e marcha 208
  humana 6
  longitudinal 11
Anatomistas modernos 5
Andar 96
Antebraço 130, 140
Antepé 259
Aplicação(ões)
  dos Trilhos Anatômicos ao movimento 189
  saudável de carga remodela positivamente a arquitetura fascial 304
Apoio do corpo 343
Aponeurose 83
  epicrânica 49
  plantar 34, 35
Arco(s) 55
  do pé e a inclinação pélvica 117
  e o "estribo" 110
  lateral 82
  longitudinal lateral 84
Aristóteles 3
Articulação(ões) 27, 39
  atlantoccipital 48
  cervicotorácica 360
  craniocervical 360
  do tornozelo 39
  esfenobasilar 187, 360
  esternoclavicular 129
  esternocondrais 24
  sacrococcígea 360
  sacroilíaca 43, 118, 121
  sinoviais 286
Asanas de ioga 219
Assoalho pélvico 167, 177
Atividade(s)
  assimétrica específica 148

cotidianas 122
  humanas 218
  manuais diárias 122
Atletismo 12, 65
Átomo 271
Autoavaliação 157
Autoliberação miofascial 86
Autorregulação biomecânica 269, 348, 354
Avaliação
  do alongamento das Linhas Anteriores do Braço Superficial e Profunda 133, 138
  e alongamentos 91
  Funcional do Movimento 228
  Funcional Seletiva do Movimento 228
Axila 152

B

Backhand 150, 154
Balanço(s) 212
  do braço 210
Balão abdominopélvico 158
Barra fixa 91, 127
Barriga "tanquinho" 67
Basquete 195
Bexiga 178
Bioquímica 271
Blastocisto 328
BodyReading® 238, 260, 299
Bohr 3
Bolsa do periósteo 36
Braço 35, 140, 146
Busquet, Leopold 17

C

Cabeça 100

longa do bíceps femoral 27
Cadeias
  cinéticas 206
  cinéticas longas 306
  musculares 17
Caixa torácica 66, 76, 88, 93, 94,
    105, 115, 142, 194, 201, 245,
    266, 337
Calcâneo 209
Calcanhar 34, 37, 118, 204, 211, 254
Camadas
  das fáscias abdominais 26
  germinativas 187
Canais linfáticos 281
Capilares 9
Caratê 226, 227
Cartilagens costais 70
Cavidade
  abdominal 172
  ventral 158
Célula(s) 9, 158, 271, 287, 349
  eucariótica típica 271
  fibroblásticas 290
  mesenquimais do mesoderma 330
  musculares lisas 288
  -tronco 273
Chassi locomotor do corpo 320
Ciclo alongamento-encurtamento
    206
Cilindro visceral do pescoço 72
Cinemática das articulações 120
Cinestesia
  e propriocepção e interocepção
    233
  fascial 309
Cintas fasciais 10
Cintura 88, 150, 222
  escapular 266
  pélvica 122
Círculos anatômicos 14
Citoesqueleto 279
Citoplasma 291
Clavícula 71
Cliente 307
Cóccix 176, 177, 198
Colágeno 13, 282, 292, 293
Coluna vertebral 45-54, 113, 131,
    158, 203, 342
  retificada 106
Combinação miofascial 107
Compartimento
  crural anterior 63
  posterior profundo 164, 165
Compensação(ões)
  global 260

posturais 17
Complexo
  do manguito rotador 135
  do quadríceps 64
  externo ilíaco-quadrado 173
  metatarsal 84
  musculotendíneo 163
  oblíquo interno e externo 106
  trapézio-deltoide 136, 137
Componentes fasciais 287
Conexão(ões) 13, 162
  da Linha Espiral no abdome 106
  ectodérmica, mesodérmica e
    endodérmica 186
  fascial 177
  fascial direta 109
  fibrosas 21
  interfasciais 7
  mecânica 24
  miofascial 143
  musculares funcionais 18
Consciência pelo movimento 214
Continuidade(s)
  espiral 104
  fasciais 104
  miofascial 13, 38, 379
Contrabalanço contralateral 150
Contração
  concêntrica 113
  de miofibroblastos 290
  isométrica da fibra muscular 207
  isométrica ou excêntrica 76
Coordenação 156
Coração 181
Core 115, 160, 192, 227, 250, 368
Corpo fibroso 13
Correia(s) 110
  fasciais 269
  miofasciais 17
Costelas 14, 60, 69, 105, 128, 151,
    152, 179, 222
  laterais 105
Cotovelo 46
Coxa 64, 83, 153, 166, 170, 276
Coxim adiposo 168
Crânio 49, 50, 103, 183, 187
Criatura biológica 346
Críquete 156
Crista
  ilíaca 84, 88, 107
  occipital 89
  supraorbital 49
Cruzamento da Linha Espiral média
    no sacro durante a marcha
    120

Curva 242
  fetal 33

D

Dançarina 38
da Vinci, Leonardo 5
Dedo(s) 163
  do pé 34
  mínimo 134
Deltoide do quadril 145
Derme 32
Descarga do peso 210
Descarrilamento 40, 66, 86
Descartes, René 3
Desempenho 188
Desenvolvimento
  de uma história de integração 247
  do andar 94
  do movimento 216
  embrionário 23
  fetal 53
Desequilíbrio
  assimétrico 192
  miofascial 205
Deslizamento 230, 298
Deslocamento 243
Diáfise femoral 65
Diafragma 79, 99, 369
Diferenças genéticas na fáscia 297
Discóbolo 193
Disfunções locomotoras 383
Dissecação(ões) 32
  da fáscia plantar 34
  posteriores 72
Distribuição do peso nos pés 264
Dominância do tecido 261
Dor 184, 313, 373
  crônica 11
  sacroilíaca 247
Dorsiflexão do tornozelo 33

E

Einstein 3
Elasticidade 231, 299-305
Elementos fasciais 287
Embrião 332
Embriologia/morfologia fascial/
    a teoria da bolsa dupla 327
Eminência hipotenar 136
Eminência tenar 125
Encurtamento 4, 12
  do core 193
  dos músculos posteriores da coxa
    33

Endomísio 284
Energia 299, 371
  elástica 347
Enrolamento e o desenrolamento do tronco 206
Envelhecimento 4
Epicôndilo
  femoral medial 169
  lateral do úmero 137
  medial do úmero 132, 166
Epicrânio 49, 73
Epimísio 284
Equilíbrio 28, 54, 79, 158, 200, 217, 338
  entre a Linha Superficial Anterior e as Linhas Superficiais Posteriores 75
  postural 141
  postural sagital 58
Escápula 47, 90, 104, 134, 135, 141
Escultura clássica 191
Espaço poplíteo 41
Espinha
  ilíaca anteroinferior 65
  ilíaca anterossuperior 27, 65, 107, 175
Esporão de calcâneo 36
Esportes 4, 17, 188, 194
Esqueleto 33, 80, 84, 109, 138
  apendicular superior 139
Estabilidade 160, 194
  da cabeça sobre o tronco 90
  lateral 95
  nas pernas 184
Estabilização postural 148
Estabilizadores 130
Estações 43
  ósseas ou inserções musculares 24
Esternal 70
Esterno 71, 302
Estratificação fascial 285
Estresse 274
Estribo 110, 117
  do arco 111
Estrutura(s)
  dependentes de tensão 343
  de tensegridade 341
  do corpo 29
  fascial 275
Exercícios
  abdominais 113
  de reabilitação 189
Exoesqueleto 272
Expresso
  bíceps 129

psoas 172

F

Faixas horizontais do corpo 362
Falha postural 38
Fáscia(s) 7, 23, 269, 275
  abdominal 13, 177
  alar 180
  areolar intermuscular 285
  clavipeitoral 126
  como sistema 314
  do deltoide 144
  do epicrânio 49
  do eretor da espinha 45
  endotorácica 182
  e tensegridade 336
  intermuscular 285
  lata 170
  peitoral 70, 287, 302
  plantar 34-39, 55
  profunda 32
  sacral 43
  toracolombar 51, 210, 384
  transversal 105
Feixe neurovascular 168, 172, 182
Feldenkrais, Mosche 47
Fêmur 41, 63, 111, 173
Ferramentas para valorizar seu próprio sentido de sentir 313
Fibras 26, 292
  colágenas 294
  do transverso do abdome 107
  musculares 167
  superficiais 25
Fibrilas 353
Fibroblastos 287, 288, 307, 381
Fíbula 83, 110
Fígado 92, 178, 316
Filosofia 1
Flautista 199
Flexão
  dos joelhos 40, 169
  do tronco 200
  lateral 96
  lombar 171
Fluidez 297
Força(s)
  em movimento 153
  mecânicas 279
  miofascial 27, 102
Forehand 126, 154
Formação da rede fascial 330
Fortalecimento
  da Linha Lateral 221
  do core 201

Fossa
  poplítea 40
  supraespinal 134
Fraqueza 4
Frouxidão ligamentar 43, 297
Função
  do movimento 30, 58, 80, 100, 122, 150, 158
  global do movimento 100
  postural 30, 58, 80, 100, 122, 148, 158
  respiratória 122
Futebol 196

G

Gânglios linfáticos 175
Garganta 24, 183
Geometria do esqueleto 240
Gínglimo
  dorsal 360
  mediotorácico funcional 360
Glicosaminoglicanos 294
Glúteo 42
Golfe 196
Guia de planejamento da aula de Tiras Miofasciais em Movimento 235

H

Hálux 163
Hércules 192
Hipercifose 45
Hiperextensão
  do joelho 33, 60
  do tronco 76
História de integração 240

I

Imagem 260
Incidência
  lateral dos suboccipitais 48
  oblíqua do suboccipital 48
Incisura jugular 99
Inclinação 241
  anterior das pernas 244
  pélvica 117, 234
Inércia 365
Influência fascial 82
Inserção
  aponeurótica 151
  muscular 15
Integração
  da coluna vertebral na posição sentada 202

Estrutural 29, 363
Estrutural baseada nos Trilhos
Anatômicos, 364
Integrinas 351
Inteligência
cinestésica 228
somática 188
Interocepção 312
Interstício 281, 282
Intestino 187
Investigações iniciais 383
Invólucro
da fáscia crural 63
osteoarticular interno 24
Ioga 26, 91, 113, 173, 189

J

Joelho(s) 30-37, 42, 66, 85, 117-119
hiperestendidos 54
Jogador
de basquete 195
de golfe 196
de tênis 194
Judô 136, 226
Junção sacrococcígea 43

K

Kouros 191

L

Lactato de cálcio 169
Lâmina miofascial 105
Latíssimo do ventre 131
Leitura corporal 364
Lesão 214
Liberação miofascial 86
Ligação miofascial 25
Ligamento(s) 307
falciforme 178
frouxos 25
inguinal 175
longitudinal 177
sacrotuberal 25, 44, 121
Língua 162
Linha(s) 155
alba 106
Anteriores do Braço 367
Anteriores, Posteriores e Laterais
375, 376
áspera 152
cardinais 56, 122
da Perna 145
de estabilização 127
de estresse 302

de tensão 13
do Braço 122, 123, 125, 145, 197
do *core* 193
do Membro Dianteiro 390
do polegar 131
Espiral 15, 19, 100-103, 250, 369,
388, 389
Espiral inferior 107, 111
Espiral inferior e o alinhamento
dos joelhos 117
Espiral posterior 112
Espiral superior e as rotações
posturais do tronco 114
Funcionais 112, 148, 150, 388
Funcionais Anteriores e
Posteriores 19, 149, 151, 380
Funcionais helicoidais 216
Funcional Ipsilateral 152
helicoidais 155, 374
horizontais 62
imaginária 128
Lateral 12, 80, 81, 83, 250, 369,
387
Lateral e a sedução 96
Lateral e o ombro 89
Lateral Profunda 94
longitudinais 28
média 58, 146, 380
miofasciais funcionais 10
Profunda
Posterior 55
Profunda Anterior 55, 56, 115,
158-161, 213, 252, 363-379
Profunda Anterior do Braço 17,
126
Profunda Anterior e a estabilidade
nas pernas 184
Profunda Anterior e a
manipulação visceral 186
Profunda Dorsal 385
Profunda Posterior 55, 56
Profunda Posterior do Braço 134,
226
Profunda Ventral 386
secundária 66, 176
superficiais 140
Superficial Anterior 4, 17, 22, 39,
58, 59, 60, 367
Superficial Anterior do Braço 131,
380
Superficial Dorsal 383, 384
Superficial Posterior 4, 10, 15, 16,
29-35, 76, 221, 250, 270, 368
Superficial Posterior do Braço 17,
136, 199

Superficial Ventral 384, 385
verticais 62
Locomoção 383

M

Macrotensegridade: como o corpo
controla o equilíbrio entre
tensão e compressão 338
Mandíbula 47, 183
Manguito rotador 136
Mãos 132, 133, 137
Mapa dos Trilhos Anatômicos 238,
363
Mapeamento da anatomia dinâmica
209
Marcha 6, 120, 156, 204-206, 212
Massagem 374
Massa(s)
corporais 216
óssea 303
Matriz
extracelular 275, 278, 282, 380
fascial 274
fibrosa 319
Maturidade somática 265
Mecânica 6
do corpo 373
Mecanossoma autoajustável 352
Mecanotransdução celular 7
Mediastino 181
Medicação 188
Medicina 1
asiática 374
espacial 70, 321, 327
Medula óssea 287
Membrana
bilaminar 328
interóssea 63
nuclear 279
Membro inferior 212, 213
Meridiano(s) 13
da bexiga 375, 376
de latitude 360, 361
do estômago 374, 379
do pericárdio 377, 378
do Triplo Aquecedor 377
miofasciais 3, 4, 11-18, 22, 162,
206, 222, 270, 372, 374, 390
miofasciais em cavalos 383
Metamembrana 271, 272
Metatarso 52, 109
Método
de avaliação postural global 239
Rolf 363
Microscopia eletrônica 9

Microtensegridade 348
 e saúde biomecânica ideal 350
Microvacúolos 354
Miofáscia 8, 12, 13, 204, 283
Miofibroblastos 289, 290
Mitocôndrias 271
Mobilidade do ombro 128
Mobilização articular 336
Modelo
 da Integração Estrutural 13
 de tensegridade do funcionamento
  humano 345
 de Tom Flemons 239
Moléculas de colágeno 296
Montessori, Maria 370
Movimento(s) 1, 6, 25-30, 51, 58,
  73, 90, 188, 238
 assimétricos 120
 autônomo 329
 de dorsiflexão-flexão plantar 82
 de rotação dos quadris ou do
  tronco 69
 funcionais 54
 lateral 95
 lateral *versus* movimento sagital
  96
 locomotores 389
 puramente sagitais 69
Muco esponjoso do sistema fascia
  280
Musculatura vertebral 45
Músculo(s) 23
 4º posterior da coxa 111, 112
 abdominais 88, 155
 abdutores 86
 adutor longo 25
 adutor magno 27, 167
 bíceps braquial 127, 130
 braquiorradial 144
 cabeça curta do bíceps femoral 25
 cuneiforme 114
 deltoide 137
 eretores da espinha 44, 53, 341
 esplênio da cabeça 8
 estabilizadores de articulação 37
 esternocleidomastóideo 47, 72,
  73, 89
 fibulares 82, 92
 flexor do quadril 171
 flexores 132
 glúteo 92
 glúteo máximo 151
 individuais 6
 infra-hióideos 71
 intercostais 97

internos da coxa 153
latíssimo do dorso 132, 152
levantador da escápula 90
levantador do ânus 170
levantadores da costela 44
longo da cabeça, longo do pescoço
 e escalenos 179
manguito rotador 126
oblíquos do abdome 93
peitorais 117
peitoral menor 127, 128, 142
piramidal 153
poplíteo 166
posterior lateral da coxa 113
posteriores da coxa 8, 40-42, 52
psoas 171, 172
quadrado do lombo 93, 94, 174
quadríceps 65, 76
redondo maior 144
reto anterior da cabeça 179
reto biarticular 66
reto do abdome 67, 70, 71
reto femoral 67
romboide maior 26
rombosserrátil 25, 104, 105
rotadores laterais profundos 167
sartório 170
serrátil posterossuperior 103
sóleo 165
subescapular 135
suboccipitais 47
tensor da fáscia lata 107, 114
tibial anterior 11
transverso do tórax 183
trapézio 90
triangulares 131
trocanter maior 86
Músicos 197

N

Natação 94, 95, 152
Neurocrânio 50
Newton, Isaac 3
Níveis de transições da coluna
 vertebral 361
Nocicepção, fáscia e dor 313
Núcleo tensional 338

O

Observação sobre os meridianos de
 latitude 360
Occipital 44
Ombro 89, 125, 147, 217, 244
Ondulação pélvica 234

Órgãos 273
Orientação(ões)
 interna e externa/cilindros 262
 para as Linhas do Braço 124
 perceptiva 262
 somatoemocionais 261
Origami 332
Osso(s)
 cuneiformes 84
 do arco lateral 120
 do arco medial 119
 do calcanhar 34
 do quadril 68
 hioide 182, 183
 jovem 295
 occipital 53
 púbico 70, 97, 98, 155
 sesamoide 65
Osteoblastos 36
Osteopatia 120
Otto, Frei 346
Óvulo 329

P

Paciente 248-258
Padrão(ões)
 de compensação postural 60
 do tecido mole 240
 postural 1, 115
Palpação 52, 168, 174
 da Linha Espiral 114
 da Linha Lateral 91
 da Linha Superficial Anterior 75
 das Linhas Funcionais 152
Panturrilha 51-54
Paralelo muscular 135
Patela 65
Pé 35, 38, 84, 118, 119, 245
Peito 192
Pele 75
Pelve 61, 68, 118, 185, 203, 217, 241,
  339
Percepção da vibração 94
Perimísio 284
Peritônio 75, 105
Perna 42, 62, 63, 109-111, 153, 185,
  196
Pescoço 13, 14, 47, 48, 52, 61, 71,
  78, 89, 134, 182, 256
Pilates 1, 136, 189
Planos fasciais intermusculares ou
  intramusculares 381
Planta do pé 109
Plasticidade 231, 301, 306
Platô occipital 93

Plexo braquial de nervos 277
Polegar 126, 127, 220, 225
Pontos-gatilho 1, 303
Posição
escapular e equilíbrio postural 141
pélvica 117, 264
sentada 200
Postura(s) 5, 51, 54, 60, 73-78, 223
com torção da coluna vertebral 113
de equilíbrio 223
do triângulo 223
ereta 33, 116
invertida em ângulo lateral 224
invertidas da ioga 122
Pré-estresse e armazenamento de energia elástica 347
Princípios
de tratamento 371
do corpo e uso da mão 373
Processo(s)
coracoide 21, 128, 142
da Integração Estrutural 54
espinhoso 45, 138
estiloides radial e ulnar 130
mastoide 72, 89
transverso 45, 171
Programas de treinamento 363
Progressão natural 64
Propriedades das fáscias 296
Propriocepção na fáscia 310
Propulsão 206
Proteoglicanos 294
Protuberância da escápula 126
Púbis 153
Pulmões 178, 181, 316, 333
Punho 133

Q

Quadril 14, 42, 43, 68, 92, 115, 147
Quadrúpede 60, 78
Quiropraxia 120

R

Rádio 130
Ramo púbico 175
Reabilitação 4, 188
Reciprocidade 113
Rede(s) 9
de colágeno 280
de comunicação do corpo 323
de comunicação holística 9, 322
fascial 275, 327, 374
fibrosa 317, 331

holísticas 314, 322, 327
líquida 315
neural 314
neuromiofascial 191
Redução da dor 373
Reeducação postural 77
Reflexo oculomotor 33
Região tibial (canela) 61
Regras do jogo 21
Remo 156
Remodelagem – plasticidade sistêmica 301
Resiliência 373
Respiração 117, 158, 202
Resposta(s)
da fáscia à intervenção 304
viscoelástica da miofáscia 207
Restrições somáticas 214
Retináculo(s) 63
dos músculos extensores 138
do corpo 361
Revisão da fáscia 269
Rigidez miofascial 43
Rolamento(s) 214, 226
no aikido ou no judô 225
no judô 136
Rolf, Ida P. 13
Rotação(ões) 243
no joelho 43
posturais do tronco 114
primária 263
toracolombar 263

S

Sacro 43, 44, 46, 97
Saltador de obstáculos 155
Saltar 37
Saúde biomecânica ideal 350
Schultz, Louis 360
Sensores
proprioceptivos 61
vibratórios 95
Separação dos posteriores da coxa 42
Septo intermuscular 124, 168
anterior 170
lateral 87
medial 132
Sessões
de integração 371
superficiais 367
Shiatsu 220
Sistema(s) 261
biomecânico 7
circulatório 315

colagenoso microvacuolar de absorção 353
corporal 4
estabilizador interno 80
fascial 10, 272, 276, 279
fibroso 314
musculoesquelético 6, 332
nervoso 311, 314
neural, vascular e fascial 326
tridimensional das linhas fasciais 391
Somática asiática 219
Suboccipitais 46
Substância fundamental 280
Suporte
do peso 119
tensional 117
Sustentação 158, 171, 371
Sutura lambdoide 74

T

Tálus 38, 208, 209
Tecido(s) 6, 23, 129, 273
adiposo 32
conjuntivo 36, 276-278, 324, 374, 381
elástico 211
fascial no músculo 2
moles 1, 6, 246, 363
muscular 46
perimisial 8
plantares 37
superficiais 148
tensivos 185
Técnica de Alexander 78
Telócitos 291
Tendão(ões) 9, 23
central 181
do calcâneo 37, 53
dos flexores curtos dos dedos do pé 52
fibular 80
patelar 64, 65
Tênis 154, 195
Tensão 33, 338, 341
Tensegridade 162, 191, 337, 339, 340, 341, 373
fascial 239
fascial coordenada 363
Tensões 13
Tensor da fáscia lata 210
Teoria
abrangente da ação muscular 28
abrangente da terapia manipulativa 28

abrangente do movimento 28
do músculo isolado 11
dos sistemas 3
Terapeutas do movimento 129
Terapia manual 11, 58, 80, 164
das miofáscias 12
e fáscia 308
Terceira idade 4
Teste simples 35
Tíbia 22, 63, 64
Tipoia 117
Tiras Miofasciais em Movimento 234, 236
Tittel, Kurt 18
Tônus 47, 67, 79, 158
miofascial 120
Tórax 69, 72
Torções pélvicas 43
Tornozelo 38, 108
Trabalho miofascial 48
Trabéculas dos ossos 352
Trama fascial 25
Transição
lombossacral 153, 360
toracolombar 173, 174, 360
Transmissão de força 230, 300
Transportadores de cargas assimétricas 143
Transtorno de estresse pós-traumático 313
Tratamento das linhas em animais 390
Trato iliotibial 11, 66, 85, 86, 108
Trauma 33
Travessões 142
Treinamento 188
da fáscia 304
das propriedades fasciais 229

de cadeias miofasciais 306
fascial 207, 307
pessoal baseado no desempenho e treinamento em equipe 189
Treliça espiral regular na miofáscia 305
Trilhos Anatômicos
como as linhas são apresentadas 29
conceito 9
criando a base para os trilhos 1
descoberta 3
direção 21
em movimento 190
em quadrúpedes 383
em treinamento 188
expressos e locais 27
filosofia 1
hipótese 10
história 14
mapa geral das "rotas" dos 2
meridianos miofasciais 12
no movimento 229
planos intermediários 24
profundidade 23
receita 366, 367
regras e diretrizes 27
teoria abrangente da ação muscular 28
teoria abrangente da terapia manipulativa 28
teoria com base científica 29
vias 21
Trompetista 199
Tronco 67, 98, 154, 158, 167, 206
Túber isquiático 42, 45
Tuberosidade da tíbia 64, 151
Túnel do carpo 133

U

Ulna 108, 146
Ultrassonografia 380
Umbigo 176, 178
Unidade
miofascial 7, 77, 283
neuromotora 8

V

Ventre 217
do músculo 65
Vênus de Milo 193
Vértebra(s) 45, 259
cervicais 57
lombares 172
Verticalidade da escápula 116
Vesalius 71, 279, 315, 317
Via(s)
anterossuperior 182
e estações das Linhas do Braço 124
fascial 134
média superior 180
posterossuperior 178
Vibração 94
Vida embriológica 131
Violinista 198
Violoncelista 197
Vísceras 164, 184
Viscosidade 298
Vocabulário posicional 240

Z

Zeus de bronze 191